体と心

保健総合大百科

2023年度 保健ニュース・心の健康ニュース収録 縮刷活用版

2025

中・高校編

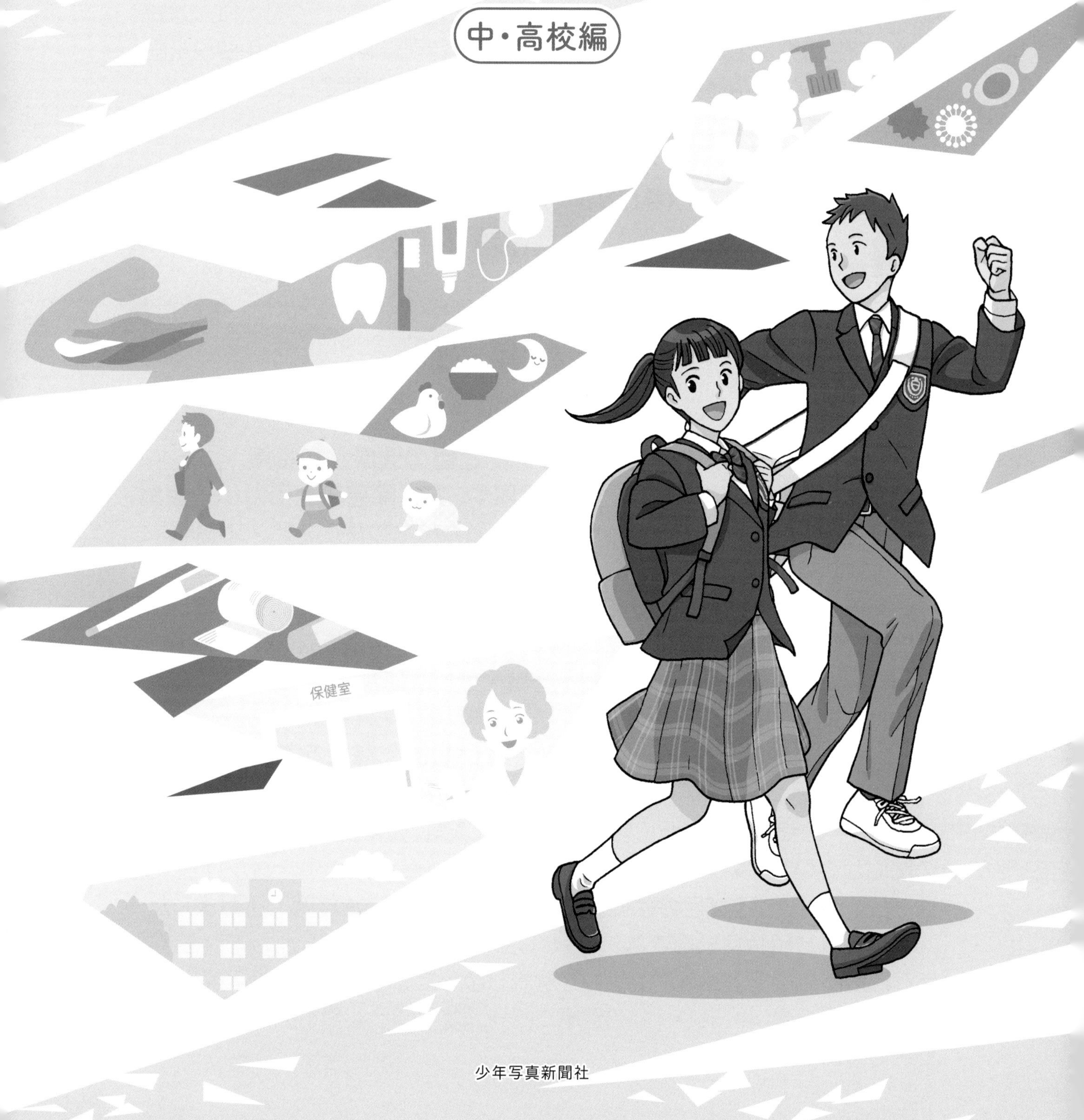

少年写真新聞社

体と心 保健総合大百科〈中・高校編〉2025
発行にあたって

『体と心　保健総合大百科＜中・高校編＞2025』は、2023年度（令和５年度）に発行した「中学保健ニュース」と「高校保健ニュース」、「心の健康ニュース」の掲示用カラー紙面、Ｂ３判教材用特別紙面、指導者用解説紙面、ほけん通信、保健指導資料などを縮刷して、保存・活用版として一冊にまとめたものです。健康教育の教材・資料としてご活用ください。

起立性調節障害や社交不安症、梅毒などをテーマに特集

掲示用カラー紙面では、血液の循環や自律神経の不調からさまざまな症状を引き起こし、不登校にもつながりやすい「起立性調節障害」や、読者アンケートでニーズの多かった「社交不安症」などを特集しました。また、学習指導要領の改訂に合わせた「精神疾患」や、近年若年層で急速に広まっている「梅毒」についての特集も好評でした。

特別紙面では、「デジタル機器と目の健康」を特集、
解説紙面ではデジタル機器と目の健康や、発達障害などについて連載

Ｂ３判教材用特別紙面では、ICT 教育の普及に合わせて「デジタル機器と目の健康」を特集し、好評でした。指導者用解説紙面では、「発達障害の理解と支援」をテーマに９回にわたり連載しました。ほかにも、「スクールロイヤーから学ぶ学校事故対応」、「思春期のスポーツ選手における心理的課題と求められるサポート」など、関心の高いテーマについて連載しました。

「心の健康ニュース」では、“いじめ”などを特集

「心の健康ニュース」掲示用カラー紙面では、近年深刻化している“いじめ”について、法律的な観点から解説した紙面が人気でした。また、引き続き読者の関心が高い「リフレーミング」や「HSP」のほか、先人の生き方シリーズでは、日本を代表する盲目の音楽家・宮城道雄の生涯について取り上げました。

Ｂ３判教材用特別紙面では、「おもしろ心理学シリーズ」として、さまざまな心の不思議を身近な例を示して解説しました。また、指導者用解説紙面では、健康指導に役立つ「心の健康ニュースオリジナル素材」を掲載し、大好評でした。

もくじ

中学保健ニュース縮刷
（2023年4月8日号 No.1876 ～ 2024年3月18日号 No.1907）

高校保健ニュース縮刷
（2023年4月8日号 No.781 ～ 2024年3月8日号 No.811）

連載

連載

心の健康ニュース縮刷

（2023年4月8日号 No.511～2024年3月8日号 No.522）

少年写真新聞
Juniors' Visual Journal
https://www.schoolpress.co.jp/
株式会社 少年写真新聞社
〒102-8232 東京都千代田区九段南4-7-16市ヶ谷KTビルⅠ
TEL 03（3264）2624　FAX 03（5276）7785
中学保健ニュース　昭和43年6月4日第三種郵便物承認　2023年4月8日発行　第1876号　旬刊　毎月3回（8・18・28日）発行　1か年定価19,140円
中学保健ニュース
No.1876
2023年（令和5年）
4月8日号
374.9　学校保健

保健室を利用するときのマナー

みんなで気持ちよく利用するため保健室の使い方を確認しましょう

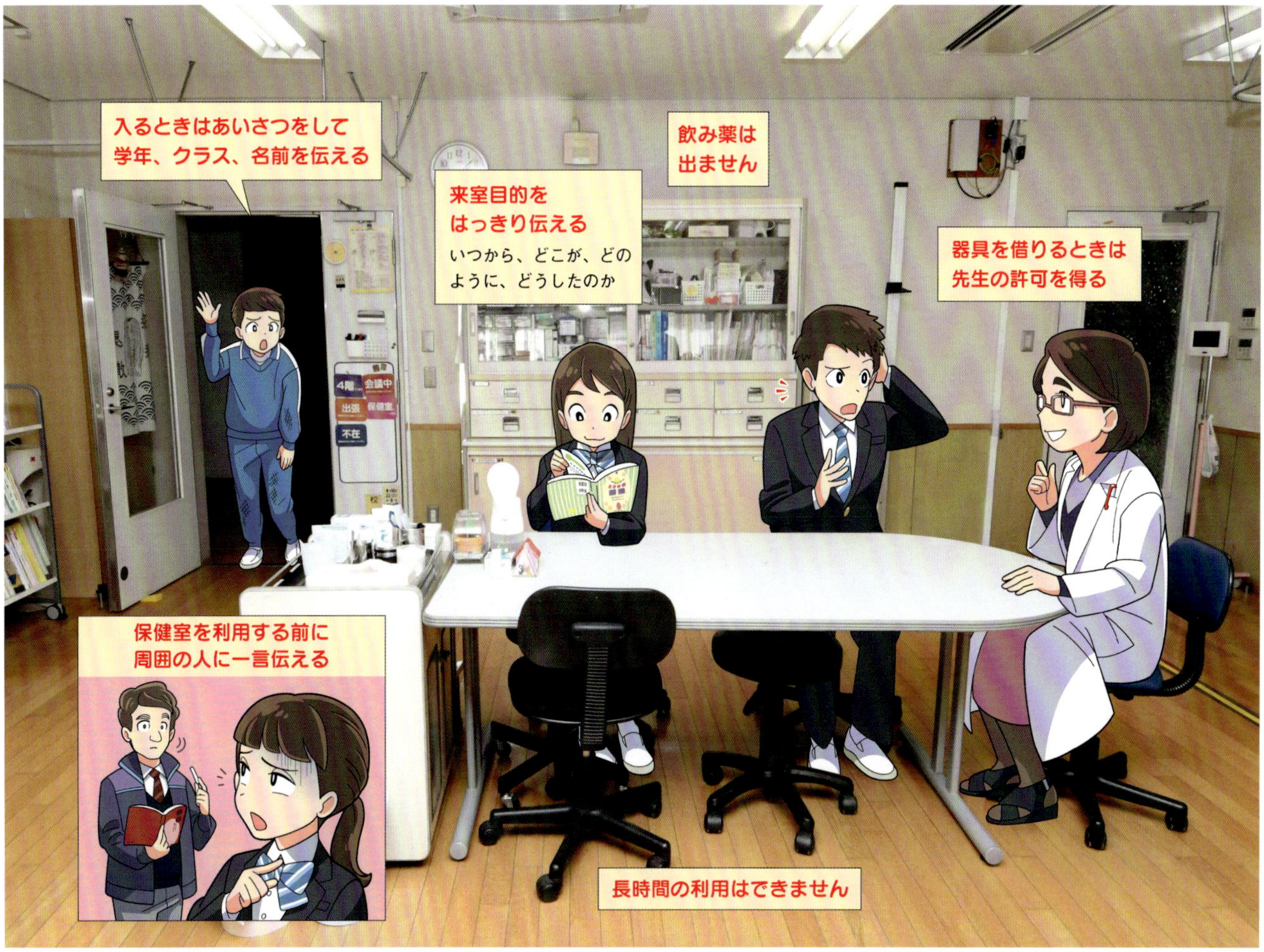
入るときはあいさつをして
学年、クラス、名前を伝える
来室目的を
はっきり伝える
いつから、どこが、どの
ように、どうしたのか
飲み薬は
出ません
器具を借りるときは
先生の許可を得る
保健室を利用する前に
周囲の人に一言伝える
長時間の利用はできません

保健室を利用するときには、授業中なら先生の許可を得てから、休み時間なら周囲の人に一言伝えてから、利用するようにしましょう。

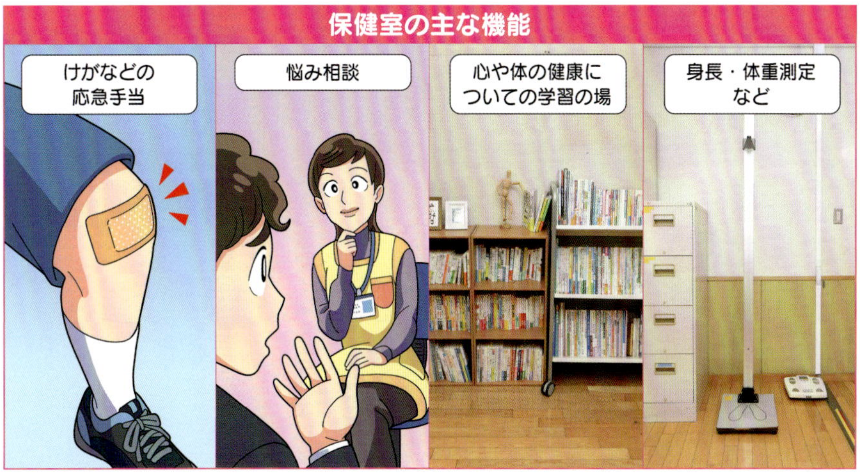
保健室の主な機能
けがなどの
応急手当
悩み相談
心や体の健康に
ついての学習の場
身長・体重測定
など

保健室でできる応急手当は、一時的なものです。継続した手当はできないので、痛みが続くような場合は、医療機関を受診するようにしましょう。

保健室は、けがなどの応急手当や、具合が悪いときの一時的な休養、悩みについての相談などができる場所です。

また、心や体の健康について知りたいことがあれば、保健室でそうした学習をすることもできます。

保健室を利用するときには、来室の目的をはっきりと伝え、体調不良で休んでいる人がいることもあるので、静かに利用するようにしましょう。

指導　東京都 新宿区立西新宿中学校 主幹養護教諭　斉藤 章代 先生

少年写真新聞 Juniors' Visual Journal
2023年4月8日発行
第1876号付録
Ⓒ少年写真新聞社2023年
中学保健ニュース
★定期刊行物は終わる期間を予定しない刊行物です。年度が替わりましても、購読中止のお申し出のない限り、引き続きニュースをご送付申し上げます。
★著作権法により、本紙の無断複写・転載は禁じられています。
株式会社 少年写真新聞社 〒102-8232 東京都千代田区九段南4-7-16 市ヶ谷KTビルⅠ
https://www.schoolpress.co.jp/

保健室の役割と機能

東京都 新宿区立西新宿中学校
主幹養護教諭　斉藤 章代

誰もが使いやすい保健室

年度当初に保健室の役割と機能を考え、その学校の生徒も教職員にとっても使いやすい保健室づくりが必要です。昨年度末の反省や生徒の声なども参考にしながら、動線や配置なども考え、どこに何があるのかもわかるように表示や図にしておくとよいでしょう。養護教諭だけがわかっているのではなく、不在時にもほかの教職員が対応できるようにしておくことも必要です。また緊急時、救急隊の搬送の動線も考えたレイアウトも重要です。

保健室利用のルール～理解から協力へ～

どの学校にも保健室利用のルールがあります。それぞれの学校の現状や課題に合わせながら、生活指導部を中心とし、各分掌とも調整をしながら検討を進め、決定します。保健室経営計画にも明記し、年度当初の職員会議で、教職員全体の共通理解を図ります。

また生徒たちにも保健だよりや集会、新入生は校内巡りの際に、保健室の役割と機能とともに説明します。保護者にも保護者会で説明し、保健室のルールを学校全体に周知します。年度当初にきちんと伝え、理解してもらうことで、その後の協力にもつながります。

緊急時使用アイテムの所在の確認と緊急時対応訓練

校内のどこに何があるのかを、年度当初に教職員だけではなく生徒にも確認します。AED、担架、車いすなどは誰もがわかるように表示し、持ち出せる場所に設置しています。

年度当初の生徒理解の職員会議では、食物アレルギーを含め緊急時の対応が必要な生徒について、共通理解と確認が必要です。緊急時には、誰もが対応しなければならない場合もあります。

エピペン®持参の生徒についてはエピペン®の保管場所についても確認します。全員が対応できるようにエピペン®トレーナでの訓練とともに、心肺蘇生法(そせいほう)やAED使用などについても、すぐに対応できるような訓練が必要です。また器具の使用だけではなく、実際に役割分担してのシュミレーション訓練も入れておくと効果的です。

定期健康診断を通して体や健康について学ぶ機会に

年度当初に教職員には、定期健康診断の法的根拠を含め健康診断の位置づけを確認して、理解と協力を得られるようにしましょう。生徒、保護者には、健康診断の目的や健康状態の把握、疾病の早期発見・早期治療などを周知します。

定期健康診断を使って自分の体や健康に関心を持たせ、健康の保持増進、課題解決につながるような指導を進めます。健康診断期間には、生徒が関心を持つような掲示物などを利用した指導も効果的です。健康診断時には、プライバシーの保護や個人情報の取り扱いにも十分な注意が必要です。

少年写真新聞 Juniors' Visual Journal
2023年4月18日発行
第1877号付録
Ⓒ少年写真新聞社2023年
中学保健ニュース
★定期刊行物は終わる期間を予定しない刊行物です。年度が替わりましても、購読中止のお申し出のない限り、引き続きニュースをご送付申し上げます。
★著作権法により、本紙の無断複写・転載は禁じられています。
株式会社 少年写真新聞社 〒102-8232 東京都千代田区九段南4-7-16 市ヶ谷KTビルⅠ
https://www.schoolpress.co.jp/

歯科健診の意味

丸森歯科医院 院長　丸森 英史

中学・高校での歯科健診の目的は、口腔の健康状態を診断することだけではなく、生徒が自分の歯や口腔の健康状態を具体的に知ることで、健康に対する意識を高めることがねらいです。う蝕(しょく)や歯肉炎の原因は、歯につく歯垢(しこう)が原因ですが、本来常在細菌が優勢であれば、病気につながることは少ないのです。しかし、砂糖のとり過ぎが歯垢を病原性の高いものに変えてゆきます。砂糖の食べ方が最も直接的に影響を与え、歯の健康を左右します。健康な腸内細菌が体の健康を維持しているのと同じように、口の中にすむ健康に必要な常在細菌のバランスが崩れ、やがてむし歯や歯肉炎につながるというシナリオです。

健康を損ねる甘いものの嗜好性(しこうせい)

「甘いものを好む」という食習慣は、甘くておいしそうなものが満ちあふれている現在の社会環境の影響が大きく、さらなる消費の拡大を促すようなマーケットの動きは、情報に左右されやすい子どもたちの消費行動にも大きな影響を与えています。さらに人間の味覚は、進化のほとんどの時間を飢えとの戦いに費やしてきたので、「貴重な甘く感じるカロリーの豊富な食品を得たときには、思いっきり摂取する」というメカニズムが埋め込まれているともいわれています。その意味で甘いものが欲しくなるという自然なメカニズムがあるのですが、そういう「甘いものの嗜好性」に無意識に委ねていると、健康を損ねるきっかけになるのです。間食に甘いものをよく食べる、水代わりに炭酸飲料をよく飲む、三度の食事も菓子パンなどで済ませる、などの生活習慣や、インターネットを見ているときについお菓子に手が出るなど、子どもたちを取り巻く生活環境には、健康を左右する状況が随所に見られます。

「自律的な健康づくり」を学ぶ

社会のあり方も、健康へのリスクを低減する施策が行われるようになりました。さらに食生活も含めた生活習慣を、「周囲の大人に守られた他律的健康」から、社会に出てから成人期以降に必要な「自律的な健康づくり」へとシフトすることが望まれます。自分の判断や意志決定で適切な行動選択ができる、その大切な学習時期が学齢期です。

きちんと歯を磨く、食生活を整えるなどの生活習慣の変化はすぐに口腔に現れます。歯肉炎の変化は数日で現れます。軽度で初期のう蝕の病変（CO）や歯肉の炎症（GO）は生活改善の効果を実感しやすいので、極めて貴重な教材となりえます。多くの生活習慣病は、その発病に長い年月がかかりますが、口腔は生活習慣の問題が早くに現れると指摘する研究者もいます。むし歯や歯肉炎だけではなく、しっかりかめない咀嚼(そしゃく)機能不全、口がポカンと開いているための歯並びの悪さなども生活習慣と大きく関わっていることがわかっています。食べる寝る運動をするという基本的な生活リズムが崩れることが、歯並びや、咀嚼機能の発達を阻害しているのです。

歯科健診をきっかけに歯肉炎やう蝕、機能不全の背後にある生活習慣にもっと注目させ、子どもたちへの保健学習や保健教育につなげることが期待されています。

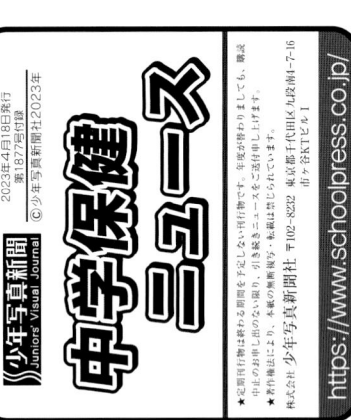

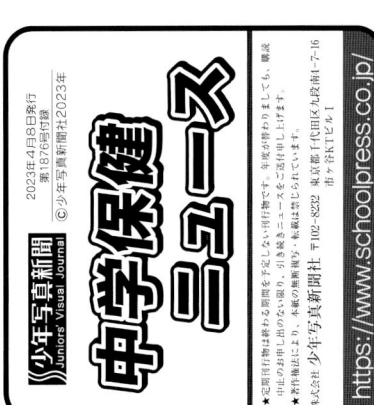

ほけん通信。

学校　　年　月　日発行

歯と口の健康を調べる 歯科健診

指導／丸森歯科医院 院長　丸森 英史 先生

学校で定期的に行っている歯科健診では、むし歯の有無や、歯肉の状態、かみ合わせに異常がないかなどを調べています。歯科医の先生の言葉をよく聞くと、みなさんの歯１本１本の健康状態がよくわかります。CO（むし歯になりそうな歯）、GO（軽度の歯肉炎）は食習慣を見直して、丁寧に歯を磨くことで改善できますが、C（むし歯）やG（歯肉炎）は治療が必要なので、歯科医院へ行きましょう。

歯科健診でわかること

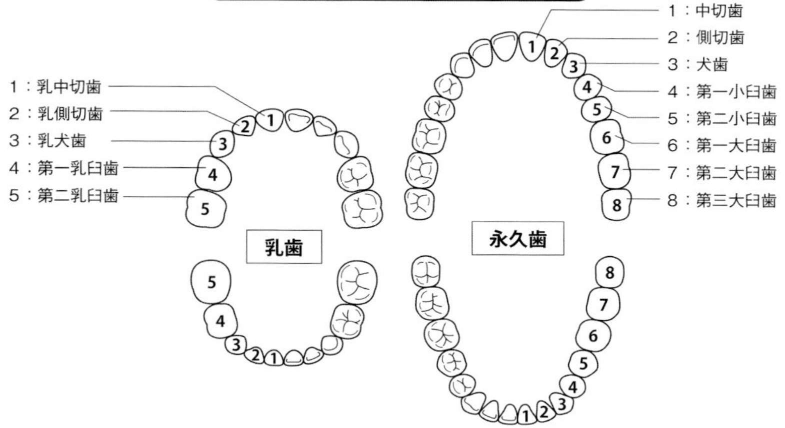

歯科健診では、「１C（シー）、２斜線、３×（ばつ）」などの言葉が聞こえてきますが、これは歯の位置と、その歯や歯肉の状態を１本ずつ確認している作業になります。「CO（シーオー）」や「GO（ジーオー）」と聞こえてきたら、要注意です。「C（シー）」や「G（ジー）」は治療が必要です。

健康な歯を保つための生活習慣

1 歯を丁寧に磨く

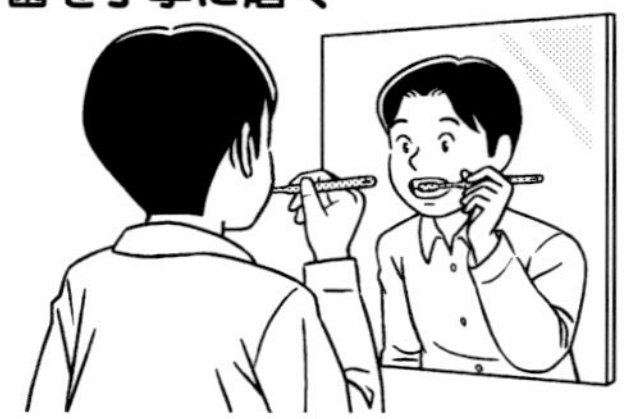

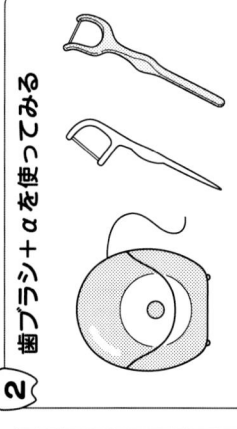

歯についた歯垢（しこう）は、歯磨きをしないと落とすことができません。歯垢がたまるような磨き残しがないか、１日に１回は鏡を見て１本１本の歯を丁寧に磨くようにします。

2 歯ブラシ＋αを使ってみる

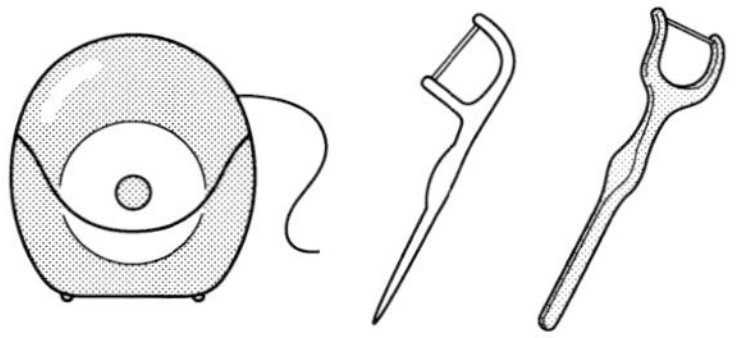

歯ブラシで丁寧に磨く習慣ができている人は、デンタルフロスも使ってみてください。さまざまなタイプがありますので、自分に合うものを探してみましょう。

3 間食は甘いものを控える

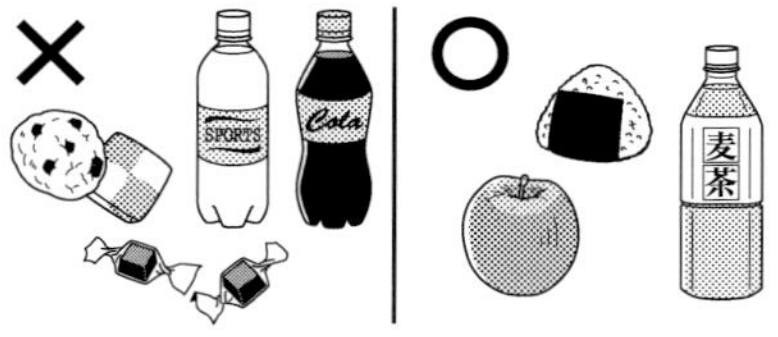

むし歯や歯肉炎の原因となる細菌が歯垢をつくり、細菌の数を増やす材料となるのが、「砂糖」です。活動的な10代は、放課後におなかが空き、間食が欲しくなりますが、砂糖を多く含む菓子や飲料はできるだけ避けましょう。

4 だらだら食べない

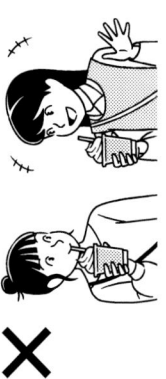

テレビや本を見ながら、友達とおしゃべりなどを楽しみながら、だらだらと時間をかけて甘いものを食べていると、口の中に砂糖が残り続ける時間が長くなり、歯垢がどんどん増えていきます。間食は時間を決めて食べましょう。

5 寝る前に甘いものを食べない

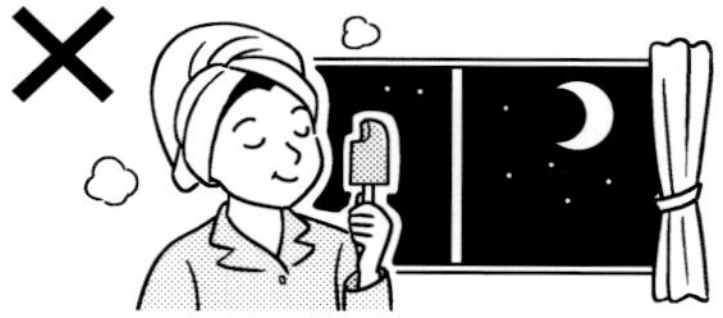

就寝中は、唾液を出す量が少なく、起きているときよりも、細菌の活動が活発になります。寝る前に甘いものを食べて、砂糖が少しでも口の中に残ると、日中よりも歯垢が増えやすく、むし歯になるリスクも高まります。

6 寝る前には必ず歯をみがく

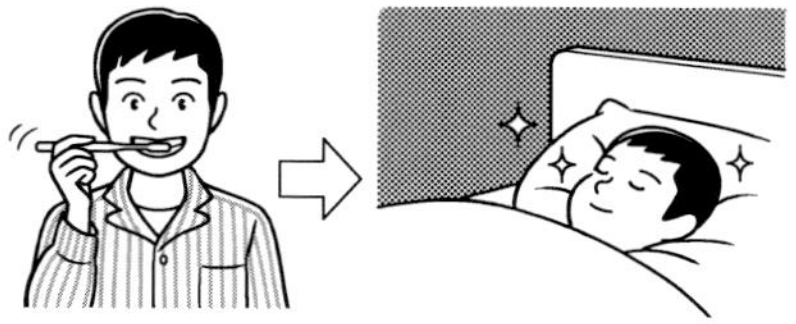

唾液には、口の中の細菌をやっつけ、歯の修復を行う作用がありますが、眠っている間は唾液の量が減り、細菌が増えやすくなります。そのため、寝る前の歯磨きで歯垢を丁寧に落とすことが重要です。

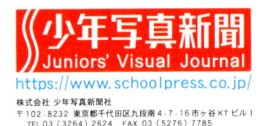

少年写真新聞
Juniors' Visual Journal
https://www.schoolpress.co.jp/
株式会社 少年写真新聞社
〒102-8232 東京都千代田区九段南4-7-16市ヶ谷KTビルI
TEL 03（3264）2624　FAX 03（5276）7785

中学保健ニュース

No.1877
2023年（令和5年）
4月18日号
497.2　歯の検査　8341

歯と口の健康を調べる 歯科健診

初期のむし歯や歯肉炎は、丁寧な歯磨きと食習慣の見直しで改善できます

チェックポイント① 歯が健康かどうか（「　」内は呼び方を示します）

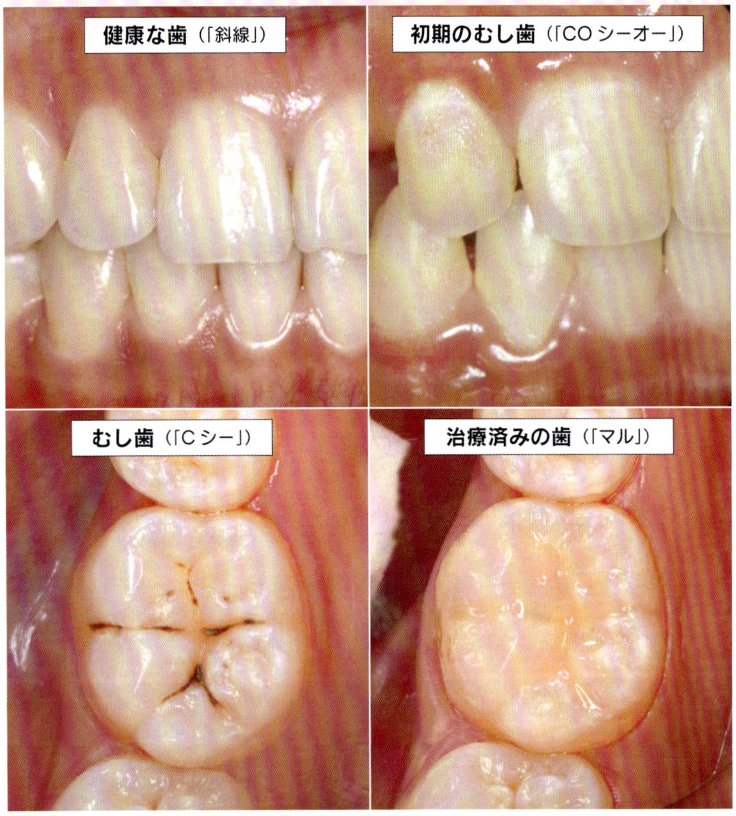

歯科医の先生が歯を1本1本調べていると、「斜線」や「マル」などの言葉が聞こえてきますが、これは歯の健康状態を表しています。「CO（シーオー）」や「C（シー）」と聞こえたら要注意です。

チェックポイント② 歯肉が健康かどうか

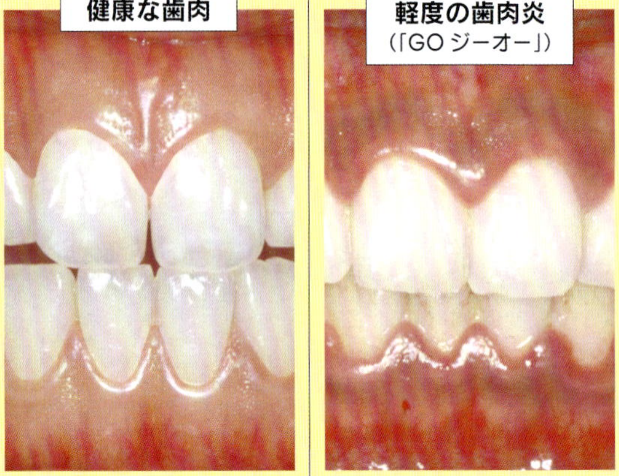

健康な歯肉
・薄いピンク色
・引き締まっていて、きれいな三角形をつくる

軽度の歯肉炎
・炎症を起こして赤くなっている
・腫れてぶよぶよしている

「GO（ジーオー）」は軽度の歯肉炎を表し、丁寧に歯磨きをすれば改善します。歯肉炎が進行した歯周病は、全身のさまざまな疾患に関連することがわかっています。

チェックポイント③ かみ合わせなどに異常がないかどうか

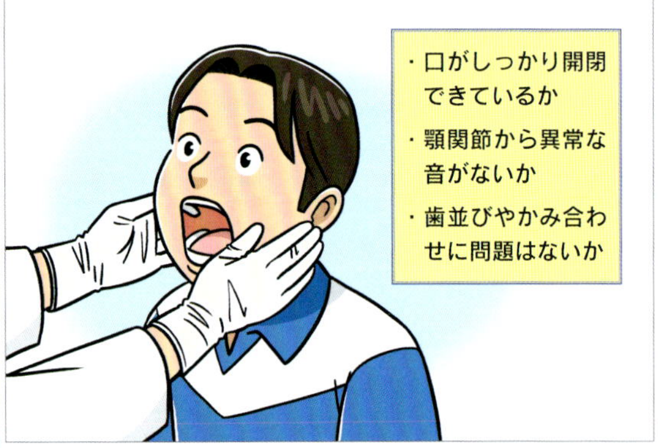
・口がしっかり開閉できているか
・顎関節から異常な音がないか
・歯並びやかみ合わせに問題はないか

頬のあたりに手を当てて、顎関節の動きなども確認しています。

歯科健診を受ける前に

日程を確認しよう

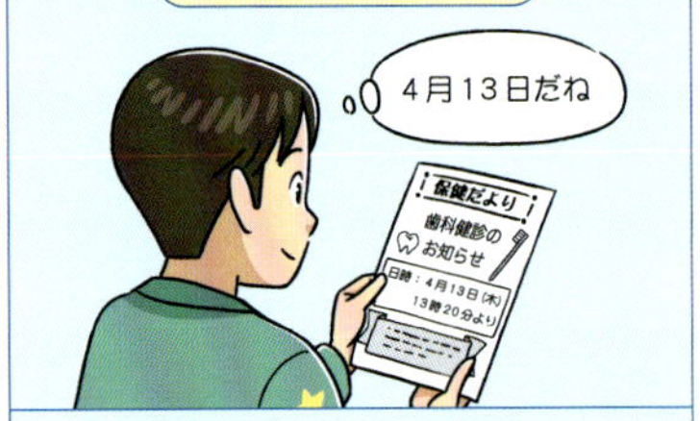

食事後は丁寧に歯を磨こう

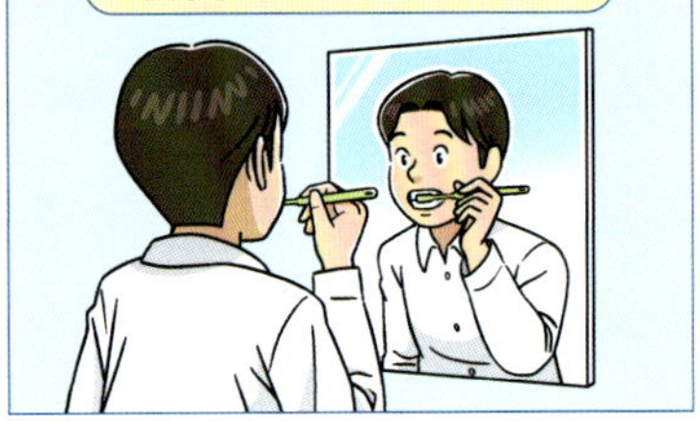

食べかすが残っていると、むし歯を見つけにくくなります。

歯科健診を受けた後は

治療勧告を受けたら歯科医院へ

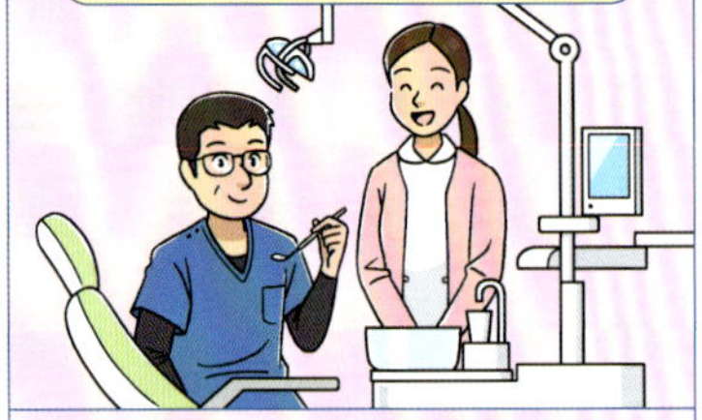

むし歯リスクの高い食習慣を見直そう

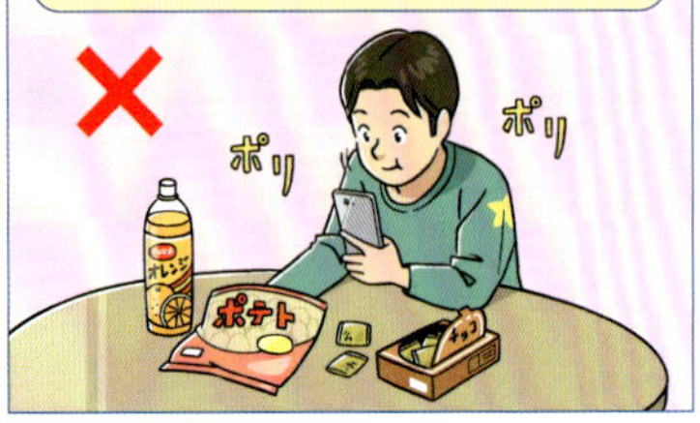

初期のむし歯や歯肉炎が見つかったら、食習慣を改善し、歯を丁寧に磨きましょう。

学校で定期的に行う歯科健診は、むし歯の有無、歯肉の状態のほか、かみ合わせに異常がないかなどの口の中の健康状態を調べます。

歯科医の先生の言葉を聞くと、みなさんの歯一本一本の状態が、よくわかります。

CO（むし歯になりそうな歯）、GO（軽度の歯肉炎）は食習慣を見直して、丁寧な歯磨きを行うと改善できますが、C（むし歯）やG（歯肉炎）は治療が必要なので、歯科医院へ行きましょう。

指導　丸森歯科医院　院長　丸森英史　先生

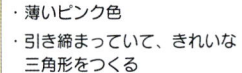

少年写真新聞
Juniors' Visual Journal
https://www.schoolpress.co.jp/
株式会社 少年写真新聞社
〒102-8232 東京都千代田区九段南4-7-16市ヶ谷KTビルⅠ
TEL 03（3264）2624　FAX 03（5276）7785

中学保健ニュース

中学保健ニュース　昭和43年6月4日第三種郵便物承認　2023年4月28日発行　第1878号　旬刊　毎月3回（8・18・28日）発行　1か年定価19,140円
No.1878
2023年（令和5年）
4月28日号
498.32　禁煙

成人年齢18歳でも　20歳未満の喫煙は禁止

喫煙開始年齢が早いほど、がんや心臓病になるリスクが高まります

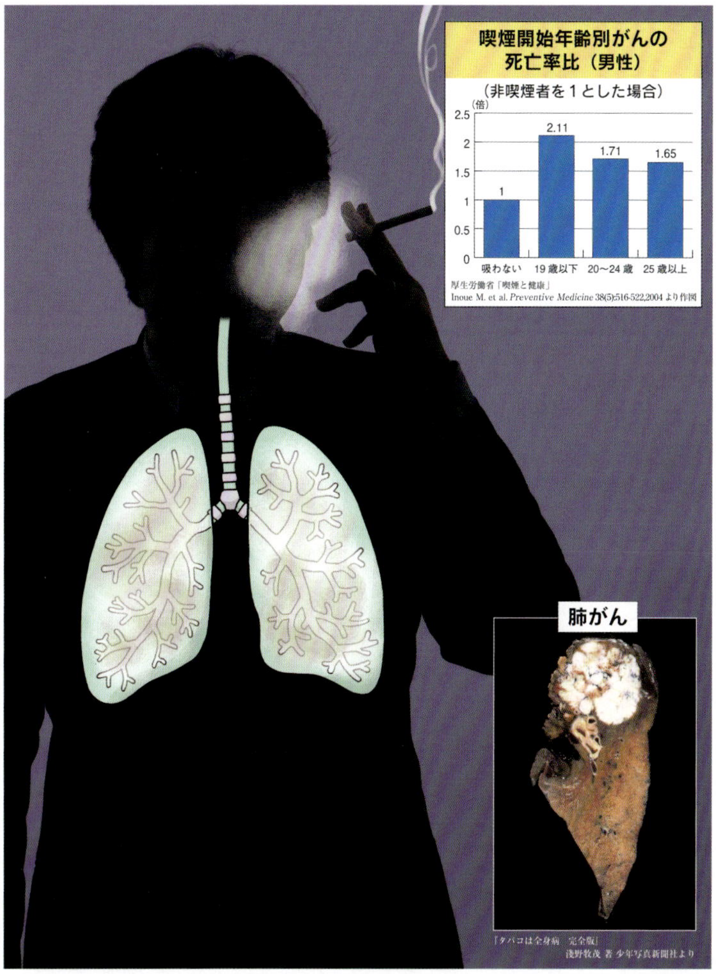

喫煙開始年齢が低いほど、肺がんなど、各種のがんで死亡する確率が高くなります。

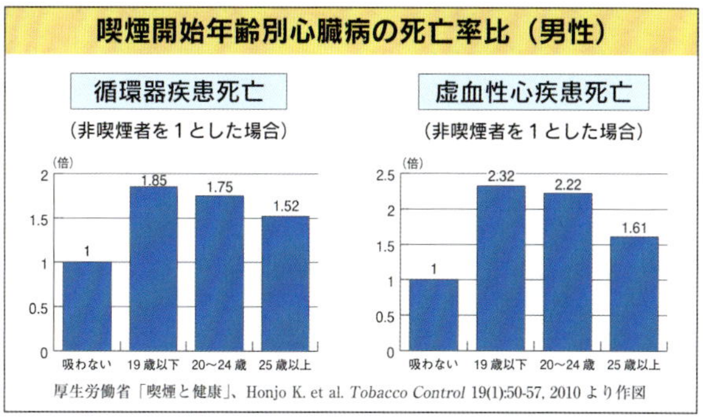

がんと同様、心臓の病気（循環器疾患、虚血性心疾患）も喫煙開始年齢が低いほど、死亡率が高くなっています。

喫煙とニコチン依存

ニコチン依存形成の仕組み

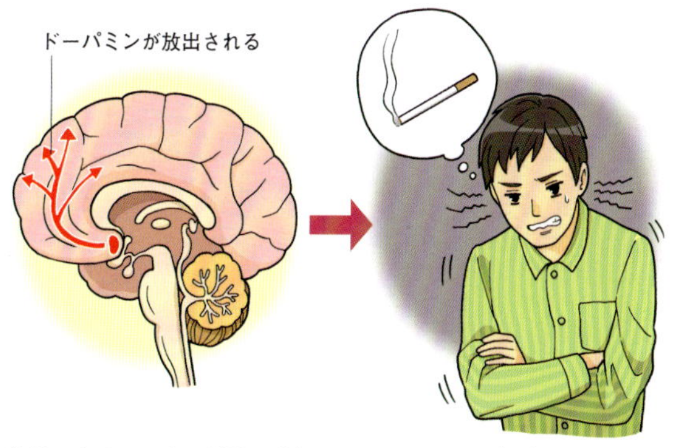

ニコチンが切れるとドーパミンの分泌が低下し、いらいらなどが生じますが、タバコを吸うとドーパミンが出て解消するため、やめられなくなります。

Q. 加熱式タバコなら体に害は少ないのでは？

A. 有害性が少ないとはいえません

各種調査から、加熱式タバコの煙にも有害化学物質が含まれていることがわかっています。販売開始からの年月が浅いため、加熱式タバコの長期使用に伴う健康への悪影響は明らかになっていません。そのため、紙巻きタバコに比べて健康被害が少ないとはいえません。

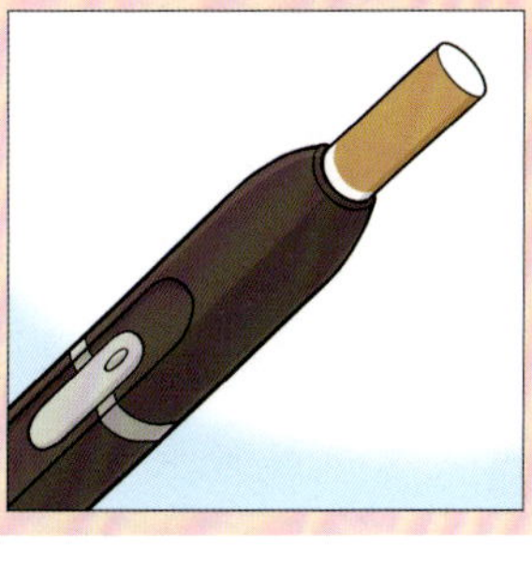

加熱式タバコにも
有害成分が含まれている

有害成分	従来のタバコと比較した含有量
アセトアルデヒド	22%
ホルムアルデヒド	74%
アクロレイン	82%
ニコチン	84%

Reto Auer, et al. "Heat-Not-Burn Tobacco Cigarettes: Smoke by Any Other Name." *JAMA Internal Med.* 117(7) : 1050-1052, 2017.

友達から誘われてもノー

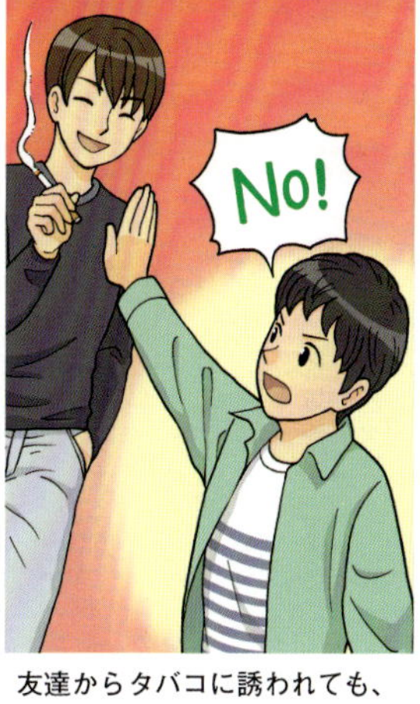

友達からタバコに誘われても、
しっかりと断ることが大切です。

昨年四月、成人年齢が二十歳から十八歳に引き下げられましたが、二十歳未満の喫煙は、引き続き禁止されています。

二十歳未満の若い人にとっては、健康への悪影響が大きいためで、喫煙開始年齢が低いほど、がんや心臓の病気にかかるリスクが高くなることが知られています。

タバコは一度吸うとやめにくくなるため、友達に誘われても吸わないようにしましょう。

指導　国立がん研究センター　がん対策研究所　がん情報提供部　たばこ政策情報室　室長　平野公康　先生

少年写真新聞 Juniors' Visual Journal
2023年4月28日発行
第1878号付録
©少年写真新聞社2023年
中学保健ニュース
★定期刊行物は終わる期間を予定しない刊行物です。年度が終わりましても、購読中止のお申し出のない限り、引き続きニュースをご送付申し上げます。
★著作権法により、本紙の無断複写・転載は禁じられています。
株式会社 少年写真新聞社 〒102-8232 東京都千代田区九段南4-7-16 市ヶ谷KTビルⅠ
https://www.schoolpress.co.jp/

20歳未満喫煙の害

国立がん研究センター がん対策研究所
がん情報提供部 たばこ政策情報室
室長　平野 公康

昨年（2022年）4月、わが国では、成人年齢が20歳から18歳に引き下げられました。しかしながら、喫煙や飲酒、公営ギャンブル（競馬、競輪、競艇、オートレース）に関する年齢制限については、20歳のまま維持されました。これらは、健康被害への懸念や、ギャンブル依存症対策などの観点から、従来の年齢を維持することとされています。本論では、20歳未満の喫煙に関する健康被害について説明します。

喫煙開始年齢と健康影響

発育期の細胞は感受性が高いため、発がん物質の悪影響を受けやすい、あるいは動脈硬化病変を起こしやすいことを示す報告があります。また、未成年者では、喫煙とせき、たん、息切れの症状、呼吸機能の低下との因果関係が確認されています。また、国内外の研究から、喫煙開始年齢が早いほど、がんや心血管疾患などのタバコに関連する病気になりやすく、早世するリスクが高くなることが明らかになっています。

わが国における研究でも、タバコを吸い始めた年齢が低いほど、がんや心臓病で死亡する割合が高いことが示されていて、20歳未満で吸い始めた人では、吸わない人に比べて2倍以上となっています。

喫煙開始年齢とニコチン依存症の強さ

ニコチン依存度の強さについては、習慣的に喫煙を始めた年齢別に見た分析から、若いうちに吸い始めるほど依存度の高い人が多くなるという結果が報告されています。10代から吸い始めた人は20代で吸い始めた人よりも、また20代で吸い始めた人は30代で吸い始めた人よりも、ニコチン依存度の高い人の割合が多いことがわかっています。若いうちに吸い始めた人は、タバコをやめにくくなっています。がん、特に肺がんは、疾病や死亡のリスクが1日の喫煙本数とともに、喫煙期間によって大きく変化することがすでに明らかになっています。したがって、タバコを吸い始めた年齢が低いほど生涯の喫煙本数が多くなり、その分だけリスクが上昇することが予想されます。

世界では喫煙最低年齢引き上げの動きも

低年齢からタバコを吸い始めると健康被害が大きいことが世界的に広く認識されるようになり、法的に喫煙できる最低年齢を引き上げる国や地域もあります。シンガポールやアメリカのハワイ州などでは、喫煙の法定年齢を18歳から21歳に引き上げています。ニュージーランドでは、この年齢を継続的に引き上げ、子どもが大人になって喫煙できなくなるようにしていくようです。わが国においても、健康への影響を考えると、タバコが吸える年齢を20歳から引き上げていくことも選択肢にあげられるべきかもしれません。それにより、青年や若年成人の健康を直ちに改善することができると考えられます。喫煙者数を減らし、タバコ関連の病気や死亡を減らす効果が確実に見込まれるのです。

少年写真新聞 Juniors' Visual Journal
2023年5月8日発行
第1879号付録
©少年写真新聞社2023年
中学保健ニュース
★定期刊行物は終わる期間を予定しない刊行物です。年度が終わりましても、購読中止のお申し出のない限り、引き続きニュースをご送付申し上げます。
★著作権法により、本紙の無断複写・転載は禁じられています。
株式会社 少年写真新聞社 〒102-8232 東京都千代田区九段南4-7-16 市ヶ谷KTビルⅠ
https://www.schoolpress.co.jp/

若いから大丈夫、じゃない　がん

関東中央病院 産婦人科 医長
みんパピ！みんなで知ろうHPVプロジェクト 代表
稲葉 可奈子

子宮頸（けい）がんは、日本では毎年約1万人が新たに罹患（りかん）し、好発年齢は20代後半から40代と若いのが特徴で、約9割は子宮摘出などの侵襲の大きな治療が必要になります。子宮頸がんによる年間死亡者数は約2900人で、子宮頸がんの95%以上はHPV（ヒトパピローマウイルス）の感染が原因です。

HPVは性交渉で感染するウイルスですが、約8割の人が一生に一度は感染する非常にありふれたウイルスで、一度でも性交渉の経験があれば子宮頸がんになる可能性はあります。感染すること自体は珍しいことではありませんが、約10%で異形成という子宮頸がんの前がん病変を発症します。異形成は自然に正常に戻ることもありますが、一部は十数年〜数十年と比較的ゆっくりした経過で子宮頸がんへと進行します。つまり、定期的（20歳から2年ごと）に子宮頸がん検診を受けることで、異形成の段階で早期発見することができます（二次予防）。

ただし、がんにならなければよいわけではなく、がん検診で異形成が見つかると、数か月ごとに出血を伴う内診台での生検が必要となり、毎回、進行していたらどうしようという不安がつきまとい、女性にとっては大きな苦痛です。異形成をも予防することができるのは、HPVの感染を予防するHPVワクチンだけです（一次予防）。

HPVワクチンは非常に有効

16歳までに4価HPVワクチンを接種すると子宮頸がんの発症リスクが88%下がります[1]。HPVワクチンは、子宮頸がんの原因となりうるすべてのHPV型の感染を予防できるわけではないため、HPVワクチンを接種した人も20歳以降の子宮頸がん検診受診が推奨されます。子宮頸がん予防には、HPVワクチンと子宮頸がん検診の両方が重要です。HPVワクチン接種率も子宮頸がん検診受診率も高いオーストラリアでは、2028年には子宮頸がんが撲滅されると試算されています。

本当に安全なのでしょうか？

HPVワクチンによる一般的な副反応は、接種時の疼痛（とうつう）や接種部位の腫れで、いずれも短期間で改善します。一方、2013年に大々的に報道された副反応疑いの症状がHPVワクチンによる副反応なのではないのかと不安に思い、接種を躊躇（ちゅうちょ）している保護者の方もいまだ少なくありません。HPVワクチンの安全性についての研究は国内外から多数報告があり、HPVワクチンを接種した群、接種していない群とで、副反応と疑われた症状の発生率に差がない、つまり重篤な有害事象とHPVワクチンとに因果関係はないということがわかっています。これらのエビデンスに基づいて、厚生労働省も積極的勧奨を再開しています。

ではかつて報道された諸症状は一体なんだったのかが気になると思います。それは、

（200ページに続く）

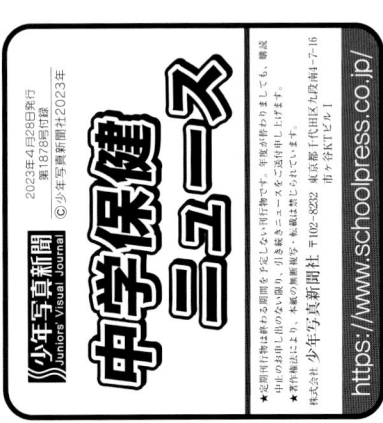

ほけん通信。

学校　　年　月　日発行

熱中症予防の基本は水分補給

指導／帝京大学医学部附属病院 高度救命救急センター センター長　三宅 康史 先生

熱中症の予防には、汗で失う水分や塩分をしっかり補給することが大切です。

熱中症を引き起こしやすい環境下で運動をしたり、多量の発汗時に水だけを補給したりすると、熱中症の発症リスクが高まるため、非常に危険です。

熱中症が疑われるようなときは、体温を下げるなどの適切な応急手当を素早く行います。

運動時の熱中症予防に効果的な補給方法

運動をする前

200～250mLの冷えた水分を補給する

→

運動時の休憩

200～250mLの冷えた水分を補給する

塩分を含んだ冷えた水分を、運動の合間や休憩時にしっかりとる

水分補給時は熱中症予防に適した飲み物を飲む

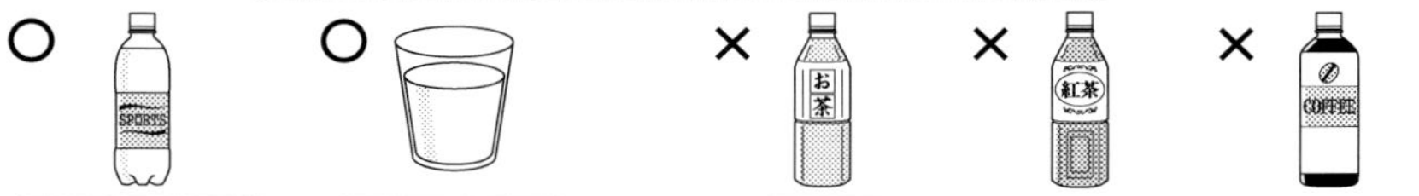

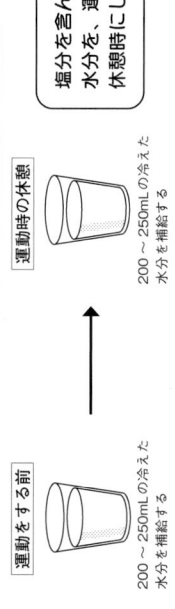

スポーツドリンク　塩分を含んだ水　緑茶　紅茶　コーヒー

多量発汗時は汗の中に含まれる塩分も多く失われるため、塩分を含んだ水やスポーツドリンクを補給します。カフェインを含む緑茶や紅茶などは、水分を体外に出す働きがあり予防には不向きです。

暑さ指数に応じて、運動の時間や実施の可否を判断する

気温	暑さ指数（WBGT）	熱中症予防運動指針	
35.0℃以上	31.0℃以上	運動は原則中止	特別の場合以外は運動を中止する。
31.0℃以上 35.0℃未満	28.0℃以上 31.0℃未満	厳重警戒（激しい運動は中止）	激しい運動や持久走などは避け、10～20分おきに休憩をとり、水分・塩分を補給する。暑さに弱い人（体力の低い人や肥満の人など）は運動を軽減または中止する。
28.0℃以上 31.0℃未満	25.0℃以上 28.0℃未満	警戒（積極的に休憩）	積極的に休憩をとり適宜、水分・塩分を補給する。激しい運動では、30分おきくらいに休憩をとる。
24.0℃以上 28.0℃未満	21.0℃以上 25.0℃未満	注意（積極的に水分補給）	運動の合間に積極的に水分・塩分を補給する。
24.0℃未満	21.0℃未満	ほぼ安全（適宜水分補給）	通常は熱中症の危険は小さいが、適宜水分・塩分の補給は必要である。

出典：（公財）日本スポーツ協会「スポーツ活動中の熱中症予防ガイドブック」2019をもとに作成

多量発汗時に水だけを補給していると

体内の水分や塩分のバランスがとれている状態	→	運動などによる多量の発汗 ＝ 汗の中に含まれる塩分なども失っている	→	水だけを補給すると	→	血液の塩分濃度が下がる ＝ 体に危険な症状が現れる

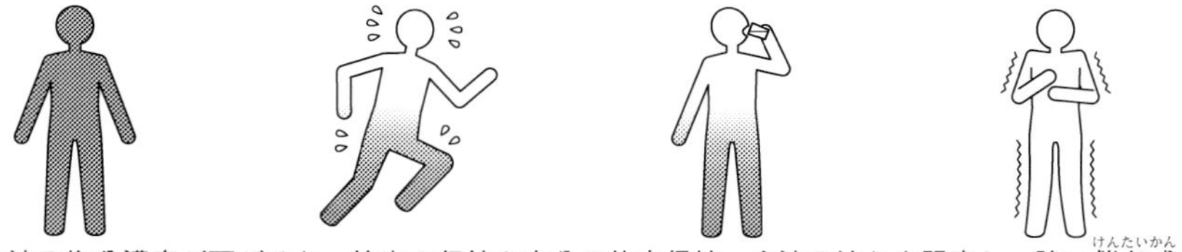

血液の塩分濃度が下がると、筋肉の収縮や水分の体内保持、血液の流れを阻害し、強い倦怠感（けんたいかん）や脱力、けいれん、意識の混濁を起こしてしまうため、水分と同時に塩分も補給します。

熱中症を引き起こしやすい環境要因

気温や湿度が高いとき

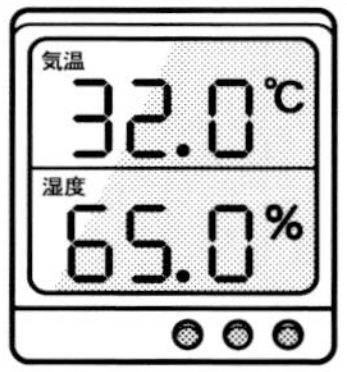

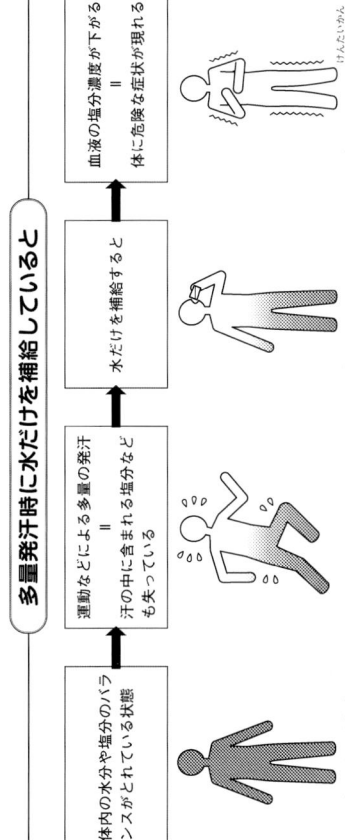

気温が高くなると、体に熱がたまりやすくなります。湿度が高いと汗が蒸発しにくく、体温調節がうまくできなくなります。

風がないとき

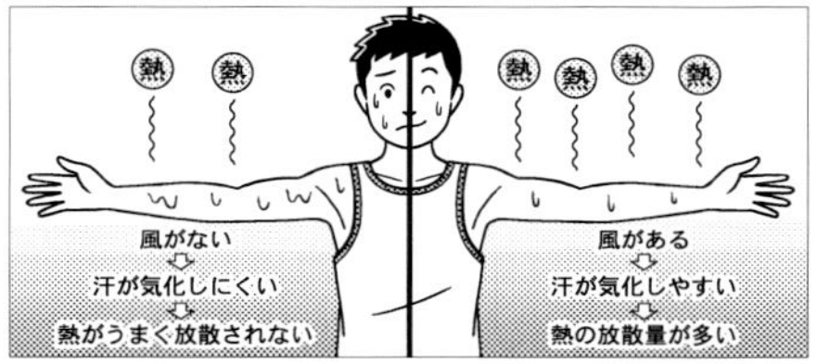

ほかにも、日差しや地面からの照り返しが強いときや、気温が高い日が現れる5月頃から暑さが本格化する夏にかけても、熱中症への注意が必要です。

熱中症が疑われるときの応急手当

涼しい場所へ移動する

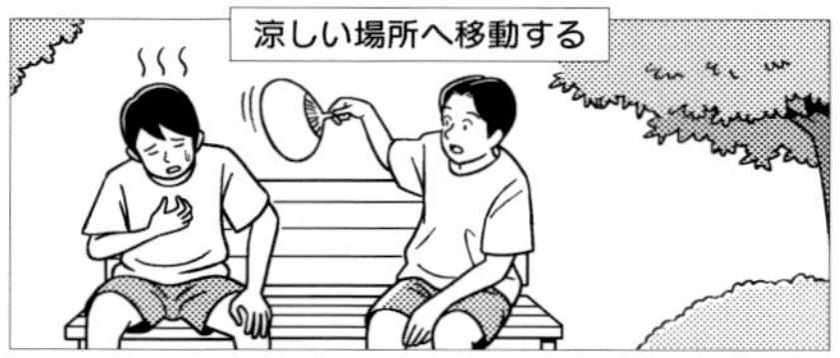

氷水などで体を冷やし体温を下げる

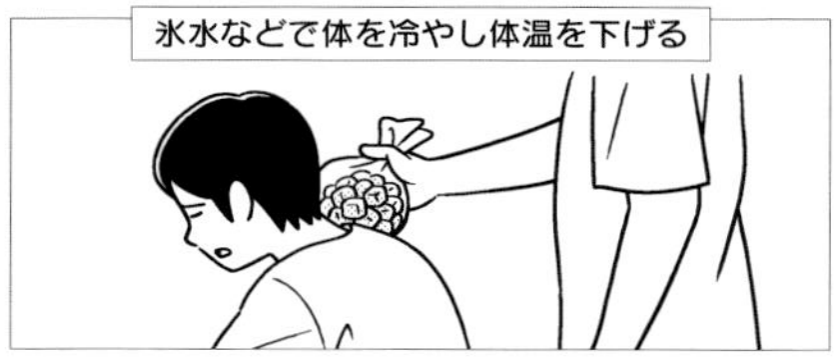

水分・塩分を補給する

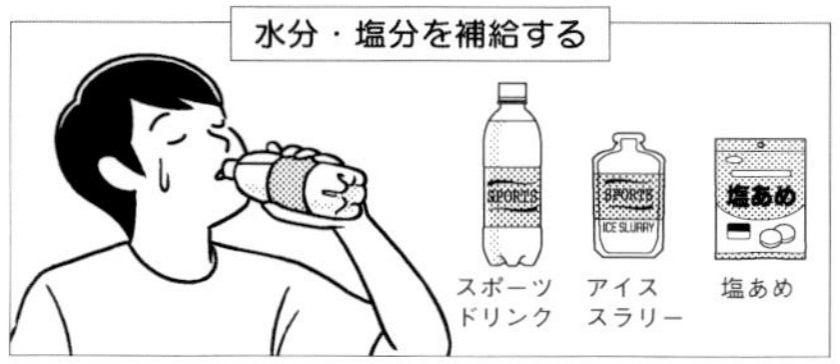

意識がない・症状が改善しないときは救急車を呼ぶ

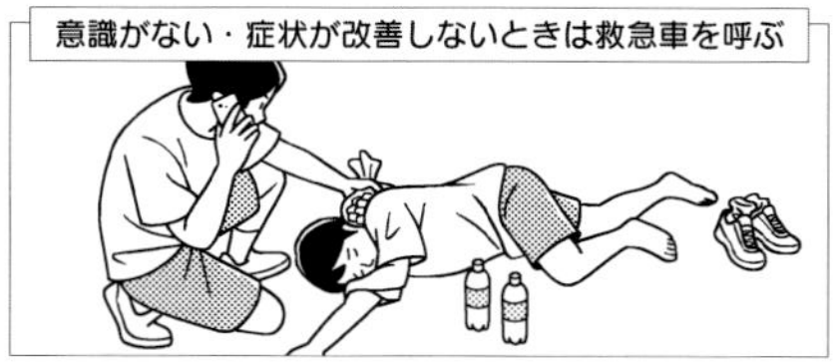

応急手当を行って症状が改善した場合でも、翌日までは経過を観察して安静に過ごします。

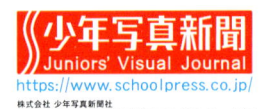

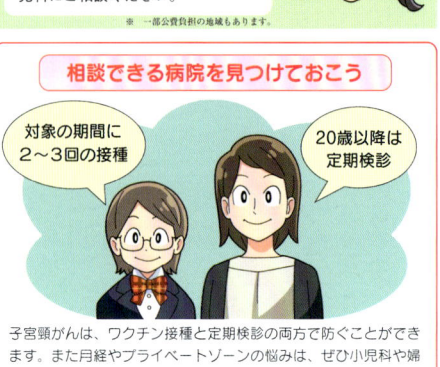

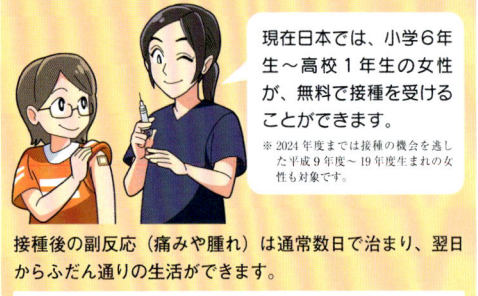

少年写真新聞
Juniors' Visual Journal
https://www.schoolpress.co.jp/
株式会社 少年写真新聞社
〒102-8232 東京都千代田区九段南4-7-16市ヶ谷KTビルⅠ
TEL 03（3264）2624　FAX 03（5276）7785

中学保健ニュース

No.1879
2023年（令和5年）
5月8日号
495.43　子宮の疾患　8341

予防接種で防げるがん“子宮頸がん”

16歳までにHPVワクチンを接種することで、子宮頸がんを88％予防できます

子宮頸がんとは

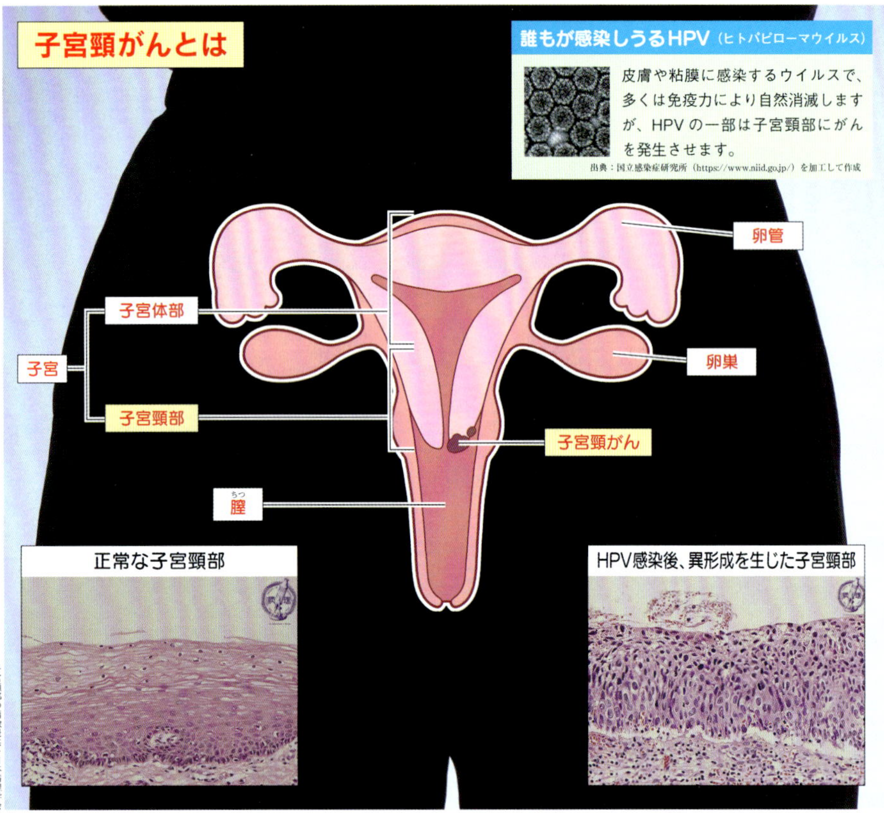
誰もが感染しうるHPV（ヒトパピローマウイルス）
皮膚や粘膜に感染するウイルスで、多くは免疫力により自然消滅しますが、HPVの一部は子宮頸部にがんを発生させます。
出典：国立感染症研究所（https://www.niid.go.jp/）を加工して作成
卵管
子宮体部
子宮
卵巣
子宮頸部
子宮頸がん
膣
正常な子宮頸部
HPV感染後、異形成を生じた子宮頸部

子宮頸部の画像提供：日本病理学会

子宮頸がんはがんのリスクの高いHPVが性的接触によって子宮頸部に感染し、長期間感染が続くことによって発生するがんですが、性的接触をする前にワクチンを接種することで感染を防ぐことができます。

「若いから大丈夫」ではない 子宮頸がんの年齢別罹患率

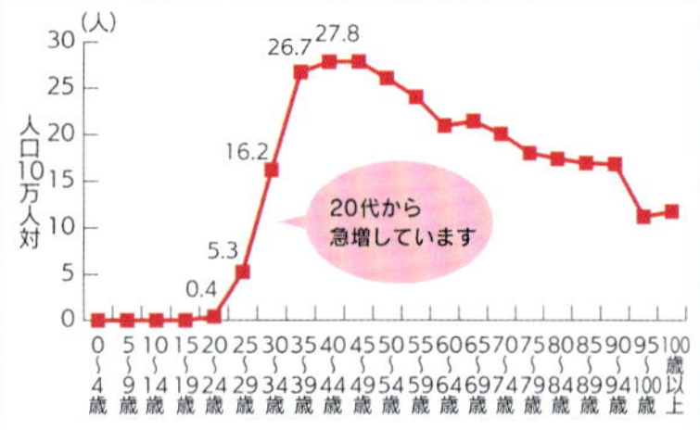

出典：国立がん研究センターがん情報サービス（2019）

10代のうちに予防接種を受けることが重要です。

発見が遅れると負担が大きい 子宮頸がん治療

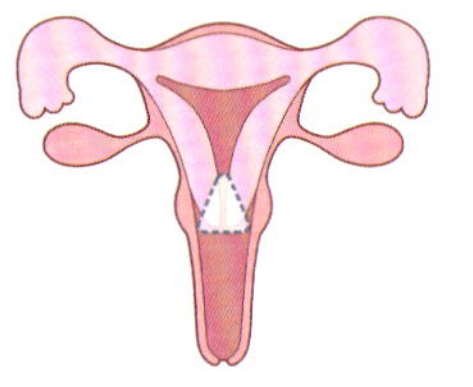

手術1
がんのある子宮頸部の一部を円すい状に切除する

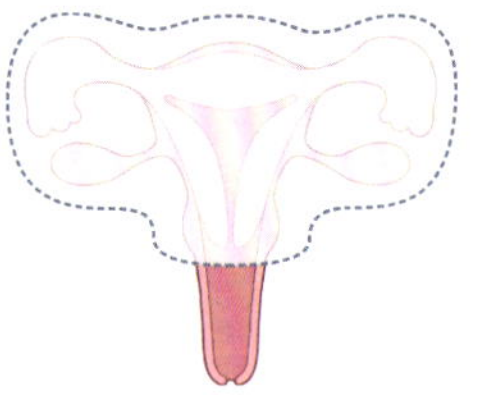

手術2
がんが広範囲に広がっている場合、子宮、膣の一部、卵巣、卵管、リンパ節を切除する

子宮頸がんは発見が早ければ治療できますが、その後の妊娠に影響が出ることもあります。

子宮頸がんを防ぐために HPVワクチンが推奨されています

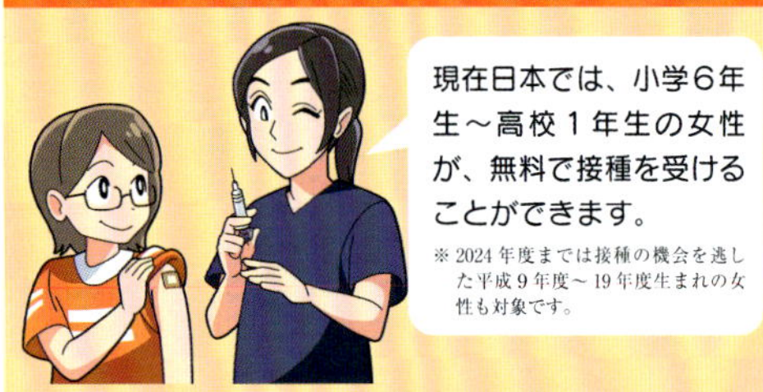
現在日本では、小学6年生～高校1年生の女性が、無料で接種を受けることができます。
※2024年度までは接種の機会を逃した平成9年度～19年度生まれの女性も対象です。

接種後の副反応（痛みや腫れ）は通常数日で治まり、翌日からふだん通りの生活ができます。

接種は半年かけて2～3回行います

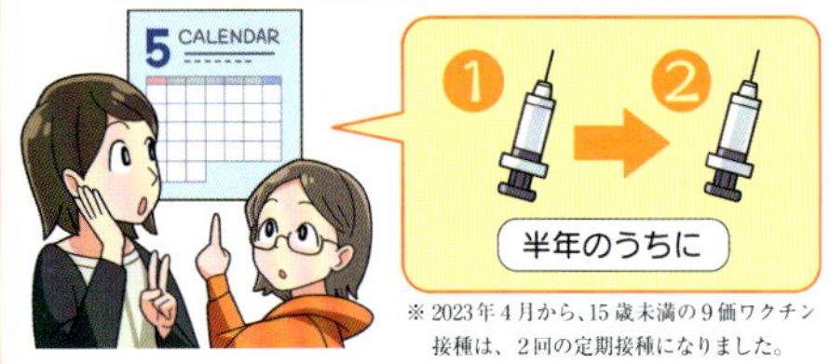
5 CALENDAR
1
2
半年のうちに

※2023年4月から、15歳未満の9価ワクチン接種は、2回の定期接種になりました。

接種日を決めるときは、学校行事や試験の日程などをチェックして、事前にスケジュールを組みましょう。

男性にも有効なHPVワクチン

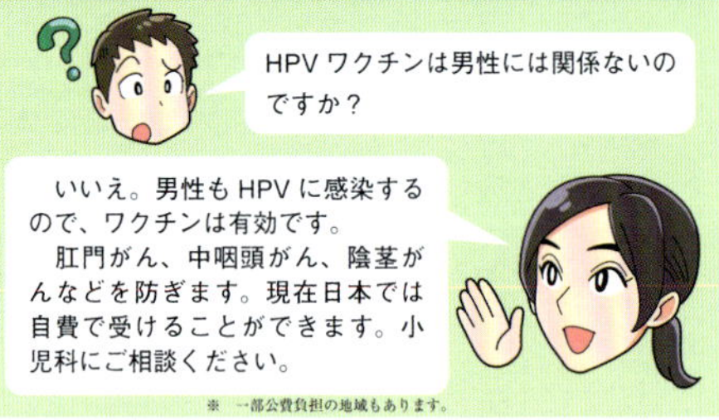
HPVワクチンは男性には関係ないのですか？
いいえ。男性もHPVに感染するので、ワクチンは有効です。
肛門がん、中咽頭がん、陰茎がんなどを防ぎます。現在日本では自費で受けることができます。小児科にご相談ください。

※一部公費負担の地域もあります。

相談できる病院を見つけておこう

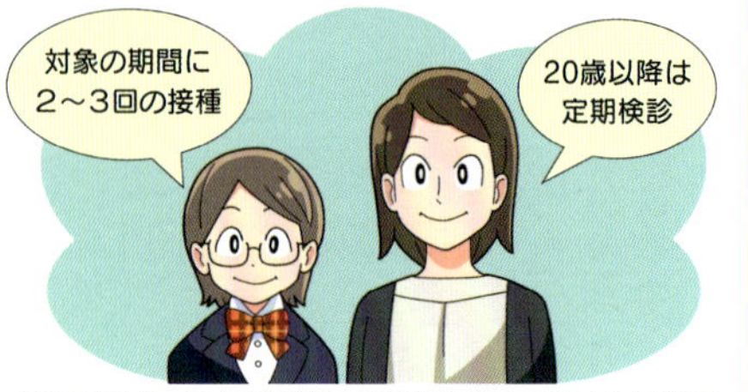
対象の期間に2～3回の接種
20歳以降は定期検診

子宮頸がんは、ワクチン接種と定期検診の両方で防ぐことができます。また月経やプライベートゾーンの悩みは、ぜひ小児科や婦人科に相談してください。

子宮頸がんは、がんになるリスクの高いHPVが性的接触により子宮頸部に感染し、長期間感染が続くことでがんに進行していきます。

子宮頸がんの多くは、二十代～四十代で発症しますが、性的接触をする前にHPVワクチンを接種すると感染を防ぐことができるため、十代の接種が推奨されています。

また、がんは早期の発見・治療が重要なので、二十歳を過ぎたら、婦人科で定期検診を受けましょう。

指導　関東中央病院 産婦人科 医長　みんパピ・みんなで知ろうHPVプロジェクト 代表　稲葉 可奈子 先生

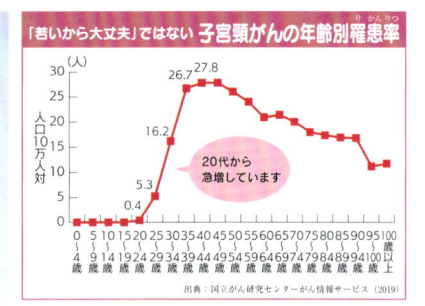

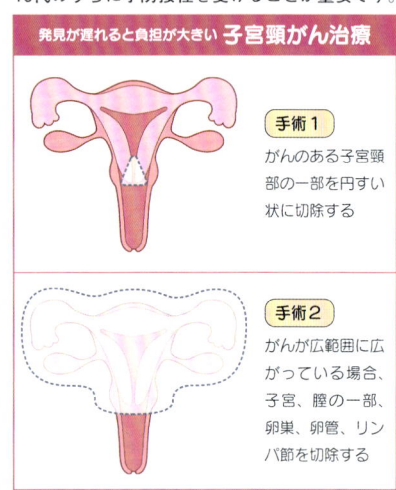

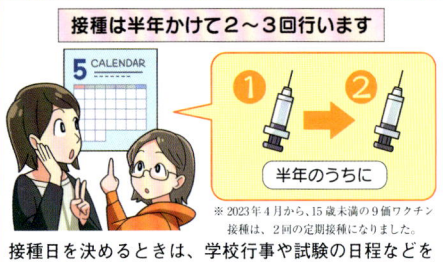

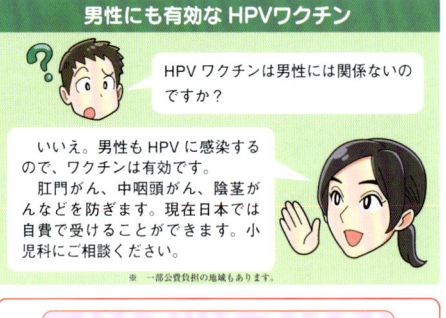

少年写真新聞
Juniors' Visual Journal
https://www.schoolpress.co.jp/
株式会社 少年写真新聞社
〒102-8232 東京都千代田区九段南4-7-16 市ヶ谷KTビルⅠ
TEL 03 (3264) 2624 FAX 03 (5276) 7785
中学保健ニュース 昭和43年6月4日第三種郵便物承認 2023年5月18日発行 第1880号 旬刊 毎月3回（8・18・28日）発行 1か年定価19,140円
中学保健ニュース
No.1880
2023年（令和5年）
5月18日号
493.19 熱中症 8341

熱中症予防の基本は水分補給

汗で失う水分や塩分をしっかり補給することが大切です

運動中の水分補給

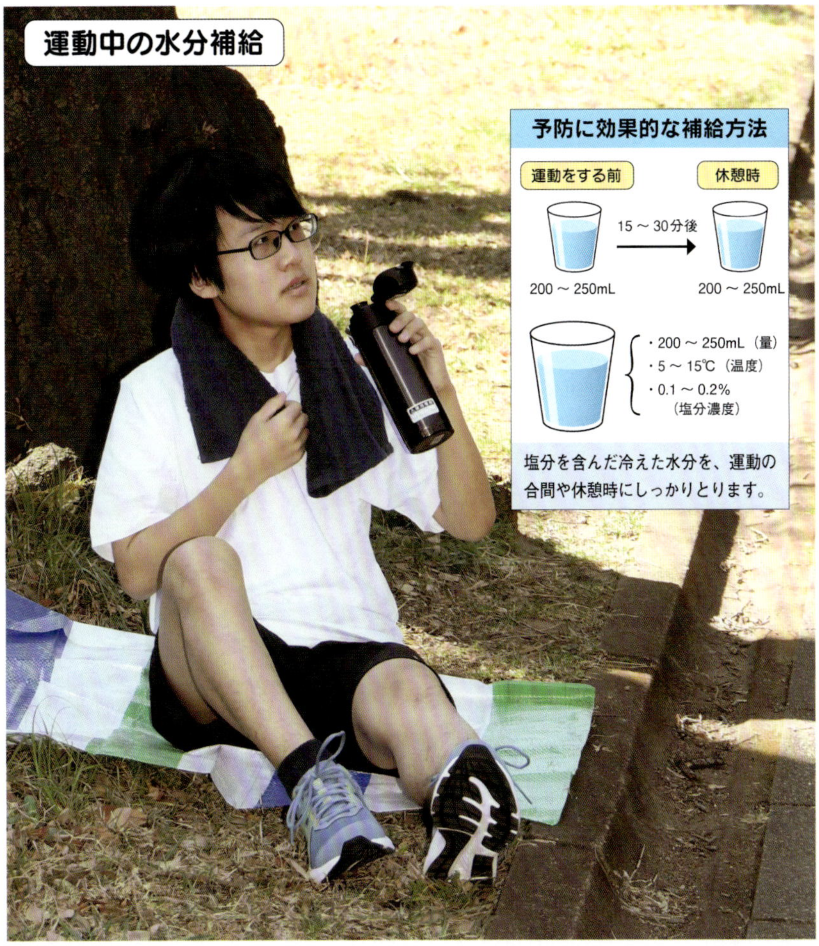
予防に効果的な補給方法
運動をする前
休憩時
15～30分後
200～250mL
200～250mL
・200～250mL（量）
・5～15℃（温度）
・0.1～0.2%
（塩分濃度）
塩分を含んだ冷えた水分を、運動の合間や休憩時にしっかりとります。

多量発汗時は汗の中に含まれる塩分も多く失われるため、塩分を含んだ水分やスポーツ飲料を補給します。カフェインが含まれる緑茶や紅茶などは、水分を体外に出す働きがあり予防には不向きです。

熱中症を引き起こしやすい要因

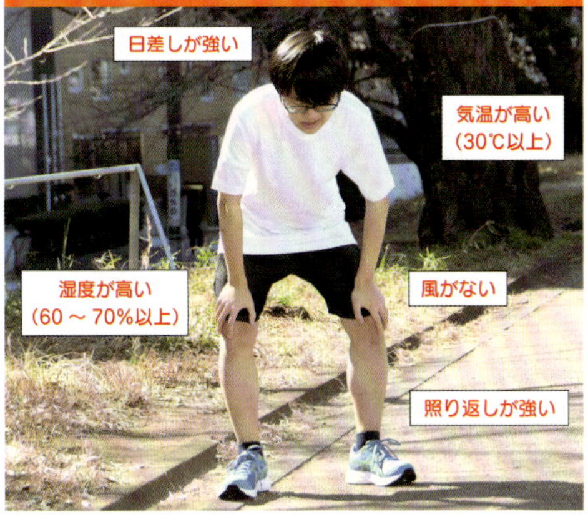
日差しが強い
気温が高い
（30℃以上）
湿度が高い
（60～70%以上）
風がない
照り返しが強い

室内でも、風通しの悪い場所や窓を閉め切った部屋では熱中症を引き起こすため、予防対策をとります。

運動前に熱中症予防のための運動指針を確認しよう

気温	暑さ指数（WBGT）	熱中症予防運動指針	
35.0℃以上	31.0℃以上	運動は原則中止	特別の場合以外は運動を中止する。
31.0℃以上 35.0℃未満	28.0℃以上 31.0℃未満	厳重警戒（激しい運動は中止）	激しい運動や持久走などは避け、10～20分おきに休憩をとり、水分・塩分を補給する。暑さに弱い人（体力の低い人や肥満の人など）は運動を軽減または中止する。
28.0℃以上 31.0℃未満	25.0℃以上 28.0℃未満	警戒（積極的に休憩）	積極的に休憩をとり適宜、水分・塩分を補給する。激しい運動では、30分おきくらいに休憩をとる。
24.0℃以上 28.0℃未満	21.0℃以上 25.0℃未満	注意（積極的に水分補給）	運動の合間に積極的に水分・塩分を補給する。
24.0℃未満	21.0℃未満	ほぼ安全（適宜水分補給）	通常は熱中症の危険は小さいが、適宜水分・塩分の補給は必要である。

出典：（公財）日本スポーツ協会「スポーツ活動中の熱中症予防ガイドブック」2019をもとに作成

暑さ指数に対してどの程度の運動をしたらよいのかや、休憩と水分補給の目安などを確認し、熱中症を予防します。

熱中症が疑われるときの応急手当

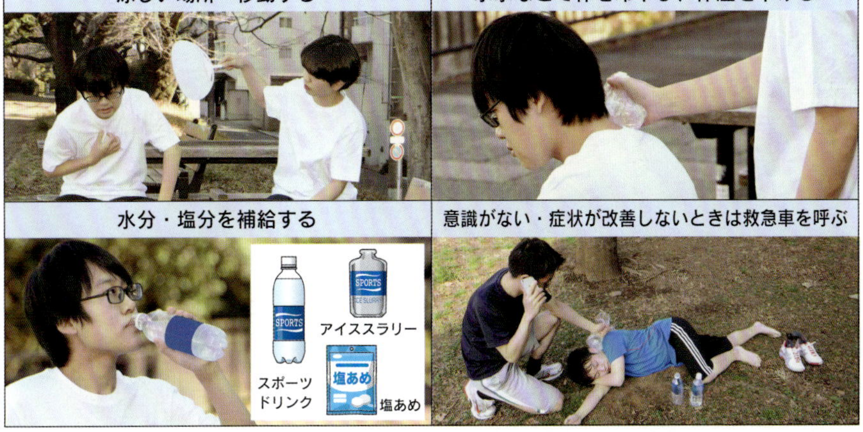

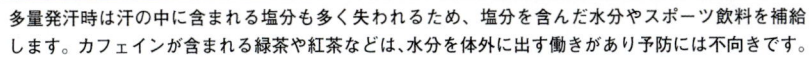

応急手当を行って症状が改善した場合でも、翌日までは経過を観察して安静に過ごします。

熱中症は、暑さに慣れていない体に負担がかかって起こるため、気温が急に高くなる、五月ごろから注意が必要です。

熱中症の予防には、夏の気温に徐じょに体を慣らし、高温環境での活動を避け、汗で失う水分や塩分をしっかり補給することが大切です。

運動をするときは、暑さ指数を目安にして運動の時間や実施の可否、休憩などを判断し、熱中症が疑われるようなときは体温を下げるなどの適切な応急手当を素早く行います。

指導 帝京大学医学部附属病院 高度救命救急センター センター長 三宅 康史 先生

少年写真新聞 Juniors' Visual Journal
2023年5月18日発行
第1880号付録
©少年写真新聞社2023年
中学保健ニュース
★定期刊行物は終わる期間を予定しない刊行物です。年度が替わりましても、購読中止のお申し出のない限り、引き続きニュースをご送付申し上げます。
★著作権法により、本紙の無断複写・転載は禁じられています。
株式会社 少年写真新聞社 〒102-8232 東京都千代田区九段南4-7-16 市ヶ谷KTビルⅠ
https://www.schoolpress.co.jp/

コロナ後の熱中症 予防と応急処置

帝京大学医学部附属病院 高度救命救急センター
センター長　三宅 康史

コロナ後の学校での熱中症

新型コロナウイルス感染症が５月にはようやく５類となり、マスクのない学校生活になります。春でも最高気温が30℃を超える日も出現するような温暖化が進む現代では、夏前でも急に暑くなった日や、雨の翌朝に晴れて日差しが強く風がない日などは、かぜや胃腸炎で体調不良の生徒、暑さに慣れていない生徒、朝食をきちんと食べていない生徒、夜更かしをしている生徒などは、熱中症にかかる危険性が高まります。マスクのない学校生活では多くのイベントが復活するため、特別な注意が必要です。たとえば、体育祭のようなイベントに向けて生徒が運動場で練習をしているとします。最初に暑さで体調を崩した生徒の対処に担当の先生が追われている間に、同じ環境で待たされている生徒が次々に熱中症にかかって体調を崩し、最終的には集団発生につながる危険性があります。

予防を重視した学校や家庭での対策

養護教諭を含む教員がまず気をつけておくべきことは、熱中症を発生させない予防措置を十分にとることです。当日の朝の保護者からの連絡や本人からの聞き取り、顔色などを手がかりに、熱中症リスクの高い生徒を事前に把握します。本人が体調不良を訴える前に、水分補給をさせ、冷房のきいた場所で休ませます。また、計画段階から当日の天候確認や十分な休憩を入れた日程作成、冷水サーバーや製氷機、冷房のきいた休憩場所の確保などを行います。家族の協力も必須です。暑い中でのイベントでは、前日から体調を整え、早寝早起きをしてしっかり朝食をとり、学校のルールに従い大きめの魔法瓶タイプの水筒に氷水を入れ、塩あめを持たせます。

熱中症を疑った場合

暑熱環境下、あるいはその後の体調不良はすべて熱中症の可能性があります。軽症ではこむら返り（熱けいれん）、意識消失（熱失神）、脱力や手足のしびれ、大量の汗など、中等症では強い倦怠感（熱疲労）に加え、ぼーっとする程度の意識の低下がみられます。重症では明らかな意識障害、全身けいれん、呼吸困難、嘔吐・下痢・腹痛、赤くほてった乾いた皮膚などがみられます。現場で最も重要な点は、まず熱中症ではないかと疑い、応急処置を即座に開始することです。涼しい場所で安静にさせ、後頭部、前頸部、腋窩、鼠径部、両手足に氷水でぬらしたタオル、氷枕や保冷剤を広く当てて冷やします。衣服を緩めて風を通し、冷水やスポーツドリンクをたっぷり飲ませて、様子を見守ります。水が飲めず、症状が改善しない場合は、応急処置を継続しつつ、医療機関へ搬送します。本人や家族、教員が**熱中症の危険性についてよく知ること**、それにより**熱中症患者を発生させないこと**、**発症しても重症化させないこと**を肝に銘じて日頃から準備をします。

少年写真新聞 Juniors' Visual Journal
2023年5月28日発行
第1881号付録
©少年写真新聞社2023年
中学保健ニュース
★定期刊行物は終わる期間を予定しない刊行物です。年度が替わりましても、購読中止のお申し出のない限り、引き続きニュースをご送付申し上げます。
★著作権法により、本紙の無断複写・転載は禁じられています。
株式会社 少年写真新聞社 〒102-8232 東京都千代田区九段南4-7-16 市ヶ谷KTビルⅠ
https://www.schoolpress.co.jp/

毒を持つ虫による皮膚炎

神奈川県立こども医療センター 皮膚科
部長　馬場 直子

暖かい季節になり生徒たちの屋外での活動が多くなると、虫に触ったり刺されたりする機会が増えてきます。

虫の中には毒を持つものもあり、いつの間にか触れてしまい、あとで強い皮膚炎を生じる場合があり注意が必要です。特にチャドクガとアオバアリガタハネカクシが有名で頻度も高いので、それらの症状や注意点、対処法について解説します。

チャドクガの幼虫による毛虫皮膚炎

・原因と症状

チャドクガの幼虫（毛虫）は、ツバキやサザンカなどのツバキ科の木に多く、１年に春と夏に２回孵化するため、４～10月の期間に遭遇する可能性があります。体長は25mm程度で、全体的に淡黄褐色で背中が黒ずんでいて、たくさんの白い毛に覆われているのが特徴です。フワフワした白い毛は、猛毒を持つ毒針毛が50～600万本も集まったもので、１本１本は目に見えないほど細かいです。

毛虫がいる校庭の木の下などにいたり、通ったりしただけでチャドクガの毒針毛が落ちてきて肌や衣類について皮膚に刺さり、半日～２日後に強いかゆみを伴う赤い細かい発疹が無数にできます。洗濯後、屋外に干した肌着などに毒針毛がつき、それを着た後にかぶれてしまうこともあります。

・学校でできる対処法

毛虫の毛に触れたと気づいたのなら、粘着テープを触れたと思われる部分にそっと貼り、静かにはがして、毒針毛を除去します。そのあと泡立てた石けんとシャワーでよく洗い流して、少しでも多くの毛を除去します。その後、かゆみ止めの外用薬を塗ったり、保冷剤で冷やしたりしてかゆみを和らげます。かくと症状が悪化しますので、何とかかかせないように対処してください。刺されたことに気づかないまま、翌日以降に症状が現れることもよくあります。予防対策としては、ツバキやサザンカの木があれば、春と秋の年に２回殺菌消毒することです。

・病院で行う治療

軽ければステロイド外用薬を塗って様子を見てもよいですが、皮膚炎の範囲が広い、またはかゆみのために眠れないほどであれば、皮膚科を受診して抗ヒスタミン剤の飲み薬、強めのステロイド外用薬を処方してもらいましょう。

アオバアリガタハネカクシ（やけど虫）による皮膚炎

・原因と症状

アオバアリガタハネカクシは、成虫で体長が７mmほどと小さく、頭が黒く、胴体が黒と赤の縞模様で、群れで生活するわけでもな

（200ページに続く）

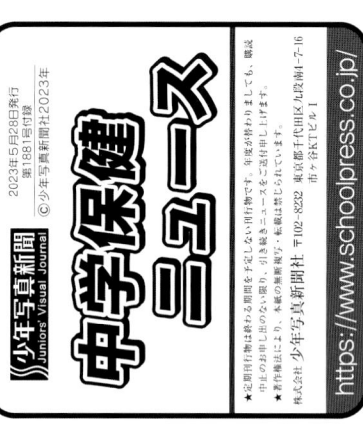

ほけん通信。

学校　　年　月　日発行

立ちくらみなどを起こす"起立性調節障害"

指導／東京医科大学 小児科・思春期科学分野 講師　呉 宗憲 先生

1日のうち午前中に体調不良が起きることが続く人は、血圧の低下と脳血流の減少が原因で起こる起立性調節障害（OD）かもしれません。学校生活は、午前中の活動量が多く、起立する場面や回数も多いため、つらさを感じる人は無理をせず、小児科に相談してください。

ODの身体症状

1　立ちくらみやめまいを起こしやすい
2　立っていると気持ちが悪くなる、ひどくなると倒れる
3　入浴時や嫌なことを見聞きすると気持ちが悪くなる
4　少し動くと動悸(どうき)あるいは息切れがする
5　朝なかなか起きられず午前中調子が悪い
6　顔色が青白い
7　食欲不振
8　時々おへそ周りがひどく痛む
9　疲れやすい
10　頭痛が起こりやすい
11　乗り物に酔いやすい

不快な症状が３つ以上長く続いてる人はODかもしれません

起立中に体調不良が起こる仕組み

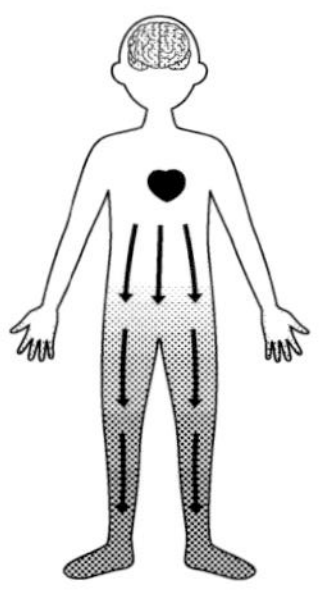

起立する
↓
血液が下半身に多く移動する
↓
・末梢(まっしょう)の動脈抵抗が弱いと、血圧が維持できずに立ちくらむ
・末梢の静脈収縮が弱いと、十分な血液を心臓へ押し戻せなくなる
↓
心臓から送り出す血液量が減り、心拍が増えて動悸がする
↓
脳や全身で血液不足になり、嘔気(おうき)や頭痛を生じる

通常は、立ち上がっても血圧は安定したままなので、全身に血液が循環します。

立ちくらみなどが起きたときは

・すぐにその場で座る

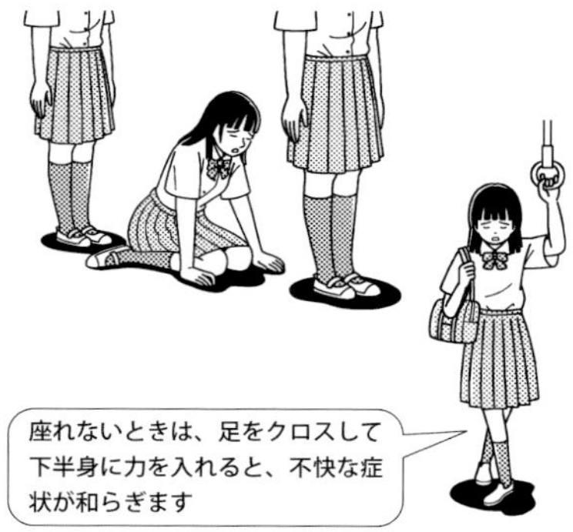
座れないときは、足をクロスして下半身に力を入れると、不快な症状が和らぎます

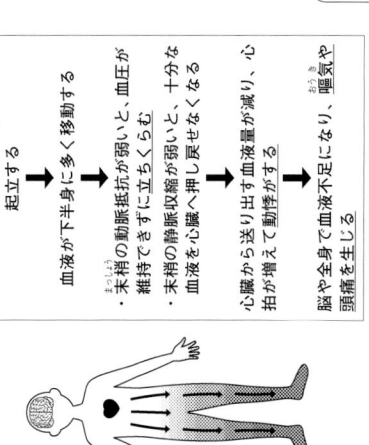

学校生活では起立する場面や起立し続ける場面も多いため、ＯＤの人はつらさを抱えやすくなります。無理をせずに、学校にも相談してください。

「朝起きられない」に隠れる問題

起きられないことの背景
・目が覚めない＝睡眠の問題
・体を起こせない＝血液の循環の問題
・起きたい気持ちが阻害されている＝ストレスや不安の問題

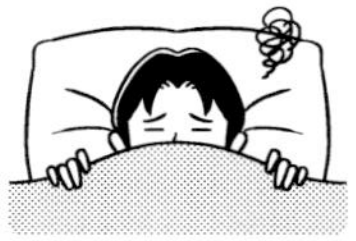

「朝、起きられない」には、さまざまな背景があることが考えられます。病院では、「起きられない」原因を詳しく調べます。ぜひ相談してください。

うまく眠るためのヒント

光を味方につける

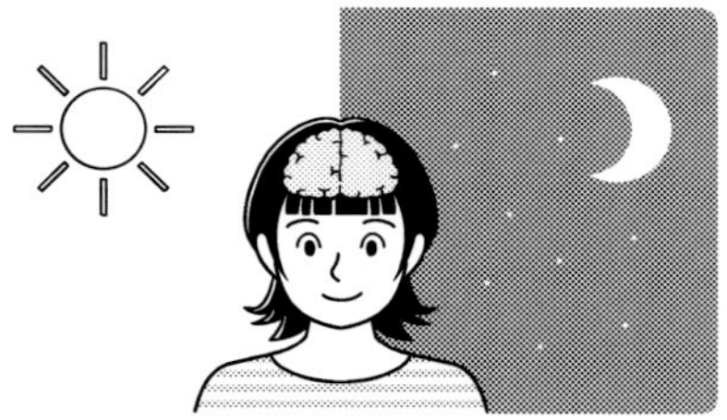

日中は光や照明などの十分明るい場所で、日没以降は強い光を遮断して照明を落とした場所で過ごすことで、体内時計が整い、正しい睡眠リズムをつくることができます。

眠くなってから布団に入る

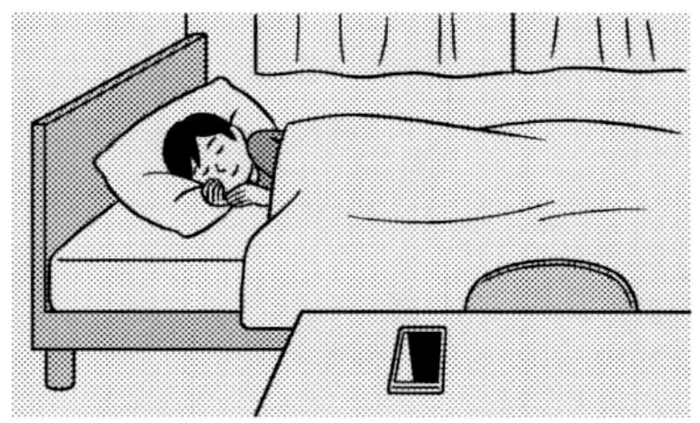

布団に入って眠りにつくまでに30分以上かかっている人は要注意です。この時間が長いほど、入眠困難になり、朝も起きづらくなります。スマートフォンは布団に持ち込まないことが重要です。

寝る直前に体や頭を刺激しない

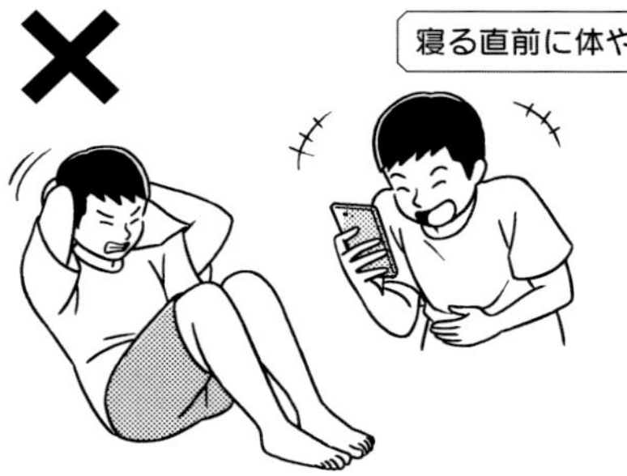

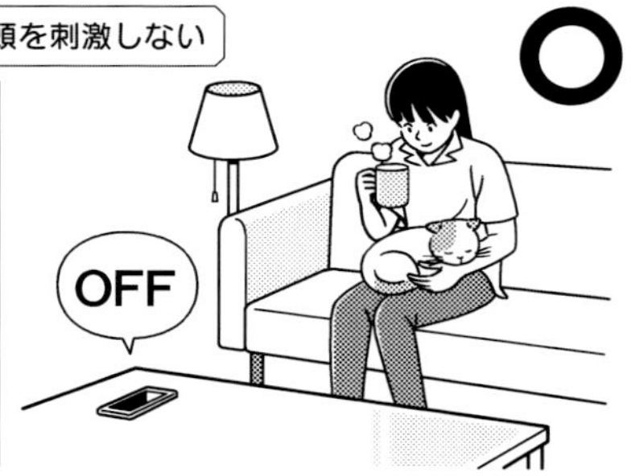
OFF

寝る直前の筋トレや入浴は、体温を上げて睡眠を妨げます。また、スマートフォンの使用は、脳を覚醒させます。もちろん、勉強もです。夜は、おだやかな時間を過ごしましょう。

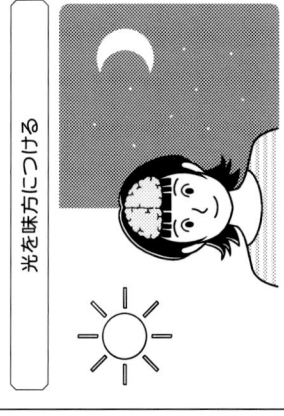

中学保健ニュース　昭和43年6月4日第三種郵便物承認　2023年5月28日発行　第1881号　旬刊　毎月3回（8・18・28日）発行　1か年定価19,140円

少年写真新聞
Juniors' Visual Journal
https://www.schoolpress.co.jp/
株式会社 少年写真新聞社
〒102-8232 東京都千代田区九段南4-7-16 市ヶ谷KTビルⅠ
TEL 03（3264）2624　FAX 03（5276）7785

中学保健ニュース

No.1881
2023年（令和5年）
5月28日号
494.8　皮膚科学　8341

毒を持つ虫による皮膚炎に注意

野外活動で出合うチャドクガやアオバアリガタハネカクシに気をつけましょう

チャドクガ（幼虫）による皮膚炎

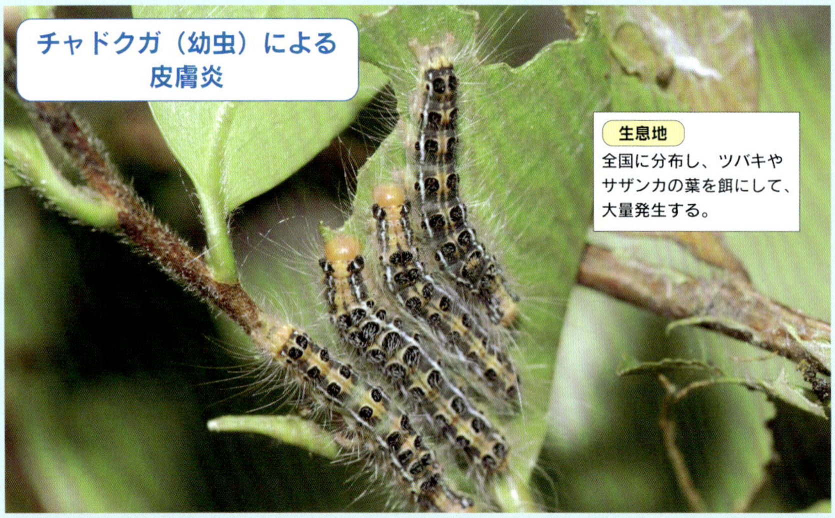

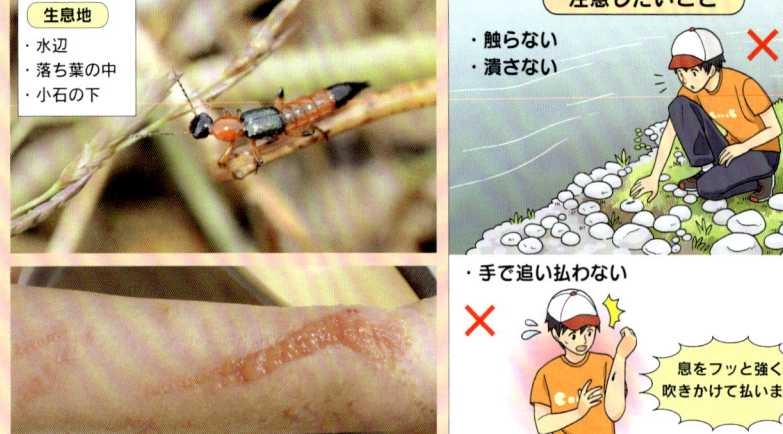

生息地
全国に分布し、ツバキやサザンカの葉を餌にして、大量発生する。

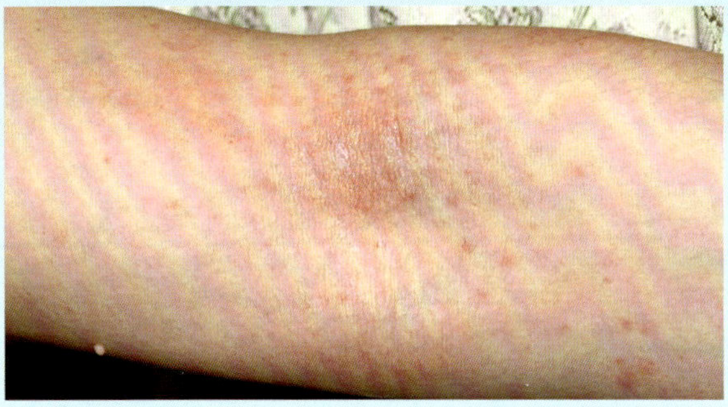

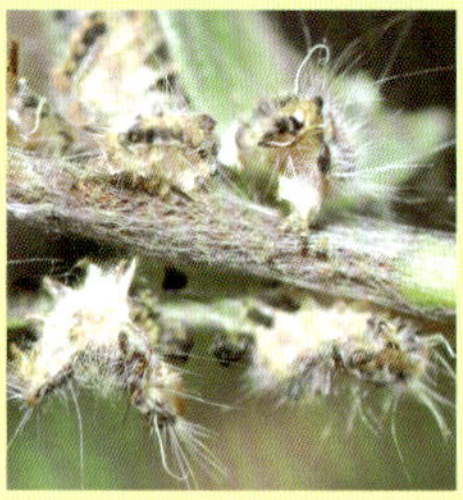

羽化した後の脱皮殻にも、毒針毛は残っています。

チャドクガの幼虫は、体の表面に毒針毛を大量に持ちます。毛が付着すると、皮膚が赤くかぶれて、かゆみが出ます。

チャドクガの毛に触れたときの応急処置

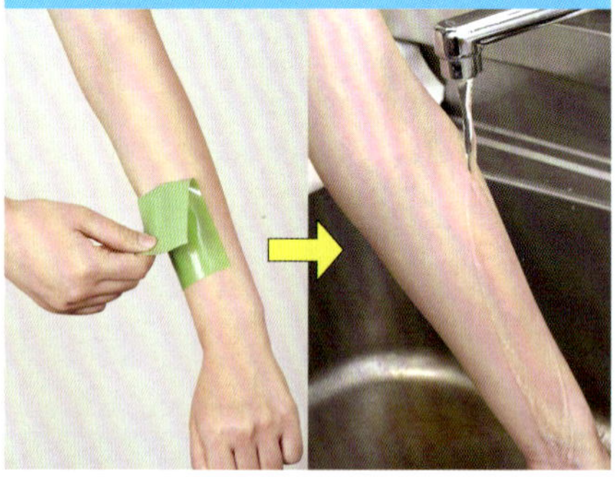

こすらず、テープなどを使って毒針毛を取り除き、水で洗い流します。

夏の野外活動でも長袖を

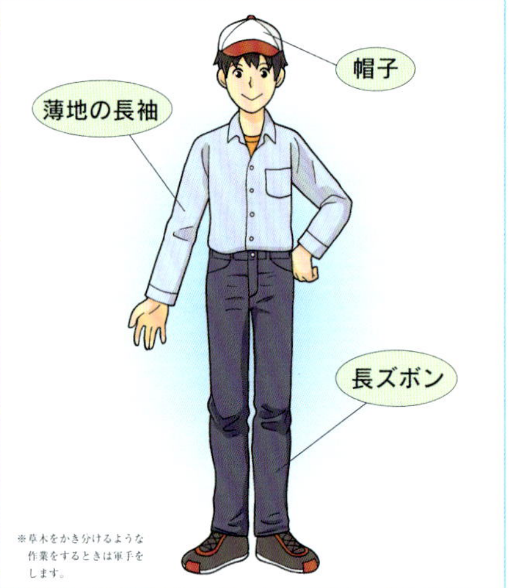

薄地の長袖

※草木をかき分けるような作業をするときは軍手をします。

虫が多い場所では、肌を出さない服装にします。

アオバアリガタハネカクシによる皮膚炎

生息地
・水辺
・落ち葉の中
・小石の下

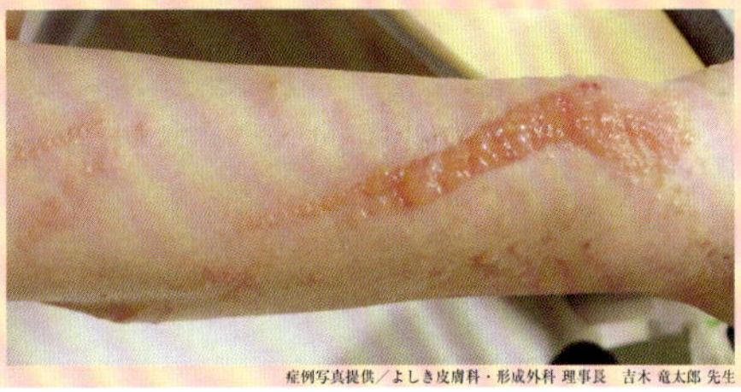

注意したいこと
・触らない
・潰さない

症例写真提供／よしき皮膚科・形成外科 理事長　吉木 竜太郎 先生

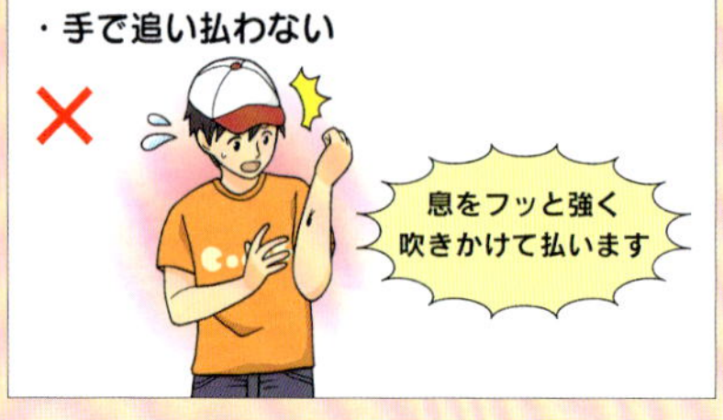

・手で追い払わない
息をフッと強く吹きかけて払います

日本全土に生息していますが、温暖な湿地帯を好んで西日本に多く見られます。潰すなどして毒のある体液に触れるとやけどのような痛みと腫れが起きます。すぐに水でよく洗い流しましょう。

春から夏にかけて、虫の活動が活発になる季節は、チャドクガなどが大量発生するため、虫の毒による皮膚炎に注意が必要です。

チャドクガやアオバアリガタハネカクシに触れると、皮膚が赤く腫れ、かゆみや痛みが出るので、強い症状があるときには、皮膚科を受診しましょう。

夏の野外活動でも、帽子や長袖、長ズボンなどの衣服を着用するようにして、毒を持つ虫から身を守ります。

指導　神奈川県立こども医療センター 皮膚科 部長　馬場 直子 先生

少年写真新聞
Juniors' Visual Journal
https://www.schoolpress.co.jp/
株式会社 少年写真新聞社
〒102-8232 東京都千代田区九段南4-7-16市ケ谷KTビルⅠ
TEL 03（3264）2624　FAX 03（5276）7785

中学保健ニュース

No.1882-（1）
2023年（令和5年）
6月8日号
493.36　気管支喘息　8341

気道が収縮して息苦しくなるぜんそく

発作の原因になりやすいアレルゲンは、室内のこまめな掃除で除去します

ぜんそくの主な症状

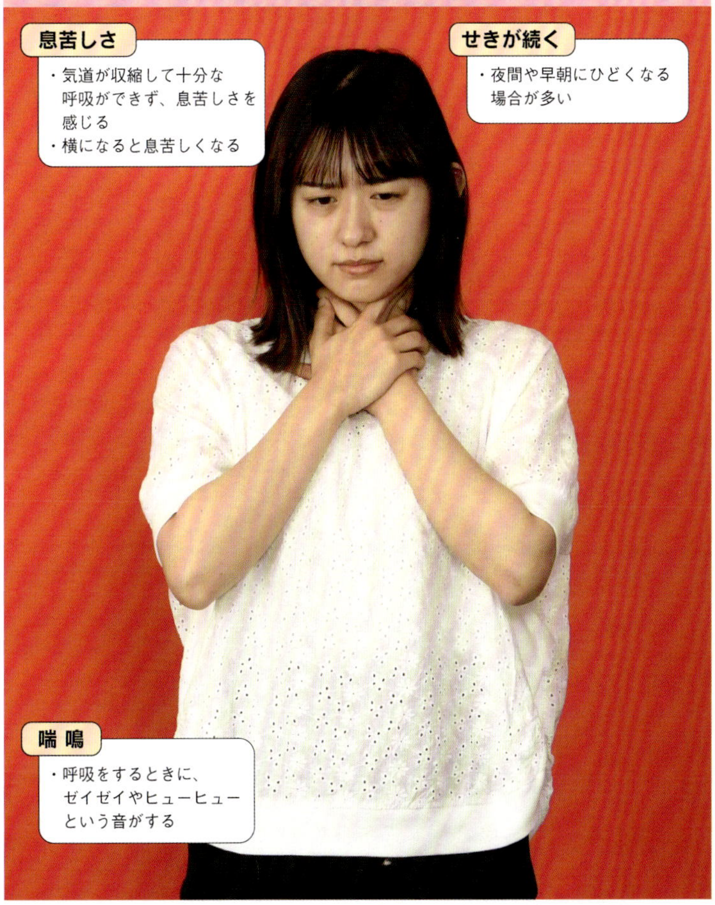

息苦しさ
・気道が収縮して十分な呼吸ができず、息苦しさを感じる
・横になると息苦しくなる

せきが続く
・夜間や早朝にひどくなる場合が多い

喘鳴
・呼吸をするときに、ゼイゼイやヒューヒューという音がする

発作がないときは息苦しさなどが治まり元気に過ごせますが、症状がない時期があることもぜんそくの特徴なので、思い当たる症状がある場合は、速やかに医療機関を受診します。

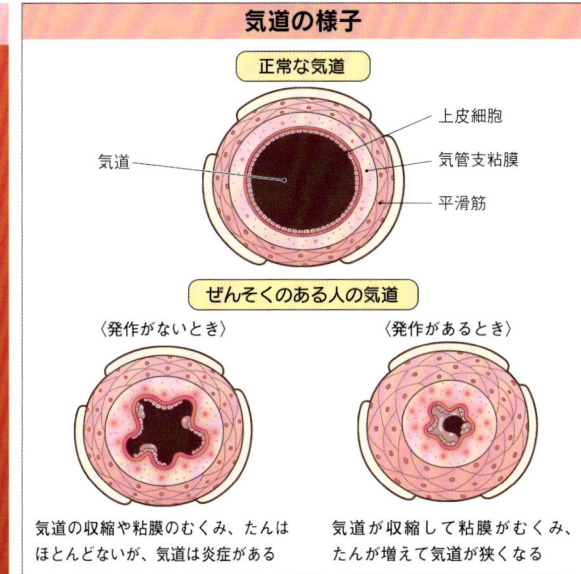

気道の様子

正常な気道

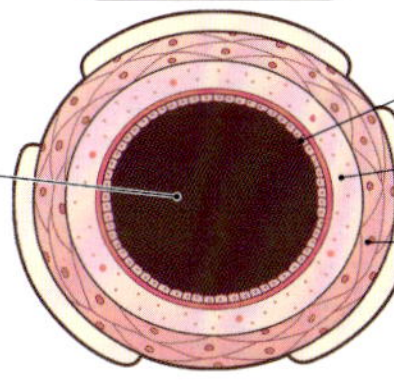

上皮細胞
気管支粘膜
平滑筋

ぜんそくのある人の気道

〈発作がないとき〉

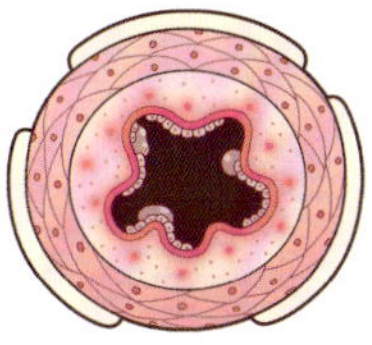

気道の収縮や粘膜のむくみ、たんはほとんどないが、気道は炎症がある

〈発作があるとき〉

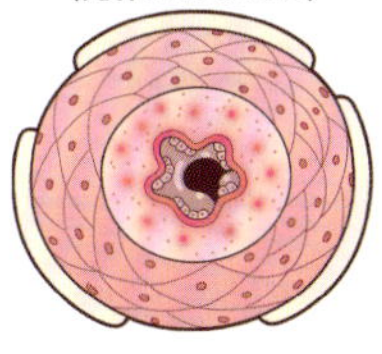

気道が収縮して粘膜がむくみ、たんが増えて気道が狭くなる

ぜんそくのある人の気道は、発作がなくてもつねに炎症が続いており、少しの刺激でも炎症を強めて発作を起こし、息苦しくなります。

ぜんそく発作の原因になるもの

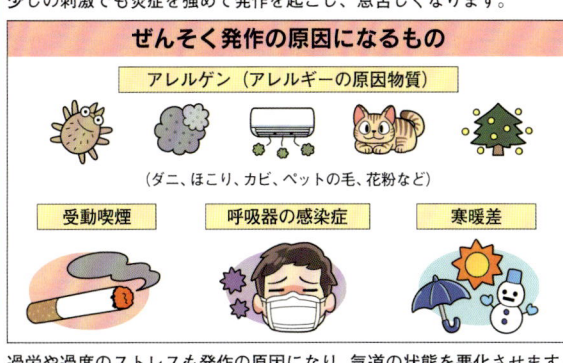

アレルゲン（アレルギーの原因物質）

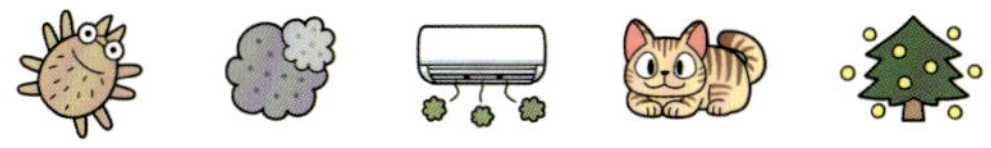

（ダニ、ほこり、カビ、ペットの毛、花粉など）

受動喫煙

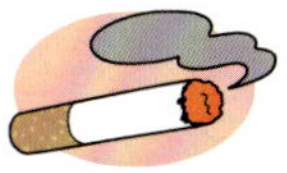

呼吸器の感染症

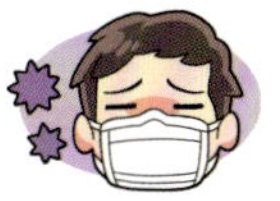

寒暖差

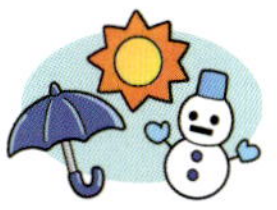

過労や過度のストレスも発作の原因になり、気道の状態を悪化させます。

ぜんそく発作を予防するためには

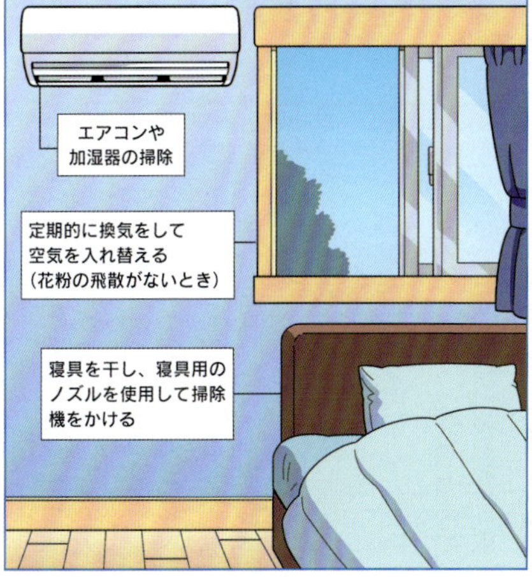

エアコンや
加湿器の掃除
定期的に換気をして
空気を入れ替える
（花粉の飛散がないとき）
寝具を干し、寝具用の
ノズルを使用して掃除
機をかける

室内のアレルゲンをこまめな掃除で除去します。

予防や治療に役立つ「ぜんそく日記」

＜記入例＞

日付		6月8日	6月9日	6月10日	6月11日
天気		雨	雨	晴れ	晴れ
今の症状	喘鳴		○		
	せき		○		
	息苦しさ		○		
夜間の睡眠	ほとんど眠れなかった				
	あまり眠れなかった		○		
	ほぼ眠れた	○			
	眠れた			○	○
発作があるときの薬	飲み薬：				
	吸入薬：		○	○	
発作がないときの薬	飲み薬：				
	吸入薬：	○	○	○	○
	貼付薬：	○	○		

ぜんそく日記を書くことで自分の状態を把握でき、診察時には医師に症状を正確に伝えることができます。

ぜんそくは、炎症が長期にわたり続く気道に刺激が加わることで、せきや喘鳴（ぜんめい）、息苦しさなどの発作を生じる病気です。

長期間の炎症によって気道が過敏になっているため、アレルゲンのほかに、受動喫煙や寒暖差、呼吸器の感染症などによる刺激も発作を引き起こす原因になります。

ぜんそく日記に症状などを記録して状態を把握することや、発作の原因になるものを、なるべく避けて過ごすことが大切です。

指導　東邦大学医療センター大橋病院 呼吸器内科 教授　松瀬 厚人 先生

少年写真新聞 Juniors' Visual Journal
2023年6月8日発行
第1882号付録
Ⓒ少年写真新聞社2023年

中学保健ニュース

★定期刊行物は終わる期間を予定しない刊行物です。年度が替わりましても、購読中止のお申し出のない限り、引き続きニュースをご送付申し上げます。
★著作権法により、本紙の無断複写・転載は禁じられています。
株式会社 少年写真新聞社 〒102-8232 東京都千代田区九段南4-7-16 市ヶ谷KTビルⅠ
https://www.schoolpress.co.jp/

気管支ぜんそくについて

東邦大学医療センター大橋病院 呼吸器内科
教授　松瀬 厚人

気管支ぜんそくとは

気管支ぜんそくは、症状がない状態でも気道に慢性的に炎症が生じている病気です。炎症によって気道が過敏になるため、普通の人では何も起きない軽微な刺激に対しても、ぜんそく患者さんでは過剰に気道が反応してしまい、いろいろな症状を生じます。ぜんそくの発作の原因として、屋内ではダニを主体とするハウスダストに対するアレルギー反応が有名です。特に、小児期発症のぜんそくでは多くの患者さんで何らかのアレルギー素因が認められます。

ぜんそくの症状

気道にアレルギーによる炎症があるだけでは症状は生じませんが、刺激が加わり気道が収縮するとぜんそく発作が発生します。典型的な場合には、呼吸をするときに喘鳴(ぜんめい)を伴った呼吸困難が認められます。呼吸困難がなく、胸の痛みやせきのみを生じるぜんそくもあります。発作の原因で最も頻度が高いのは、ウイルスによる呼吸器感染症、すなわちかぜです。季節の変わり目の気温や湿度の変化もぜんそくの発作の原因となります。ほかにも、煙草や香水の強いにおい、運動、薬剤（特に解熱鎮痛薬）、飲酒、女性では生理が発作の原因となることもあります。

治療と予防

ぜんそくは正しく治療すれば普通の生活を送ることができる病気です。オリンピック選手にも多くのぜんそく患者さんがいます。

治療薬は、発作がないときの発作予防薬と、発作が起きたときの発作治療薬に分類されます。発作予防薬で最も重要なのは、気道の炎症を抑えるステロイドホルモンの吸入薬です。吸入ステロイドは、正しく吸入して吸入後にうがいをすれば、全身性の副作用はほとんど認められない安全な薬剤です。ぜんそくの発作が起きた場合には、収縮して狭くなった気道を広げる吸入気管支拡張薬が発作治療薬として用いられます。吸入気管支拡張薬には、動悸(どうき)や手の震えなどの副作用もあるため、頻回に使用する場合には早めの受診を指導します。

発作がない時期には全く症状がないので、発作がなくなると予防の吸入ステロイドを自己判断でやめてしまう患者さんがおられます。症状がなくなっても気道の炎症は持続しており、発作が起こる危険性はなくなっていません。患者さんには、吸入ステロイドを継続することが重要であることを繰り返し説明します。ハウスダストにアレルギーがある患者さんに対しては、こまめに室内の掃除をすることや、ペットを飼うのであれば、屋内にダニが増えないように屋外での飼育をお勧めします。頻度の高い発作の誘因であるかぜを完全に予防することはできませんが、マスクの着用や手洗い、うがい、ワクチン接種などの基本的な感染予防対策を指導します。新型コロナウイルス感染症の流行により、社会全体で感染予防対策が実施されたことで、ぜんそくの増悪の頻度が著明に低下したことが報告されています。

少年写真新聞 Juniors' Visual Journal
2023年6月18日発行
第1883号付録
Ⓒ少年写真新聞社2023年

中学保健ニュース

★定期刊行物は終わる期間を予定しない刊行物です。年度が替わりましても、購読中止のお申し出のない限り、引き続きニュースをご送付申し上げます。
★著作権法により、本紙の無断複写・転載は禁じられています。
株式会社 少年写真新聞社 〒102-8232 東京都千代田区九段南4-7-16 市ヶ谷KTビルⅠ
https://www.schoolpress.co.jp/

起立性調節障害とは

東京医科大学 小児科・思春期科学分野
講師　呉 宗憲

起立性調節障害（OD）は、自律神経の不調により、立ちくらみや動悸(どうき)、頭痛などの多彩な症状を引き起こす身体疾患です。近年、起きられない病気としての認識が広まり、不登校の子どもの多くがODと診断される一方で、治療を受けても目に見えて改善せず、学校現場では対応に苦労しているのではないでしょうか。そもそも「起きる」には「身体を起こす」と「覚醒する」の意が含まれ、ややこしい原因になっています。

子どもの睡眠事情

14～17歳の推奨睡眠時間は8～10時間といわれていますが、日本では下回る子が多いです。起きられない子に対して睡眠不足を疑い、その背景にも目を向けることは合理的といえるでしょう。また睡眠と水分の不足はODの発症を高めるとの研究結果もありますので、なおさら気をつけたいところです。起きたい気持ちの相対的な乏しさに、生体リズムの同調因子（光や食事、社会的活動など）の喪失が重なれば、睡眠覚醒リズムは一気に崩れます。起きられない子がどのような事情を抱え、どのような段階にいるのか知ることは、有益な関わり・治療を考える上で重要です。

廃用性

健康な人を10日間ベッド上で横たわらせた結果ODになったという廃用性に関する研究結果があります※。つまり不登校が先にあり、それに続く行動・心理的ストレス（家庭内での衝突など）などの結果としてのODもあり得るということですが、そこから立ち戻ろうとした際、その身体的状況を無視してはうまくいきません。

ODと捉えるメリット

表在化した（大人目線の）困りごとを主訴に病院へ連れてこられた際、ODはそれらを説明づける病名のひとつとなりますが、別の角度から見ればまた別の病名になるかもしれません（図）。ODを身体・心理・環境の負の連鎖の一部と捉えた際、身体症状のための治療は、行動変容につなげやすく、病理の外在化（病気のせい）により心理的ストレスから解放されるメリットがあります。協働的立場から時間をかけて取り組む中で、真の困りごとに子ども・保護者自身で気づかれることもありますが、これらの過程の多くは、登校している段階の子であれば養護教諭の皆様によって行うこともできるかもしれません。困りごとの窓口としてODを理解し、その先までたどり着くことができたとしたら、その子にとって今より少し、いい感じの世界になると筆者は信じています。

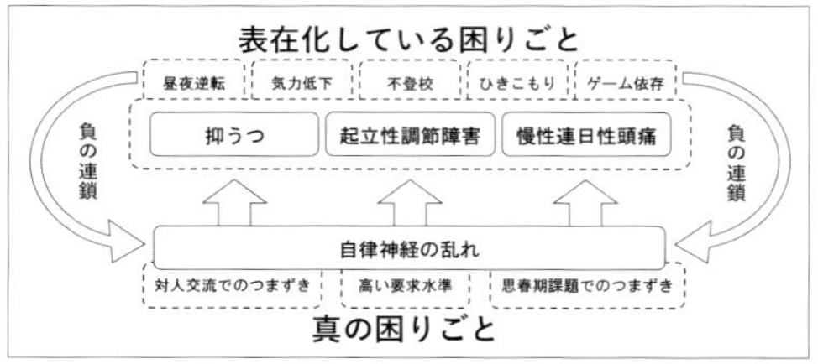

図

※ Ishizaki Y. et al. "Measurement of inferior vena cava diameter for evaluation of venous return in subjects on day10 of a bed-rest experiment." *Journal of Applied Physiology*. 96(6)：2179-2186, 2004

ほけん通信。

学校　　年　月　日発行

うつ病などの心の病を予防する食習慣

指導／帝京大学 医学部 精神神経科学講座 主任教授　功刀 浩 先生

早起きをして朝食をきちんと食べる習慣をもつと、栄養バランスが整うだけではなく体が活動モードになり、午前中から活発に活動をすることができます。

うつ病の予防には、ストレスへの対処に加えて、バランスのよい食事をとる、運動をする、夜ふかしをせずに十分に睡眠をとる、といった生活習慣を身につけることが大切です。

朝食がもたらす力

理想的な朝食の例

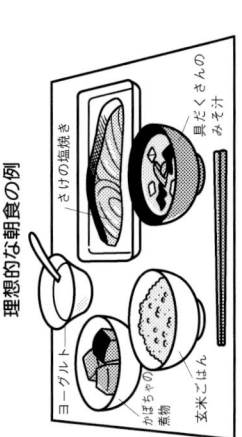

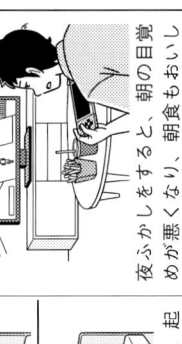

早起きをしてバランスのよい朝食を食べることで、午前中から活発に活動をするための基盤をつくることができます。

また、朝食をきちんと食べると栄養状態がよくなり、日中の活動量が増えて、うつ病を発症するリスクを減らす効果があります。

脳がストレスを受けて発症するうつ病の症状

- □ ①抑うつ気分
- □ ②全般的な興味や喜びの喪失
- □ ③食欲や体重の減少／増加
- □ ④不眠または過眠
- □ ⑤体や頭の働きが遅くなる、またはいらいらして落ち着かない
- □ ⑥疲れやすい、または気力が出ない
- □ ⑦自分に自信がもてない
- □ ⑧思考力や集中力の減退
- □ ⑨死にたい、この世から消えたいと思う

上記のうち、①か②のいずれかを含む計５項目以上に該当する期間が２週間以上続いている場合は、うつ病と診断される可能性があります。

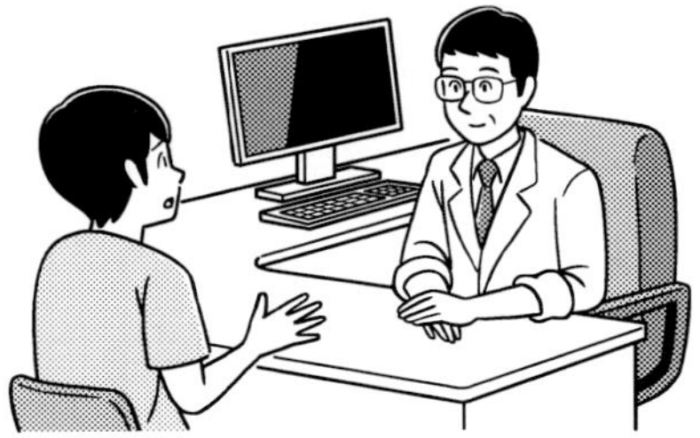

気になる症状がある場合は、我慢をせずに早めに医療機関を受診して、適切な治療を受けることが大切です。

うつ病予防に有効な主な栄養素

ビタミンＤ

骨の形成や脳の機能を高めるために重要な栄養素です。きのこや魚などから摂取するほか、外に出て日光を浴びることでつくられます。

葉酸

心の病気と密接に関係する神経伝達物質の合成に関わる栄養素です。葉酸が不足すると脳の機能が低下し、うつ病のリスクが高まります。野菜やレバー、大豆製品などに多く含まれています。

EPA、DHA（魚の油）

魚の油に含まれるEPA（エイコサペンタエン酸）やDHA（ドコサヘキサエン酸）には、脳の発達や機能を高めるほか、血液をサラサラにする働きもあります。

そのため、魚をよく食べる人はそうでない人よりも、うつ病を発症するリスクが低い傾向にあります。

ミネラル

脳内の物質が正常に機能するために必要な鉄が不足すると、いらいらしたり疲れやすくなったりなど、うつ病と似た症状が出やすくなります。

亜鉛も心の安定に関わるので、亜鉛が不足するとうつ病のリスクを高めることがあります。

おなかも心も満たされる「共食」

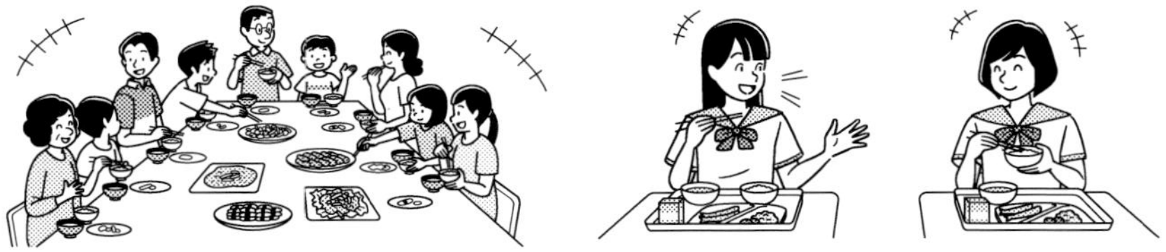

コロナ禍での食事では難しい場合もありますが、本来食事をするときは、家族や友人などと会話を交わしながら楽しく食べることが大切です。

しかし、１人で食べることが好きな人や、１人で食べることで気持ちが落ち着く人は、無理に共食をする必要はありません。

食事以外の生活習慣も整えよう

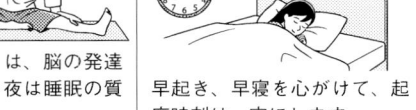

運動を習慣づける

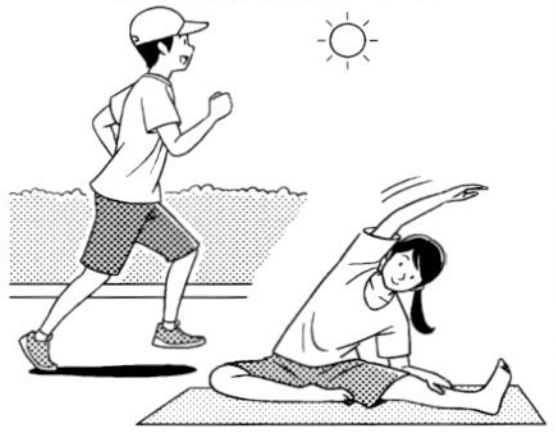

体を動かすことは、脳の発達や健康を支え、夜は睡眠の質を高めます。

朝型の睡眠リズム

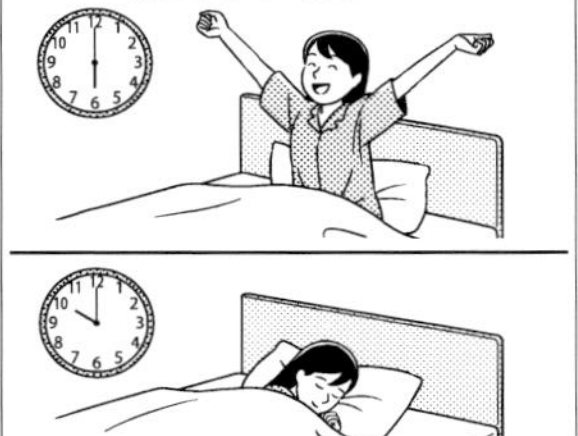

早起き、早寝を心がけて、起床時刻は一定にします。

スマホやゲームなどで夜ふかしをしない

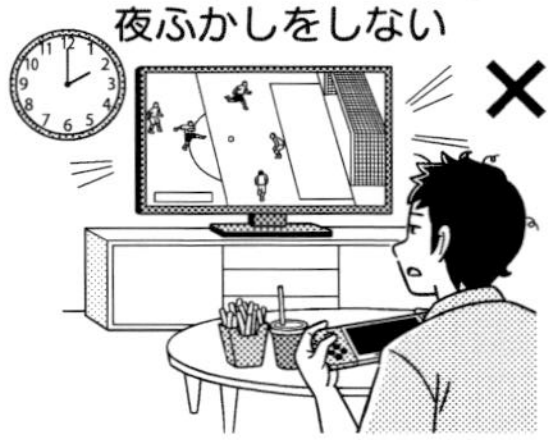

夜ふかしをすると、朝の目覚めが悪くなり、朝食もおいしく食べられません。

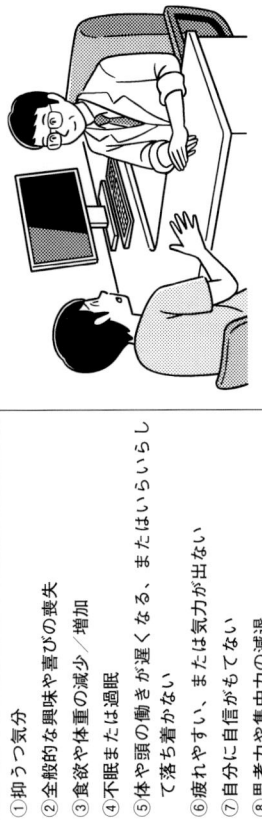

少年写真新聞
Juniors' Visual Journal
https://www.schoolpress.co.jp/
株式会社 少年写真新聞社
〒102-8232 東京都千代田区九段南4-7-16市ケ谷KTビルⅠ
TEL 03（3264）2624　FAX 03（5276）7785

中学保健ニュース

No.1883
2023年（令和5年）
6月18日号
493.937 小児神経系疾患 8341

立ちくらみなどを起こす 起立性調節障害（OD）

起立時の血圧低下や脳血流の減少によって体調が悪くなります

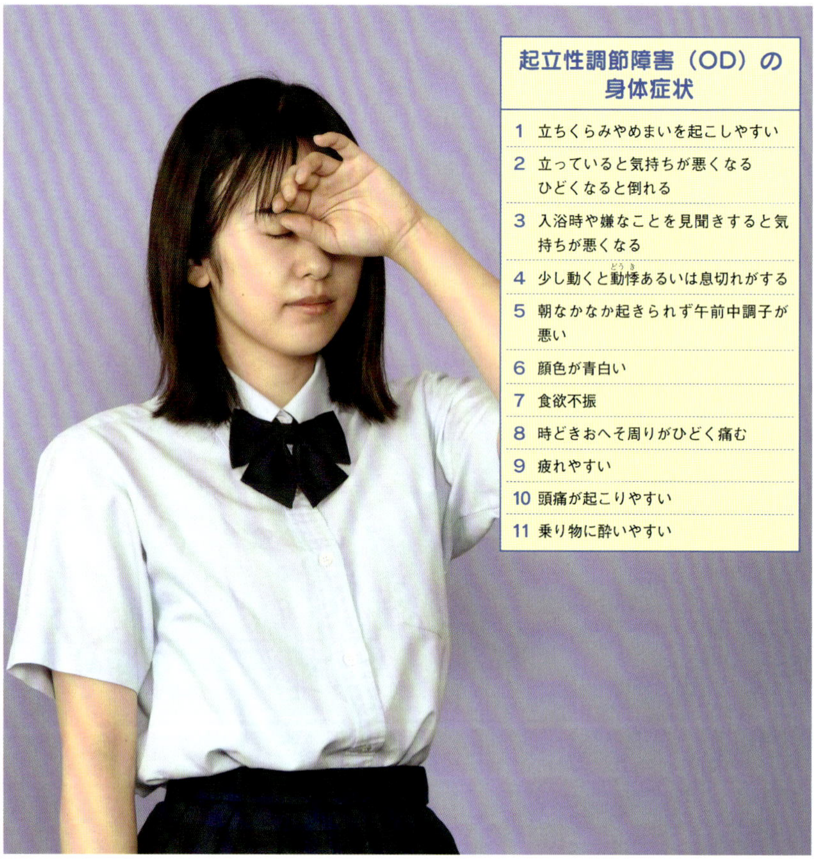

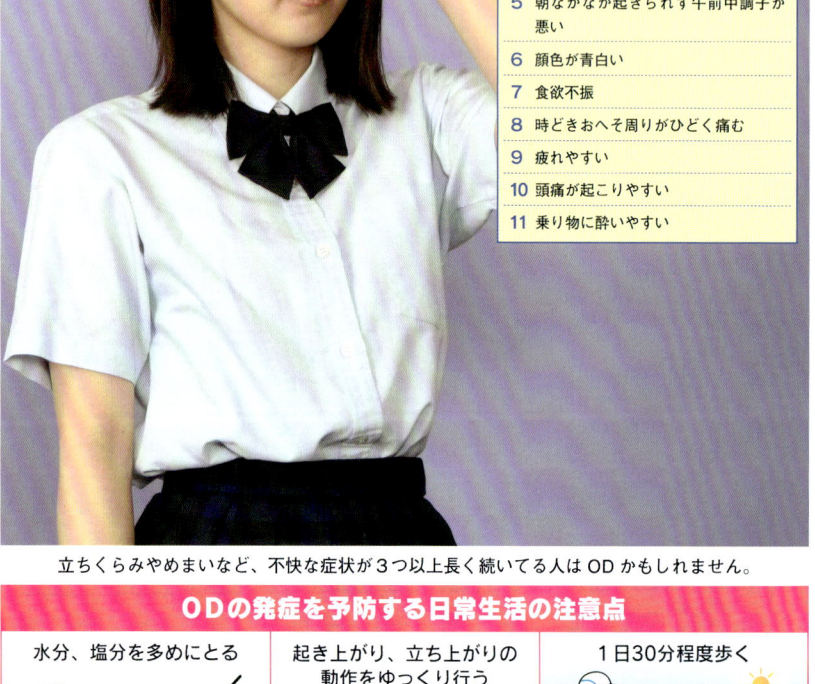

立ちくらみやめまいなど、不快な症状が３つ以上長く続いてる人は OD かもしれません。

起立性調節障害（OD）の身体症状

1. 立ちくらみやめまいを起こしやすい
2. 立っていると気持ちが悪くなる　ひどくなると倒れる
3. 入浴時や嫌なことを見聞きすると気持ちが悪くなる
4. 少し動くと動悸（どうき）あるいは息切れがする
5. 朝なかなか起きられず午前中調子が悪い
6. 顔色が青白い
7. 食欲不振
8. 時どきおへそ周りがひどく痛む
9. 疲れやすい
10. 頭痛が起こりやすい
11. 乗り物に酔いやすい

立ちくらみが起こる仕組み

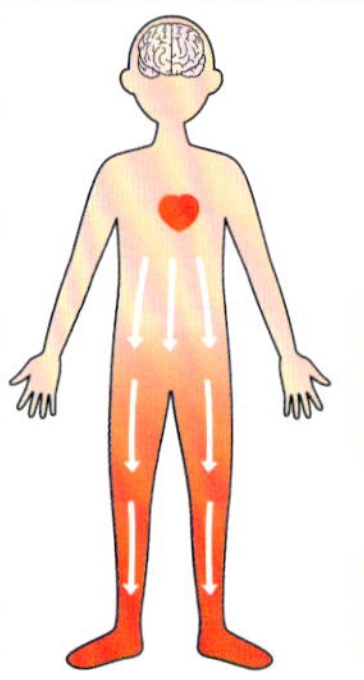

立ち上がる
↓
血液が下半身にたまる
↓
下がった血液を循環させることができず、血圧が下がり、全身に血液が届かなくなる
↓
脳血流が低下し、立ちくらみが起こる

健康な体は、起立時でも血圧は安定していますが、OD の場合、血圧が元に戻るのに時間がかかります。

慢性的な睡眠不足も原因のひとつ

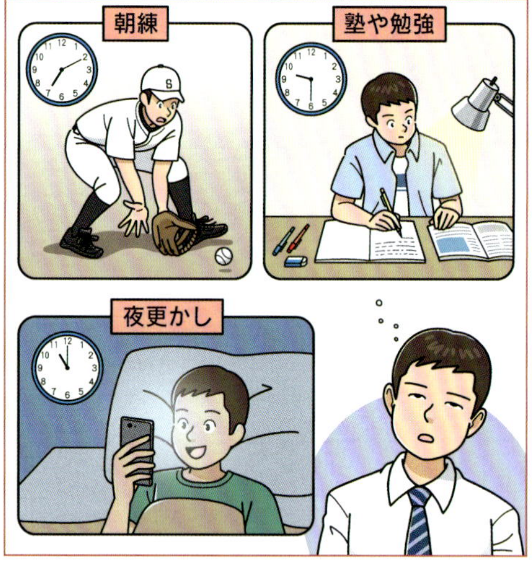

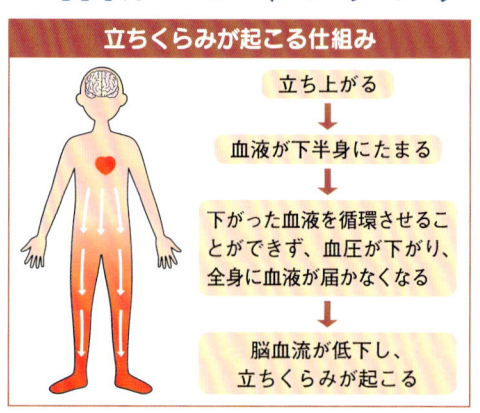

多忙な10代は慢性的な睡眠不足です。寝る時間を確保するだけで OD の症状が改善することもあります。

ODの発症を予防する日常生活の注意点

水分、塩分を多めにとる

起き上がり、立ち上がりの動作をゆっくり行う

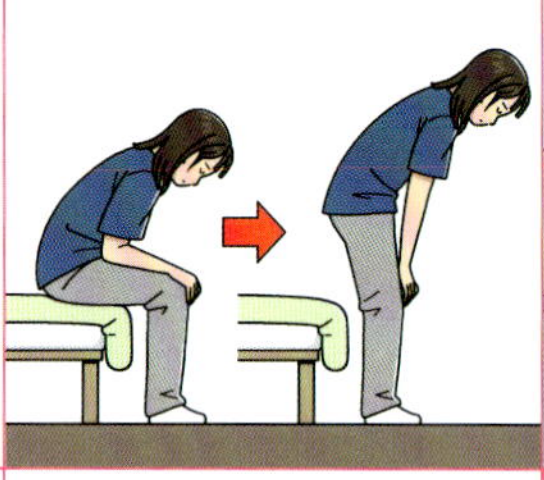

１日30分程度歩く

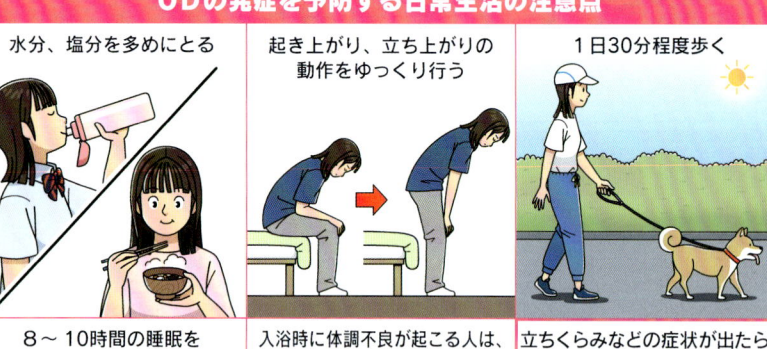

8～10時間の睡眠をとるようにする

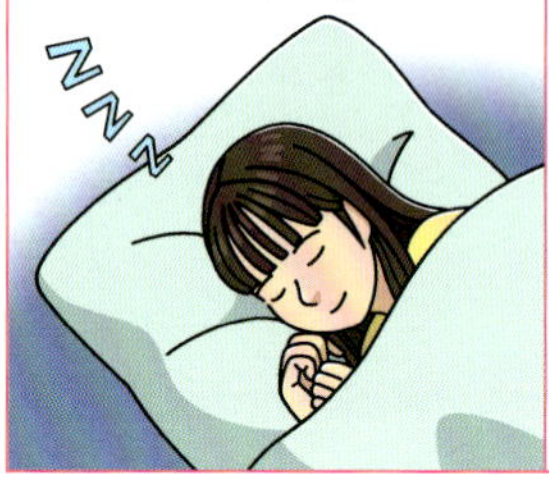

入浴時に体調不良が起こる人は、浴室から出る前に冷たいシャワーを足へ当てる

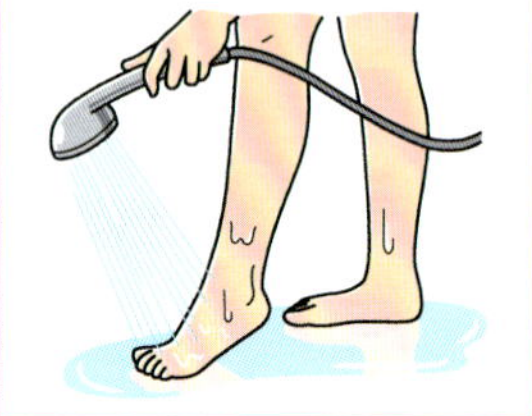

立ちくらみなどの症状が出たら、無理をせずに座る

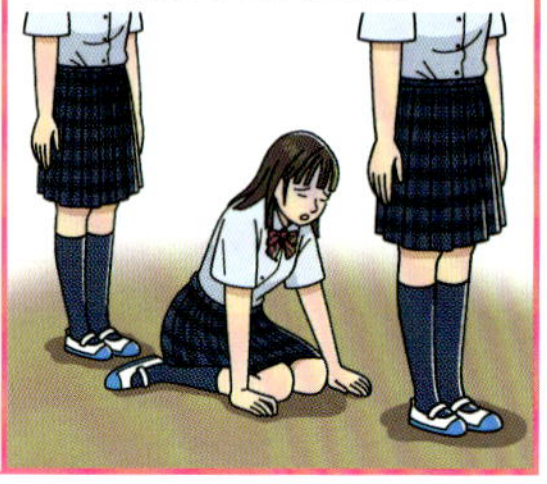

一日のうち午前中に体調不良が起きることが継続している人は、血圧の低下と脳血流の減少が原因で起こる起立性調節障害（OD）かもしれません。

学校生活は、午前中の活動量が多く、起立する場面や回数も多いため、つらさを感じる人は無理をせず、医師に相談してください。

十代は慢性的に睡眠不足を抱えていることもあるので、不調が出たときはまず睡眠時間をしっかり確保しましょう。

指導　東京医科大学 小児科・思春期科学分野 講師　呉 宗憲 先生

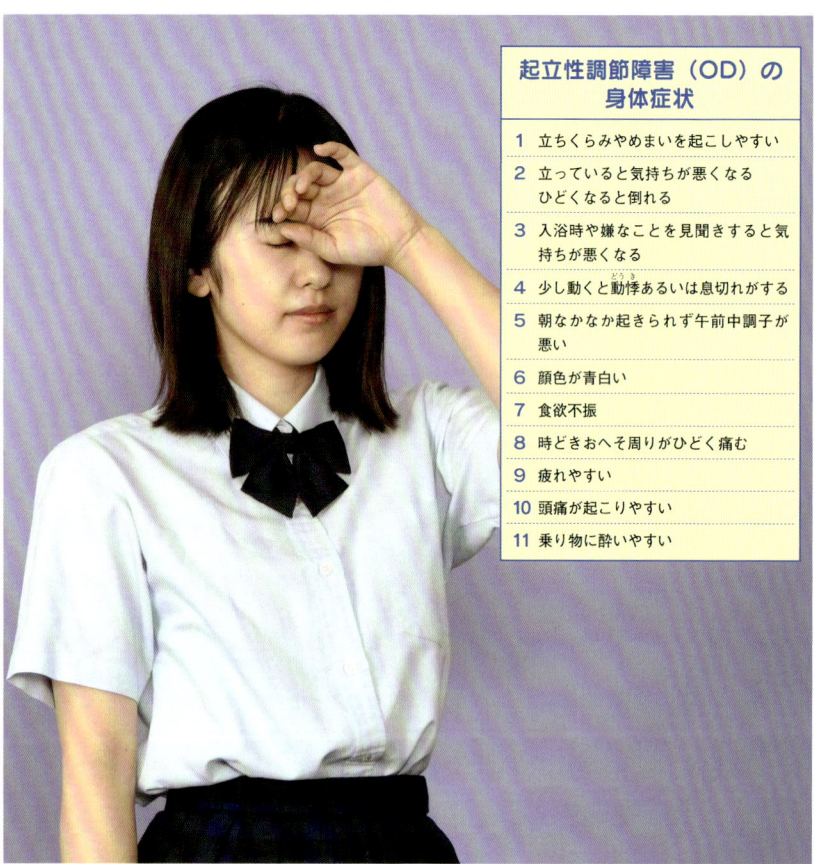

中学保健ニュース　昭和43年6月4日第三種郵便物承認　2023年6月28日発行　第1884号　旬刊　毎月3回（8・18・28日）発行　1か年定価19,140円

少年写真新聞
Juniors' Visual Journal
https://www.schoolpress.co.jp/
株式会社 少年写真新聞社
〒102-8232 東京都千代田区九段南4-7-16市ケ谷KTビルⅠ
TEL 03（3264）2624　FAX 03（5276）7785

中学保健ニュース

No.1884
2023年（令和5年）
6月28日号

371.43 カウンセリング　8341

健康に関わる仕事シリーズ① スクールカウンセラー

友人関係、学校生活、家族などの悩み相談を受ける「心の専門家」

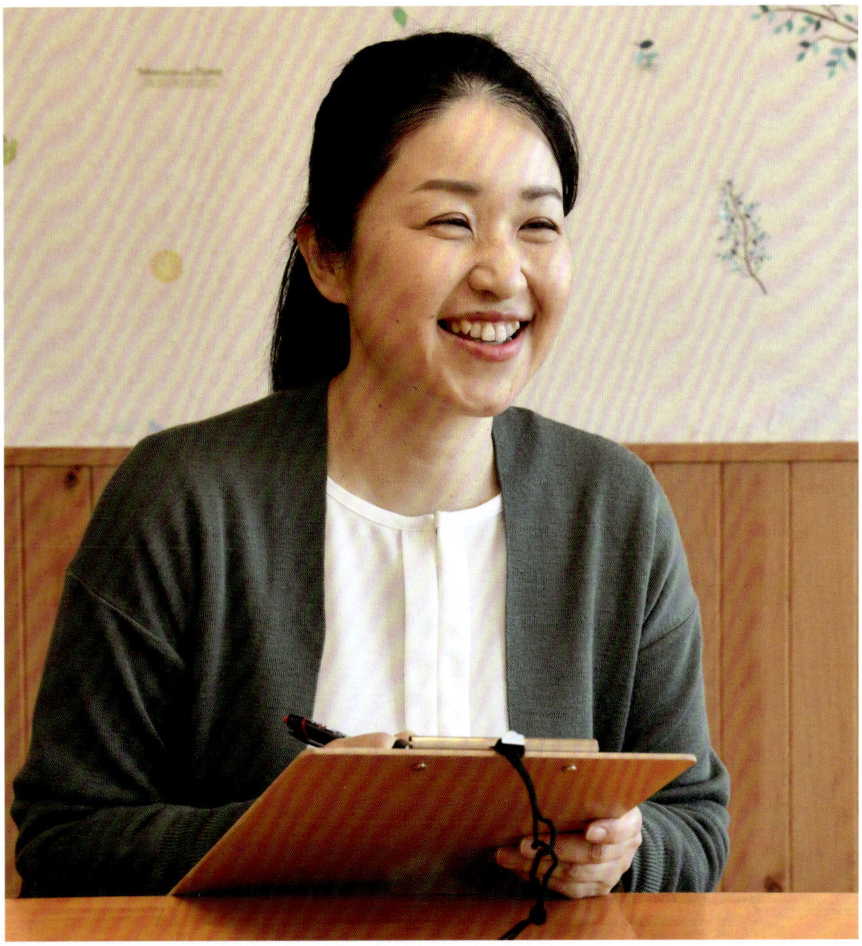

スクールカウンセラーは、生徒のさまざまな悩みや心配事の相談に乗ることができます。中学・高校では配置する学校が増えているので、自分の学校のスクールカウンセラーがいつ来ているのか、確認してみてください。

スクールカウンセラーとは？

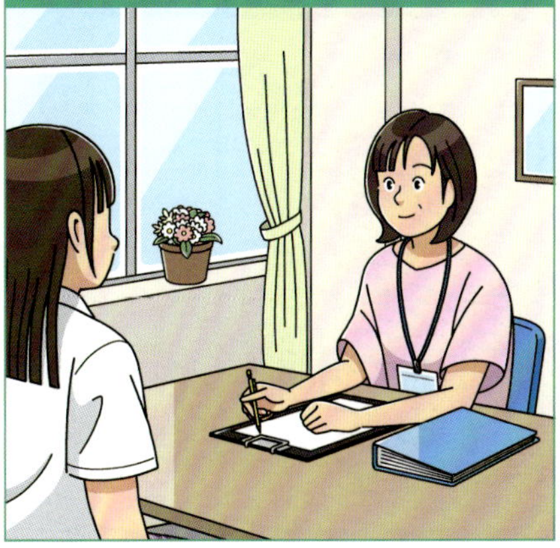

スクールカウンセラーが配置されている場合は、週に1回程度の勤務で、利用には事前予約が必要なことが多いです。

どんな相談ができるの？

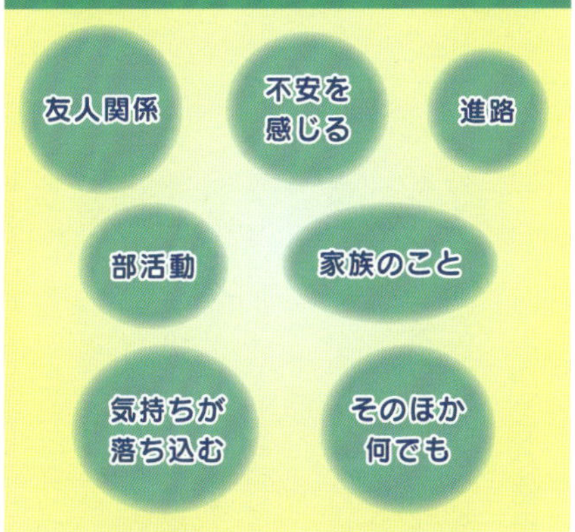

このような悩みがあったら、問題が大きくなる前にぜひ早めに相談にいってみてください。

スクールカウンセラーの主な仕事

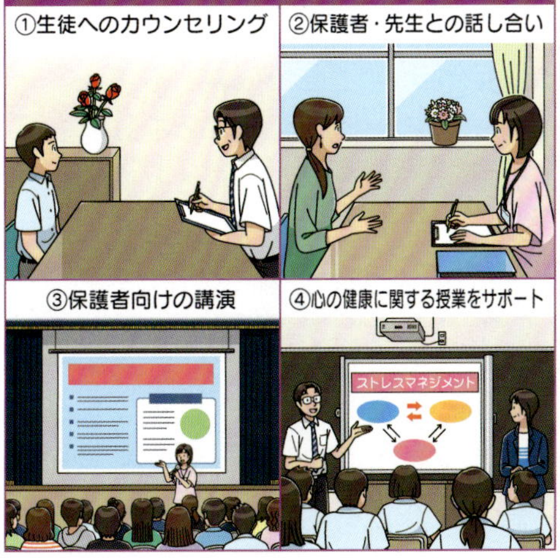

カウンセリングのほか、ストレス対策の啓発なども行います。

スクールカウンセラー 高橋智子先生に聞きました

Q.やりがいは？

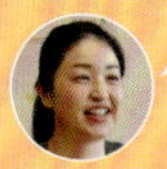

自分の気持ちは自分でもわかりにくいものですが、人は話をすることで自分の考えが整理されることがあります。「話を聞いてもらってよかった、楽になった」と言われるとうれしいです。

Q.どんな人が向いている？

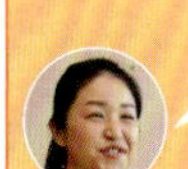

コミュニケーションをとるのが好きな人ですね。話を聞くのはもちろん、相手の気持ちを知るには、表情や声のトーンなどもポイントなので、そうしたことを理解できることも大事です。

スクールカウンセラーは、心理学を専門に学んだ心の専門家で、悩みに対して話を聴き、解決に向けて一緒に考えることができます。
勤務形態は学校によって違いがありますが、週一回程度の勤務で生徒のカウンセリングのほか保護者の相談などを行うこともあります。
人間関係や家族のこと、自分自身のこと、勉強や進路のことなど、多様な悩みの相談に乗ることができるので、悩みを抱えている人はカウンセラーと話をしてみてください。

指導　筑波大学 人間系心理学域 准教授　飯田 順子 先生

少年写真新聞 Juniors' Visual Journal
2023年6月28日発行
第1884号付録
©少年写真新聞社2023年
中学保健ニュース
★定期刊行物は終わる期間を予定しない刊行物です。年度が替わりましても、購読中止のお申し出のない限り、引き続きニュースをご送付申し上げます。
★著作権法により、本紙の無断複写・転載は禁じられています。
株式会社 少年写真新聞社 〒102-8232 東京都千代田区九段南4-7-16 市ヶ谷KTビルI
https://www.schoolpress.co.jp/

スクールカウンセラーの仕事と養護教諭との連携

筑波大学 人間系心理学域
准教授　飯田 順子

スクールカウンセラーの活動内容

スクールカウンセラー（SC）の仕事には、比較的よく知られている仕事とそうではない仕事があります。下記は、文部科学省の「教育相談等に関する調査研究協力者会議」（2007）で示されたSCの活動内容です。

①児童生徒に対する相談・助言
②保護者や教職員に対する相談（カウンセリング、コンサルテーション）
③校内会議等への参加
④教職員や児童生徒への研修や講話
⑤相談者への心理的な見立てや対応
⑥ストレスチェックやストレスマネジメント等の予防的対応
⑦事件・事故等の緊急対応における被害児童生徒の心のケア

SCの配置時間は、おおむね週１日４時間～８時間という地域が多いので、限られた時間の中で、学校のニーズに応じて上記の中からいくつかを中心に活動しています。

連携のポイント

養護教諭とSCとの連携のポイントを２点述べます。１点目は、養護教諭とSCの連携は、専門家同士のコンサルテーションであり、横の関係であることを意識して関わると連携がうまくいきやすいと思います。SCが学校に入って“チーム支援”が強調されるようになったことは、複雑化・多様化する子どもの問題や家庭の状況に対して、多様な専門性を生かして一人ひとりより丁寧にサポートするためと考えられます。養護教諭は心身の健康の専門家であり、学校に常勤で勤務する学校の専門家です。その立場で、養護教諭が把握された子どもの状態や見立てをSCに伝えていただき、SCの心理の立場の意見を求め、養護教諭が考える見方、SCが考える見方を統合しより良い援助案を一緒に考えていけるとよいと思います。

２点目は、ＳＣに依頼する内容についてです。ＳＣは子どもに対する個別のカウンセリングや、保護者や先生を対象とした相談活動をする人というイメージが強いかもしれませんが、学校全体の子どもにＳＣの専門性を生かすには、左の③～⑦の活動も有効です。SCはほとんどの学校では常勤ではありませんので、活動全体をSCに任せることは難しいですが、学校として③～⑦に取り組む際にSCに心理の立場から助言を求めることや活動の一部を依頼することは可能です。コロナ禍でソーシャルディスタンスをとる生活が長期化した影響で、人間関係がうまく築けず、学校に来にくくなっている子どもも増えているように思います。こうした状況に対して、ピアサポート活動をSCと一緒に取り組んでみることや、SCの全員面接を実施することなど、不登校やいじめを未然に防ぐ予防的活動が重要です。ほかにも、外部連携が得意なＳＣもいますし、特別支援に強いＳＣもいます。ぜひ話をしてみて、ＳＣの強みを生かし、連携していただければと思います。

少年写真新聞 Juniors' Visual Journal
2023年7月8日発行
第1885号付録
©少年写真新聞社2023年
中学保健ニュース
★定期刊行物は終わる期間を予定しない刊行物です。年度が替わりましても、購読中止のお申し出のない限り、引き続きニュースをご送付申し上げます。
★著作権法により、本紙の無断複写・転載は禁じられています。
株式会社 少年写真新聞社 〒102-8232 東京都千代田区九段南4-7-16 市ヶ谷KTビルI
https://www.schoolpress.co.jp/

毎日の人間関係を何とか耐えている社交不安症

千葉大学大学院医学研究院 認知行動生理学
教授　清水 栄司

社交不安症とはどんな病気？

子どもでも大人でも、たまに大勢の人前で発表するときは不安になって緊張するものです。不安は動物の生存に必要な感情ですが、個人差が知られ、不安感受性といって、不安を強く感じやすい人とあまり感じない人がいます。学校では、自分が不安を感じないからと言って、不安を感じている人（緊張してしまって、赤面、発汗、ふるえがみられたり、しどろもどろになってしまってうまく話せない人）を馬鹿にしたり、見下したりしないように教育することも重要です。不安を強く感じる生徒の中には、誰もが不安になる大勢の人前での発表だけではなく、日常の人間関係でさえ、不安で耐えがたい人もいます。社交不安症は、人との交流（社交）に対する不安が過剰に強いため、毎日つらさを耐え忍ぶ、学校に行けなくなるなどの日常機能障害を生じる、こころの病気（不安の病気）です。好発年齢は思春期で平均15歳の発症です。疫学的[1]には成人の生涯有病率が1.8％で、うつ病に次いで多いです。医療機関に通っていない未受診率が７割程度とされています。あがり性のような性格に過ぎないと誤解され、社交不安症という病気であることが理解されないままに、診療や相談支援を受けることなく、数年間が過ぎてしまって、人と会うのが怖い→クラスに入るのが怖い→学校へ通うのが怖い→外出するのが怖いというように、徐々に日常機能障害が悪化して、不登校や引きこもりにつながる症例も多くあります。

社交不安症の人は、教員や医師と話す際にも、強い社交不安を感じ、うまくコミュニケーションをとることができないと心配して、それを他人から隠そうとするために、外から見ても気づきづらいですし、なかなか自分から相談に訪れてくれません。社交不安症の早期発見のために、保健室では気になる生徒さんに、①人前で話をするなどの注目される状況が不安か、②人の集まりに後から入っていくような状況が不安か、③人前で恥ずかしいことをして他人から否定的に評価される状況がこわいか、などを尋ねてもよいでしょう。

治療としての認知行動療法

「社交不安症の診療ガイドライン」[2]では、抗うつ剤の一種である薬物療法としてSSRI（選択的セロトニン再取り込み阻害薬）と精神療法として認知行動療法を提案しています。残念ながら、認知行動療法を提供できる医療機関は非常に少ないという現実もありますので、診療ガイドラインでは「患者が対面による認知行動療法を希望しない場合、認知行動療法に基づくサポートつきのセルフヘルプ」を提案しています。

学校現場では、社交不安症の認知行動療法のワークブックを生徒が自分で読みながら進めるのを、医療者に代わって、教員が支援するという方法も考えられます。筆者も、「自分で治す社交不安症」（法研）という本を出版していますので、ご活用いただけますと幸いです。

1）川上憲人「世界精神保健日本調査セカンド」『新情報』105:1-5,2017　https://www.sjc.or.jp/topics/wp-content/uploads/2018/01/vol105_1.pdf
2）日本不安症学会／日本神経精神薬理学会 編・発行（2021年）https://minds.jcqhc.or.jp/docs/gl_pdf/G0001312/4/Social_anxiety_disorder.pdf

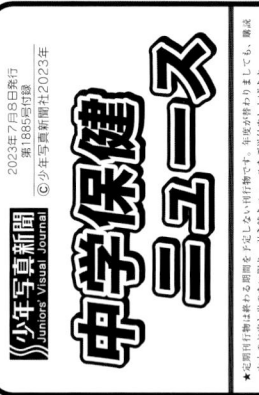

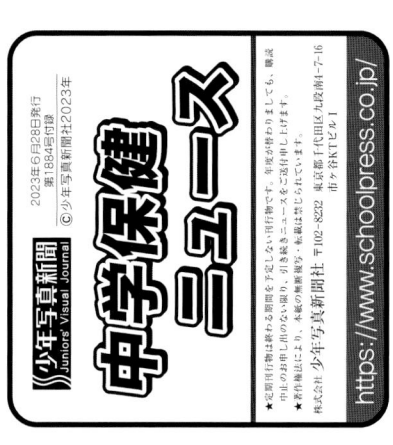

ほけん通信。

学校　　年　月　日発行

頭痛で多い片頭痛と緊張型頭痛

指導／北里大学北里研究所病院 脳神経内科 部長　飯ヶ谷 美峰 先生

頭痛の原因で最もよく見られる片頭痛と緊張型頭痛。この2つは誘因も対処法も異なるので、頭痛があればどちらの頭痛かを把握して対処することが大切です。

ずきずきと脈打つ痛み「片頭痛」

片頭痛は、頭の片側や両側に強い痛みが起こり、ずきずきと脈打つ痛み、吐き気・嘔吐（おうと）、光や音に過敏になるなどの症状を伴うのが特徴です。男子よりも女子に多く見られます。動くと悪化することが多く、光や音を避けたくなり、暗い静かな部屋で休んでいると楽になります。頭痛発作があるときは寝込むほどですが、症状がないときには普通に生活ができます。

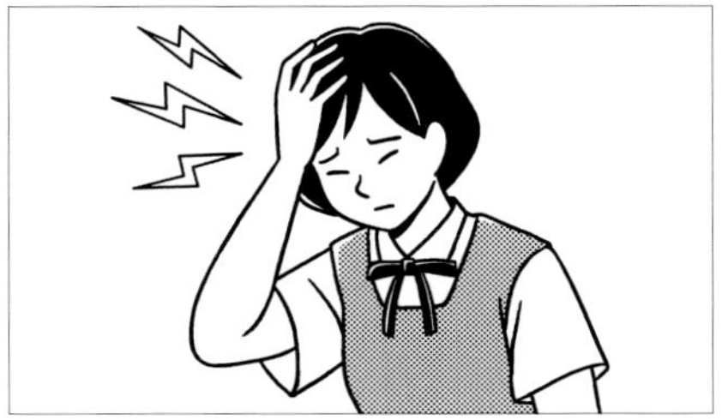

片頭痛の誘因

人によって違いがありますが、空腹、睡眠の過不足、光や音、月経、ストレスなどが片頭痛の誘因になることがあります。月経やストレスは避けることができませんが、避けられる誘因があれば、できるだけ避けるようにしましょう。

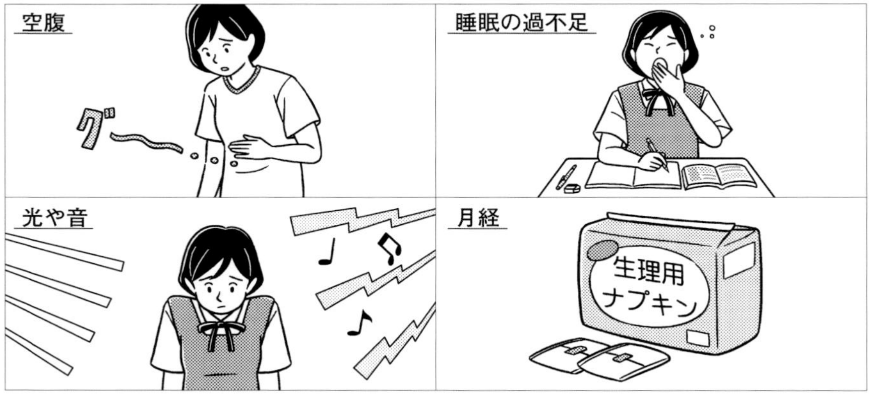

片頭痛の前兆

片頭痛では、痛みが起こる前に前兆があることがあります。片頭痛の前兆でよく見られるのは、「閃輝暗点（せんきあんてん）」というもので、視界にキラキラ、チカチカとした光が広がります。閃輝暗点は、徐々に消え、その後片頭痛が起こります。

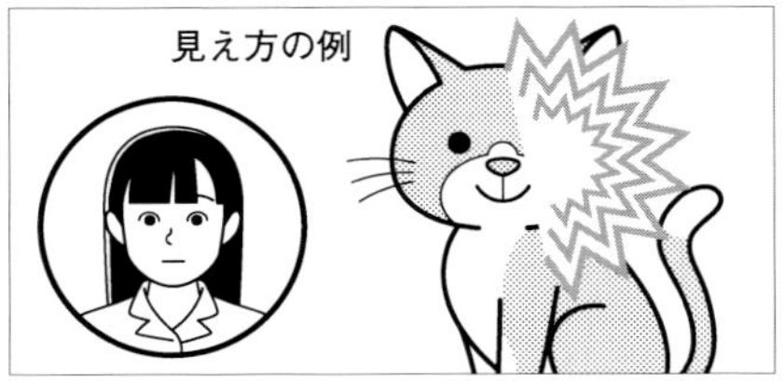

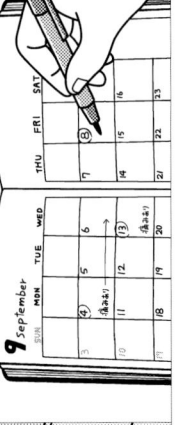

片頭痛の対処法

片頭痛の薬を処方されている場合は、前兆や異変があれば、処方薬をすぐに飲んで安静にしましょう。また、手帳やカレンダーなどに頭痛があったときの記録をつけていると、自分がどんな状況で頭痛が起こりやすいかを把握することができ、受診時にも役に立ちます。

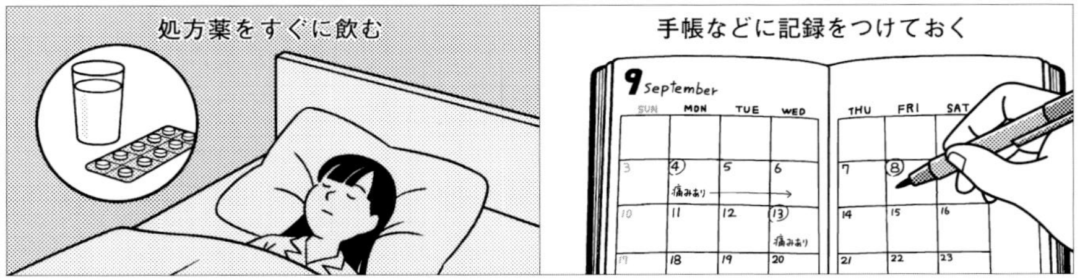

頭が締めつけられるように痛む「緊張型頭痛」

緊張型頭痛は、締めつけられるような、重い痛みが特徴です。片頭痛とは違ってずきずきとする痛みではなく、圧迫されるような痛みで、嘔吐や光・音の過敏を伴うことはありません。片頭痛と比べると、痛みは比較的軽度で、そこまで強くはありません。

長時間の同一姿勢、異常姿勢、精神的な緊張、ストレス、運動不足などが緊張型頭痛の誘因になります。軽い運動をしたり、ゆっくりと入浴したりすることで改善します。

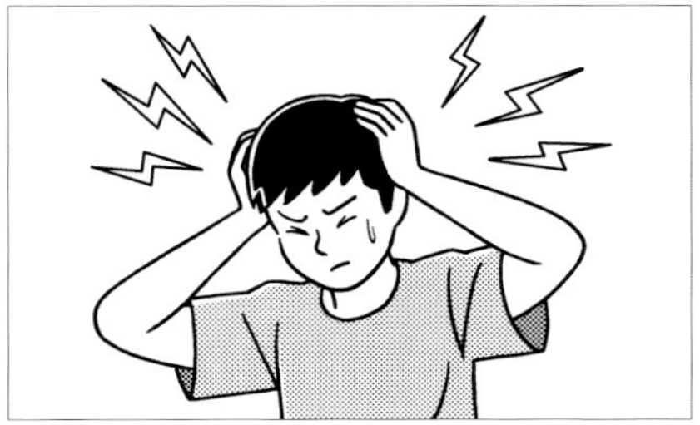

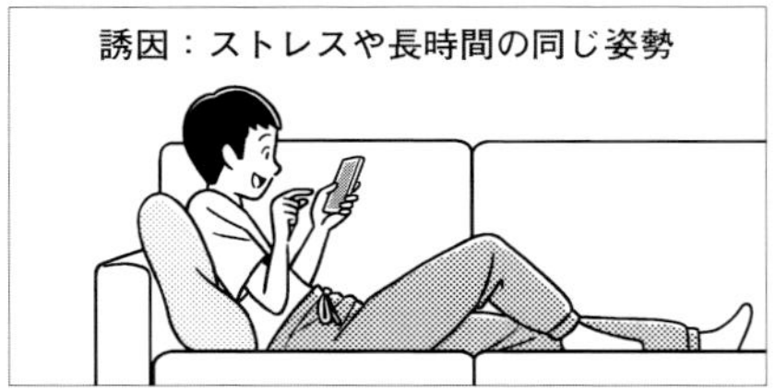

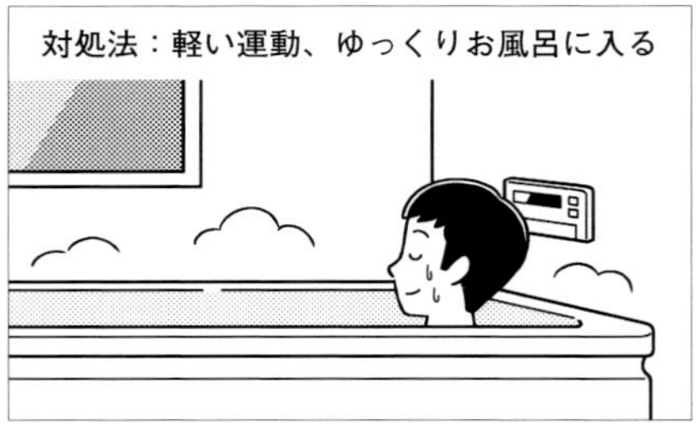

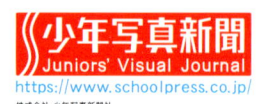

中学保健ニュース　昭和43年6月4日第三種郵便物承認　2023年7月8日発行　第1885号　旬刊　毎月3回（8・18・28日）発行　1か年定価19,140円

少年写真新聞
Juniors' Visual Journal
https://www.schoolpress.co.jp/

株式会社 少年写真新聞社
〒102-8232 東京都千代田区九段南4-7-16市ケ谷KTビルⅠ
TEL 03（3264）2624　FAX 03（5276）7785

中学保健ニュース

No.1885
2023年（令和5年）
7月8日号
493.74　機能的神経疾患

思春期に発症が多い社交不安症

対人関係に強い不安を感じる人は、社交不安症かもしれません

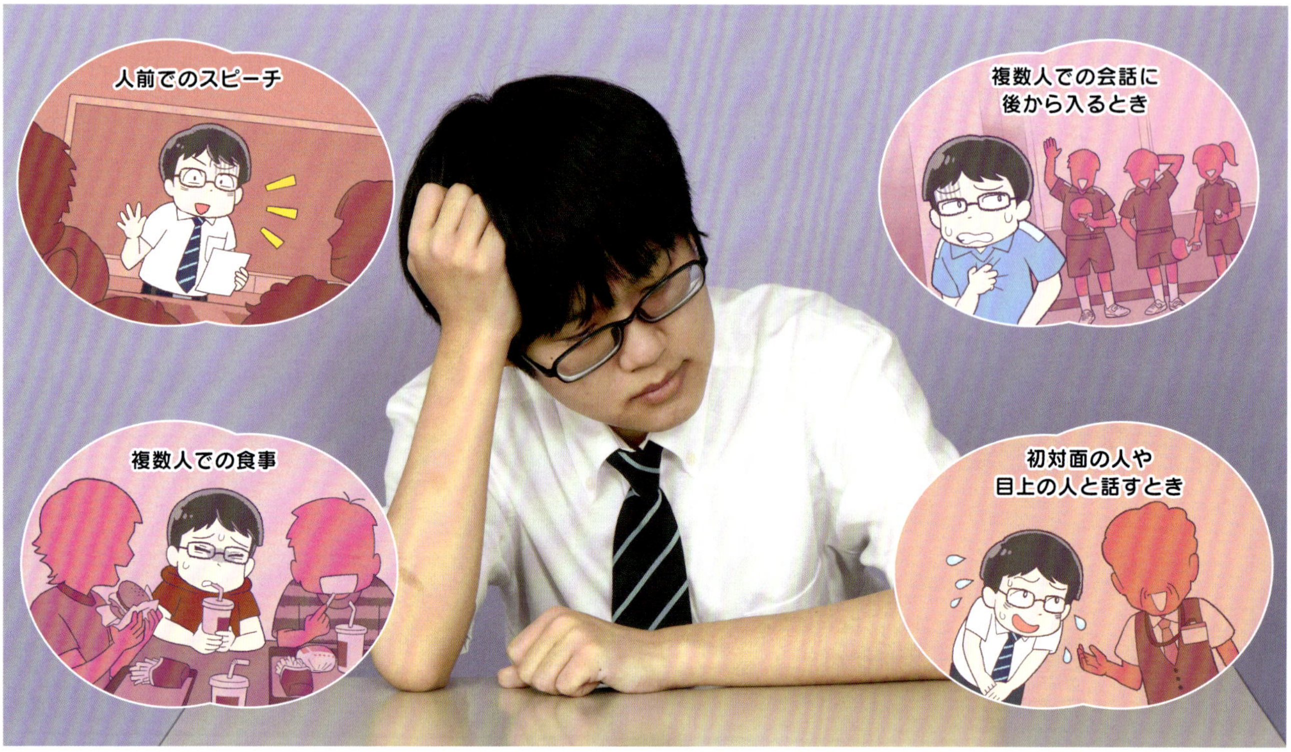

社会不安症の人は、人と交流する場面で日常生活に支障を来すほどの強い不安や緊張を感じ、次第に社交の場面を避けるようになってしまいます。

緊張や不安への対処方法

①注意トレーニング

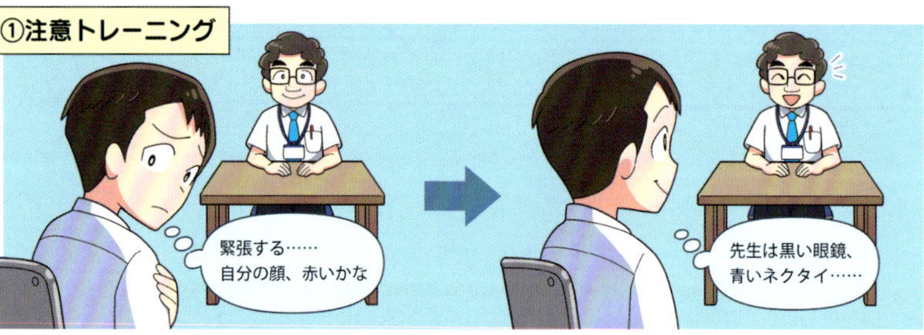

他人を見るときに、肖像画を描くように、輪郭、髪、口、目、全体へと注意を切り替えていく練習をしてみましょう。自分に向いた注意を外に切り替えることで、気持ちが落ち着きます。

②行動実験

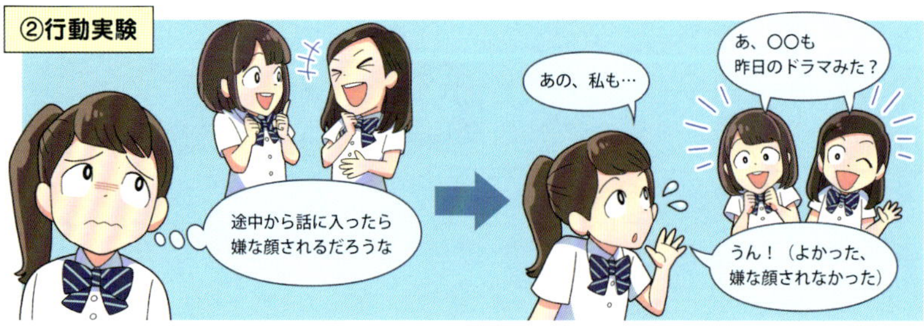

不安に思う場面でどんなことが起こるのか、予想を立てます。実際に行動してみて、どんな結果になったのかを振り返ることで、自身のネガティブな予想が起こりにくいことを発見でき、安心につながります。

社交不安症の治療について

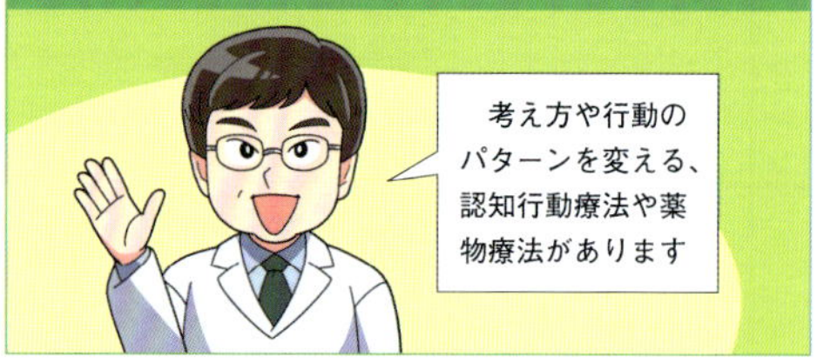
考え方や行動の
パターンを変える、
認知行動療法や薬
物療法があります

毎日不安や緊張が続く人は、専門の医療機関を受診しましょう。

人と交流すること（社交）に対して、日常生活に支障が出るほどの強い不安や緊張を感じてしまう人は、「社交不安症」かもしれません。

思春期の年代での発症が多いのですが、個人の性格によるものだとして、相談や治療を受けないまま過ごし、日常生活に大きな困難を抱えている場合があります。

症状が気になる人は医療機関を受診し、「注意トレーニング」や「行動実験」などの認知行動療法を試してみましょう。

指導　千葉大学大学院医学研究院 認知行動生理学 教授　清水 栄司 先生

少年写真新聞
Juniors' Visual Journal
https://www.schoolpress.co.jp/
株式会社 少年写真新聞社
〒102-8232 東京都千代田区九段南3-9-14
TEL 03（3264）2624　FAX 03（5276）7785

中学保健ニュース

No.1886
2023年（令和5年）
7月18日号
493.764　鬱病　4976

心の健康を支える食習慣

ストレスで発症するうつ病と食習慣には、密接な関係があります

心と体を活発にする朝食の力

うつ病のリスクを減らす
理想的な朝食の例

- 主食：食物繊維や栄養素の豊富な玄米ご飯
- 主菜：さけの塩焼き
- 副菜：かぼちゃの煮物
- 汁物：海藻やきのこ、豆腐などが入ったみそ汁
- デザート：ヨーグルト

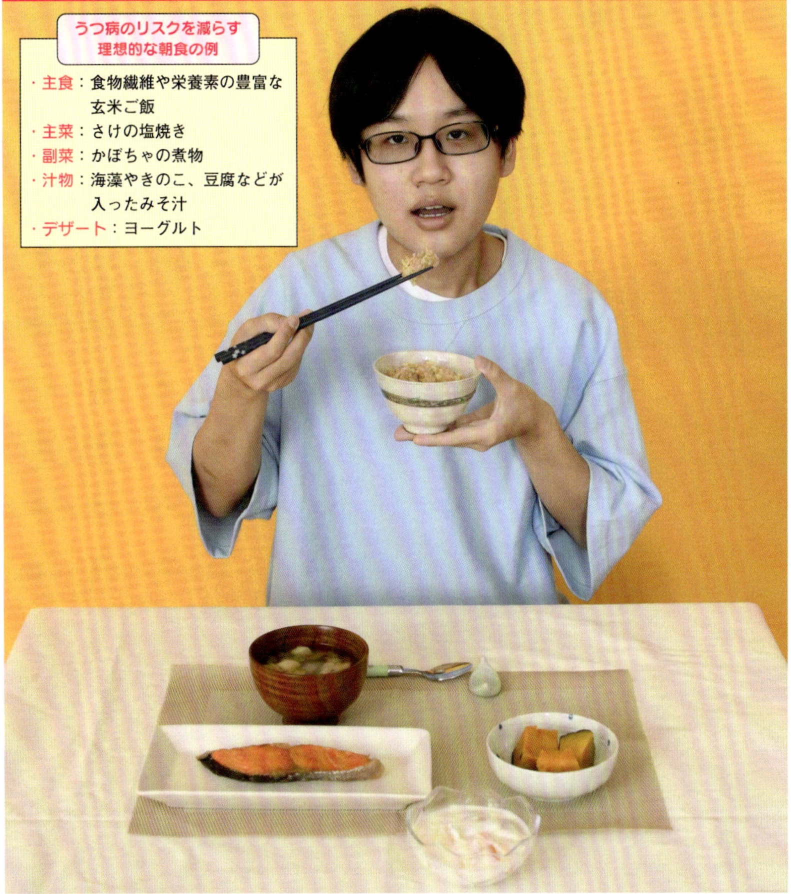

栄養バランスが整った朝食をきちんととると、身体が活動モードになるため、日中は活発に活動することができます。朝食を含めた三食をきちんと食べる習慣をもちましょう。

脳がストレスを受けて発症するうつ病

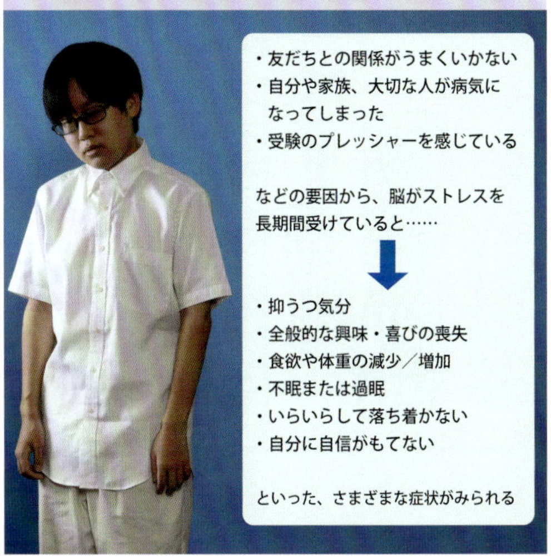

- 友だちとの関係がうまくいかない
- 自分や家族、大切な人が病気になってしまった
- 受験のプレッシャーを感じている

などの要因から、脳がストレスを長期間受けていると……

↓

- 抑うつ気分
- 全般的な興味・喜びの喪失
- 食欲や体重の減少／増加
- 不眠または過眠
- いらいらして落ち着かない
- 自分に自信がもてない

といった、さまざまな症状がみられる

このような症状が生じている場合は、我慢をせずに医療機関を受診し、食事や睡眠などの生活習慣を見直すことが大切です。

うつ病予防に有効な主な栄養素

ビタミンD（きのこ類）	・うつ病患者はビタミンD濃度が低い人が多い ・外に出て紫外線を浴びることによって作られる
葉酸（野菜、レバー、大豆製品）	・葉酸が不足すると脳機能が低下し、うつ病のリスクが高まることがある
EPA、DHA（魚の油：サバ、イワシ）	・魚の油に含まれるEPA（エイコサペンタエン酸）やDHA（ドコサヘキサエン酸）には、脳の発達や機能を高めるほか、血液をサラサラにする役割もある
ミネラル（鉄：レバー、青菜 亜鉛：カキ、牛肉）	・鉄の不足により神経伝達物質の働きが低下し、いらいらする、疲れやすいなど、うつ病と似た症状が出やすい。また、心の安定に関わる亜鉛が不足すると、うつ病のリスクを高めることがある

自然な素材を用いた食事で栄養バランスを整え、脳や体の健康を維持します。

食事以外の生活習慣も整えよう

運動を習慣づける

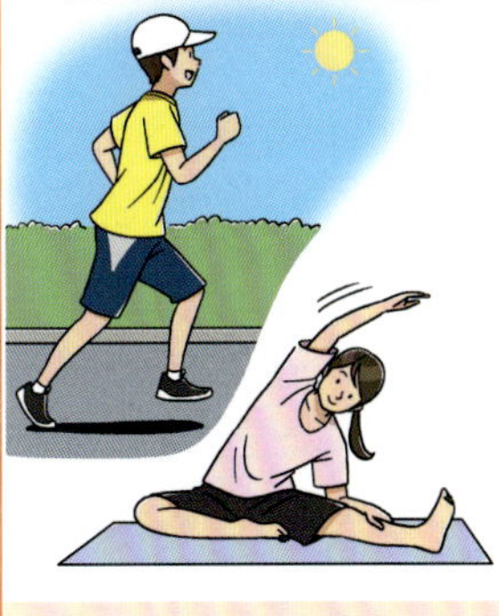

体を動かすことで脳の発達や健康を支え、夜は寝つきをよくします。

朝型の睡眠リズム

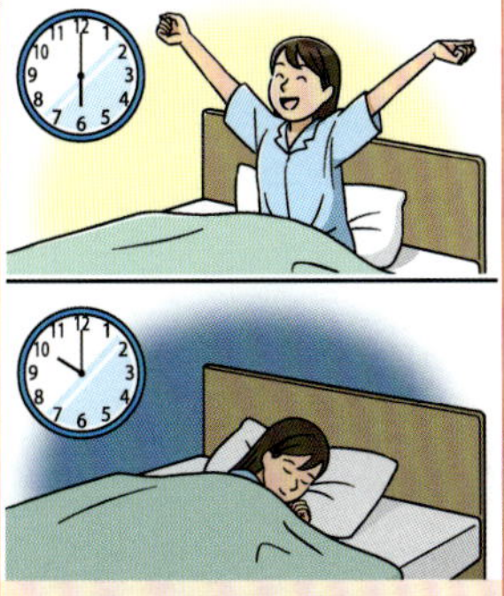

早起き、早寝の朝型の睡眠リズムで、起床時刻は一定にします。

スマホやゲームなどで夜ふかしをしない

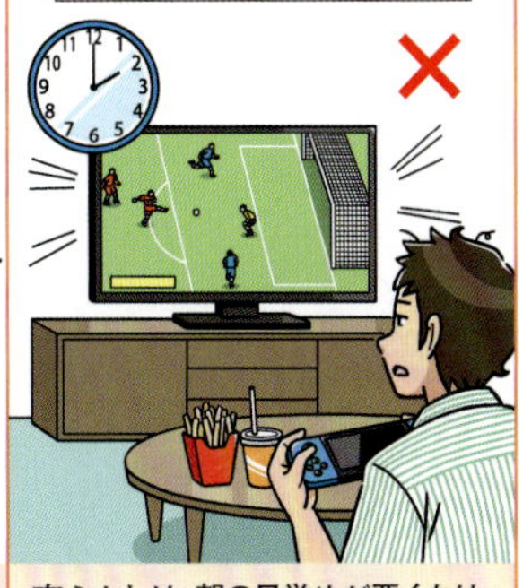

夜ふかしは、朝の目覚めが悪くなり、朝食もおいしく食べられません。

うつ病の予防には、毎日の活動リズムを一定に保ち、ストレスに強い生活習慣をつくることが大切です。

早起きをして栄養バランスの整った朝食をしっかり食べることで、午前中から活発に活動することができます。

インスタント食品やファストフードなど、製品化された食事ばかりをとっていると脳や体に必要な栄養素が不足してしまいます。

うつ病を予防するためには、ストレスへの対処を行い、朝食を含めた三食を必ず食べる習慣をもつことや、日中は体を動かして夜は夜ふかしをせずに早めに寝ることが大切です。

指導　帝京大学 医学部 精神神経科学講座 主任教授　功刀 浩 先生

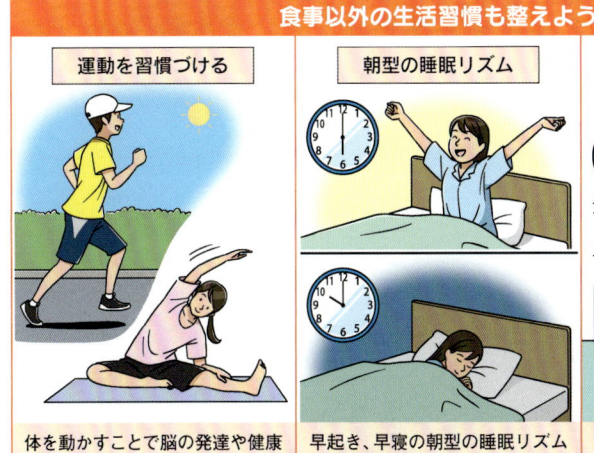

少年写真新聞 Juniors' Visual Journal
2023年7月18日発行
第1886号付録
©少年写真新聞社2023年

中学保健ニュース

★定期刊行物は終わる期間を予定しない刊行物です。年度が替わりましても、購読中止のお申し出のない限り、引き続きニュースをご送付申し上げます。
★著作権法により、本紙の無断複写・転載は禁じられています。
株式会社 少年写真新聞社 〒102-8232 東京都千代田区九段南3-9-14
https://www.schoolpress.co.jp/

うつを予防・改善するための食生活

帝京大学 医学部 精神神経科学講座 主任教授
功刀 浩

現代の食生活がもたらす問題

現代の食生活は豊かであると思われがちですが、実は人間の心身にとってバランスを欠いたものになりがちであり、それがうつ病のリスクを高めたり、うつ病を治りにくくさせる要因になったりしています。現代の食事の第一の問題は、食品を入手しやすいわりに、日常生活における身体活動が減少しているため、肥満になりやすいという点です。また、食べやすくおいしく作られた加工食品が増えたことで、ビタミンやミネラルなどの微量栄養素や食物繊維などの摂取が不足気味になりやすいといった点もあります。

「何を食べるか」という問題以外に、「いつ食べるか」ということも問題です。スマホやゲームなどに熱中して夜型生活になると、夜食を食べ、朝食を食べなくなります。夜食を食べると、夜は身体を使わないため、脂肪となって体に蓄積されるので肥満につながります。夜食では、カップラーメンや菓子パン、ピザ、スイーツなどの栄養バランスを欠いた「超加工食品」をとりがちになります。

朝食をきちんと食べるには、夜更かしをせずに、朝食を食べられる時刻に起きる生活を送ることが前提になります。これは日中のパフォーマンスを高め、良好な成績や肥満予防、うつ予防につながります。肥満はうつ病のリスクも高めます。肥満予防では、炭水化物を運動量に比してとり過ぎないことも大切です。

穀物は、できるだけ玄米などの全粒穀物にするのが健康的です。全粒穀物と精製した穀物では、栄養面で雲泥の差があります。

うつ予防に有効な栄養素

現代は野菜や果物の摂取量が不十分です。これらには、ビタミンやミネラル、食物繊維などが豊富に含まれているので、三食を規則正しく食べて、毎回野菜をとりましょう。果物は１日１つを目安にします。ビタミンでは葉酸やビタミンD、ミネラルでは鉄や亜鉛などが不足しがちですが、それらの不足はうつ病のリスクを高め、補充するとうつ病が改善されることが知られています。不足しがちなビタミンやミネラル補充で特に有効なのは、大豆製品とレバーです。これらを意識して摂取しましょう。

日本人のたんぱく源として、以前は魚の摂取量が肉よりも多かったのですが、2010年以降は肉の摂取量が魚よりも多くなりました。魚にはエイコサペンタエン酸やドコサヘキサエン酸といったn-３系多価不飽和脂肪酸が含まれており、うつ病を予防します。１週間に３回程度は、魚を食べましょう。

最後に、腸内細菌も大切なことから、乳酸菌飲料やヨーグルトを意識してとることを心がけます。また、緑茶やコーヒー（砂糖入りではなく挽いたもの）もポリフェノールがたっぷり入っていて、うつ予防に効果的です。

少年写真新聞 Juniors' Visual Journal
2023年8月8日発行
第1887号付録
©少年写真新聞社2023年

中学保健ニュース

★定期刊行物は終わる期間を予定しない刊行物です。年度が替わりましても、購読中止のお申し出のない限り、引き続きニュースをご送付申し上げます。
★著作権法により、本紙の無断複写・転載は禁じられています。
株式会社 少年写真新聞社 〒102-8232 東京都千代田区九段南3-9-14
https://www.schoolpress.co.jp/

より良い関係を築くために

女子美術大学 芸術学部 美術学科
美術教育専攻 特任教授　高橋 智子

コロナ禍も落ち着き、学校には以前のような日常が戻りつつあると思います。この間、社会全体で、人と人との距離をとることを優先にしてきました。また、学校においても、様々な活動が制限され、以前よりも人との関わりや接し方を学ぶ機会が減ってしまいました。このことから、人間関係により困難さを感じている生徒も少なくないと考えられます。そこで、今号のニュースでは、「ポジティブなコミュニケーションで自分の心も相手の心も大切にしよう」というテーマを設定しました。どういうことをすれば、より良い関係を築くことができるのか、コミュニケーションの視点から具体的に例示した内容になっています。

聞く姿勢の重要性

コミュニケーションには、話し手と聞き手が存在します。話し手は、ねぎらいや感謝の言葉のような前向きな言葉を積極的に使うことが大切です。話し手が、ポジティブな表現を心がけることで、聞き手からポジティブな反応が期待できます。一方で、聞き手は、相手に視線を向けたり、相手の言葉にうなずいたりするだけではなく、話し手の感情に寄り添うことも重要です。このような聞き手の反応によって、話し手は、自分の話をちゃんと聞いてくれていると認識できます。さらに、自分に関心を向けてくれている、自分の存在を認めてくれていると感じることにつながります。また、話を聞いてもらえたという経験が、誰かに話す、相談するという行動を促進していくと考えます。学校の中で、保健室に居心地の良さを感じる生徒が多いのは、先生方が一人ひとりの生徒の話をしっかりと聞いてくれているからだと思います。きっと話を聞く中で、生徒の感情に寄り添い、ねぎらうような言葉がけをされているのではないでしょうか。

中学生の課題

コミュニケーションは、聞き手と話し手のキャッチボールです。このキャッチボールが成立するためには、相手が取りやすいように上手にボールを投げること、相手がどんなボールを投げるのか、どこに入ればしっかりと受ける取ることができるのかについて、お互いに関心を持ち、注目していなければなりません。また、一日中キャッチボールをし続けたら、疲れ果ててしまいます。より良い関係を維持するためには、休息をとることも大切です。やりとりの頻度なども、人によってどの程度が心地良いのかは個人差があるところだと思います。その違いを知り、相手を尊重する方法を学ぶことも、中学生にとって課題であると考えます。

相手に何か伝えるときは前向きな言葉を使う、授業中も含めて誰かが話をするときは、しっかりと話を聞く。当たり前ですが、そうした基本的なことを改めて意識してもらい、こうしたことが相手を尊重することにつながり、居心地の良い人間関係がつくられていくことを伝えていただきたいと思います。

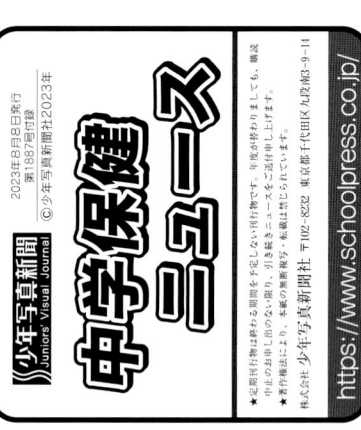

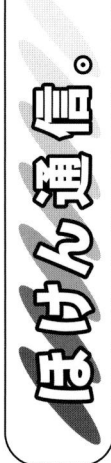

ほけん通信。

学校　　年　月　日発行

流行が警戒されるインフルエンザを防ぐために

指導／広島大学大学院 医系科学研究科 ウイルス学 教授　坂口 剛正 先生

インフルエンザウイルスは、感染者のせきやくしゃみなどに含まれ、それが人の体内に侵入することで、感染します。インフルエンザの感染を防ぐためには、手洗いやうがい、人混みでのマスク着用などで、ウイルスを体内に入れないようにすることが重要です。また、流行前にワクチンを接種することで、重症化を防ぐこともできます。

インフルエンザウイルスの感染経路

飛沫感染

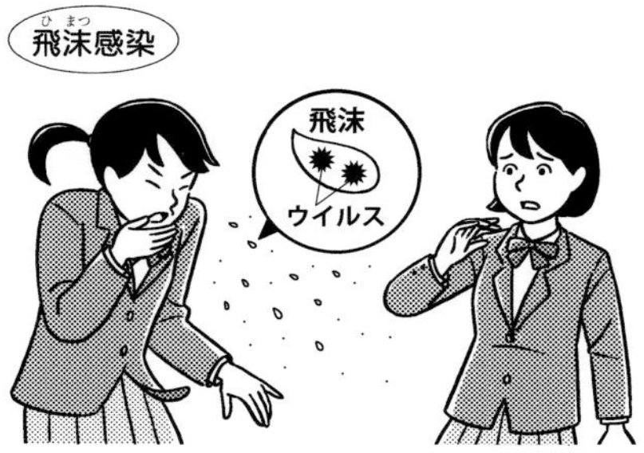
飛沫
ウイルス

接触感染

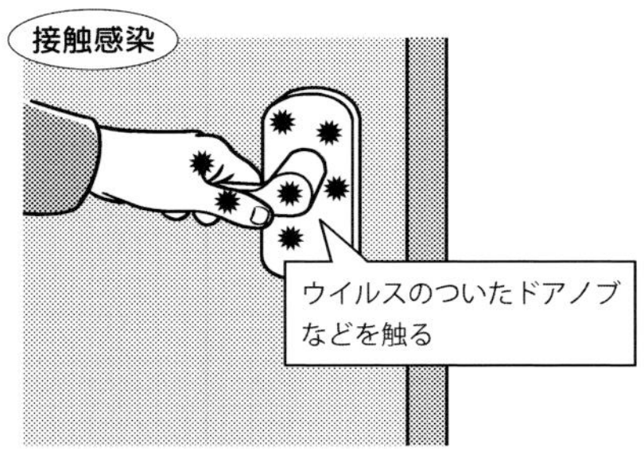
ウイルスのついたドアノブなどを触る

せきやくしゃみなどで出る飛沫から感染する飛沫感染と、ウイルスがついた手で目・鼻・口などをこすったために感染する接触感染があります。

発症や重症化を防ぐワクチン接種

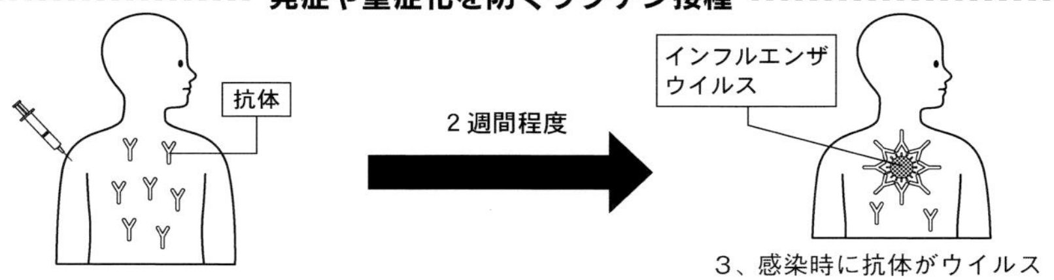

1、ワクチンを接種する　2、体内に抗体ができる　3、感染時に抗体がウイルスの増殖を抑える

ワクチンを接種すると、ウイルスに対する抗体ができ、次にウイルスが入ったときの増殖を防ぎます。感染自体を抑える働きは弱いのですが、発症の可能性を低くし、重症化を予防します。

インフルエンザウイルスの感染予防対策

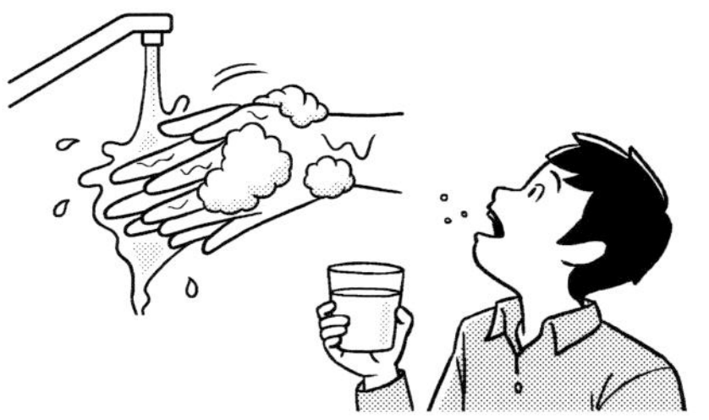

外出後や食事前など、こまめに手洗い・うがいをし、ウイルスがついた手指からの接触感染を防ぎます。

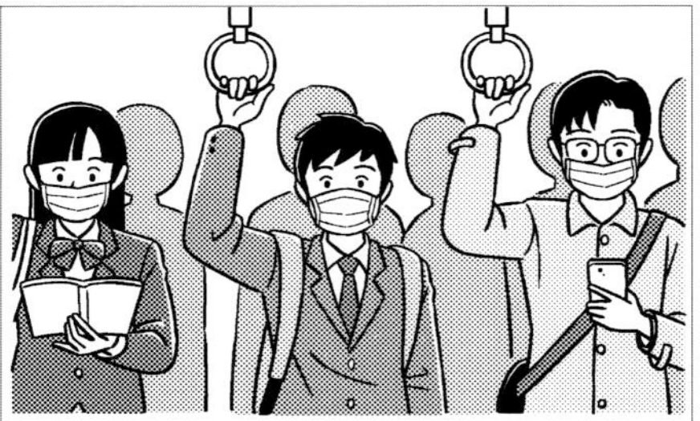

マスクを着用して飛沫感染を防ぎます。人が密集・密接した環境では、換気が十分にできていない可能性があります。

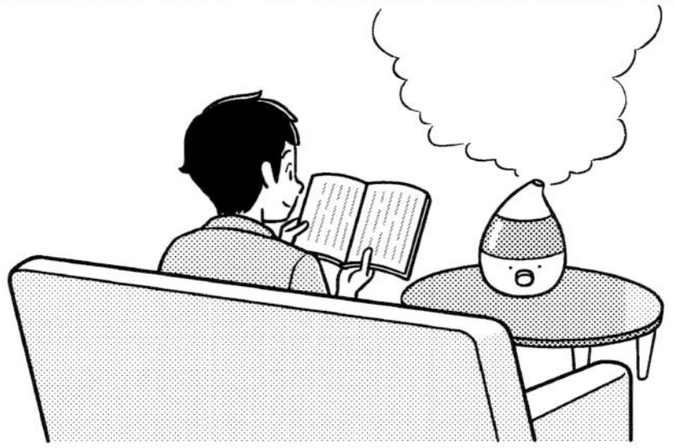

加湿器を使用し、喉の粘膜を保護してウイルスの体内への侵入を防ぎます。

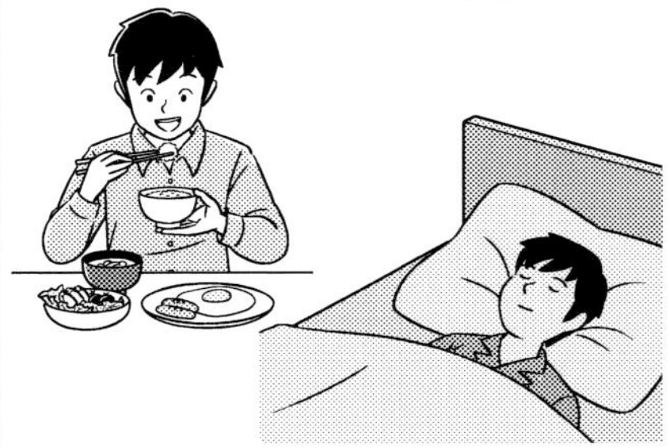

食事や睡眠などの生活習慣を整えて、体力をつけ、免疫の働きを保ちます。

インフルエンザの出席停止期間

原則…発症後5日を経過し、かつ解熱後2日を経過するまで出席停止です。

例	発症日 0日目	発症後 1日目	発症後 2日目	発症後 3日目	発症後 4日目	発症後 5日目	発症後 6日目	発症後 7日目
発症後2日目に解熱した場合	発症／発熱	発熱	解熱	解熱後 1日目	解熱後 2日目	※発症後5日を経過していないため登校不可	登校可能	
出席停止期間	→	→	→	→	→	→		
発症後4日目に解熱した場合	発症／発熱	発熱	発熱	発熱	解熱	解熱後 1日目	解熱後 2日目	登校可能
出席停止期間	→	→	→	→	→	→	→	

中学保健ニュース　昭和43年6月4日第三種郵便物承認　2023年8月8日発行　第1887号　旬刊　毎月3回（8・18・28日）発行　1か年定価19,140円

少年写真新聞
Juniors' Visual Journal
https://www.schoolpress.co.jp/
株式会社 少年写真新聞社
〒102-8232 東京都千代田区九段南3-9-14
TEL 03（3264）2624　FAX 03（5276）7785

中学保健ニュース

No.1887
2023年（令和5年）
8月8日号

361.45 コミュニケーション　4976

居心地の良い人間関係を築くために

ポジティブなコミュニケーションで相手の心も自分の心も大切にしよう

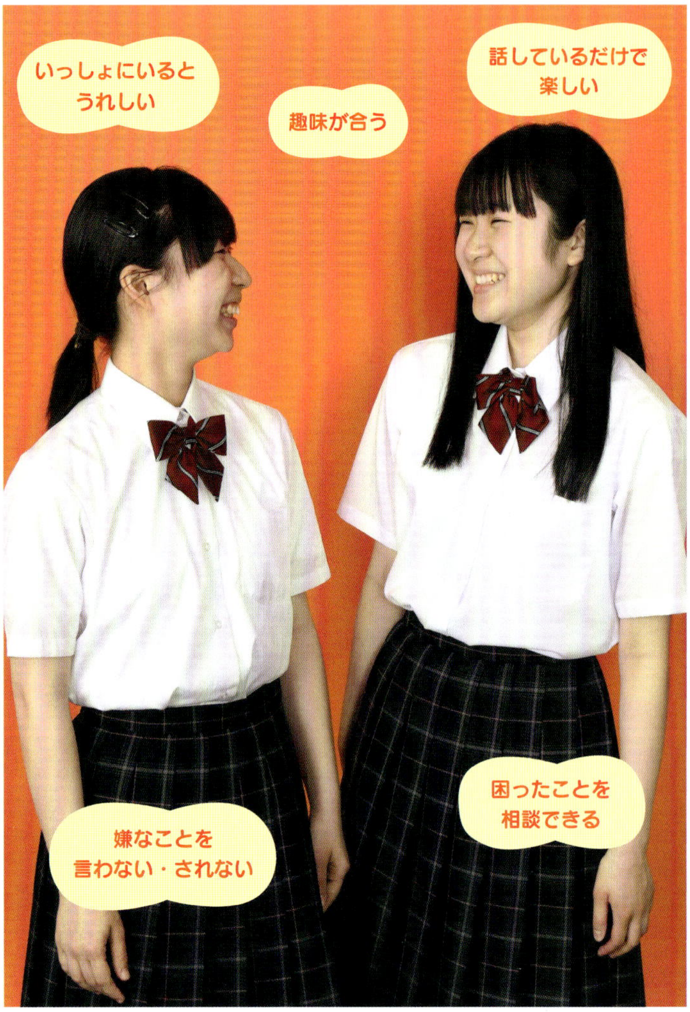
いっしょにいると
うれしい
趣味が合う
話しているだけで
楽しい
嫌なことを
言わない・されない
困ったことを
相談できる

人はお互いの思いや考えが尊重されていることで、居心地の良さを感じます。

より良い関係を築く　ポジティブなコミュニケーション

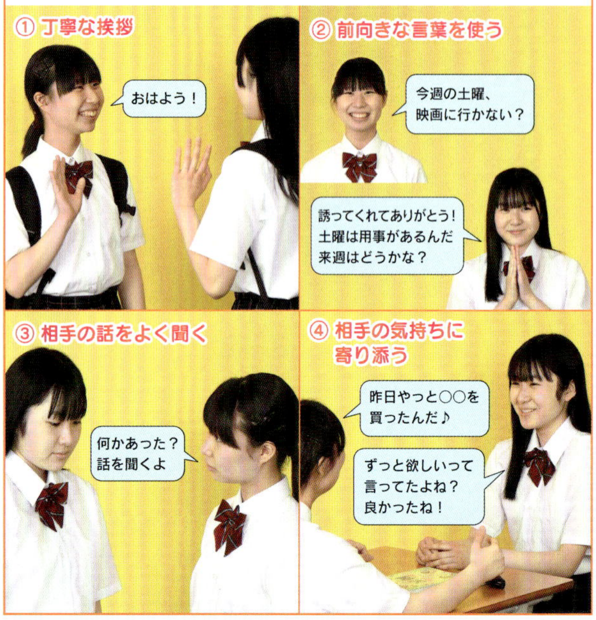
① 丁寧な挨拶
おはよう！
② 前向きな言葉を使う
今週の土曜、
映画に行かない？
誘ってくれてありがとう！
土曜は用事があるんだ
来週はどうかな？
③ 相手の話をよく聞く
何かあった？
話を聞くよ
④ 相手の気持ちに
寄り添う
昨日やっと○○を
買ったんだ♪
ずっと欲しいって
言ってたよね？
良かったね！

私たちは自分の思いや考えを他者から大切にされることで、安心感や居心地の良さを得ます。

より良い関係を築くために、①視線を合わせて丁寧に挨拶をする、②前向きな言葉を使う、③相手の表情や声にも注目して話を聞く、④お互いの気持ちに寄り添った言葉をかけることを心がけてみましょう。

また、どんなに親しくても、適度な距離を保ち続けることは、相手の心も、自分の心も大切にすることにつながります。

指導　女子美術大学 芸術学部 美術学科 美術教育専攻 特任教授　高橋 智子 先生

居心地の良い関係を維持していくために

①相手と適度な距離を保つ

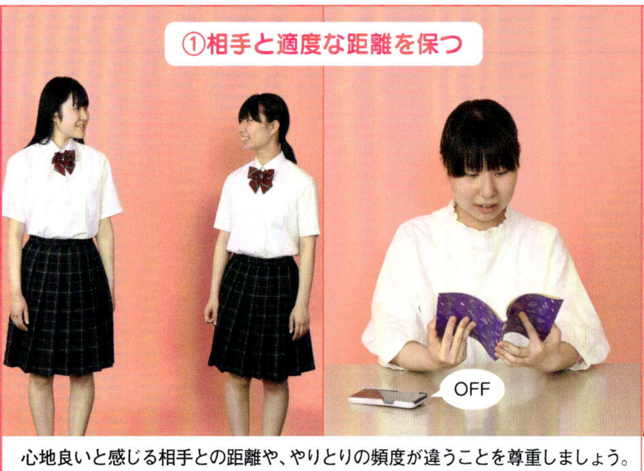
OFF

心地良いと感じる相手との距離や、やりとりの頻度が違うことを尊重しましょう。自分と向き合うために、一人で過ごす時間をつくることもおすすめです。

②困ったことや不安なことは相談する

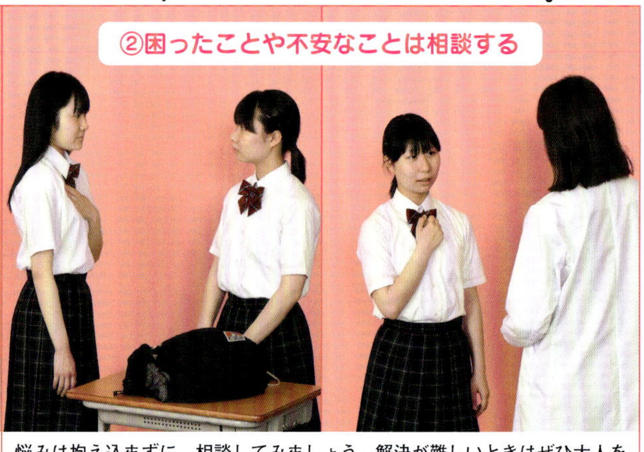

悩みは抱え込まずに、相談してみましょう。解決が難しいときはぜひ大人を頼ってください。

中学保健ニュース　昭和43年6月4日第三種郵便物承認　2023年8月28日発行　第1888号　旬刊　毎月3回（8・18・28日）発行　1か年定価19,140円

少年写真新聞
Juniors' Visual Journal
https://www.schoolpress.co.jp/
株式会社 少年写真新聞社
〒102-8232 東京都千代田区九段南3-9-14
TEL 03 (3264) 2624　FAX 03 (5276) 7785

中学保健ニュース

No.1888
2023年（令和5年）
8月28日号
498.14　医師　4976

健康に関わる仕事シリーズ② みんなの健康を守る医師

開業医は地域の医療を担い、学校医として健康診断を行うことも

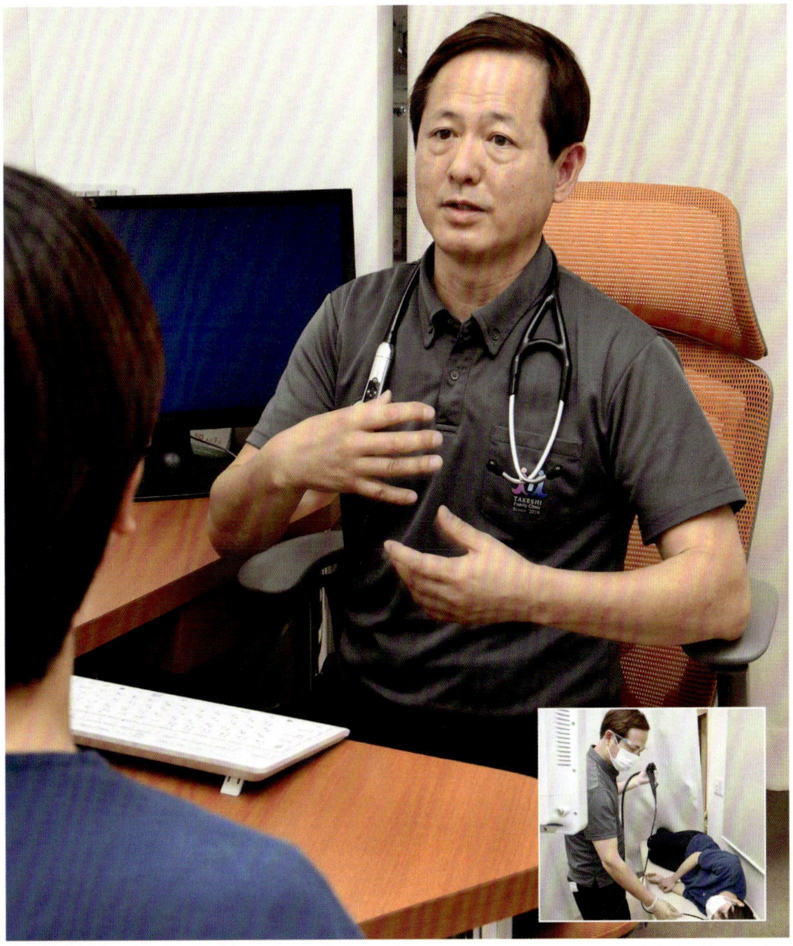

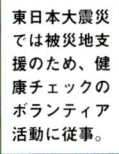

千葉県船橋市の開業医、北垣毅先生。患者の話を聞きながら、病気の原因や治療方法を探ります。また、右下のようにさまざまな医療機器を使って診療を行います。

いろいろ分かれている診療科（一部）

内科	体の内側（内臓など）の病気を扱う
小児科	子どもの病気を扱う
皮膚科	皮膚や爪の病気を扱う
精神科	心の病気を扱う
外科	手術などで病気やけがの治療を行う
整形外科	骨、関節、運動器の治療を行う
眼科	目の病気を扱う
産婦人科	出産や女性特有の病気を扱う
耳鼻咽喉科	耳、鼻、喉の病気を扱う

小児科の初診は一般的に15歳ぐらい（中学生）までですが、高校生までが対象のところもあります。

学校医とはどんな仕事？

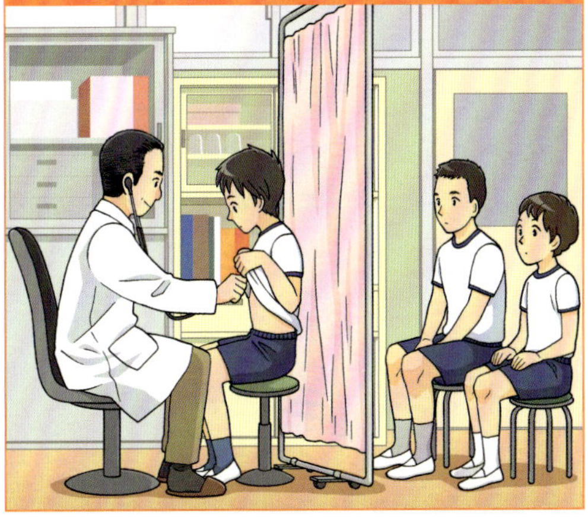

学校医の多くは地元の開業医の先生が担当し、健康診断のときなどに学校に行き、みんなの健康をチェックします。

医師には、大学病院などで働く勤務医や、自ら診療所を営む開業医などがいます。学校医として健康診断などを担当するのは、主に開業医の先生で、健康診断などで病気がないか、みんなの健康をチェックしてくれています。

学校医は、春に行う健康診断だけではなく、健康相談なども行っているので、健康について心配なことがあれば、養護教諭の先生を通して学校医の先生に相談をしてみましょう。

取材・指導　たけしファミリークリニック院長　北垣 毅 先生

開業医、北垣先生はどんな先生？

「家庭でできる小児救急対応」をテーマにした地域医療講演会を行ったときの様子。

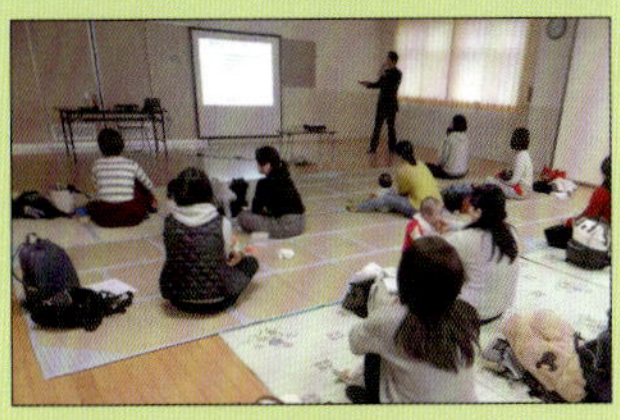

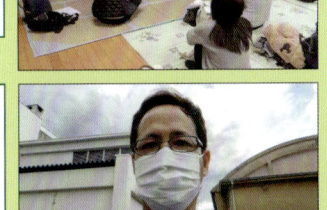

東日本大震災では被災地支援のため、健康チェックのボランティア活動に従事。

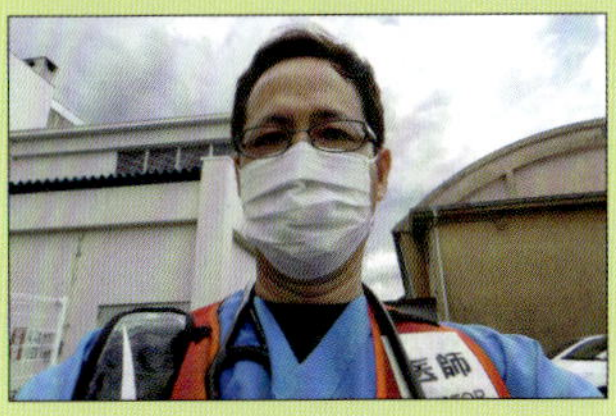

開業医の医師は、ふだんの診療に加え、地域での啓発活動、災害時の支援活動なども行っています。

北垣先生に 聞いてみました！

Q. なぜ医師になろうと思ったのですか？

高校2年生のときに渡辺淳一の『白夜』という小説を読んだことがきっかけです。白夜は、医学部の大学生が医師になる話。医者という職業は、一生勉強して高い知識を持ち、人の役に立つ存在だと思い、興味を持ちました。

Q. 医師のやりがいとは？

同じ病気を扱っていても、どうやって治っていくかは人によって違います。医師は、病気の知識があるだけではだめで、患者さんの気持ちに寄り添って本質を見抜く洞察力が必要。勉強して洞察力を磨き、人の役に立てるのが医師の魅力です。

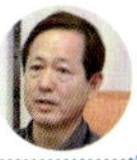

少年写真新聞 Juniors' Visual Journal
2023年8月28日発行
第1888号付録
©少年写真新聞社2023年
中学保健ニュース
★定期刊行物は終わる期間を予定しない刊行物です。年度が替わりましても、購読中止のお申し出のない限り、引き続きニュースをご送付申し上げます。
★著作権法により、本紙の無断複写・転載は禁じられています。
株式会社 少年写真新聞社 〒102-8232 東京都千代田区九段南3-9-14
https://www.schoolpress.co.jp/

医師と養護教諭のコロナ後のシン連携

たけしファミリークリニック
院長　北垣 毅

学校医とは

学校医をしております北垣です。この仕事をして約20年近くになります。養護教諭にとって学校医は名前の上では近い存在ですが、いざ気軽に何でも相談というわけにはなかなかいかないようです。おそらく学校医は常に忙しいという配慮からなのでしょうか。学校医側としても、主な学校医業務が健康診断だけであるという認識をされている方も多いようです。現状としては、多くの学校では学校医業務を近隣の開業医が担っており、学校医が途中で変わることは多くはありません。しかし、養護教諭は一部の私立学校を除いては数年ごとに異動があり、学校医との連携を長期に構築することが難しい状況でもあります。

昔は学校医というと年配でどちらかというと威厳があり怖い先生といった感じでしたが、今や開業医も世代交代でどんどん若い先生が地域医療の中心になっております。

学校医に相談を

学校で生徒がけがをしたり、急病でどこに相談したらいいのかに迷う場合、やはり最初に相談すべきなのは学校医です。緊急性のある場合は一刻を争うので、まずは学校医に電話をすることです。あらかじめ携帯番号を聞いておくか、クリニックに電話して伝えるのが一番いいでしょう。現場にいなくても養護教諭の話す状況で我々学校医はこのまま授業を受けさせていいのか、あるいは今すぐに救急で受診が必要なのか、どこの科に行けばいいのかというのを電話口で伝えることができます。通常学校医は学校近隣の開業医ですので、周辺医療機関の状況などを熟知しております。または自院でそのまま治療をすることも可能です。

次に、緊急性はないが、重大な内容の相談です。例えば、学級閉鎖の必要性や、長く休んでいる生徒の相談などです。このような場合で一番いい連絡手段はFAXかメールです。もちろん学校医と養護教諭で時間が合えば、直接電話でも結構です。しかし、お互いに仕事があるので養護教諭が伝えたい内容をしっかり文にしていただき、学校医が時間のあるときに目を通してわからないことがあれば調べたりして、答えていくというやり方です。このやり方のもう一つの利点は記録に残るということです。前にも述べたように学校医は変わることが少ないので、その先生の指導が、もし養護教諭が異動になり新しい先生が来てもずっと引き継いでいくことができます。私は学校というのは学校医にとって「もう一つの診療所」のような存在だと思っております。それぞれの学校で学校医が違うのでその指示が違ってくることも当然あります。これからの学校医と養護教諭の“シン”連携。養護教諭側からのちょっとした勇気とどの学校医にもある担当校への愛着、その二つと現代における通信手段の活用があれば、いい連携を築けることはそう難しくはないはずです。

少年写真新聞 Juniors' Visual Journal
2023年9月8日発行
第1889号付録
©少年写真新聞社2023年
中学保健ニュース
★定期刊行物は終わる期間を予定しない刊行物です。年度が替わりましても、購読中止のお申し出のない限り、引き続きニュースをご送付申し上げます。
★著作権法により、本紙の無断複写・転載は禁じられています。
株式会社 少年写真新聞社 〒102-8232 東京都千代田区九段南3-9-14
https://www.schoolpress.co.jp/

10代の脂漏性皮膚炎

稲田堤ひふ科クリニック　関東 裕美

脂漏性皮膚炎は、頭皮、髪の生え際、耳の後ろ、耳の中（外耳道）、眉、鼻の周り、胸、腋（わき）の下、背中の上部などの皮脂分泌が盛んな部位や、こすれて刺激が加わる部位に現れます。皮膚症状は皮がむけてカサカサとした鱗屑（りんせつ）がついた淡い紅斑が特徴です。

乳児期発症型と皮脂分泌の発達してくる思春期発症型、成人型がみられ、病型によりその経過が異なります。一般的に、乳児期発症型は母体ホルモンの影響で発症し、自然によくなります。成人型、特に中年以降に生じたものは内臓代謝状態に関与して慢性化する傾向が強くなります。

脂漏性皮膚炎の主な原因は、皮脂中のトリグリセリド（中性脂肪）がマラセチア菌などの皮膚常在菌により分解され、その結果発生した物質が刺激となって発生すると考えられます。また、何らかの原因で皮脂の成分・分泌が変化したり、発汗、ビタミンB群の代謝が変化したりすることも発症に関わっていることが知られています。

思春期発症型では頭部のふけが多くなり、頭皮の洗浄がうまくいかないとふけが固まってかき殻のような形状のかたいかさぶたが頭部に広がります。炎症がひどくなると脱毛や薄毛を生じることもありますから、適切な管理が必要です。

思春期の皮膚トラブルの特徴

思春期はささいなことが気になる年齢でもあるので、正しい知識の下でスキンケアをしないと皮膚症状を悪化させることがあります。気にし過ぎて洗顔・洗髪を過剰にしたり、不必要にいじって化膿（かのう）させたりすることもあるので注意が必要です。皮膚常在菌は、マラセチアやカンジダのような真菌、細菌ではアクネ桿菌（かんきん）や表皮ブドウ球菌などがあり、病原性は低いものの増殖により炎症を起こします。皮脂は外界異物が皮膚に侵入するのを防ぐバリアー機能を発揮する大事な膜でもあり、落とし過ぎると常在菌のバランスを崩して外界病原微生物が侵入しやすくなります。発汗、皮脂分泌が盛んな思春期は、洗顔や洗髪で患部を清潔に保つことが基本ですが、乾燥と油っぽさが均一でない皮膚質では、洗浄後に保湿が必要な場合もあります。

思春期以降の脂漏性皮膚炎では、マラセチア菌の影響がより強くなるため、抗真菌薬を含んだシャンプーが効果的なこともあります。また、精神的・身体的ストレスが脂漏性皮膚炎を悪化させる可能性が指摘されていることから、生活リズムを整えて十分な睡眠をとり、ストレスを減らすように指導したいものです。脂質の代謝を助けるビタミンB群を含む食品をとるのも有効です。

重症例では専門医受診を勧めます。食事内容や、便通の有無、女子は月経との関与、心身ストレスの関与などの細かい問診から、我々は適当な治療薬を決定します。ストレスは人間の免疫力に影響し、健康を維持する能力を下げます。そこでまずはじめに症状として現れ、目につくのが皮膚の状態です。皮膚は内臓を映し、心を映すものと考えられます。多感な思春期の心のサインを見逃さないようにしたいものです。

ほけん通信。　学校　　年　月　日発行

食物アレルギーとアナフィラキシー対応

指導／こまたアレルギー科 小児科クリニック 院長　小俣 貴嗣 先生

食物アレルギーの生徒は近年増加傾向にあります。食物アレルギーの中でも重症のアレルギー反応、アナフィラキシーが起こった場合は、救急車の手配やアドレナリン自己注射薬を打つなど、一刻も早い対応が必要です。

食物アレルギーの症状

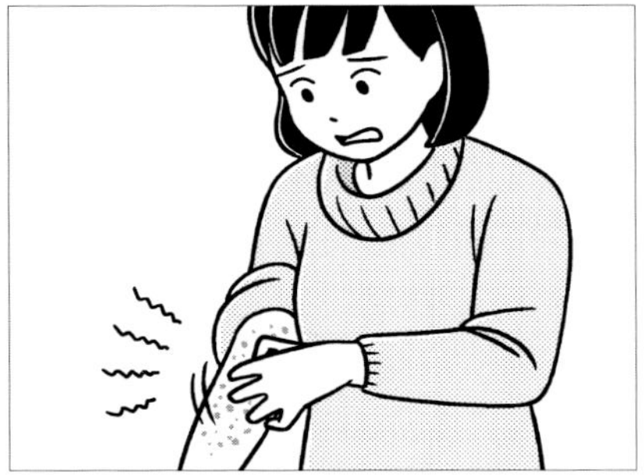

食物アレルギーは、原因となる食品（アレルゲン）を食べた後に、軽いものから重いものまで、体にさまざまな症状が現れます。最も多く見られるのは、皮膚や粘膜の症状で、かゆみやむくみ、赤み、じんましん、口や喉の違和感、声がかれるなどです。

呼吸器の症状では、せきをしたり、ぜんそくのようにゼーゼーという呼吸になったり、呼吸が苦しくなったりします。消化器の症状では、腹痛や吐き気、嘔吐（おうと）、下痢などが起こることがあります。

原因となる主な食品

食物アレルギーは、食物に含まれているたんぱく質が体内で異物と見なされて起こります。卵や牛乳、甲殻類など、さまざまな食品が原因となり、アレルギーが発症します。

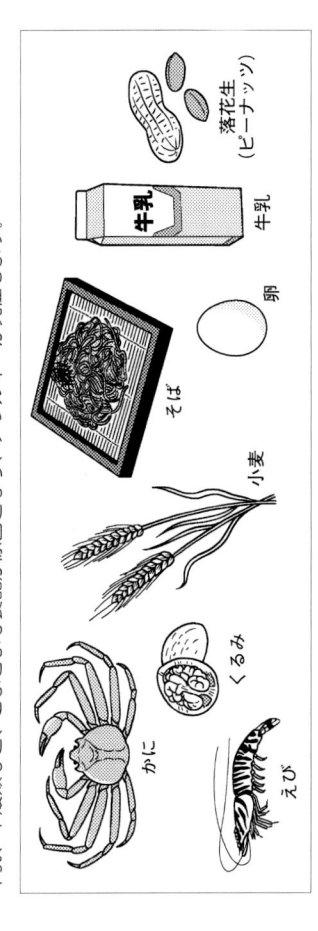

緊急性が高い症状　アナフィラキシー

アレルゲンを摂取した後に、皮膚、粘膜、呼吸器、消化器などの複数の部位にさまざまな症状が同時に現れるのがアナフィラキシーです。症状がどんどん悪化して、顔色が真っ青になり、意識が低下、息をしにくいような重症になると、窒息の危険もあります。こうなると命に関わる危険な状態です。

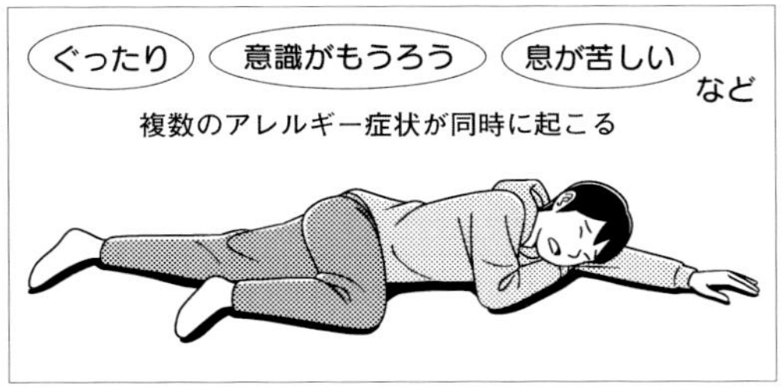

アナフィラキシーが起きたときの対応

アナフィラキシーが起きたときは、一刻も早い対応が必要です。すぐに人を呼んで救急車の要請とエピペン®がある場合はその手配、エピペン®を持っている場合はすぐに注射を打ちましょう。

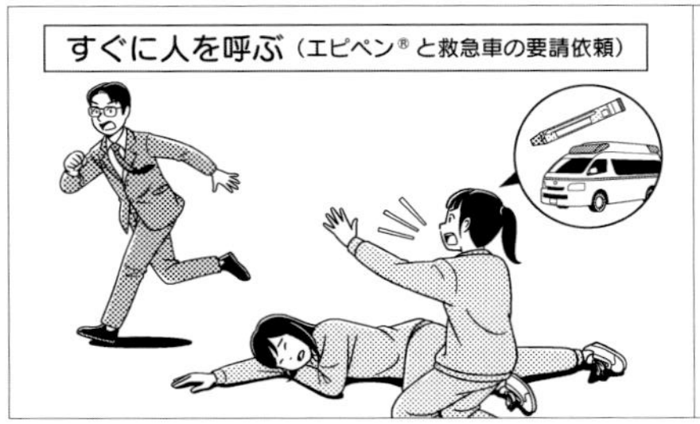

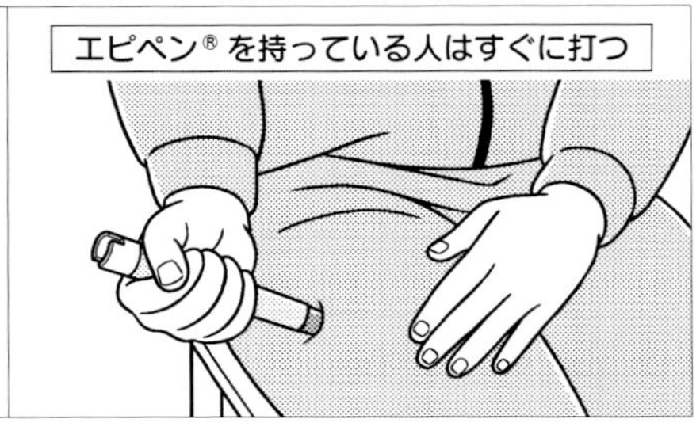

食後の運動が原因で発症する　食物依存性運動誘発アナフィラキシー

食物依存性運動誘発アナフィラキシーは、原因となる食品を食べた後、運動をすることで起こる重症のアレルギー反応です。給食を食べた後、5時間目の体育の時間に発症することが多いといわれています。約6000人に1人と比較的まれな例ですが、年代では、10～20代に発症のピークがあります。かぜ、寝不足、疲労、ストレスなどが悪化要因になります。

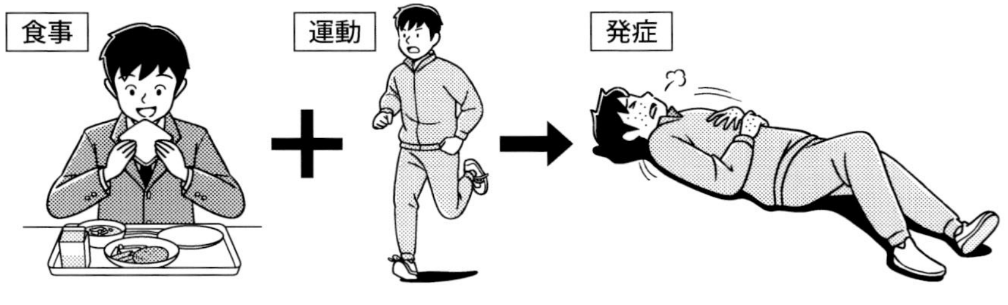

少年写真新聞
Juniors' Visual Journal
https://www.schoolpress.co.jp/
株式会社 少年写真新聞社
〒102-8232 東京都千代田区九段南3-9-14
TEL 03（3264）2624　FAX 03（5276）7785

中学保健ニュース

No.1889
2023年（令和5年）
9月8日号
494.8　皮膚科学　4976

頭皮のトラブル 脂漏性皮膚炎

過剰な皮脂の分泌から菌が増えると、頭皮に強いかゆみやふけを起こします

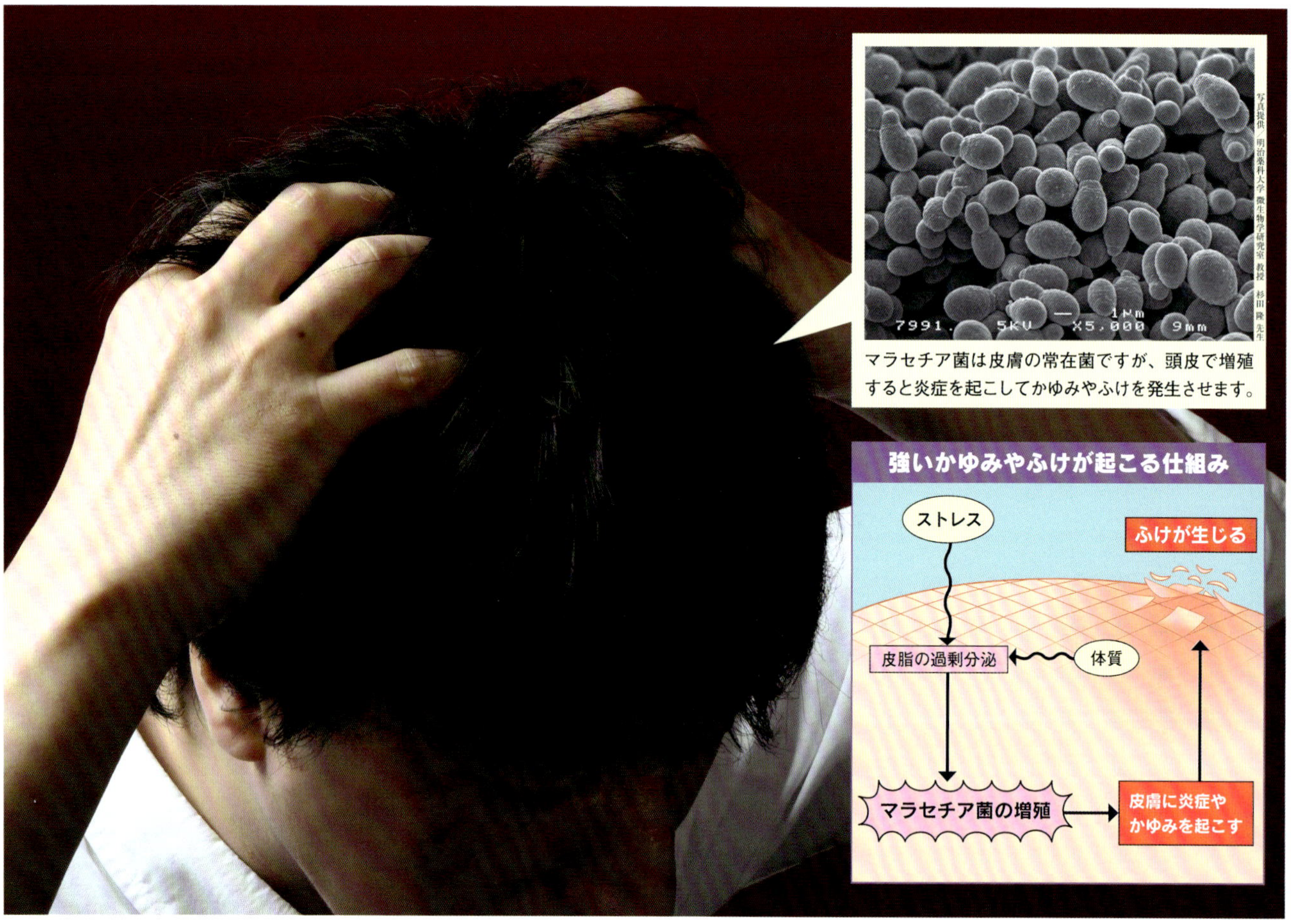

過剰な皮脂の分泌により頭皮でマラセチア菌が増え、炎症を起こしてかゆみやふけが発生する皮膚疾患を、脂漏性皮膚炎といいます。

皮膚に常在するマラセチア菌が、過剰な皮脂の分泌により頭皮で増えると、強いかゆみやふけを起こす脂漏性皮膚炎になります。

特に、皮脂の分泌が急激に増える思春期では、毎日の入浴で頭皮・顔・体の皮脂を丁寧に落として、生活習慣を整えることを心がけましょう。

一度発症すると、症状が落ち着くまでに時間がかかるため、頭皮のかゆみやふけが気になったら、すぐに皮膚科を受診してください。

指導　稲田堤皮ふ科クリニック　関東 裕美 先生

頭皮のかゆみやふけが気になるときは

1）皮膚科を受診する

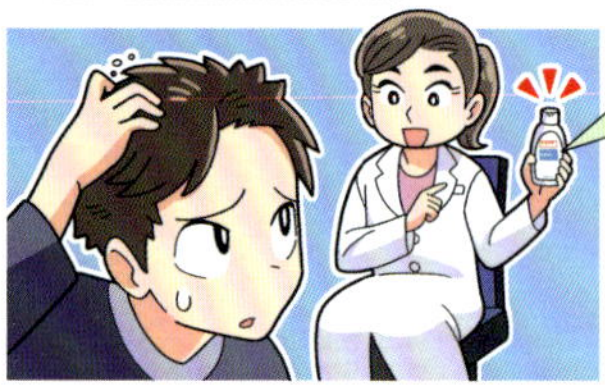

かゆみやふけの原因がマラセチア菌の場合は、菌の増殖を防ぐシャンプーが処方されます

2）処方されたシャンプーで髪を洗う

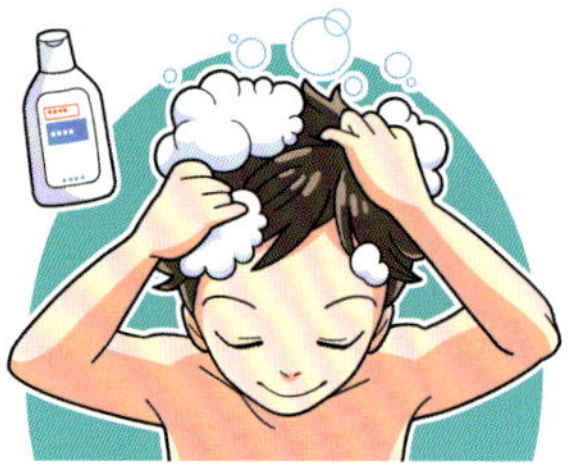

洗髪するときの注意

- 指の腹を使って、頭皮を優しく洗う
- 皮脂の多い前頭部と頭頂部は念入りに洗う
- お湯でしっかりとすすぎ流す

頭皮の健康を保つために

・栄養バランスのとれた食事をする

・睡眠時間をしっかりとる

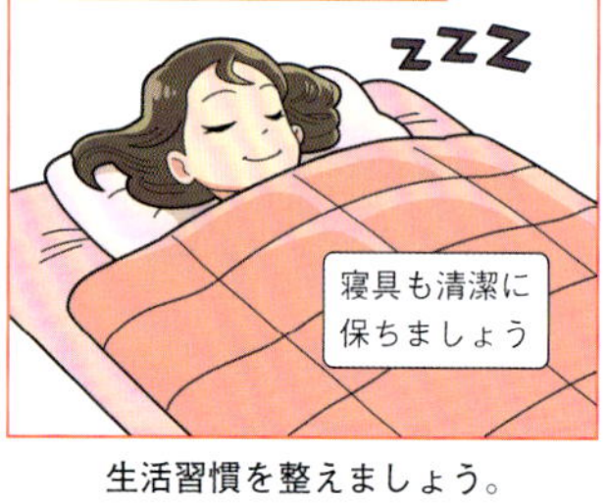

生活習慣を整えましょう。

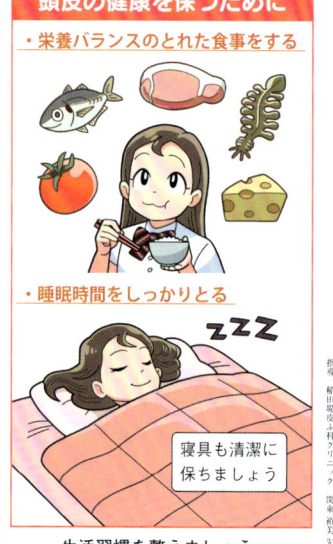

少年写真新聞
Juniors' Visual Journal
https://www.schoolpress.co.jp/
株式会社 少年写真新聞社
〒102-8232 東京都千代田区九段南3-9-14
TEL 03（3264）2624　FAX 03（5276）7785

中学保健ニュース　昭和43年6月4日第三種郵便物承認　2023年9月18日発行　第1890号　旬刊　毎月3回（8・18・28日）発行　1か年定価19,140円

中学保健ニュース

No.1890
2023年（令和5年）
9月18日号
493.74　頭痛　4976

2大頭痛　片頭痛と緊張型頭痛

種類によって対処法が違うので、どちらの頭痛かを見極めよう

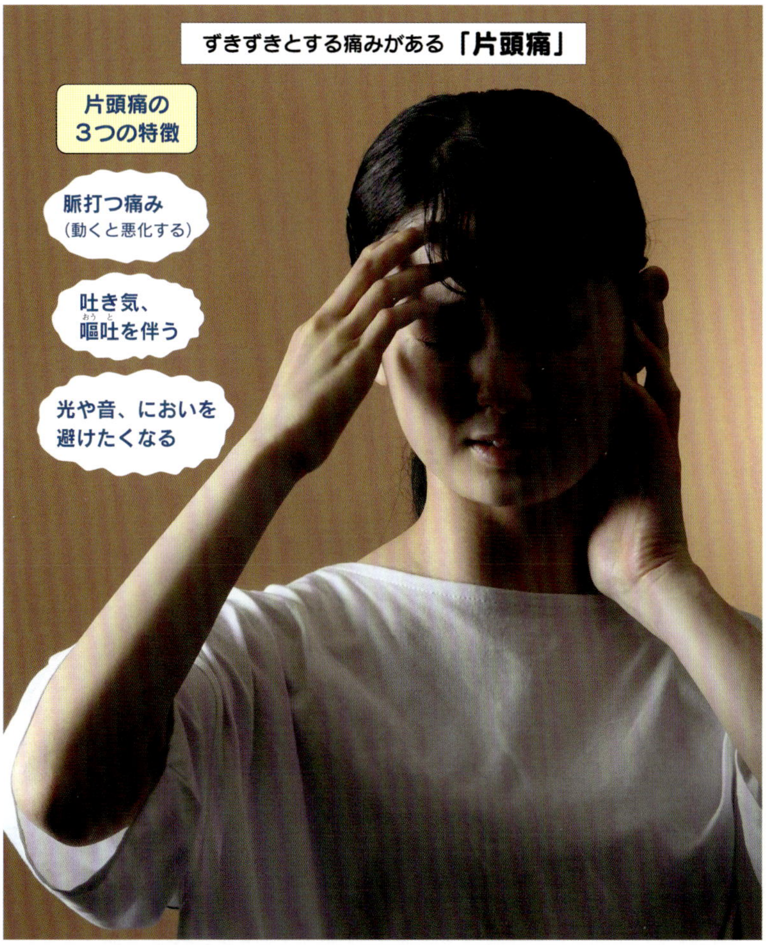
ずきずきとする痛みがある「片頭痛」
片頭痛の3つの特徴
脈打つ痛み（動くと悪化する）
吐き気、嘔吐を伴う
光や音、においを避けたくなる

強い痛みがある片頭痛は、ずきずきと脈打つような痛み、吐き気などを伴うことが特徴です。発症には女性ホルモンも関係しているため、女子に多く見られます。

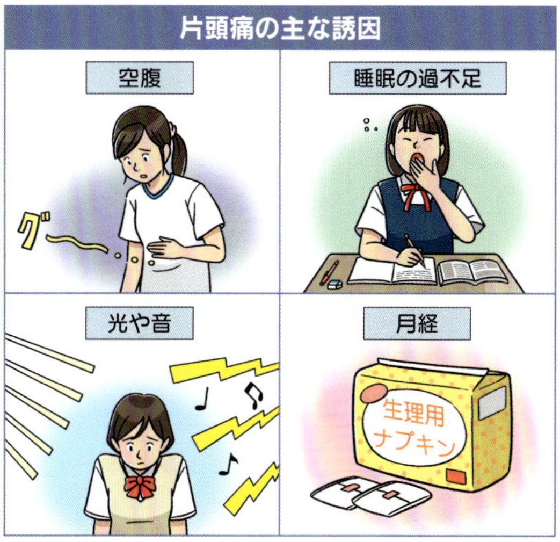
片頭痛の主な誘因
空腹
グ〜
睡眠の過不足
光や音
月経
生理用ナプキン

誘因は人によって違いがありますが、避けられるものがあればできるだけ避けるようにしましょう。

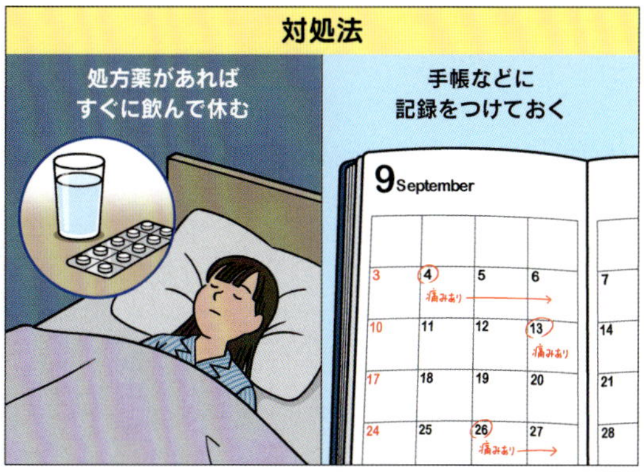
対処法
処方薬があればすぐに飲んで休む
手帳などに記録をつけておく
9 September
痛みあり

手帳などに記録をつけておくと、どういった状況で頭痛が起きやすいのかを、把握することができます。

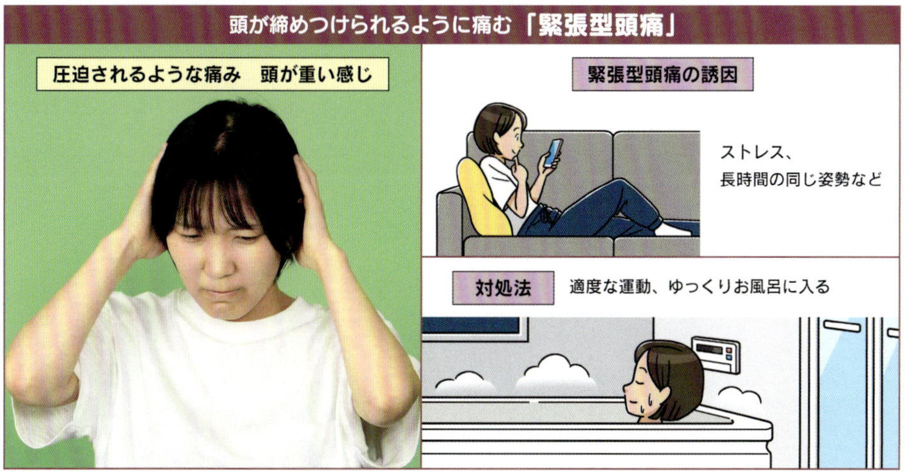
頭が締めつけられるように痛む「緊張型頭痛」
圧迫されるような痛み　頭が重い感じ
緊張型頭痛の誘因
ストレス、
長時間の同じ姿勢など
対処法
適度な運動、ゆっくりお風呂に入る

緊張型頭痛は、頭が締めつけられるような痛みが特徴で、ずきずきと脈打つ痛みはありません。軽い運動をしたり、ゆっくりお風呂に入ったりすることで症状が改善します。

頭痛で一般的に多く見られるのは片頭痛と緊張型頭痛の二つです。
片頭痛はずきずきと脈打つ痛みがあるのが特徴で、緊張型頭痛は、頭が締めつけられるような痛みがあるのが特徴です。
それぞれの誘因や、対処法は違いますが、頭痛があったときの記録などをつけていると、自分の頭痛はどんなときに起こりやすいかがわかり、対策をとりやすくなります。

指導　北里大学北里研究所病院 脳神経内科 部長　飯ヶ谷 美峰 先生

少年写真新聞 Juniors' Visual Journal
2023年9月18日発行
第1890号付録
©少年写真新聞社2023年
中学保健ニュース
★定期刊行物は終わる期間を予定しない刊行物です。年度が替わりましても、購読中止のお申し出のない限り、引き続きニュースをご送付申し上げます。
★著作権法により、本紙の無断複写・転載は禁じられています。
株式会社 少年写真新聞社 〒102-8232 東京都千代田区九段南3-9-14
https://www.schoolpress.co.jp/

片頭痛と緊張型頭痛

北里大学北里研究所病院 脳神経内科
部長　飯ヶ谷 美峰

小児、思春期の頭痛では、感染症を除けば、何らかの原因があって起こる二次性頭痛は少なく、多くの場合、頭痛そのものが疾患である一次性頭痛がほとんどです。思春期の一次性頭痛の代表は、片頭痛と緊張型頭痛です。片頭痛の有病率は、中学生で約５%、高校生で約15%です。いずれも女子に多く、女性ホルモンの関与が考えられています。

片頭痛の特徴と診断

片頭痛はズキズキと脈打つような強い頭痛発作が特徴で、動くと痛みが増すため、朝起きられず、欠席につながります。また、登校しても強い頭痛のため、授業に集中できないことも少なくありません。頭痛とともに光過敏（光がわずらわしい、暗い方が楽に感じる）、音過敏（音に敏感になり、静かな方が楽に感じる）、吐き気や嘔吐を伴います。短くても４時間（18歳未満は２時間以上でもよいとされます）持続し、長くても72時間以内に回復します。痛みは本人しかわからない症状であり、痛みを表現できなかったり、無理して平静を装ったりする場合は、重度の症状にもかかわらず、周囲に理解されにくいことも併せて、学校生活に支障を来します。少数派ですが、片頭痛もちの３割に閃輝暗点などの前兆症状を認めます。

片頭痛の原因は明らかではありませんが、親や兄弟も頭痛もちであることがあり、何らかの遺伝の関わりがある場合があります。片頭痛の誘因としては、ストレス、強い光（暗い部屋でスマホを見るなど）、不規則な睡眠（睡眠不足・寝過ぎ）、欠食（朝食抜き）、旅行（修学旅行）、女子では月経などがあり、片頭痛予防のための生活指導も大切です。医療機関では、薬局では入手できない特異的片頭痛薬を処方します。生活に影響が出ているようであれば、受診を勧めましょう。

緊張型頭痛の特徴と診断

緊張型頭痛は軽度～中等度の締めつけられるような痛みが特徴です。たまに生じる程度であれば、保健室の利用は少なく、生活に影響はほとんどありませんが、心理社会的要因が関与して、毎日のように続くようになると生活の質を大きく低下させて、不登校や、社会不適応を来すことがあるため、注意が必要です。緊張型頭痛の誘因として確定されたものはありませんが、うつむき姿勢（スマホやゲームによる）を避け、運動を励行するとよいでしょう。

	片頭痛	緊張型頭痛
発作的な頭痛	＋	－
持続時間	４～72 時間（18 歳未満では２～72 時間でもよい）	30 分～7日間*
部位	片側性 18 歳未満では両側性（前頭・側頭部）が多い	両側性
性質	拍動性	非拍動性 **
強さ	中等度～重度	軽度～中等度
日常的動作による悪化	＋	－
悪心（中程度以上）・嘔吐	＋	－
光過敏・音過敏	＋	－***
頭痛の家族歴 ****	濃厚	希薄

表　片頭痛と緊張型頭痛の相違点（国際頭痛分類第３版）

出典：「一般社団法人日本頭痛協会　知っておきたい学童・生徒の頭痛の知識」藤田光江著より一部著者改変
*慢性緊張型頭痛では絶え間なく続くことがある
**圧迫感または締めつけ感
***緊張型頭痛では、光過敏、音過敏のいずれか一つのみ
****国際頭痛分類第３版にはない

少年写真新聞 Juniors' Visual Journal
2023年9月28日発行
第1891号付録
©少年写真新聞社2023年
中学保健ニュース
★定期刊行物は終わる期間を予定しない刊行物です。年度が替わりましても、購読中止のお申し出のない限り、引き続きニュースをご送付申し上げます。
★著作権法により、本紙の無断複写・転載は禁じられています。
株式会社 少年写真新聞社 〒102-8232 東京都千代田区九段南3-9-14
https://www.schoolpress.co.jp/

筋肉の働き

東海大学 健康学部 健康マネジメント学科
教授　有賀 誠司

ヒトの筋肉は、運動や姿勢の保持に関わる骨格筋、血管の収縮や胃腸の動きに関わる平滑筋、心臓の動きに関わる心筋の３種類に分けることができます。

骨格筋は運動神経の支配下にあって自分の意志で動かせることから「随意筋」、平滑筋や心筋は、自律神経の支配下にあって自分の意志で動かせないことから「不随意筋」と呼ばれます。また、骨格筋は、熱の産生、体の末端に運ばれた血液を心臓へ還流させる作用の促進（筋ポンプ作用）、運動時に起こる衝撃の緩衝など、多様な働きがあります。

体が動く仕組み

人体には、およそ200の骨と400以上の骨格筋が存在します。ほとんどの骨格筋は、一つ以上の関節をまたいで、両端にある腱を介して骨に付着しています。筋肉が収縮すると骨が引っ張られることによって動作が起こり、てこの原理で、筋肉が関節や骨を介して外部に力を発揮します。例えば、手におもりを持って肘を曲げる動作の場合、肘が支点、筋肉（上腕二頭筋）の前腕の骨との付着部が力点、おもりの位置が作用点となります。

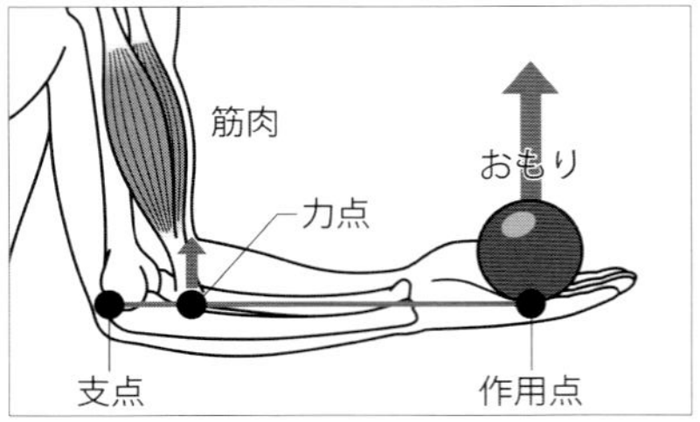

筋肉をつけるには

骨格筋は、私たちが活動的で健康な生活を送るために重要な役割を果たしていますが、運動不足の状態が続くと、筋肉を使う機会が減り、筋量や筋力が低下して「疲れやすい」「歩くのがおっくう」といった状態に陥りやすくなります。

年齢や成長に見合った筋量や筋力を養うためには、日常生活の動作で筋肉を積極的に使うことが必要です。例えば、駅ではエスカレーターを利用せずに階段で移動する、自転車ではできるだけ休まずにペダルをこぐ、といったことを習慣化することで、筋肉に適度な負荷をかけやすくなります。

筋量や筋力を効率よく養う運動としては、筋力トレーニングが有効です。動作中は息を止めず、正しい姿勢を心がけて行います。安全で効果的な実施方法を紹介します。

①**運動種目**：上半身、下半身、体幹（腹筋など）の各部位について１～２種目ずつバランスを考慮して選択します。

②**種目と器具**：腕立て伏せや腹筋運動のような自分の体重を負荷にした運動を中心に行います。高校生では、トレーニングマシンやダンベルを用いるとより効果的です。この場合は、専門家から正しい使用方法の指導を受けることを推奨します。

③**負荷と回数**：中学生は正しいフォームで12～15回反復できる負荷で10回、高校生は８～10回反復できる負荷で８～10回、各種目について１分程度の休息を挟んで１～２セット、週２～３回を目安に行います。

ほけん通信。

学校　　年　月　日発行

薬物依存と脳の仕組み

公益財団法人 東京都医学総合研究所 依存性物質プロジェクト　副参事研究員 井手 聡一郎 先生

覚醒剤や大麻、MDMAなどの薬物は、脳の神経に異常を起こし、ドーパミンを過剰に分泌して心身のコントロールをできなくさせます。たった一度の乱用でも依存性を来し、薬物をやめたいと思っても自分の意思でやめることが難しくなるので使用しないようにします。近年SNSなどの誤った情報を信じて、薬物を乱用する10代も急増しています。危険な誘いを受けたらはっきりと断り、その場を離れて大人に相談してください。

脳の正常な働きを阻害する薬物乱用

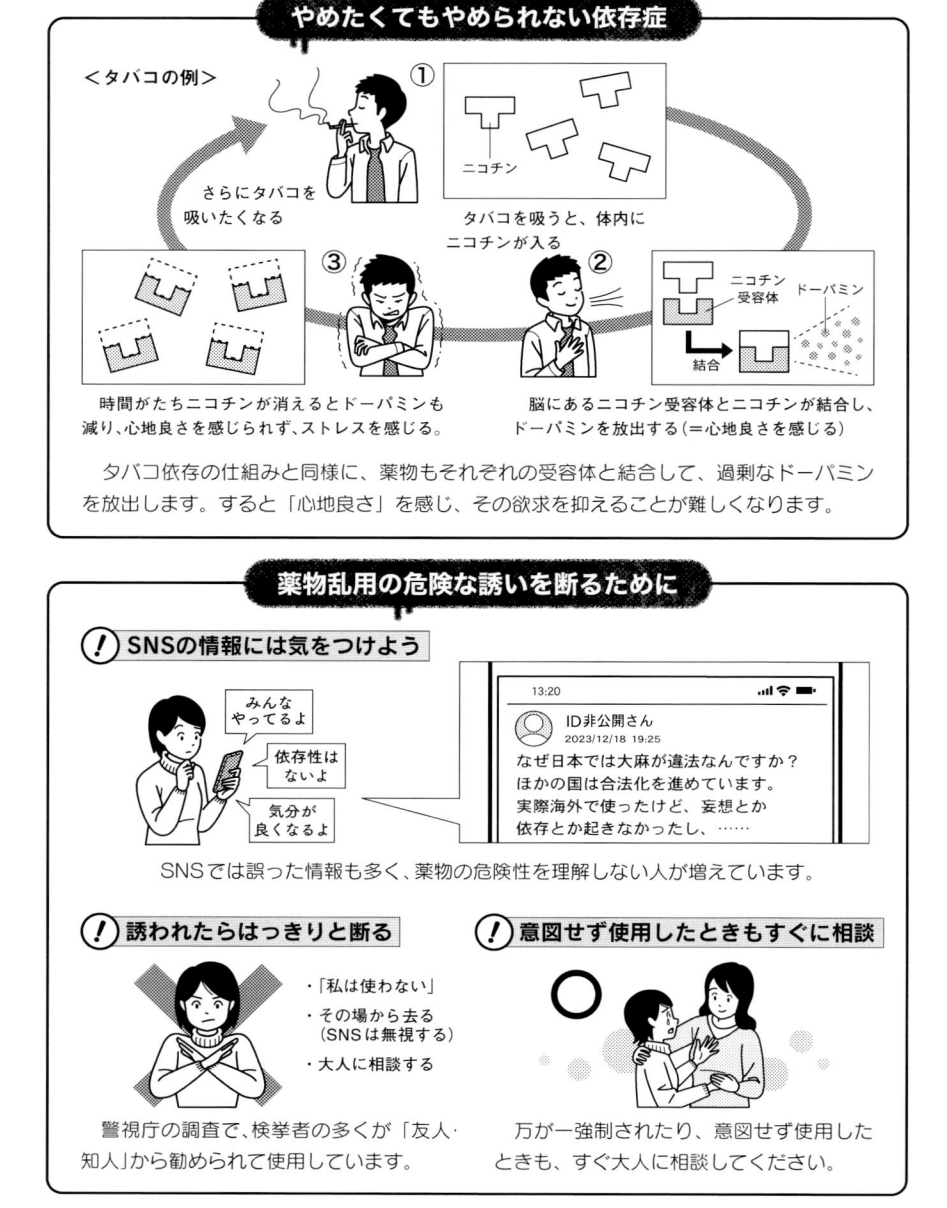

大脳皮質（前頭前野）
心身の活動に関わる司令塔。思考を深め、知性的な働きをする。

大脳辺縁系
食欲、睡眠などの本能的な欲求や、怒りや恐れなどの感情を制御する。

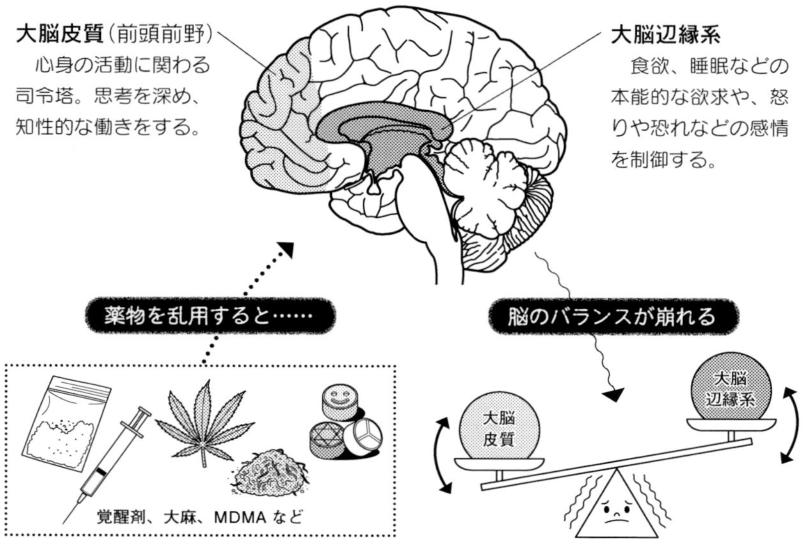

薬物を乱用すると……
覚醒剤、大麻、MDMA など
脳のバランスが崩れる

薬物によって脳でドーパミンが過剰に分泌されると、大脳辺縁系の働きが活発になり、「心地良さ」を感じると同時に、大脳皮質の知性的な働きを抑制したり本能的な欲求を増強させたりしてバランスを崩し、脳の正常な働きを阻害します。

やめたくてもやめられない依存症

＜タバコの例＞

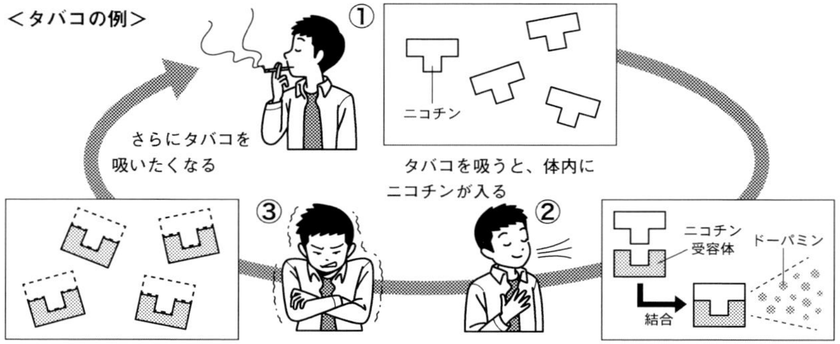

①
ニコチン
タバコを吸うと、体内にニコチンが入る
②
ニコチン受容体

脳にあるニコチン受容体とニコチンが結合し、ドーパミンを放出する（＝心地良さを感じる）
③
時間がたちニコチンが消えるとドーパミンも減り、心地良さを感じられず、ストレスを感じる。
さらにタバコを吸いたくなる

タバコ依存の仕組みと同様に、薬物もそれぞれの受容体と結合して、過剰なドーパミンを放出します。すると「心地良さ」を感じ、その欲求を抑えることが難しくなります。

薬物乱用の危険な誘いを断るために

! SNSの情報には気をつけよう

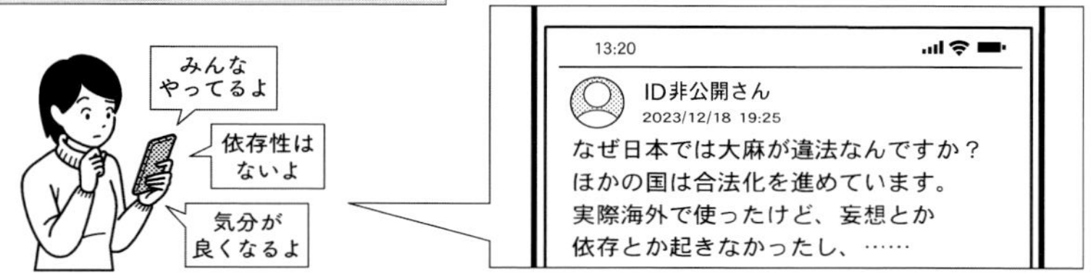

みんなやってるよ
依存性はないよ
気分が良くなるよ
13:20
ID非公開さん
2023/12/18 19:25
なぜ日本では大麻が違法なんですか？
ほかの国は合法化を進めています。
実際海外で使ったけど、妄想とか
依存とか起きなかったし、……

SNSでは誤った情報も多く、薬物の危険性を理解しない人が増えています。

! 誘われたらはっきりと断る

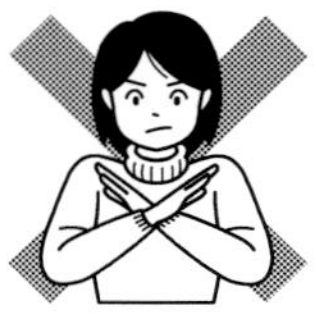

・「私は使わない」
・その場から去る（SNSは無視する）
・大人に相談する

警視庁の調査で、検挙者の多くが「友人・知人」から勧められて使用しています。

! 意図せず使用したときもすぐに相談

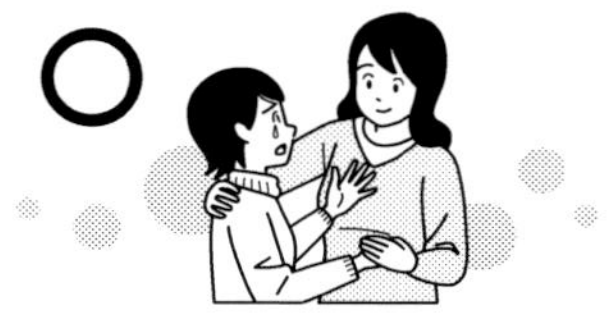

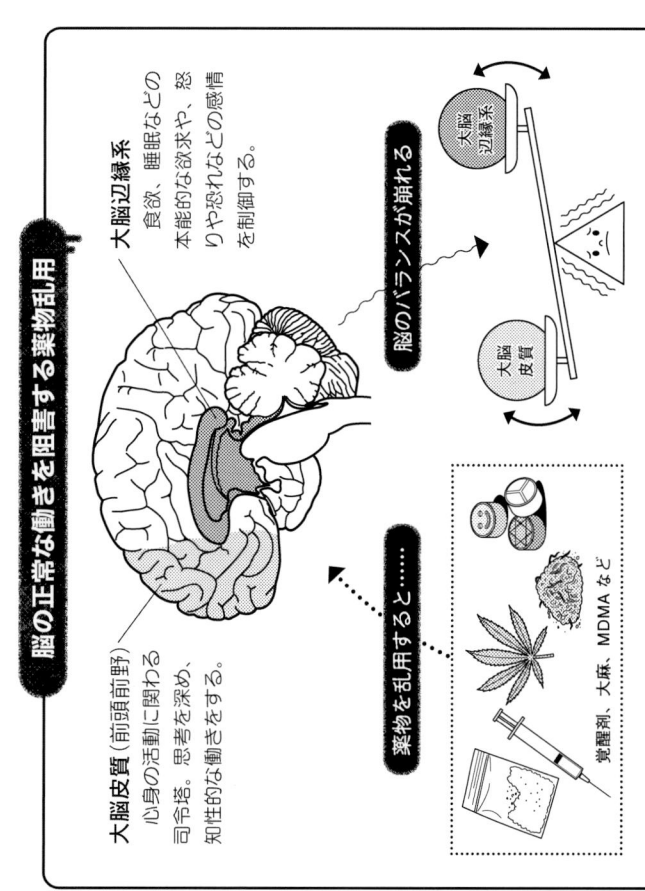

万が一強制されたり、意図せず使用したときも、すぐ大人に相談してください。

少年写真新聞
Juniors' Visual Journal
https://www.schoolpress.co.jp/
株式会社 少年写真新聞社
〒102-8232 東京都千代田区九段南3-9-14
TEL 03（3264）2624　FAX 03（5276）7785
中学保健ニュース　昭和43年6月4日第三種郵便物承認　2023年9月28日発行　第1891号　旬刊　毎月3回（8・18・28日）発行　1か年定価19,140円

中学保健ニュース

No.1891
2023年（令和5年）
9月28日号
491.363　筋の生理　4976

体を動かし支える筋肉の働き

筋線維の収縮によって、筋肉は力強く動くことができます

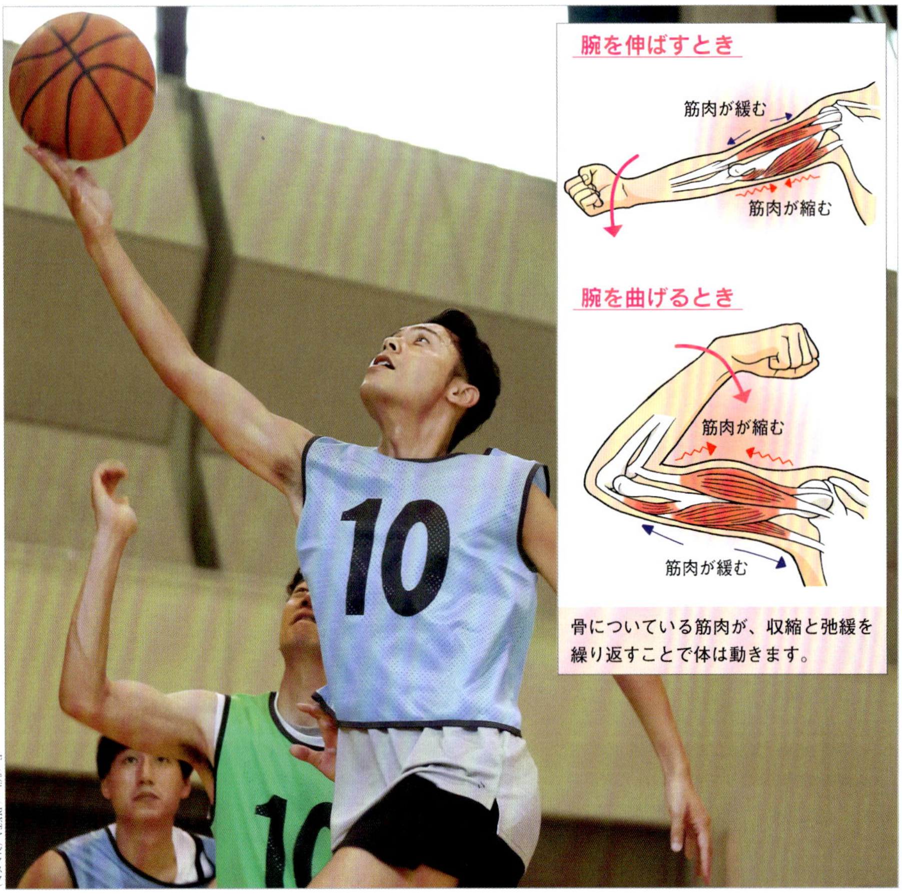

人の体には、大小600以上の筋肉があります。筋肉はたくさんの細い筋線維が集まってできており、収縮と弛緩を繰り返して体を力強く動かしています。

機能が異なる３つの筋肉

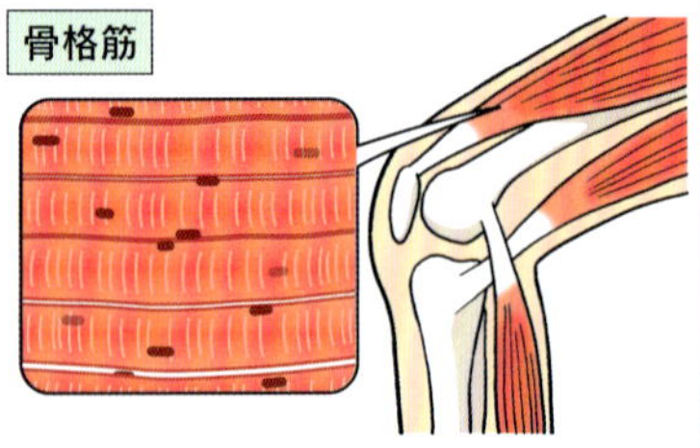

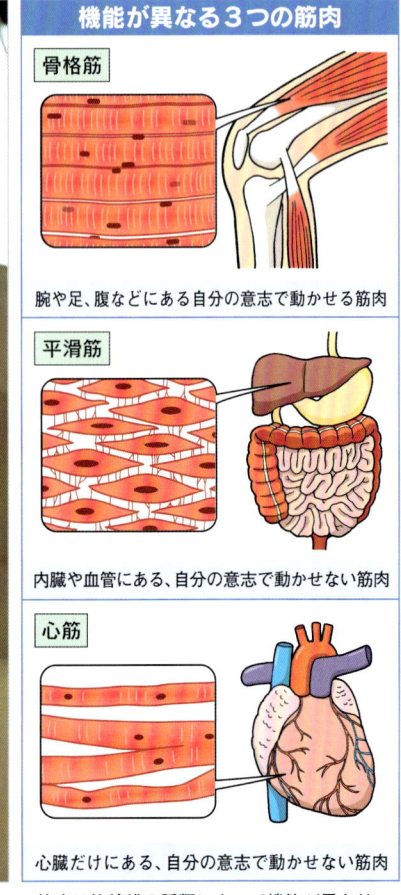

腕や足、腹などにある自分の意志で動かせる筋肉

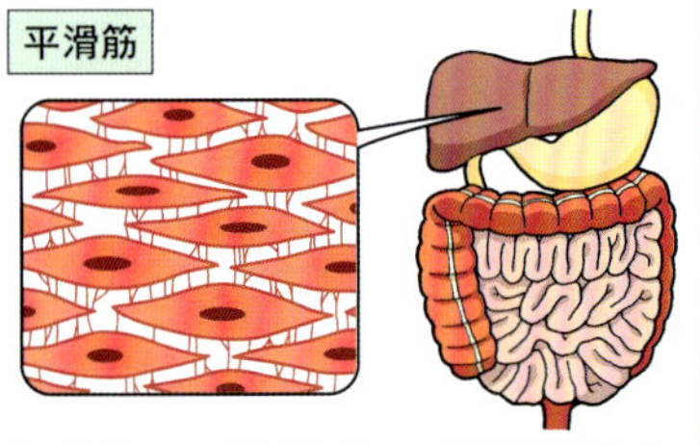

内臓や血管にある、自分の意志で動かせない筋肉

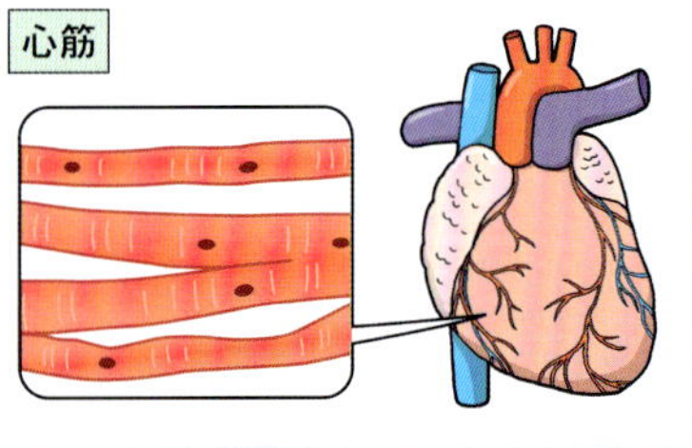

心臓だけにある、自分の意志で動かせない筋肉

筋肉は筋線維の種類によって機能が異なり、３つの筋肉に分けられます。

体を健康に保つ筋肉の働き

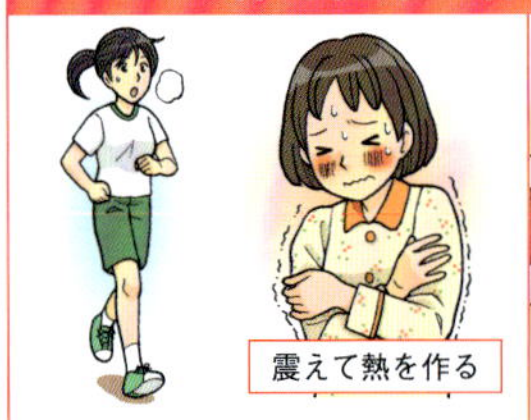

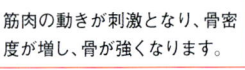

筋肉を動かして熱エネルギーを作り、体温を保っています。

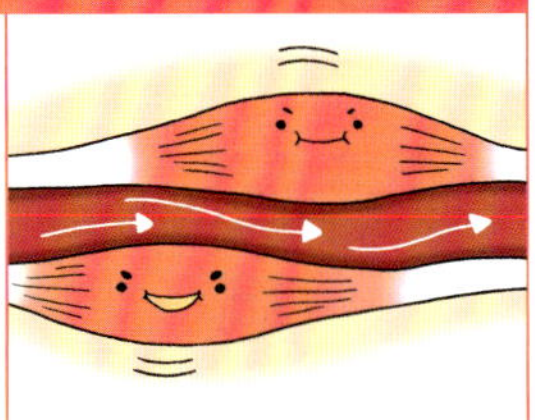

筋肉の収縮がポンプの役割を担い、血液の流れをよくします。

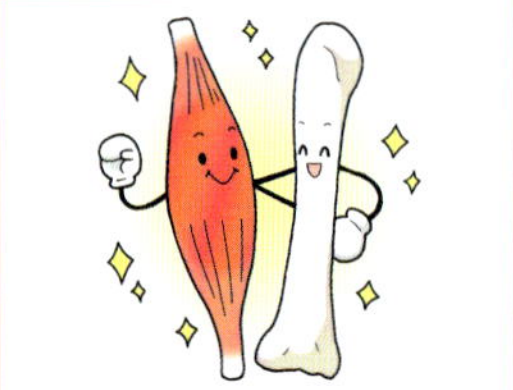

筋肉の動きが刺激となり、骨密度が増し、骨が強くなります。

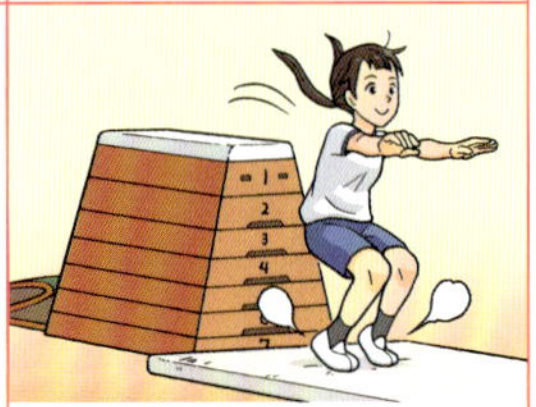

運動時の衝撃を和らげて、体への負担を軽減します。

筋肉を作るためには

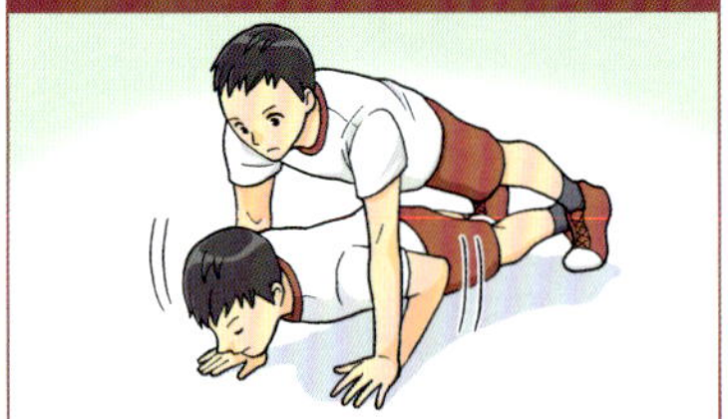

①筋力トレーニングなどを行い、筋肉に適度な負荷をかけます。

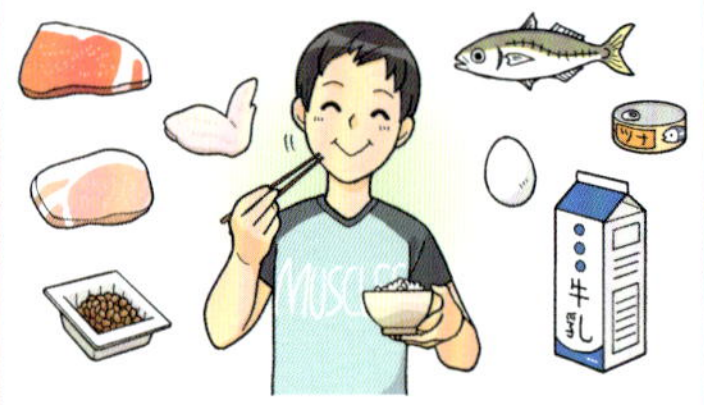

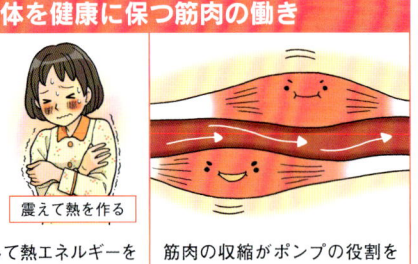

②筋肉に合成されるたんぱく質を食事からとります。

私たちが体を力強く動かせるのは、筋肉を作る筋線維が収縮と弛緩を繰り返しているからです。体には六百以上の筋肉があり、熱を生み、血液循環を助け、骨を頑丈にし、運動によって起こる衝撃を和らげて体への負担を軽減するなど、体を健康に保つための重要な役割も果たしています。

適度な負荷がかかる運動を積極的に行い、栄養バランスの良い食事をしっかりとって筋肉を作り、健康な体を目指しましょう。

指導　東海大学 健康学部 健康マネジメント学科 教授　有賀誠司 先生

中学保健ニュース　昭和43年6月4日第三種郵便物承認　2023年10月8日発行　第1892号-(1)　旬刊　毎月3回（8・18・28日）発行　1か年定価19,140円

少年写真新聞 Juniors' Visual Journal
https://www.schoolpress.co.jp/
株式会社 少年写真新聞社
〒102-8232 東京都千代田区九段南3-9-14HF九段南ビル
TEL 03（3264）2624　FAX 03（5276）7785

中学保健ニュース

No.1892-(1)
2023年（令和5年）
10月8日号
498.07　衛生教育

ヨードでんぷん反応で見る 手指の洗い残し

感染症対策のために、石けんを使ったしっかりとした手洗いが大切です

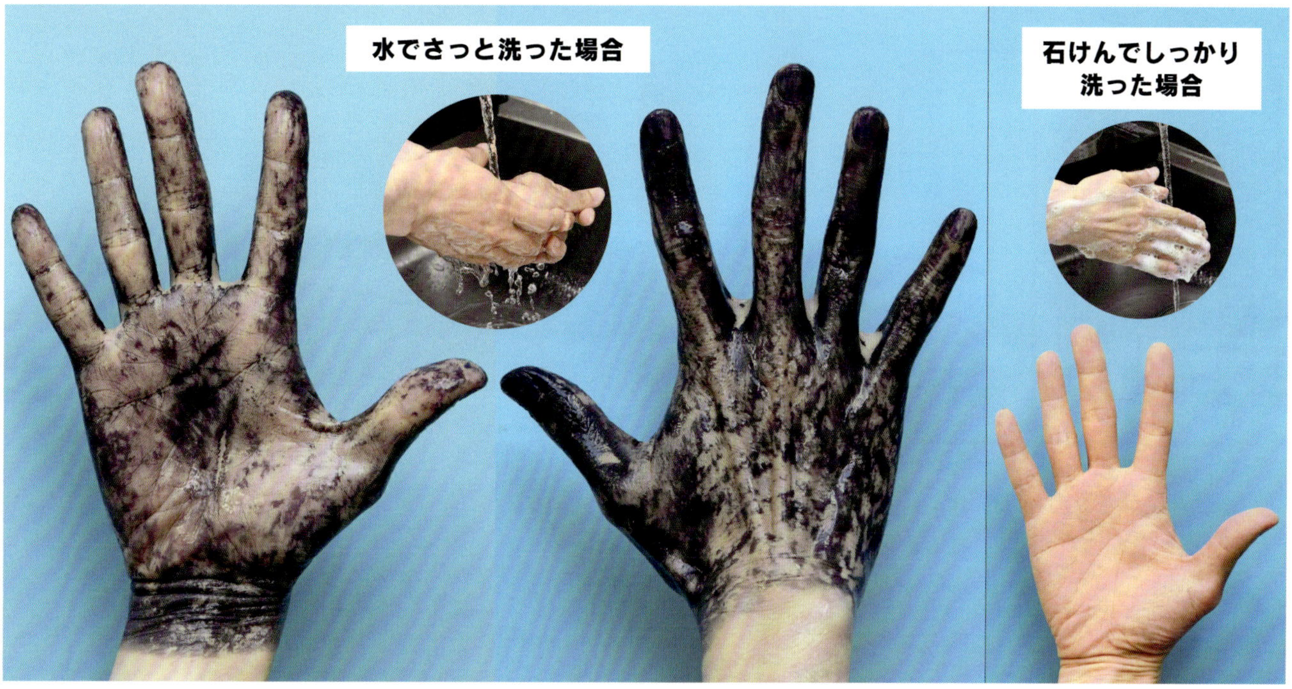

でんぷん溶液を手につけて水で10秒さっと洗った場合と、石けんでしっかり洗った場合に、それぞれ汚れがどれぐらい残っているかを、ヨード液を使って調べてみました。

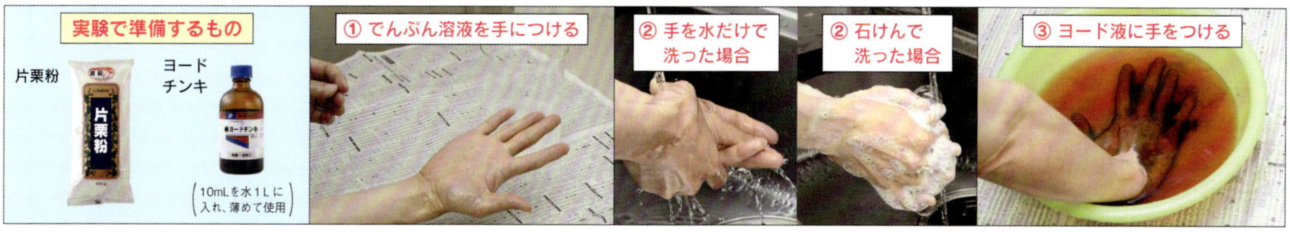

片栗粉とヨードチンキを使って、手の洗い残しを調べます。①湯に片栗粉を溶かしたでんぷん溶液を手につけて、完全に乾かします。②その後、手を水で洗った場合と石けんで洗った場合とで比較します。③手を洗った後に、ヨード液に手をつけると、洗い残した部分（でんぷんが残っている部分）が見えてきます。

石けん手洗いで手についたウイルスが減る

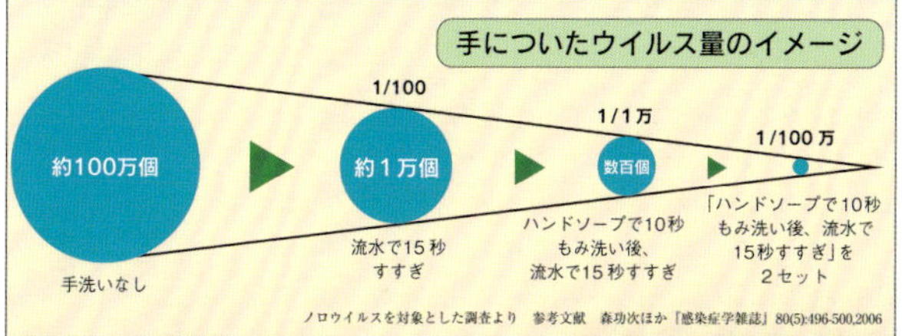

ノロウイルスを対象とした調査より　参考文献　森功次ほか『感染症学雑誌』80(5):496-500,2006

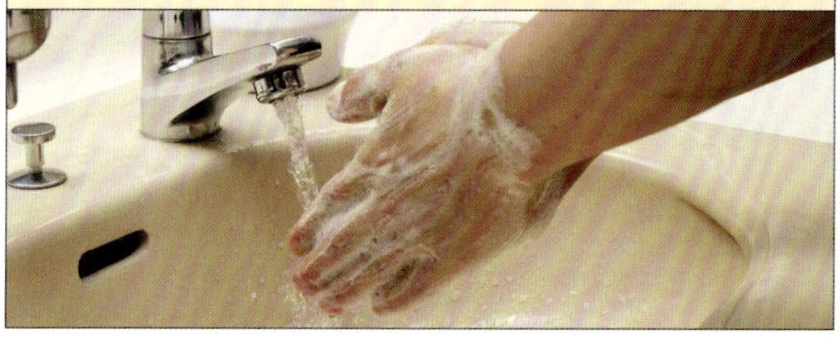

石けんをしっかりと泡立てて、汚れやウイルスを洗い流しましょう。

石けんはウイルスの膜を破壊する働きがある

インフルエンザウイルスや、新型コロナウイルスなどの膜を破壊

＊ノロウイルスなどは膜がありませんが、石せん手洗いで除去効果が高まります。

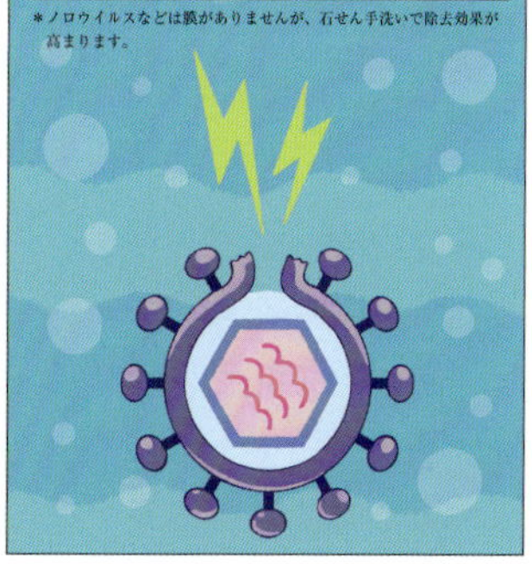

石けんの主成分である界面活性剤は、ウイルス表面の膜を破壊します。

インフルエンザや新型コロナウイルスなどの感染症対策には、手洗いが重要です。

ただ、水だけを使った短時間の手洗いでは手の表面についた汚れや、ウイルスを落とすことはできません。

手についた汚れを確実に落とすためには、しっかりと石けんを泡立てて、指先や、指と指の間、爪や手の甲などの汚れが残りやすいところもすみずみまで洗う必要があります。

指導　浜松医療センター 感染症管理特別顧問　矢野 邦夫 先生

2023年(令和5年)10月8日発行　中学保健ニュース 第1892号付録　株式会社 少年写真新聞社

少年写真新聞 Juniors' Visual Journal
2023年10月8日発行
第1892号付録
©少年写真新聞社2023年

中学保健ニュース

★定期刊行物は終わる期間を予定しない刊行物です。年度が替わりましても、購読中止のお申し出のない限り、引き続きニュースをご送付申し上げます。
★著作権法により、本紙の無断複写・転載は禁じられています。
株式会社 少年写真新聞社 〒102-8232 東京都千代田区九段南3-9-14 HF九段南ビル
https://www.schoolpress.co.jp/

感染症予防に重要な手洗い

浜松医療センター 感染症管理特別顧問
矢野 邦夫

病原体の感染経路としての手指

さまざまな病原体が、手指を介して人間に伝播（でんぱ）しています。例えば、インフルエンザやかぜに罹患（りかん）している人がせきやくしゃみをするときに、飛沫（ひまつ）が周囲に飛散しないように手指で口や鼻を覆うことがあります。また、鼻水をティッシュペーパーにて拭き取るときに、手指を汚してしまうこともあります。そのような行為によって、手指に病原体が付着してしまいます。そのまま、手すりやドアノブに触れると、病原体がそこに付着することになります。そして、病原体はしばらくの時間は付着した場所にとどまります。その場所を別の人が手指で触れると、その手指に病原体が移動します。そのような状態で、目や鼻や口に手指が触れると、そこから病原体が体内に侵入して感染するのです（図）。

環境表面に病原体が付着している
↓
手指が環境表面に触れる
↓
病原体が手指に移動する
↓
手指が目や鼻や口に触れる
↓
体内に侵入する

図　環境表面からの感染経路

すなわち、環境表面に付着している病原体の感染経路は手指であるといえます。このように伝播する病原体には、インフルエンザウイルスや新型コロナウイルスが含まれます。手指が環境表面からの感染経路であることから、手洗いは感染予防にとても重要なのです。石けんと水道水で少なくとも15秒の手洗いをすることが適切ですが、アルコール手指消毒薬を用いて手指を消毒することも有効です。

新型コロナウイルス感染症の動向

新型コロナウイルスは新しい変異株の出現を繰り返し、流行の波をつくり出しています。過去に別の変異株に感染したり、ワクチンを接種したりして免疫を獲得したとしても、新しい変異株はその免疫を簡単に潜り抜けて感染させることができます。そのため、１年間に何回も流行がみられることになります。しかし、新型コロナウイルスが発生した頃は感染すると肺炎を合併して重症化することがあったのですが、流行を繰り返してゆくうちに、軽症で済むことがほとんどとなりました。今後はさらに軽症化してゆけば、新型コロナウイルスはかぜのウイルスの仲間になることでしょう。

インフルエンザの動向

これまでの３年間、インフルエンザは流行できませんでした。それは、海外からの人の往来が途絶え、人々がマスクや手指消毒などの感染対策を実施したため、インフルエンザウイルスが流行できなかったのです。しかし、感染対策が緩和されたため、再び流行することとなりました。今年は１月頃に始まったインフルエンザの流行が６月まで続いたという異例の状態となりましたが、今後は従来通りの流行パターン（１月～３月の流行）になるであろうと思われます。

2023年(令和5年)10月18日発行　中学保健ニュース 第1893号付録　株式会社 少年写真新聞社

少年写真新聞 Juniors' Visual Journal
2023年10月18日発行
第1893号付録
©少年写真新聞社2023年

中学保健ニュース

★定期刊行物は終わる期間を予定しない刊行物です。年度が替わりましても、購読中止のお申し出のない限り、引き続きニュースをご送付申し上げます。
★著作権法により、本紙の無断複写・転載は禁じられています。
株式会社 少年写真新聞社 〒102-8232 東京都千代田区九段南3-9-14 HF九段南ビル
https://www.schoolpress.co.jp/

流行が警戒されるインフルエンザ

広島大学大学院 医系科学研究科 ウイルス学
教授　坂口 剛正

インフルエンザの流行動向とその背景

インフルエンザは、通常の感冒（かぜ）とは異なり、高熱が持続し、呼吸器症状とともにウイルス感染による強い全身倦怠感（けんたいかん）、筋肉痛という全身症状も現れます。日本ではインフルエンザは、毎年、11月から流行し始め、12月の終わりにかけて感染者が増加し、学校の冬休みに合わせて一旦数が減って、年明け１月～２月にピークを迎え、春先には流行が終わるというパターンを示していました。

ところが、インフルエンザは、2020-2021シーズン、2021-2022シーズンと流行せず、患者がほとんどいないという状況でした。ヒトインフルエンザウイルスは、絶えずヒトに感染して流行が起こることで維持されているので、ウイルスは絶えてしまったのではないかという説までありました。しかし、実際には、日本でインフルエンザの患者がほとんどいなかった期間でも、中東やミャンマーでインフルエンザの流行が起こっていてウイルスは維持されていました。

昨シーズン（2022-2023）では、日本人の免疫が低下していることから、インフルエンザの大流行が予想されました。実際には、シーズンの初めこそ感染者が増えましたが、途中で患者数が増加せず、ピークが低いまま、例年よりも長引いた小さな流行にとどまりました。これは新型コロナウイルス感染症（COVID-19）対策で感染防御の習慣が広まったことが要因かもしれません。これからのシーズン（2023-2024）は、昨シーズンと同様か、あるいは感染のピークが高くなり、例年の流行に近づく可能性があると考えます※。

２つのウイルス、同時流行の懸念

昨シーズン、新型コロナウイルスの流行がありました。次のシーズンでは、インフルエンザウイルスと新型コロナウイルスの同時流行に備える必要があります。呼吸器の症状だけでは、インフルエンザとCOVID-19の最新のウイルス株を区別することは難しいため、迅速診断キットなどの検査が不可欠です。

季節性インフルエンザと新型コロナウイルス・オミクロン株の重症化率や致死率を比較すると、60歳未満の人においてはほぼ同じです（重症化率0.03%、死亡率0.01%）。しかし、60歳以上の方々においては、新型コロナウイルスの重症化率や致死率が季節性インフルエンザよりも高く、特に高齢者にとってはより危険な感染症であることがわかります。（重症化率：季節性インフルエンザ0.79% vs COVID-19 2.49%、致死率：季節性インフルエンザ0.55% vs COVID-19 1.99%）

今冬には、２つの似たような呼吸器病のウイルスが同時に流行する可能性があるため、学級閉鎖が増える恐れがあります。対策として、これまでインフルエンザの予防として行ってきた、うがい、手洗い、マスク、部屋の加湿、食事や睡眠などをしっかりとることを継続していきましょう。

※（2023年８月末現在）

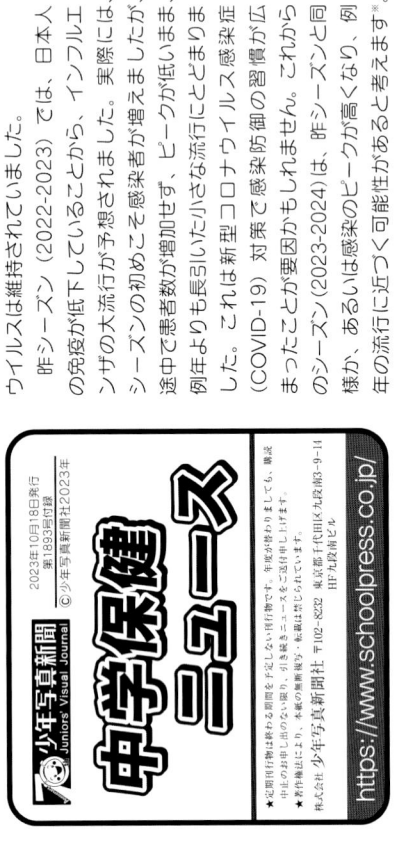

ほけん通信。

学校　　年　月　日発行

日中の集中力を高める睡眠の効果

広島国際大学 健康科学部 学部長／心理学科 教授　田中 秀樹 先生

　睡眠には心身を休養させ、脳や体を成長させる重要な働きがあります。夜はぐっすりと眠り、朝はすっきりと目覚められる「良質な睡眠」をとるためには、規則正しい生活を心がけましょう。

　10代には、７～８時間程度の睡眠時間が必要だといわれています。日中に存分に力を発揮するためにも、生活リズムが不規則で睡眠時間が確保できていない場合は、１日のスケジュールを見直してみましょう。

睡眠の役割

体の回復と成長

脳の記憶の整理と定着

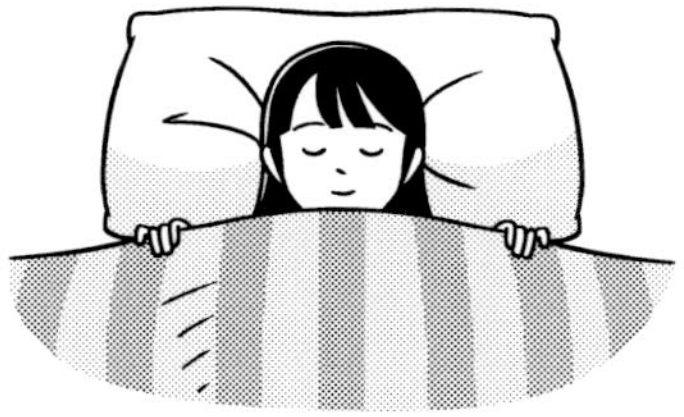

食欲のコントロール

免疫力の向上

精神の安定

　睡眠には心身の休養だけではなく、記憶の整理と定着や体を成長させるなどの重要な働きがあります。特に思春期では、７～８時間程度の睡眠時間の確保が必要だといわれています。

睡眠不足が続くと脳の働きも低下する

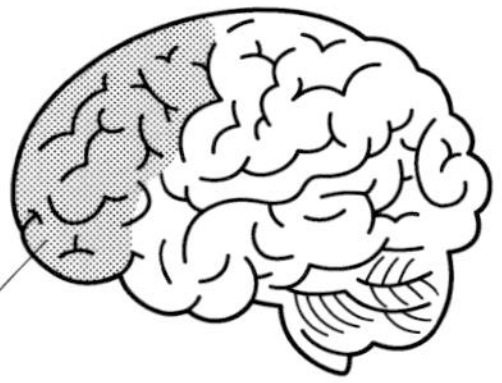

（前頭葉）…人の脳で最も発達している部分。思考を深め、感情をコントロールし、知性的な働きをする。

→

- イライラする
- 集中力の低下
- 記憶、学習能力の低下
- 推理力やひらめき力の低下
- 人の気持ちなどを推し量る能力の低下

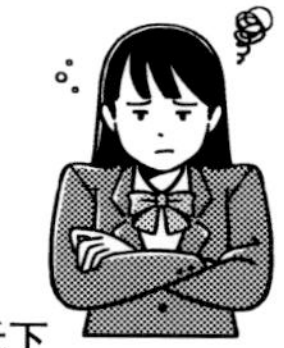

　睡眠時間が不足していると脳にも影響を与えます。特に脳の大部分を占める前頭葉の働きが低下すると、学業成績が悪くなるだけではなく、日常でもストレスを抱えやすくなります。

快眠の条件

1 脳が興奮していないこと
2 体温がスムーズに下がること

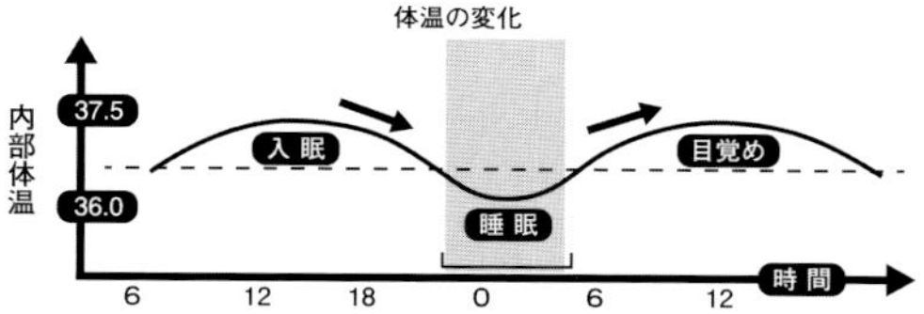

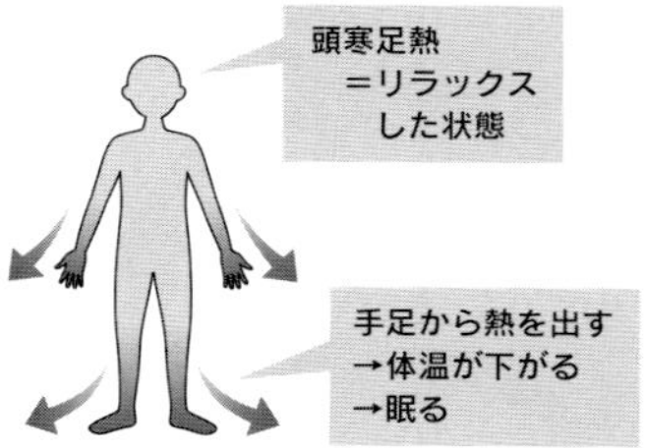

　眠る前にリラックスして過ごすと、手足が温かくなり（頭寒足熱）、熱を外に逃して体温が下降します。体温がスムーズに下がっていくことで、入眠を円滑にします。

良質な睡眠につながる１日の過ごし方

① 朝、目覚めたら朝日を浴びる

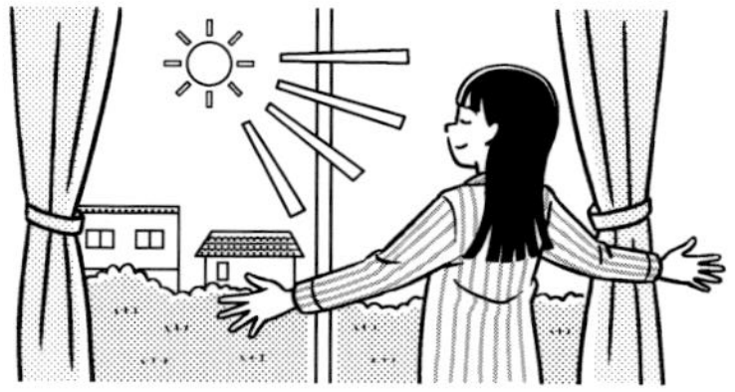

② 朝食をしっかり食べる

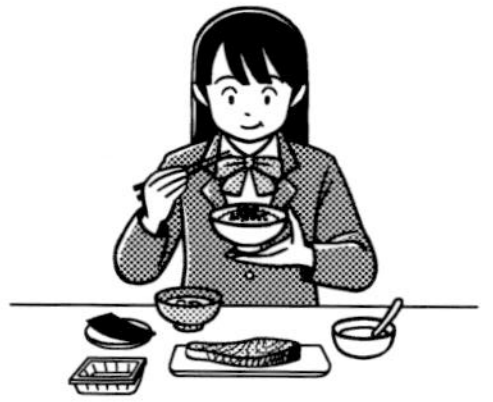

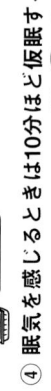

おすすめの食材
ヨーグルト、
バナナ、
納豆、
のり、
魚介類など

③ 外で運動をする

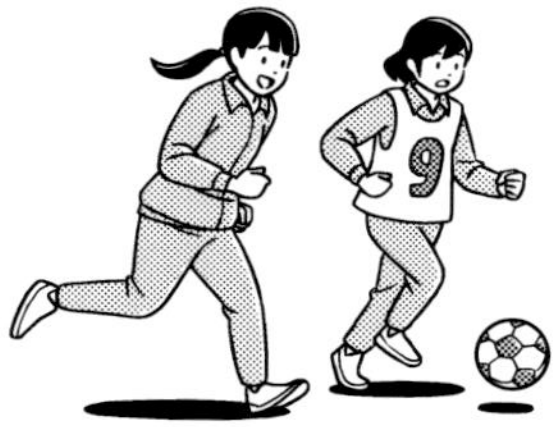

④ 眠気を感じるときは10分ほど仮眠する

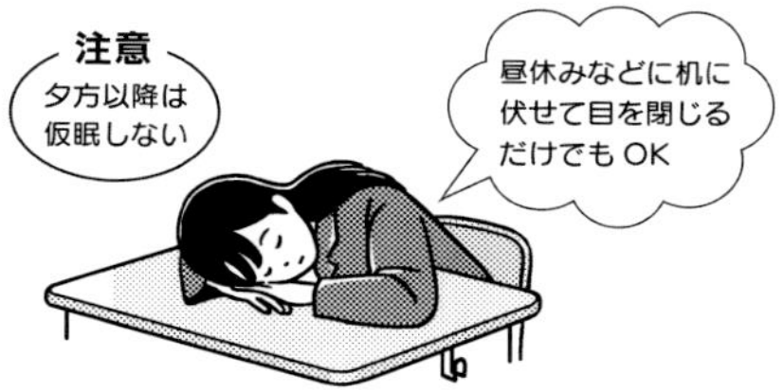
注意
夕方以降は
仮眠しない
昼休みなどに机に
伏せて目を閉じる
だけでもOK

⑤ 就寝１～２時間前までに入浴する

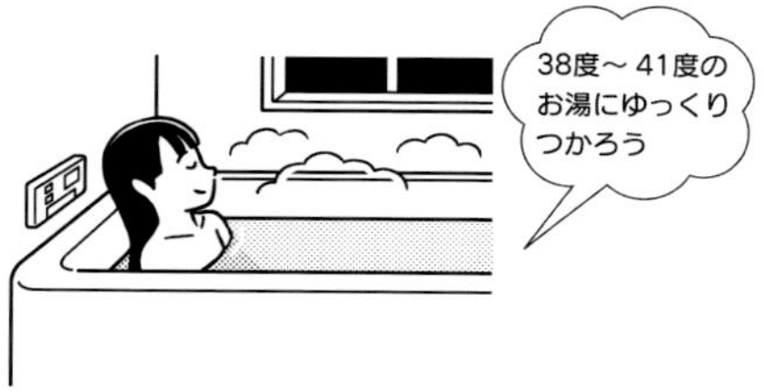
38度～41度の
お湯にゆっくり
つかろう

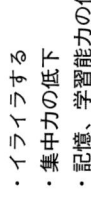

⑥ 就寝１時間前には明かりを調節し、ゆったりとした気持ちで過ごす

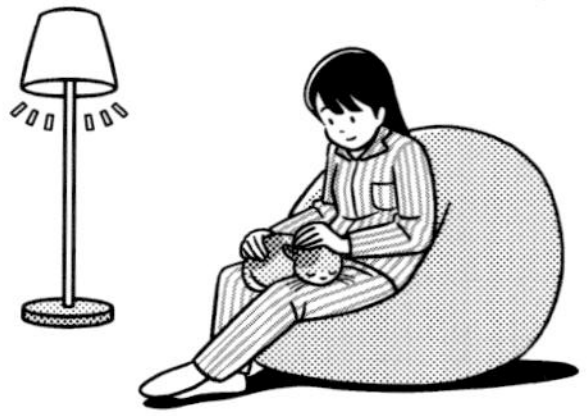

このほかに、平日と休日の起床時刻を２時間以上ずらさないことも大切です。

中学保健ニュース　昭和43年6月4日第三種郵便物承認　2023年10月18日発行　第1893号　旬刊　毎月3回（8・18・28日）発行　1か年定価19,140円

少年写真新聞
Juniors' Visual Journal
https://www.schoolpress.co.jp/
株式会社 少年写真新聞社
〒102-8232 東京都千代田区九段南3-9-14 HF九段南ビル
TEL 03（3264）2624　FAX 03（5276）7785

中学保健ニュース

No.1893
2023年（令和5年）
10月18日号
493.87 インフルエンザ　4976

38度以上の高熱や全身の痛みが特徴　インフルエンザ

流行が警戒されるインフルエンザは、手洗いやワクチン接種などで防ぎます

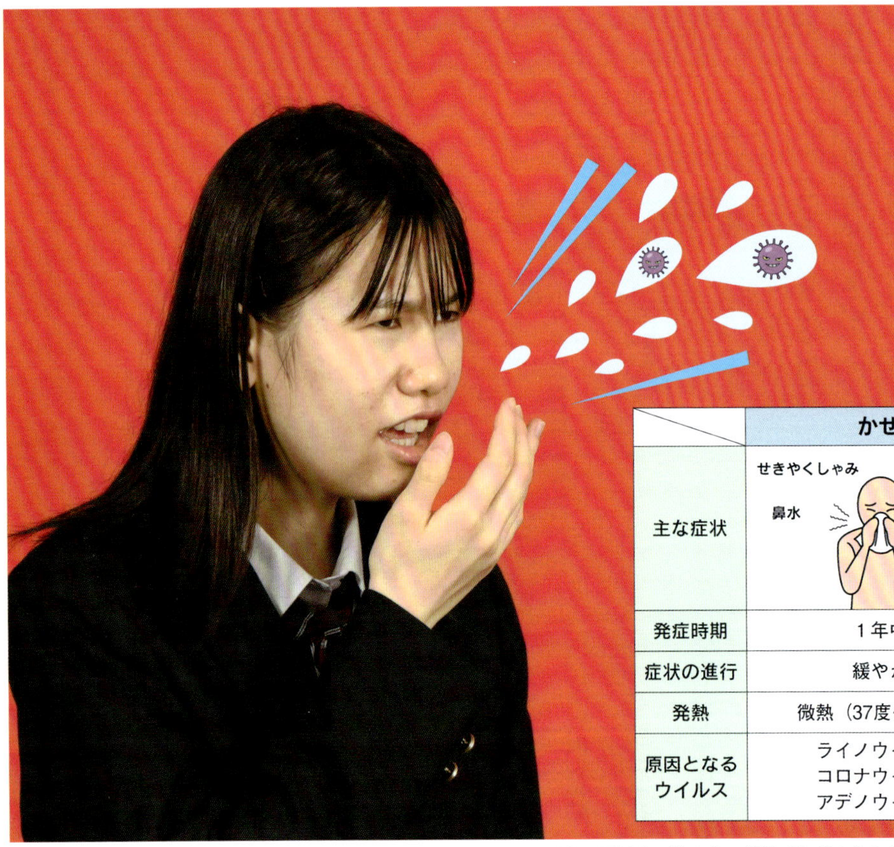

インフルエンザウイルス

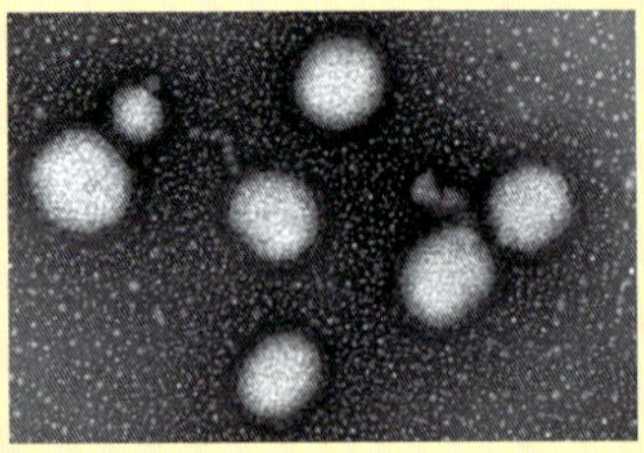

感染者のせきやくしゃみに含まれ、感染すると、喉や気管支、肺で急激に増殖します。

	かぜ	インフルエンザ
主な症状	せきやくしゃみ、喉の痛み、鼻水、鼻づまり	せきやくしゃみ、喉の痛み、鼻水、食欲不振、関節痛、筋肉痛、倦怠感、頭痛
発症時期	1年中	主に冬季に流行
症状の進行	緩やか	急激
発熱	微熱（37度～38度）	高熱（38度以上）
原因となるウイルス	ライノウイルス コロナウイルス アデノウイルス	インフルエンザウイルス

インフルエンザの特徴は、突然の38度以上の高熱や関節痛・筋肉痛、倦怠感などの全身症状が強く現れることです。

毎年冬に流行が警戒されるインフルエンザは、関節痛、筋肉痛、倦怠感などを伴う三八度以上の発熱が特徴です。インフルエンザウイルスは感染者のせき・くしゃみから出る飛沫に含まれ、それを周囲の人が体内に取り込んで感染が広がり、解熱後一週間ほどで症状が落ち着きます。

感染予防対策としては、手洗いやマスクの使用などの感染症対策に加え、食事や睡眠などの生活習慣を整えて免疫力を高めることも大切です。

指導　広島大学大学院 医系科学研究科 ウイルス学 教授　坂口剛正 先生

発症や重症化を防ぐ ワクチン接種

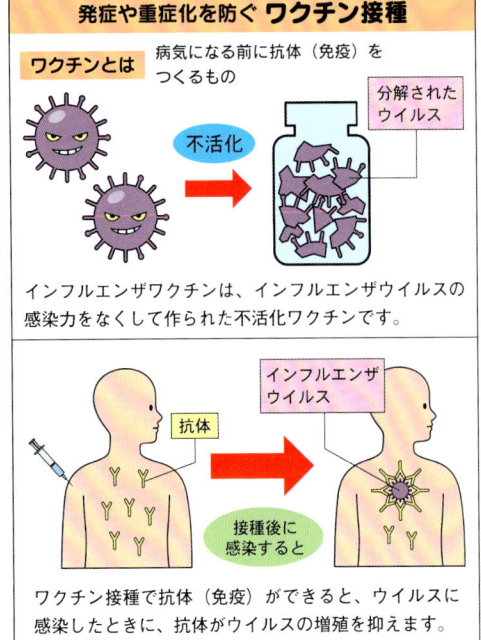

ワクチンとは　病気になる前に抗体（免疫）をつくるもの

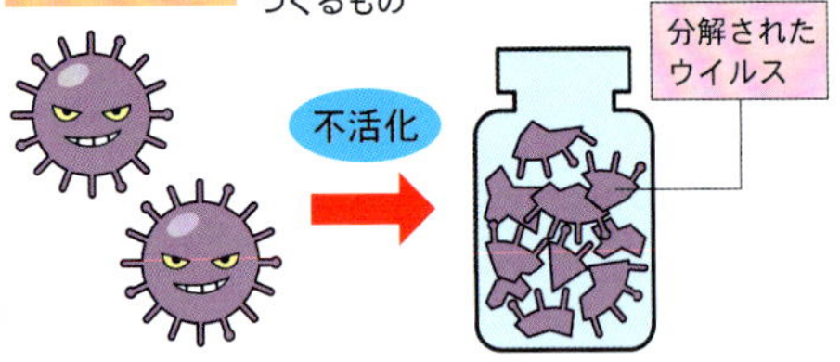

インフルエンザワクチンは、インフルエンザウイルスの感染力をなくして作られた不活化ワクチンです。

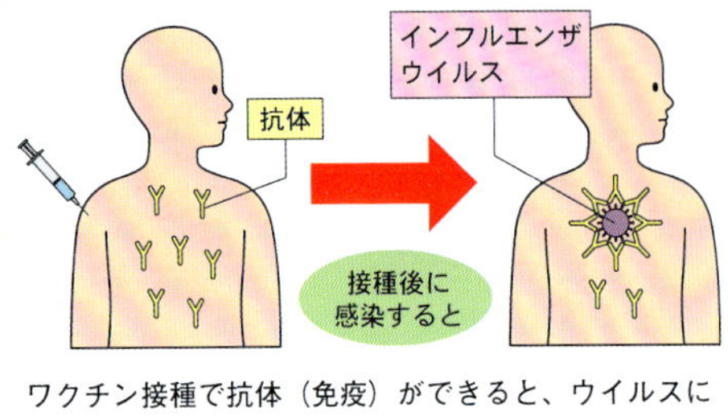

ワクチン接種で抗体（免疫）ができると、ウイルスに感染したときに、抗体がウイルスの増殖を抑えます。

インフルエンザの予防法

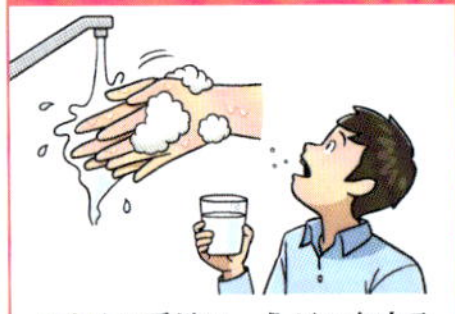

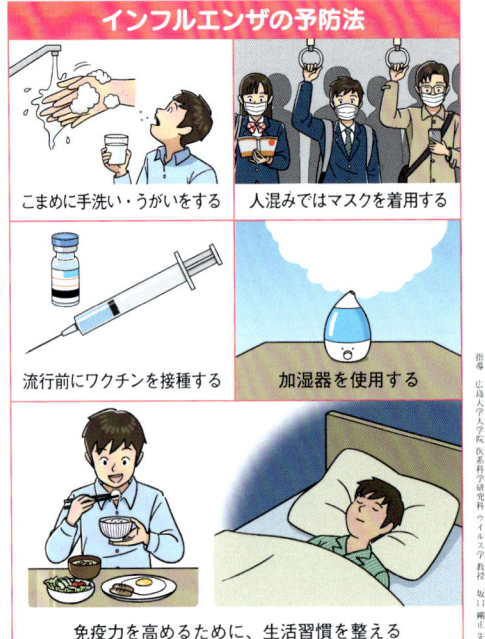

こまめに手洗い・うがいをする

人混みではマスクを着用する

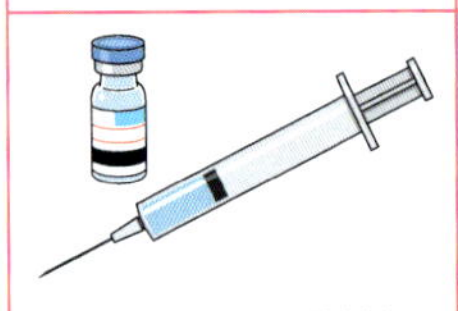

流行前にワクチンを接種する

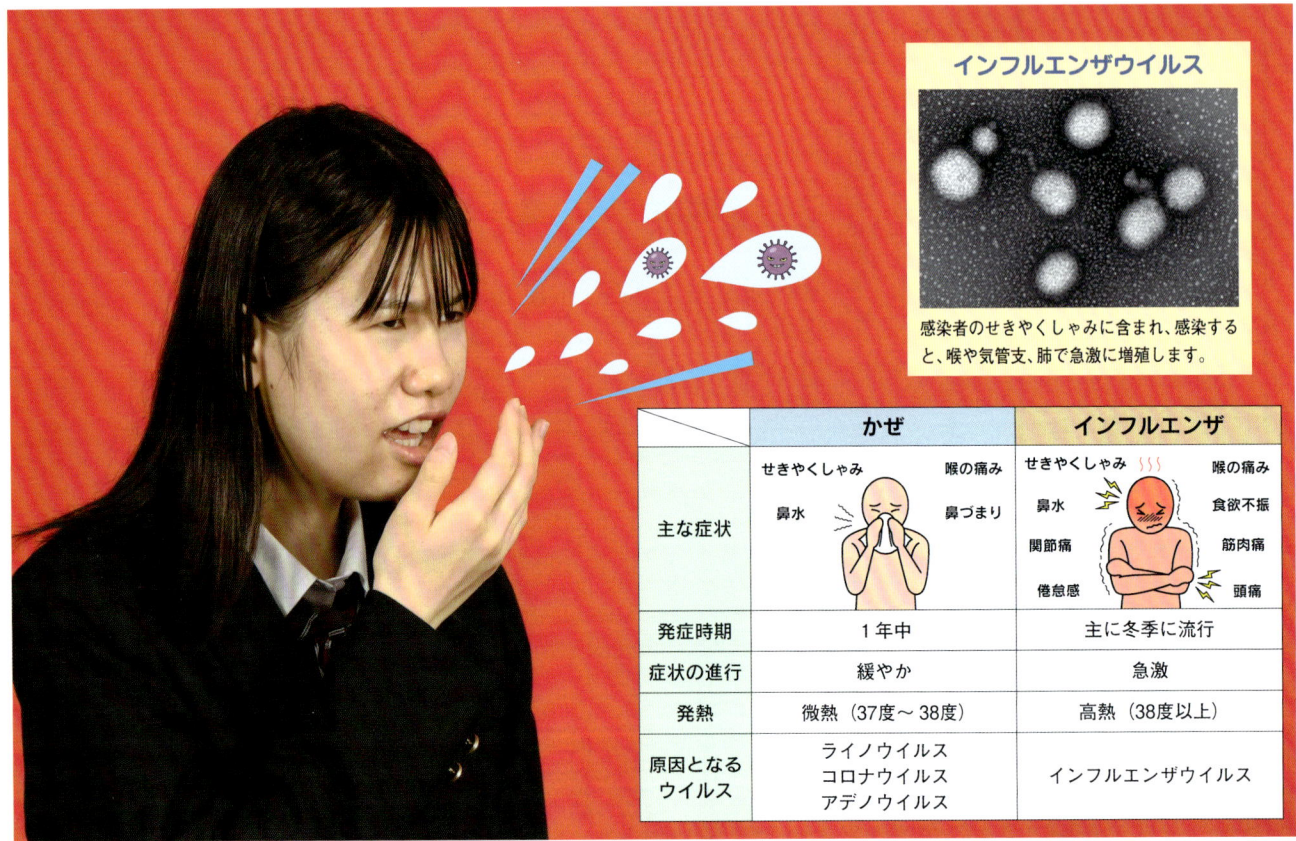

加湿器を使用する

免疫力を高めるために、生活習慣を整える

少年写真新聞
Juniors' Visual Journal
https://www.schoolpress.co.jp/
株式会社 少年写真新聞社
〒102-8232 東京都千代田区九段南3-9-14HF九段南ビル
TEL 03（3264）2624　FAX 03（5276）7785

中学保健ニュース　昭和43年6月4日第三種郵便物承認　2023年10月28日発行　第1894号　旬刊　毎月3回（8・18・28日）発行　1か年定価19,140円

中学保健ニュース

No.1894
2023年（令和5年）
10月28日号
374.9　学校保健　4976

健康に関わる仕事シリーズ③

環境を守る学校薬剤師

学校内の空気や水質の検査を行い、学校の環境衛生を保っています

空気の検査

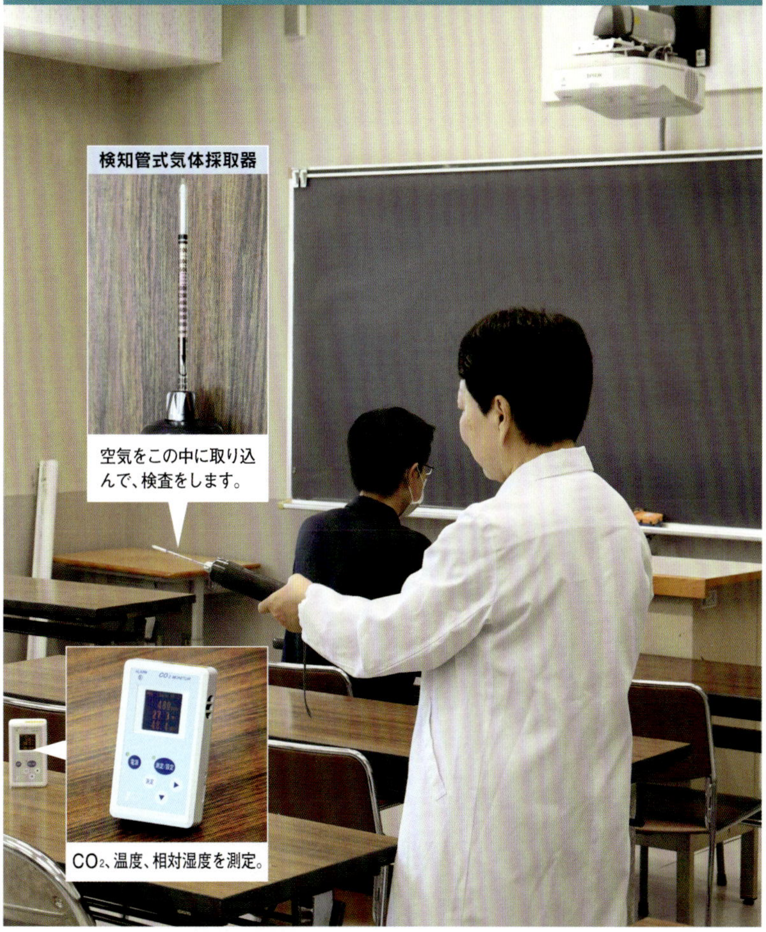

検知管式気体採取器
空気をこの中に取り込んで、検査をします。
CO_2、温度、相対湿度を測定。

教室内の空気を採取して、空気がきれいかどうかを調べます。

教室内の点検ポイント

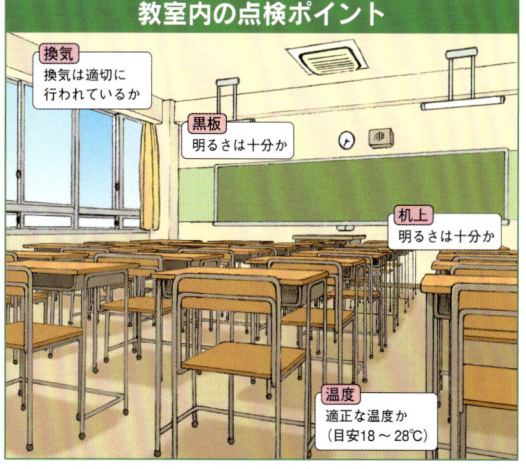

換気
換気は適切に行われているか

明るさは十分か
机上
明るさは十分か
温度
適正な温度か（目安18～28℃）

集中して授業に取り組めるよう、教室内の環境をチェックします。

明るさの検査

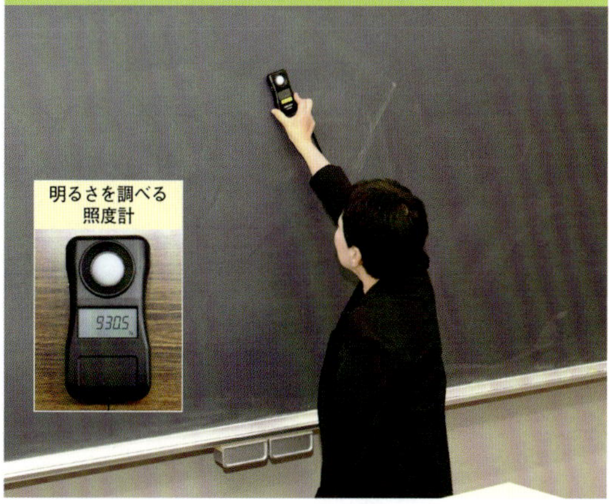

明るさを調べる照度計

照度計を使って、文字が見やすい適切な明るさかどうかを調べます。

学校薬剤師は、学校の環境に関する検査、医薬品の管理、薬の使い方に関する保健指導などを行っています。

学校環境では、教室の空気に含まれている二酸化炭素濃度が問題のないレベルか、黒板の文字を見るときには十分な明るさがあるか、授業の集中を妨げるような騒音はないかなどの検査を行っています。

学校薬剤師は、薬に関することだけではなく、みんなが快適な学校生活を送ることができるように、定期的に検査をしてくれています。

取材・指導　一般社団法人 東京都学校薬剤師会 会長　井上 優美子 先生

水質の検査

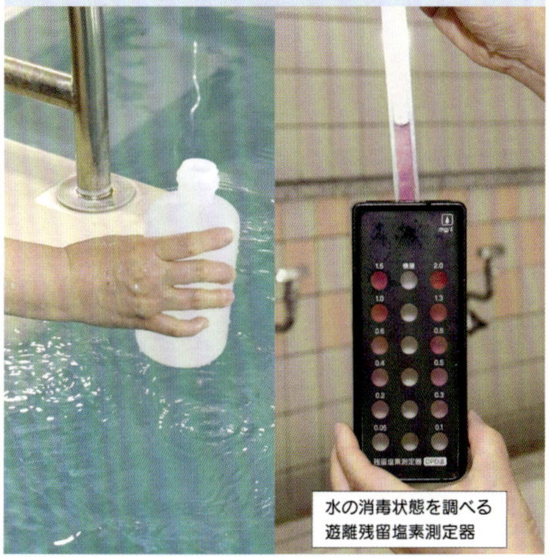

水の消毒状態を調べる遊離残留塩素測定器

プールの水や水道水も、消毒されているかを調べます。

学校薬剤師 井上先生に聞いてみました

Q. 薬の使い方で注意することはありますか？

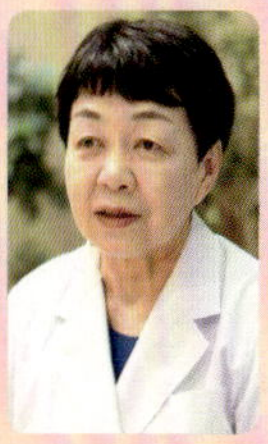

薬は血中濃度によって効き目が表れます。用法、用量（1日3回、1回1錠等）をきちんと守って服用することが大切です。薬には病院等にかかり処方箋によって調剤してもらう医療用医薬品と、ドラッグストアなどで購入する一般用医薬品があります。処方薬はその人個人の薬なので、人にあげたり、もらって飲んだりしてはいけません。薬には主作用と副作用があり、服用するときには、自分の体質をよく知ることが必要です。

また、人には自然治癒力があるので、すぐ薬に頼らず、規則正しい生活をして、免疫力を高めるようにしましょう。

2023年(令和5年)10月28日発行　中学保健ニュース 第1894号付録　株式会社 少年写真新聞社

少年写真新聞 Juniors' Visual Journal
2023年10月28日発行
第1894号付録
Ⓒ少年写真新聞社2023年
中学保健ニュース
★定期刊行物は終わる期間を予定しない刊行物です。年度が替わりましても、購読中止のお申し出のない限り、引き続きニュースをご送付申し上げます。
★著作権法により、本紙の無断複写・転載は禁じられています。
株式会社 少年写真新聞社 〒102-8232 東京都千代田区九段南3-9-14 HF九段南ビル
https://www.schoolpress.co.jp/

学校薬剤師の仕事と養護教諭との連携

一般社団法人 東京都学校薬剤師会
会長　井上 優美子

学校環境衛生の専門家

児童生徒が一日の大半を過ごす学校内で、快適な学習環境を保つことは大変重要なことです。学校薬剤師は「学校保健安全法」第23条により、「学校には学校薬剤師を置くものとする」とされており、学校環境衛生基準に沿って、毎学年定期に、学校における換気及び、採光、照明、保温、騒音、水泳プール、清潔保持その他環境衛生に係る事項について、児童生徒等及び職員の心身の健康の保持増進を図るために維持されることが望ましい基準の維持管理に努めています。また最近では、薬物乱用防止、薬の正しい使い方等について話す機会も増えています。

学校環境衛生管理を行うのは、学校です。学校は「学校保健安全法」及び「学校保健安全法施行規則」に基づいて管理を進めます。学校は学校保健計画を策定しなければなりません（法第５条）。学校が学校保健計画を策定する際は、学校環境衛生の専門家である学校薬剤師に協力を依頼する必要があります。学校薬剤師は、校長の命を受け、検査の時期や方法、評価、事後措置について協力します。基準に適合しない場合は、校長は改善のため、事後措置をとらなければなりません。事後措置については、学校薬剤師にも御相談ください。

学校保健計画を策定する際には、養護教諭と学校薬剤師の連携が不可欠です。学校環境衛生検査には定期検査、日常点検、臨時検査があります。ほかにも保健室の医薬品の管理、児童生徒が持参する内服薬の相談等多岐にわたります。我々学校薬剤師が主に行うのは、定期検査になります。その際には、養護教諭と連携し検査を進めます。事前に各担任に了解を得ていただくことや、教室の選定等でお手数をお掛けすることが多々あり、感謝にたえません。また日常点検で気になることがある場合も、学校薬剤師にご相談ください。

薬物乱用防止教室の講師も

近年、薬物乱用防止教室も多くの学校で開催されるようになりました。講師も警察関係者、学校三師、ライオンズクラブ等様々です。学校のお考えもあることとは思いますが、薬物乱用防止教室の講師には、ぜひ学校薬剤師を指名していただきたいと考えております。最近は20歳未満の青少年による大麻汚染が問題になっています。情報化社会の進展により、誰でも簡単に入手できる状況にあり、大麻の形態も様々なものが作られているようです。以前よりは濃度も濃くなり、今後の推移が心配ではあります。学校薬剤師は、講習会などで毎年新しい情報を入手していますので、養護教諭や担任の先生方との事前打ち合わせの際、地域の実情なども考慮しながら内容の組み立てを行っております。養護教諭と連携し講話を進めることも可能ですので、ぜひ学校薬剤師にお声をかけていただきたいと考えております。学校では学校薬剤師は、特に養護教諭との連携が不可欠です。今後とも両者が協力し、安心安全な学習環境づくりができるよう、願っております。

2023年(令和5年)11月8日発行　中学保健ニュース 第1895号付録　株式会社 少年写真新聞社

少年写真新聞 Juniors' Visual Journal
2023年11月8日発行
第1895号付録
Ⓒ少年写真新聞社2023年
中学保健ニュース
★定期刊行物は終わる期間を予定しない刊行物です。年度が替わりましても、購読中止のお申し出のない限り、引き続きニュースをご送付申し上げます。
★著作権法により、本紙の無断複写・転載は禁じられています。
株式会社 少年写真新聞社 〒102-8232 東京都千代田区九段南3-9-14 HF九段南ビル
https://www.schoolpress.co.jp/

魔法の水“唾液”

国立モンゴル医学科学大学 歯学部
客員教授　岡崎 好秀

唾液に含まれるリゾチームの抗菌作用

昔から、“唾液の多いお年寄りは、長生きする”、“よだれの多い赤ちゃんは健康に育つ”といわれます。唾液が多いことは、消化腺などの分泌能が旺盛で、新陳代謝が高く体が若いことを意味しているのでしょう。

幼い頃、けがをしたときに傷口をなめた経験はないでしょうか？　動物はけがをすると、傷口をなめます。この行為は、動物としての本能でしょう。唾液には傷口を消毒する成分が含まれています。そのひとつが、リゾチームです。ちなみに、皮膚の表面１cm^{2}あたりの細菌数は10^{3}個程度に対し、唾液１mLあたりでは10^{8}個と圧倒的に唾液のほうが多いのですが、歯を抜いても滅多に化膿（かのう）しません。しかし、抜歯と同じように、皮膚に骨まで達する傷ができたらどうでしょうか。深くて大きいので、化膿するに違いありません。また、治癒までに時間がかかります。

これらを考え合わせると、口は唾液により守られているとしか言いようがありません。リゾチームは唾液や涙など、体からの分泌物に含まれており、体の表面で病原菌の侵入を防いでいます。

また、こんな実験もあります。ネズミの背中を１cm四方に切ります。そして、ネズミを１匹ずつ飼った場合と数匹を一緒に飼った場合の、傷の治り具合を比べます。１匹ずつ飼った場合、２日後の傷口は20％しか治りません。しかし数匹の場合は、75％も傷口が治っています。この理由は数匹のネズミの場合、互いに傷口をなめ合います。しかし、１匹ではなめることができません。唾液には、傷口を早く治す物質（上皮成長促進因子・EGF）も含まれています。口の傷が、皮膚の傷よりも治りが早いのはこのためです。

ほかにも、唾液にはさまざまな役割があります。例えば、スムーズに食物をのみ込めるのも唾液のおかげです。食べ物をかんだときに唾液がもし出なかったら、喉や食道に傷がつきます。

また、味覚を感じるのも唾液です。食物中の味覚物質が溶けて舌の味蕾（みらい）に伝わり、味を感じます。そのため、唾液が少ないと味覚異常を起こします。

むし歯を防ぐ唾液の働き

もちろん歯も守られています。これは砂糖を摂取した後の歯垢中のｐＨです（p.８図）。最初は中性（pH7.0）ですが、pHが低下してpH5.5以下になると歯が溶かされ始め、むし歯になります。約20分間溶け続け、元に戻るのが約１時間後です。この中性に戻す性質を唾液の緩衝作用といいますが、その力は水の１万倍以上も強いのです。

さらに、生えたばかりの歯はまだやわらかく、３年以内にむし歯になりやすいといわれます。しかし生えた後、唾液中のカルシウムが歯につき、より硬くなりむし歯になりにくくなるのです。まさに唾液は、体を守るだけではなく、むし歯も防ぐ“魔法の水”といえるでしょう。

（200 ページに続く）

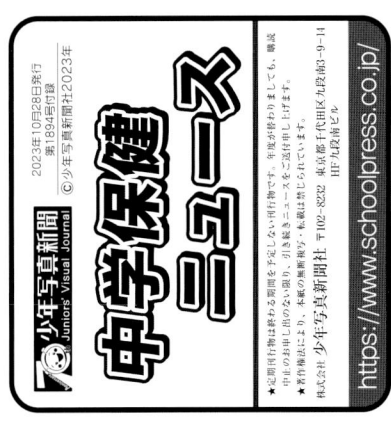

ほけん通信。　　学校　　年　月　日発行

手足のけがの応急手当　RICE

指導　稲毛整形外科 院長　南出 正順 先生

打撲、捻挫、突き指などのときは、RICEと呼ばれる４つの応急手当を行います。RICEを確実に行うことで、患部の腫れや痛みを軽減することができます。

Ⓡ Rest（安静）

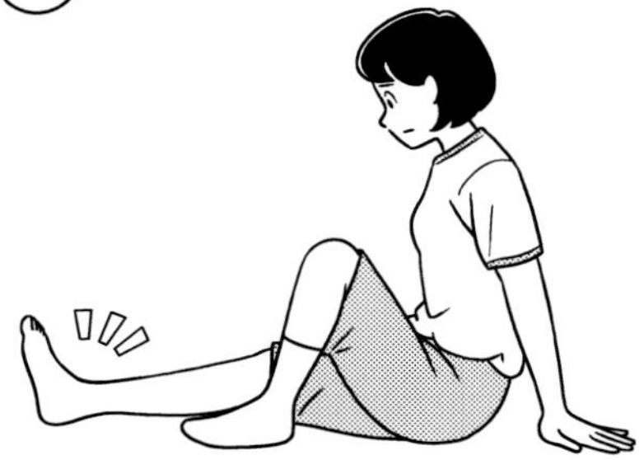

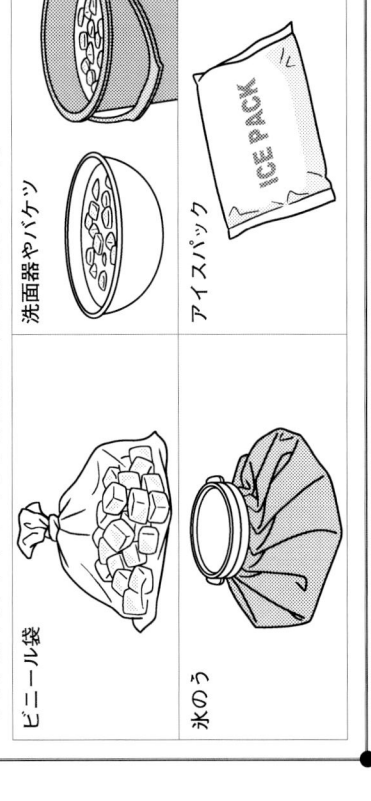

患部を安静にすることで、受傷した部分の痛み、出血、腫れを軽くします。

Ⓘ Ice（冷却）

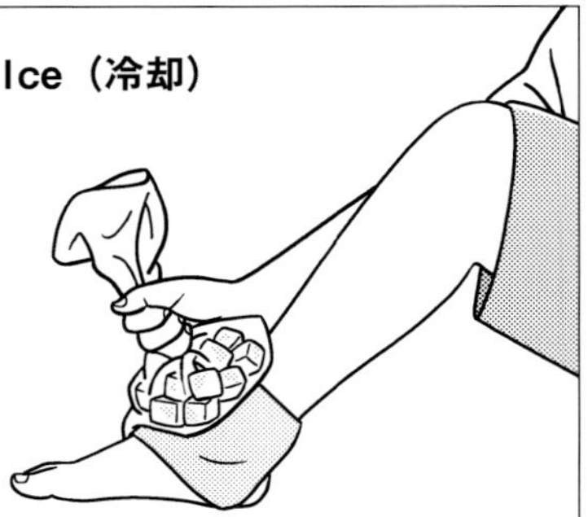

患部を氷などで冷却することで、患部組織の血管を収縮させ、腫れや出血を最小限にし、痛みを軽減します。

Ⓒ Compression（圧迫・固定）

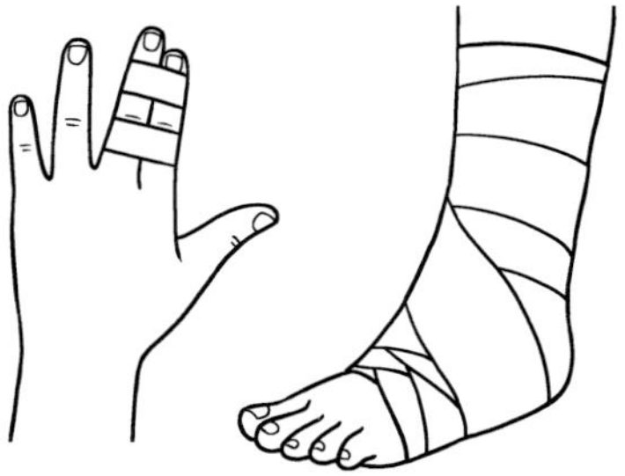

患部を包帯などで圧迫・固定することで、痛みや腫れを最小限に抑えます。

Ⓔ Elevation（挙上）

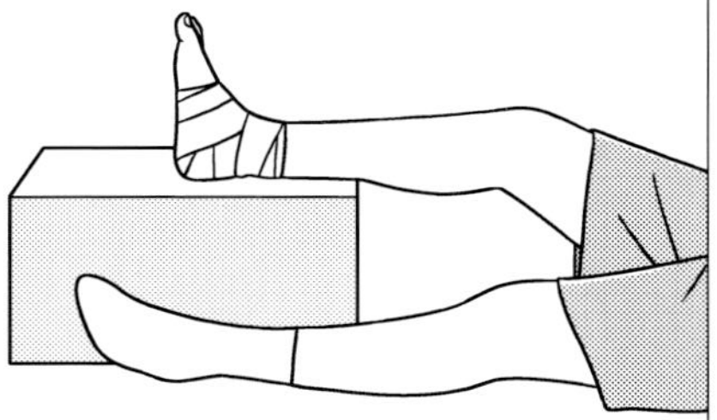

患部を心臓より高くあげることで、腫れやむくみを抑えます。

応急手当で大切な Ice

RICEの中でも最も重要なのは、Ice（冷却）です。冷やすことで血管を収縮させ、組織の代謝を減らして炎症や腫れを抑える効果が期待できます。氷を入れたビニール袋、洗面器やバケツ、氷のう、アイスパックなどを活用して、患部を冷やします。

ビニール袋

洗面器やバケツ

氷のう

アイスパック

骨折の応急手当（腕の場合）

前腕部の骨折が疑われる場合、①患部にタオルを当てて、雑誌などを使って固定します。②折った三角巾などを利用して、手首と肘の部分を結びます。③その後、三角巾を使って、④首からつるして固定します。

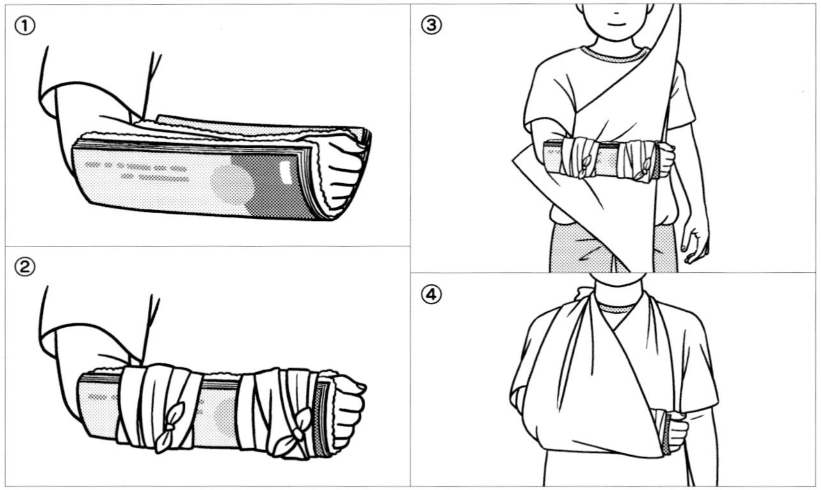

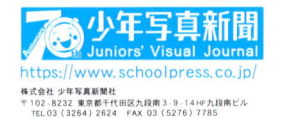

中学保健ニュース　昭和43年6月4日第三種郵便物承認　2023年11月8日発行　第1895号　旬刊　毎月3回（8・18・28日）発行　1か年定価19,140円
少年写真新聞 Juniors' Visual Journal
https://www.schoolpress.co.jp/
株式会社 少年写真新聞社
〒102-8232 東京都千代田区九段南3-9-14HF九段南ビル
TEL 03（3264）2624　FAX 03（5276）7785
中学保健ニュース
No.1895
2023年（令和5年）
11月8日号
491.343　唾液腺　4976

口の健康を守る唾液の働き

唾液は、初期むし歯の進行を抑え、健康な歯に戻していきます

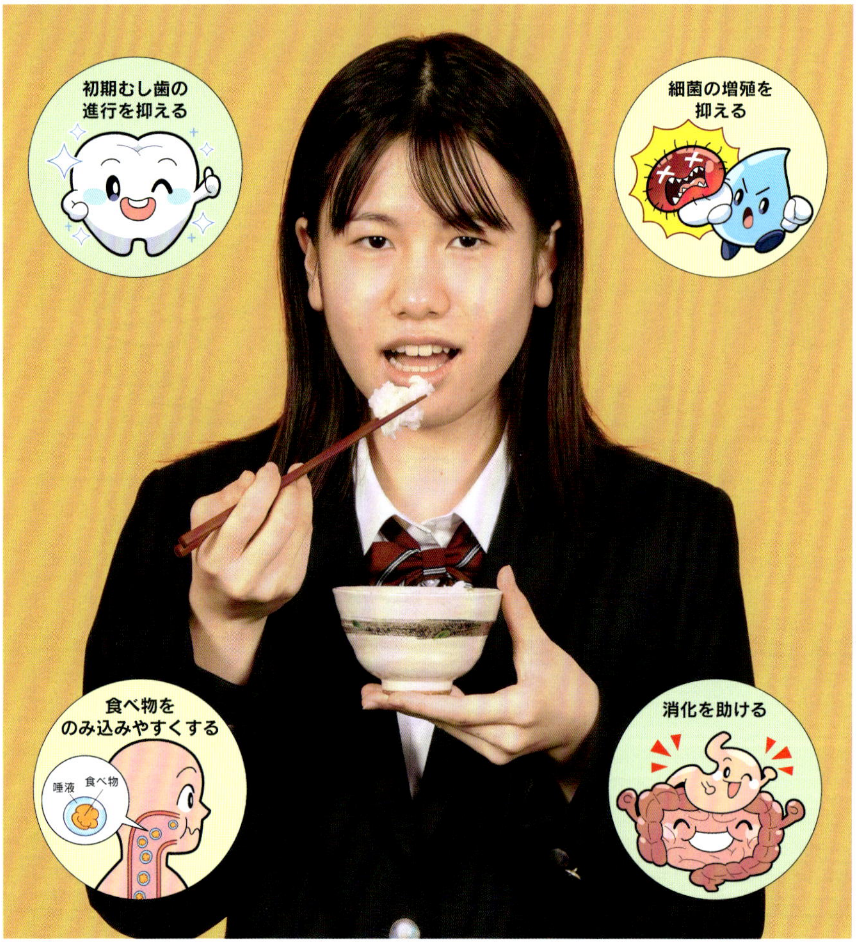
初期むし歯の
進行を抑える
細菌の増殖を
抑える
食べ物を
のみ込みやすくする
唾液
食べ物
消化を助ける

唾液は、初期むし歯の進行を抑えたり消化を助けたりするなどの働きがあるほか、食べ物に含まれる発がん物質の作用を低下させてがんにかかりにくくするなど、健康を守るために必要な役割を多く担っています。

唾液を出している唾液腺

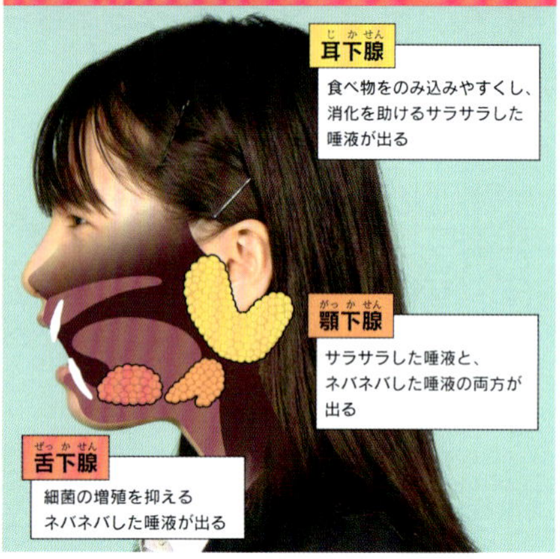

サラサラした唾液と、ネバネバした唾液の両方が出る

ネバネバした唾液が出る

これらの三大唾液腺のほかに、唇や舌などにある小さな唾液腺からも、唾液を出しています。

初期むし歯の進行を抑える唾液の力

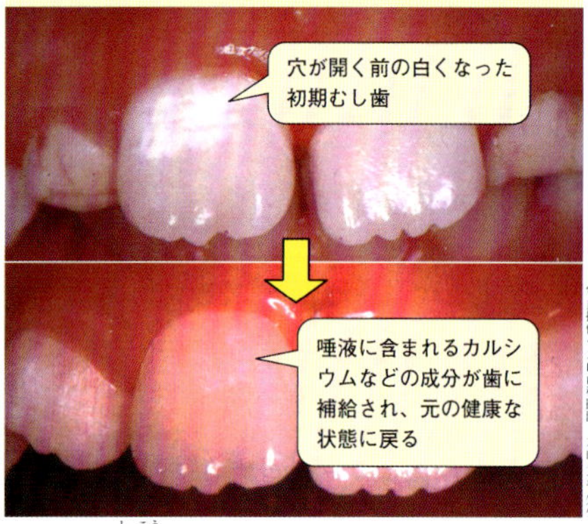

穴が開く前の白くなった

写真提供：丸山歯科医院　丸山 文孝 先生

ただし、歯垢（しこう）があると唾液が歯に届かずにむし歯が進行するので、歯磨きで歯垢を落とします。

よくかんで、唾液の量を増やそう

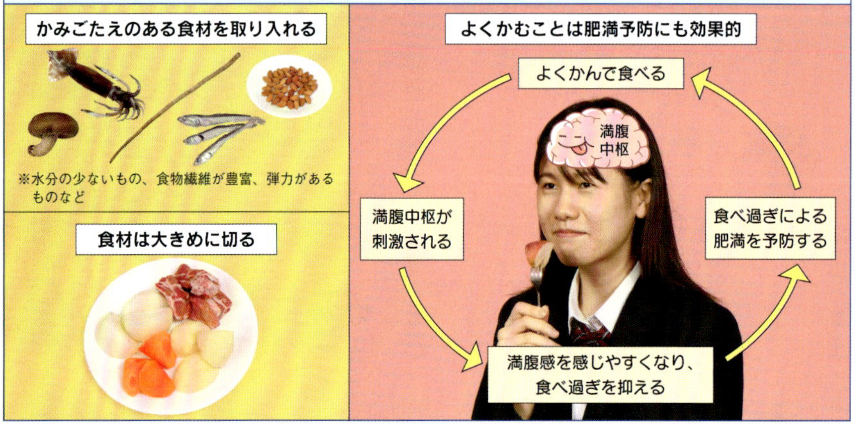

かみごたえのある食材を取り入れる
※水分の少ないもの、食物繊維が豊富、弾力があるものなど
食材は大きめに切る
よくかむことは肥満予防にも効果的

満腹中枢が刺激される

食べ物を飲み物で流し込まずによくかんで食べると、唾液腺の働きが活発になり、唾液の量が増えます。また、よくかむことで食べ過ぎを抑えて肥満を予防することができます。

砂糖を摂取すると、細菌が酸をつくり歯が溶けてむし歯になりますが、唾液に含まれているカルシウムなどの成分を補給することで歯を元の健康な状態に戻して、初期むし歯の進行を抑えることができます。

また、細菌の増殖を抑えて口の中を清潔にしたり、食べ物ののみ込みや消化を助けたりするなど、唾液にはさまざまな役割があります。

口の健康を守るには、食べ物をよくかんで唾液の量を増やすことが大切です。

指導　国立モンゴル医学科学大学 歯学部 客員教授　岡崎 好秀 先生

中学保健ニュース　昭和43年6月4日第三種郵便物承認　2023年11月18日発行　第1896号　旬刊　毎月3回（8・18・28日）発行　1か年定価19,140円

少年写真新聞 Juniors' Visual Journal
https://www.schoolpress.co.jp/
株式会社 少年写真新聞社
〒102-8232 東京都千代田区九段南3-9-14HF九段南ビル
TEL 03（3264）2624　FAX 03（5276）7785

中学保健ニュース

No.1896
2023年（令和5年）
11月18日号
493.14 食物アレルギー　4976

皮膚や粘膜などに症状が現れる 食物アレルギー

呼吸が苦しいなどの緊急性が高い症状があればすぐに人を呼ぼう

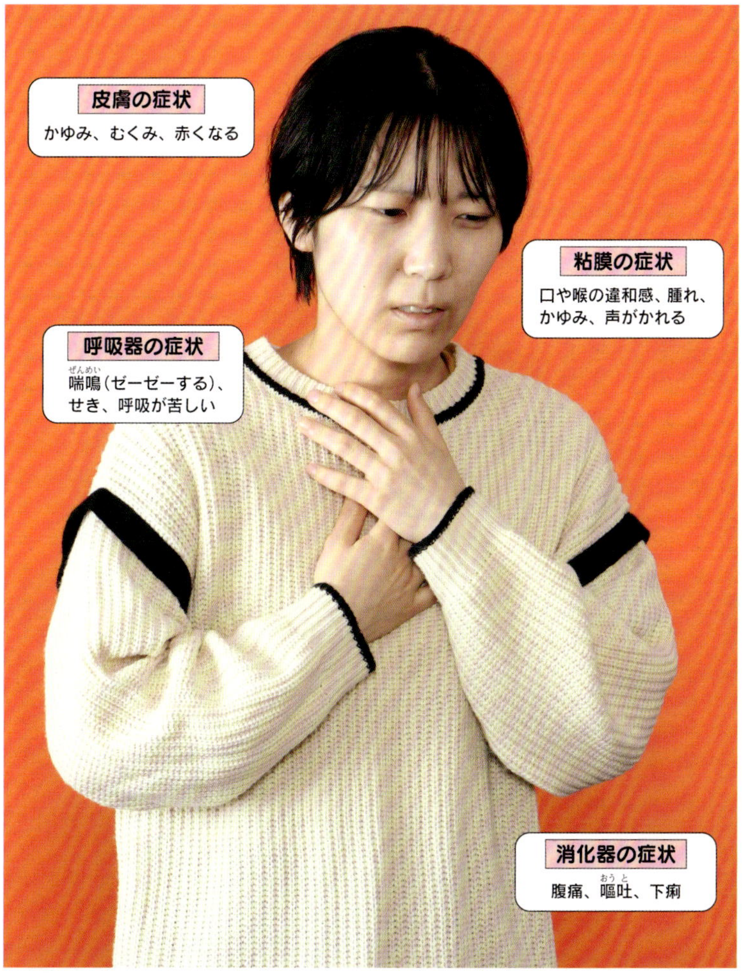

食物アレルギーにはさまざまな症状がありますが、皮膚や粘膜の症状が多く見られます。

主な原因食品

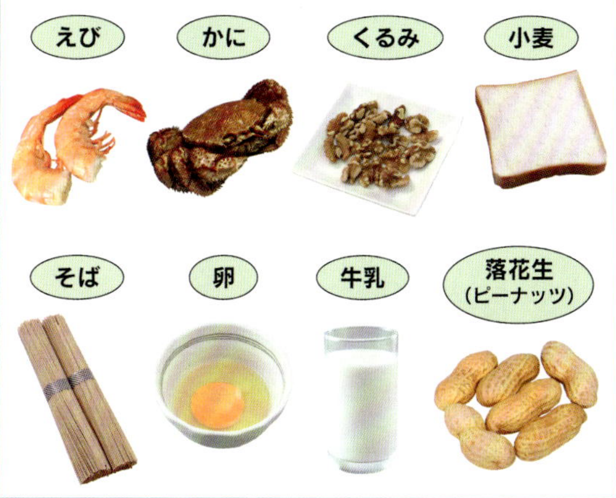

原因食品では甲殻類、卵、小麦、牛乳、くるみなどがよく見られます。

緊急性の高い症状＝アナフィラキシーとは？

ぐったり　意識がもうろう
息が苦しい　繰り返し吐く　など

複数のアレルギー症状が同時に起こる

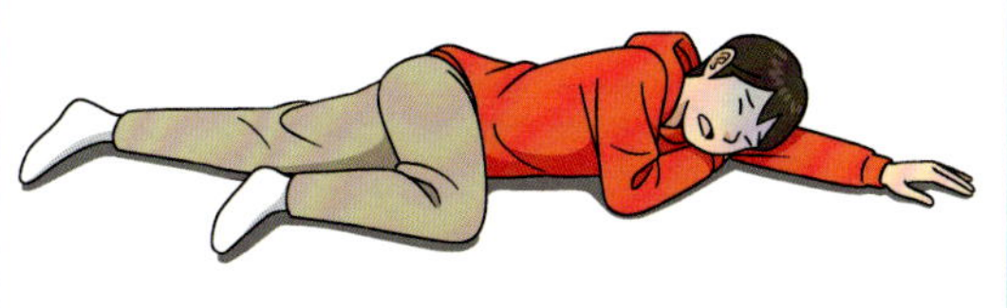

アナフィラキシーとは皮膚、粘膜、消化器、呼吸器などのさまざまな臓器に重い症状が出現する、そのままだと命が危険な状態です。

緊急性が高い症状＝アナフィラキシーが起きたときの対応

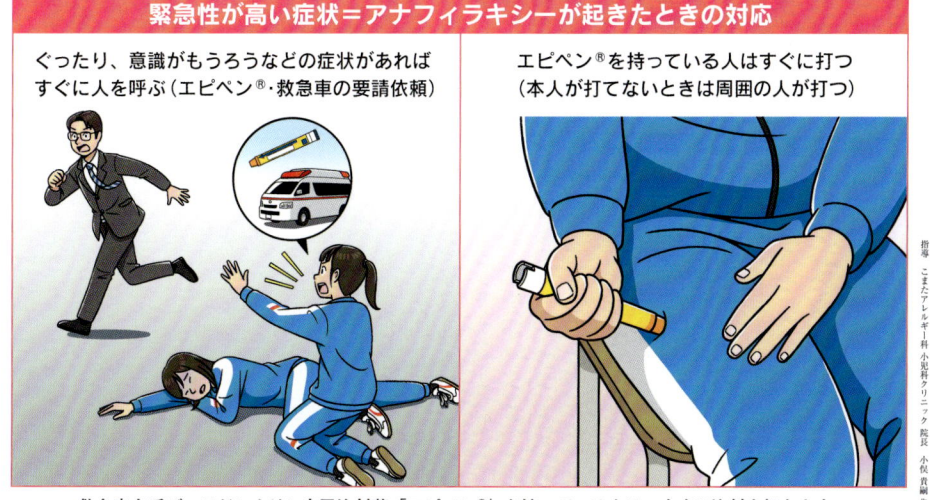

ぐったり、意識がもうろうなどの症状があればすぐに人を呼ぶ（エピペン®・救急車の要請依頼）

エピペン®を持っている人はすぐに打つ（本人が打てないときは周囲の人が打つ）

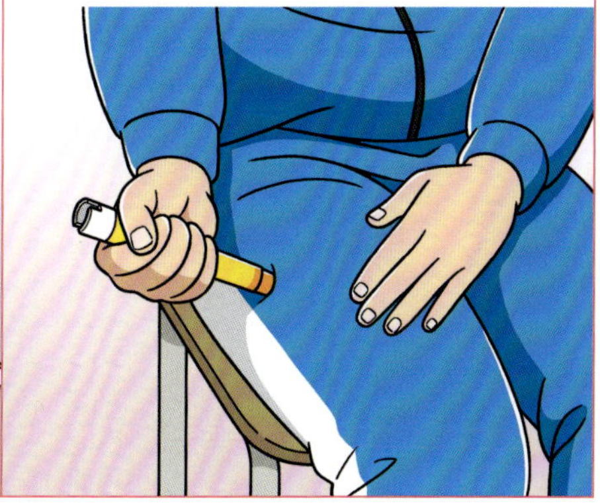

救急車を呼び、アドレナリン自己注射薬「エピペン®」を持っている人は、すぐに注射を打ちます。

食物アレルギーとは、ある特定の食品を摂取することで起こるアレルギー反応です。症状は、皮膚や粘膜の腫れ、むくみなどが多く、中には呼吸が苦しくなったり、嘔吐をしたりすることもあります。食後にぐったりしていて、意識がもうろうとしたような症状が見られた場合、すぐに大人の人を呼び、アドレナリン自己注射薬を注射し、救急車を要請するようにしましょう。

指導　こまたアレルギー科 小児科クリニック 院長　小俣 貴嗣 先生

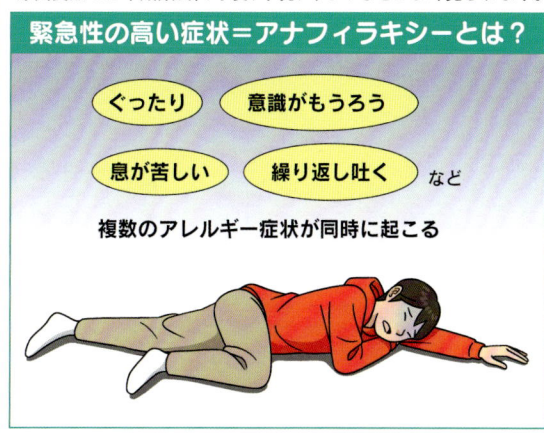

少年写真新聞 Juniors' Visual Journal
2023年11月18日発行
第1896号付録
Ⓒ少年写真新聞社2023年
中学保健ニュース
★定期刊行物は終わる期間を予定しない刊行物です。年度が替わりましても、購読中止のお申し出のない限り、引き続きニュースをご送付申し上げます。
★著作権法により、本紙の無断複写・転載は禁じられています。
株式会社 少年写真新聞社 〒102-8232 東京都千代田区九段南3-9-14 HF九段南ビル
https://www.schoolpress.co.jp/

食物アレルギーの症状と対応

こまたアレルギー科 小児科クリニック
院長　小俣 貴嗣

原因抗原による見方、考え方について

食物アレルギーは年齢によっても新規で発症しやすい食物（抗原）が異なります。小学生から高校生くらいの間（7～17歳のグループ）では甲殻類、木の実類、果物類、魚卵、小麦の順に新規発症が多くなります。特に木の実類アレルギーはここ数年報告数が多く、中でもくるみやカシューナッツのアレルギーの増加が目立っています（2023年3月からくるみが特定原材料に追加されました）。

また食物アレルギーは耐性を獲得しやすい（治りやすい）食物と耐性を獲得しにくい（治りにくい）食物に分けることができます。鶏卵や牛乳、小麦は耐性を獲得しやすい抗原として知られています。また甲殻類、木の実類、果物類、魚卵、ピーナッツなどは耐性を獲得しにくい抗原として知られています。すなわち中高生になるとほとんどの鶏卵や牛乳アレルギーの患者は治っているはずであり、この時期にまだ鶏卵や牛乳のアレルギーがある人はかなり重症な患者か、もしくは本当は耐性を獲得しているが除去を継続してしまっている人のどちらかの可能性が高いと思われます。小麦に関しては7～17歳のグループで再び新規発症してくる可能性が高い抗原であり、発症した時期によって見方を変えなければいけません。つまり乳幼児期早期に発症している小麦アレルギーの患者の多くは、耐性を獲得しているはずです。しかし小学生以降で小麦アレルギーを発症している患者は、かなり重症度が高いかもしれません。

アナフィラキシー症状出現時の対応

アナフィラキシーを起こしたであろう生徒がいたら、まず生徒の観察と状況把握を行いましょう。可能であれば呼吸状態、顔色も確認してください。1人では対応せず、すぐ助けを呼んでください。エピペン®を持参している生徒であればエピペン®の準備や救急車の要請をほかの先生にお願いしましょう。エピペン®が到着したら、ただちに太ももの前外側に注射してください。注射後は仰向けにして下肢を少し挙上してください。吐いているときは顔を横向きにしましょう。その後、救急車で速やかに医療機関に搬送しましょう。

アナフィラキシーを起こさないためには、原因となる抗原の回避が重要です。食物による反応であれば、原因食物を摂取しないことが最も基本的な対策です。食物アレルギーの場合、アナフィラキシーを恐れるあまり、原因となる食物の完全除去が必ずしもいいわけではなく、安全性を確保しながら、必要最低限の除去が食物アレルギー患者の治療の原点となります。ただし、学校などの集団生活の場においては、中途半端な除去解除は誤食事故の原因となりやすいです。過去にアナフィラキシーを起こしたことのある生徒については、特に自宅での原因食物の摂取量が少ない場合には、原則、学校での解除は行わないほうがよいでしょう。

少年写真新聞 Juniors' Visual Journal
2023年11月28日発行
第1897号付録
Ⓒ少年写真新聞社2023年
中学保健ニュース
★定期刊行物は終わる期間を予定しない刊行物です。年度が替わりましても、購読中止のお申し出のない限り、引き続きニュースをご送付申し上げます。
★著作権法により、本紙の無断複写・転載は禁じられています。
株式会社 少年写真新聞社 〒102-8232 東京都千代田区九段南3-9-14 HF九段南ビル
https://www.schoolpress.co.jp/

感染症を予防する換気

京都工芸繊維大学 機械工学系
教授　山川 勝史

GW前に入国制限が緩和されたことをきっかけに、徐々にマスクを外す人々を見かけるようになりました。また今夏の猛暑は多くの方からマスクを取り去り、新型コロナウイルス感染症パンデミックからおおむね3年半でコロナ前の日常に戻ったようです。しかしながら、第8波（'22.11/1～'23.1/3）では感染者数も死亡者数も過去最多を記録し、医療機関や高齢者施設等では未だにマスク着用が常となっています。今冬もおそらく流行し、これまでのようにマスクを着けない方も増えている状況から、感染者が爆発的に増える可能性も考えられます。ここでは「冬」というキーワードとともに感染予防対策を考えてみましょう。

湿度とウイルス飛沫（ひまつ）

コロナウイルスは唾液などに包まれて、飛沫という状態で感染者から体外に放出されます。大きな飛沫には多くのウイルスが、小さな飛沫には少ないウイルスが含まれますので、大きな飛沫ほど感染リスクは高くなります。一方で大きな飛沫は重力の影響を受けやすく、感染者から放出されてからすぐに落下してしまいます。しかし湿度が低い冬場は大きな飛沫の水分は蒸発しやすく、小さな飛沫になります。ただしもともと多くのウイルスを含んでいたため、水分が蒸発してもウイルスの量そのものは変わりません。つまり湿度の低い冬場では、ウイルスを多く含む危険な飛沫が飛び交うことになるのです。ちなみにスパコン富岳を用いて1.8m先の人に向かってせきをした場合を計測すると、湿度60％と比較して湿度30％では到達する飛沫の数が2倍以上になりました。ウイルス数は湿度が低いほど多くなるので、感染確率が高くなることが予想できます。よって、加湿器などの湿度を上げるものは、飛沫の蒸発を抑える意味で感染予防対策として優れたものになります。

冬場の換気について

冬場の湿度が低い環境では感染リスクが高くなるため、室内から排除することつまり換気が重要です。換気扇等が部屋についていれば、それを作動させてください。強制的に排出された空気と同量の新しい空気がドアの隙間等から入ってきて、結果的に空気の入れ替えができます。窓を開けて換気をする場合は、できるだけ離れた2つの窓を開けます。空気は気圧の高いところから低いところへ流れますので、室外の気圧が室内の気圧より高ければ、室内に向かって空気が流れ込んできます。このときに入ってきた空気と同量の空気を室外へ出す必要がありますが、窓が1箇所しか開いていなければスムーズな空気の入れ替えができません。一方、入り口とは別に出口があればスムーズに空気の流れが発生し、またその2つの窓に距離があればその途中の汚れた空気も一緒に入れ替えてくれます。これが距離をとった2箇所の窓を開けた方がいい理由です。

最後に冬場では換気時に寒いと感じたら窓を閉めてもらっても大丈夫です。室内が寒くなったというのは外の冷たい空気が十分に室内に入ってきたからなので、換気完了の合図にもなります。

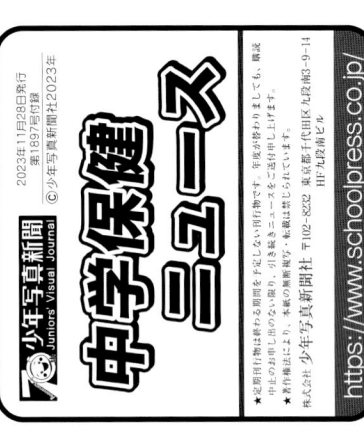

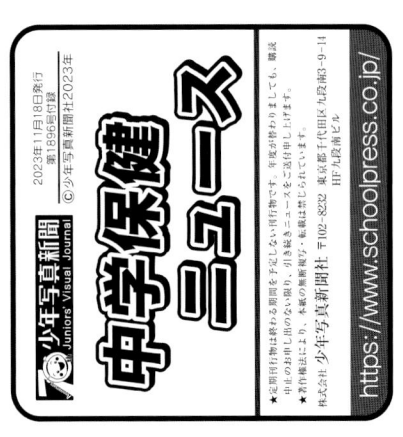

ほけん通信。

学校　　年　月　日発行

眼科健診を受けるときのポイント

指導　川添丸山眼科 院長　丸山 耕一 先生

学校眼科健診では、学校生活に支障がない見え方をしているかを調べる視力検査と、まぶたや目に病気や異常がないかを調べる眼疾患の検査を行います。正しい診断結果を得るためには、その検査の目的や注意事項を守ることも大切です。健診後に、再検査や治療の勧告を受けたら、保護者の方に必ず知らせて、速やかに眼科を受診するようにしましょう。

視力検査でのポイント

前髪が目にかかるときは、ピンなどで止める。

ぼやけて見えなくても目を細めて見ない。

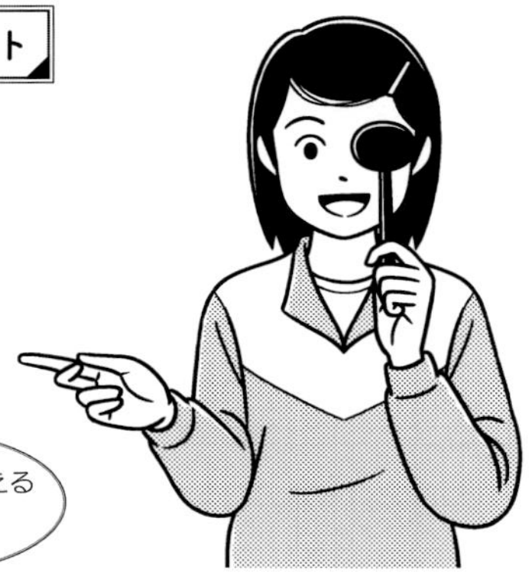

眼球を圧迫せず、隙間から見えないように全体を確実に覆う。

大きな声で答える。見えないときは「わかりません」と答える。

指差しをして伝える方法もあります。

眼鏡やコンタクトレンズは着用したまま測ります。

眼疾患の検査でのポイント

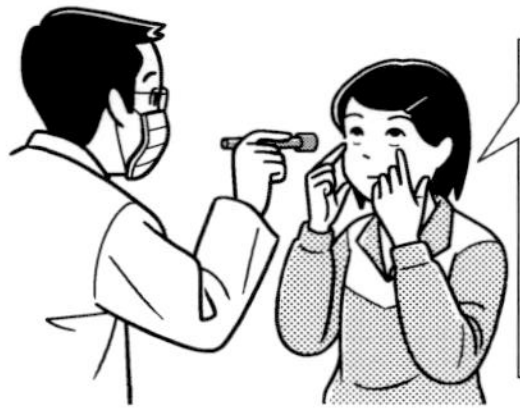

感染症対策として指示があれば、両目の下まぶたを人差し指で引き下げます。

まぶた、まつげ、結膜、角膜などに異常がないかを調べます。また眼球のもともとの位置や動きなどに異常がないかを見ています。

受診が必要な眼疾患

<アレルギー性結膜炎> アレルギーによって、目のかゆみ、充血、まぶたの腫れ、目やになどが起こる。

<結膜炎> 細菌性とウイルス性に分かれる。充血、流涙、痛み、目やになどの症状が強く、発熱や痛みを伴うこともある。ウイルス性のものは出席停止になる。

<眼瞼炎（がんけんえん）> 目の周囲のただれ、かぶれ、かさつき、切れなどで、かゆみや痛みが起きる。

<眼瞼内反症> まつげが眼球に触れた状態（逆さまつげ）になって、異物感から目をこすり、角膜が傷つく。

<麦粒腫> 急性の細菌感染で、まぶたが腫れる。

<霰粒腫（さんりゅうしゅ）> まぶたの慢性肉芽腫性炎症で、まぶたが腫れる。しこりが残ることもある。

判定基準ＡＢＣＤの見え方

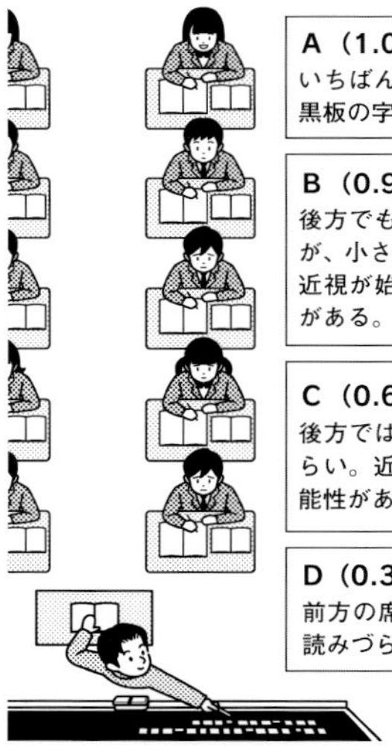

A（1.0以上）
いちばん後ろの席からでも黒板の字がよく見える。

B（0.9～0.7）
後方でも黒板の字が読めるが、小さい字は読みづらい。近視が始まっている可能性がある。

C（0.6～0.3）
後方では黒板の字が読みづらい。近視や目の病気の可能性がある。

D（0.3未満）
前方の席でも、黒板の字が読みづらい。

視力をサポートするために

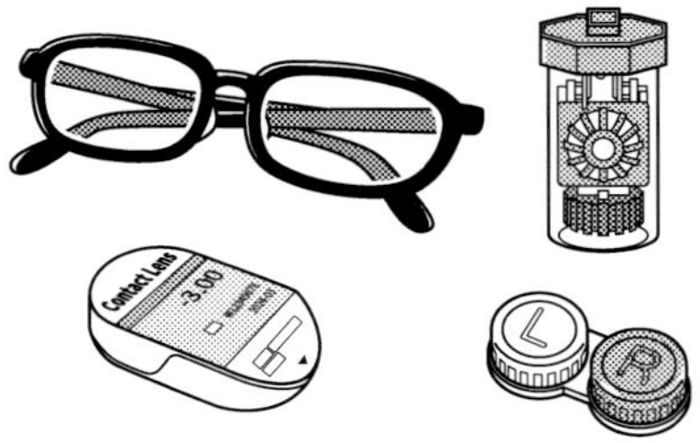

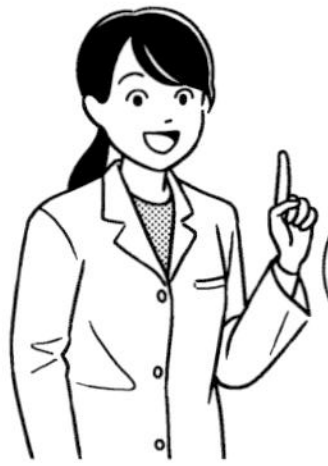

学校で受診の勧告を受けたら、眼科でも詳しく視力を測りましょう。必要であれば、眼鏡やコンタクトレンズの使用を一緒に検討します。

進む近視を防ぐ３つのポイント

① 姿勢に気をつける

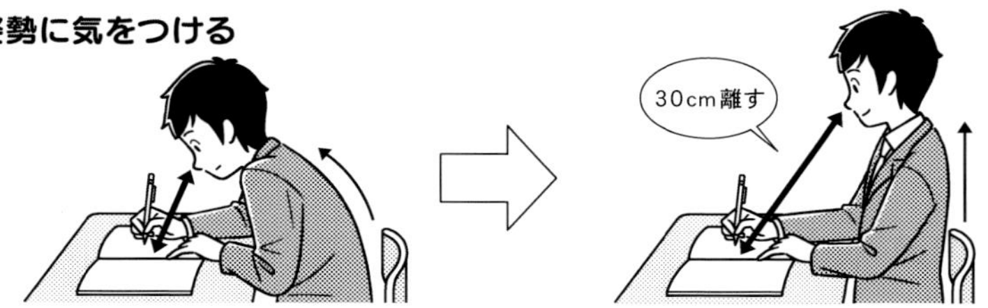

姿勢を良くすると、目と物の距離が離れます。目の負担が軽くなり、視力低下を防ぐことにつながります。

② 目の休憩をとる

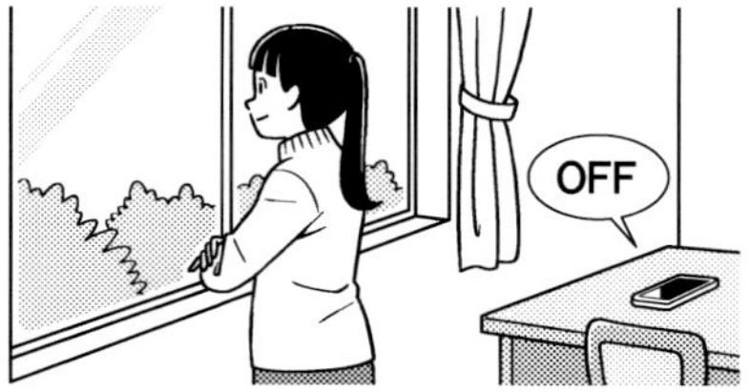

近くを見続けるときは、30分に一度、近くから目を離して、遠くを眺めましょう。

③ 屋外で過ごす

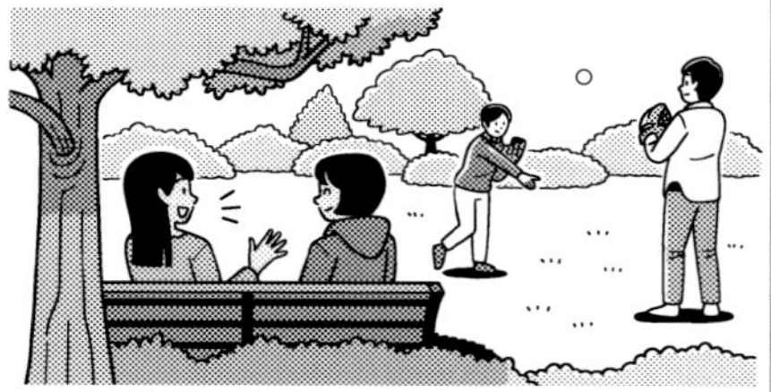

日光が近視を抑制することもわかってきました。一日２時間は屋外で過ごしましょう。

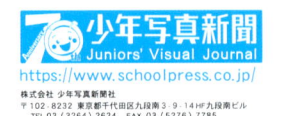

少年写真新聞
Juniors' Visual Journal
https://www.schoolpress.co.jp/
株式会社 少年写真新聞社
〒102-8232 東京都千代田区九段南3-9-14 HF九段南ビル
TEL 03 (3264) 2624　FAX 03 (5276) 7785

中学保健ニュース　昭和43年6月4日第三種郵便物承認　2023年11月28日発行　第1897号　旬刊　毎月3回（8・18・28日）発行　1か年定価19,140円

中学保健ニュース

No.1897
2023年（令和5年）
11月28日号
498.6　感染症対策

感染症予防に効果的な冬の換気

対角線上の窓やドアを開けて、教室の換気を効率よく行いましょう

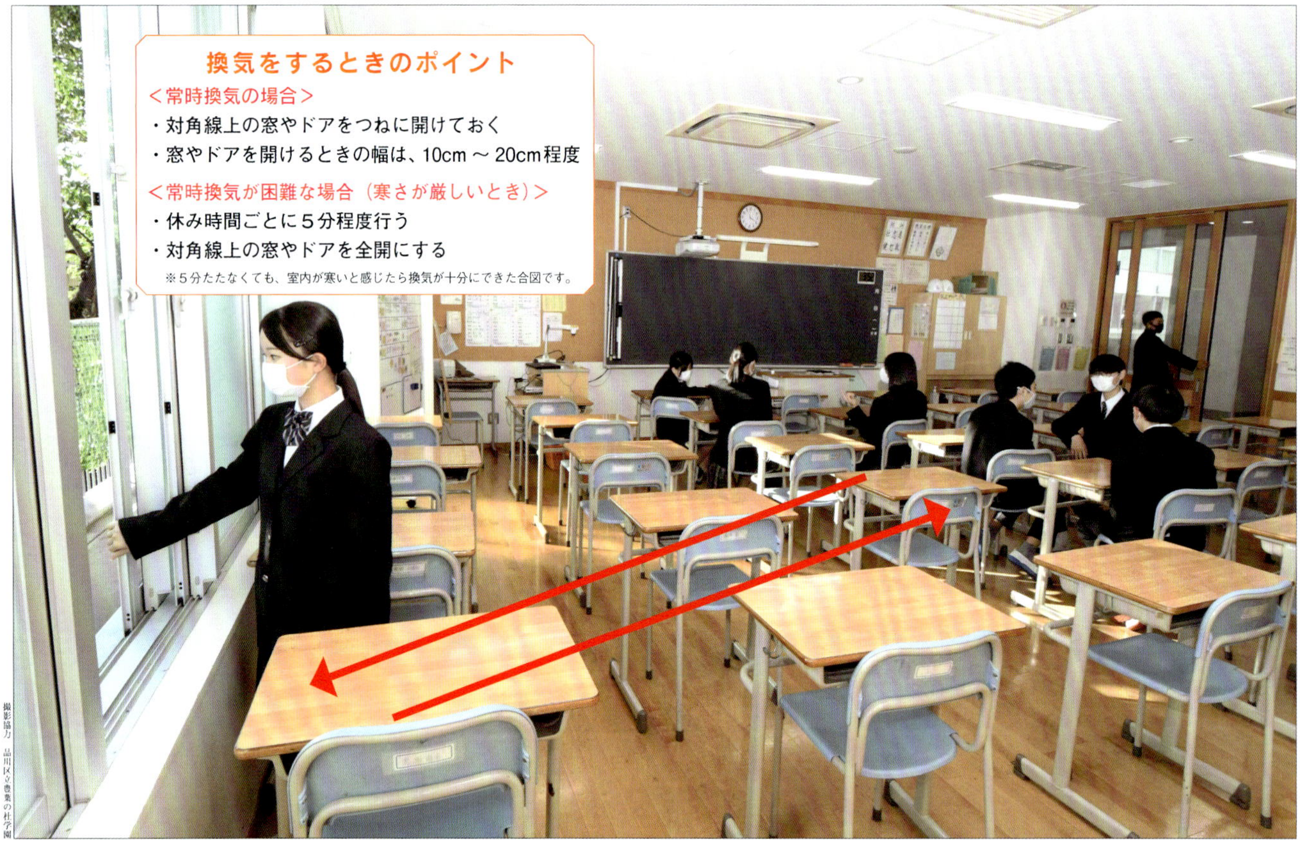
換気をするときのポイント
＜常時換気の場合＞
・対角線上の窓やドアをつねに開けておく
・窓やドアを開けるときの幅は、10cm ～ 20cm程度
＜常時換気が困難な場合（寒さが厳しいとき）＞
・休み時間ごとに５分程度行う
・対角線上の窓やドアを全開にする
※５分たたなくても、室内が寒いと感じたら換気が十分にできた合図です。

撮影協力　品川区立豊葉の杜学園

冬の感染症の予防には教室の換気が重要で、休み時間などに対角線上の窓やドアを開けて空気の流れを作るだけで効果的な換気ができます。

空気が乾燥して感染症が流行しやすい冬は、寒くなるため教室を閉め切ると換気の頻度が下がってしまいます。閉め切った教室ではほこりや二酸化炭素などで空気が汚れるだけではなく、せきなどから出るウイルスを含むマイクロ飛沫（ひまつ）が空間を漂い、感染症を広げてしまいます。常時換気することが望ましいですが、気温の低い日は、休み時間などに五分でよいので、対角線上の窓やドアをしっかり開けて空気の流れを作り、換気を行いましょう。

指導　京都工芸繊維大学 機械工学系 教授　山川 勝史 先生

換気が悪い空間で漂うマイクロ飛沫

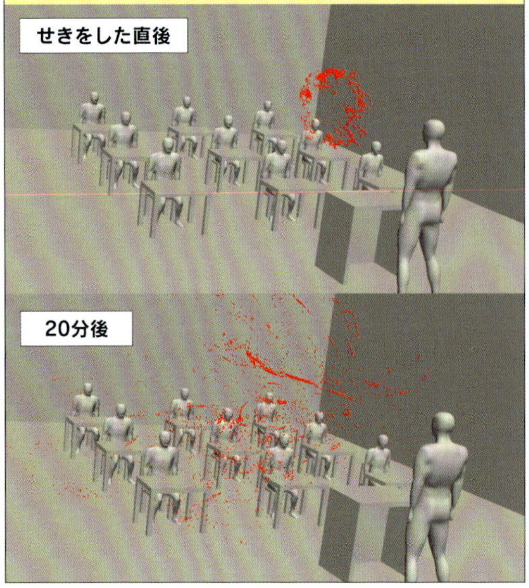
せきをした直後
20分後

せきなどから出る飛沫にはウイルスが含まれます。大きな飛沫はすぐに落ちますが、小さなマイクロ飛沫は空間を浮遊し続けます。

効果的な換気の方法

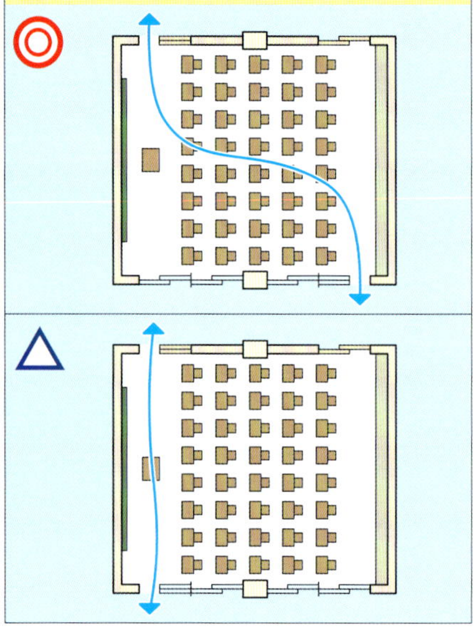

対角線上の窓を開けて空気の流れを作ると、効果的に換気をすることができます。

中学保健ニュース　昭和43年6月4日第三種郵便物承認　2023年12月8日発行　第1898号　旬刊　毎月3回（8・18・28日）発行　1か年定価19,140円

少年写真新聞 Juniors' Visual Journal
https://www.schoolpress.co.jp/
株式会社 少年写真新聞社
〒102-8232 東京都千代田区九段南3-9-14HF九段南ビル
TEL 03（3264）2624　FAX 03（5276）7785

中学保健ニュース

No.1898
2023年（令和5年）
12月8日号

494.74　骨折　4976

年度が替わりましても、購読中止のお申し出がない場合、引き続きニュースをご送付申し上げます。

スポーツ時の激しい動作の繰り返しによって起こる疲労骨折 腰椎分離症

早期に発見して治療を行うと、骨は元の状態に修復されます

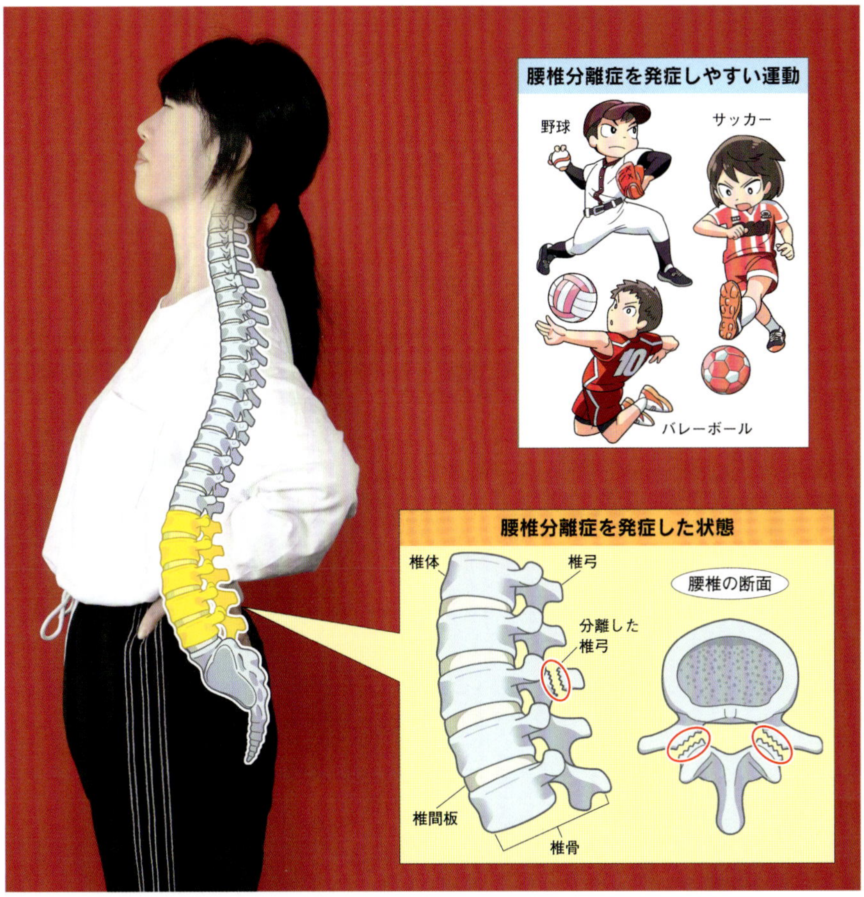

腰椎分離症を発症しやすい運動
野球
サッカー
バレーボール
腰椎分離症を発症した状態
椎体

分離した椎弓
腰椎の断面
椎間板
椎骨

腰を反らしたときに痛みを感じる腰椎分離症は、ジャンプや腰をひねるなどの激しい動作を繰り返し行うことにより、腰椎の一部である椎弓にひび割れが生じて起こります。

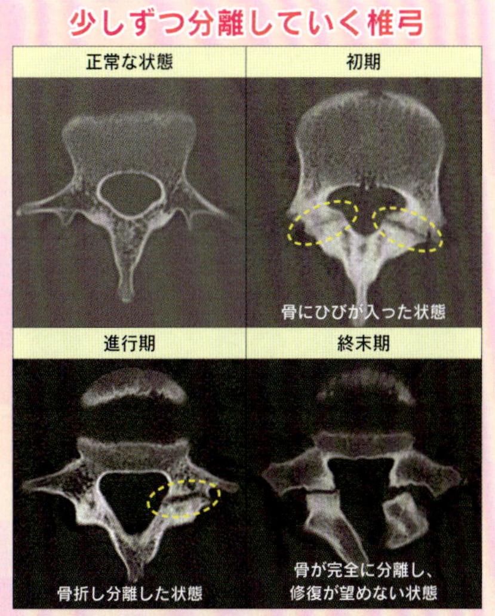

少しずつ分離していく椎弓
正常な状態

終末期
骨折し分離した状態
骨が完全に分離し、修復が望めない状態

初期から進行期までに発見して治療を行うことで、骨を元の状態に修復させることができます。

腰痛が2週間以上続くときは

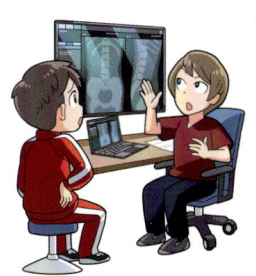

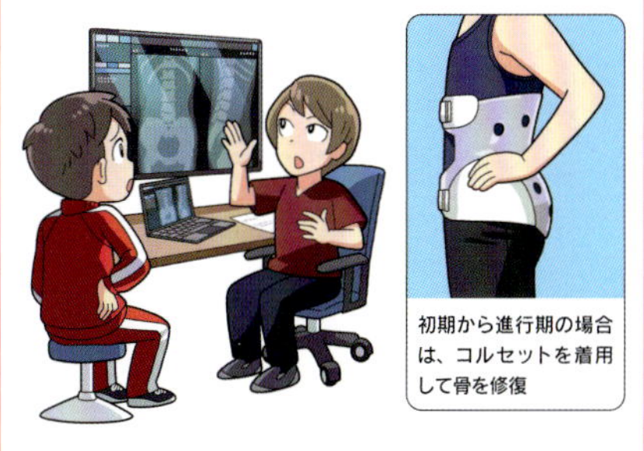

初期から進行期の場合は、コルセットを着用して骨を修復

腰を反らしたときに出る痛みが2週間以上続くときは、我慢をせずに医療機関を受診しましょう。

腰椎分離症を予防するためのストレッチ

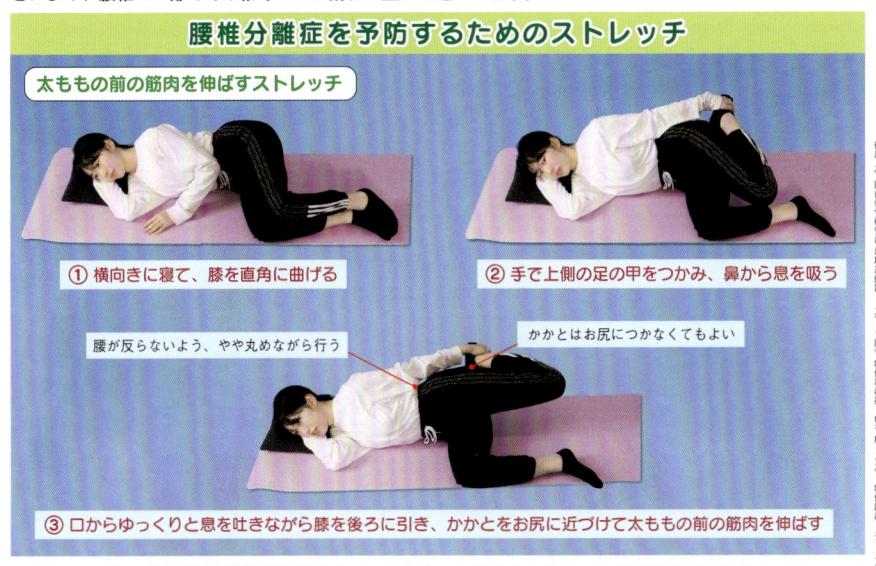

太ももの前の筋肉を伸ばすストレッチ
① 横向きに寝て、膝を直角に曲げる
② 手で上側の足の甲をつかみ、鼻から息を吸う
腰が反らないよう、やや丸めながら行う
かかとはお尻につかなくてもよい
③ 口からゆっくりと息を吐きながら膝を後ろに引き、かかとをお尻に近づけて太ももの前の筋肉を伸ばす

左右の足で20秒間行うのを1セットとし、1日に2～3セットを目安に行います。

腰椎の一部である椎弓に疲労骨折が起こる腰椎分離症は、スポーツ時のジャンプや腰をひねるといった激しい動作を、繰り返し行うことによって発症します。

腰を反らしたときに出る痛みが二週間以上続くときは、我慢をせずに医療機関を受診し、早期に治療を開始することが大切です。

腰椎分離症の予防には、太ももの前の筋肉をストレッチで伸ばして腰椎の柔軟性を高めておくことが効果的です。

骨にひびが入った状態

指導　徳島大学 整形外科 運動機能外科学 教授　西良 浩一 先生
徳島大学 医歯薬学研究部 地域運動器・スポーツ医学 特任准教授　藤谷 順三 先生　特任助教　木下 大 先生

少年写真新聞 Juniors' Visual Journal
2023年12月8日発行
第1898号付録
©少年写真新聞社2023年
中学保健ニュース
★定期刊行物は終わる期間を予定しない刊行物です。年度が替わりましても、購読中止のお申し出のない限り、引き続きニュースをご送付申し上げます。
★著作権法により、本紙の無断複写・転載は禁じられています。
株式会社 少年写真新聞社 〒102-8232 東京都千代田区九段南3-9-14 HF九段南ビル
https://www.schoolpress.co.jp/

腰椎分離症について

徳島大学 医歯薬学研究部 地域運動器・スポーツ医学
特任助教　木下 大

腰椎分離症とは、主に腰椎椎弓の関節突起間部に起こる疲労骨折です。これまでの研究結果から、腰椎分離症は腰椎伸展運動や回旋運動の繰り返しによって起こりやすいと考えられており、アスリートや発育期の子どもに発症が多いことがわかっています。

腰椎分離症の病期

腰椎分離症は大きく分けて、骨にひびが入ってしまった初期、骨折が完成してしまった進行期、骨折部が癒合せずに椎弓が完全に分離してしまった終末期の順に進行します。初期や進行期では運動を休止し、腰部のコルセットを装着して患部を安静にすることにより骨折部の修復を促して治癒を目指します。

できるだけ早期に発見することにより治癒率が上がりますが、治療には通常数か月を要し、医師の許可なく運動を再開したり、コルセットをきちんと装着できていなかったりなど、安静が守れていない場合、分離症が進行します。

終末期になってしまうと、骨折部の修復機能が働かないため、たとえ運動を休止してコルセットを装着したとしても、治癒することはありません。終末期で治癒を目指すためには、骨折部を再度癒合させるための手術が必要になります。

早期発見・早期治療が重要

腰椎分離症は放置すると将来的に分離すべり症という病態に進行することがあり、壮年期や老年期に腰痛などの症状を来す可能性があります。そのため、腰椎分離症の早期発見と予防が大切です。

２週間以上腰痛が続く小学生から高校生までを対象とした調査で、小学生で46%、中学生で45%、高校生で30%に腰椎分離症が認められたという報告もあります。※

部活動などで腰痛の訴えが続いている生徒がいれば、腰椎分離症を疑って適切に医療機関への受診を勧めていただくとともに、学校での腰椎分離症の啓発活動なども行っていただければ幸いです。

腰椎分離症を予防するためには

予防法としては、掲示用写真ニュースで紹介した大腿四頭筋（だいたいしとうきん）のストレッチに加え、ハムストリングスのストレッチであるジャックナイフストレッチも行うことで、腰椎への負荷を少なくすることができます。体の柔軟性があまりよくない生徒には、部活動でのけがを防ぐ意味でもこれらのストレッチを推奨していただければ幸いです。

腰椎分離症を早期に発見するためには、学校での養護教諭の先生方の御協力が極めて重要です。野球やサッカー、バレーボールなど、ジャンプをしたり、腰を反らしたり、ひねったりする動作の多い部活動に所属し、腰痛が続いている生徒がいたら、腰椎分離症について説明していただき、医療機関を受診するようにご指導いただければ幸いです。

※Nitta A, Sakai T, Goda Y, Takata Y, Higashino K, Sakamaki T, Sairyo K."Prevalence of Symptomatic Lumbar Spondylolysis in Pediatric Patients."*Orthopedics*. 39(3):e434-437.2016 doi:10.3928/01477447-20160404-07. Epub 2016 Apr 12. PMID:27064777.

少年写真新聞 Juniors' Visual Journal
2023年12月18日発行
第1899号付録
©少年写真新聞社2023年
中学保健ニュース
★定期刊行物は終わる期間を予定しない刊行物です。年度が替わりましても、購読中止のお申し出のない限り、引き続きニュースをご送付申し上げます。
★著作権法により、本紙の無断複写・転載は禁じられています。
株式会社 少年写真新聞社 〒102-8232 東京都千代田区九段南3-9-14 HF九段南ビル
https://www.schoolpress.co.jp/

大麻依存の現状について

公益財団法人東京都医学総合研究所
依存性物質プロジェクト 副参事研究員
井手 聡一郎

依存性物質の種類は、モルヒネやコカインなどの麻薬、メタンフェタミンなどの覚醒剤、あるいは大麻、幻覚剤、有機溶媒など、多岐にわたります。これらの中で、大麻依存の問題が日本国内で拡大しており、最近のデータではこの10年で大麻関係の検挙者数の極端な増加が見られるようになりました。特に若者の間で急増しており、令和４年には検挙者の約７割が30歳未満でした。また、大麻の形状も、葉っぱのままではなく、成分抽出したワックスや、グミに混ぜ込むなど、多様化しており、海外旅行の際にも気づかぬうちに所有・摂取することがないように気をつけないといけません。若者における大麻の拡散に関しては、インターネット特にSNS等において、「（海外では合法だし）有害性がない」などの誤った情報が氾濫（はんらん）しており、青少年の大麻乱用の拡大につながっていると推測されています。実際には、多くの国・地域で大麻は違法扱いです。また、合法にしている国・地域に関しても、安全だから・有害性がないからという理由で合法にしているわけではなく、「覚醒剤などのほかの違法薬物が蔓延（まんえん）するより、国が大麻を管理した方が害が少ない」、「大麻を合法化して管理することで税収が増え、反社会的勢力の収入が減る」などの後ろ向きな理由が大半です。実際、大麻を乱用すると、脳の知的機能や記憶の形成をつかさどる部位（海馬等）が縮むことや、大麻主成分のテトラヒドロカンナビノール（THC）には精神依存、身体依存が生じることが知られています。大麻に関する情報に関しては、SNS等の情報をうのみにするのではなく、正しい知識を身につけることが必要です。

薬物依存と脳の仕組み

薬物依存は、精神依存と身体依存の２つのタイプに分類されています。精神依存は、自己抑制がきかなくて薬物を摂取したいという強い欲求にかられる状態です。一方、身体依存は、薬物の減量や断薬により禁断症状であるけいれん・呼吸抑制等の離脱症状が誘発される状態です。薬物依存が形成されると、脳内では神経伝達のメカニズムに変化が生じていることが知られています。脳内の依存症に関連する部位において、神経と神経がつながるシナプスという領域が、通常の状態と比較して、依存形成時には構造が肥大化し、報酬刺激に対する神経シグナルがより強く伝達するようになる、逆に衝動性を抑制するような仕組みを担う神経が小さくなってしまう等が報告されています。健康な状態では、大脳皮質（前頭前野：心身の活動に関わる司令塔。思考を深め、知性的な働きをする）の働きが大脳辺縁系（食欲、睡眠などの本能的な欲求や、怒りや恐れなどの感情を制御する）の働きより強く、人は理性的な行動が可能となります。薬物依存状態では、この働きの強さが逆転し、人が欲求に逆らえない状態になると考えられています。

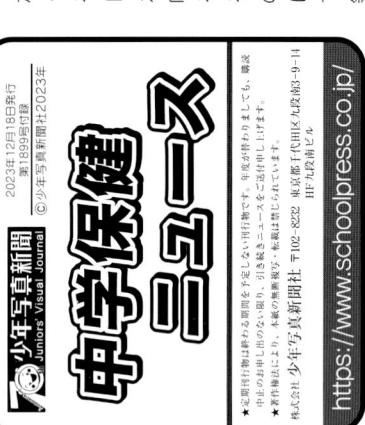

新連載 けがをしたときのキズの対応

前編　形成外科の対応の範囲とは

和歌山県立医科大学 形成外科 教授　朝村 真一

外傷ややけどなど、受傷する部位や状況で、何科を受診するかに迷うことも多いと思います。今回は、キズ※を治療する形成外科の専門家に、形成外科での治療についてQ&A方式で教えていただきました。

Q. けがをしたとき、どのような病院やクリニックで診てもらったらよいのかを教えてください。

A. まずは意識の確認を行います。意識がはっきりしない場合、あるいは意識はあっても、「呼びかけても反応が鈍い」、「意識がもうろうとしている」、「痛みが強く動けない」というようなときは救急病院へ行くことになります。

一方で、意識ははっきりして動けるけれどもキズを認めたとき、どのような病院やクリニックへ連れていったらいいのかがお困りだと思います。キズを見たら、まず「○○外科」と標榜されている診療科を受診することをお勧めします。

Q. では、どういうときに脳神経外科、整形外科、形成外科を受診したらよいのでしょうか。

A. おおまかに言うと、頭を強く打ってキズがあれば脳神経外科、手足のけがであれば整形外科、顔をけがしていたら形成外科となります。また、形成外科は頭の先から、指先までのキズの対処をすることができます。

Q. 形成外科、美容外科、整形外科の違いがわかりませんので教えてください。

A. 美容外科も形成外科も、治療により美を追求する外科学で似ていますが、美容外科の対象者は、豊胸や二重(目のふたえ)の手術のように病気の方ではなく健常の方です。

一方、形成外科は、けが（外傷）や生まれながらにして体の一部が欠損や変形した患者に対して手術でもって治療を行います（図1参照）。

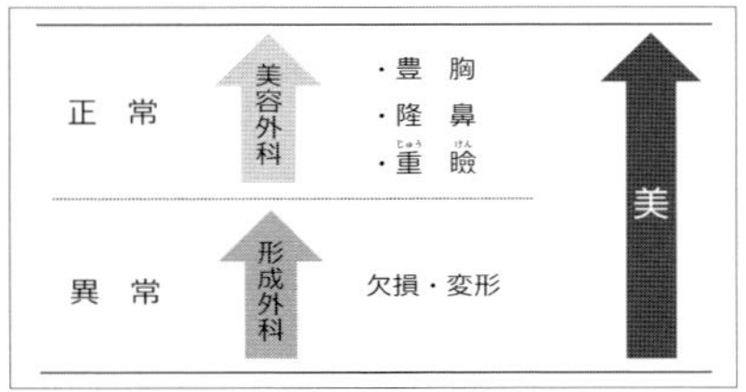

図1　美容外科と形成外科の違い

次に整形外科との違いですが、先ほどのQ&Aにあったように全身のキズに形成外科医が対応できるということであれば、手足のキズも整形外科ではなく形成外科でいいんじゃないかと思われるでしょう。

この診療に関しては両科が重なる領域です。現状では、形成外科を標榜している病院やクリニックは、整形外科に比べて少ないです。特に地方では、手足に限らず、おなかや胸（体幹）のキズに関しても、整形外科の先生が対応されていることが多いのではないでしょうか。

Q. 形成外科は外傷疾患に対応されているようですが、もう少し詳しく形成外科の診療内容を教えてもらえますか。

A. 形成外科の診療の柱は、外傷、腫瘍、先天異常の3つです（表参照）。

※医学的に、「創」は皮膚が切れている場合（例：切創、挫創）、「傷」は皮膚が切れていない場合（例：筋挫傷、肺挫傷）に用います。ここでは、どちらも含むため「キズ」と表記しています。

外　傷	顔のけが（軟部組織損傷、骨折）、手足の外傷・切断指、咬傷、熱傷（やけど）、外傷後・手術後の瘢痕（キズあと）
腫　瘍	皮膚のできもの、皮膚がん、母斑（黒子・あざ・しみ）・母斑症、血管腫（赤あざ）、ケロイド（もりあがったキズあと）
先天異常	顔面奇形（顔面裂、唇裂、口蓋裂、小耳症）、手足の奇形（多指症・合指症）、臍ヘルニア（でべそ）、顎変形症（受け口）
その他	腋臭症（わきが）、陥入爪（巻き爪）、眼瞼下垂症、睫毛内反症（逆まつげ）、鼻涙管損傷、頭頸部がん後の再建、顔面神経麻痺、褥瘡（床ずれ）、難治性潰瘍（足の潰瘍・壊死）、乳房再建（女性化乳房、陥没乳頭、乳がん術後）

表　形成外科で取り扱う代表的な疾患

先ほど、顔をけがしていたら形成外科を受診するように勧めましたが、頬、鼻や顎などの顔の骨折のほとんどは形成外科で治療します（図2参照）。

形成外科は歴史的に、他科の苦手な領域・分野を、隙間産業的に開拓してきた外科だと個人的には思っています。よって、整形外科だけではなく、いろんな診療科と隣接する病気がありますので、次回にその隣接する領域疾患について具体的に説明します。

Q. 手足の骨折は早く手術した方がいいように思いますが、顔の骨折も緊急的な手術をすることがあるのでしょうか。

A. あります。顔の骨折は通常、けがをして1～2週間のうちに手術を行います。言い換えると、ただちに手術を要することはほとんどありませんが、ここでは即日に手術を行わなければならない骨折を説明します。それは眼窩床骨折です。読んで字の如く、これは眼球を支えている骨が骨折して（床が崩れる）、目を動かす筋肉が骨折部に挟まり、症状として目が動かないだけではなく、頭痛や嘔気、嘔吐を呈します。その挟まった筋肉を放置してしまうと虚血により壊死が起こるため、緊急の手術適応となります（図3参照）。

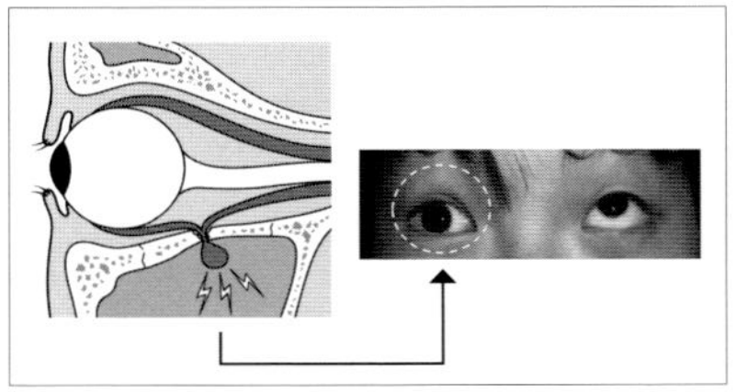

図3　眼窩床骨折

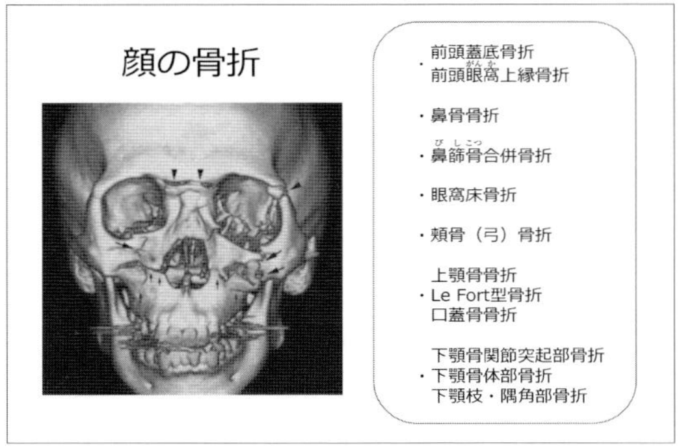

図2　顔の骨折一覧
写真のような前頭骨骨折や、右の矢印で示すような骨折など、首から上である頭、目や鼻、顎の骨折の多くは、形成外科で治療します。

この骨折は、転倒やボールなどで起こる若木骨折（骨の一部に亀裂があるが、レントゲンでは骨折がはっきりしない）で、10歳前後の小児に認めるのがほとんどです。したがって、このような症状を認めたら緊急手術となりますので、クリニックではなく病院を受診するようにしてください。

少年写真新聞 Juniors' Visual Journal
https://www.schoolpress.co.jp/
株式会社 少年写真新聞社
〒102-8232 東京都千代田区九段南3-9-14HF九段南ビル
TEL 03(3264)2624 FAX 03(5276)7785

中学保健ニュース 昭和43年6月4日第三種郵便物承認 2023年12月18日発行 第1899号 旬刊 毎月3回(8・18・28日)発行 1か年定価19,140円

中学保健ニュース

No.1899
2023年(令和5年)
12月18日号
493.155 麻薬中毒 4976

SNSなどの誤った情報で急増！ 10代の大麻乱用

大麻は脳神経に異常を起こし、心身に健康被害を及ぼします

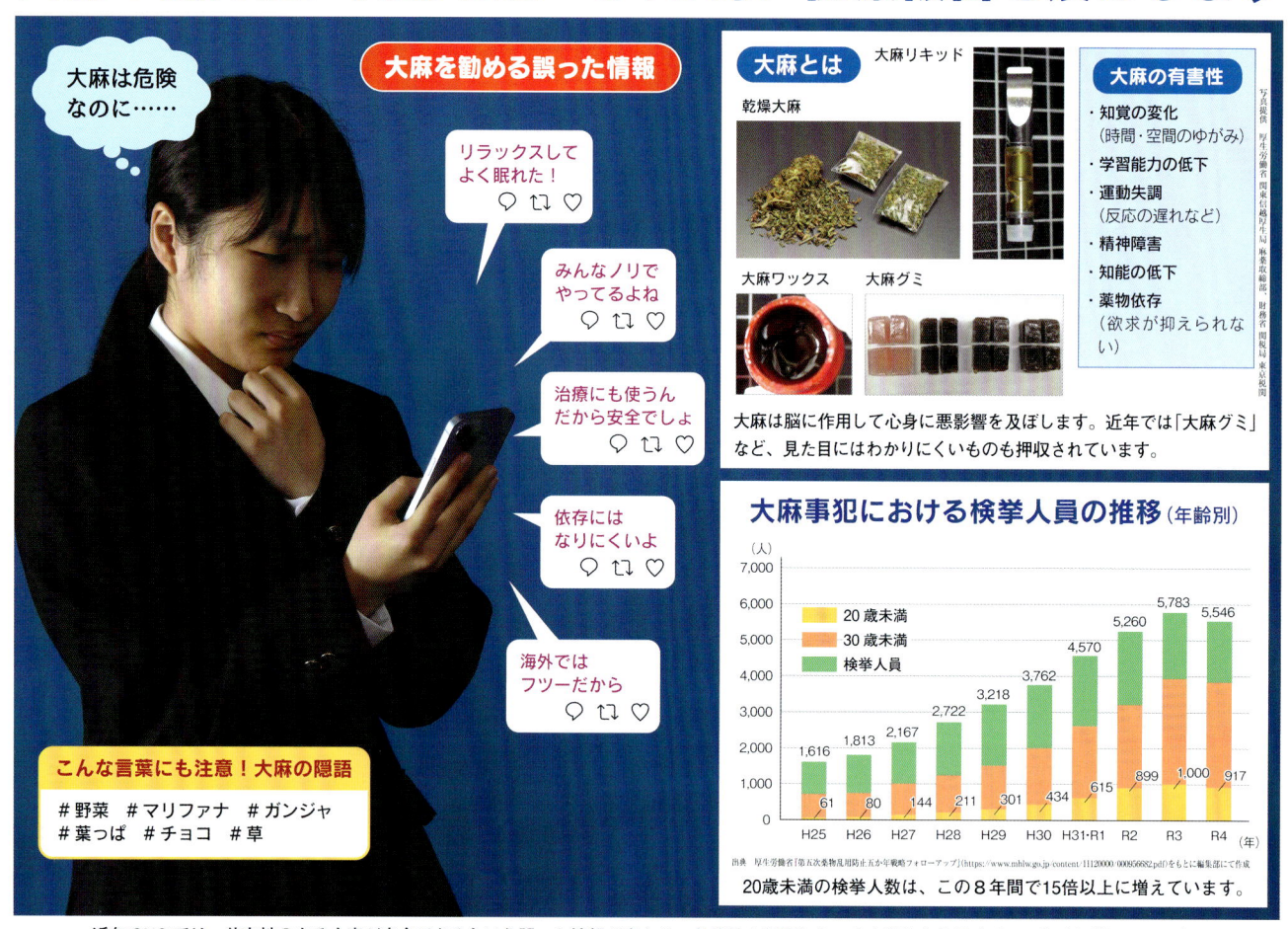

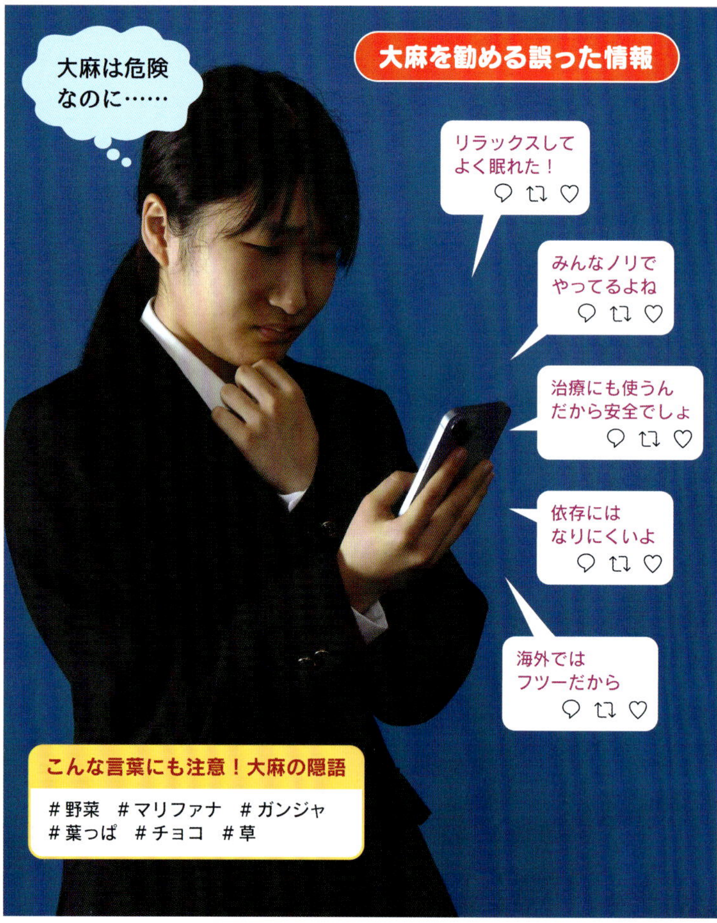
大麻は危険なのに……
大麻を勧める誤った情報
リラックスしてよく眠れた！
みんなノリでやってるよね
治療にも使うんだから安全でしょ
依存にはなりにくいよ
海外ではフツーだから
こんな言葉にも注意！大麻の隠語
#野菜 #マリファナ #ガンジャ
#葉っぱ #チョコ #草

大麻とは

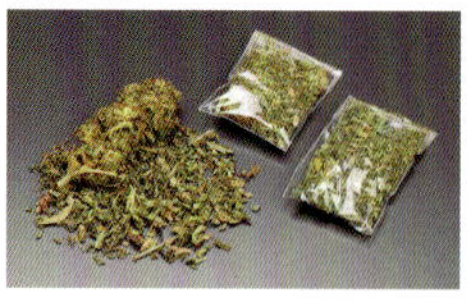
乾燥大麻

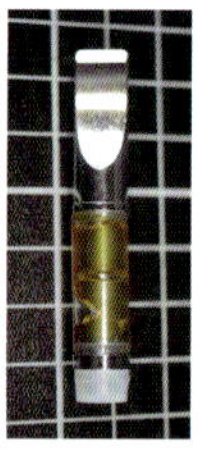

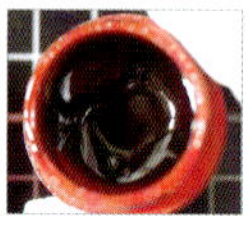

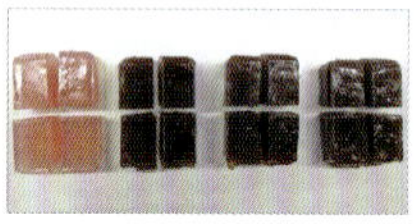
大麻グミ

大麻の有害性

- 知覚の変化（時間・空間のゆがみ）
- 学習能力の低下
- 運動失調（反応の遅れなど）
- 精神障害
- 知能の低下
- 薬物依存（欲求が抑えられない）

写真提供 厚生労働省 関東信越厚生局 麻薬取締部、財務省 関税局 東京税関

大麻は脳に作用して心身に悪影響を及ぼします。近年では「大麻グミ」など、見た目にはわかりにくいものも押収されています。

大麻事犯における検挙人員の推移（年齢別）

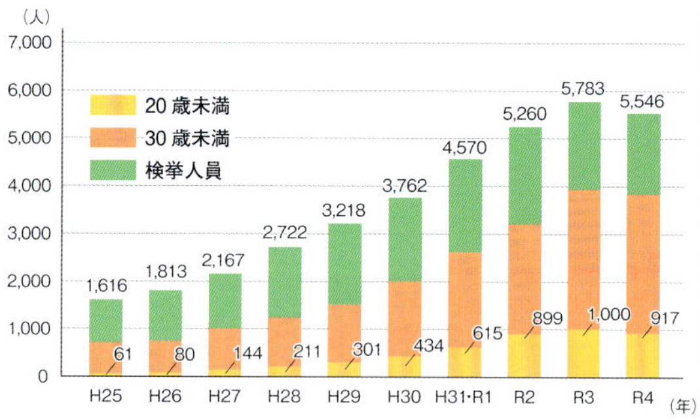

出典 厚生労働省「第五次薬物乱用防止五か年戦略フォローアップ」(https://www.mhlw.go.jp/content/11120000/000956682.pdf)をもとに編集部にて作成

20歳未満の検挙人数は、この８年間で15倍以上に増えています。

近年SNSでは、依存性のある大麻が安全であるという誤った情報が広まり、危険性を理解しないまま薬物を使用する10代が急増しています。

脳全体をむしばむ大麻の怖さ

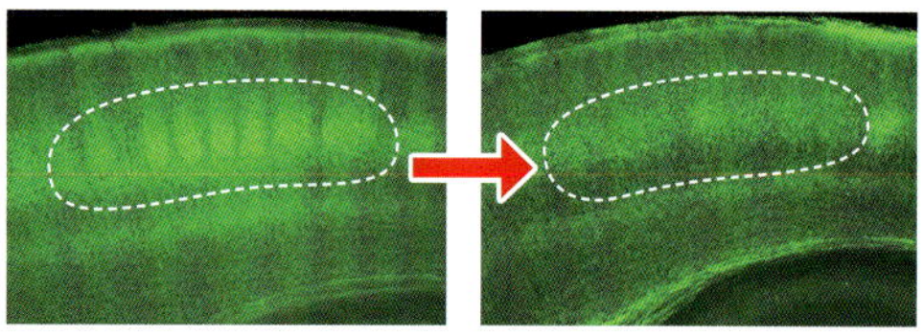

正常なマウス（左）に比べ、大麻成分を投与したマウス（右）は、脳神経回路が削られています。

写真提供 滋慶医療科学大学 医療科学部 脳神経科学 教授 木村 文隆 先生

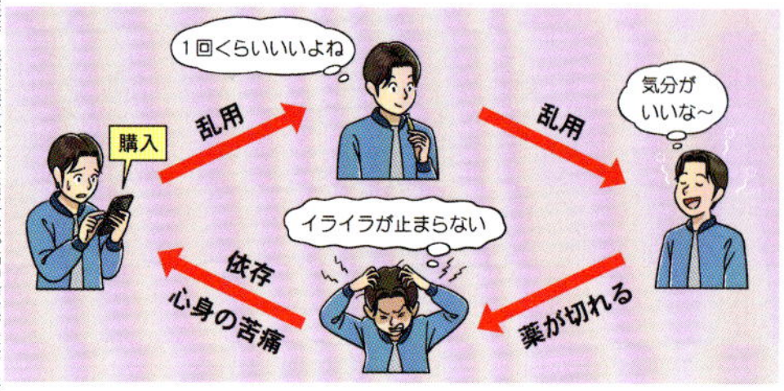
購入
乱用
1回くらいいいよね
乱用
気分がいいな～
薬が切れる
イライラが止まらない
依存
心身の苦痛

大麻は脳の正常な働きを阻害するため、危険だとわかっていても依存状態から抜け出せなくなります。

危険な誘いを断るために

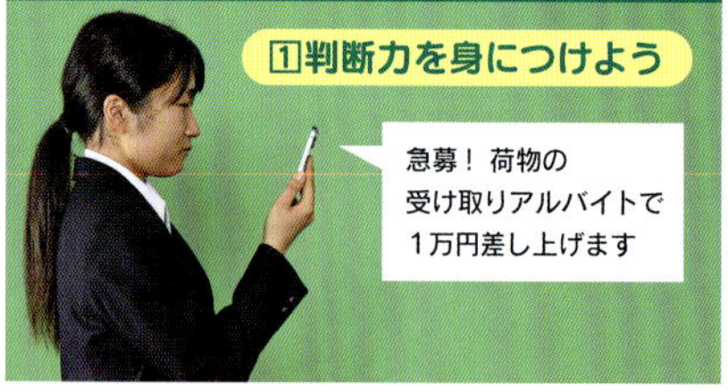
1判断力を身につけよう
急募！ 荷物の受け取りアルバイトで1万円差し上げます

簡単な作業でお金がもらえる「闇バイト」は、意図せずに薬物売買に巻き込まれることもあり危険です。

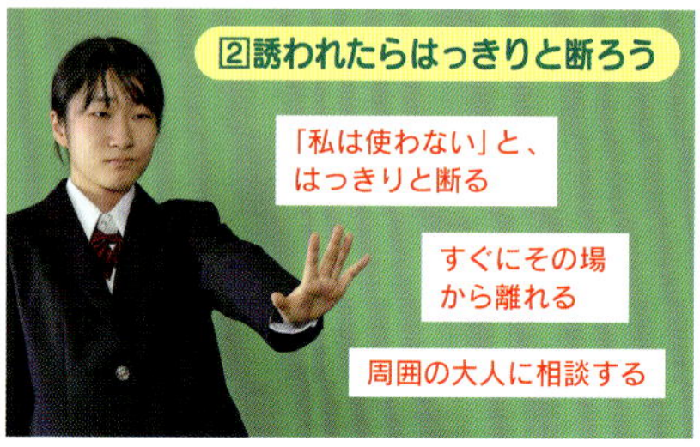

近年SNSなどで大麻の誤った情報が広まり、その危険性について正しい知識がないまま大麻を乱用する一〇代が急増しています。
大麻は脳に直接作用し神経回路を削り、心身にさまざまな悪影響を及ぼし、たった一度の乱用でも依存する可能性がある危険な薬物です。
正しい知識と判断力を身につけ、怪しいと思う情報には近づかず、もしも危険な誘いを受けたら、はっきりと断り、自分の身を守りましょう。

指導 公益財団法人東京都医学総合研究所 依存性物質プロジェクト 副参事研究員 井手 聡一郎 先生

中学保健ニュース　昭和43年6月4日第三種郵便物承認　2024年1月8日発行　第1900号　旬刊　毎月3回（8・18・28日）発行　1か年定価19,140円

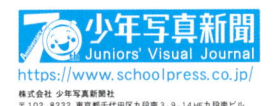

少年写真新聞
Juniors' Visual Journal
https://www.schoolpress.co.jp/
株式会社 少年写真新聞社
〒102-8232 東京都千代田区九段南3-9-14HF九段南ビル
TEL 03（3264）2624　FAX 03（5276）7785

中学保健ニュース

No.1900
2024年（令和6年）
1月8日号
371.4 教育心理学 4976

困ったときには気軽に相談しよう

心がSOSを出しているときは、誰かに話すと楽になります

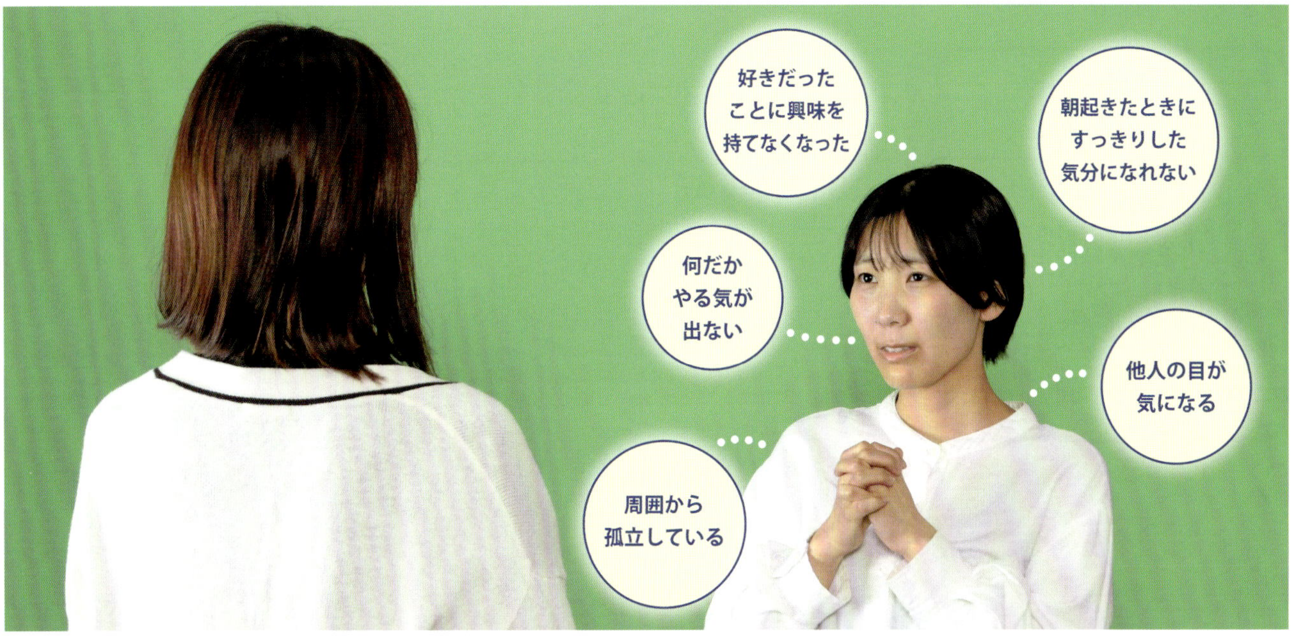
好きだったことに興味を持てなくなった
朝起きたときにすっきりした気分になれない
何だかやる気が出ない
他人の目が気になる
周囲から孤立している

困ったときや悩みや不安がある場合は、誰かに話をするだけで気持ちが楽になります。また、話すことで問題解決のヒントが見つかるかもしれません。

信頼できる大人に相談を

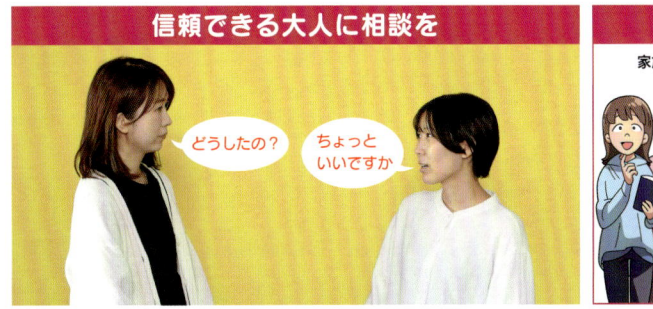

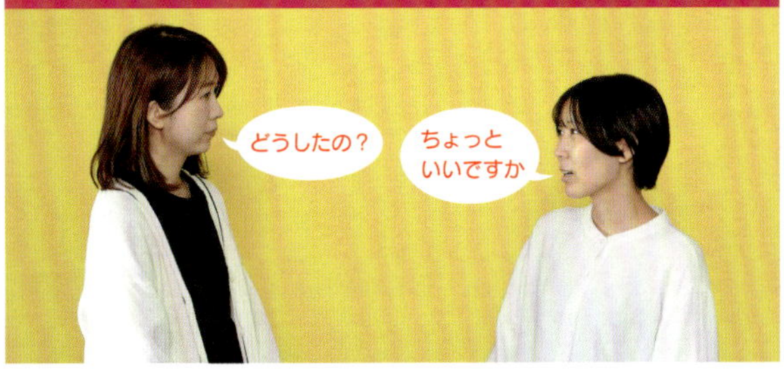
どうしたの？
ちょっといいですか

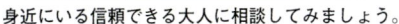

身近にいる信頼できる大人に相談してみましょう。

複数の人に相談してみる

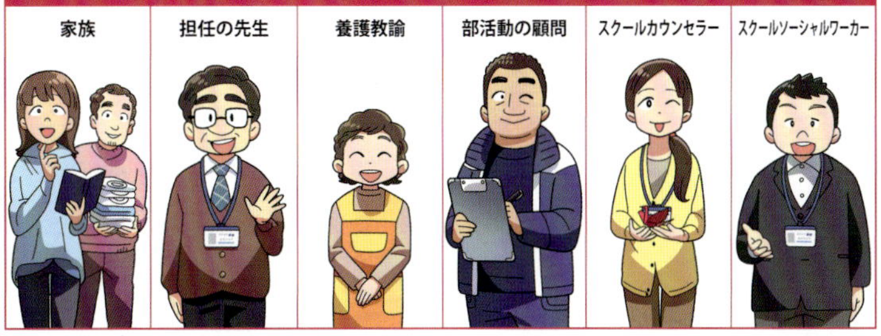
家族
担任の先生
養護教諭
部活動の顧問
スクールカウンセラー
スクールソーシャルワーカー

理解してくれる大人に出会うのは難しいこと。少なくとも３人の大人に話をしてみよう。

周りの人にできること

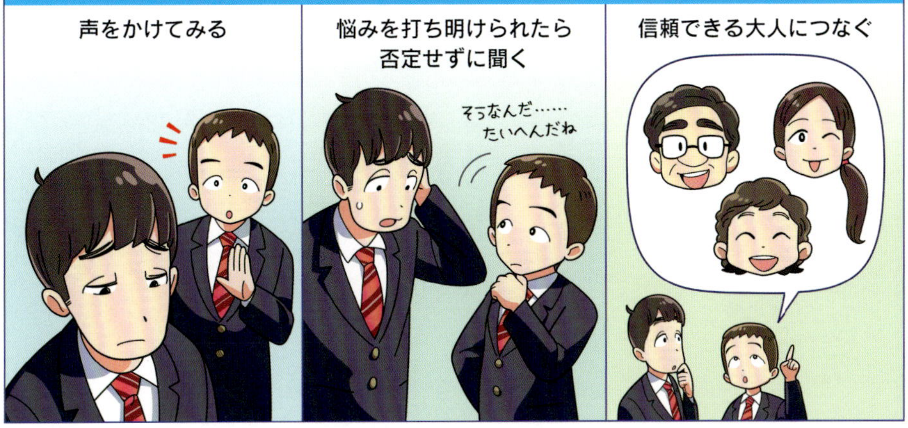
声をかけてみる
悩みを打ち明けられたら否定せずに聞く
そうなんだ……たいへんだね
信頼できる大人につなぐ

友達が悩んでいる様子だったら、声をかけ、悩みを打ち明けてくれたら否定せずに話を聞きます。悩みにもよりますが、大人に相談したほうがいいような場合は、信頼できる大人に話してみるように勧めましょう。

困ったときや悩みがあるときは、一人だけで問題を抱えずに、誰かに話をすると気持ちが楽になります。

心がＳＯＳを出しているときは、信頼できる大人に相談してみましょう。

ただし、大人であれば必ずうまく受け止めてくれるとは限らないので、はじめに相談した人との話の中で解決策が見つからないときは、複数の人に話をしてみましょう。

指導　関西外国語大学 外国語学部 教授　新井 肇 先生

少年写真新聞 Juniors' Visual Journal
2024年1月8日発行
第1900号付録
©少年写真新聞社2024年

中学保健ニュース

★定期刊行物は終わる期間を予定しない刊行物です。年度が替わりましても、購読中止のお申し出のない限り、引き続きニュースをご送付申し上げます。
★著作権法により、本紙の無断複写・転載は禁じられています。
株式会社 少年写真新聞社 〒102-8232 東京都千代田区九段南3-9-14 HF九段南ビル
https://www.schoolpress.co.jp/

SOSを出す力と受け止める力を高める

関西外国語大学 外国語学部 教授　新井 肇

援助希求的態度を身につける

困ったとき、悩んだときに、生徒が相談する気持ちを抱いて援助希求することができるようになるためには、周りに援助の手を差し伸べようとする大人がいることを、身をもって示すことが必要です。思春期には、厚い壁を自分の周りにめぐらして、内面の葛藤や悩みは誰にも話せないと過度に意識し、自分だけの世界に閉じこもってしまうことも少なくありません。周囲の大人は、「何を考えているのかわからない」と、関わりを薄くするのではなく、大変な生きづらさを抱えていると捉え、大人から歩み寄っていくことが求められます。また、日常のちょっとした声掛けや雑談、教育相談の機会等を通じて、生徒が「話す」ことで、心の負担を「放つ」（はなす）ことができたり、「気づき」が生まれたりする経験を重ねるように働きかけることも大切です。そうすることで、SOSを出す力が自然と身についていくと考えられます。

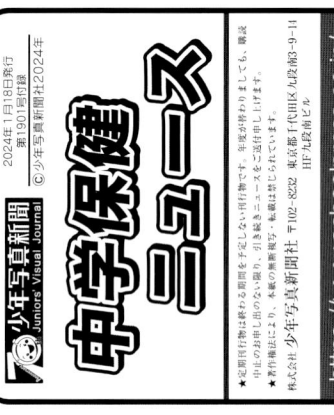

生徒にSOSを出すように促す以上、教職員には、苦しんでいる生徒の「救いを求める叫び」をしっかりと受け止める姿勢が求められます。そのときに大切なのは、よい「聴き手」になることです。どんな生徒も精いっぱい生きていることを認め、簡単にコントロールすることなどできないと「尊重する」姿勢をもつことが不可欠です。加えて、「助けて」と言えない生徒の心の危機を察知する感受性を磨くことも必要です。そのためには、表面的な言動だけにとらわれずに、言葉の向こうにあるものに思いをめぐらせ、言葉にならない「ことば」（問題行動や身体の不調を心の危機のメッセージとして送ってくる）を聴こうとする姿勢をもつことが求められます。また、生徒の日常をしっかりと見て、ちょっとした変化に気づくことも大切です。少しでも違和感を覚えたら、「大丈夫だろう」ではなく「もしかしたら」と、気になることを過小評価しないことも忘れてはならないでしょう。

学校を「心の居場所」にする

生徒にとって、学校が「安心」して「悩む」ことができ、「失敗」しても「自信」を失うことなく「自分を出せる居場所」となることが重要です。そのためには、教職員自身が「大人だって失敗することはあるし、困ったときには相談して人の力を借りることもある」という姿勢を示すことが必要です。悩みを抱え込んで孤立感を強めるのではなく、日常的にちょっと愚痴をこぼしたり、お互いに相談したり助け合ったりするような人間関係を築くことができれば、職員室は「心の居場所」になります。そうすることで、生徒も、弱音を吐いたり相談したりするのは恥ずかしいことではないこと、助け合わなければ一人でできることは限られていることなどを肌で感じていくのではないでしょうか。教職員にとっても、生徒にとっても「心の居場所」となるような学校づくりを目指すことが、「生徒がSOSを出し、先生がSOSを受け止める」ために最も本質的なことであると思われます。

少年写真新聞 Juniors' Visual Journal
2024年1月18日発行
第1901号付録
©少年写真新聞社2024年

中学保健ニュース

★定期刊行物は終わる期間を予定しない刊行物です。年度が替わりましても、購読中止のお申し出のない限り、引き続きニュースをご送付申し上げます。
★著作権法により、本紙の無断複写・転載は禁じられています。
株式会社 少年写真新聞社 〒102-8232 東京都千代田区九段南3-9-14 HF九段南ビル
https://www.schoolpress.co.jp/

日中の集中力を高める睡眠

広島国際大学 健康科学部 学部長／心理学科
教授　田中 秀樹

頭寒足熱が大切

睡眠の不足や質の悪化は、日中の眠気、イライラなどの感情コントロール、朝食欠食につながります。また、集中力、学習、記憶などの学業や運動のパフォーマンスとも関係します。指導のポイントは、睡眠と体温リズムの関係を伝えることです。人は体温の下降とともに眠り、上昇とともに目を覚まします（図1）。快眠には、体温がスムーズに下がることが大切です。就床前にリラックスしていると、手足から体の中の熱を外に出しやすく、体温も下がりやすくなります。つまり、快眠のためには、頭寒足熱が大切なのです。寝苦しい夏は、頭や首筋を冷やす、寒い冬には、足を湯たんぽで温めることは理にかなっています。快眠の条件を端的にいうと、１）脳が興奮していないこと、２）体温がスムーズに下がることです。眠る前の激しい運動や熱いお風呂は、体温を上げ過ぎるので逆効果で、寝る前のお風呂はぬるめがお勧めです。また、寝る前の悩み事やゲーム等は脳を興奮させます。タブレット等の光にはブルーライトが多く含まれており、夜に浴びると、眠りに大切なメラトニンの分泌を抑えます。寝る１時間前はパソコン・スマホ等の使用を減らす、ブルーライトを減らすモードにする、使用時間を起床後に変更すること等の工夫も大切です。

休日の朝寝坊や夕方の居眠りはリズムを狂わす原因に！

休日に普段の寝不足を解消するために、朝遅くまで寝ていると、睡眠のリズムを狂わせる原因となります。平日と休日の起床時間の差が２時間以上ある生徒は、睡眠や日中の状態、学業成績も悪化しています（図２）。睡眠のリズムを整えるためには、朝は太陽の光が入る明るいところで、食事をとることが大切です。休日もいったん平日と同じような時間に起き（難しい場合は、平日との差を２時間以内にとどめましょう）、太陽の光の入る明るいところ（窓際１m以内）で朝食をとりましょう。また、夕方以降の長い仮眠も、遅寝やリズムを狂わす原因になりますので、しないようにしましょう。

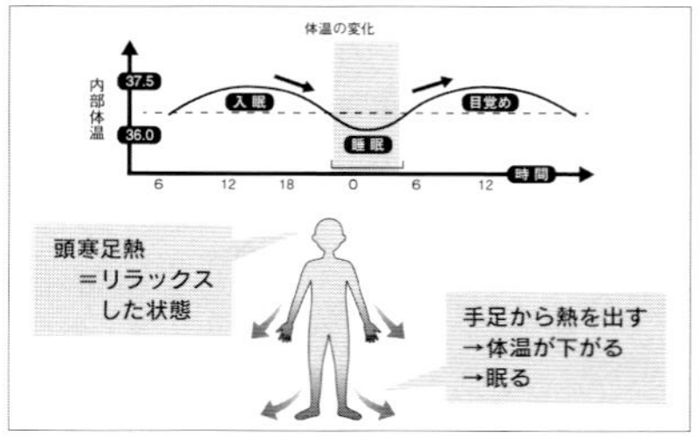

図１　睡眠と体温の関係

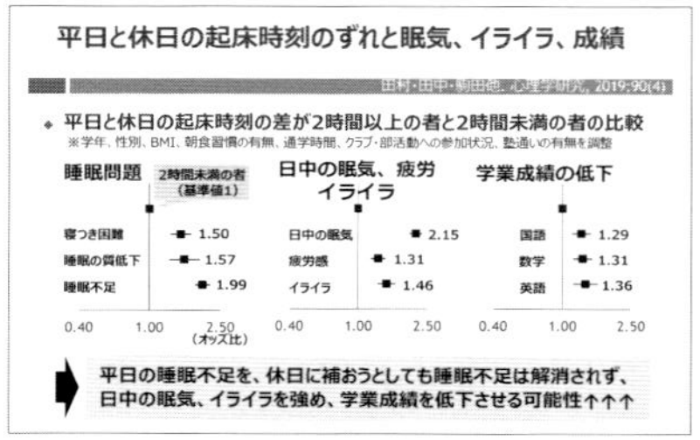

図２　平日と休日の起床時刻のずれと眠気、イライラ、成績

参考文献　宮崎総一郎ほか編著、日本睡眠教育機構監修『健康・医療・福祉のための睡眠検定ハンドブック up to date』全日本病院出版会刊, 2022
田村 典久ほか「平日と休日の起床時刻の乖離と眠気、心身健康、学業成績の低下との関連」『心理学研究』90(4):378-388,2019

連載 けがをしたときのキズの対応

後編　キズ対応

和歌山県立医科大学 形成外科 教授　朝村 真一

Q. 4月8日号の前編で、からだ中のキズの対応をするのは形成外科であるような印象を受けましたが、それでいいのでしょうか。

A. はい、キズ治しのプロが形成外科医です。熱傷は皮膚の病気なので皮膚科？　目や口などの顔のキズは何科？　と困られると思います。これらのけがによるキズの対応は、全般的には形成外科医が対応します。

Q. キズ治しのプロが形成外科医ということですが、キズ痕ができないようにすることは可能なのでしょうか。

A. 正確にいうと不可能です。俗にいわれるちょっとしたキズ（かすりキズ）でもキズ痕はできます。そこでまず、再生と修復の違いを説明します。

図１のように塀が壊れても同じ塀で復元されることを再生といいます。代表的なのがイモリの足を切断しても同じ足が生えてくる現象です。しかし人の場合、皮膚を損傷してしまうと同じ皮膚では再生されません。皮膚を木の塀に例えると、違う素材の木で復元されます。これは再生ではなく修復という現象です。すなわち、皮膚を損傷した場合、瘢痕（はんこん）という組織で修復されます。この瘢痕組織がキズ痕です。そして塀の木が過剰に伸びてしまう現象、すなわち過剰に瘢痕組織が形成されることをケロイドといいます。

キズは創（キズ口）が閉鎖すれば完治ではありません。形成外科医は、キズの後遺症であるキズ痕やケロイド（かゆくて赤く盛り上がったキズ痕）など、キズの様々な状態を考えて治療にあたります（写真）。

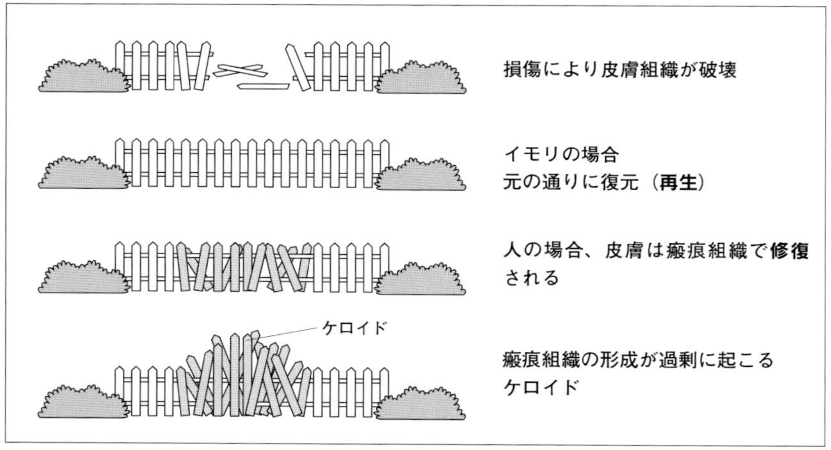

図１　皮膚の修復の仕組み

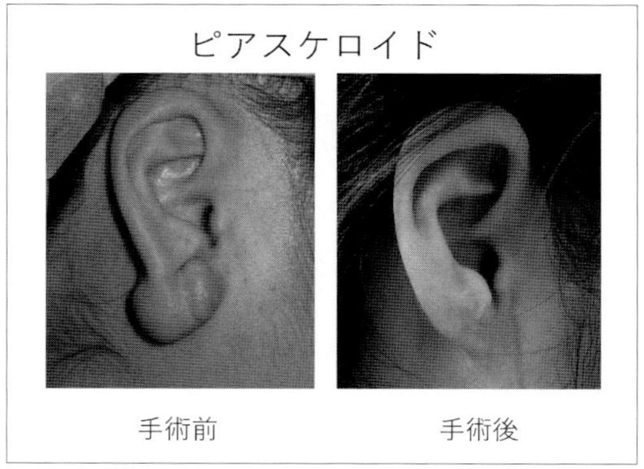

耳にできたピアスのケロイド。手術前（左）と手術後（右）。

Q. 形成外科の先生が縫合しても、そのキズはキズ痕として残るのですか。

A.はい、どんなにうまく縫合してもキズ痕はできます。しかし、われわれ形成外科医は様々な手技を駆使して、目立たないキズ痕になるように努めています。例えば、顔の骨折の手術時は、顔のしわのラインにキズ痕が隠れるようなところにメスを入れます。これはキズ痕の修正手術でも同じような考えで行っています。

Q. ちょっとしたやけどでもキズ痕は残るのですか。

A.皮膚の断面構造を示しますが、皮膚は表皮と真皮で構成されます。熱傷は表皮のみの損傷をⅠ度熱傷、真皮まで及んでいたらⅡ度熱傷、それ以上の深さまで及んでいたらⅢ度熱傷と分類されます（図2）。

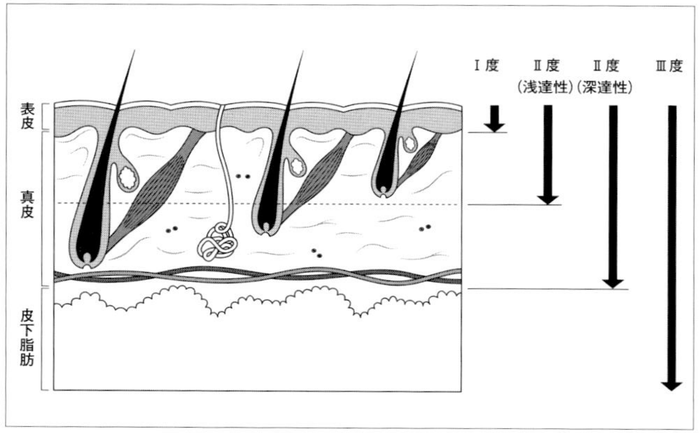

図２　やけど（熱傷）の深達度

日焼けをしたときをイメージしたらわかりやすいと思います。日焼けをすると皮膚が赤くなります。その状態はⅠ度熱傷に相当します。それに加えて水ぶくれ（水疱（すいほう））ができていたら、真皮まで損傷が及んでいるため、Ⅱ度熱傷となります。図2のように浅達性Ⅱ度熱傷では、毛根が損傷していないことがあります。毛根には表皮細胞が存在するため、その細胞が増殖して皮膚を再生するのでキズ痕が残らない、目立たないことがあります。ほとんどの方が、水疱ができたやけどを経験していると思いますが、そのやけどをした箇所は意外と気にならないですよね。それは目立たないキズ痕になっているからだと思います。

さいごに

キズ痕を目立たなくすることがわれわれの仕事のひとつです。形成外科医の呼びかけで、2017年に「子ども（キッズ）」と「創傷（キズ）」をかけて、5月5日を「キッズの日はキズケアの日」として一般社団法人・日本記念日協会により認定・登録されました。今月は5月ですので、最後にこどもの日はキズの日であることを広報いたします。

中学保健ニュース　昭和43年6月4日第三種郵便物承認　2024年1月18日発行　第1901号　旬刊　毎月3回（8・18・28日）発行　1か年定価19,140円

少年写真新聞
Juniors' Visual Journal
https://www.schoolpress.co.jp/
株式会社 少年写真新聞社
〒102-8232 東京都千代田区九段南3-9-14HF九段南ビル
TEL 03（3264）2624　FAX 03（5276）7785

中学保健ニュース

No.1901
2024年（令和6年）
1月18日号
498.36　睡眠　4976

日中の集中力を高める睡眠の効果

質の良い睡眠をとると、日中の活動で力を発揮できます

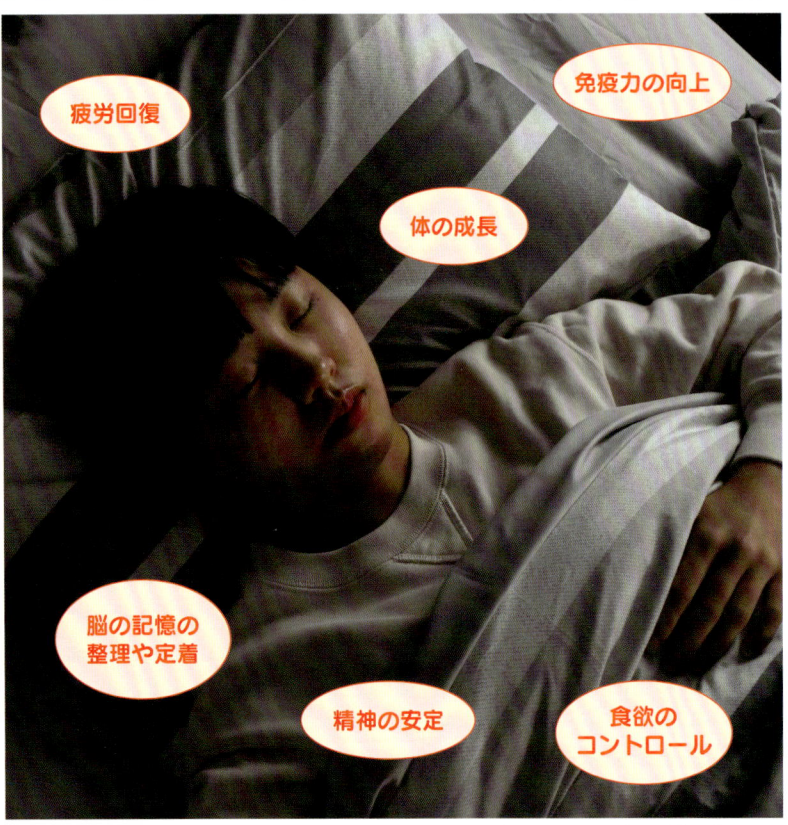

7～8時間程度ぐっすり眠り、朝すっきり目覚めるような質の良い睡眠は、心身の健康を保つだけではなく、脳の働きにもプラスの影響を与え、集中力を高めることがわかっています。

良質な睡眠に欠かせない3つのポイント

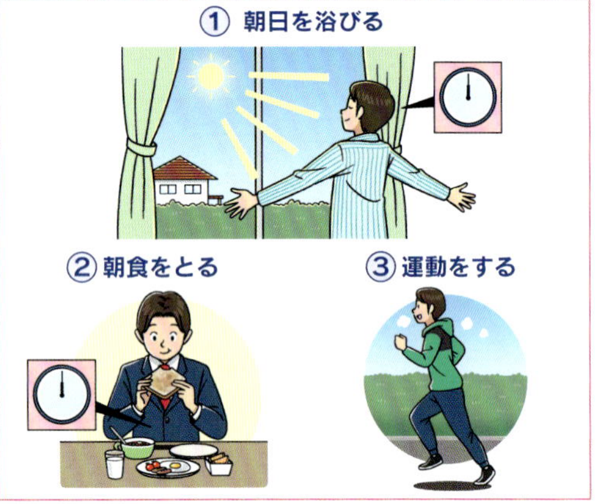

朝の光で脳時計を、朝食で腹時計をリセットし、日中は運動をして全身を動かすことが、夜に良質な睡眠を得るのに欠かせません。

就床時刻が早いほど成績が良い

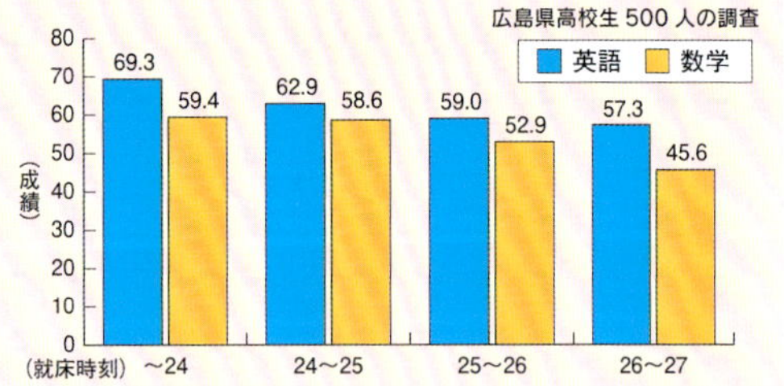

出典　田中秀樹，玉置應子「睡眠と記憶とQOL－学業成績と健康生活」『看護研究』40(7):641-648 2007

24時前に就寝する学生のほうが、成績が良いことがわかります。

慢性的な睡眠不足を抱えやすい中高生

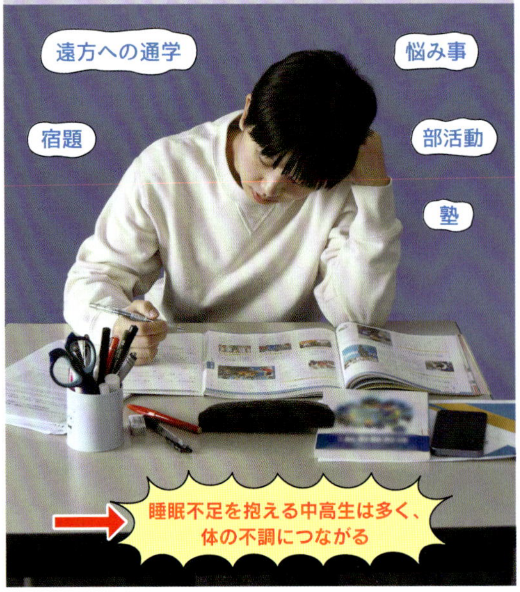

睡眠不足の人は、自分のスケジュールを見直しましょう。

快眠につながる生活リズムチェック

1　毎朝、ほぼ決まった時間に起きる（　）
2　朝起きたら、朝日をしっかり浴びる（　）
3　朝食を規則正しく毎日とる（　）
4　帰宅後は仮眠をしない（　）
5　夕食以降、カフェインを避ける（　）
6　夕食後に夜食をとらない（　）
7　ぬるめのお風呂にゆっくりつかる（　）
8　午前0時までに寝床に入る（　）
9　寝る前は、脳と体をリラックスさせる（　）
10　休日の起床時刻は、平日と2時間以上ずらさない（　）

○…できている
△…できていないががんばればできる
×…できそうにない

1日を振り返り、まずは△の改善を目指します。

質の良い睡眠は、疲労の回復や体の成長、脳の記憶の整理や定着、免疫力の向上、精神の安定に効果があり、心身の健康を保ち、日中の脳の働きも活発になります。

一方、睡眠不足が続いて睡眠の質が悪くなると心身に不調が現れ、授業や部活動など、さまざまな活動で力を発揮することができなくなります。

睡眠不足が続いている場合は、スケジュールを見直し、良質な睡眠を優先的にとるようにしましょう。

指導　広島国際大学 健康科学部 学部長 心理学科 教授　田中 秀樹 先生

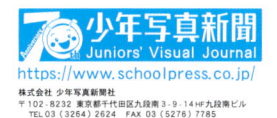

中学保健ニュース　昭和43年6月4日第三種郵便物承認　2024年1月28日発行　第1902号-(1)　旬刊　毎月3回（8・18・28日）発行　1か年定価19,140円

少年写真新聞
Juniors' Visual Journal
https://www.schoolpress.co.jp/
株式会社 少年写真新聞社
〒102-8232 東京都千代田区九段南3-9-14HF九段南ビル
TEL 03（3264）2624　FAX 03（5276）7785

中学保健ニュース

No.1902-(1)
2024年（令和6年）
1月28日号
493.14 アレルギー性疾患　4976

花粉症を防ぐ2つのポイント

花粉を体内に入れない、室内に持ち込まないためにできること

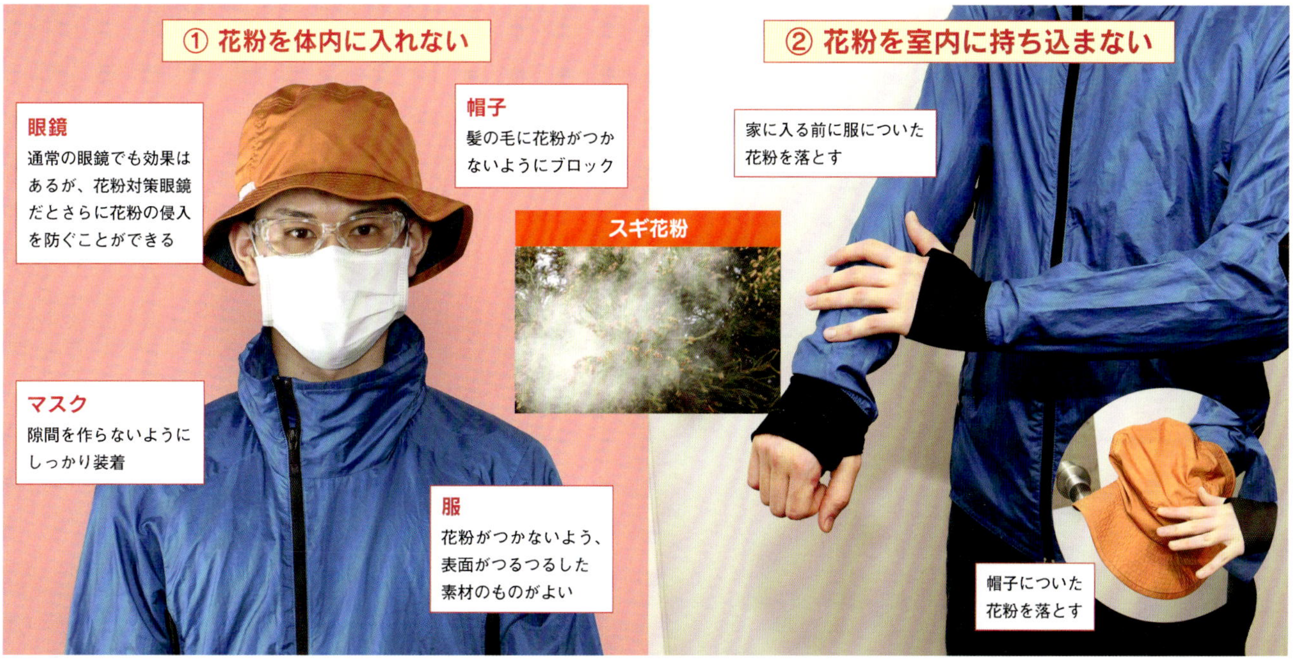

通常の眼鏡でも効果はあるが、花粉対策眼鏡だとさらに花粉の侵入を防ぐことができる

髪の毛に花粉がつかないようにブロック

花粉がつかないよう、表面がつるつるした素材のものがよい

花粉症予防で最も重要なのは、花粉を体内に入れないことです。そのため、マスク、眼鏡で対策を行い、室内にも花粉を入れないようにしましょう。

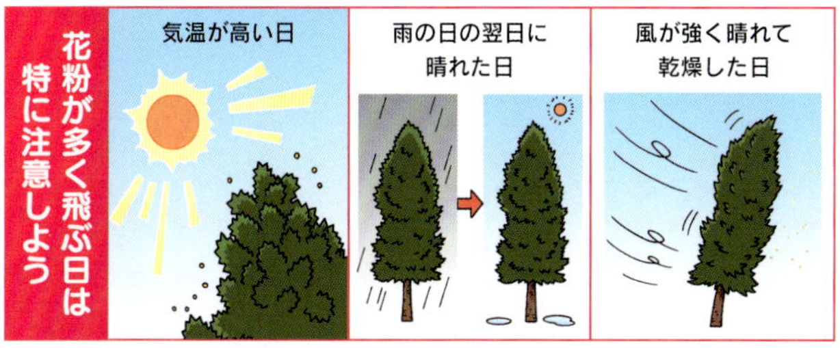
花粉が多く飛ぶ日は特に注意しよう
気温が高い日
雨の日の翌日に晴れた日
風が強く晴れて乾燥した日

花粉の飛散は気象条件によって大きく左右されます。花粉が多く飛びそうな日は、花粉対策を万全にしましょう。

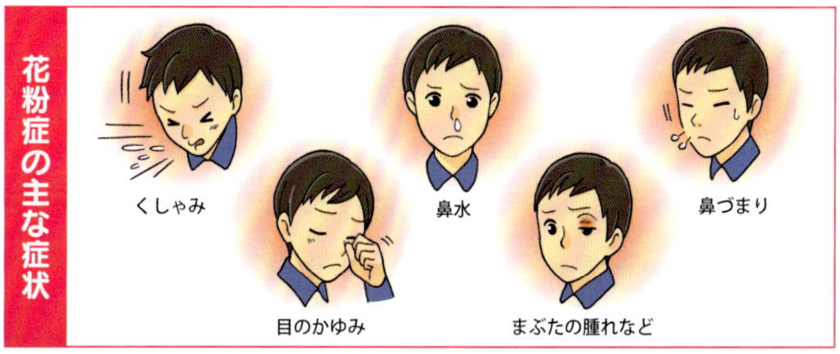

まぶたの腫れなど

花粉症の主な症状は目のかゆみ、鼻水、くしゃみなどです。

マスクの効果

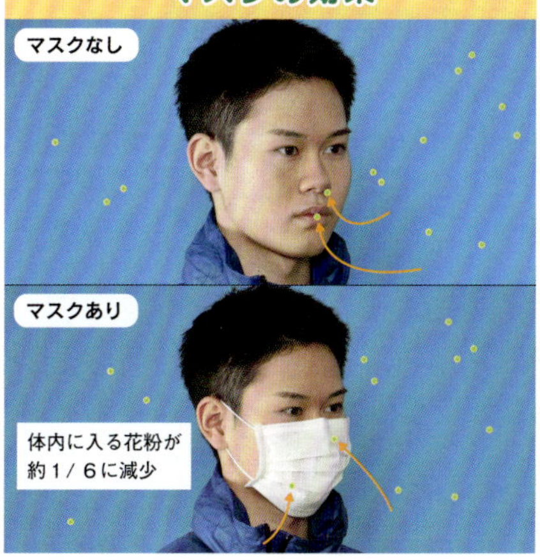

マスクなし
マスクあり

マスクを装着することで、体内に入る花粉を約1/6に減らすことができます。

花粉症とかぜの症状の違い

	花粉症	かぜ
くしゃみ	発作的に連続して出る	よく出る
鼻水・鼻づまりの状態	鼻水は透明でさらさら、朝方に強い症状が出ることがある	初期は透明で、その後は粘り気のある黄色い鼻水
熱の状態	あまり出ない、出ても微熱程度	微熱～高熱が出ることも
目の症状	かゆみ、涙、充血など	症状はない
その他	花粉が飛散する時期に症状がある	せき、喉の痛み、声のかすれなどが出ることもある

花粉症とかぜの症状は共通するところもありますが、花粉症は目に症状が出るのが特徴です。

花粉症は、体内に花粉が入ることによって、くしゃみ、鼻水、目のかゆみなどのアレルギー反応が起こる病気です。

花粉症の予防法としては、マスクや眼鏡をして花粉を体内に入れないこと、また、服についた花粉は家に入る前に落とすなどをして、室内に入れないようにすることが大切です。

雨上がりの翌日、風が強い日などは花粉が飛びやすいので、花粉の飛散情報をこまめにチェックして、花粉対策を行いましょう。

指導　ふたばクリニック 院長　橋口一弘 先生

少年写真新聞 Juniors' Visual Journal
2024年1月28日発行
第1902号付録
中学保健ニュース

株式会社 少年写真新聞社 〒102-8232 東京都千代田区九段南3-9-14 HF九段南ビル
https://www.schoolpress.co.jp/

花粉症の予防

ふたばクリニック 院長　橋口 一弘

マスク、眼鏡で防ぐ

花粉の飛散量は前年の夏（特に６月）の日照時間と花粉飛散数に大きく影響を受けることがわかっています。夏の日照時間が長いほど花粉は多くなり、また前年の花粉飛散数が多いと翌年は少なくなる傾向があります。さて2024年のスギ・ヒノキの飛散数予想ですが、2023年は一部の地域を除いて全国的に夏の日照時間は平年よりやや少なめであり、また大量の花粉が飛散したため、2024年の花粉飛散数は平年より減少すると予想されています※1。しかし平年より少ないといっても花粉症のある人には十分症状が出るくらいの花粉は飛ぶと思われますので油断は禁物です。

花粉症の人は、花粉飛散がないと症状がありません。そのため花粉症予防で最も大事なことは、花粉をなるべく吸い込まないようにすることです。外出時はマスクや眼鏡をつけることで鼻や目に入ってくる花粉を十分防ぐことができます。花粉はほぼ毎日飛散するので予防、治療を怠っていったん発症すると、どんどんひどくなっていきます。学校生活においては、体育などのマスク、帽子、眼鏡着用などの花粉対策がとりにくい状況もあると思いますが、なるべく予防することが大事です。

花粉症の治療

治療薬では、鼻汁・くしゃみに効果のある抗ヒスタミン薬、鼻づまりに効果のある抗ロイコトリエン薬、花粉症症状におしなべて効果のあるステロイド点鼻薬などが一般的です。これらの薬剤を花粉飛散が本格化する前から使用し、飛散中も続けていくことで症状を抑えることができます。こういった治療をしているにもかかわらず、症状が緩和せずに日常生活や学校生活に大きな支障をもたらす重症～最重症の症例では、花粉症を引き起こす根本の原因であるIgE抗体を直接抑える注射があります。この注射は生物製剤で、高価な薬剤で適応症例は限られていますが、非常に有効です。これらの対症療法とは別に、根治を目指す治療として舌下免疫療法があります。スギに反応しないようなリンパ球を増やしていく治療ですが、効果発現までに時間がかかります。この治療が始まって５年が経過しますが、有効症例が多く、花粉飛散の最盛期でも症状が全くないという症例もあります※2。

2023年は夏に新型コロナウイルス感染症とともに季節外れのインフルエンザが大流行し、多くの学校で学級閉鎖などがみられました。花粉飛散時期にはインフルエンザだけではなく普通感冒もみられます。感冒のときは鼻汁が２、３日で粘稠（ねんちゅう）になったり色がついてきたりしますが、通常１週間程度で軽快します。花粉症では鼻汁がさらさらしたままで、花粉飛散数に応じて症状が変化しますし、目のかゆみもみられます。発熱の有無も花粉症かどうかの判断になります。新型コロナウイルス感染症では初期症状として咽頭痛や発熱がみられ、鼻汁や鼻づまりなどの鼻の症状は少なく花粉症と区別しやすいです。花粉症では初期治療により症状緩和が望めますので、早めに医療機関を受診することを勧めます。

※１ NPO花粉情報協会の資料より
※２ 日本耳鼻咽喉科免疫アレルギー学会、鼻アレルギー診療ガイドライン作成委員会著『鼻アレルギー診療ガイドライン－通年性鼻炎と花粉症－2020年版(改訂第９版)』

少年写真新聞 Juniors' Visual Journal
2024年2月8日発行
第1903号付録
中学保健ニュース

株式会社 少年写真新聞社 〒102-8232 東京都千代田区九段南3-9-14 HF九段南ビル
https://www.schoolpress.co.jp/

骨を強くする 成長期の運動

早稲田大学 スポーツ科学学術院
運動器スポーツ医学研究室 教授　鳥居 俊

骨の成長の仕組み

私たちの身長が伸びるのは、脚や背骨の骨の長さが伸びるからです。手足の長い骨も背骨も両端に近いところに骨端軟骨（成長軟骨）があり、ここで新しい骨がつくられている間は骨が長く大きくなります。

一方、骨の太さは骨の外側や内側で骨がつくられることで太くなるのですが、外側で骨をつくる働きは成長期の前半で、その後は内側に骨がつくられます。

骨の強さは、骨の断面の厚さや内部の骨の網目がどれぐらい詰まっているのかで決まります。このような骨の量は、身長が最も伸びる時期より少し後に最も増える時期が来ます。

運動しないと骨はどうなるのか、運動すると骨はどうなるのか？

栄養素の偏りの少ない食事をとり、夜更かしをせずに睡眠を十分にとれば、骨も身長も正常に成長していきます。身長には遺伝のような先天的要因の影響が大きく、運動によって大きく変わることはなさそうだということがわかっています。

ただ、成長軟骨層に適度な刺激が加わると、わずかですが長さの成長が高まり、テニス選手などではラケットを持つ利き腕の骨が反対の腕の骨より少し長くなります。一方、刺激が強過ぎて成長軟骨層を傷つけてしまうと長さの成長が妨げられて、利き腕の骨が短くなってしまうことも報告されています。

骨をつくる働きは骨に加わる刺激（力）によって変化し、刺激が大きければ活発になり、刺激が足りないと鈍ってしまいます。極端な状態ですが、宇宙飛行士が無重力で生活する間は、骨に加わる刺激がほとんどなくなり、骨をつくる働きは止まり骨が減ってしまいます。地球上でもずっと横になって生活させると骨は減って弱くなることがわかっています。逆に、成長期に運動を活発に続けてきたスポーツ選手では、刺激の加わった部分の骨は強くなっており、野球や体操選手では腕の骨が、短距離走や球技の選手では脚の骨が強くなっています。このように骨の強さ（断面の厚さや網目の密度）には運動が関わっていることは明らかです。

20歳頃には人生で最大の骨の量を蓄えることになりますが、１年間に最も多く骨を蓄えられるのは成長期の身長が最も伸びる時期の１年後頃です。またその前後の３～４年間で最大の骨の量の４割程度を蓄えると考えられており、男子では中学生期、女子では小学校高学年から中学生期前半に当たります。この時期に骨をつくる材料となるカルシウムとたんぱく質、骨をつくる働きを助けるビタミンDやビタミンCなどの栄養素をしっかりと摂取し、十分な睡眠をとって成長ホルモンを分泌させ、適度な運動で骨を増やせる生活を心がけてください。思春期の成長途中の骨は、大人の骨と比べて弱いので、運動のし過ぎによって起こる疲労骨折などに注意する必要もあります。

新連載　スクールロイヤーから学ぶ **学校事故対応**

第1回　スクールロイヤーについて

本郷さくら総合法律事務所 弁護士・兵庫教育大学大学院 准教授　神内 聡

「スクールロイヤー」とは

最近、「スクールロイヤー」と呼ばれる弁護士が学校の法律問題に関わっていることをご存じの人もいるかと思います。

スクールロイヤーの定義は明確に定まっているわけではないのですが、日本弁護士連合会は2018年に発表した「『スクールロイヤー』の整備を求める意見書」で、「学校現場で発生する様々な問題に対して、裁判になってから関わるのではなく、むしろトラブルが予測されそうな段階から、学校の相談相手としての立場で、子どもの最善の利益の観点から、教育や福祉、子どもの権利等の視点を取り入れながら継続的に助言する弁護士」のことをスクールロイヤーと称しています。

日本弁護士連合会が示すスクールロイヤーの特徴をまとめます。

①子どもの最善の利益の観点から継続的に助言する
②トラブルが予想される初期段階から関わる
③法律だけではなく、教育や福祉、子どもの権利等の視点を取り入れながら活動する

この3つの特徴は、これまで学校の法律問題に関わってきた地方自治体や学校法人の顧問弁護士とはやや異なるものといえます。現在では全国で100以上の自治体で、教育委員会の専属弁護士として、学校からの法律相談を担当するスクールロイヤーが導入されています。

様々なスクールロイヤー

私は弁護士資格を持つ教師として中高一貫校で勤務しながら、各地の教育委員会や学校法人の相談を担当するスクールロイヤーとして活動しています。数年前までは常勤の教師としてクラス担任等を担当していましたが、現在は教職大学院で研究活動も行っている関係で、非常勤で授業や部活動顧問、校務分掌等を担当しています。私のように教師もしているスクールロイヤーはまだいませんが、最近は様々なタイプのスクールロイヤーが現れています。例えば、教育委員会の職員に弁護士資格を持った人材を採用する自治体があり、近年増えつつあります。また、教育委員会ではなく、首長部局にいじめ相談を担当する部署を設置して弁護士資格を持った職員を配置したり、子どもの人権を保護するためのオンブズパーソンを導入して弁護士が担当したりする、といった自治体もあります。

スクールロイヤーの仕事

スクールロイヤーが担当する仕事は多岐にわたりますが、件数として多いのは「保護者対応」と「いじめ」です。保護者の中には学校や教員の対応に納得できず、学校に対して威圧的・理不尽な要求をしたりする人がいます。また、保護者が要求する内容自体は問題ないものの、文書による回答を求めたり、録音を求めたりする人もいます。このような保護者の要求に対して、教員が長時間の対応に追われてしまうのであれば、弁護士に相談して解決策を示してもらうほうが合理的とも考えられるため、スクールロイヤーが利用されることが多いです。

また、いじめ対応に関しては「いじめ防止対策推進法」という法律が制定されており、いじめが発生したら教員は法律にのっとって対応しなければなりません。しかし、教員は法律の知識に詳しいわけではなく、法律の解釈が必要になる場合も多いため、スクールロイヤーに相談して助言を受けることが多いです。例えば、「いじめ防止対策推進法」は「いじめ」の定義を法律上で明記しています。このため、教員はいじめがあったという通報を受けた場合は、それが法律上の「いじめ」に該当するのかどうかを確認しなければなりません。しかし、どのような事実があれば「いじめ」に該当するといえるのかは法律的な視点が必要な場合が少なくありません。また、教員はいじめが確認できたらいじめの被害者を支援し、加害者を指導しなければならず、保護者対応も必要になります。こうした支援、指導、対応に関しても法律的な視点が必要になるため、いじめ対応の場合には、スクールロイヤーに相談して助言を受ける機会は多いです。

それ以外にも、学校からは学校事故、生徒指導、個人情報、著作権、不登校、障害のある子どもの対応等、様々な法律相談があります。

また、スクールロイヤーの重要な仕事として、研修の講師や法教育があります。いじめに関する教職員への研修講師を担当したり、子どもたちに向けたいじめ予防教育の授業を担当したりします。

養護教諭とスクールロイヤーの連携

一般的なスクールロイヤーは学校に勤務しておらず、相談相手も教育委員会や管理職であることから、スクールロイヤーが養護教諭から直接相談を受けるケースはほとんどありません。しかし、私のように教員として学校に勤務するスクールロイヤーは、日常的に養護教諭からの相談を受けたり、生徒に関する情報をもらったり、連携するケースが非常に多いです。養護教諭は専門性の高い職種であることから、同じく専門職である弁護士に類似する意識や価値観を持っています。また、養護教諭は担任を持たないので、あらゆる生徒を俯瞰(ふかん)的に観察できる立場にあり、生徒に関する貴重な情報を提供してくれることが多いため、スクールロイヤーとして活動するうえでは、養護教諭との連携は非常に大切です。

また、最近ではスクールロイヤーが学校で定期的に開催される生徒の生徒指導上の問題や不登校、健康に関するケース会議に出席し、その場で養護教諭やスクールカウンセラー等と情報共有し、意見交換する体制を導入している学校もあり、「チーム学校」の先進的な事例として注目されています。

スクールロイヤーに必要なこと

スクールロイヤーには法律的な視点だけではなく、教育的な視点や福祉的な視点等が求められることが多いです。これは、学校で起きている問題、子どもが抱えている問題は法律だけで解決できるものではないからです。

しかし、実際にスクールロイヤーが教育的・福祉的な視点を持って関わることは容易ではありません。ほとんどのスクールロイヤーは法律の知識や素養しか持ち合わせていないからです。このため、スクールロイヤーは積極的に学校を訪問して現場の実情を理解したり、教育学や社会福祉学の文献を読んで知識を習得したりする必要があると考えています。

また、スクールロイヤーは子どもの最善の利益のために学校に助言する弁護士なので、例えば、学校がいじめを隠ぺいしようとしたら、「それは間違っています」と学校に指摘し、改善を求める必要があります。

以上のような、スクールロイヤーの仕事内容を踏まえながら、次回は、学校で事故が発生した際に裁判ではどのようなことが争われるのか、養護教諭はどのような法的責任を負うのか、といった点について解説します。

少年写真新聞 Juniors' Visual Journal
https://www.schoolpress.co.jp/
株式会社 少年写真新聞社
〒102-8232 東京都千代田区九段南3-9-14 HF九段南ビル
TEL 03(3264)2624 FAX 03(5276)7785

中学保健ニュース 昭和43年6月4日第三種郵便物承認 2024年2月8日発行 第1903号-(1) 旬刊 毎月3回(8・18・28日)発行 1か年定価19,140円

中学保健ニュース

No.1903-(1)
2024年(令和6年)
2月8日号
491.366 骨の生理 4976

骨を強くする成長期の運動

10代は人生最大の骨量に向かって骨が成長する重要な時期です

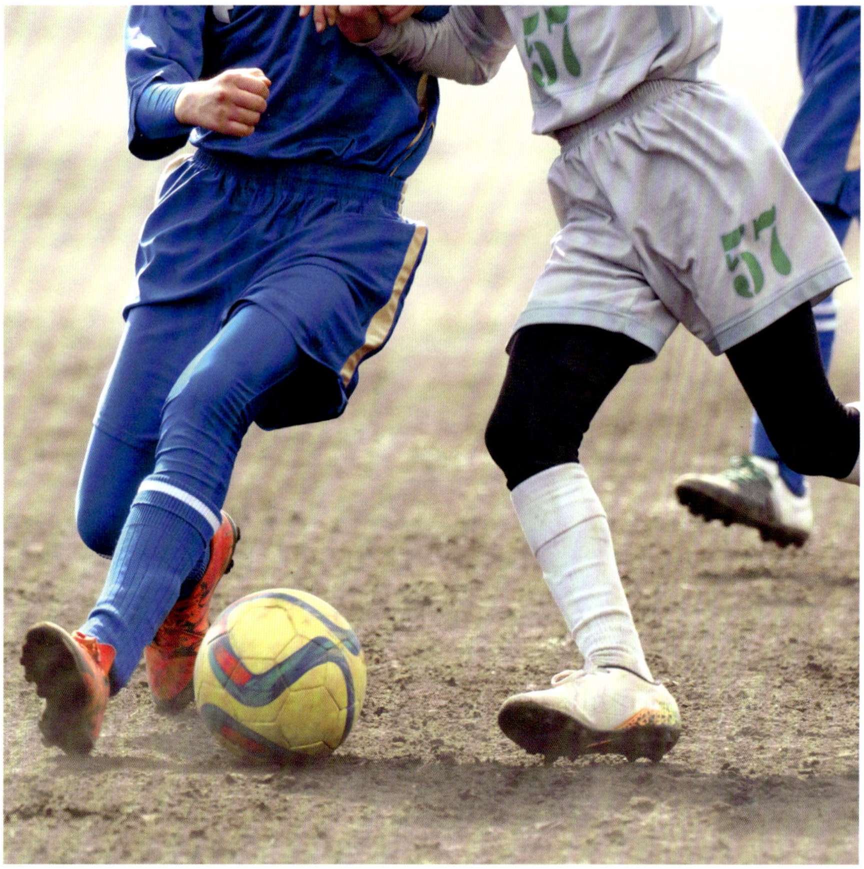

10代は骨の成長のラストスパートなので、毎日1時間程度しっかり運動しましょう。

骨の成長の仕組み

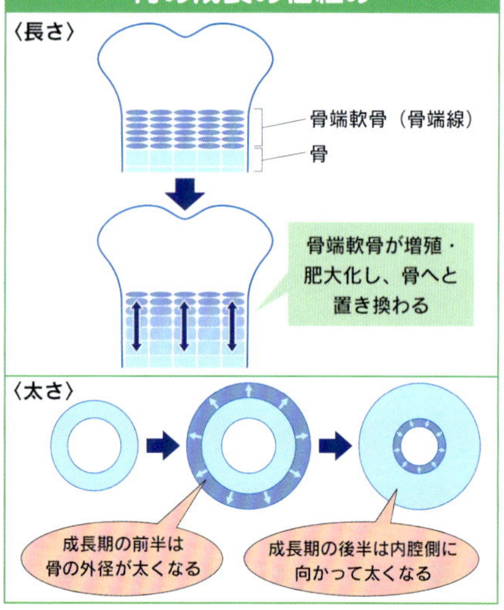

〈長さ〉
骨端軟骨(骨端線)

骨端軟骨が増殖・肥大化し、骨へと置き換わる
〈太さ〉
成長期の前半は骨の外径が太くなる
成長期の後半は内腔側に向かって太くなる

栄養素に偏りがない食事、運動による刺激、十分な睡眠で成長ホルモンの分泌が促進されると、骨の成長が活発になります。

骨端線が閉じる直前の10代の骨

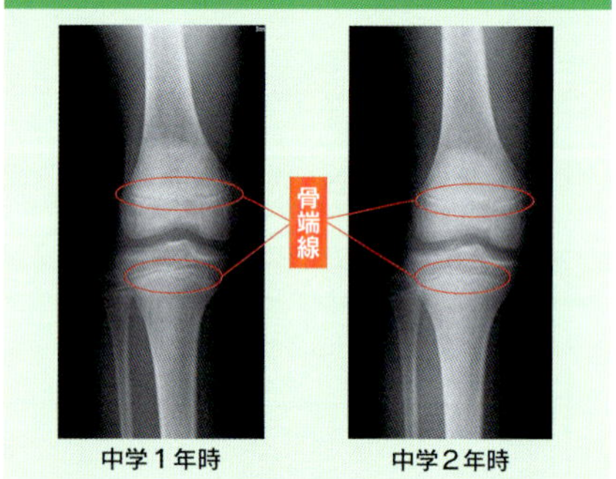

中学1年時
中学2年時

成長するにつれて、骨端線は閉じ、成長も止まります。

運動不足で高まる骨粗しょう症のリスク

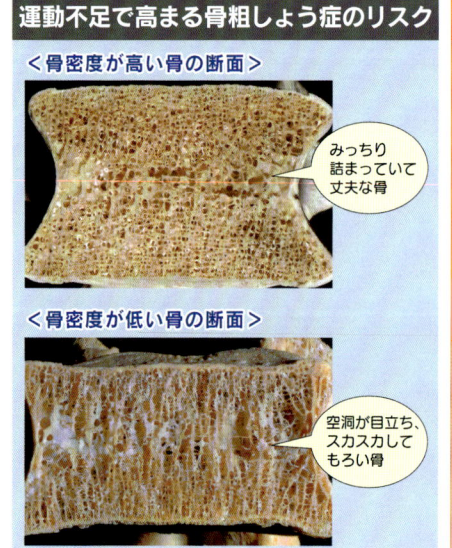

＜骨密度が高い骨の断面＞

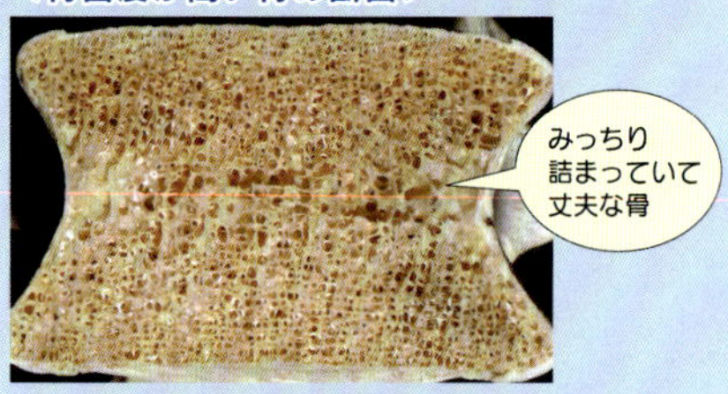

みっちり詰まっていて丈夫な骨

＜骨密度が低い骨の断面＞

空洞が目立ち、スカスカしてもろい骨

若いときの運動不足は、将来骨折などの原因となる骨粗しょう症のリスクを高めます。

成長期に丈夫な骨をつくるために

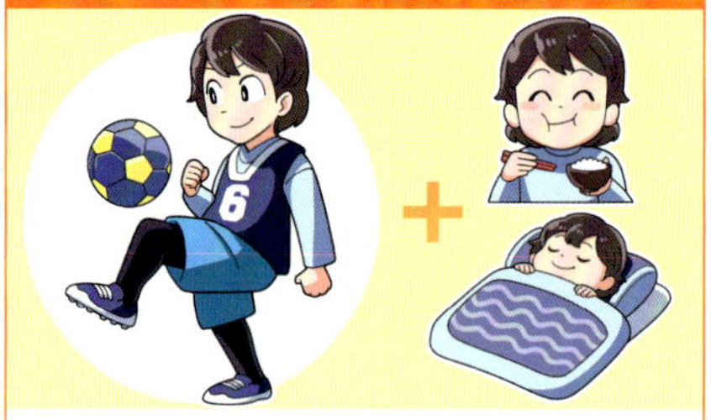

骨をつくるカルシウム、たんぱく質、ビタミンDやCが不足しないような食事をとり、よく寝ます。

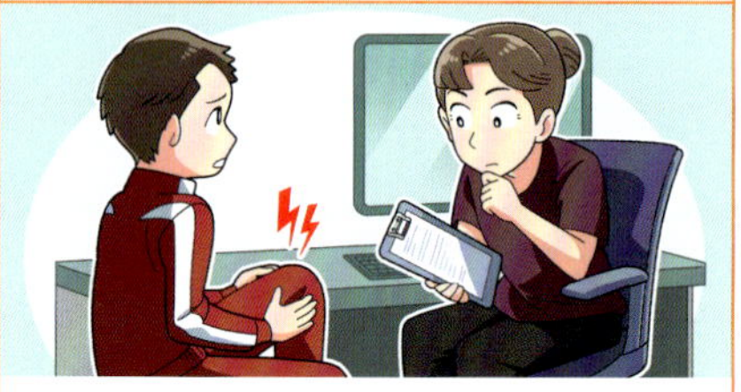

成長期の骨は大人に比べて弱いので、過度な運動による疲労骨折に注意し、痛むときは病院へ行きます。

一〇代は、最大の骨量を高められる時期で、この時期の全身運動は、骨に刺激を与えて、成長を大きく促します。

丈夫な骨にするためには、一日一時間程度運動することに加えて、栄養バランスの良い食事をとり、睡眠時間を確保し、規則正しい生活を送ることを心がけましょう。

この時期に十分な骨量を獲得できないと、骨密度が低い状態になって骨の強度が下がり、「骨粗しょう症」のリスクが高まります。

指導 早稲田大学 スポーツ科学学術院 運動器スポーツ医学研究室 教授 鳥居 俊 先生

中学保健ニュース　昭和43年6月4日第三種郵便物承認　2024年2月18日発行　第1904号　旬刊　毎月3回（8・18・28日）発行　1か年定価19,140円

少年写真新聞 Juniors' Visual Journal
https://www.schoolpress.co.jp/
株式会社 少年写真新聞社
〒102-8232 東京都千代田区九段南3-9-14 HF九段南ビル
TEL 03（3264）2624　FAX 03（5276）7785

中学保健ニュース

No.1904
2024年（令和6年）
2月18日号

492.29 救急処置 4976

打撲、捻挫、突き指など 手足のけがの応急手当

安静、冷却、圧迫・固定、挙上のRICEで手当を行います

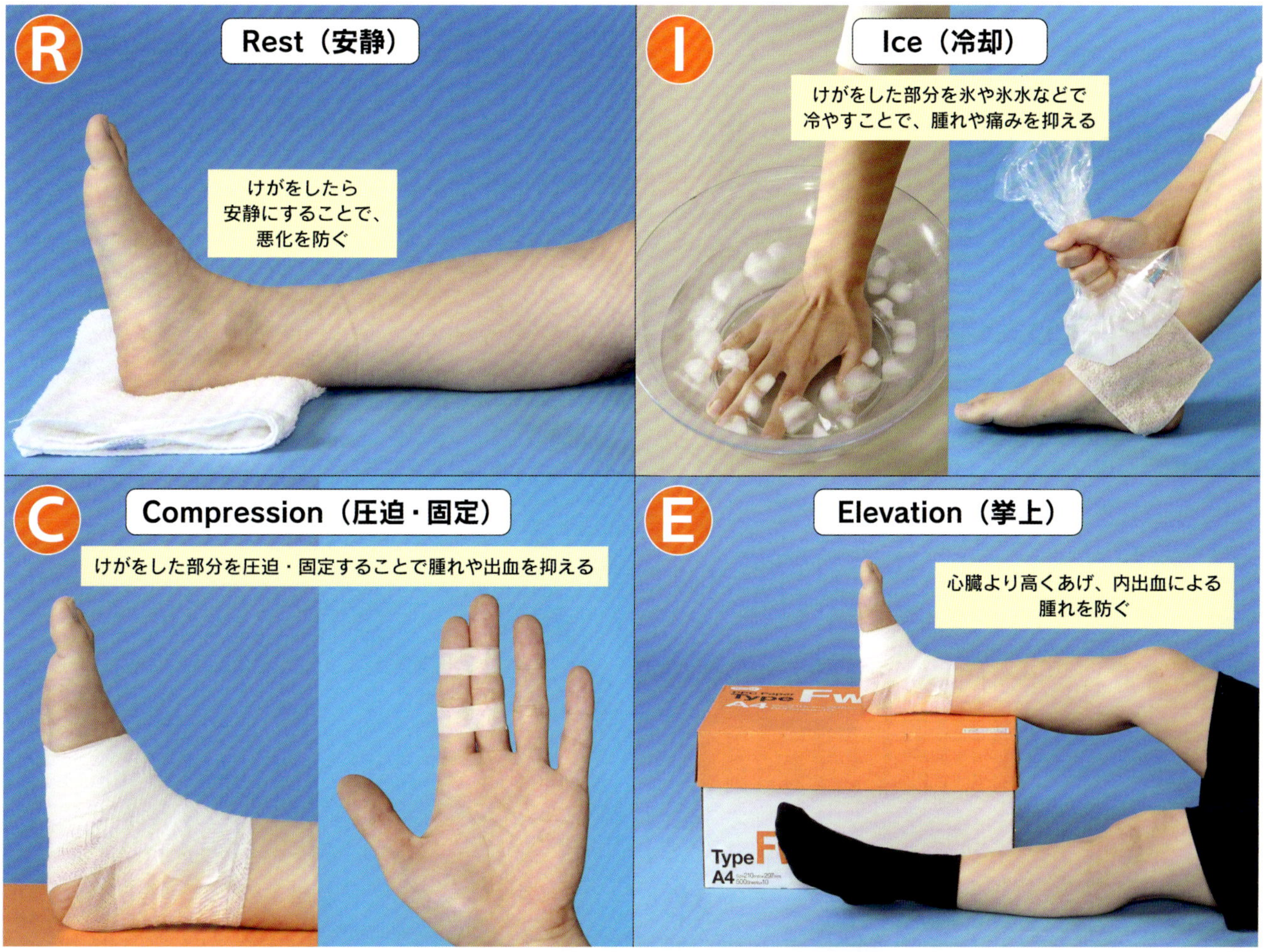
R
Rest（安静）
けがをしたら
安静にすることで、
悪化を防ぐ
I
Ice（冷却）
けがをした部分を氷や氷水などで
冷やすことで、腫れや痛みを抑える
C
Compression（圧迫・固定）
けがをした部分を圧迫・固定することで腫れや出血を抑える
E
Elevation（挙上）
心臓より高くあげ、内出血による
腫れを防ぐ

打撲、捻挫、突き指、脱臼、骨折などの応急手当の基本は、RICEを行います。患部の腫れや痛みを抑え、症状の悪化を防ぐ効果があります。

打撲、捻挫、突き指、骨折など、手足のけがをしたときは、無理に動かさないようにして、RICEと呼ばれる応急手当を行います。

RICEは、安静、冷却、圧迫・固定、挙上（高くあげること）の頭文字をとったもので、腫れや痛みを抑える効果が期待できます。

ただし、軽いけがだと思っても骨折などをしていることもあるので、腫れや痛みが続く場合は、整形外科を受診しましょう。

指導　稲毛整形外科 院長　南出 正順 先生

骨折の応急手当

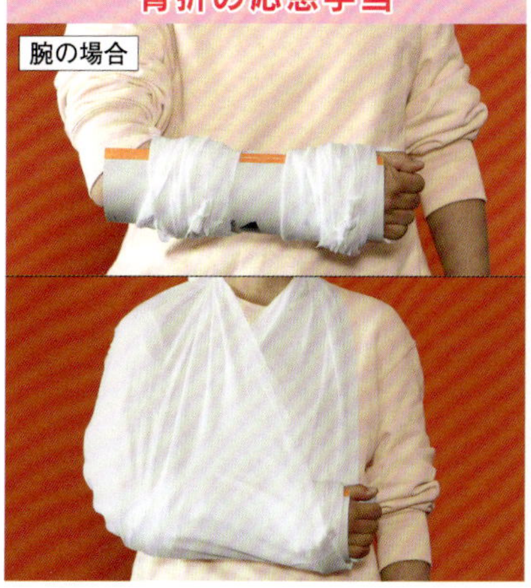
腕の場合

患部に雑誌などを当てて、固定します。その後、可能なら三角巾で首からつるし、動かないようにします。

すり傷、切り傷の応急手当

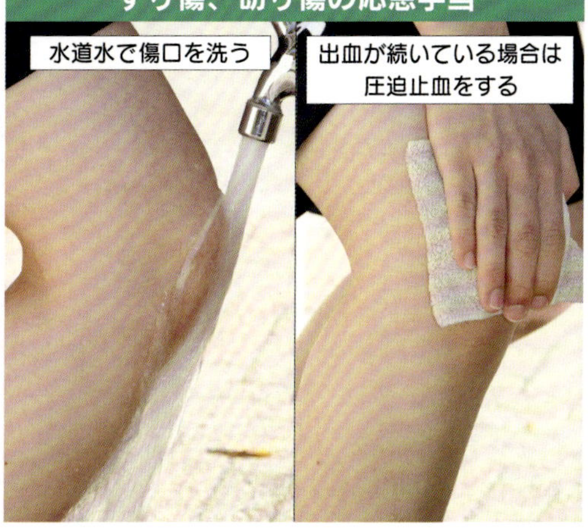
水道水で傷口を洗う
出血が続いている場合は
圧迫止血をする

傷口を水道水でよく洗い流し、出血が続いている場合は、清潔なハンカチやガーゼで押さえて、止血をします。

2024年(令和6年)2月18日発行　中学保健ニュース 第1904号付録　株式会社 少年写真新聞社

少年写真新聞 Juniors' Visual Journal
2024年2月18日発行
第1904号付録
ⓒ少年写真新聞社2024年
中学保健ニュース
★定期刊行物は終わる期間を予定しない刊行物です。年度が替わりましても、購読中止のお申し出のない限り、引き続きニュースをご送付申し上げます。
★著作権法により、本紙の無断複写・転載は禁じられています。
株式会社 少年写真新聞社 〒102-8232 東京都千代田区九段南3-9-14 HF九段南ビル
https://www.schoolpress.co.jp/

手足のけがの応急手当

稲毛整形外科 院長　南出正順

応急手当の基本RICE

手足のけがに対する応急手当は、状況に応じて適切な対処を行うことが重要です。

出血がある場合：出血を止めるために、傷口に清潔なガーゼや布を当てて、圧迫します。出血が激しい場合は、傷口を押さえながら救急車を呼びましょう。

打撲や捻挫の場合：氷や冷たい物を傷害部位に当てて腫れを抑えます。しばらく安静にし、痛みが強い場合は医療機関を受診します。

骨折の疑いがある場合：動かさないように固定します。板や雑誌、新聞紙などを使って固定することができます。救急車を呼び、専門家に診てもらいましょう。

打撲や捻挫、骨折などの応急手当の頭文字を覚えやすくまとめたものがRICEです。RICEは、急性のけがやスポーツ障害の応急手当に用いられる方法です。ただし、重篤なけがや骨折の場合は、速やかに医療機関を受診することをお勧めします。

Rest（安静）：傷害部位を動かさないようにして、負担をかけないようにします。

効果：傷害部位を安静に保つことで、炎症の進行を抑え、回復を促します。

Ice（冷却）：氷や冷たい物を傷害部位に当て、20分程度冷やします。氷を直接肌に触れさせないように注意してください。

効果：炎症を抑え、腫れや痛みを軽減します。

Compression（圧迫・固定）：清潔なガーゼや布を傷害部位に当て、軽く圧迫します。

効果：腫れを抑え、出血を止めます。

Elevation（挙上）：傷害部位を心臓よりも高い位置に保ちます。

効果：血液の流れを改善し腫れを軽減します。

打撲は、軟部組織の損傷により腫れや痛みを伴う炎症反応や皮下出血が現れる症状です。皮下出血があると皮膚が青紫に変色し、押さえると痛みを感じます。痛み以外の打撲の症状として内出血や炎症、運動制限、腫れなどがみられます。骨が突き出たような感覚や内出血がなくても痛みだけが残る場合もあります。痛みが４週間ほど続く場合や、骨が突き出たような感覚がある場合は、整形外科を受診しましょう。内出血がなくても痛みが残っている場合は注意が必要です。

骨折の特徴と応急手当

骨折の特徴：骨折している場合、次のような症状が現れます。①痛みが激しく、冷や汗が出る。②皮下出血があり、腫れている。③動かせない。④骨が崩れていることが触れてわかることがある。⑤骨折部分でコツコツ音がすることがある。⑥大腿骨（だいたいこつ）や股関節の骨折では足の長さが違うこともある。

骨折時の応急手当：無理に動かさず、その場で応急手当を行います。骨折した部分を動かさないようにして、患者を安全な場所に移動させます。傷があれば傷の応急手当を先に行います。板や傘、雑誌、毛布、定規などの副子に使えるものを探して、骨折した箇所を上下の関節までしっかり固定します。包帯は副子が動かない程度に、きつ過ぎず、緩過ぎず巻くのがこつです。骨折は放置せず、適切な処置を行い、早めに病院を受診しましょう。

2024年(令和6年)2月28日発行　中学保健ニュース 第1905号付録　株式会社 少年写真新聞社

少年写真新聞 Juniors' Visual Journal
2024年2月28日発行
第1905号付録
ⓒ少年写真新聞社2024年
中学保健ニュース
★定期刊行物は終わる期間を予定しない刊行物です。年度が替わりましても、購読中止のお申し出のない限り、引き続きニュースをご送付申し上げます。
★著作権法により、本紙の無断複写・転載は禁じられています。
株式会社 少年写真新聞社 〒102-8232 東京都千代田区九段南3-9-14 HF九段南ビル
https://www.schoolpress.co.jp/

約10か月かけて 子宮で育つ赤ちゃん

聖マリアンナ医科大学大学院
周産期発生病態解明学 教授　長谷川 潤一

妊娠適齢期の女性であっても、妊娠・分娩（ぶんべん）がどうやって起きるのか、子宮、胎盤、臍帯（さいたい）、胎児の関係がどうなっているのかといったことは、意外と知られていません。自分もこの過程を経て生まれてきたこと、妊娠・分娩という子孫を残すためにある生理現象、受精卵に始まる発生などを若いうちから正しく知り、考えることは、生命観、倫理観などを養ううえでも重要であると考えます。

子宮・胎盤・臍帯・胎児

排卵された卵子が精子と出会い、受精卵を形成して、それが子宮に着床して妊娠が成立します。受精卵から胎児になりますが、実は、胎盤や臍帯も受精卵からつくられます。それらは胎児付属物と呼ばれ、子宮の中で胎児が育つための自らつくった臓器なのです。子宮という土壌に胎盤という根を生やして、母体血液に溶けている栄養や酸素を吸収し、臍帯というパイプで胎児につないでいるのです。

胎児の発生と分娩

受精卵は着床して根を張る一方、胎児になる部分は、粘土細工のように、かたまりから頭、胴体、四肢へと大きな部分に分かれ、さらに臓器を形づくるように細分化していきます。おおよその人の形、臓器は受精より10～12週で完成します。この頃は、器官形成期と呼ばれ、薬、放射線などの影響を受けると先天異常の原因となり得る重要な時期です。その後は、各臓器の働きなどがより発達する時期となります。胎児が羊水中で動き回ることも、全身の筋力をつけたりする発達のうえで重要なことです。

受精卵は0.1mmのひとつの細胞にすぎませんが、それが細胞分裂を続け、人の体になり、生まれてくるときには３kg程度になります。それだけの大きさの胎児を育てるためには、たくさんの酸素や栄養などが必要です。母体も10か月の間、徐々に胎児を育てて分娩することに適応するため、無意識のうちに体が変化しています。母体の循環血液量は妊娠していないときに比べて1.5倍にもなりますし、全身の臓器は普段の２～３割増しのパワーを使います。

胎児は10か月間このような発達を続けていますが、子宮口は胎児や胎盤などが生まれてしまわないようにしっかりと閉じています。しかし分娩が近づくにつれて子宮口は柔らかくなります。子宮全体が規則的に収縮する陣痛が始まって、胎児は産道に絞り出されるように押され、さらに子宮口が開くことで半日以上の時間をかけて分娩に至ります。胎児の分娩後10分程度で、役目を終えた臍帯・胎盤は娩出され、妊娠が終了します。

母子の健康を守るために

妊娠・分娩は、10か月という短い期間に、母体も胎児もダイナミックに変化します。身体的にも精神的にもその変化についていくのが難しい場合があります。そうなると、様々

（200ページに続く）

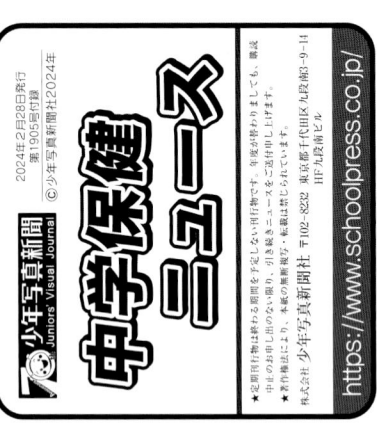

連載　スクールロイヤーから学ぶ　学校事故対応

第2回　養護教諭の法的責任について

本郷さくら総合法律事務所 弁護士・兵庫教育大学大学院 准教授　神内 聡

養護教諭の法律上の役割

養護教諭は児童生徒の「養護をつかさどる」と学校教育法で規定されています。「養護」という概念は「看護」とも「治療」とも異なるのですが、その内容を一義的に解釈することはできません。養護教諭という職種の沿革については字数の都合上割愛しますが、日本の養護教諭の制度は世界的に見ても極めて珍しいものです。

文部科学省は養護教諭の役割について、①保健管理（救急処置、健康診断、健康観察、疾病の管理・予防、学校環境衛生管理）②保健教育（各教科等における指導の参画）③健康相談及び保健指導（心身の健康課題に関する児童生徒等への健康相談や健康相談等を踏まえた保健指導）④保健室経営⑤保健組織活動と示しています※1。

養護教諭の法的責任～応急手当について～

では、養護教諭が法的責任を負う場合というのは、具体的にどのような事例が考えられるのでしょうか。ここでは典型的な事例として、学校事故を想定して説明します。

学校で事故が起きて児童生徒が負傷した場合、保健室に運ばれて応急手当を受けることが通常です。養護教諭の重要な役割として、応急手当があります（応急手当自体は養護教諭でなくとも、一般の教員もできる行為です）。

応急手当の性質を直接的に明記している法律はありませんが、学説では応急手当を民法698条が定める「緊急事務管理」と理解する考え方が有力です。同条は「管理者は、本人の身体、名誉又は財産に対する急迫の危害を免れさせるために事務管理をしたときは、悪意又は重大な過失があるのでなければ、これによって生じた損害を賠償する責任を負わない。」と規定しています。「事務管理」とは、「法律上の義務がない者が、他人のために他人の事務の管理を行うこと」を言います。「事務」とは「契約を締結する」といった法律行為ではない、広く一般的な行為を指し、応急手当もこれに含まれます。また、負傷した児童生徒に対して保健室で応急手当をすることは、本人の身体に対する急迫の危害を免れさせるための行為なので、緊急事務管理の要件を充たします。そのため、応急手当の結果児童生徒に損害が生じたとしても、「悪意又は重大な過失」、つまりよほどの落ち度がなければ法的責任は成立しません。

しかし、裁判所は応急手当について、教員の児童生徒に対する一般的な「安全配慮義務」の一内容として理解しています。安全配慮義務は教員が児童生徒に対して負う最も重要かつ一般的な法的義務で、「過失」、つまり通常の落ち度があれば法的責任が成立する可能性があります。したがって、養護教諭の応急手当が通常の教員に求められるレベルのものではなく、それによって児童生徒に損害が生じた場合には法的責任を負う可能性があります。

養護教諭の法的責任～養護診断について～

養護教諭ならではの法的義務として裁判所で示されているものとして、「養護診断」があります。

高校1年生の男子が体育の授業中に肩車を行った際に、ほかの男子を持ち上げようとして体重を支え切れず、腰が砕けて尻餅をつき、第四腰椎圧迫骨折の傷害を負ったケースにおいて、裁判所は「養護教諭は、医学的素養をもって学校に勤務する教育職員であって、学校内において要救急事故が生じた場合のその役割は、一般医療の対象とするまでもない軽微な傷病の処置と学校医等専門医の側へ要救護児童生徒を引き渡すまでの処置をすることにある。」と判示し、養護教諭の行う養護診断は、「傷病事故の発生状況、傷病の内容、程度をできるだけ速やかに認識し、自ら傷病の手当をするか、緊急なものであって直ちに医師のもとに移送するものであるか、あるいはその必要がないものであっても家庭へ送り帰し、保護者の保護監督下に置くべきものであるか、あるいは学校の保健室で継続的に観察する必要のあるものであるか、生徒を授業のため教室に帰して良いものかを判断することが第一の目的」であり、「その傷病事故の重症度、緊急度を判断するもの」であることから、養護教諭の傷病についての判断手続は、「一般の医師看護婦が専門的な傷病名や傷病箇所の確認、医学的処置をする目的で診察するのとは異なり、医学的に十分なものである必要はない」が、重症度や緊急度を判断する「目的にふさわしい程度の問診、視診、触診を適切に行うべき義務があるというべきである。」（原文まま）と判示しています※2。つまり、裁判所は養護教諭について、学校事故直後の対応として一般教員とは異なる医学的素養を持つ教員として対応方針を的確に判断する養護診断の義務があると考えています。

また、この裁判では養護教諭が行った応急手当について、当時の『学校における緊急処置の手引』に基づいた応急手当がなされたかどうかを検討し、負傷した生徒から事故発生の具体的状況を詳細に確認しなかったなどの事実があったことについては、養護教諭として「尽くすべき程度にも達しておらず、不十分であり、職務上尽くすべき救護診断義務を怠ったものといわざるを得ない。」と判断していますが、生徒が養護教諭の触診時に痛みを訴えず、脈拍の異常、腰背部の皮膚の変色、隆起、腫れがなかったことなどから、腰部の骨折等の傷害を直ちに疑うことなく、生徒に対して数日間運動したり患部をもんだり押したり温めたりしないよう注意を与え、痛みが続く場合は専門医の診察を受けることを指示した行為は、「養護教諭の救急措置として不適切であったとまではいい難い」として、結論として養護教諭としての職務上の過失があったものとはいえないと判断しています。

つまり、裁判において養護教諭の法的責任を判断する際には、①マニュアル（『手引』など）に基づく応急手当、②事故発生の具体的状況の確認、③外見上の観察に基づく判断等が、判断要素として検討されています。

養護教諭の法的責任～まとめ～

今日の養護教諭の役割は、いじめや不登校の対応、学校医やスクールカウンセラーとの連携等、多様な役割が求められています。裁判所で養護教諭に求められている素養は、医療従事者のレベルではないものの、一般教員よりは高いレベルの医学的素養であり、養護教諭がそのような一般教員とは異なる高い専門性ゆえに、法的責任もまた一般教員とは異なる責任を負う可能性があることを意識しておく必要があると思われます。

第3回は「いじめ対応」について解説をしたいと思います。いじめを未然に防ぐために学校ができること、起きてしまったときの対応については、被害者・加害者となる生徒の「人権」を守る考え方や方法を検討します。また、学校外の専門職との連携についても、ご紹介できればと思います。

※1　文部科学省「養護教諭及び栄養教諭の資質能力の向上に関する調査研究協力者会議　議論の取りまとめ」別添1「養護教諭及び栄養教諭に求められる役割（職務の範囲）について」より

※2　東京地方裁判所昭和63年2月22日判決「判例時報」1293号115ページ

少年写真新聞 Juniors' Visual Journal
https://www.schoolpress.co.jp/
株式会社 少年写真新聞社
〒102-8232 東京都千代田区九段南3-9-14HF九段南ビル
TEL 03（3264）2624　FAX 03（5276）7785

中学保健ニュース

No.1905
2024年（令和6年）
2月28日号
491.354 受精・妊娠 4976

約10か月かけて子宮で育つ赤ちゃん

たった0.1mmの受精卵から始まり、育まれて成長する私たちの命

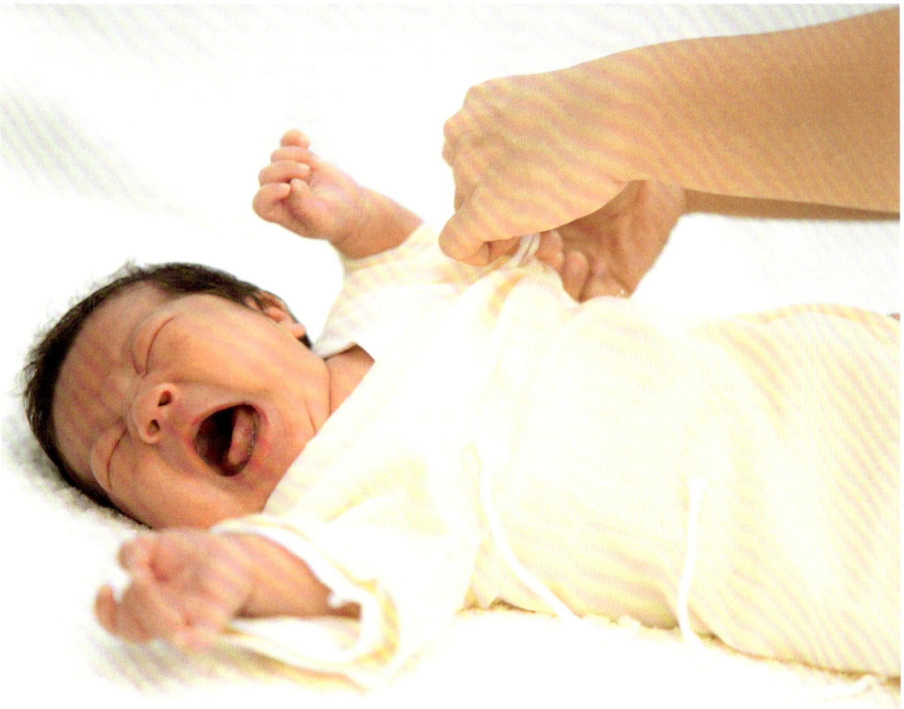

胎児（赤ちゃん）は母体の子宮に自ら胎盤とさい帯（へその緒）をつくり、そこから酸素や栄養を受け取って約10か月かけて育ち、誕生し、自ら呼吸、授乳によって栄養をとるようになります。

排卵から受精、着床へ

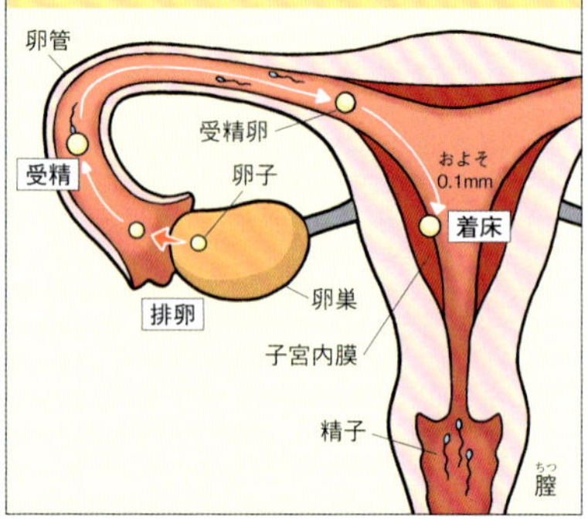

精子と卵子が結合して受精が起こり、受精卵が子宮内膜に到達して着床が起こると、妊娠が始まります。

発育を支えている胎盤

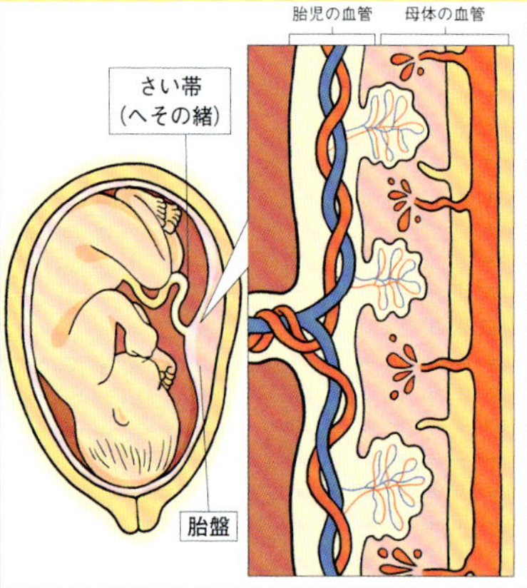

胎児は、胎盤を通して母体から酸素や栄養を受け取っています。

胎児の成長

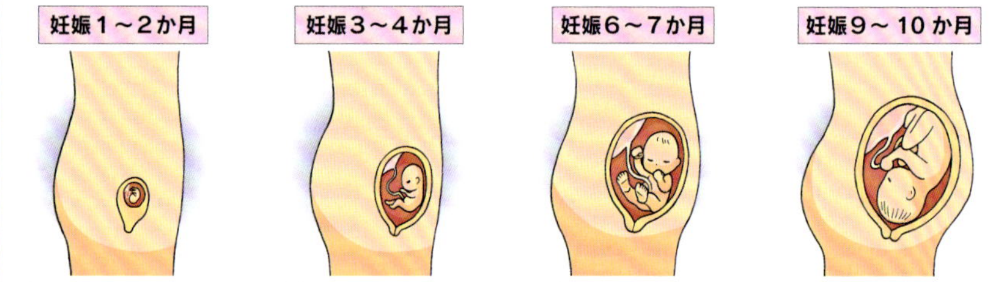

妊娠1～2か月：受精卵は根を下ろすように子宮内に着床し、背骨、心臓、神経、手足などがつくられます。

妊娠3～4か月：全身の臓器がつくられます（器官形成期）。ほぼ、人の胎児であるとわかるようになります。

妊娠6～7か月：胎児は1kgを超え、成長期になります。全身を大きく動かして、筋力をつけます。

妊娠9～10か月：皮下脂肪がつきふっくらした体になり、頭を下にして生まれる準備をします。

卵巣から排卵した卵子と、精巣から放出された精子が結合（受精）し、受精卵となります。受精卵は子宮内膜に着床し、自ら胎盤やさい帯（へその緒）をつくって母体から酸素や栄養を受け取り、各臓器を形成しつつ成長を続け、約十か月たつと子宮の収縮で分娩が始まり出産に至ります。母体は無理をすると健康を害するので、胎児と自身のためにも健康に気をつけ、適切な医療や、行政、周囲のサポートを受ける必要があります。

胎盤とさい帯の不思議 Q&A

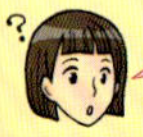

Q.1 胎盤って何？

Q.2 さい帯（へその緒）って何？

A.1　ヒトも含め哺乳類の赤ちゃんは、子宮の中で母体の血液中に循環する酸素や栄養をもらって成長しますが、その役目を担うのが胎盤という臓器です。胎児と同時に受精卵からつくられます。

A.2　胎盤と胎児のおへそをつなぐひも状のパイプです。胎盤で吸収した酸素や栄養を、さい帯を通して、胎児の体に送ります。宇宙飛行士につながる命綱と似て、胎児が自由に動けるように、太く、硬く、ばねのような構造で、絡まりにくくなっています。

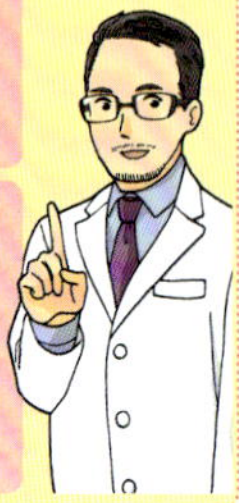

母子の健康を守るために

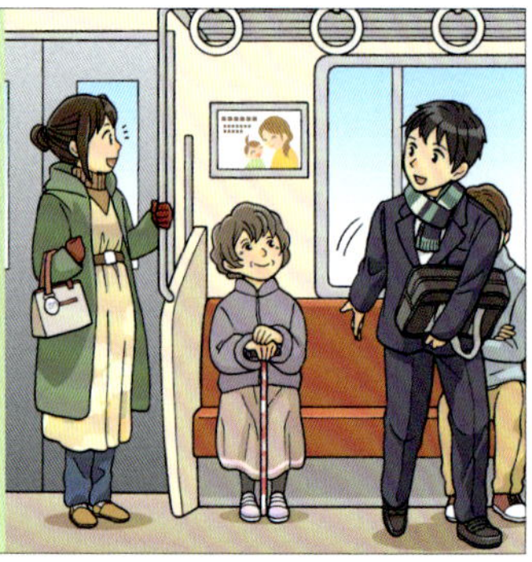

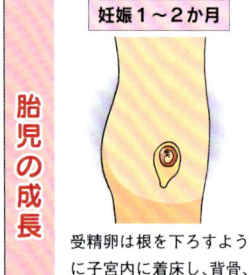

周囲のサポートも、母子の健康を支えます。

指導　聖マリアンナ医科大学・大学院 周産期発生病態解明学分野 教授　長谷川 潤一 先生

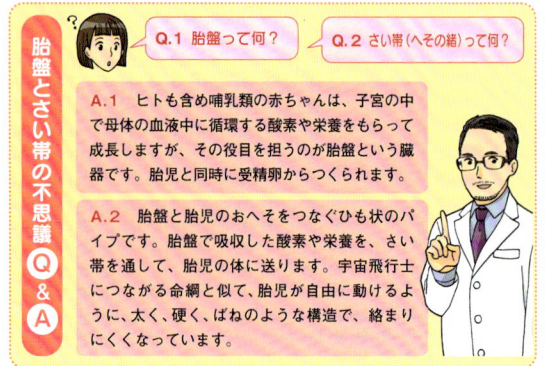

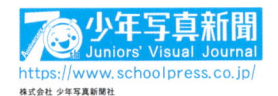

中学保健ニュース　昭和43年6月4日第三種郵便物承認　2024年3月8日発行　第1906号　旬刊　毎月3回（8・18・28日）発行　1か年定価19,140円

少年写真新聞
Juniors' Visual Journal
https://www.schoolpress.co.jp/
株式会社 少年写真新聞社
〒102-8232 東京都千代田区九段南3-9-14HF九段南ビル
TEL 03（3264）2624　FAX 03（5276）7785

中学保健ニュース

No.1906
2024年（令和6年）
3月8日号
498.89　災害医学　4976

地震災害で起こるけがや健康被害

災害時に起こりやすい被害を確認して予防と対策を覚えましょう

地震発生時に起こりやすい被害

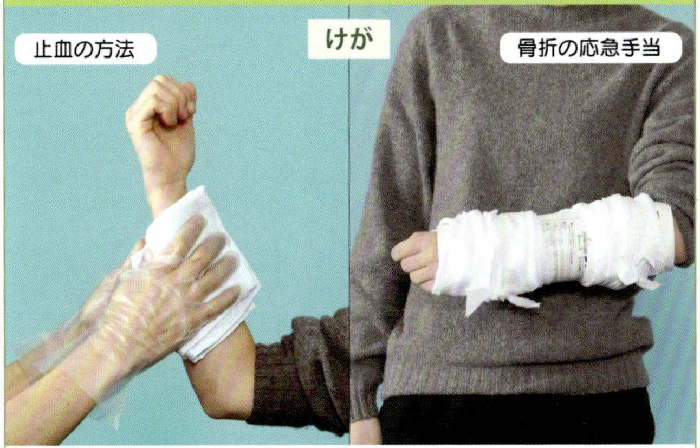

出血している場合は、傷口をハンカチなどで直接強く押さえます。骨折している場合は、雑誌などの身近なものを使って患部を固定し、安静にします。

避難先などで起こりやすい被害

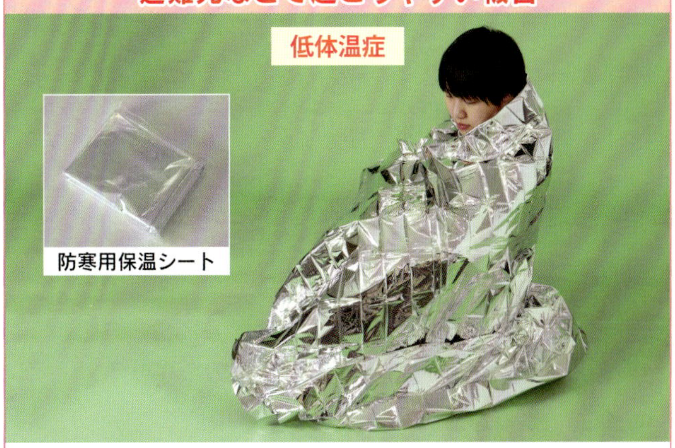
低体温症
防寒用保温シート

避難所などで過ごすことになった場合に備え、非常用持ち出し袋を定期的に点検して、防寒用保温シートなども入れておくようにしましょう。

大きなストレスによる過呼吸（過換気症候群）

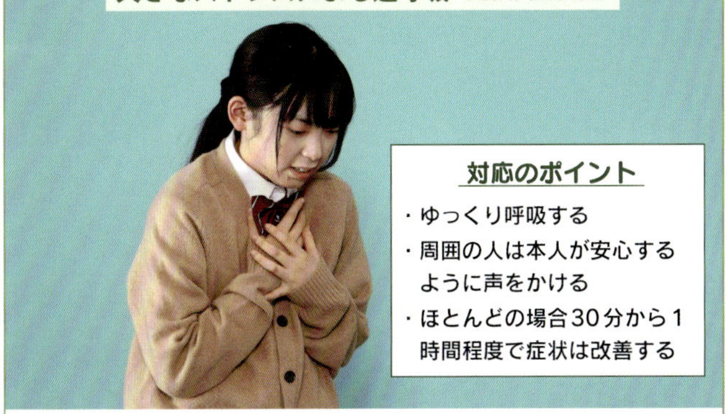

対応のポイント

- ゆっくり呼吸する
- 周囲の人は本人が安心するように声をかける
- ほとんどの場合30分から1時間程度で症状は改善する

大きな災害時には、不安やストレスから、過呼吸になることもあります。息苦しさや手足のしびれなどがあってもそのうち治るので、落ち着くことが大切です。

肺血栓塞栓症（エコノミークラス症候群）

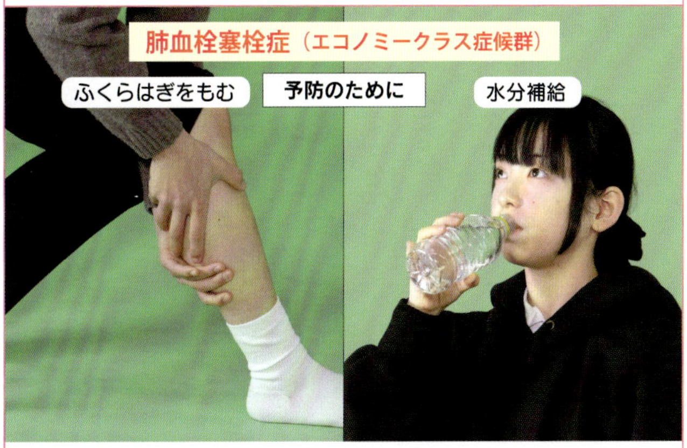

長時間同じ姿勢でいると、血行不良から足の静脈に血栓ができ、肺塞栓を起こす可能性があります。体を動かす、足をもむ、水分補給などの予防が大切です。

命を守る避難のポイント3つの“ない”

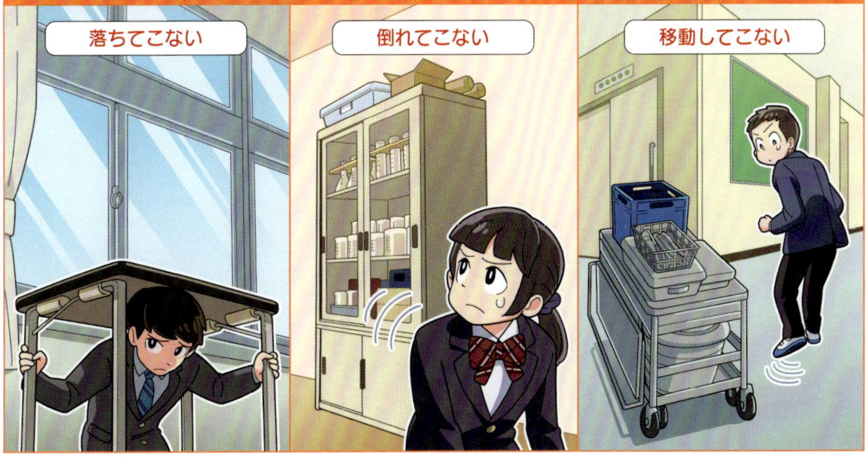
落ちてこない
倒れてこない
移動してこない

地震発生時には物が落ちてこない、倒れてこない、移動してこない、3つの“ない”を意識して避難します。

地震が起こったときには、さまざまなけがや健康被害が起こることが予想されます。
地震直後には、外傷や骨折、過呼吸などに、また大きな災害で避難所などで過ごす場合は、低体温症や、エコノミークラス症候群などになる恐れもあるので、予防と対策法について覚えておきましょう。
また、地震発生時には、物が落ちてこない、倒れてこない、移動してこない安全な場所に避難することが大切です。

指導　慶應義塾大学 環境情報学部 准教授　大木 聖子 先生／東京都立墨東病院 救命救急センター 看護師　吉田 茜 先生

少年写真新聞
Juniors' Visual Journal
2024年3月8日発行
第1906号付録
©少年写真新聞社2024年
中学保健ニュース
★定期刊行物は終わる期間を予定しない刊行物です。年度が替わりましても、購読中止のお申し出のない限り、引き続きニュースをご送付申し上げます。
★著作権法により、本紙の無断複写・転載は禁じられています。
株式会社 少年写真新聞社 〒102-8232 東京都千代田区九段南3-9-14 HF九段南ビル
https://www.schoolpress.co.jp/

地震災害から命を守る

慶應義塾大学 環境情報学部
准教授　大木 聖子

2024年能登半島地震で犠牲になられた方々やご家族、今なお困難の中にある被災地の皆様に、衷心よりお見舞い申し上げます。

この記事では学校管理下に起きた過去の地震災害での傷病者についてまとめ、これを踏まえた防災訓練のあり方についてつづります。

過去の地震災害において学校で起きたこと

学校管理下の地震では、大小様々な傷病者が出ています。震度6を超えて腰が立たなくなる児童生徒や教職員、立て続く余震で不安が高まっての過呼吸や嘔吐、校庭に向かう途中での転倒やそれに伴う骨折などです。

逆に、校舎の倒壊は2000年以降ひとつも起きていません。これは阪神・淡路大震災後に進められた学校耐震化の成果です。今や国内の99.7%の学校が、住宅より厳しい基準の耐震性を満たしています。

翻って、現行の訓練の多くは、倒壊しないはずの校舎の危険性を子どもたちに主張し、科学的には絶対に起きる余震はなぜか一度も起きないことにして、不安定な階段や危険の多い昇降口を大勢に通らせて、せかしながら校庭に集合させているのではないでしょうか。津波避難訓練でなければ、教室内での待機も選択肢のひとつです。

チームビルディングとしての実践的な訓練

そこでいくつかの小中学校で、発災直後の子どもたちの様子を私の研究室の学生たちが演じることで再現し、職員に対処してもらう「実動訓練」を行ってみました。応急手当が必要なときもあれば、声かけによって落ち着かせたり、仲間を集めてけが人を搬送したりしなければならないときもあります。どこでどんなハプニングが起きるのかは事前に伝えずに、放送設備は停電で使えない想定で実施するため、ほとんどの学校で情報が錯綜しました。このような学校では保健室には軽症者から順に運ばれてくるため、重症者が来る頃にはパンク状態です。どこで何が起きてのけが人なのか、養護教諭は情報共有もしてもらえません。まるで担架搬送レース状態です。

一方で、停電時の意思疎通のあり方と報告搬送順位とを事前に話し合い、練習を重ねた学校は、こちらが再現する初めてのシチュエーションに対しても見事な動きをしていました。重症のけが人を発見した教員は応急手当を施しながら、大声でほかの教員に支援を要請し、すぐに「レベル赤（搬送順位1位）のけが人が東階段の3階踊り場にいます」と本部に伝えます。この学校では、軽微なけが人については一旦は報告せずに安全な場所で待機するルールとしているため、本部が情報過多に陥ることはありません。結果的に、担架の向かう先や追加の支援人員の派遣先などについて、本部が学校全体を俯瞰しながら余裕をもって判断することができていました。つまり、訓練を通してチームビルディング※がなされているのです。

こういった訓練の必要性は第三次学校安全推進計画でも謳われています。チームビルディングとしての避難訓練の改善を、多くの学校で取り組んでいただきたいです。

※チームビルディング…目標を達成できるチームを作り上げること

少年写真新聞
Juniors' Visual Journal
2024年3月18日発行
第1907号付録
©少年写真新聞社2024年
中学保健ニュース
★定期刊行物は終わる期間を予定しない刊行物です。年度が替わりましても、購読中止のお申し出のない限り、引き続きニュースをご送付申し上げます。
★著作権法により、本紙の無断複写・転載は禁じられています。
株式会社 少年写真新聞社 〒102-8232 東京都千代田区九段南3-9-14 HF九段南ビル
https://www.schoolpress.co.jp/

中高生の眼科健診の意義

川添丸山眼科 院長　丸山 耕一

次の文章は、学校眼科健診当日の朝の生徒の様子です。この中から目の健康によくない行動＝OUT（アウト）を見つけてください。

> スマホの目覚まし音で起床する生徒。
> うす目を開けるも、夜遅くまで起きていたため、二度寝。それでもメイクをする時間は確保します。
> 「そういえば今日は学校で眼科健診。あれ？眼科っていつ行ったっけ？とりま今日は、盛れるアイメイクをしてから推しのYouTuberさんがおすすめする度つきのカラーコンタクトレンズをつけていこう」

OUT① 夜遅くまで起きていて睡眠不足

中学・高校生の中には、常にスマホと生活をともにしている人も少なくないようです。入眠の時間帯にスマホの画面から強力な光を浴びると体内時計に異常を来し、睡眠リズムが崩れて、睡眠障害を来すようになります。視力検査でも集中力が途切れて誤答したり、目の疲れから見えにくさを感じたりすることもあります。

OUT② 眼科っていつ行ったっけ？

コンタクトレンズは高度管理医療機器に相当します。誤って使用する恐れや、目に障害を来す恐れがあるため、適切な管理が必要です。では、適切な管理とは何かというと「眼科で定期的に診察を受ける、もしくは異常を感じたら速やかに使用を中止し、眼科専門医の診断を仰ぐ」ことです。つまり眼科医の適切な診療のもとで処方を受けなければなりません。コンタクトレンズはたとえ1日使い捨てであっても、感染や炎症を来す恐れがあり、本格的な感染を来した場合は、装用を長期間中止もしくは今後二度と装用不可となる場合もあります。目が充血したり目やにがいつもより出たりするときは、必ず眼科に行くようにしてください。また成長期は、近視や乱視の度数が変わってしまうこともあります。インターネット購入に頼っていると、近視が進んだり障害の原因になったりします。定期的に眼科を受診し、目の健康状態に合わせてコンタクトレンズの装用に気を使いましょう。

OUT③ 盛れるアイメイクをしてからコンタクトレンズを装用

「コンタクトレンズ・ファースト」という言葉があります。安全にコンタクトレンズを装用するために、先にコンタクトレンズを装用して、その後にメイクする。コンタクトレンズを外してから、メイクを落とす。メイクの化粧成分がコンタクトレンズにできるかぎり付着しないようにするためです。また濃いアイメイクは、まぶたの分泌腺を塞ぎ、炎症やドライアイを起こしやすくしますので注意が必要です。

コンタクトレンズは男女ともに便利なツールです。しかし、その取り扱いにはプロフェッショナルのアドバイスが必要です。定期的な眼科受診を心がけることをお伝えください。

最後に、学校眼科健診でB判定以下であれば、受診勧告を出すかと思いますが、受診されない生徒さんもたくさんおられます。日々の目の健康のため、繰り返し啓発を続け、眼科受診にご協力をよろしくお願いします。

連載　スクールロイヤーから学ぶ　学校事故対応

第３回（最終回）いじめ対応と養護教諭の役割

本郷さくら総合法律事務所 弁護士・兵庫教育大学大学院 准教授　神内 聡

いじめ防止対策推進法について

2013年に制定された「いじめ防止対策推進法」は、学校現場のいじめ対応に大きな影響を及ぼしています。同法における「いじめ」は、被害者が「心身の苦痛」を感じた行為のことを指します（同法２条）。注意しなければいけないのは、行為者の意図や一般人の感情は同法の「いじめ」が成立するうえでは関係がなく、被害者の主観的な感情で判断されるということです。いじめがあるとの通報や児童生徒からの告知があった場合、教員は速やかに事実確認を行う必要があります（同法23条2項）。確認すべき事項は２つで、本人が「心身の苦痛」を感じている事実と、その行為の存在です。通常は当事者や関係者への聞き取りを行いますが、アンケートを実施することもあります。

いじめがあると確認された場合は、被害者とその保護者に対する「支援」を行い、加害者には「指導」を行います。また、加害者の保護者には「助言」を行います。これらの支援・指導・助言は複数の教職員によって、心理・福祉等の専門家の協力を得つつ、継続的に行います（同法23条３項）。また、被害者が安心して教育を受けるために必要がある場合は、加害者の別室指導等を講じます（同法23条４項）。

いじめが犯罪行為に該当する場合（生命・身体・財産に重大な被害が生じるおそれがある場合）は、直ちに警察に通報して適切に援助を求めなければなりません（同法23条６項）。

いじめにより児童生徒の生命・心身・財産に重大な被害が生じた疑いや、相当期間（目安では通算30日程度）不登校の状態になっている疑いがある場合は、「重大事態」として速やかに学校設置者又は学校の下に組織を設けて詳細を調査する必要があります（同法28条１項）。

実際のいじめ対応で難しいのは、前述のように同法の「いじめ」の定義が被害者の心情で判断されるため、一般常識とはかけ離れて「いじめ」が成立する点です。例えば、好きな生徒に告白して断られた生徒が「心身の苦痛」を感じた場合には、告白を断った生徒はいじめの加害者として扱われ、教員は指導しなければなりません。また、掃除をしていない生徒がほかの生徒らに注意されて「心身の苦痛」を感じた場合にも、注意したほかの生徒らはいじめの加害者として扱われ、教員は指導しなければなりません。つまり、よく言われるような「いじめは加害者が100%悪い」という考え方は、同法の下では必ずしも常に成り立つわけではないのです。もっとも、同法の「いじめ」に該当したとしても、裁判で損害賠償責任が成立するためには社会通念から客観的に判断して誰がどのように考えてもいじめだと判断できるような行為でなければなりません。

ほかにいじめ対応で学校が苦慮するケースとしては、被害者である子ども本人と保護者の要求内容が必ずしも一致しない場合があります。子ども本人は加害者や教員に対する制裁をそこまで望んでいない場合でも、保護者が加害者のクラス替えや退学、担任の変更等を強硬に要求して妥協しない場合は、結果的に解決が長期化してしまいます。

いじめ対応における養護教諭の役割

文部科学省が平成29（2017）年３月に策定した「現代的健康課題を抱える子供たちへの支援～養護教諭の役割を中心として～」では、「養護教諭は、児童生徒の身体的不調の背景に、いじめや不登校、虐待などの問題が関わっていること等のサインにいち早く気付くことができる立場であることから、児童生徒の健康相談において重要な役割を担っている」と示されており、いじめ対応において養護教諭が重要な役割を担うことが期待されています。

養護教諭のいじめ対応として、養護教諭自身がいじめを発見するケースがあります。主に保健室に来た児童生徒と話した際にいじめの事実を申告されるといった場合です。文部科学省が毎年度調査している「児童生徒の問題行動・不登校等生徒指導上の諸課題に関する調査」によれば、令和３年度に養護教諭が発見したいじめの割合は、小学校で0.2%、中学校で0.7%、高等学校で0.9%と、非常に少ないですが存在しています。児童生徒の学年が上がるにつれて養護教諭が発見するいじめの割合が高くなるのも特徴です。

被害者が養護教諭にいじめを相談するケースもあります。前述の調査では、令和３年度に被害者が養護教諭に相談したいじめの割合は、小学校で1.5%、中学校で4.2%、高等学校で7.5%です。こちらも学年が上がるにつれて被害者が養護教諭に相談するいじめの割合が高くなっています。

また、被害者が心身の苦痛を受けて保健室登校をする場合や別室を提供される場合、不登校になっている場合等は、被害者のメンタルケアをするうえで養護教諭の存在が欠かせません。加害者がいじめ行為に及んでいる背景になっている精神的な問題等を養護教諭が聞き取って対策を講ずる場合もあります。

さらに、養護教諭の最も重要な役割として、スクールカウンセラーとの連携の窓口を担うことがあります。前述のように、いじめ対応においては、心理の専門家の協力を得ながら被害者及び保護者の支援や加害者の指導等を行います。この際に中心的な役割を担うのはスクールカウンセラーですが、スクールカウンセラーに取り次いで情報を共有し、助言を得る際には連携の窓口になっている養護教諭の存在が欠かせません。養護教諭が正確に情報を共有し、全体の連携を取り持つことは、いじめ対応において重要なキーポイントになります。

養護教諭によるいじめ対応の課題

最後に、いじめ対応において議論すべき課題を２つ挙げておきます。１つは養護教諭の守秘義務です。児童生徒が養護教諭にいじめの相談をする際に、「担任の先生や親には言わないでほしい」と言われることもあります。養護教諭は立場上、学校内の教員の中では第三者性の強い教員です。そのため、養護教諭が児童生徒から得た情報を学校内で共有する際には、児童生徒との関係で難しいことがあるかもしれません。とはいえ、養護教諭はあくまでも校長の指揮命令下で勤務する一教員であることから、情報共有は大原則です。

もう１つは養護教諭のジェンダーの問題です。最近の研究で、アンケートで公立中学生にいじめの相談を誰にするかという質問をしたところ、養護教諭に相談した生徒は男子よりも女子が圧倒的に多かったという結果が示されています。これは、養護教諭には女性が圧倒的に多いことと無関係ではないと思います（令和３年度時点の全国の小中高等学校・特別支援学校で勤務している養護教諭の中で、男性の養護教諭の割合はわずか0.002%です）。男子が養護教諭にいじめ相談をしづらい環境が養護教諭の極端に偏った男女比に原因があるとすれば、いじめ対応の問題だけではなく、ジェンダーの問題としても深刻です。

こうした課題については、研究者や実務家が今後も議論していく必要があります。

参考文献　古殿真大・澤田涼・藤川寛之・内田良「中学生の規範意識といじめの相談：ジェンダー差を踏まえた相談先の検討」『名古屋大学大学院教育発達科学研究科紀要教育科学』69(1)：155-127, 2022

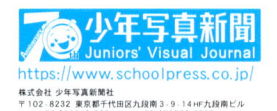

少年写真新聞 Juniors' Visual Journal
https://www.schoolpress.co.jp/
株式会社 少年写真新聞社
〒102-8232 東京都千代田区九段南3-9-14HF九段南ビル
TEL 03（3264）2624 FAX 03（5276）7785

中学保健ニュース 昭和43年6月4日第三種郵便物承認 2024年3月18日発行 第1907号 旬刊 毎月3回（8・18・28日）発行 1か年定価19,140円

中学保健ニュース

No.1907
2024年（令和6年）
3月18日号
374.9 学校保健 4976

眼科健診を受けるときのポイント

視力を正しく測り目に異常がないかを調べるために正しく受けよう

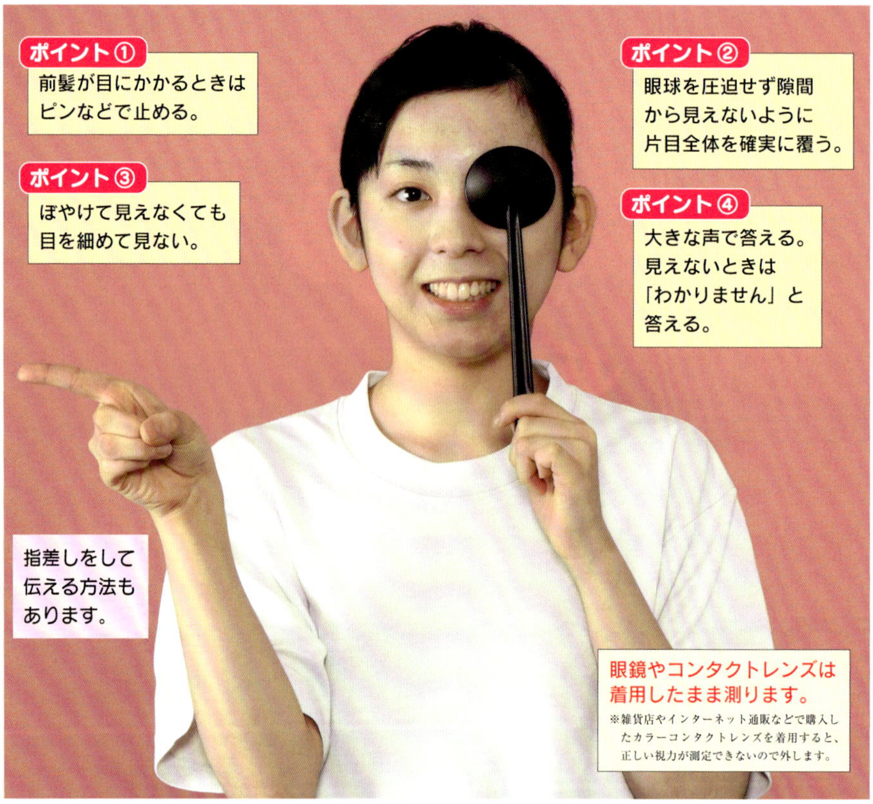
ポイント①
前髪が目にかかるときはピンなどで止める。
ポイント②
眼球を圧迫せず隙間から見えないように片目全体を確実に覆う。
ポイント③
ぼやけて見えなくても目を細めて見ない。
ポイント④
大きな声で答える。見えないときは「わかりません」と答える。
指差しをして伝える方法もあります。
眼鏡やコンタクトレンズは着用したまま測ります。
※雑貨店やインターネット通販などで購入したカラーコンタクトレンズを着用すると、正しい視力が測定できないので外します。

視力検査では、学校生活に支障がない視力があるか、見え方に異常がないかを調べます。

判定基準ABCDの見え方

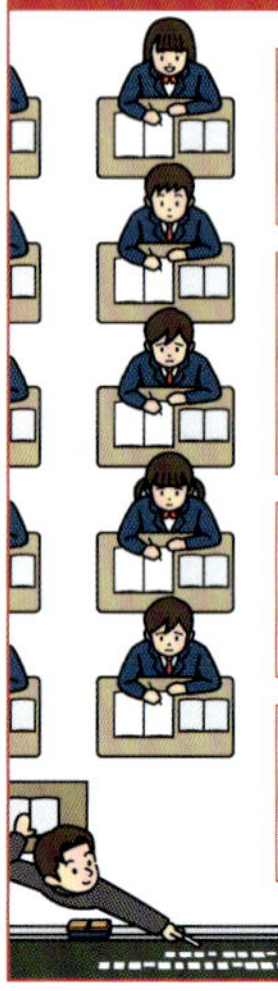

A（1.0以上）
いちばん後ろの席からでも黒板の字がよく読める。

B（0.9～0.7）
後方でも黒板の字が読めるが、小さい字は読みづらい。近視が始まっている可能性がある。

C（0.6～0.3）
後方では黒板の字が読みづらい。近視や目の病気の可能性がある。

D（0.3未満）
前方の席でも、黒板の字が読みづらい。

B～Dと判定されたら、眼科で検査を受けます。

視力をサポートするために

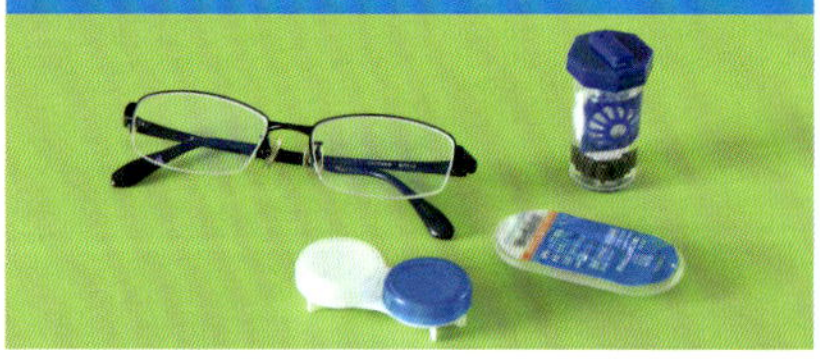

眼科で必要だと診断されたら、眼鏡やコンタクトレンズの使用を検討します。

眼疾患の検査でのポイント

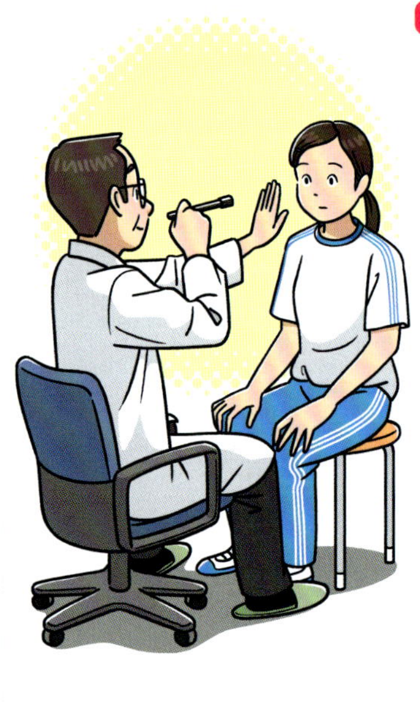

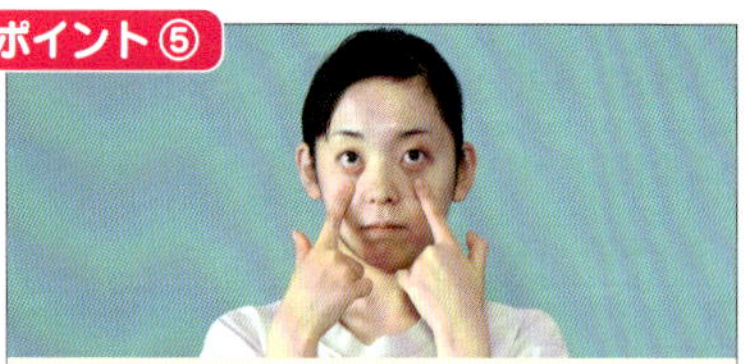
ポイント⑤

感染症対策として指示があれば、両目の下まぶたを人差し指で引き下げます。

受診が必要な主な眼疾患

＜アレルギー性結膜炎＞アレルギーによって目のかゆみ、充血、まぶたの腫れ、目やになどが起こる。

＜結膜炎＞細菌性とウイルス性に分かれ、充血、流涙、痛み、目やになどの症状が強く出る。

＜眼瞼（がんけん）内反症＞まつげが眼球に触れた状態（逆さまつげ）になって、異物感から目をこすり、角膜が傷つく。

＜眼位の異常＞黒目が内側や外側、上や下に向いた状態（斜視）になっている。

まぶた、まつげ、結膜、角膜などに異常がないかを調べ、眼球の位置や動きも見ています。

指導 川添丸山眼科 院長 丸山耕一 先生

10代に多いアレルギー性結膜炎

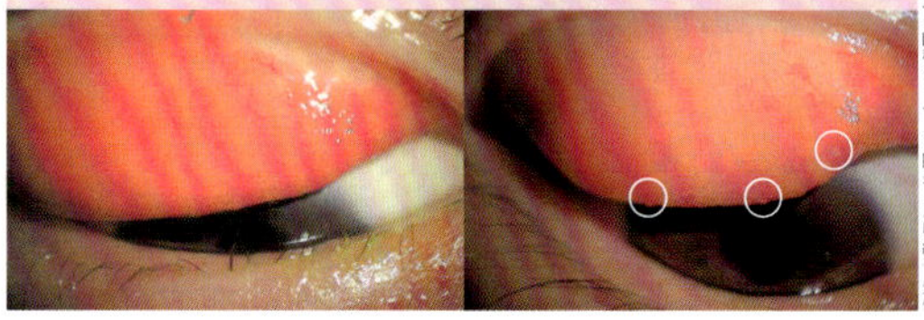

ハウスダストや花粉などのアレルギーで、まぶたの裏側が赤く充血して腫れたり、ぶつぶつができたりします。

写真提供 つきやま眼科クリニック 院長 月山純子 先生

皆さんが毎年受けている、学校の眼科健診では、学校生活に困らない視力があるかを調べる視力検査と、目やまぶたに病気や異常がないかを調べる眼疾患の検査を行います。
正しい診断結果を得るためには、その検査の目的や、注意事項を守ることが大切です。
健診後に、再検査や治療に関する勧告を受けたら、保護者の人に必ず知らせて、速やかに眼科を受診するようにしましょう。

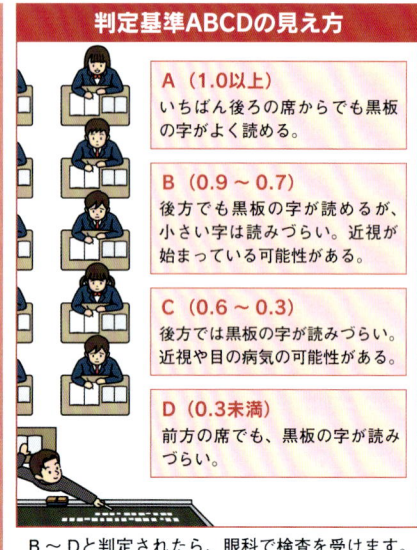

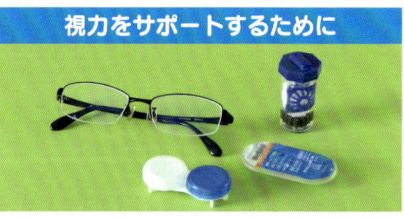

少年写真新聞
Juniors' Visual Journal
https://www.schoolpress.co.jp/
株式会社 少年写真新聞社
〒102-8232 東京都千代田区九段南4-7-16市ヶ谷KTビルⅠ
TEL 03（3264）2624　FAX 03（5276）7785

高校保健ニュース　平成7年9月12日第三種郵便物承認　2023年4月8日発行　第781号　旬刊　毎月3回（8・18・28日）発行　1か年定価19,140円

高校保健ニュース

★定期刊行物は終わる期間を予定しない刊行物です。年度が替わりましても、購読中止のお申し出がない場合、引き続きニュースをご送付申し上げます。

No.781
2023年（令和5年）
4月8日号
374.9　学校保健　8341

心と体の健康を守る 保健室の使い方

体調が悪いときだけではなく、相談事があるときなども利用できます

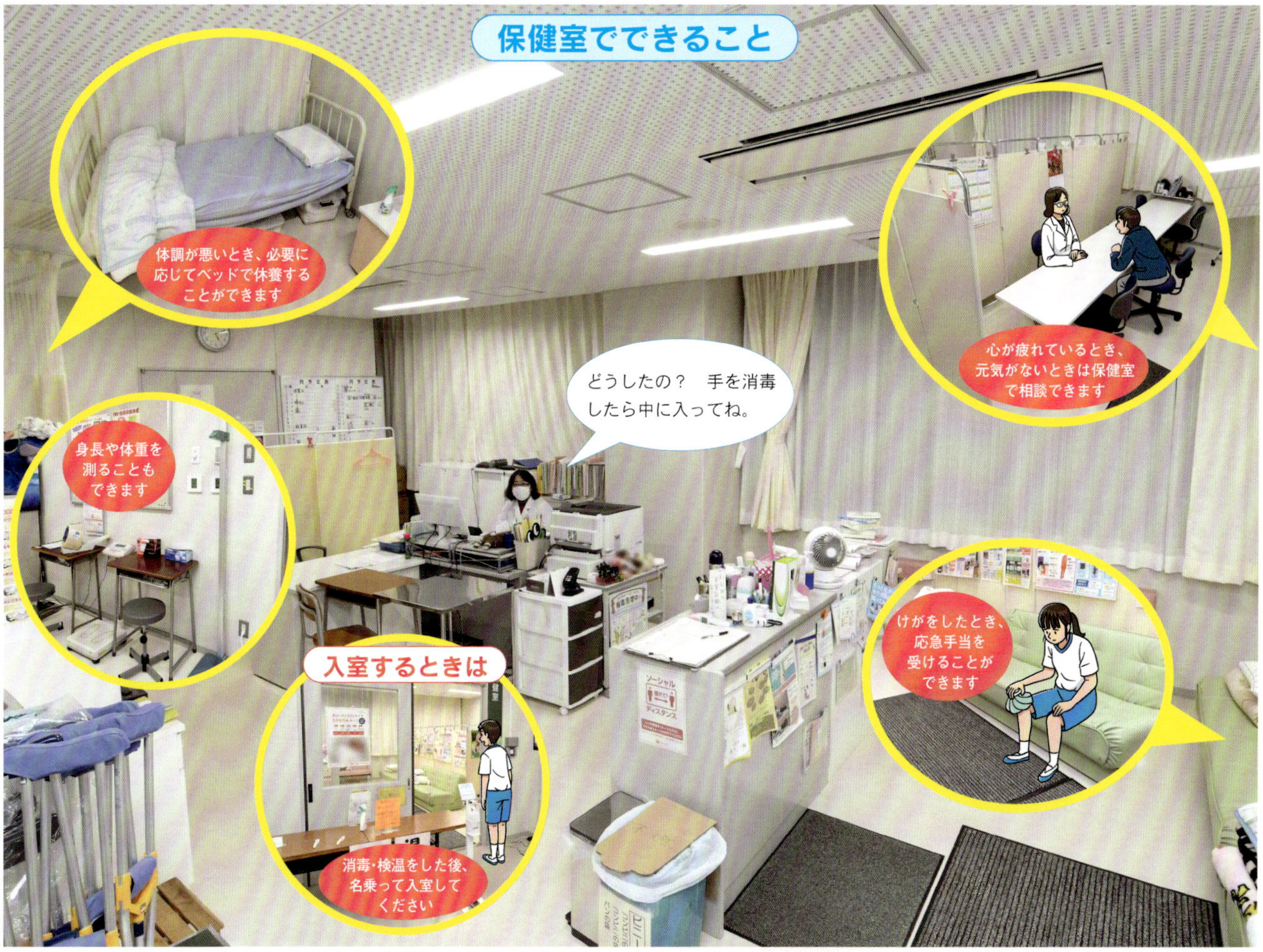
保健室でできること
体調が悪いとき、必要に応じてベッドで休養することができます
心が疲れているとき、元気がないときは保健室で相談できます
どうしたの？　手を消毒したら中に入ってね。
身長や体重を測ることもできます
けがをしたとき、応急手当を受けることができます
入室するときは
消毒・検温をした後、名乗って入室してください

保健室は、生徒が心身ともに健康で充実した学校生活を送れるように手助けをする場所で、体の不調だけではなく、悩み事や相談事があるときにも利用することができます。

けがの応急手当を受けたり、体調が悪いときに休んだりすることもできますが、それでも回復しない場合は、医療機関を受診しましょう。

利用の際はルールを守り、わからないことがあったら養護教諭に聞いてみましょう。

指導　東京都立千歳丘高等学校 主幹養護教諭　広瀬 菜々子 先生

保健室利用のルール

- 原則として、休み時間・放課後に利用します
- 保健室を利用するときは、担任・授業担当の先生に伝えてから来室します
- 保健室には具合が悪くて休んでいる人もいるので、静かに利用します

保健室は医療機関ではありません

休養や応急手当を受けることができます

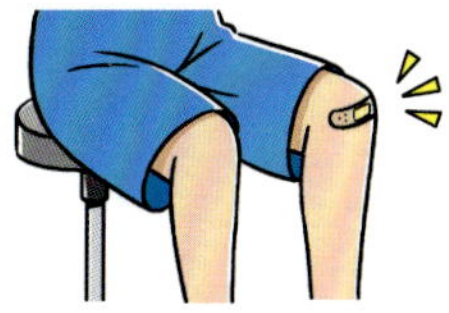

一定時間休んでも回復しないときは早退を勧めます

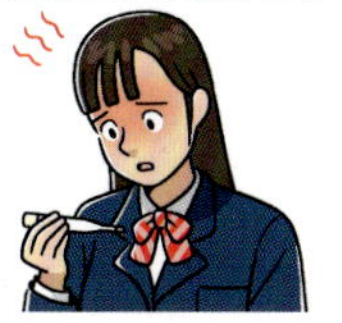

保健室では内服薬は出していません。通院中で内服薬が出ている人は、持参してください。

保健室の1日

東京都立 千歳丘高校 養護教諭　広瀬先生の場合

- 8：25　朝の打ち合わせ
- 8：30　生徒登校時の健康観察
  - ・来室する生徒の対応
- 12：50　昼休みの放送
  - ・来室する生徒の対応
  - ・保健だよりの作成
  - ・保健行事の準備
- 15：15　放課後／保健委員会の活動など

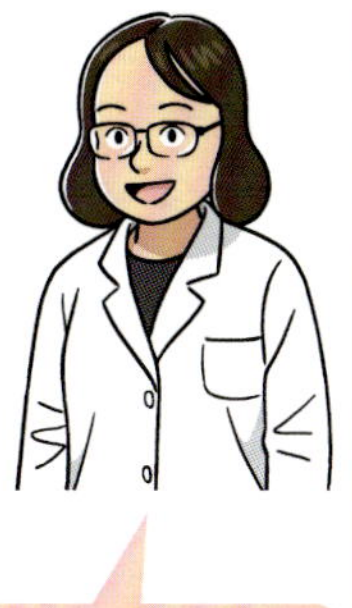

健康診断の結果をもとにした保健指導や、体育祭の救護活動、文化祭の食品衛生指導、修学旅行前の健康相談など、季節ごとに生徒の健康を守るための活動をしています。

少年写真新聞 Juniors' Visual Journal
2023年4月8日発行
第781号付録
©少年写真新聞社 2023年
高校保健ニュース
★定期刊行物は終わる期間を予定しない刊行物です。年度が替わりましても、購読中止のお申し出のない限り、引き続きニュースをご送付申し上げます。
★著作権法により、本紙の無断複写・転載は禁じられています。
株式会社 少年写真新聞社 〒102-8232 東京都千代田区九段南4-7-16 市ヶ谷KTビルⅠ
https://www.schoolpress.co.jp/

高校は最後の保健室
新年度の保健室経営について

東京都立千歳丘高等学校 主幹教諭
広瀬 菜々子

“始め”よければすべてよし

４月に良いスタートを切るためには、まず、自分の学校で養護教諭が所属する分掌の立ち位置を見極めることが肝心です。都立高校では養護教諭が所属する分掌のタイプが二つに分かれます。つまり、生活指導部、あるいは生徒指導部などの大きな分掌なのか、または、保健部や保健指導部などの小さな分掌なのか、ということです。大きな分掌に所属すれば人手には恵まれますが、分掌部会で使える時間は短くなります。逆に学校保健だけ、あるいは保健と美化だけなどの小さな分掌であれば、人手は少なくても分掌部会で使える時間は長くなります。そして、高校の場合、担任が分掌部会に出られる会議設定ではないことがほとんどですから、分掌部会として担任にどのような役割を担っていただくのかを、年度当初に決めて伝えておく必要があります。前年度の学校評価を踏まえて、分掌、そして保健室の学校の中での立ち位置を見極めて、保健室経営計画を立てましょう。

保健室利用のルールと欠時について

高校では、保健室利用も授業欠時の対象に含まれます。ですから保健室利用のルールについて、教員と生徒の理解に差があってはいけません。授業中に保健室を利用した際の生徒に渡す用紙の書式も忘れずに年度当初の職員会議の資料とします。また、保健室利用が欠時換算されることを、特に保健室利用が目立つ１学年の生徒に、保健だよりやオリエンテーション、そして入学許可予定者説明会などの機会をとらえて説明し、周知徹底します。このことを理解していない生徒が、時に頻回利用者となり、学期欠時に悩むことになる場合があります。

養護教諭として気をつけるのは、遅刻カウントについてもです。養護教諭は遅刻の時間制限に間に合うと思って保健室から送り出したのに、生徒が途中でトイレに寄るなどして、制限時間オーバーとなり欠時となる場合があるのです。特に保健室利用が少ない生徒だと、そのあたりのことが頭に入っていない場合があります。そのため、保健室から送り出すときは念のため、いつまでに教室に入るようにと声をかけています。このような遅刻のカウント（何分以内に戻れば遅刻なのか）は、学校によって違いますので、異動したときには必ず生徒手帳などで確認します。

また、無事に、進級・卒業できるための配慮として、休養させるときは、現在の授業も忘れずに確認し、我慢できるようなら週１時間しかない授業ではなく、授業時数の多い授業で休養することをすすめています。特に頻回来室者の欠時の状況については、担任とこまめに連携をとっています。

生徒手帳に保健室利用のルールを載せている学校も多いと思います。１学年のオリエンテーションで説明するときには、追加の資料をできるだけ減らし、生徒手帳の記載事項を活用します。生徒手帳は生徒が携行する物であり、教員も持っている物で、いつでも参照

（201 ページに続く）

少年写真新聞 Juniors' Visual Journal
2023年5月8日発行
第784号付録
©少年写真新聞社 2023年
高校保健ニュース
★定期刊行物は終わる期間を予定しない刊行物です。年度が替わりましても、購読中止のお申し出のない限り、引き続きニュースをご送付申し上げます。
★著作権法により、本紙の無断複写・転載は禁じられています。
株式会社 少年写真新聞社 〒102-8232 東京都千代田区九段南4-7-16 市ヶ谷KTビルⅠ
https://www.schoolpress.co.jp/

思春期の発症が多い社交不安症

千葉大学大学院医学研究院 認知行動生理学
教授　清水 栄司

社交不安症とはどんな病気？

人との交流（社交）に対する不安が過剰に強いため、毎日つらさを耐え忍んだり、学校や会社に行けなくなったりするなどの日常機能障害を生じる、こころの病気（不安に関する病気）です。従来の対人恐怖症にほぼ該当します。

好発年齢は、ティーンエイジャー（思春期青年期）で、平均15歳とされています。疫学的[1]には、成人の生涯有病率が1.8％で、うつ病に次いで多いことが知られている一方、医療機関に行っていない未受診率が70％程度とされています。あがり性のような「性格にすぎないもの」と誤解され、診療や相談支援を受けることなく、数年間が過ぎてしまっているのです。人と会うのが怖い→クラスに入るのが怖い→学校へ行くのが怖い→外出するのが怖いというように、徐々に日常機能障害が悪化して、不登校や引きこもりにつながる症例も多くあります。自然に症状が改善していくことは比較的少ないとされ、慢性の経過をたどります。

社交不安症の人は、教員や医師と話す際にも、強い社交不安を感じます。さらに、不安を他人から隠そうとするために、外から見ても社交不安を感じていることに気づきづらいですし、なかなか自分から相談に訪れてくれません。また、診断がなされていない高機能の自閉スペクトラム症の合併の可能性についても注意が必要です。

社交不安症の早期発見のために、保健室で生徒さんに、①人前で話をするなどの注目される状況が不安ですか？　②人の集まりに後から入っていくような状況が不安ですか？　③人前で恥ずかしいことをして他人から否定的に評価される状況が怖いですか？　などを尋ねてもよいでしょう。

治療としての認知行動療法

「社交不安症の診療ガイドライン」[2]では、成人に推奨される薬物療法と精神療法をあげています。抗うつ剤の一種であるSSRI（選択的セロトニン再取り込み阻害薬）は一定の効果が認められていますが、吐き気や眠気などの副作用も知られています。精神療法の中でも、社交不安症治療に特化して開発された「認知行動療法」は、副作用もなく、薬物療法よりも効果が高いという報告があり、診療ガイドラインでも推奨されています。現在は、診療報酬も認められていますが、残念ながら、認知行動療法を提供できる医療機関は非常に少ないという現実もあります。

一方、診療ガイドラインでは、「患者が対面による認知行動療法を希望しない場合、認知行動療法に基づくサポートつきのセルフヘルプを提案する」としています。学校現場では、社交不安症の認知行動療法のワークブックを生徒が自分で読みながら進めるのを、医療者に代わって、教員が支援してあげるという方法も考えられます。筆者も、『自分で治す社交不安症』（法研刊、2014年）という本を出版していますので、ご活用いただけますと幸いです。

1）川上憲人「世界精神保健日本調査セカンド」『新情報』105:1-5, 2017　https://www.sjc.or.jp/topics/wp-content/uploads/2018/01/vol105_1.pdf
2）日本不安症学会／日本神経精神薬理学会 編・発行（2021年）

2023年度 年間連載

発達障害の理解と支援

新連載　第１回　発達障害とは

筑波大学 名誉教授　宮本 信也

発達障害は状態像

私たちは、誰でも生まれながらに一定の特徴を持っています。例えば、ある人は２、３歳の頃から活発であったり、また別の人はもう赤ちゃんのときからおとなしかったりなど、そうした特徴は人によって多様です。このように、その人その人が生まれつき持っている一定の行動特徴を気質と呼びます。気質は、いわゆる性格の土台になります。

一方、子どもの発達では、ほとんどの子どもがほぼ同じように持っている特徴があります。例えば、ほとんどの子どもは１歳～１歳半の間で意味のある言葉を話すようになりますし、３～４歳で役割遊びをするようになります。また、教育は必要ですが、今の日本であれば、多くの子どもは６歳までにひらがなを読めるようになります。ほとんどの子どもが同じように示す発達におけるこのような一定の特徴は、定型発達特性と呼ばれることがあります。

このような定型的な発達特性とは異なる発達の特徴（非定型発達特性）を持つ子どもたちがいます。例えば、２歳になっても言葉を話さない、４歳なのに一人遊びが中心でほかの子どもにまったく関心を示さない、みんなと同じように教えてもらっているのに文字を読むのがたどたどしいなどです。発達障害とは、そのような非定型発達特性があり、そのために日常生活や社会生活においてさまざまな困難を抱えている状態のことをいいます。大事なことは、非定型発達特性があることが発達障害なのではなく、そのために生活上に支障が生じている状態が発達障害であるという点です。「発達障害児」というよりは「発達障害の状態」にある子どもと理解するのがよいと考えます。

発達障害が注目され問題にされるのは

わが国で知能の遅れがない発達の問題、つまりは発達障害が広く注目されるようになったのは、学習障害（LD）に対する社会的関心が高まった1990年代からといわれています。1980年代、米国精神医学会による精神疾患の分類と診断基準（DSM-Ⅲ）において発達障害の分類や診断基準が整理され、医療分野だけでなく教育分野にも発達障害（特に自閉症やADHD）に関する医療情報が広まるようになりました。このような状況を背景として、知能の遅れはないが学習や集団適応に問題を示すことのある発達障害への関心が高まってきたと考えられます。こうした経緯から、発達障害が注目されるようになったのは、①知能障害がない、②頻度が多い、③通常学級に多く在籍している、④問題行動の背景に発達障害があることがある、という４点が主な要因となっていると考えられます。

では、問題視されるのはどうしてでしょうか。それは、発達障害の中には、行動問題が中心となるタイプ（自閉スペクトラム症〈ASD〉と注意欠如・多動症〈ADHD〉）があることによると考えられます。特別支援教育の中で、発達障害のある子どもは通常学級と状況に応じて通級や特別支援学級で対応されるようになりました。しかし、ASDやADHDで見られる行動問題は、これまでの学習指導や生徒指導の方法論では対応が困難で、学校そしてしばしば家庭でも対応に苦慮することが少なくありません。周囲が対応に困ってしまう状況が多いということが、問題視される背景の大きなものと思われます。

発達障害を２つに分ける考え方

現在、医療分野では主な発達障害は６つに分類されています。表は、臨床で用いられることが多い分類と診断基準である米国精神医学会のDSM-５による分類です。知的障害については、発達障害に含めないとする考え方もありますが、DSM-５では神経発達症（発達障害）の中に位置づけられています。

発達障害のある人は、非定型発達特性を背景として生活上にいろいろな困難を示すことが少なくありません。生活上の困難は、主に能力面の問題と行動面の問題に分けることができます。能力面の問題とは、定型発達児がそれほど苦労することなくできるようになることが同じようにはできないという状態です。言葉を話すことや読み書きの困難さなどです。行動面の問題とは、定型発達児では通常見られない程度や内容の行動が繰り返し見られる状態のことです。例えば一方的に話し続ける、毎日忘れ物をするなどです。周囲からは、能力面の問題は遅れとして認識され、行動面の問題は困った行動・理解できない行動として認識されるのが通常です。

６つの発達障害は、中心となる問題により、能力問題が中心のグループと、行動問題が中心のグループに分けることができます。前者には知的発達症、コミュニケーション症群、限局性学習症、発達性協調運動症が、後者には自閉スペクトラム症と注意欠如・多動症が、それぞれ含まれます。

能力問題が中心の発達障害は、訓練や教育の方法論での対応が中心となります。また、この発達障害のある子どもたちでは、自分が同年代の友人たちと同じようにはできないことに比較的早くから気づくことが多いように思われます。したがって、子どもたちが「できない体験」の積み重ねで自信や取り組む意欲をなくしてしまう前であれば、子どもたちは、周囲からの支援や指導をあまり抵抗感を示すことなく受け入れる可能性があると思われます。

一方、行動問題中心の発達障害は、訓練や教育の視点からの対応ではうまくいかないことが少なくありません。行動問題と受けとられている状態は持って生まれた特性がそのまま出ているだけともいえますので、子どもたちは「普通に」行動していると思っていることも多く、通常の注意や叱責あるいは教育的指導では、何を注意されたのか、さらにはどうしたらよいのかが伝わりにくいからです。そのような状況ですので、この発達障害のある子どもたちは、自分がうまくやれていないことに気づくのが遅くなりがちで、周囲からの支援に抵抗感を示すこともあります。

能力問題を中心とする発達障害と行動問題を中心とする発達障害は、主な特徴が違うだけでなく、対応の考え方も異なってきます。６種類の発達障害をこのように分けて考えることは、より適切な対応を考えるうえで有用と思われます。

表　神経発達症群（発達障害）の分類（DSM-５）

1. 知的発達症／知的発達障害
   Intellectual Developmental Disorder（IDD）
2. コミュニケーション症群／コミュニケーション障害群
   Communication Disorders（CD）
3. 自閉スペクトラム症／自閉症スペクトラム障害
   Autism Spectrum Disorder（ASD）
4. 注意欠如・多動症／注意欠如・多動性障害
   Attention-Deficit/Hyperactivity Disorder（ADHD）
5. 限局性学習症／限局性学習障害
   Specific Learning Disorder（SLD）
6. 発達性協調運動症／発達性協調運動障害
   Developmental Coordination Disorder（DCD）

※　「症」と「障害」、どちらの訳語を使用してもよいが、日本精神神経学会は「症」の訳語を推奨している。

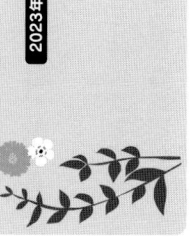

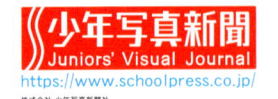

少年写真新聞
Juniors' Visual Journal
https://www.schoolpress.co.jp/
株式会社 少年写真新聞社
〒102-8232 東京都千代田区九段南4-7-16市ヶ谷KTビルⅠ
TEL 03（3264）2624　FAX 03（5276）7785

高校保健ニュース

No.784
2023年（令和5年）
5月8日号
493.74 機能的神経疾患 8341

対人関係に不安を感じる社交不安症

不安とうまく付き合う方法を学ぶことが予防にもつながります

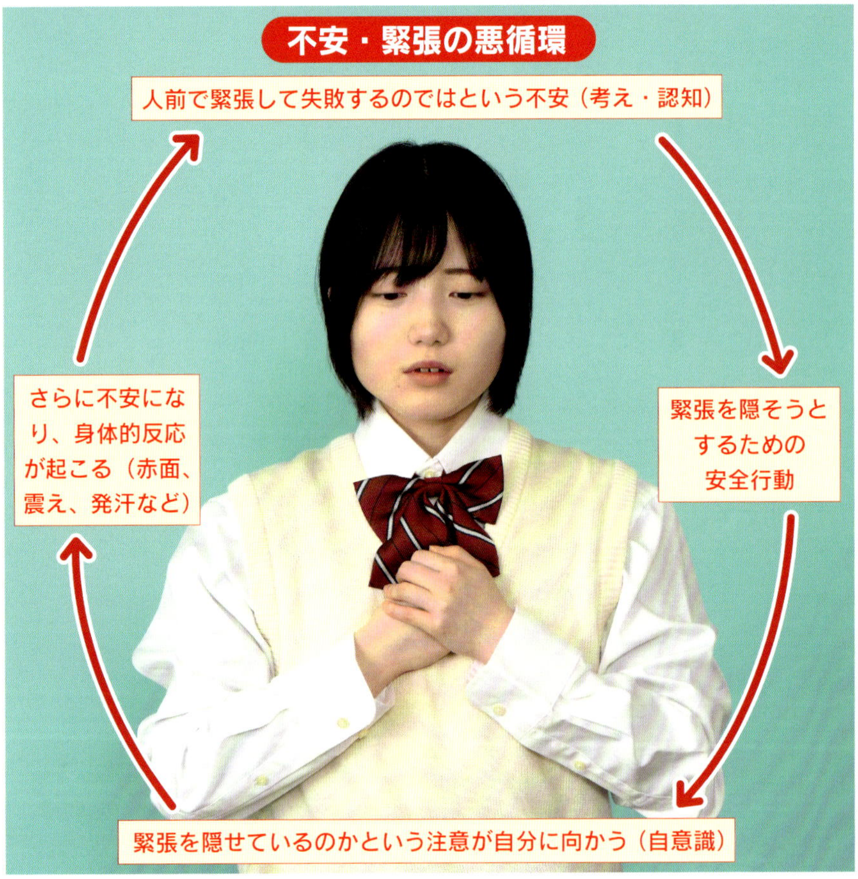

人前で緊張して失敗するのではという不安（考え・認知）

緊張を隠せているのかという注意が自分に向かう（自意識）
さらに不安になり、身体的反応が起こる（赤面、震え、発汗など）

不安・緊張が循環し、社会的場面（人間関係や公共の場）を回避するようになっていきます。

社交不安症の人が不安を感じやすい場面

人前でのスピーチ

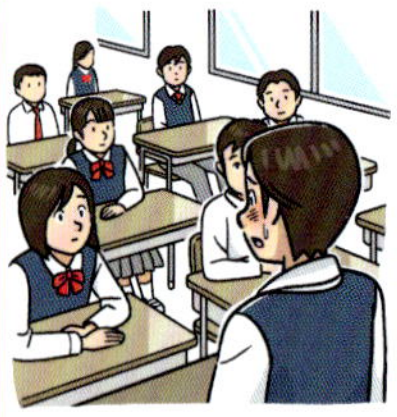

複数人での会話にあとから入っていく

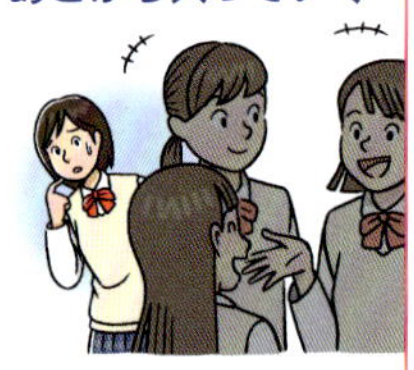

複数人での会食

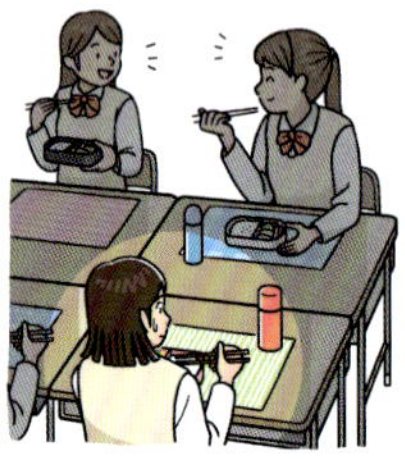

初対面の人や目上の人と会う場面

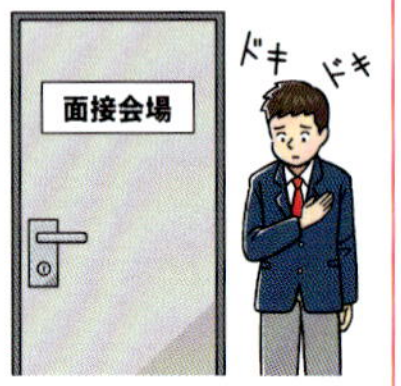
面接会場
ドキ
ドキ

このような場面で不安・緊張の悪循環が起こり、自分を追い詰めてしまいます。

社交不安症には治療法があります

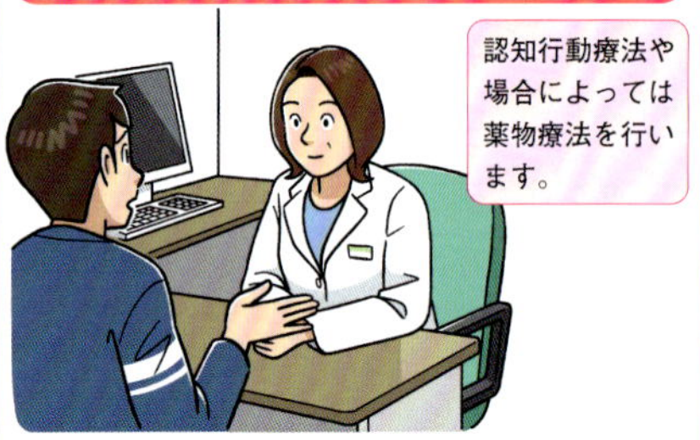
認知行動療法や場合によっては薬物療法を行います。

気になる症状がある場合は、専門の医療機関を受診しましょう。

緊張と上手に付き合うための「注意トレーニング」

視覚の注意トレーニング

他人を見るとき、肖像画を描くように、輪郭、髪、口、目、全体へと注意を切り替えていく練習をしましょう。

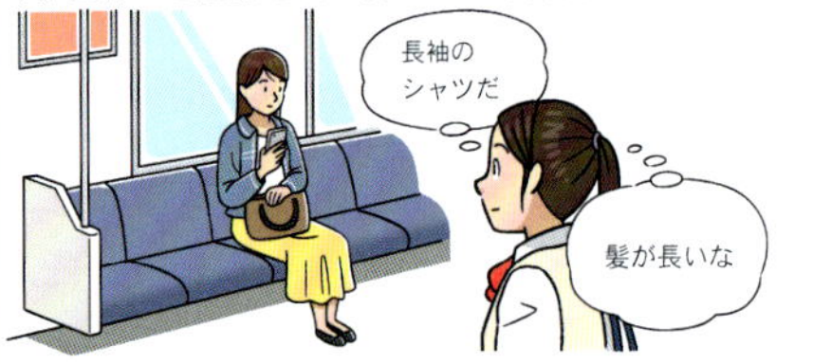
長袖のシャツだ
髪が長いな

聴覚の注意トレーニング

音楽を聴くとき、注意をギター、キーボード、ドラムへと切り替えていったり、音全体に向けたりしてみましょう。

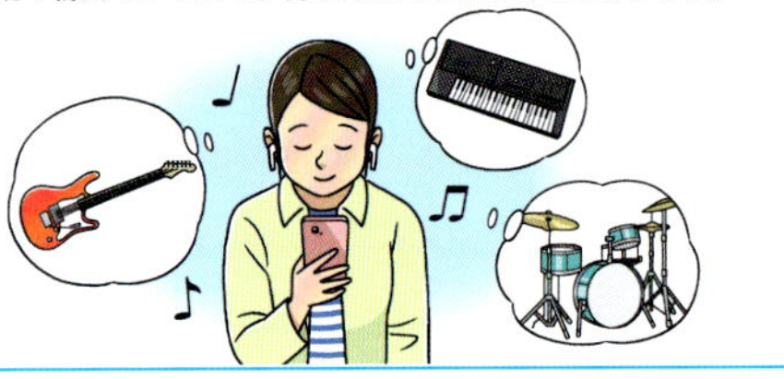

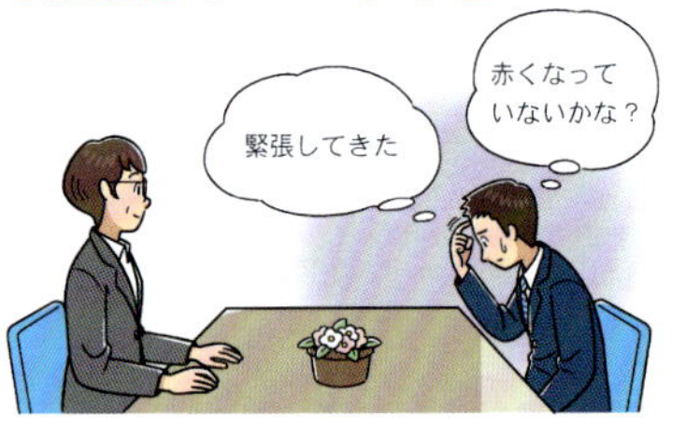
緊張してきた
赤くなっていないかな？

不安が強いと、注意が自分に集中して、余計に不安や緊張が増してしまいます。

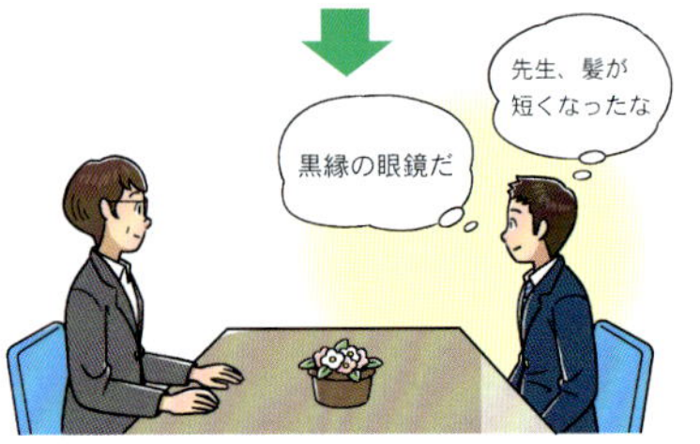
黒縁の眼鏡だ
先生、髪が短くなったな

自分に向いた注意を他に切り替えられるようになることで、客観的に周囲を観察できるようになります。

対人関係に不安を感じることは誰にでもありますが、それによって日常生活に支障を来すような強い不安がある場合は、社交不安症の可能性があります。

不安を感じる場面はさまざまですが、共通しているのは、他人から見られていることに不安や恐怖を感じているということです。

思春期の年代で発症することが多いため、この年代に、不安とうまく付き合う方法を学ぶことが予防にもつながります。

指導　千葉大学大学院医学研究院 認知行動生理学 教授　清水 栄司 先生

少年写真新聞
Juniors' Visual Journal
https://www.schoolpress.co.jp/
株式会社 少年写真新聞社
〒102-8232 東京都千代田区九段南4-7-16市ヶ谷KTビルI
TEL 03 (3264) 2624　FAX 03 (5276) 7785
高校保健ニュース　平成7年9月12日第三種郵便物承認　2023年6月8日発行　第787号-(1) 旬刊　毎月3回（8・18・28日）発行　1か年定価19,140円

高校保健ニュース

No.787-(1)
2023年(令和5年)
6月8日号
493.7　精神医学　8341

誰もがかかる可能性のある 精神疾患

心の不調を感じたら、一人で抱え込まずに相談することが大切です

心の不調　回復への第一歩は相談から

心の不調を抱えている人へ
調子が悪いなと感じたら、一人で抱え込まずに信頼できる人へ相談しましょう

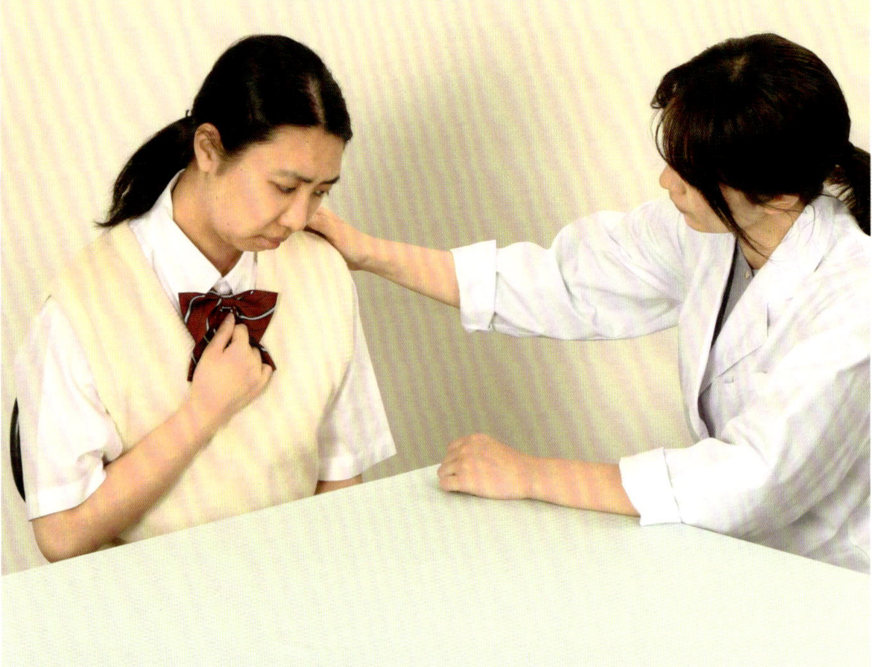

自分の心に不調があるとき、周囲の人に心の不調があるとき、どちらの場合も、精神疾患についての知識を持っていれば、誰かに相談したり、サポートしたりすることができ、回復への第一歩につながります。

精神疾患は「心の不調」

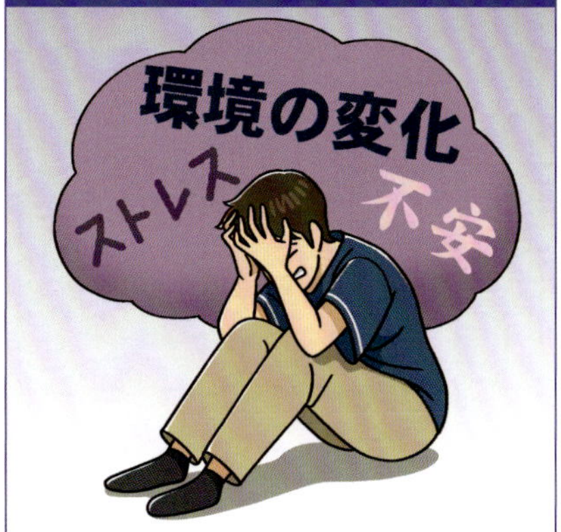

脳の許容量の限界を超えるストレスがかかると、誰もが精神疾患（心の不調）になる可能性があります。

心の不調チェックポイント

- □ 眠れない
- □ 人が怖い
- □ 見張られている感じがする
- □ 周囲から攻撃されているような気がする
- □ 消えてしまいたい

一つでも当てはまるときは、すぐに保健室の先生やスクールカウンセラー、スクールソーシャルワーカーなど、信頼できる大人に相談してください

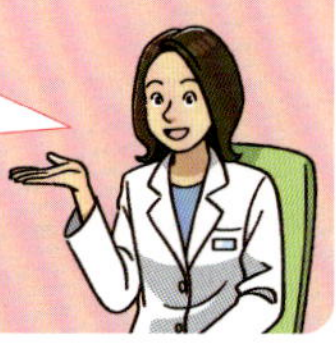

精神疾患は身近な病気

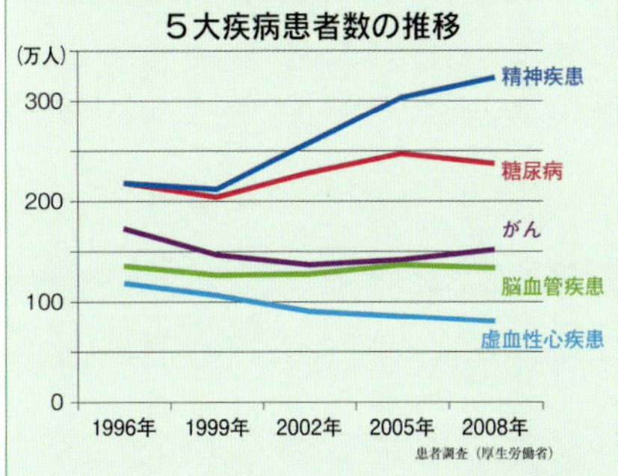

厚生労働省は「患者数が多く、国を挙げて緊急に対策を講じる必要がある病気」として、がん、脳卒中、急性心筋梗塞、糖尿病を「４大疾病」としていましたが、ここにに2011年から精神疾患が加わり「５大疾病」と位置づけられました

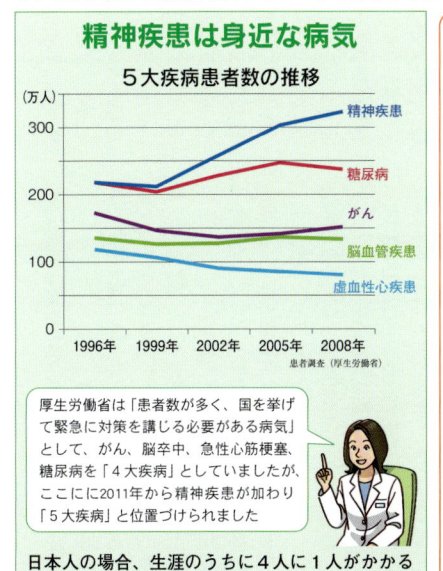

日本人の場合、生涯のうちに４人に１人がかかるといわれている身近な病気です。

周囲の人ができること

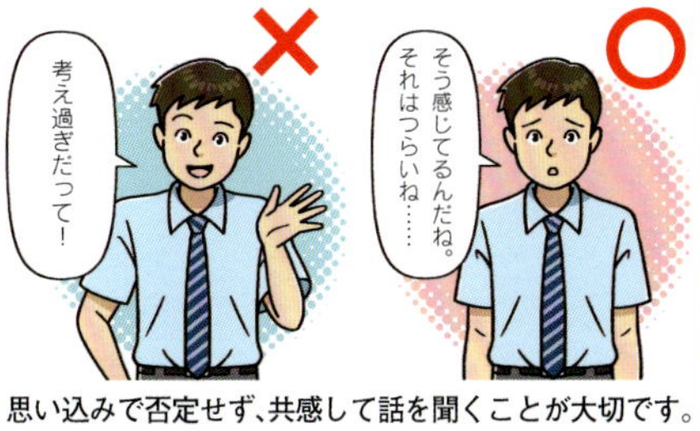

思い込みで否定せず、共感して話を聞くことが大切です。

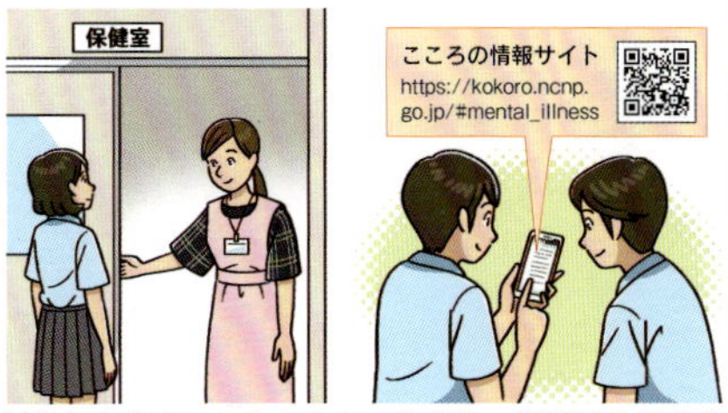

どうしたらよいかわからないときは、信頼できる大人や相談機関を頼りましょう。

精神疾患は、誰もがかかる可能性のある身近な病気である一方、まだ広く知られておらず、受診につながりにくい病気です。
精神疾患にはさまざまな種類がありますが、適切な治療と環境によって、その人らしく生きることが可能な病気です。
十代での発症が多いため、高校生のうちに知識を身につけておくことが、自分だけではなく、周囲にとっても回復の第一歩となる、相談しやすい環境づくりにつながります。

指導　一般社団法人 兵庫県精神保健福祉士協会 会長　北岡 祐子 先生

少年写真新聞 Juniors' Visual Journal
2023年6月8日発行
第787号付録
©少年写真新聞社 2023年

高校保健ニュース

★定期刊行物は終わる期間を予定しない刊行物です。年度が替わりましても、購読中止のお申し出のない限り、引き続きニュースをご送付申し上げます。
★著作権法により、本紙の無断複写・転載は禁じられています。
株式会社 少年写真新聞社 〒102-8232 東京都千代田区九段南4-7-16 市ヶ谷KTビルⅠ
https://www.schoolpress.co.jp/

心の病気(精神疾患)ってどんな病気？

一般社団法人 兵庫県精神保健福祉士協会
会長　北岡 祐子

心の病気（精神疾患）は、以前は怖い病気、特別な人の病気と思われていましたが、今は「誰もがかかる可能性のあるごく普通の病気」といわれています。

厚生労働省が指定した日本の５大疾病は「がん」「脳卒中」「急性心筋梗塞」「糖尿病」「精神疾患」で、2008年の５大疾病の調査では精神疾患の患者数が約348万人と一番多く（現在は419万人以上）、一生涯で４人に１人は精神疾患にかかる可能性があるといわれています。

誰でもかかる可能性がある病気だからこそ、学んで知ることが大切です。病気への知識があれば予防することができます。病気になっても適切に対処できれば回復も早く、学習や仕事などの生活への影響も少なく、自分らしく生きていくことができます。

一方で、正しい知識が不足していたり、間違った思い込みによって症状を理解できていなかったりする場合、悪化するほど対応が難しくなってしまいます。

私は精神疾患のある方の支援に30年ほど関わっていますが、その方たちにうかがうと「後から思えば中学生くらいから症状があった」「20代後半で精神科病院を受診したが、実は高校生のときから症状があり、それが理解できず我慢していた」と振り返る方が多いです。手遅れにならないようにすることは、本人の苦痛を早く軽減することにつながります。

精神疾患の引き金となるストレス

ユニセフ（国連児童基金）の研究所が2020年にまとめた報告書によると、日本の子どもの「精神的幸福度」は先進38か国中37位だったそうです。日本では、児童虐待の相談件数、自殺で命を失った小・中・高校生の人数、重大な被害が生じたいじめの件数、いずれも過去最多になっています。そして、過酷な体験は精神疾患の引き金になっていることも大変多いです。精神疾患は、苦しい体験やストレスが自分では対応しきれなくなったときに生じるからです。

相談は治療への第一歩

さらに精神疾患の難しいところは、目に見えないために周囲にも本人にも症状がわかりにくいという点にあります。しかし「気の持ちよう」では全く改善しません。学校生活や家庭生活に支障が出るくらい「眠れない」「人が怖い」「見張られている感じがする」「周囲から攻撃されているような気がする」「消えてしまいたい」などが長期間続くと、それは病気の症状の可能性があります。そのようなときには、一刻も早く保健室の先生や、スクールカウンセラー、スクールソーシャルワーカーに、つらく苦しい気持ちや症状を相談するよう、生徒に促してください。ふさぎ込んでいる、突然成績が下がった生徒がいたら声をかけてください。まずは「苦しそうに見えるよ」「我慢していることや苦しいことがあったら教えてね」「話してくれてありがとう」と受容することで生徒が心を開き、治療への道へ導くことができると思います。

少年写真新聞 Juniors' Visual Journal
2023年7月8日発行
第790号付録
©少年写真新聞社 2023年

高校保健ニュース

★定期刊行物は終わる期間を予定しない刊行物です。年度が替わりましても、購読中止のお申し出のない限り、引き続きニュースをご送付申し上げます。
★著作権法により、本紙の無断複写・転載は禁じられています。
株式会社 少年写真新聞社 〒102-8232 東京都千代田区九段南4-7-16 市ヶ谷KTビルⅠ
https://www.schoolpress.co.jp/

高校生のうちに学びたいアルコールのリスク

特定非営利活動法人ASK副代表、武蔵野大学
人間科学部 教授　稗田 里香

令和４年４月から、成年年齢が18歳に引き下げられましたが、飲酒可能年齢は20歳以上のままです。なぜ20歳未満の飲酒が禁止されているのでしょうか。ここでは、高校生に向けたアルコールのリスク啓発のポイントを解説します。

アルコールを正しく知ることの大切さ

第一のポイントは、アルコールが、依存性薬物であることの理解を促すことです。

アルコール依存症の罹患者の多くが10代で初飲を経験しています。発症の原因となるエチルアルコールは、依存性薬物であり、覚せい剤、大麻、コカインなどの違法性の依存性薬物に比べてもはるかに自分や他人に害を与える薬物です。常用すると耐性がつき、脳の報酬系に異常を来すようになり、量が増えてやめたくてもやめられない状況に陥ります。アルコールは、日本では安価で手に入りやすい身近な薬物です。だれでも「飲みすぎ注意」は知っていますが、「薬物の影響が大きい」という認識があまりないのが現状です。

アルコールを正しく知ることは、すなわち依存性薬物を正しく知ることであり、自分自身、家族、友人などの大切な人たちの命や権利について考えるきっかけにもなります。また、近年では社会全体の飲酒量が減っている中、若者、特に女性が販売のターゲットとなっています。そのため、若者や女性の多量飲酒者が増加傾向にあります。女性は男性と比べて、アルコール依存症になりやすい、また、妊娠中の飲酒により胎児に悪影響を及ぼす、泥酔中のレイプの問題など、ジェンダー特有の影響についても啓発することが大切です。

アルコールハラスメント予防

第二のポイントは、自分を守るライフスキルを持てるための具体的な助言が有効であるということです。アルコールハラスメント(アルハラ)の予防には、自分の意思をアサーティブに伝えるコミュニケーションスキルや、自分や周囲の依存に関する悩みを聴く、相談する、また、必要であれば治療を受けるなどのライフスキルも必要となります。

今号のような啓発紙面を見て、自分のことではなく家族や友人などの飲酒問題でひそかに悩んでいる高校生が相談に来る可能性もあります。その場合は、悩みを打ち明けてくれたことを労いながら、虐待、ヤングケアラーの問題などに直面していないかどうかや、悩んでいる高校生が現実的に学校生活に支障があるのかどうかを、アセスメントする必要があります。状況によっては、スクールソーシャルワーカーなどと連携しながら親の依存の問題と高校生との両方の危機介入が必要な場合もあります。

【おすすめ資料】

- DVD『STOP！アルコール・ハラスメント《文部科学省選定》』 https://www.a-h-c.jp/goods/4437
- ASK認定依存症予防教育アドバイザーによる学校派遣、出張講座 https://www.ask.or.jp/adviser/index.html
- 風間暁『依存症って何だろう（仮題）』合同出版（2023年7月発行予定）

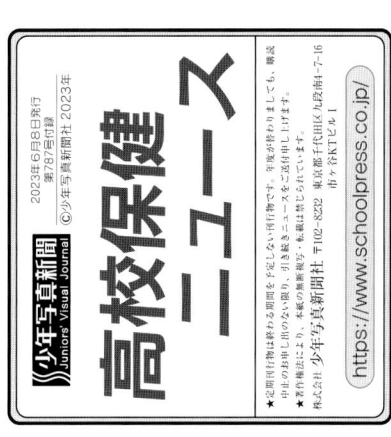

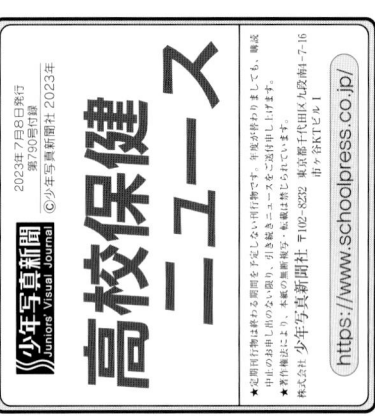

2023年度 年間連載 **発達障害の理解と支援**

連載　第2回　自閉スペクトラム症とは（その1）

筑波大学 名誉教授　宮本 信也

自閉スペクトラム症とは

自閉症は、以前は広汎性発達障害（PDD）という概念でまとめられ、自閉症のほかにアスペルガー症候群などいくつかの下位分類に分かれていました。アスペルガー症候群は、知能と言葉の遅れがない自閉症とされていました。ところが、幼児期は言葉の遅れがありながら、思春期前後では遅れがまったく見られない状態に変化する場合があることがわかってきました。下位分類として分けられていた状態は、別々のものではなく、ある時点での状態像を見ていたにすぎないと考えられるようになりました。そこで、下位分類が廃止され、自閉的な特徴のある状態を一つにまとめた自閉スペクトラム症（ASD）という診断分類が設定されました。

自閉スペクトラム症の概要

ASDの特徴は、①状況に合ったコミュニケーションや対人行動をとることの困難さと②同じやり方や物事へのこだわりと繰り返しの2点です。これらの2項目につき具体的な状況を確認することで診断が行われます。

かつては、知能障害（IQ70未満）を伴う場合が多いと考えられていましたが、最近は、ASD全体では知能障害を伴わない場合の方が多いと考えられるようになってきています（米国疾病対策予防センター CDCの2014年の報告では、IQ85以上46％、境界域知能23％とされています）。知能障害のないASD児では、以前、自閉症で言われていたような特徴（目が合わない、会話をしない、友達と遊ばない、集団行動をしないなど）を示すことはほとんどありません。知能障害のないASD児で見られることが多い特徴例を表に示します。

ASDでは、ASD特性を背景としたいろいろな行動特徴のほかに、ほかの発達障害や行動面そして身体面の問題を伴いやすいことが知られています。伴いやすい発達障害としては、注意欠如・多動症（ADHD）、発達性協調運動症（DCD）、知的発達症（IDD）があります。特に、ADHDを伴うことは少なくありませんので、ASDといわれている子どもの場合、ADHDの特徴もないかに注意することが大切です。行動面の問題としては、易刺激性（ささいなことでイライラしやすい）があります。身体面の問題としては、睡眠障害（入眠障害や夜間途中覚醒など）、チック、消化器症状（便秘、下痢、腹痛）などがあります。脳波異常やてんかんも見られることがありますが、知能障害のないASDでは多くはありません。青年期以降では、不安症、うつ状態、強迫症などの精神疾患を伴うこともあります。

頻度（有病率）は、現在、教科書的には約1％とされていますが、最近の調査研究では、2～3％前後とする報告も見られるようになってきています。自閉症は、1943年に米国の児童精神科医レオ・カナーが初めて報告したもので、当初は1万人に4人前後の頻度と推定されていました。頻度が増加してきた要因として、世界で共通する診断基準が設定されたこと、知能障害のないASDが多いことがわかってきたことなどにより、それまで診断されてこなかった状態が診断されるようになったことの影響が大きいと考えられています。性差では男性に多いとされています（男女比4：1）が、診断基準がASDの男性の状態を中心に作成されており、ASDの女性が見逃されている可能性を指摘する意見もあります。

自閉スペクトラム症で誤解されやすいこと

ASDは、マイペースで周囲のことを何も気にしないというイメージでとらえられていることがありますが、実は、不安になりやすいタイプのASD児たちは少なくありません。初めての場所や事柄、自分がうまくできないことや慣れていないことなどに対して不安が高まってしまいがちです。

ASD児は、人見知りをせず初対面の人でも平気で話しかけることが多いといわれることが多いのですが、不安が強いタイプのASD児は人見知りが強く、母親から離れないという場合も見られます。これは、本来の人見知りではなく、状況の理解ができないことによる不安の高まりからの行動であることが少なくありません。実際、その場に慣れてくると、母親がいてもいなくても平気で行動するようになることもあります。

不安になりやすいタイプのASD児では、不安が高まったときの反応には2つのパターンがあります。外に向かう場合は、かんしゃくや八つ当たり的な攻撃的な言動の形を取ることが通常です。内に向かう場合は、固まる、退く、落ち込むなどの状態が見られます。同じ子どもに両方のパターンが見られることも少なくありません。その場合は、家庭外では内に向かう反応で家では外に向かう反応であることが多いのが通常です。

不安が内に向かうタイプでは、集団生活への適応にも時間がかかることが多く、ときに小学校の低学年から登校しぶりや不登校状態が見られることもあります。また、家族以外の人とはほとんど話をしないという場面かん黙が見られることもあります。

また、不安が強いタイプのASD児では、ときに外では人に気を遣うことが多いと思われていることもあります。不安が強いASD児は、不安が高まること、不安により気持ちが落ち着かなくなること自体を嫌がり、避けようとする傾向が見られます。そのような傾向が強い場合、家の外では周りの人をよく見て、ほかの子どもがやっていることと同じような行動をとって合わせようとしたり、他児の要求にすぐに応じる行動をとったりすることが多くなります。これは、相手の気持ちを考えて行動しているのではなく、ささいなトラブルでも起こって自分が不安になることを避けるために行っているのが通常です。こうした状況が、周囲からは人への気遣いができる優しい子どもと見られていることもあります。このような気遣いは、精神的にとても疲れますので、家では荒れてしまうことも珍しくありません。こうした気遣いタイプのASDは女児に多い傾向があり、そのことが、女性のASDは小児期には気づかれにくく、思春期以降で診断されることが多い背景となっているものと思われます。

表　知能障害のないASD児で見られる主な状態例

1. 発話
   - どちらかというとおしゃべり
   - 自分の話したいこと中心で一方的に話す
   - 自己主張が強く、「ああ言えばこう言う」タイプ
   - 直截的な表現で普通言わないようなことをズバッと言う
2. 言葉の受け止め
   - 言われた言葉をそのままに受け取りやすい（言外の意味が通じない）
   - 冗談や皮肉が通じない
   - 言われた言葉を被害的に受け止めやすい
3. 融通が利かない
   - 自分のペースを崩されるのを嫌がる
   - 自分が思っているように物事が進まないとイライラしやすい
   - 自分が正しいと思ったことをほかの人がやっていないと非難する

（上記は典型的な場合の例の一部で、すべてのASD児が示すわけではない）

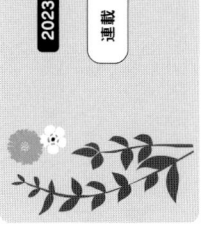

少年写真新聞
Juniors' Visual Journal
https://www.schoolpress.co.jp/
株式会社 少年写真新聞社
〒102-8232 東京都千代田区九段南4-7-16市ヶ谷KTビルI
TEL 03（3264）2624　FAX 03（5276）7785

高校保健ニュース

No.790
2023年（令和5年）
7月8日号
498.32　禁酒

高校生のうちに学びたい アルコールのリスク

成人年齢が18歳になっても、飲酒可能年齢は20歳以上のままです

アルコール依存症とは

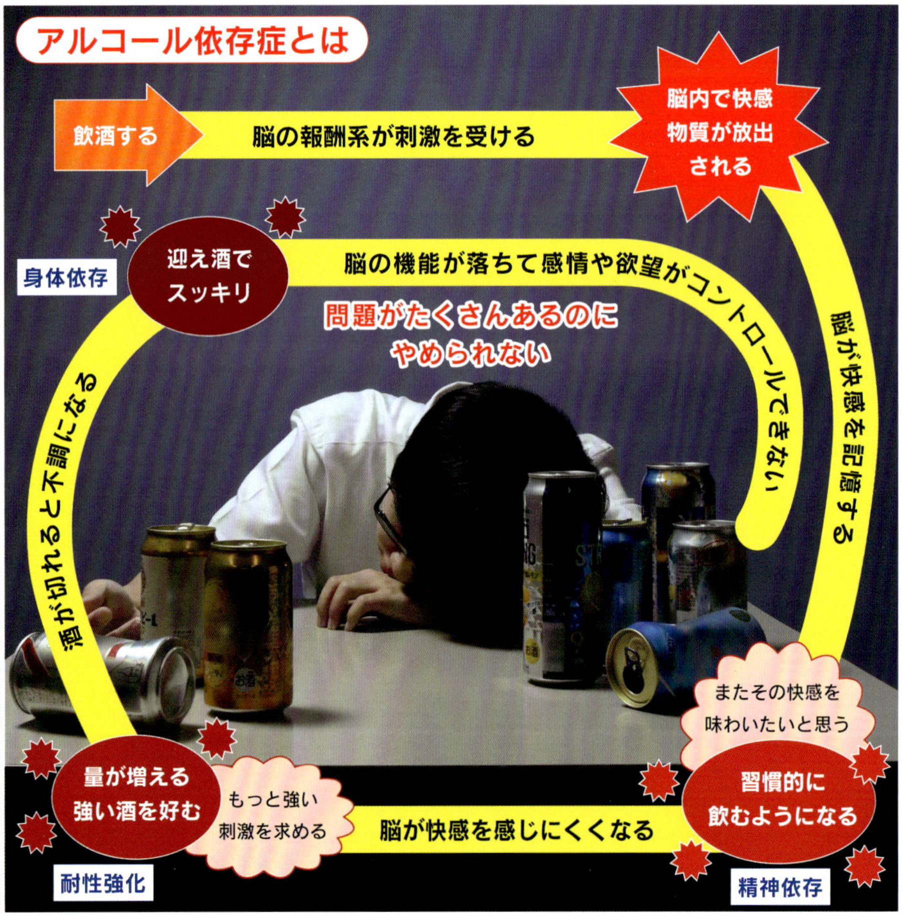

飲酒する
脳の報酬系が刺激を受ける
脳内で快感物質が放出される
脳が快感を記憶する
脳の機能が落ちて感情や欲望がコントロールできない
問題がたくさんあるのにやめられない
またその快感を味わいたいと思う
習慣的に飲むようになる
精神依存
脳が快感を感じにくくなる
もっと強い刺激を求める
量が増える 強い酒を好む
耐性強化
酒が切れると不調になる
迎え酒でスッキリ
身体依存

出典：NPO法人ASK依存症予防教育アドバイザー養成講座テキストを参考に作成

アルコールは麻薬やタバコなどと同じく、依存性のある薬物の一種で、上のような悪循環に陥ることで、依存症という病気になります。

アルコール依存症の症状

精神症状
不安・焦燥感
いらいら
うつ症状
幻覚・妄想

身体症状
手の震え
不眠・頭痛
肝機能障害
高血圧
糖尿病

社会的な問題
暴力、飲酒運転、家族の負担、経済的問題など

アルコール依存症は、精神的な症状と身体的な症状に加え、社会生活にも悪影響を及ぼします。

アルコール、なぜ20歳未満は禁止？

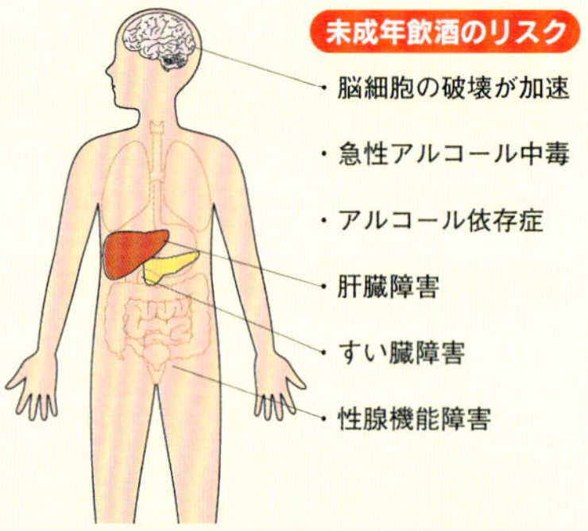

未成年飲酒のリスク
・脳細胞の破壊が加速

・肝臓障害
・すい臓障害
・性腺機能障害

10代は心身ともに発達段階にあり、アルコールを分解する肝臓の働きも未完成であるため、禁止されています。

危険な“アルコールハラスメント”

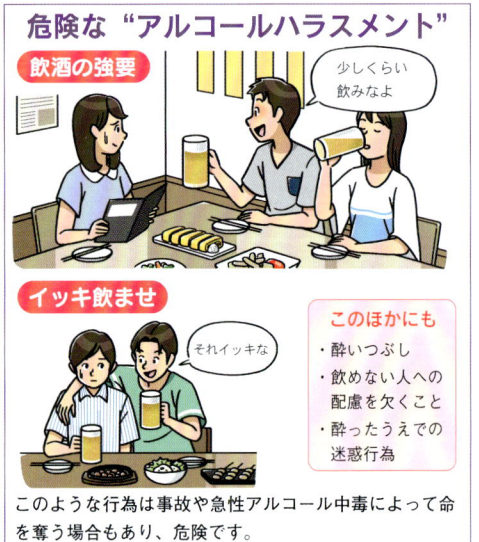

飲酒の強要

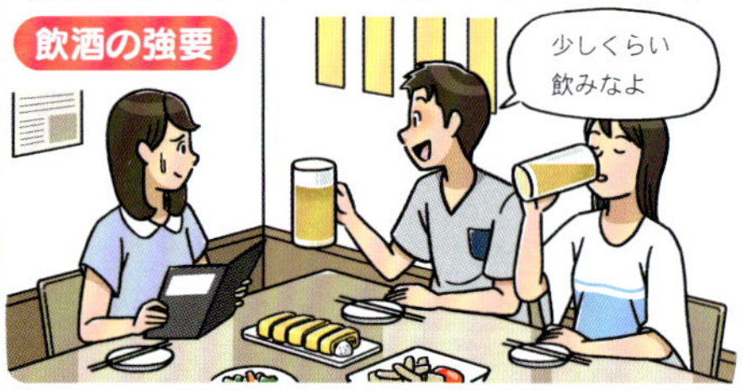
少しくらい飲みなよ

イッキ飲ませ

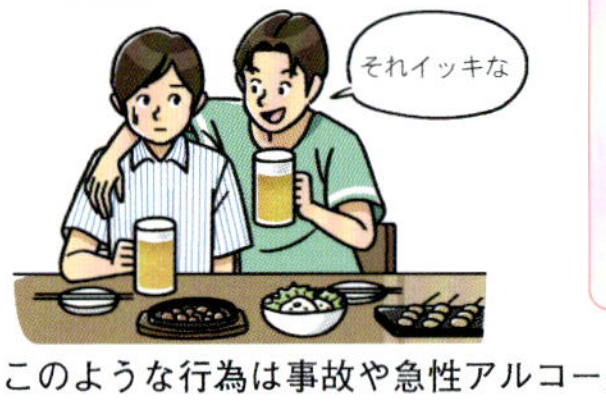
それイッキな

このほかにも
・酔いつぶし
・飲めない人への配慮を欠くこと
・酔ったうえでの迷惑行為

このような行為は事故や急性アルコール中毒によって命を奪う場合もあり、危険です。

もしも飲酒を勧められたら

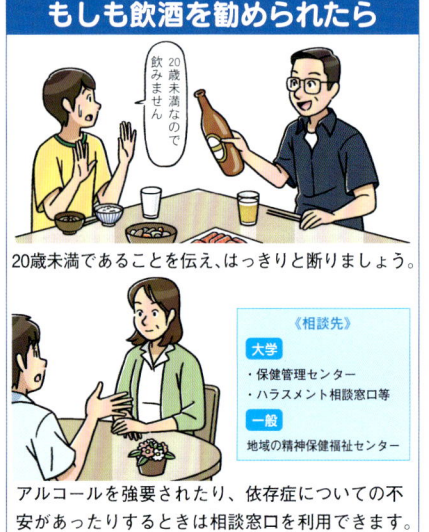

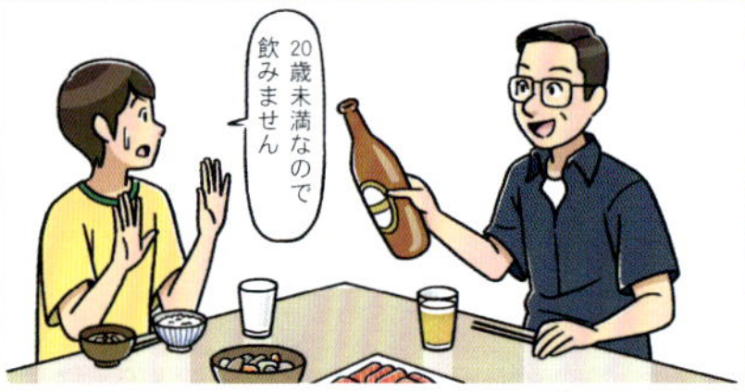
20歳未満なので飲みません

20歳未満であることを伝え、はっきりと断りましょう。

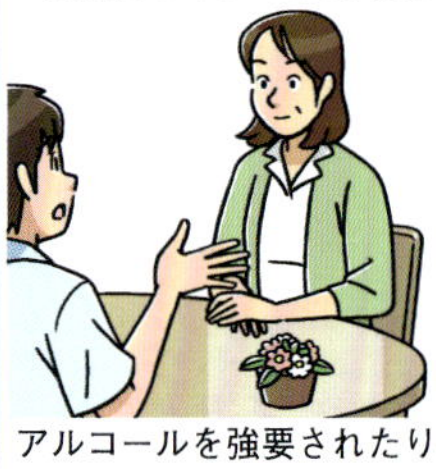

《相談先》
大学
・保健管理センター
・ハラスメント相談窓口等
一般
地域の精神保健福祉センター

アルコールを強要されたり、依存症についての不安があったりするときは相談窓口を利用できます。

令和四年から成人年齢が一八歳になりましたが、飲酒可能年齢は二〇歳以上のままです。これは、アルコールは依存性の薬物であり、アルコール分解能力が未発達な一〇代の飲酒は、急性アルコール中毒や、将来アルコール依存症や臓器障害を起こすリスクが高いためです。卒業後に飲酒の場への誘いがあった場合に、危険なアルコール摂取をしてしまわないように、高校生のうちにリスクを学ぶことが大切です。

指導　武蔵野大学 人間科学部 社会福祉学科 教授　稗田 里香 先生

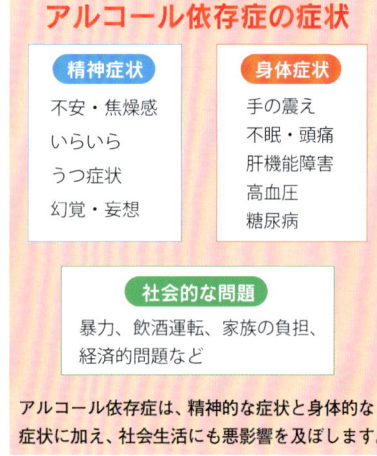

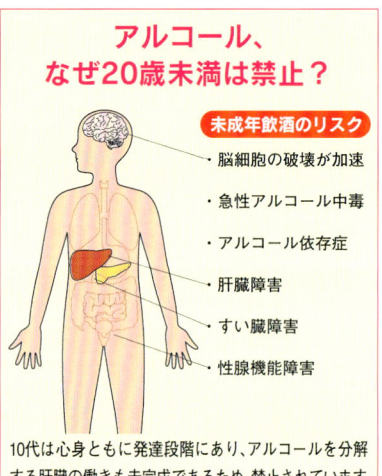

少年写真新聞
Juniors' Visual Journal
https://www.schoolpress.co.jp/
株式会社 少年写真新聞社
〒102-8232 東京都千代田区九段南3-9-14
TEL 03（3264）2624　FAX 03（5276）7785

高校保健ニュース

No.792
2023年（令和5年）
8月8日号
494.99　梅毒　4976

急激に増加している性感染症 梅毒

感染力が強く、初期の症状には気づきにくいのが特徴です

梅毒の症状

第２期症状

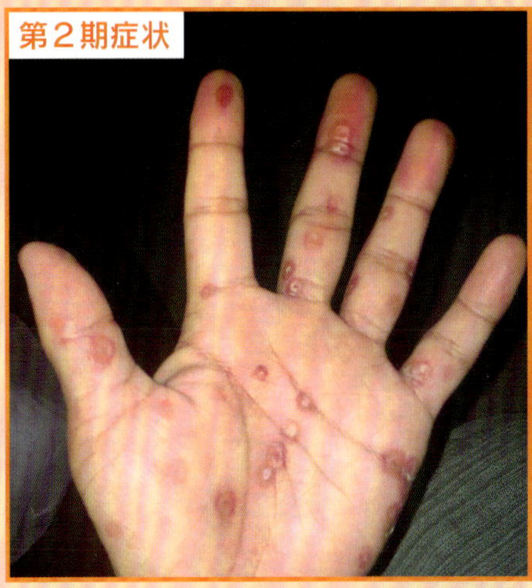

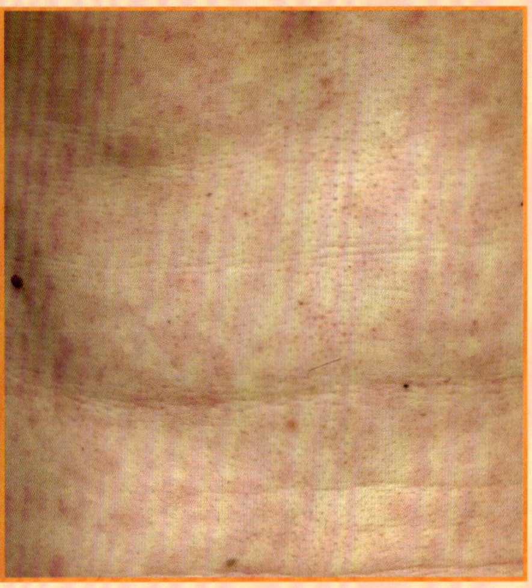

第１期症状

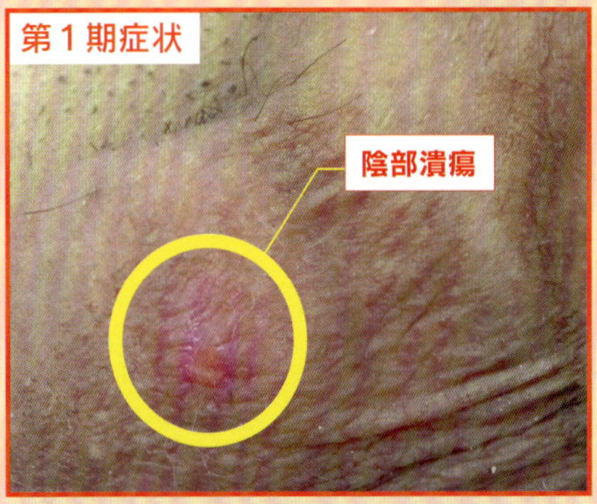

第１期（感染から２～６週間）

感染した部位（陰部、口、肛門など）に陰部潰瘍や皮疹ができます。

初期症状は性器の見づらい部分にできることが多く、また症状が出ない場合もあるため、自分では気づかないケースがとても多いです。

第２期（感染から約３か月後）

手のひらや足の裏、顔など、全身に発疹が現れます。

１期梅毒の症状は未治療でも３～６週間で一度消失しますが、その後長期間潜伏するか、２期梅毒として症状が再び現れるかのどちらかの経過をたどります。

感染拡大している「梅毒」

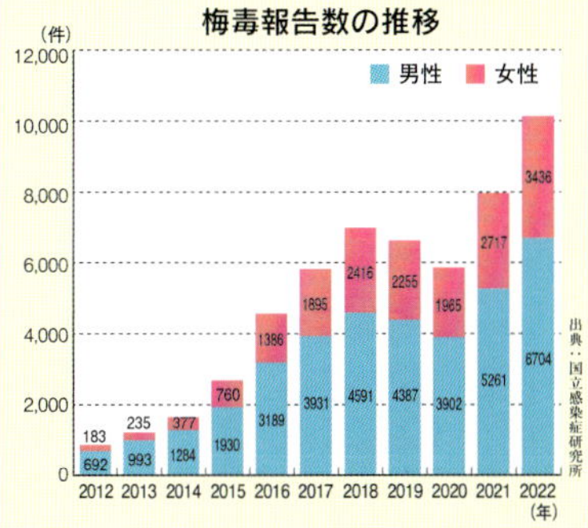

注）2022年の数値のみ2022年10月23日までの合計

日本での感染者数は減少していましたが、2013年頃から徐じょに感染者が増え、昨年急増しました。

梅毒の感染経路

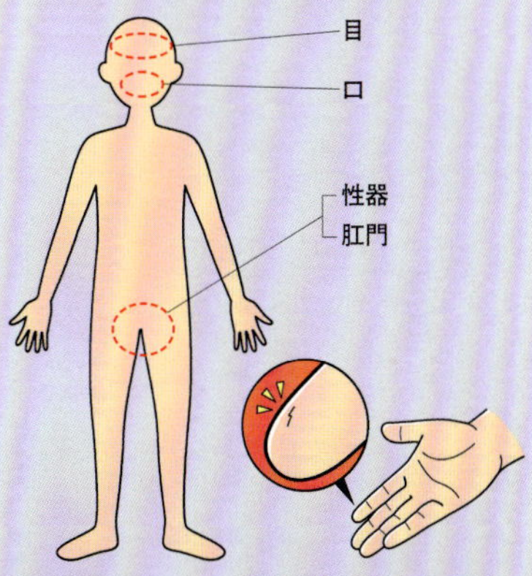

性的接触によって、粘膜や皮膚の小さな傷から感染します。

梅毒を含む性感染症の予防法

1）コンドーム

適切に使用することで感染リスクを下げることができます。

※ただし、梅毒は感染部位との皮膚接触でも感染の恐れがあるため完全には予防できません。

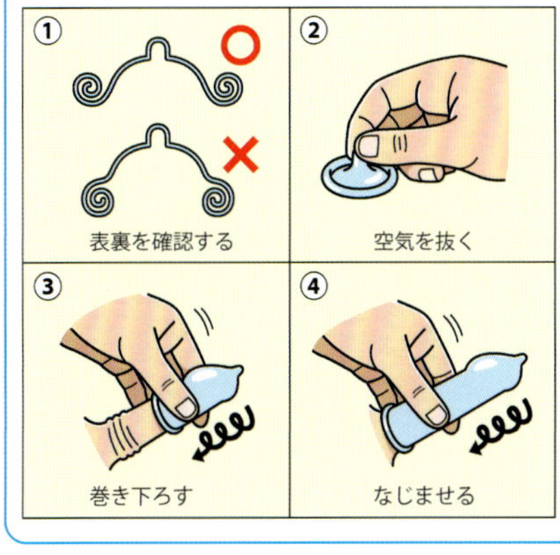

2）検査を受ける

症状があるときや不安なとき、新しくパートナーができたときは検査を受けることが大切です。

HIV検査相談マップ
https://www.hivkensa.com/
HIV や性感染症の検査・相談施設を探すことができるサイトです

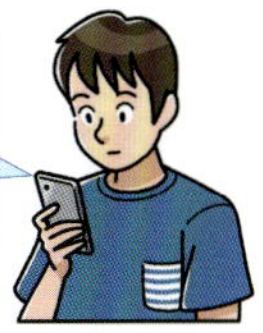

3）性的接触をしない

感染予防について、パートナーと相談できる関係になるまでは、性的接触をしないことも大切です。

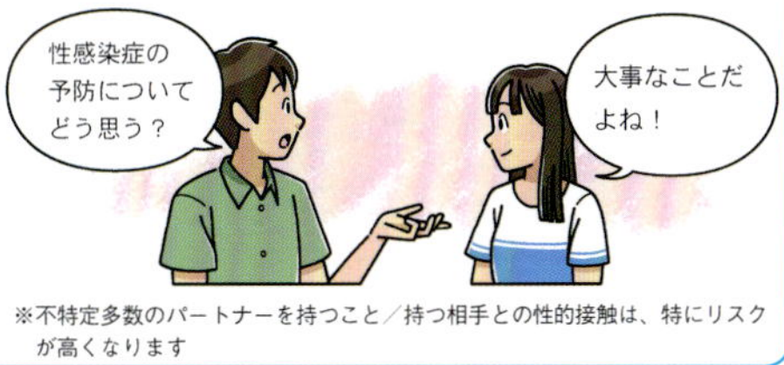
性感染症の予防についてどう思う？
大事なことだよね！

※不特定多数のパートナーを持つこと／持つ相手との性的接触は、特にリスクが高くなります

梅毒とは、主に性的接触で梅毒トレポネーマという細菌に感染することで起こる性感染症で、近年、急激に感染者が増加しており、若年層においても十代後半から感染者が急増しています。

感染の初期症状は陰部潰瘍や皮疹ですが、症状に気づきにくいため、そのまま他者に感染させてしまい、感染が広がりやすいことが特徴です。

感染リスクを下げるためには、コンドームを適切に使用することが重要です。

指導　市立伊勢総合病院 総合診療科 副部長　谷崎 隆太郎 先生

少年写真新聞 Juniors' Visual Journal
2023年8月8日発行
第792号付録
©少年写真新聞社 2023年

高校保健ニュース

★定期刊行物は終わる期間を予定しない刊行物です。年度が替わりましても、購読中止のお申し出のない限り、引き続きニュースをご送付申し上げます。
★著作権法により、本紙の無断複写・転載は禁じられています。
株式会社 少年写真新聞社 〒102-8232 東京都千代田区九段南3-9-14
https://www.schoolpress.co.jp/

梅毒
～古くて新しい性感染症～

市立伊勢総合病院 内科・総合診療科
谷崎 隆太郎

梅毒の症状について

梅毒とは、トレポネーマ・パリダムと呼ばれる細菌による感染症で、主に粘膜や体液を介して性行為で感染します。

感染した場合、性行為から約２～６週間後に陰部や口に丘疹と呼ばれる小さな塊が出現し、次第に潰瘍化していきます。この状態を１期梅毒と呼びます。ところがこの１期梅毒の病変のほとんどが痛みもかゆみもなく無症状なので、例えば陰茎の裏や大陰唇・小陰唇など、日頃あまり観察しない場所に病変ができると、感染に気づくことができません。そして、感染に気づかないまま性行為をすることで他者に感染させてしまい、これが繰り返されることで、世の中に感染が広がっていくのです。

この１期梅毒は、無症状のまま放置していても数週間以内に自然に症状が消失します。ただしこれは梅毒が治ったわけではなく、体内に潜伏し、次の２期梅毒へと進行していく過程にすぎません。

１期梅毒からさらに１か月程度たつと、２期梅毒に移行します。主な症状は全身の皮疹で、紅色の小さな皮疹が手のひらや足の裏を含む全身に出現します。こちらもやはり痛みやかゆみなどの自覚症状がないことが多く、また、皮疹の色が薄かったり、日焼けしていたりすると、症状に気づきにくいこともあります。この２期梅毒も、１期梅毒と同様に未治療でも自然に症状は消失しますが、未治療のまま年単位の経過で体内に潜伏し続けることで、いずれは脳や心臓、脊髄といった生命維持に欠かせない重要な臓器に障害を起こすこともあります。

梅毒が引き起こす症状の中で最も重大なものは、先天梅毒です。これは、感染に気づかないまま妊娠すると、赤ちゃんの眼や耳、骨や歯に障害を引き起こし、治療をしても後遺症を残すことがある重大な病気です。先天梅毒を防ぐために様々な対策がなされていますが、重要なことは感染している人を早期に見つけ出し、早期に治療することです。

梅毒の診断・治療

梅毒は症状に気づきにくい感染症ですが、血液検査のみでほぼ診断が可能です。そして、診断してしまいさえすれば、実は治療は難しくはありません。ほとんどの場合１回の注射で治癒し、多くても３回の注射で治癒します。飲み薬もありますが、注射の方が確実です（進行具合によっては、入院が必要になる場合もあります）。

大切なことはリスクのある性行為をした人は自分を疑って検査を受けるということです。梅毒はコンドームで確実に予防することは難しいので、梅毒に感染するリスクのある性行為をしている人は、たとえ無症状でも念のため梅毒の検査を受けて早期発見に努めることが大切です。若年層でも感染者が増加していますので、現在、全国の自治体の保健所で、無料・匿名で梅毒の検査が受けられることなどを、ぜひ生徒にも伝えてください。

少年写真新聞 Juniors' Visual Journal
2023年9月8日発行
第794号付録
©少年写真新聞社 2023年

高校保健ニュース

★定期刊行物は終わる期間を予定しない刊行物です。年度が替わりましても、購読中止のお申し出のない限り、引き続きニュースをご送付申し上げます。
★著作権法により、本紙の無断複写・転載は禁じられています。
株式会社 少年写真新聞社 〒102-8232 東京都千代田区九段南3-9-14
https://www.schoolpress.co.jp/

サプリメント利用の注意点を学ぶことの大切さ

西伯病院 院長　長谷川 純一

昨今、インターネットを含むあらゆるメディアにサプリメントの宣伝があふれています。しかし、サプリメントにもマイナス面がありますので、利用する際の注意点を学び、本当に必要かどうかを冷静に考える習慣をつけることが重要です。

サプリメントとは

サプリメントとは、健康食品に分類される食品のことで、法律上の定義はありません。

日本では、国の審査を受けて身体への何らかの機能が表示できる特定保健用食品「トクホ」や、不足しがちなビタミン、ミネラルなどが補える栄養機能食品などの制度が20年ほど前にでき、大きな市場となりました。その後、有効性の試験結果の有意水準が低い「条件付きトクホ」制度や、審査はなく、機能性を示す文献的根拠のある成分を含むなど、販売者の責任で届ける「機能性表示食品」制度などが追加されています。

一方、加齢とともに減少する身体構成成分の補給をうたうものや、古来よりの伝承を掲げる等、機能についての裏づけがない雑多な食品もカプセルや錠剤、液剤の形の「サプリメント」として販売されています。

有用なサプリメントの利用

1970年代にインスタントラーメンなどの炭水化物を多食する若者に、ビタミンB_1欠乏による脚気が報告され、インスタントラーメンなどにビタミンB_1が添加される契機になりました。このように、欠乏する栄養成分を補ういわゆるサプリメントという言葉本来の意味で、カルシウム、マグネシウムなどのミネラルや繊維成分、貧血になりやすい若い女性への鉄分などの有用性は理解しやすいと思います。

ただ、一般成人においては、そもそも欠乏するビタミンやミネラルはあまりないという米国内科学雑誌の指摘などがあります。

サプリメントの注意点

栄養の基本は食事です。食事からは、多種多様な栄養素を摂取することができますが、サプリメントの場合、特定の栄養素を必要以上に摂取する可能性があります。過剰に摂取した場合、水溶性で尿にそのまま排出されるものもあれば、脂溶性ビタミンなどのように体内に蓄積し、過剰症として害をなすこともありますから、摂取目安を守ることが重要です。

成分によっては医薬品の吸収や代謝に影響し、薬理作用を増強させて有害となってしまう場合や、逆に医薬品の効果をなくしてしまうこともあります（薬物相互作用）。薬物治療を受けている場合などは、特定のサプリメントを併用してもよいかどうか、医師に確認することが必要です。

高校生の年代のアスリートに注意をしてほしいのが、運動能力向上に効果を期待させるサプリメントについてです。特に外国製品などは、ドーピングに抵触する薬物が入っている場合もあるため、できるだけ避け、使用前には必ず成分を確認することが大切です。

2023年度 年間連載

発達障害の理解と支援

連載　第3回　自閉スペクトラム症とは（その2）

筑波大学 名誉教授　宮本 信也

ASDのある子どもと対応していますと、知的に高い能力を持っている子どもでも、何か会話がかみ合わない、何を言っているのかよくわからないなど、なんとも言えない「ずれ」を感じることがときどきあります。そうした状況を理解するのに参考としていただける視点を紹介します。

示されていない事柄を考えることをしない

（1）こちらが話したことに思いもかけない言葉が返ってくる

A君、B君、C君の３人の子どもがいて、C君がASDの特徴を持っているとします。A君に「あなたは、何年生ですか？」と尋ねます。A君は、「小学校３年生」と答えました。次に、B君に「あなたは？」と尋ねます。B君は、「僕も３年生です」と答えます。さらに、C君に「あなたは？」と尋ねると、C君は、ちょっと考えてから「ぼくはC町に住んでいます」と答える、という状況です。

最初に「あなたは何年生？」と尋ねると、その後に「あなたは？」とだけの問いかけでも、私たちはそこに省略されている部分を補って考えます。ところが、ASDのある人は、そこに直接示されていない事柄を、示されている事柄から推測して考えることが苦手なため、「あなたは？」という問いかけで文字通り「あなたは」の部分しか考えないことが多いのです。C君は、自分のことを聞かれたと受け取り、少し考えて住んでいるところを答えた、ということになります。

私たちの日常会話では言葉を省略してしまうことは少なくありません。ASDのある子どもとの会話で思いもかけない返答があった場合、こちらが何気なく省略した言葉を子どもが補わないで受け取っていると考えると、子どもの返答の意味がわかることがあります。

（2）「空気を読まない応答」

中学生の子どもたちが５人集まり、１人がASDのある生徒だとします。みんな科学部の部員で、文化祭が近いので、休日に学校に集合し展示の準備をしていました。ある生徒が時計を見ると11時53分なので、「そろそろお昼だね」と言います。ほかの生徒が「どうする？」と答えました。この会話には、そろそろお昼の時間だから、お昼ご飯をどうするかみんなで考えようという意味が含まれています。ところが、ASDの男児は、「そろそろお昼だね」という言葉に「今は11時53分だよ」と答えてしまったりするのです。

ASD児のこうした応答も、「そろそろお昼だね」という言われた言葉だけを受け取り反応していることで理解できます。このとき、もし、「今、11時53分です。あと７分で12時でお昼ご飯の時間になります。だから、あと５分したら今やっていることをやめて、お昼ご飯を食べる相談をしましょう」と言えば、ASD児にもその生徒が言いたいことがきちんと伝わるでしょう。

状況を理解する、空気を読むというのは、そこに示されていないメッセージをその場の言葉や行動から読み取ることです。「そこに示されていない事柄を考えることをしない」という特徴から考えると、ASDの人たちの空気を読むことの苦手さが、ある程度理解できると思われます。

言葉を自分が理解している意味でしか受けとらない

ASD児では、言葉の意味をまったくわかっていないのではなく、ある特定の意味でしか捉えていないことがあります。

（1）何度言っても言われたことをやらない

ある小学５年生のASD男児は、授業中の離席が多く、いつも担任から「席に戻りなさい」と注意されていました。でも、いくら注意されても席に戻ることはありませんでした。あるとき、担任が「こら、スピード違反だ」と声をかけました。すると、この子はきちんと席に戻って座りました。このASD児は、車が好きな子で、スピード違反と言われて、自分が今やっていることがやってはいけないことと理解して席に戻ったのです。このASD児は、IQは80台半ばで日常会話は普通にできる能力がある子です。担任が話す言葉はわかっていると思われていて、注意を聞かない児童と考えられていました。でも、「スピード違反」と言われて席に戻ったということは、「席に戻りなさい」と言われたときには戻らなかったのは、担任の注意を聞かなかったからではないということを意味します。

この状況の背景にあったのは、「戻る」という言葉の意味が、担任と子どもとで違っていたところにあると考えられました。ASDの子どもは、言葉の意味を自分が最初に理解した意味でのみ捉えるということがあります。このASD男児にとって「戻る」という言葉は、例えば、最初に家に帰るときに使われたときに理解し、「戻る」は家に帰るという意味でしか受け取っていなかったと考えると、注意が効果がなかった状況が理解できます。

（2）意味不明のことを言い出す

高校１年生のASD男児がいました。県立高校に一般入試で合格した子どもで、学校の成績は中の上くらいでした。この高校生が病院受診時、とても機嫌が悪いことがありました。彼は、「うちの母親は家庭の食事に野菜を出さない。野菜は健康のために必要なのに、あの人は主婦として失格だ」と言うのです。意味がよくわからず、いろいろ聞きましたが、同じことを繰り返すだけでした。母親からも話を聞きましたが、家庭で野菜は出しており、子どもの言うことの理由がまったくわからないということでした。それからしばらくして、この親子がまた病院を受診したとき、母親が理由がわかったと話してくれました。それは、「うちの子ども、野菜ってキャベツのことだと思っていたんです！」ということでした。

この高校生ASD男児は、野菜という言葉でキャベツしか頭に浮かんでいなかったのです。確かにキャベツは野菜ですが、すべての野菜イコールキャベツではありません。野菜には、トマト、キュウリ、ニンジン、大根などいろいろあります。彼は、何歳のときかわかりませんが、どこかでキャベツは野菜と教えられ（あるいは何かで読んで）、キャベツは野菜だ、野菜はキャベツだ、というつながりができてしまい、野菜の中にトマトやキュウリはなく、それぞれトマトはトマト、キュウリはキュウリという理解で成長してきたものと考えられました。ある日、野菜は健康のために大切ということを知り、その日から家の食卓を見てキャベツがないので「野菜がない」と言い出したというふうに理解されました。

野菜という言葉は、集合名詞です。野菜に該当する物はいろいろありますが、野菜という特定の一つの物はないのです。自閉症の子どもは集合名詞の理解が難しいことが多いということは、何十年も前から言われてはいたのですが、高校受験をパスして成績が中の上であっても、ASDではこうしたことがあるということはなかなか理解しにくいだろうと思われます。

人に関心を示さず一人の世界という昔の自閉症のイメージは大きく変わっています。ASDの多数派である知能障害のないASD児への理解を深めることが、ASD児への適切な支援を行う上でとても大切と思われます。

少年写真新聞
Juniors' Visual Journal
https://www.schoolpress.co.jp/
株式会社 少年写真新聞社
〒102-8232 東京都千代田区九段南3-9-14
TEL 03 (3264) 2624 FAX 03 (5276) 7785
高校保健ニュース
No.794
2023年（令和5年）
9月8日号
498.55 栄養学・栄養化学 4976

サプリメントとの正しい付き合い方

サプリメントも使い方を誤ると体に悪影響を与えることがあります

サプリメントの選び方

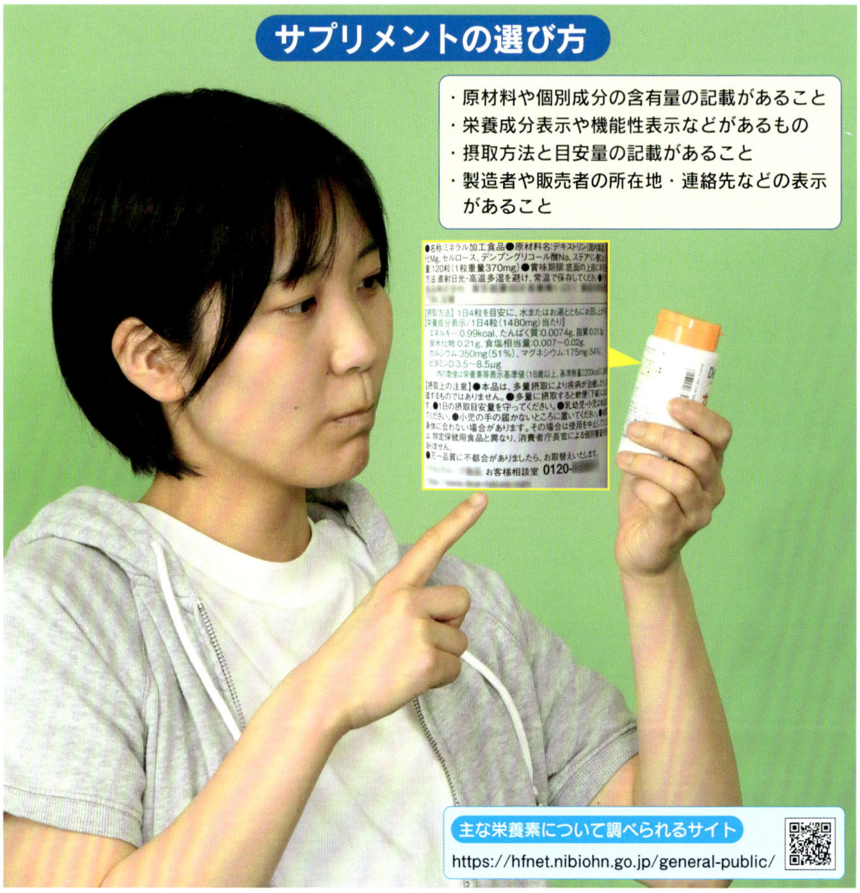

- 原材料や個別成分の含有量の記載があること
- 栄養成分表示や機能性表示などがあるもの
- 摂取方法と目安量の記載があること
- 製造者や販売者の所在地・連絡先などの表示があること

主な栄養素について調べられるサイト
https://hfnet.nibiohn.go.jp/general-public/

サプリメントは医薬品のような厳しい審査はなく販売されているため、上記のような内容に配慮しているものを選びましょう。

栄養摂取の基本は食事から

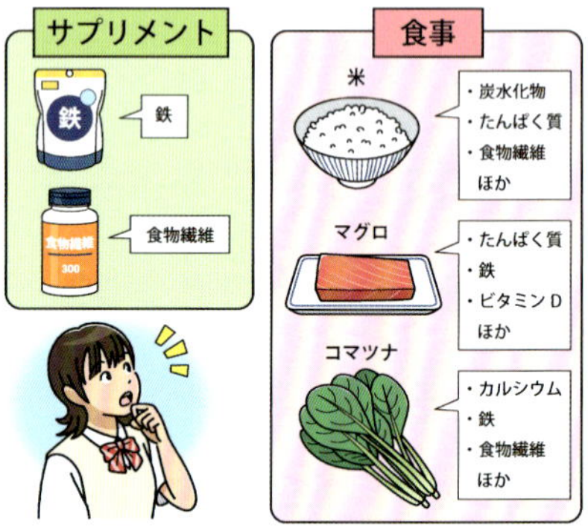

サプリには特定の成分のみが入っていますが、食事からはさまざまな栄養素を摂取することができます。

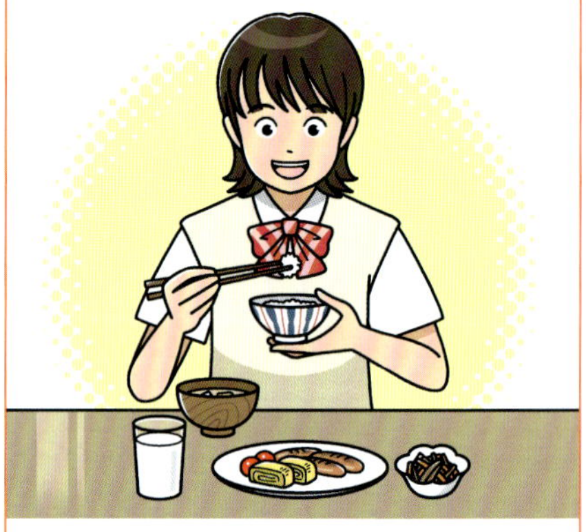

食事から栄養素をとることを基本とし、どうしても不足する栄養素は、サプリメントで補うのも意味があります。

サプリメントによる副作用に注意

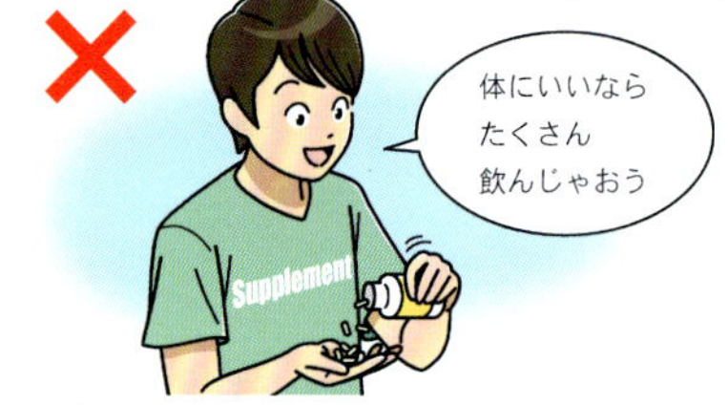

サプリメントを過剰摂取した場合、尿や便とともに排泄（はいせつ）されずに、体に害を与えることがあります。

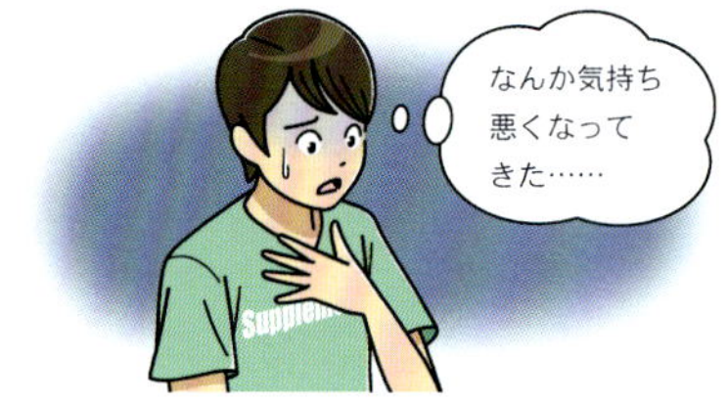

サプリメントを飲んでいつもと体調が違うなと感じたら、飲むのをやめて医療機関を受診しましょう。

病気の治療で服薬中の人は

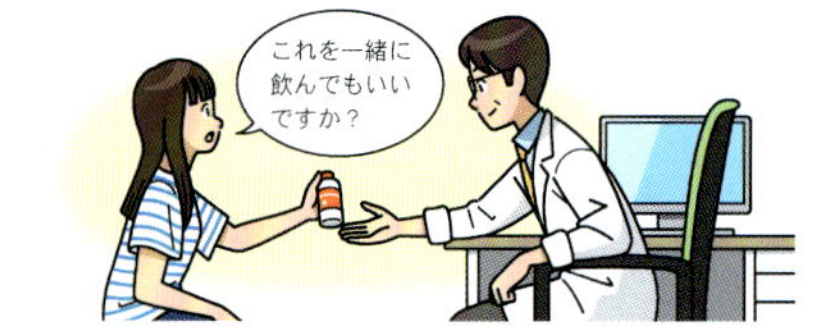

服用中の薬の効果に影響を及ぼすことがあるため、サプリメントの併用は、医師に相談しましょう。

特に注意したい個人輸入製品

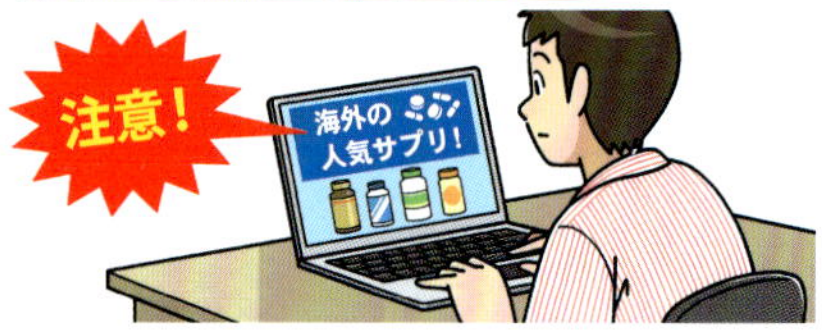

海外から個人輸入したサプリメントは、日本とは異なる基準で販売されているため、特に注意が必要です。

サプリメントとは、毎日の食事でとりきれない栄養素を補うことを目的に作られた食品です。
適切に使用しないと、特定の栄養素の過剰摂取で肝臓などの内臓に負担をかける等、健康を害する可能性もあるため、使用には注意が必要です。
病気の治療などで服用している薬がある場合は、サプリメントが薬の効果に影響を及ぼす可能性があるため、自己判断で使用せず、かかりつけ医に相談しましょう。

指導　西伯病院 院長　長谷川純一先生

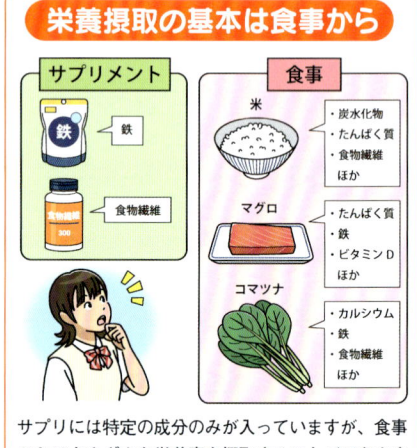

少年写真新聞 Juniors' Visual Journal
https://www.schoolpress.co.jp/
株式会社 少年写真新聞社
〒102-8232 東京都千代田区九段南3-9-14 HF九段南ビル
TEL 03（3264）2624 FAX 03（5276）7785

高校保健ニュース

No.797-(1)
2023年（令和5年）
10月8日号
780.19 スポーツ医学 4976

成長期に起こりやすい野球肘

予防には肘だけではなく、下肢や体幹などの柔軟性や筋力が重要です

3種の野球肘

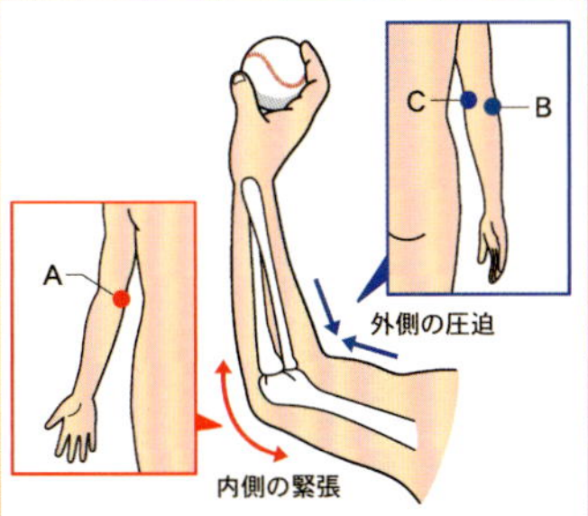

A：内側の野球肘（靭帯(じんたい)の障害）
野球選手の30%程度に起きるといわれている頻度の高い野球肘です。再発が多いのが特徴で、一度なると7割が再発するといわれています。

B：外側の野球肘（OCD※）
野球選手の3%程度に起きるといわれている野球肘で、多くは成長期に発症します。
※上腕骨小頭離断性骨軟骨炎／Osteochondritis Dissecans

C：後方の障害（肘頭(ちゅうとう)障害）
A、Bと比較すると、頻度は少ないのですが、肘の後ろ側に痛みを自覚することが特徴の野球肘です。

dramaticphotographer · PIXTA（ピクスタ）

野球肘には3種類あり、どれも「①肘に負担のかかる状態で、②投げ過ぎる」ことで発症します。

野球肘予防のために重要なコンディショニング

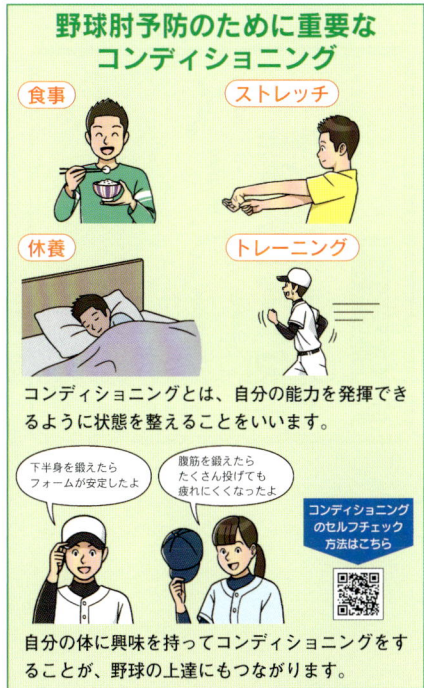

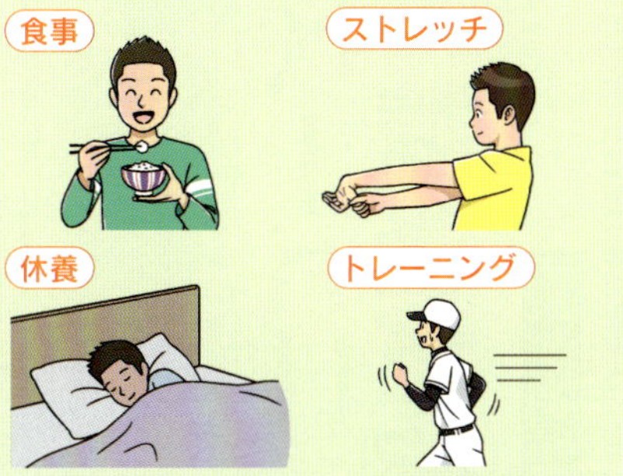

コンディショニングとは、自分の能力を発揮できるように状態を整えることをいいます。

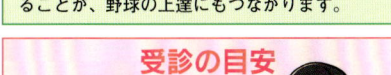

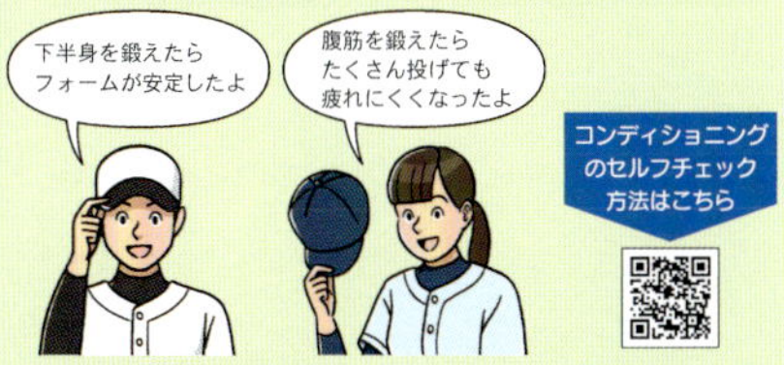

コンディショニングのセルフチェック方法はこちら

自分の体に興味を持ってコンディショニングをすることが、野球の上達にもつながります。

受診の目安

- 肘が伸びない
- 肘が曲がらない
- 肘が腫れている

など

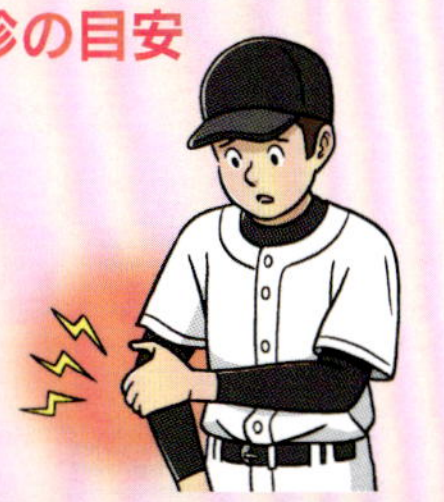

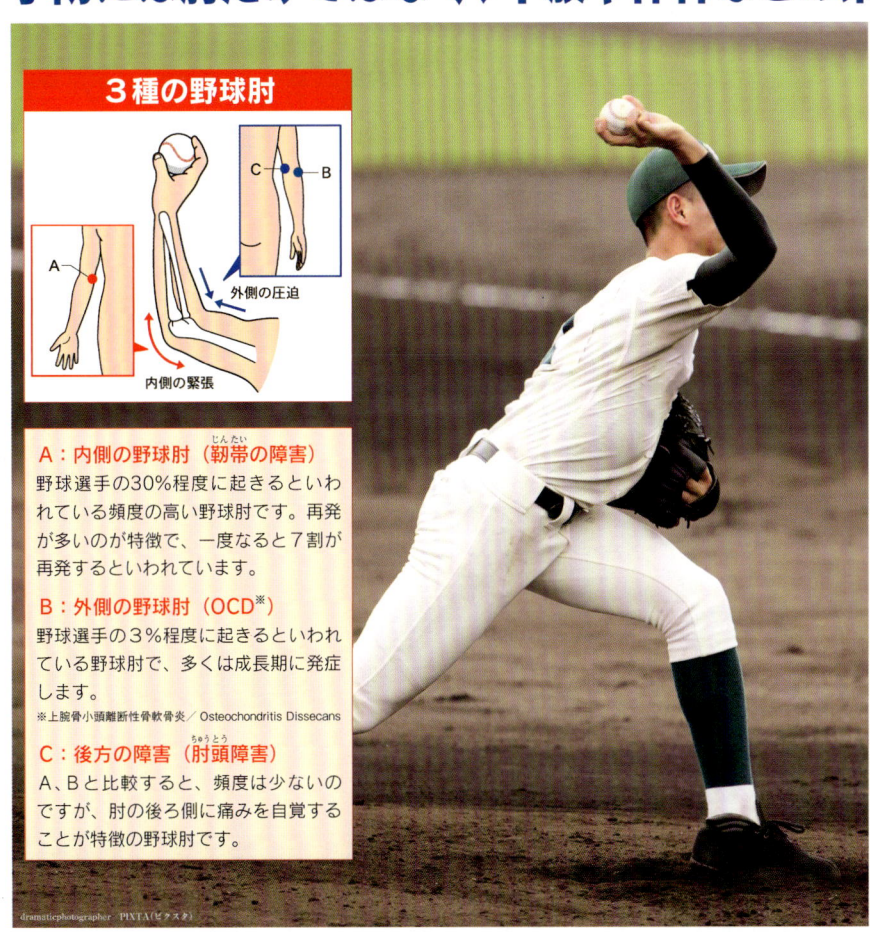

違和感があったら医療機関を受診することも大切です。

野球肘を予防するためのストレッチ

ストレッチは左右両方行うようにしましょう

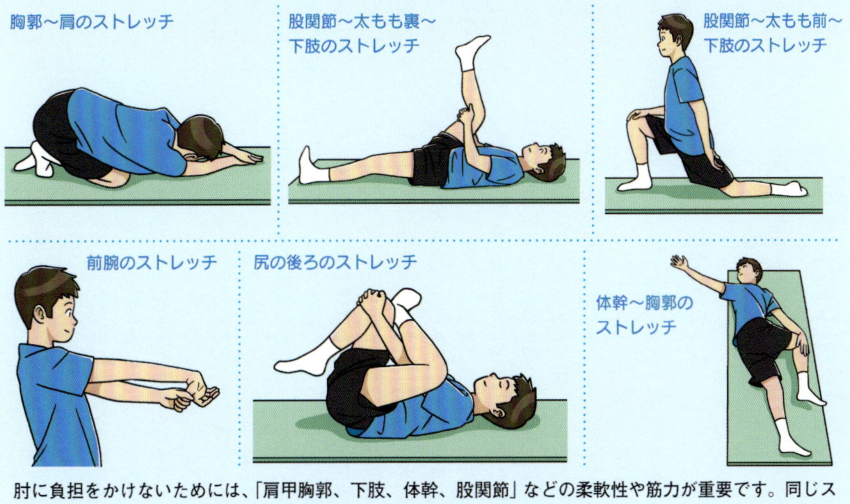

肘に負担をかけないためには、「肩甲胸郭、下肢、体幹、股関節」などの柔軟性や筋力が重要です。同じストレッチを繰り返すだけではなく、自分に合ったものを探すことが大切です。

肘に負担のかかる状態で投げ過ぎることで起こる障害を野球肘といい、野球選手の三割ほどに発症するといわれています。

野球における投球動作には、腕や肘だけではなく、下肢や体幹などの柔軟性や筋力が必要になり、これが不足していると肘に負担をかける投球になってしまいます。

日頃からストレッチなどを行い、体の状態を整えること、違和感があればすぐに医療機関を受診することが、野球肘の予防になります。

指導 北海道大学病院 スポーツ医学診療センター 助教 門間 太輔 先生

少年写真新聞 Juniors' Visual Journal
2023年10月8日発行
第797号付録
©少年写真新聞社2023年
高校保健ニュース
★定期刊行物は終わる期間を予定しない刊行物です。年度が替わりましても、購読中止のお申し出のない限り、引き続きニュースをご送付申し上げます。
★著作権法により、本紙の無断複写・転載は禁じられています。
株式会社 少年写真新聞社 〒102-8232 東京都千代田区九段南3-9-14 HF九段南ビル
https://www.schoolpress.co.jp/

高校生の野球肘

北海道大学病院 スポーツ医学診療センター
助教　門間 太輔

３つの野球肘

野球肘には、大きく分けて３つの障害が含まれています。

最も多いのは、投球動作の肘外反ストレスによる内側の伸張力が原因となる野球肘で、内側上顆下端の骨端障害や靭帯そのものの障害につながります。野球選手の30%程度に起きるといわれており、７割近くが再発すると考えられています。この障害の特徴は、投球時の肘内側の痛みを自覚する点で、数日の投球制限とコンディショニングの改善により通常は２～３週間で症状は改善し、問題なく競技を続けることが可能です。一方で再発を繰り返すと、最終的に靭帯の機能不全に陥り、球速が上がらない、腕が振れないなどの状態で靭帯再建術（トミージョン手術）が必要になることがあります。

外側に圧迫力がかかると、上腕骨小頭離断性骨軟骨炎※につながります。骨格が大きく成長する成長期に発症することが知られていて、野球選手の３%程度に起きるといわれています。この障害の特徴は、初期には痛みを感じないため、投げ続けてしまうことで徐々に進行し、痛みを自覚する頃には既に手術が必要になっている場合がある点です。成長した高校生で発症することはありませんが、既になっている選手がいる場合があり、関節遊離体（通称：ネズミ）となって初めて気づかれることもあります。

さらに肘の後方で肘頭先端が肘頭窩に衝突することや、上腕三頭筋の牽引力によって、肘頭自体の骨化障害が起こります。内側の障害やOCDと比べると頻度は少ないです。投球時のフォロースルーのときに、肘の後ろに痛みを自覚する点が特徴的です。関節遊離体や疲労骨折が生じた場合は、手術が必要になります。

野球肘の予防

野球肘は①肘に負担のかかる状態で、②投げ続けることで障害が発生すると考えられています。①肘に負担のかかる状態としては、下肢・股関節・体幹・肩甲胸郭といった肘以外の柔軟性不足や筋力不足が原因となるため、肘以外の部分の状態を改善する必要があります。自分の体が今どのような状態になっているのかを知ることは、野球肘の予防に重要なだけではなく、競技能力の向上にもとても重要です。そのため、セルフチェックを行うことを推奨しています。②投げ過ぎに関しては世間の大きな関心を集めているとおりで、高校野球では１週間に500球という投球制限が設けられています。

野球肘の症状は、投げると肘が痛い、肘が曲がらない、肘が伸びない、肘が腫れている、じっとしていても肘が痛いなど、肘の障害の程度と状況によって大きく変わります。投げた後に力が入りづらい、肘が曲がらない・伸びないといったことは筋肉の疲労や関節の炎症で起こりうることで、通常は２～３日の休養で改善します。しかし、それ以上続く場合や、投げるたびに悪くなるときは、野球肘になっている可能性がありますので、病院で受診することをお勧めします。

※　Osteochondritis Dissecans：OCD

少年写真新聞 Juniors' Visual Journal
2023年11月8日発行
第800号付録
©少年写真新聞社2023年
高校保健ニュース
★定期刊行物は終わる期間を予定しない刊行物です。年度が替わりましても、購読中止のお申し出のない限り、引き続きニュースをご送付申し上げます。
★著作権法により、本紙の無断複写・転載は禁じられています。
株式会社 少年写真新聞社 〒102-8232 東京都千代田区九段南3-9-14 HF九段南ビル
https://www.schoolpress.co.jp/

子宮頸がん予防とHPVワクチン

横浜市立大学 医学部 産婦人科
教授　宮城 悦子

子宮頸がんの約95%がヒトパピローマウイルス（HPV）感染によるものであることを踏まえ、世界保健機関（WHO）は「世界中で15歳までに90%の女性がHPVワクチンを接種し、70%の女性が35歳と45歳で確実性の高い子宮頸がん検診を受け※1、90%の子宮頸部病変を有する女性が適切な治療を受ける目標を2030年までに達成すれば、2085年から2090年に子宮頸がんは、がんの排除（Elimination）の基準とされる、女性人口10万人あたり４人以下に達する」という目標を公表しました。

日本では、WHOの目標に達しているのは子宮頸部病変のケアのみというのが現状です。浸潤子宮頸がん罹患のピークは30歳代後半～40歳代前半にあります。これは出産可能年齢の女性が妊孕性を失っていることにもつながる、日本の公衆衛生上の重大な問題といえるでしょう。

HPVワクチン接種勧奨再開について

接種部位以外の痛みや、運動障害などの副反応疑い症例の報道により、2013年６月からHPVワクチン定期接種の積極的な勧奨の一時差し控えという状況が、2021年度まで続きました。しかしHPVワクチンの有効性・安全性の国内外でのエビデンスにより、2022年度より積極的接種勧奨の差し控えは中止となっています。従来の２価・４価のHPVワクチンは約60%～70%の子宮頸がん予防効果とされていましたが、90%以上の予防効果が予測される９価HPVワクチンが、日本では2023年度より小学校６年生から高校１年生相当までの定期接種ワクチンとなり、15歳未満の女子で２回接種も承認されました。また、2024年度までの時限措置として、情報が届かなかったために接種機会を逃した高校２年生相当～1997年度生まれの女性にも３種のHPVワクチンの無料キャッチアップ接種が行われています。

一方で、実施状況の調査※2によれば、2022年度の都道府県からの報告による１回の実施率は42.2%で、前年度の37.4%と比較してわずかな伸び率となっています。今後は、接種対象者と保護者、学校関係者などへ、さらなる効果的な情報提供が必要になるでしょう。また、HPVワクチンのみでは子宮頸がん予防は完全ではないため、20歳以上での子宮頸がん検診受診の啓発も同時に行う必要があります。

男女の区別がない定期接種に

子宮頸がん以外のHPV関連がんとしては、中咽頭がん・外陰がん・腟がん・陰茎がん・肛門がんなどが該当するため、HPVワクチンの定期接種は本来、男女ともに求められるものです。

海外では、先進国を中心に男女区別のないHPVワクチンの定期接種が広がっています。関連学会では、子宮頸がん予防を効率的に行うためには、将来的な９価HPVワクチンの男女区別のない定期接種が重要と考え、国に働きかけをしています。

※１ 細胞診ではなくハイリスクHPV一括グルーピング検査を指す
※２ 第94回厚生科学審議会予防接種・ワクチン分科会副反応検討部会

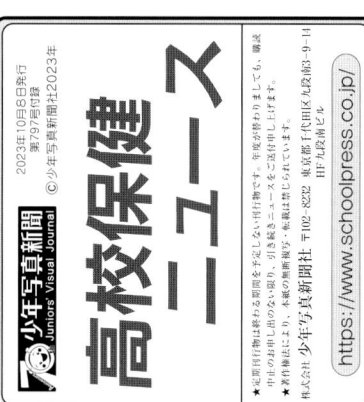

2023年度 年間連載 **発達障害の理解と支援**

連載　第４回　注意欠如・多動症（ADHD）

筑波大学 名誉教授　宮本 信也

ADHDとは

注意欠如・多動症は、英語名Attention-Deficit/Hyperactivity Disorderの頭文字からADHDと呼ばれることが多く、わが国でもADHDの用語が医療分野以外でも広く用いられています。ADHDの特徴は、年齢および発達段階に見合わないほど強い多動性、衝動性、不注意が見られることです。

ADHDの概要

年齢が小さい子どもにある程度の落ち着きのなさを認めることはよくあることです。そのため、診断される時期は、５、６歳以降、通常は小学生になってからがほとんどとなります。

ADHDの頻度は、子どもで約５%、大人で約2.5%とされています。大人で頻度が半減しているのは、ADHDのある子どもでも成長に伴い問題が改善することが少なくないことを意味しているといえます。男女比は、子どもで２：１、大人で1.6：１といわれています。

ADHDの特徴

（１）多動性

文字通り、動きが多い、激しい状態です。顕著な場合は、常に動いている、走り回る、座っていられないなどが見られます。座っていても、身体のどこかが動いているという状況も珍しくありません。

（２）衝動性

「待てない」、「待つことが苦手」ということです。集団活動では、順番を待てない、ほかの人がやっているところに割り込むなどが見られることがあります。会話場面では、声が大きい（声の大きさの加減ができない）、話し出すと止まらない、相手の人が話している途中なのに話し出すなどが見られます。授業中、先生がクラスのみんなに話しかけたり質問したりしている途中で、一人で返事をしたり回答したりするなどの状況も少なくありません。やりっぱなし、散らかしっぱなしも多く、物事を段取りよく進めたり、優先順位を考えて行ったりが苦手な状況も見られます。

（３）不注意

ADHD児は集中できないといわれがちですが、必ずしもそうではありません。ADHDのある子どもは、自分が興味関心がある事柄には集中できますし、ときには止められなくなる（没頭してしまい切り替えが困難）こともよくあります。一方で、興味関心がないことに集中するのは苦手です。このため、課題や宿題などの何かに取りかかるとき、見た瞬間に「嫌だなあ」とか「面倒だなあ」と感じると、その後は集中して取り組むのが難しくなります。ときには、苦手な科目の授業中やテスト中に寝てしまうことさえあります。こうした状況は、周囲からは嫌なことをやりたがらず避けてしまうと受け取られがちです。

うっかりミス、忘れ物、なくし物もよく見られます。物をどこかに置いたまま忘れてしまうので、いつも自分の持ち物を探しています。一斉指示が入りにくく、一対一で話しているときでも途中で聞いていない状況も少なくありません。

（４）時間に関する問題

ADHDのある人は、大人でも時間の管理が苦手といわれます。不注意の影響が大きいこともありますが、そのほかに、時間感覚が乏しいことも関係しているといわれています。例えば、ADHDのある子どもに８時に出かけますと伝えてあるのに、７時50分にゲームを始めたりすることがあります。この場合、７時50分をまだ８時ではない、極端に言えばまだ時間があるという感覚で受け取っている可能性が考えられます。時間の長短の判断には主観的な要素もあることが知られています。私たちも、関心がない事柄に関する活動に参加しているとき、時間の流れを長く感じることはよく経験することです。推測になりますが、ADHDの人はそうした感じ方が大きいのかもしれません。

（５）状態像

ADHDには、３つの状態像があります。①多動性、衝動性、不注意の３つがそろっている混合状態、②不注意を認めますが多動・衝動性がないか軽い不注意優勢状態、③多動・衝動性を認めますが不注意がないか軽い多動・衝動性優勢状態です。不注意優勢状態は女性に多いといわれています。多動・衝動性がないことで周囲から問題視されることが少なく、不注意問題に気づかれていない場合、だらしがないと注意、叱責を受けることが多いので気をつける必要があります。

ADHDの経過

多動性は年齢とともに軽くなります。離席などの大きく動き回る状況は、小学校３年生までにはほとんど見られなくなることが通常です。思春期以降では見かけ上の多動性は見えなくなるのが通常ですが、当人は、何となく落ち着かない気分や何もしないでじっとしていることの苦手さを感じていることが少なくありません。

衝動性や不注意も年齢とともに問題性は軽減する傾向はあります。一方、大人のADHDで問題にされることの第一は不注意、第二は衝動的な言動であることを考えますと、この２つの特性は基本的には大きな改善は期待できないのかもしれません。問題性が少なくなったのは、カバーするやり方を習得したことによる効果も大きいと考えられます。

ADHDの３特徴の経時的変化では、不注意問題が大人まで持続する傾向が大きいと考えられます。このことは、子どものときには混合状態であっても、最終的には不注意優勢状態に変化する可能性が高いことを示しています。なお、小児期には男子に多いという性差の違いが大人では小さくなる背景には、男性に多い多動・衝動性優勢状態での多動性の改善と女性に多い不注意優勢状態での不注意問題の顕在化が、それぞれ年齢とともに多くなることがあると思われます。

ADHDへの対応で考えるとよい点

ADHDでは、不注意の問題が生活上の困難に一番影響しています。ADHDでは、興味の有無により注意のコントロールが大きく変動することが特徴です。ADHDのある子どもを集中させるためには、子どもの興味関心を上手に引き出す働きかけが有効です。対応する側の工夫が求められるともいえるでしょう。

ADHDで使用される薬は、ADHDの３特徴を一時的に軽くはしますが、治すものではありません。薬は補助であることを忘れず、服薬中に丁寧な指導を行い、子どもが自分に自信を持ち、いろいろな事柄に取り組む意欲を育てることが大切といえます。

運動部顧問・監督等が気をつけるべきこと

ADHDに処方される薬のうち中枢神経刺激薬に該当する薬は、「競技会（時）に禁止される物質」にリストアップされています。これらの薬を使用している生徒が公式のスポーツ大会などに参加する際は、事前に大会側に相談をするとよいでしょう。

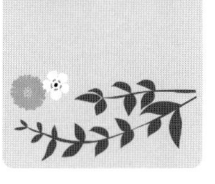

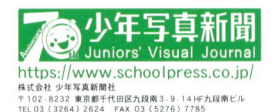

少年写真新聞 Juniors' Visual Journal
https://www.schoolpress.co.jp/
株式会社 少年写真新聞社
〒102-8232 東京都千代田区九段南3-9-14 HF九段南ビル
TEL 03（3264）2624　FAX 03（5276）7785

高校保健ニュース

No.800
2023年（令和5年）
11月8日号
495.43 子宮の疾患 4976

最も予防しやすいがん　子宮頸がん

子宮頸がんの原因となるHPV感染は、ワクチン接種で防ぐことができます

正常な子宮頸部の組織像

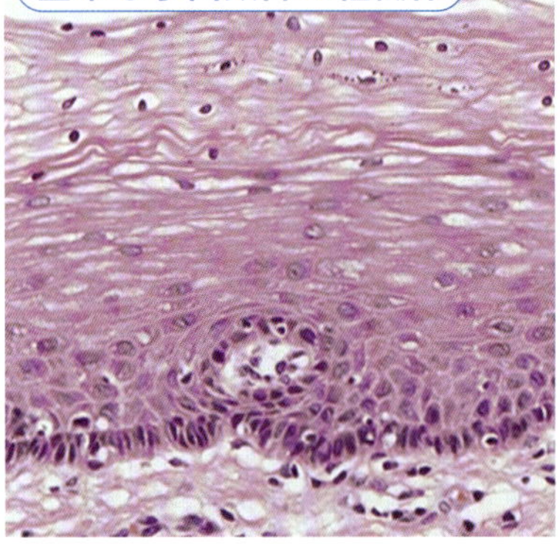

子宮頸部にできた異形成（前がん病変）の組織像

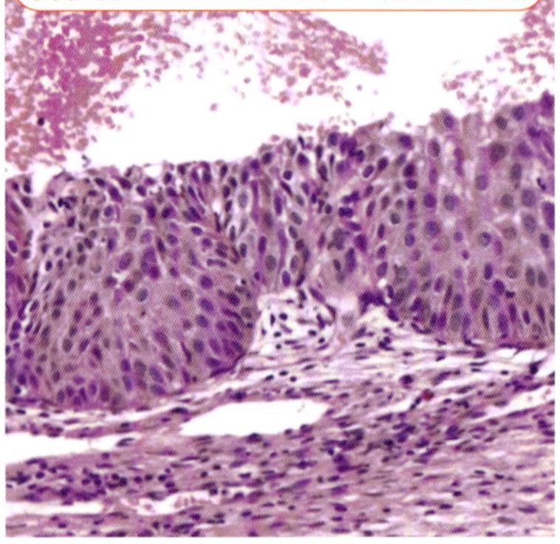

HPVに感染しても多くの場合は自然に治りますが、一部に子宮頸がんの前段階である異形成が発症します。

HPV感染を防ぐワクチン接種

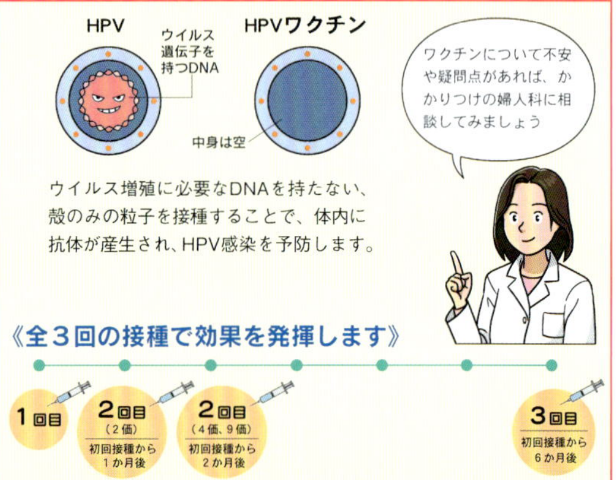

主に性的接触によって感染するため、初めて性的接触をするより前の年代での接種が推奨されています。

HPV※（ヒトパピローマウイルス）※Human papillomavirus

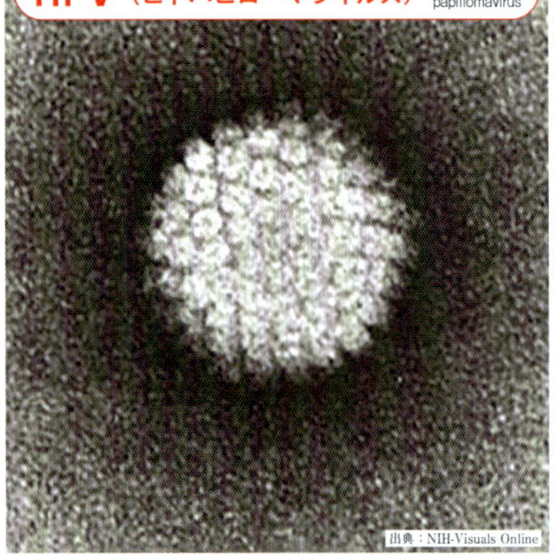

HPVには多くの型がありますが、がんの原因となるのは一部のハイリスク型と呼ばれるHPVです。

初期がん

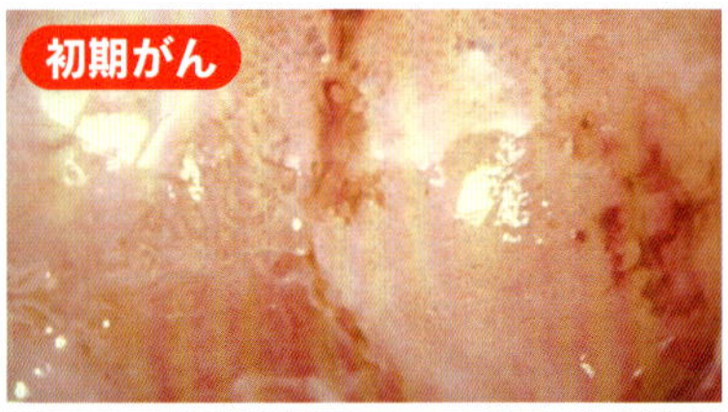

進行したがん

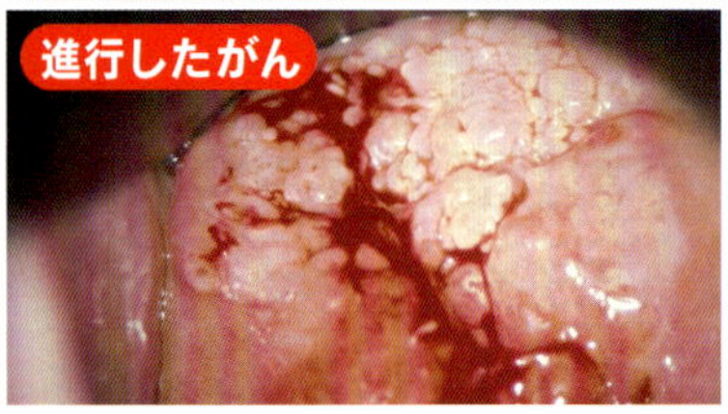

子宮頸がんは通常自覚症状がありませんが、がんが進行すると出血することがあります。

HPV感染ががんに進むまで

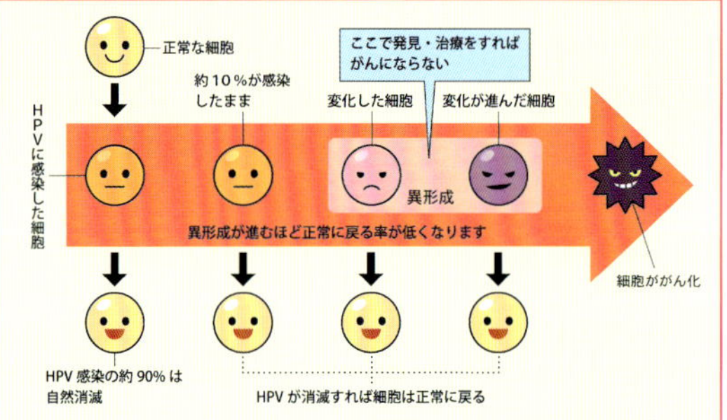

HPVに感染して異形成になっても、子宮頸がんまで進行することはまれで、早期発見することができれば治癒は可能です。

子宮頸がんは若いうちからの予防が重要

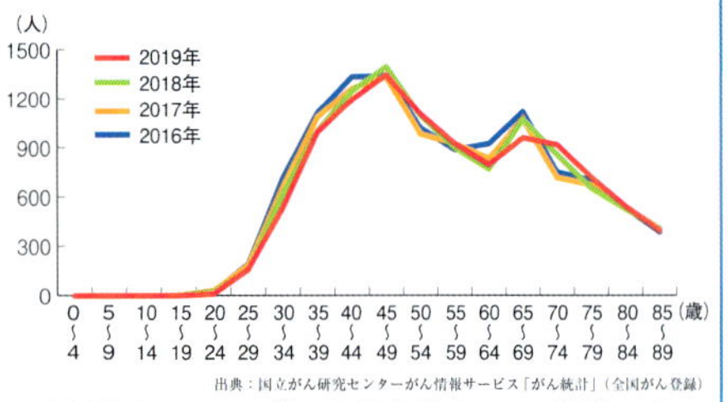

出典：国立がん研究センターがん情報サービス「がん統計」（全国がん登録）

子宮頸がんは、20代から増え始めるのが特徴です。

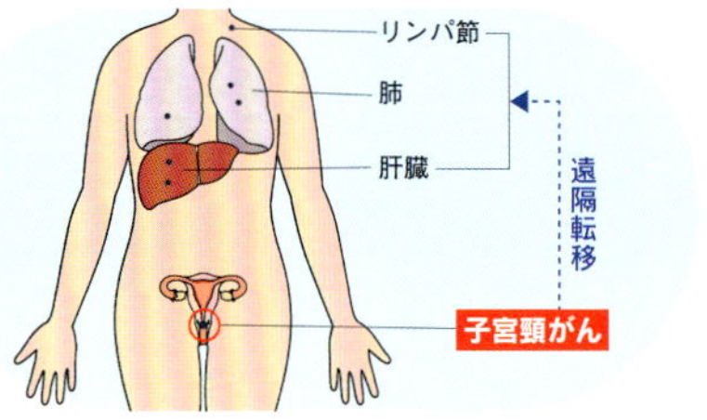

がんが進行すると、ほかの臓器へ転移してしまい治療が難しくなるため、予防に加えて早期発見が重要です。

高校生の年代へのHPVワクチン接種

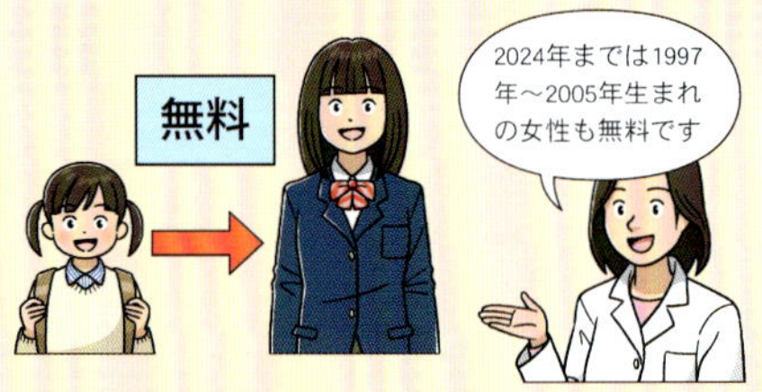
無料
2024年までは1997年～2005年生まれの女性も無料です

現在、日本では小学６年生～高校１年生までの女性はHPVワクチンを無料で接種できます。

HPVが原因となるそのほかのがん

- 中咽頭がん
- 肛門がん
- 陰茎がん

など…

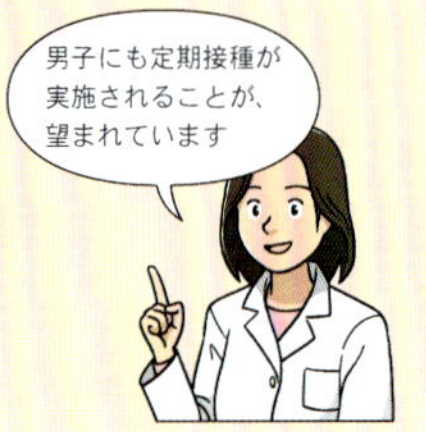
男子にも定期接種が実施されることが、望まれています

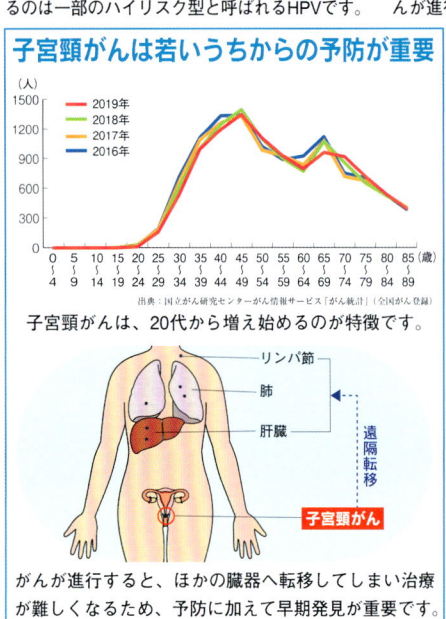

HPVによって引き起こされるがんには男性に発症するものもあるため、男性が接種することも効果があります。

子宮頸がんは子宮頸部に発生するがんで、九五％はハイリスク型のヒトパピローマウイルス（ＨＰＶ）の感染によるものです。
ＨＰＶは、主に性的接触によって感染するため、性的接触を経験する前に、ＨＰＶワクチンによって、感染を予防することが子宮頸がん予防になります。
また、定期的に子宮頸がん検診を受け、早期発見することで、負担の少ない治療を選択できるため、ワクチン接種後には検診を受けることが重要です。

指導　横浜市立大学 医学部 産婦人科学 教授　宮城 悦子 先生

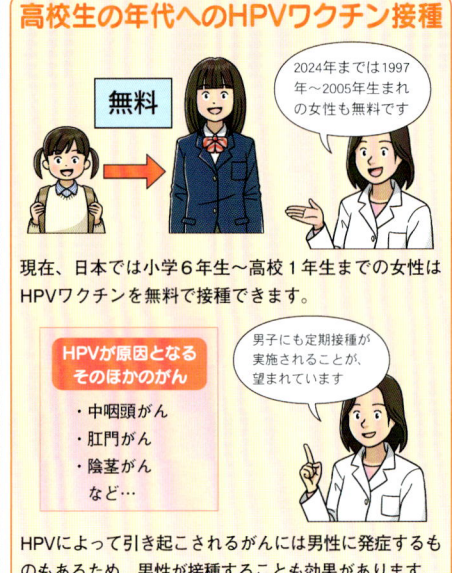

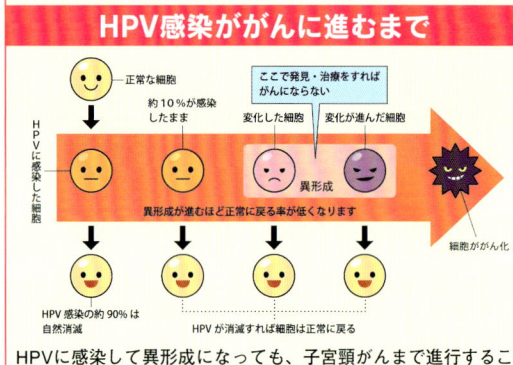

少年写真新聞 Juniors' Visual Journal
https://www.schoolpress.co.jp/
株式会社 少年写真新聞社
〒102-8232 東京都千代田区九段南3-9-14 HF九段南ビル
TEL 03（3264）2624　FAX 03（5276）7785

高校保健ニュース　平成7年9月12日第三種郵便物承認　2023年12月8日発行　第803号　旬刊　毎月3回（8・18・28日）発行　1か年定価19,140円

高校保健ニュース

No.803
2023年（令和5年）
12月8日号

498.3　健康法　4976

★定期刊行物は終わる期間を予定しない刊行物です。年度が替わりましても、購読中止のお申し出がない場合、引き続きニュースをご送付申し上げます。

心身の緊張を和らげる 10秒呼吸法

実力を発揮するためにも、緊張との付き合い方を知っておきましょう

自分本来の実力を発揮するためには、緊張やストレスとの付き合い方を知ることが大切です。人の体の働きを整える自律神経は、交感神経と副交感神経がバランスよく働くことで機能していますが、緊張していると、交感神経が優位に働き続けることになります。
今回紹介する「一〇秒呼吸法」は呼吸によって自律神経を整える方法で、気軽に行えるため、ぜひ活用してください。

指導　東京工業大学 リーダーシップ教育院・リベラルアーツ研究教育院 教授　永岑 光恵 先生

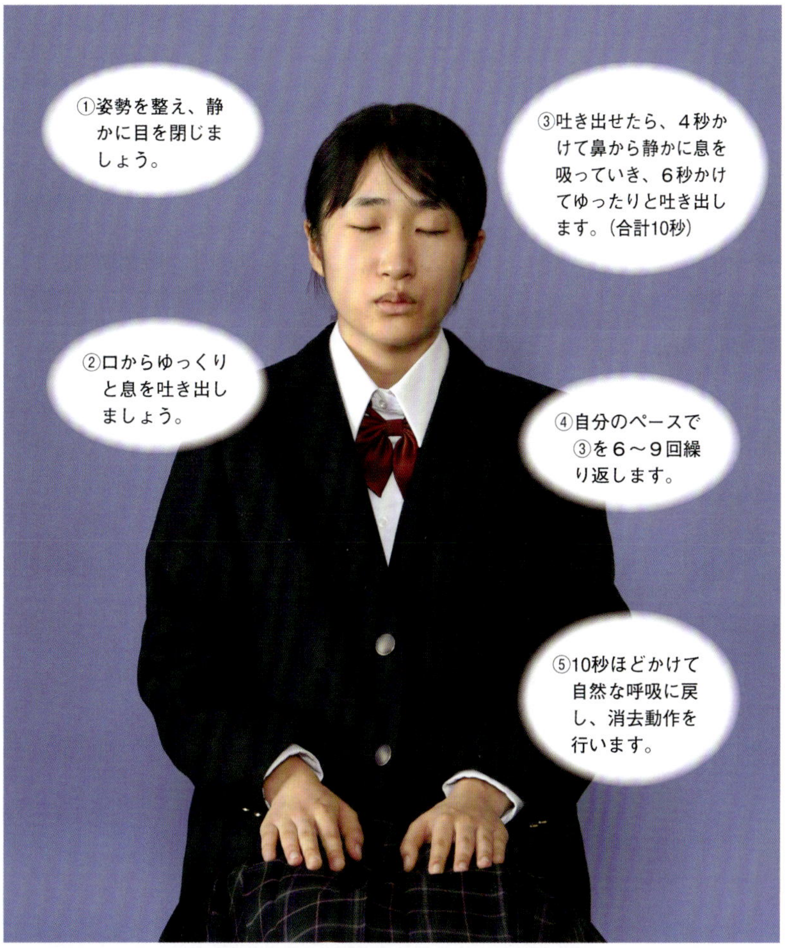
①姿勢を整え、静かに目を閉じましょう。
②口からゆっくりと息を吐き出しましょう。
③吐き出せたら、4秒かけて鼻から静かに息を吸っていき、6秒かけてゆったりと吐き出します。（合計10秒）
④自分のペースで③を6～9回繰り返します。
⑤10秒ほどかけて自然な呼吸に戻し、消去動作を行います。

秒数はあまり意識し過ぎず、吸う息は自然に任せ、吐く息に重点を置くことが大切です。

10秒呼吸法の後には消去動作を行いましょう

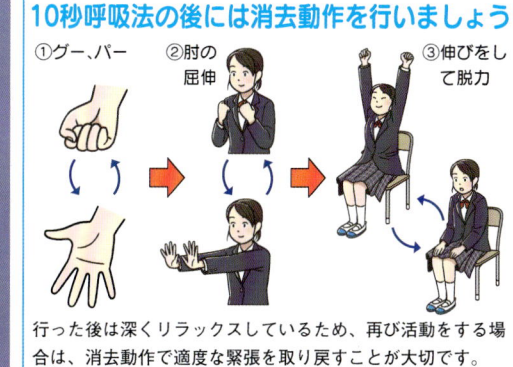

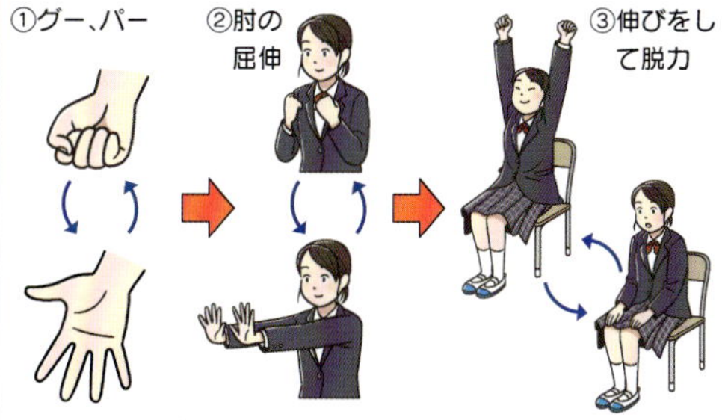
①グー、パー
②肘の屈伸
③伸びをして脱力

行った後は深くリラックスしているため、再び活動をする場合は、消去動作で適度な緊張を取り戻すことが大切です。

こんなときに　10秒呼吸法を取り入れてみましょう

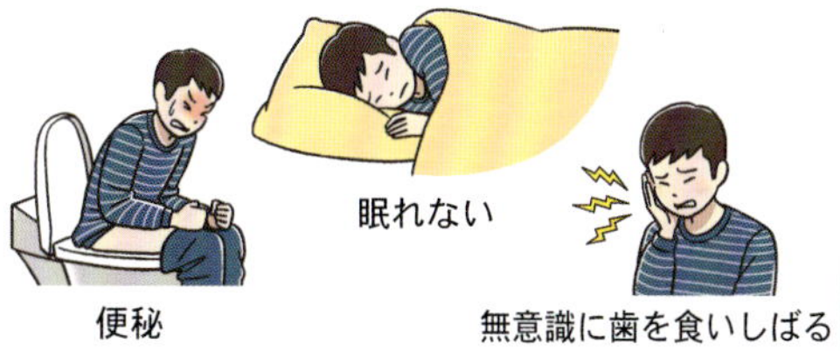
眠れない
便秘
無意識に歯を食いしばる

いつもと違うなという症状があるときは緊張のサインかもしれません。

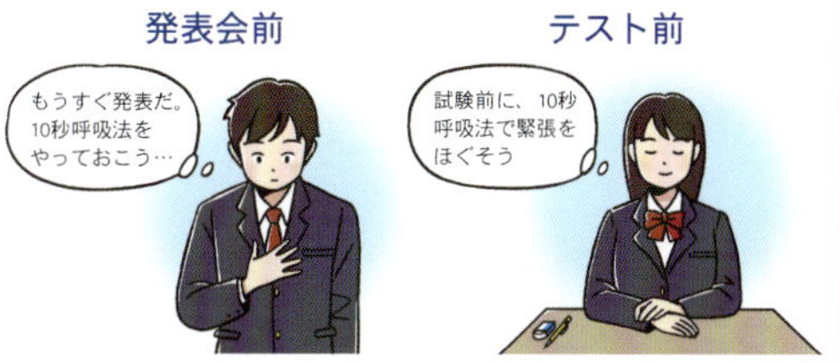
発表会前
もうすぐ発表だ。10秒呼吸法をやっておこう…
テスト前
試験前に、10秒呼吸法で緊張をほぐそう

「10秒呼吸法」に慣れておくと、緊張して力が入り過ぎてしまっているときなどに役立ちます。

緊張とリラックスをつかさどる自律神経の働き

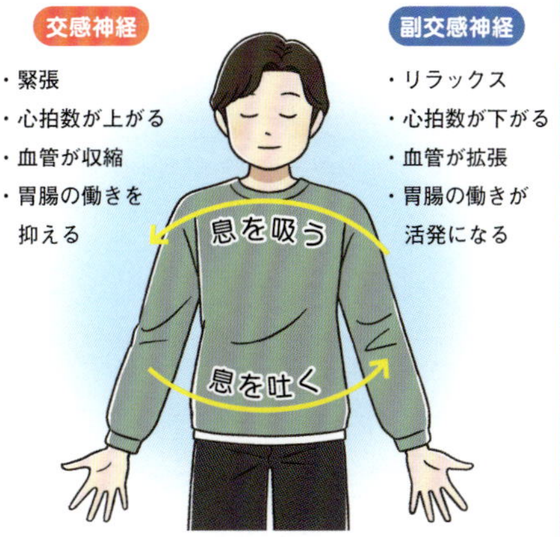
交感神経
・緊張
・心拍数が上がる
・血管が収縮
・胃腸の働きを抑える
副交感神経
・リラックス
・心拍数が下がる
・血管が拡張
・胃腸の働きが活発になる
息を吸う
息を吐く

心身の緊張を緩和するために、吐くことを意識しながら自律神経の働きを整えるのが「10秒呼吸法」の目的です。

緊張をコントロールできないときは

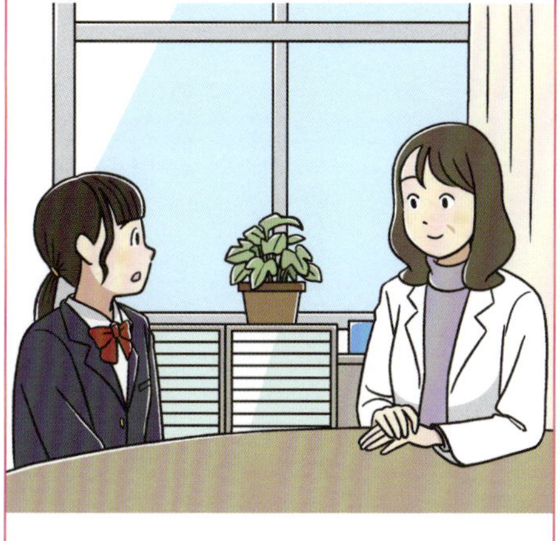

緊張やストレスが多く日常生活に困りごとがあるときは、保健室などで相談してみましょう。

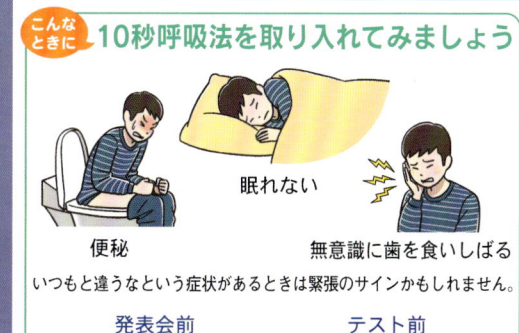

少年写真新聞 Juniors' Visual Journal
2023年12月8日発行
第803号付録
©少年写真新聞社2023年
高校保健ニュース
★定期刊行物は終わる期間を予定しない刊行物です。年度が替わりましても、購読中止のお申し出のない限り、引き続きニュースをご送付申し上げます。
★著作権法により、本紙の無断複写・転載は禁じられています。
株式会社 少年写真新聞社 〒102-8232 東京都千代田区九段南3-9-14 HF九段南ビル
https://www.schoolpress.co.jp/

ストレスを活かすには

東京工業大学
リーダーシップ教育院/リベラルアーツ研究教育院
永岑 光恵

ストレスとは何なのか

心理的ストレスは「人間と環境との特定な関係であり、その関係とは、その人の原動力（resource）に負担をかけたり、資源を超えたり、幸福を脅かしたりすると評価されるものである」（Lazarus & Folkman, 1984）と定義されています。

ストレスを引き起こす原因（ストレッサー）は多種多様で、人によって経験する出来事は様々です。例えば、大学入学を目指している高校生は、不合格だったらどうしよう、という不安を抱えながら、緊張感を保って勉強に励んでいるため「入試」そのものがストレッサーとなります。合格を目指しているからこそ、趣味の時間や友人との交流時間を削って勉強に充て、一生懸命頑張っているわけです。一方、大学入学を目指していない人にとって、入試はストレッサーになりえません。

つまり、ここでのストレスとは、決して悪いものではなく、「挑戦」という状態の現れです。「挑戦」というストレス状態に自分が置かれていることに気づき、適度な緊張感を保つことは良いパフォーマンスの発揮に必要です。

一方、パフォーマンスを下げる可能性のある過度の緊張に対しては、軽減する方法を身につけ、対応することが求められます。心身の緊張を緩和する方法は、リラクセーション技法と呼ばれ、教育現場でも様々な方法が実施されています。

リラクセーションのための呼吸法

筆者が担当する大学でのストレス心理学に関する講義では、リラクセーション技法の回を設け、自律神経系のメカニズムを説明した後、最も手軽に取り入れられる呼吸法を実習として行います。

心身の緊張は、交感神経系優位の状態によりもたらされるので、その緊張を緩和するためには、副交感神経系活動を亢進させることが必要です。呼吸のプロセスは、息を「吐く」と「吸う」の繰り返しですが、吐くときに副交感神経系が優位になるため、呼吸法はリラクセーションに有効なのです。

実施にあたっては、事前に体調不良等の確認が重要です。自律神経系のバランスが崩れている状態での呼吸法は、身体のふらつきをより強く引き起こす可能性があります。体調を見ながら、また実施中にも無理をせずに行うことがお勧めです。

実習後の学生からのフィードバックには、呼吸法の効果について驚きをもって報告してくれるものが数多くあります。例えば、アルバイトの面接直前に呼吸法を行ったある学生からは、「面接前で非常に緊張していた状態が（10秒呼吸法で）、一気に落ち着いた状態になりました。その結果、面接本番では丁度いい緊張感をもって面接に臨むことができ、無事受かりました」という報告がありました。

もちろん、どの方法が自分に合うかどうかはやってみないとわかりません。呼吸法に限らず、漸進的筋弛緩法など、身体にアプローチするリラクセーション技法を身につけておくことは、ストレスを活かすことにつながります。

少年写真新聞 Juniors' Visual Journal
2024年1月8日発行
第805号付録
©少年写真新聞社2024年
高校保健ニュース
★定期刊行物は終わる期間を予定しない刊行物です。年度が替わりましても、購読中止のお申し出のない限り、引き続きニュースをご送付申し上げます。
★著作権法により、本紙の無断複写・転載は禁じられています。
株式会社 少年写真新聞社 〒102-8232 東京都千代田区九段南3-9-14 HF九段南ビル
https://www.schoolpress.co.jp/

健康を育む運動習慣

東海大学 体育学部 生涯スポーツ学科
教授　野坂 俊弥

子どもの体力は1985年頃から低下し始め、近年では低い水準のまま推移しています。そのため、子どもの体力は「下げ止まり」の状態になったのかと思われていました。しかし、東日本大震災で避難生活を強いられた子どもの体力は著しく低下していたことから、運動する機会が低減するのに応じて子どもの体力は際限なく低下する危険性があることが想定できます。

低体力のリスク

低体力の相対危険度は高血糖や血中脂質異常、高血圧よりも高く、それは喫煙に追随するほどの危険因子であることが示されています。

実際に、全身持久力の指標である最大酸素摂取量（VO_2max）が低値（30.9mL/kg/min未満＝シャトルランの22回未満に相当）である人は、それ以上の体力を有する人に比べて死亡リスクが有意に高いことが示されています[※1]。また、その指標が低値でないほかのグループ間の差は有意ではありませんでした。このことから、体力が高ければ高いほど危険性が低いということではなく、「体力が低くない状態を維持すること」が重要であるといえるかもしれません。

例えばアスリートのように、体力を高い水準で維持するためには、相応の激しいトレーニングを継続する必要があるでしょう。しかし、楽しく豊かなスポーツライフを継続し健康寿命を延伸させるためであれば、個人の特性に応じた体力を「ほどほど」に維持するための運動習慣を獲得し、それを生涯にわたって継続することが重要です。そこで推奨されるのが、最大心拍数の50％ぐらいで、自覚的には「ややきつい」程度の運動です。「ニコニコペース」とも呼ばれるそのような強度の運動を継続することにより、種々の生活習慣病の予防軽減に効果的であることはよく知られています。

生涯を通じたスポーツライフを

また、昨今のコロナ禍の影響により身体的不活動が拡大しています。Chastinら（2020）のメタ解析による報告では、運動習慣を有する人はCOVID-19の市中感染リスクが31％、感染による死亡リスクが37％それぞれ低値であることが示されています。このことは、正しい感染予防知識を持ち、適切な感染予防行動を施したうえで、さらに運動習慣を維持することの重要性を示しているでしょう。

そして健康的なライフスタイルを維持・増進するためには、仕事であくせく動くのではなく、余暇を通じて楽しく気軽にスポーツや運動にいそしむことが重要です。例えば、身体活動であっても仕事に伴う職業身体活動量[※2]が高いと生活習慣病罹患率が高くなるという事実はその証左であろうかと思います。

生徒たちが健康で幸福な人生を全うできるようになるためにも、生涯を通じた豊かなスポーツライフの設計に必要な知識とスキルが身につけられるようにご支援ください。

※1　澤田亨、武藤孝司「日本人男性における有酸素能力と生命予後に関する縦断的研究」『日本公衆衛生雑誌』46(2):1113-1121、1999
※2（OPA：Occupational Physical Activity）

2023年度 年間連載

発達障害の理解と支援

連載　第5回　限局性学習症

筑波大学 名誉教授　宮本 信也

限局性学習症とは

限局性学習症は、学習障害（LD）の医療分野における診断名です。以前は、医療でも「学習障害」という用語が使われていましたが、2013年から表現が変更になりました。

限局性学習症では、文字の読み書き、計算、算数的推論が身につきにくいという問題が基本です。文部科学省は、学習障害の定義に「聞く」「話す」ことの問題も含めています。医療と教育（文部科学省）の分野における定義の違いは、どちらが正しいかではなく、それぞれの考え方の違いと受け取るのがよいでしょう。なお、教育分野でいわれる「聞く」「話す」の問題は、医療ではコミュニケーション症群の言語症として別の診断名をつけるのが通常です。

なお、読み書き、計算、算数的推論に関するスキルの習得が困難な場合、国語や算数・数学などの教科学習も困難となります。しかし、そうした教科学習の困難さは、限局性学習症自体の問題ではなく、限局性学習症があることで生じている二次的なものと考えるのがよいでしょう。

限局性学習症の概要

読み書きや算数のどれかの問題を持つ人は、学齢期で５～15%、大人で４%前後とされます。読み書き障害と算数障害、それぞれの頻度も報告により幅があります。読み書き障害については英語圏では５～10%、日本語では３～６%、算数障害は欧米で３～6.5%といわれています。なお、文部科学省が定期的に行っている「通常の学級に在籍する特別な教育的支援を必要とする児童生徒に関する調査」（令和４年）では、「学習面で著しい困難を示す」児童生徒は、小学校で7.8%、中学校で3.7%、高等学校で1.3%と報告されています。報告により値がかなり異なりますので、限局性学習症がどれくらいいるのかをはっきりと述べることは難しいのですが、おおざっぱに見積もりますと、日本でも、読み書き障害、算数障害のある子どもは、それぞれ少なくとも５%前後はいると考えてよいと思われます。

限局性学習症の正確な頻度がわかっていないのは、判断のための世界で統一された検査方法がないこと、学習スキルの問題があると判断する根拠も統一されていないこと、調査対象の子どもの年齢・学年によって結果が異なる可能性が高いこと、読み書きや算数のスキルは社会状況・環境や時代の影響を受けることなどが、報告により頻度が異なる背景要因と考えられます。

男女比は２～３：１で、ほかの発達障害同様、男児が多くなっています。

限局性学習症の特徴

限局性学習症では、読み書きや計算が全くできないということはありません。読み書きや計算などに苦労するという形で顕在化するのが通常です。「苦労している」状態は、流暢性と正確性の問題として把握されます。流暢性の問題とは、他児と比べて時間がかかるということです。正確性の問題は、誤りが多いということになります。

限局性学習症の子どもで見られやすい状態の例を表１～表３に示します。こうした状態が頻繁に見られる場合、疑いを持つことになります。なお、文章の読みは、何度も読んでいると暗記して一見読めるように見えることがあります。初めて見る文章をすらすら読めるかどうかを確認することが重要です。また、文字は読めなければ書けないのが通常ですので、漢字が覚えられない子どもについては、まず、どれだけ読めるのかを確認することが必要となります。

日本語の文字の読み書きに問題がある場合、英語学習においても単語の発音やつづりが覚えられないという問題が出現します。英語に限らず、外国語の学習の際には読み書き障害がある場合には、配慮が必要となります。

表１　読字障害で見られやすい状態例

- 単語や文章を読むのに時間がかかる
- 初めて見る文章の読みがたどたどしい（拾い読み）
- 読んでいる途中で止まってしまう
- 拗音（ようおん）、促音、長音を読み誤る、読まない、止まる
- 文字、単語、語句を勝手に違う読みで読む
- 文字、単語、行をとばして読む

表２　書字障害で見られやすい状態例

- 文字を書くのに時間がかかる
- カタカナ・漢字を書かない、誤りが多い
- ひらがなだけの短い文章が多い
- 作文を嫌がる
- 鏡文字が多い
- 形は似ているが少し違う文字を書く

表３　算数障害で見られやすい状態例

- 数字を読めない
- 大きな桁数の数字を読めない、わからない
- 数の大小、量の多少がわからない
- 順番がわからない
- 指を使って計算する
- 計算や暗算に時間がかかる、誤りが多い
- 繰り上がり、繰り下がりの計算がわからない
- 概算ができない
- 文章題で立式ができない
- 図形問題がわからない

限局性学習症の判断

限局性学習症の判断、医療ですと診断については、二つの考え方があります。一つはディスクレパンシーモデルと呼ばれるもので、ほかの一つはRTIモデルといわれるものです。

ディスクレパンシーモデルは、知能と学力のずれを診断の根拠とする考え方です。この場合、①全般的な知的能力に遅れがない、②読み書き・計算・推論に関する学習スキル検査の成績が低い（平均から-1.5SD以下の点数）の２つが満たされる場合に限局性学習症と判断されます。医療機関やその他の専門機関における限局性学習症の診断・判断は、このディスクレパンシーモデルで行われます。

RTIとは、response to intervention（教育的介入に対する反応）の頭文字を取った略語です。通常の教育に対する子どもの反応（達成度）に応じて対応を追加していくという方法です。読み書きや計算について、日常の教育・指導において他児よりも成績が伸びない子どもがいた場合、その子どもたちに追加の指導を行い、それでも成績が伸びない子どもがいた場合は、さらに追加の指導を個別に行います。RTIモデルでは、２回目の追加指導でも読み書きや計算のスキルが習得できない子どもに関して、その子どもは読み書きや計算スキルに関する限局性学習症の疑いが強いとして、専門機関に紹介し、そこでの検査や判断をもとにより専門的な対応を考えていくというやり方になります。RTIモデルは、学校で行われます。

ディスクレパンシーモデルは、読み書きや計算ができない状態になってから診断・判断を行うものです。RTIモデルは、子どもが完全にできなくなる前に教育的介入を行いますので、診断・判断よりも早期の支援を優先する考え方となります。教育現場では、RTIモデルの方が受け入れられやすいのではないかと思われます。

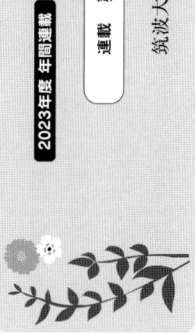

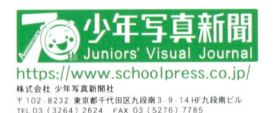

少年写真新聞
Juniors' Visual Journal
https://www.schoolpress.co.jp/
株式会社 少年写真新聞社
〒102-8232 東京都千代田区九段南3-9-14 HF九段南ビル
TEL 03 (3264) 2624　FAX 03 (5276) 7785
高校保健ニュース　平成7年9月12日第三種郵便物承認　2024年1月8日発行　第805号　旬刊　毎月3回（8・18・28日）発行　1か年定価19,140円

高校保健ニュース

No.805
2024年（令和6年）
1月8日号
374.97　健康教育　4976

将来の健康をつくる“プラス10分”の運動

運動不足は、生活習慣病（糖尿病・動脈硬化など）のリスクを高めます

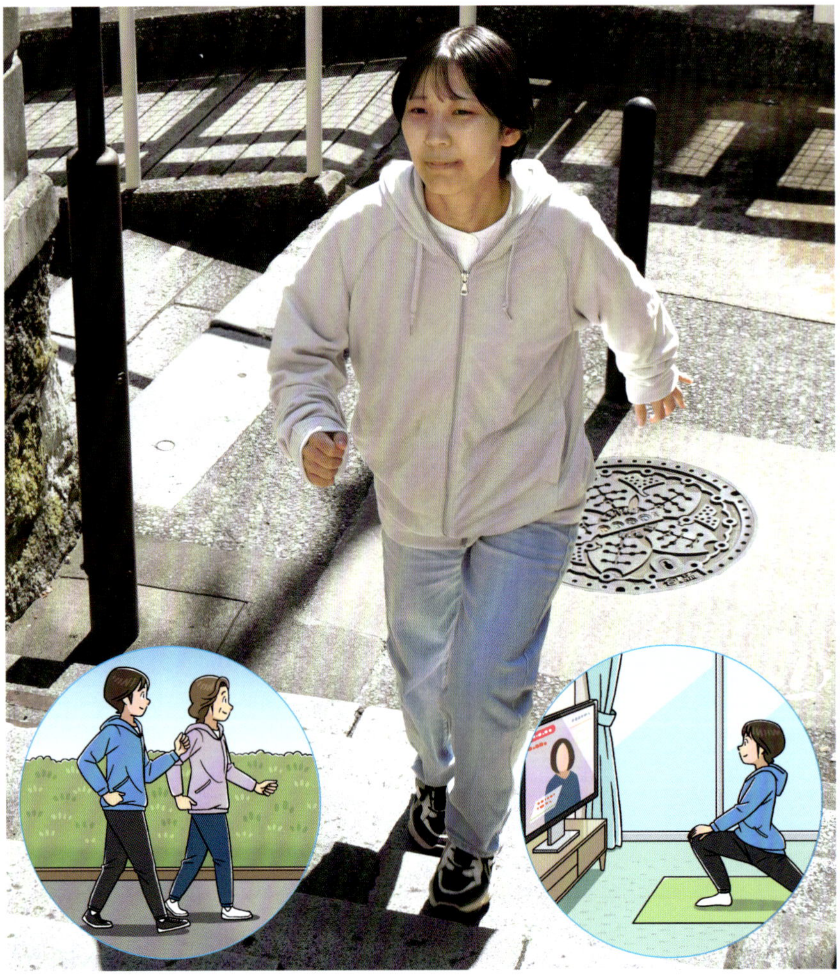

日常生活の中でいつもより“プラス10分”体を動かすことが、運動習慣づくりの第一歩になります。

ここ数年の若年層の体力低下

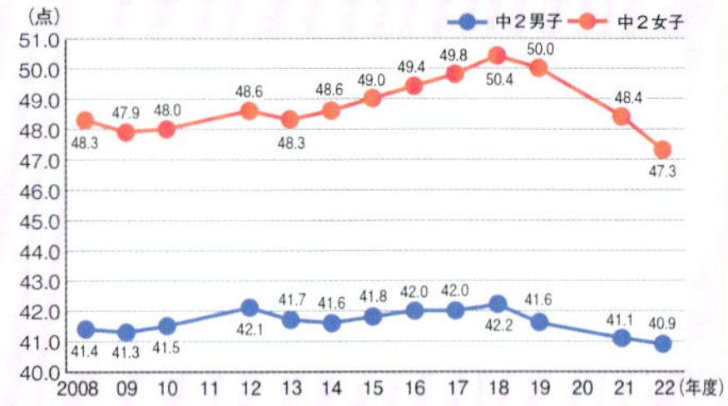

スポーツ庁　令和４年度「全国体力・運動能力、運動習慣等調査結果」をもとに作成（2011、2020年度は調査していない）。小数点第二位は四捨五入。

直近の調査結果では、中学生の「体力合計点」の全国平均が過去最低となっています。

運動不足のリスク

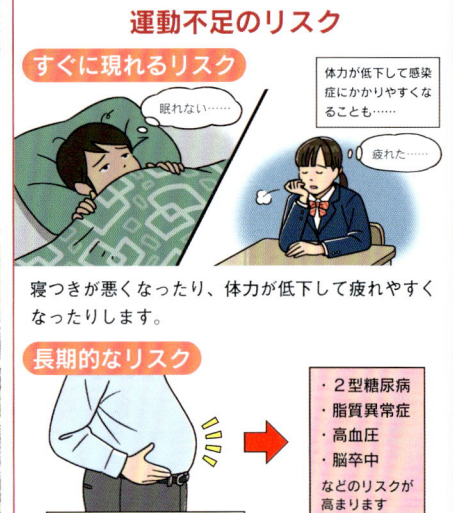

すぐに現れるリスク

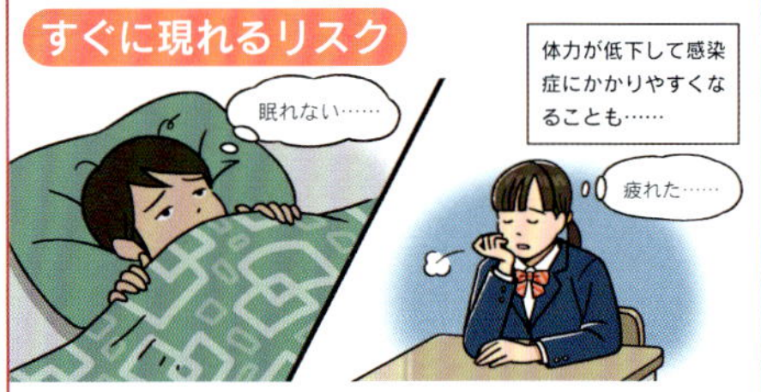
眠れない……
体力が低下して感染症にかかりやすくなることも……
疲れた……

寝つきが悪くなったり、体力が低下して疲れやすくなったりします。

長期的なリスク

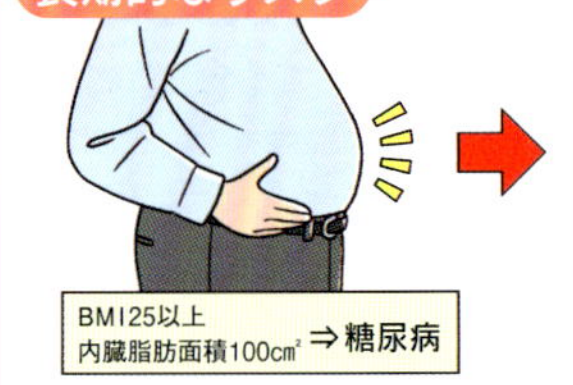

- ２型糖尿病
- 脂質異常症
- 高血圧
- 脳卒中

などのリスクが高まります

肥満になると生活習慣病のリスクが高まります。

健康に重要な「栄養・運動・休養」のバランス

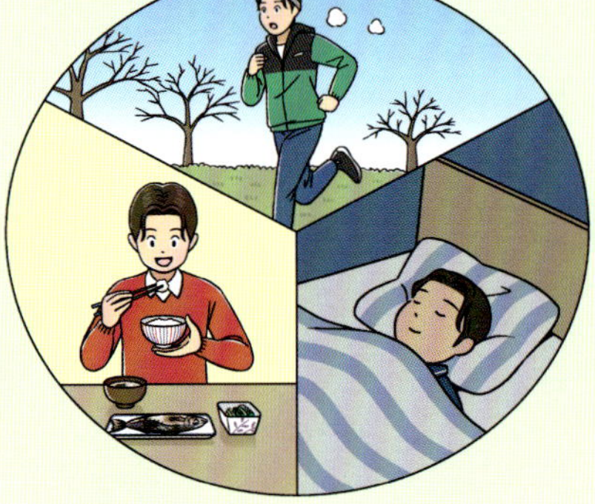

この３つのバランスを保つことで、体力が向上し、将来の健康につながります。

心拍数を目安に運動をしましょう

目標心拍数

50%前後が健康維持に効果的とされています。

220－自分の年齢

運動強度×（最大心拍数－安静時心拍数）＋安静時心拍数

15歳で、安静時心拍数70、運動強度50%の場合

0.5×（205－70）＋70＝137.5

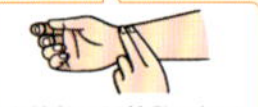

心拍数は脈拍数で知ることができます

心拍数と運動の目安

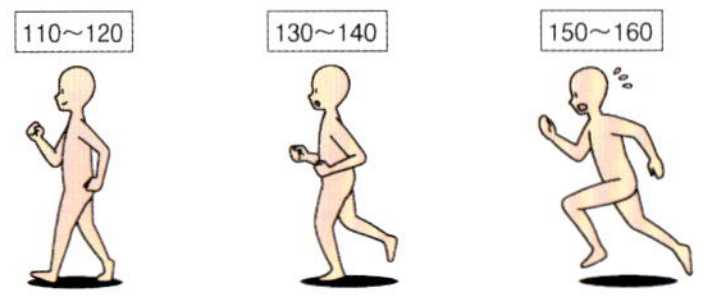

目標心拍数をキープしながらの運動を、１日にプラス10分程度行うことができると理想的です。

ここ数年コロナ禍の影響もあり、若年層の運動不足と体力低下が指摘されています。

運動は食事や睡眠とあわせて身体的にも、心理的にも健康に重要な役割を持つもので、若いうちから運動習慣を持つことは、生活習慣病や身体機能低下の予防になるだけではなく、ストレスを軽減することもできます。

将来も健康に過ごすために、今運動習慣がない人は、毎日の生活の中で、意識的に体を動かすように心がけましょう。

指導　東海大学 体育学部 生涯スポーツ学科 教授　野坂 俊弥 先生

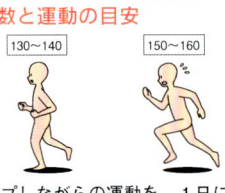

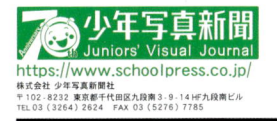

少年写真新聞 Juniors' Visual Journal
https://www.schoolpress.co.jp/
株式会社 少年写真新聞社
〒102-8232 東京都千代田区九段南3-9-14 HF九段南ビル
TEL 03（3264）2624 FAX 03（5276）7785

高校保健ニュース

No.808-(1)
2024年（令和6年）
2月8日号
493.745 摂食障害 4976

ストレスが引き金となる 摂食障害

将来の健康にも関わるため、早期に治療をすることが大切です

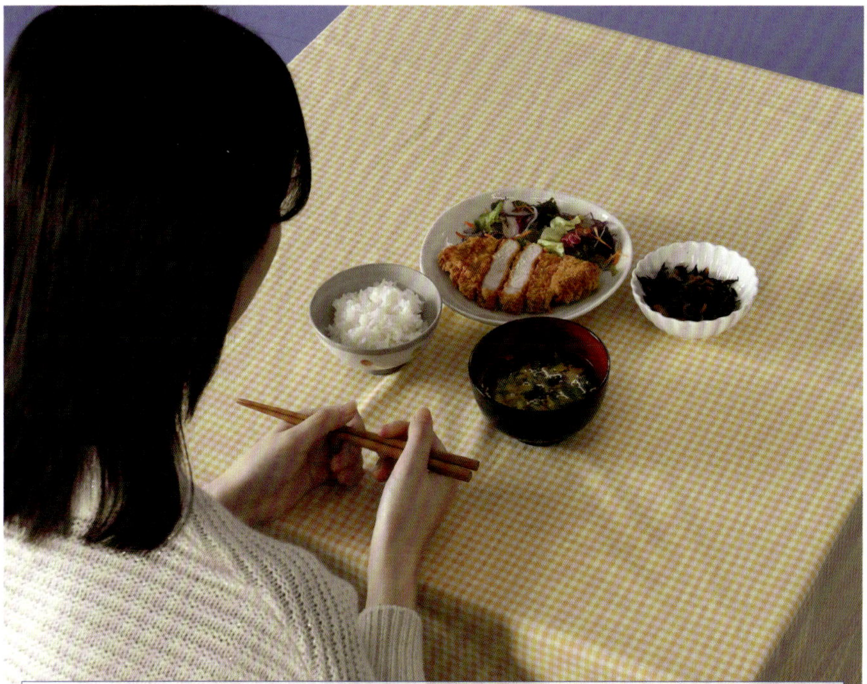

摂食障害に伴う身体症状

身体症状	無月経、体力・筋力の低下、低体温、不眠・集中力の低下 など
後遺症になりやすい症状	身長が伸びない、むし歯、骨粗しょう症 など

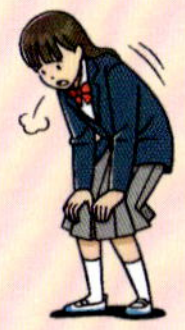

症状が続くと、将来的な健康を損なう恐れがあるため、早期に対応することが大切です。

摂食障害のきっかけとなること

やせていることをよしとする文化

まじめで努力家な性格

さまざまなストレス

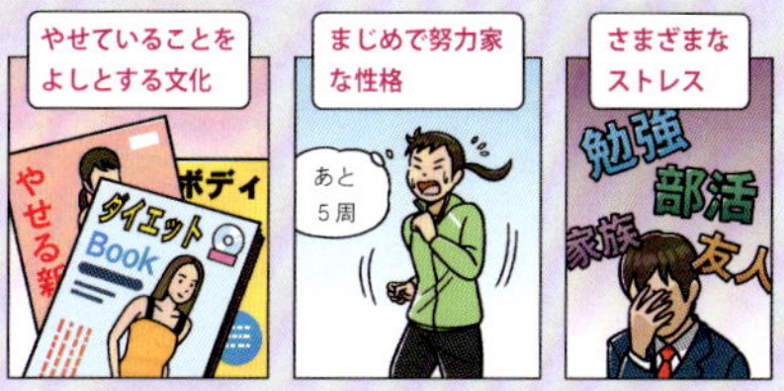

ストレスを感じる人が増加したコロナ禍には、摂食障害を悪化させる人が増加しました。

周囲のサポートが大切

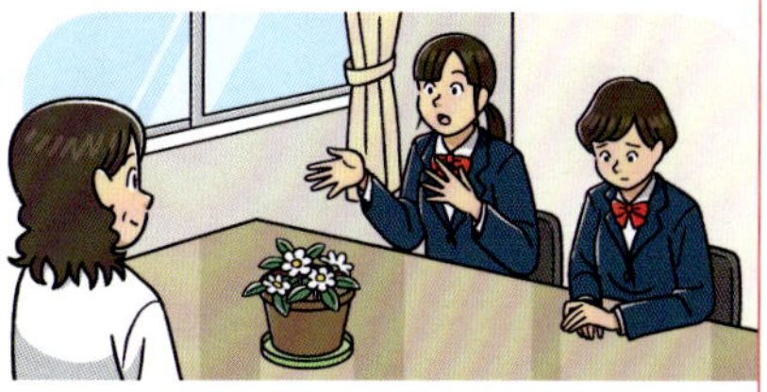

身近な人が、左の項目に複数当てはまる場合は、心配していることを伝え、信頼できる大人に相談をしましょう。

思い当たる傾向はありませんか？ **摂食障害**（神経性やせ症／神経性過食症）**チェック**

- □ 食事やカロリー摂取を極端に制限している
- □ 食事の量を自分でコントロールできない
- □ 食べ過ぎたと思って嘔吐（おうと）することがある
- □ 体重が短期間に大きく変動する／あるいは極端にやせている
- □ 標準体重よりかなりやせていても、自分ではちょうどいい／あるいは太っていると感じている
- □ 体重や食べ物のことばかり考えてしまう
- □ 体重が増えることが怖い
- □ 食事に極端に時間がかかる、人前で食べられない

このような傾向に複数当てはまる場合は、摂食障害のリスクがあります。

やせや肥満のものさし「BMI」

BMI＝体重(kg)÷身長(m)の二乗

体重55kg／身長160cm(1.6m)の場合

$$55 \div (1.6)^2 = 21.48$$

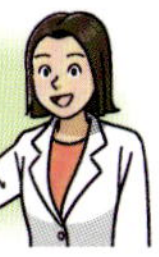
客観的な指標で確認してみることが大切です

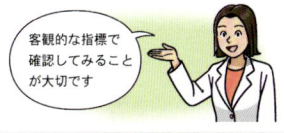

BMI	肥満度
18.5未満	低体重（やせ）
18.5～25未満	普通体重
25以上	肥満

BMIが17.5未満の場合、もしくは18.5未満で徐脈※が伴う場合は、摂食障害のリスクがあります。

※ 1分間の拍動が50回未満である状態

予防のために必要なこと

極端なダイエットはやめましょう

生活の無理や過度のストレスを点検・軽減しましょう

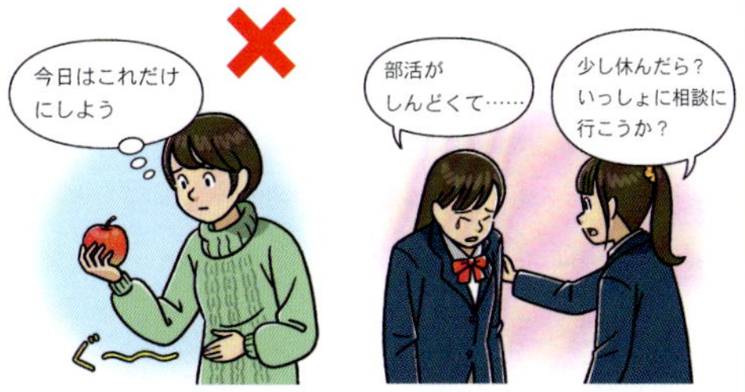
今日はこれだけにしよう
部活がしんどくて……
少し休んだら？いっしょに相談に行こうか？

自分に合ったリラックス法を見つけましょう

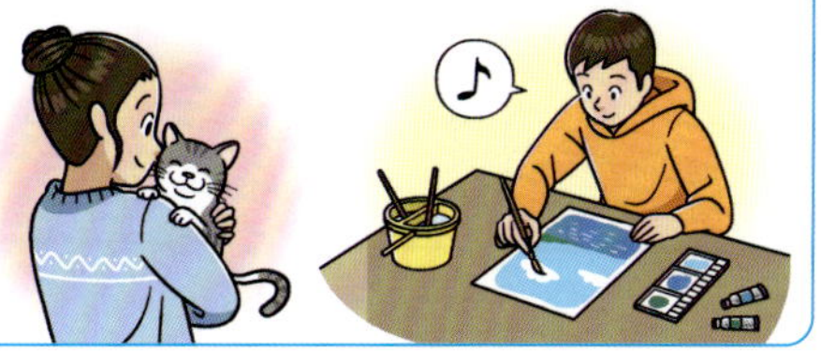

食事量の低下や過食と嘔吐など、食行動の異常が続いて、自分の体重や体形を正常に判断できなくなる病気を摂食障害といいます。

思春期の女性に多い疾患ですが、近年は男性に起こるケースも増加しており、長引くと心と体に深刻な影響を与える可能性があります。

摂食障害の兆候がある場合には、生活に無理や過度のストレスがないかを点検し、早めに養護教諭などに相談をしてみましょう。

指導 文教大学 人間科学部 臨床心理学科 特任専任講師 小原千郷 先生

2024年(令和6年)2月8日発行　高校保健ニュース 第808号付録　株式会社 少年写真新聞社

少年写真新聞 Juniors' Visual Journal
2024年2月8日発行
第808号付録
©少年写真新聞社2024年

高校保健ニュース

★定期刊行物は終わる期間を予定しない刊行物です。年度が替わりましても、購読中止のお申し出のない限り、引き続きニュースをご送付申し上げます。
★著作権法により、本紙の無断複写・転載は禁じられています。
株式会社 少年写真新聞社 〒102-8232 東京都千代田区九段南3-9-14 HF九段南ビル
https://www.schoolpress.co.jp/

ストレスが引き金になる摂食障害

文教大学 人間科学部 臨床心理学科
特任専任講師　小原 千郷

摂食障害は食行動を中心に様々な身体的・精神的問題を生じる疾患です。今回はその中でも主に「神経性やせ症（拒食症）」「神経性過食症（過食症）」を取り上げました。

神経性やせ症は極端な低体重にもかかわらず、やせによる弊害を否認し、体重増加を恐れるのが特徴です。神経性過食症は、食事のコントロールを失い、過食と嘔吐（おうと）や下剤の濫用（らんよう）などが見られます。多くの場合ダイエットが引き金となりますが、ストレスが密接に関わる疾患です。最近は落ち着いてきましたが、新型コロナウイルス感染症流行による行動制限下で、中学生・高校生の発症や入院が大幅に増加し、日常生活を奪われたストレスが関連したと考えられています。

学校での早期発見のために必要なこと

極端なやせを特徴とする神経性やせ症は、体重の変化に注目することが大切です。短期間に極端にやせる（例えば数か月で5kg以上）場合や、BMIが17.5を下回る場合、もしくは18.5未満でも徐脈が伴う場合は、ほかの生徒より密に様子を見るようにしてください。BMIが15未満の場合、保護者に連絡し、医療機関と連携を図るべきです。

神経性過食症においては、生徒自身からの報告がない限り、発見が難しいことがあります。しかし、ストレスによる元気のなさや、体重や体形への過度のこだわりが見られる場合、摂食障害が背後に潜んでいる可能性があります。

摂食障害、特に神経性やせ症では無月経、体力・筋力の低下、低体温、不眠・集中力の低下などの多くの身体症状が伴います。多くは体重の回復に伴い改善しますが、低身長や骨粗しょう症は後遺症になりやすいので注意が必要です。嘔吐がある場合には、齲歯（うし）（むし歯）の予防も大切です。摂食障害が疑われる生徒に声かけをする場合は、摂食障害だと決めつけず、また心の問題を強調し過ぎず、まずは体の症状を話題にして、こちらの心配を伝えてください。

摂食障害の発症に関連するストレス

摂食障害の発症には、個人の性格や特性に加え、なんらかのストレスが関与しています。そのため、摂食障害の兆候が見られる場合、ストレス要因を評価することが重要です。

自身が抱えるストレスを認識できない場合もあるため、1日や1週間の過ごし方について尋ね、生活に無理がないか、どうしたらストレスを軽減できるのかを一緒に考えるとよいでしょう。

実際の対応の際は、ぜひ「学校と医療のより良い連携のための対応指針 高等学校版」（文献1）を手に取ってください。これは、厚生労働省補助金により、多くの専門家のコンセンサスに基づき作成された指針で、早期発見から見守り方、医療へのつなぎ方までが具体的に示されています。「摂食障害情報ポータルサイト」※から無料でダウンロードできます。

文献1　摂食障害に関する学校と医療のより良い連携のための対応指針作成委員会作成「学校と医療のより良い連携のための対応指針　高等学校版」2017年
※ https://www.edportal.jp/pro/material.html

2024年(令和6年)3月8日発行　高校保健ニュース 第811号付録　株式会社 少年写真新聞社

少年写真新聞 Juniors' Visual Journal
2024年3月8日発行
第811号付録
©少年写真新聞社2024年

高校保健ニュース

★定期刊行物は終わる期間を予定しない刊行物です。年度が替わりましても、購読中止のお申し出のない限り、引き続きニュースをご送付申し上げます。
★著作権法により、本紙の無断複写・転載は禁じられています。
株式会社 少年写真新聞社 〒102-8232 東京都千代田区九段南3-9-14 HF九段南ビル
https://www.schoolpress.co.jp/

身体症状症とは

三鷹駅こころえがおクリニック
院長　山田 佳幸

身体症状症とは、身体に症状があり、その症状や健康を過剰に心配し、極端に不安を感じ、日常生活にも支障を来してしまう疾患です。身体症状は体の様々な部位に現れ、心理的なストレスにより症状が変化することもあります。うつ病や不安症、発達障害など、ほかの精神疾患が合併している場合もあります。

身体症状が主な困りごとであるため、初めから心療内科や精神科を受診する方はまれです。

身体症状症の明確な原因はわかっていません。しかし、環境要因や心身の疲労、人間関係などで、ストレスや葛藤を無意識に自分の中で抑え込んでしまい、それが身体症状となって現れるものと考えられています。

完璧主義や神経質な性格傾向など、その人の物事の考え方や感じ方、ストレスを感じたときの対処の仕方なども影響しているといわれています。

身体症状症の症状と治療

治療としては、まず環境調整や精神療法（認知行動療法など）を行い、必要に応じて薬物療法を行います。

大切なのは、本人が身体的な問題はないということを理解、納得することです。本人は身体症状が続くことへの強い不安を感じていますから、周囲は苦痛の理解と共感的な対応を試みることが大切です。

一方で、症状があることで周囲から心配してもらえるなどの心理的メリットが生じる場合があります。詐病や仮病とは異なりますが、症状の出現が慢性的なストレスに対するひとつの適応パターンであることもあります。特に児童思春期年代の子どもは言語化能力が未熟なため、症状を通して自分を表現している場合もあるのです。

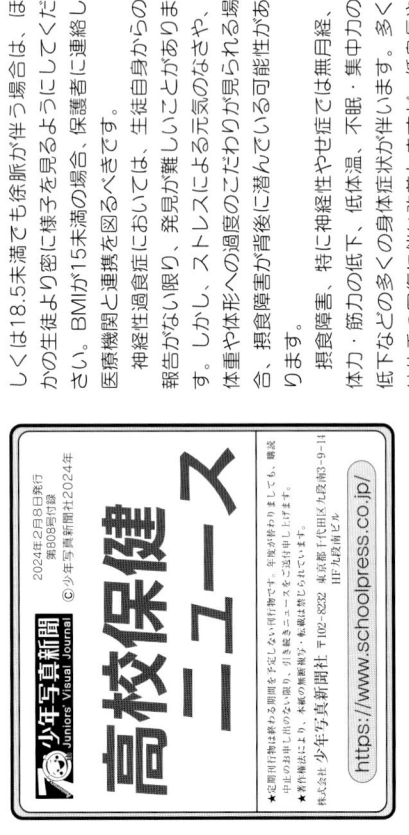

また、身体症状だけに注目せず、環境面や人間関係でのストレスなどがないのかを確認し、症状が悪くなるきっかけや状況、症状が良くなる因子を明確にしていくことも大切です。症状が悪化するストレスについての理解や対処を考えることで、心理的な負担は軽減され、症状も軽減されます。

不安や気分の落ち込みが目立つときは抗不安薬、抗うつ薬などが有効な場合があります。

〈代表的な症状〉

疼痛（とうつう）症状：頭痛、腰痛、関節痛など
全身症状：疲労感、倦怠（けんたい）感など
消化器症状：嘔気（おうき）、腹部膨満感、腹痛、下痢など
循環器症状：胸痛、動悸（どうき）、胸部違和感など
呼吸器症状：息苦しさ、喉のつかえ感など
神経症状：しびれ、めまいなど

先生方へお願いしたいこと

身体の異常がないにもかかわらず身体症状が長引く生徒がいた場合は、身体症状症も疑い、精神科・心療内科への受診を検討することも伝えていただきたいです。中にはほかの精神疾患が隠れている場合もあります。

また、すでに精神科・心療内科を受診している生徒の場合、多くは、進学・就職後も継続した治療が必要です。成人期医療への移行がスムーズにできるよう、卒業後の通院先の確認などのサポートもぜひお願いいたします。

2023年度 年間連載　**発達障害の理解と支援**

連載　第６回　コミュニケーション症群・発達性協調運動症

筑波大学 名誉教授　宮本 信也

コミュニケーション症群

（１）コミュニケーション症群とは

コミュニケーションのための手段は、言語的な方法（話し言葉、文字、手話など）と非言語的な方法（身振り、表情など）の２つに大きく分けられます。コミュニケーション症群とは、コミュニケーションに用いる手段の使用や理解に問題がある状態をいいます。

コミュニケーション症群という用語の末尾の「群」は、英語名であるCommunication Disordersの末尾にある複数の「s」を訳したものです。したがって、「～群」という診断名がある場合、その下にいくつかの下位分類があることを意味します。コミュニケーション症群に含まれる主な状態を表１に示します。

表１　コミュニケーション症群　（DSM-5）

- 言語症
- 社会的コミュニケーション症
- 語音症
- 小児期発症流暢症

（２）言語症（Language Disorder）

話す、書く、手話などの言語的手段の習得や習熟の問題です。幼児期に話し言葉の遅れとして表面化しますが、話し言葉以外の言語的手段を用いた表出にも問題を認めるのが通常です。語彙の乏しさ、要領を得ない言い方、短い文章での会話や作文、助詞を用いない文章などです。「書く」ことの問題は、文法に合った文章を作成することの困難さであり、文字を書けないという限局性学習症（学習障害）としての書字の問題とは区別すべきです。

言語症は、言語的手段を用いた言語表現の問題が中心ですが、ときに音声言語の理解の困難さを示すことがあります。話し言葉の音が聞き分けられないことが関係していると考えられています。成人の感覚性失語症に類似した状態と考えると理解しやすいでしょう。そのような状態は、幼児期では知能障害や自閉スペクトラム症と間違えられることがありますので注意が必要です。

言語症は、難聴、知能障害、自閉スペクトラム症ではないのに言葉の遅れが認められる場合に検討される状態と理解するとよいでしょう。なお、幼児期後半には日常会話は普通にできるようになることが多く、就学後は、語彙や統語（文章の組み立て）の問題以外は認められないことから、気づかれないでいることも少なくないと想定されます。言語症の正確な頻度はわかっていませんが、小学生で３～７％ともいわれています。

（３）社会的コミュニケーション症（Social Communication Disorder、SCD）

場に合った会話や表情・身振りなどの使用や理解の困難さ（怒られている生徒の表情がおかしいと笑い出すなど）、相手に合わせた言葉を使うことの困難さ（先生に対して対等な表現・口調で言うなど）、直接示されていないことの理解の困難さ（冗談や例え話を字義通りに受け取るなど）など、社会的状況に合わせた言語的手段や非言語的手段の使用と理解の問題を示す状態です。こうしたコミュニケーション状態は、「自閉スペクトラム症（ASD）」の項で述べたASD児のコミュニケーション状態と同じと考えてよいでしょう。SCDでは、ASDのもうひとつの特徴である「同じやり方や物事へのこだわりと繰り返し」が見られない点が異なります。こだわりがなく、ASDのコミュニケーションの特徴だけがある状態ということができます。頻度はよくわかっていません。

（４）語音症・小児期発症流暢症

語音症は、構音（発音）がはっきりしない状態で、以前は機能性構音障害と呼ばれていたものです。小児期発症流暢症は、いわゆる吃音（きつおん）のことです。どちらも、わが国では音声障害として言語障害分野で対応されることが通常ですので、ここでは名称をあげておくにとどめます。頻度は、わが国では、構音障害は小児の約３％、吃音は小学生で１～２％との報告があります。

発達性協調運動症（Developmental Coordination Disorder、DCD）

（１）発達性協調運動症とは

協調運動とは、複数の筋肉をバランスよく動かすことで行われる一定のまとまりのある運動と考えるとよいでしょう。スキップや縄跳びなどがその例です。DCDは、この協調運動の習得や習熟の問題で、極端な不器用さとして表面化します。不器用な子どもや運動が苦手な子どもはいると思いますが、ボタンの留め外しがうまくできず着替えるのにとても時間がかかり、休み時間だけでは着替えが終わらず体育の授業に遅れてしまうというほどの子どもはあまりいないでしょう。「極端な」というのは、このように、その不器用さのために子どもの生活に明らかな支障を生じているような場合を指します。

（２）発達性協調運動症の概要

頻度は、小学生年代の子どもで５～６％と報告されています。男女比は、２：１～７：１と男児に多いのが特徴ですが、報告によってばらつきがあります。外国では、協調運動の発達を評価する検査により診断されるのが通常です。わが国では利用できる検査がまだ開発されていませんので、子どもの運動発達や家庭・学校での運動の状況に関する経過の確認、神経学的な身体診察、子どもにいくつかの協調運動をしてもらい、その観察などから総合的に判断されています。

（３）発達性協調運動症の特徴

不器用さの基本は、運動の流暢性と正確性の問題といえます。まとまりのある運動をスムーズにできず、ぎくしゃくした動きが多くなりがちです。正確に運動を行うことができず、何度もやり直しをしたり、運動のタイミングがずれたりしがちです。結果として、運動がぎこちなく、時間がかかることになります。具体的に見られる例を表２に示します。小学生では、書字の問題も見られることが多く、文字をきちんと素早く書くことが困難なため、ノートをほとんど書かなくなることもあります。そのため、学習障害と思われることもありますが、子どもが書いた文字をよく見ますと、乱雑であっても形自体は合っているのが通常です。

DCDは、わが国では適切に認識されることが少なく、また、きちんと対応できる専門機関も極めて少ない状況です。学校の体育の授業で、こうした子どもたちが運動を嫌がらないような指導が望まれるところです。

表２　発達性協調運動症の特徴例

1．幼児期
粗大運動発達の遅れ（始歩の遅れなど）
日常動作：物を落としやすい、周囲にぶつかりやすい、転びやすいなど
生活行動：むせやすい、歯磨き・洗髪・ひも結び・着替えがうまくできないなど
運動：スキップやボール蹴りがうまくできないなど
用具の使用：はさみをうまく使えない、折り紙ができないなど

2．学童期
日常動作：周囲にぶつかりやすい、転びやすいなど
生活行動：歯磨き・洗髪・ひも結び・着替えに時間がかかるなど
運動：縄跳び・跳び箱・キャッチボールがうまくできないなど
用具の使用：消しゴム・定規・コンパス・楽器をうまく使えないなど
書字：マス目からはみ出す、文字が乱雑で不ぞろい、書くのが遅い、板書をノートに書かないなど

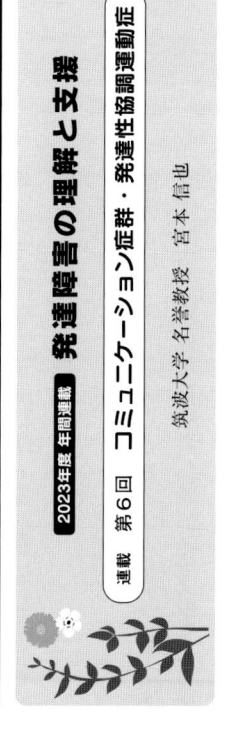

少年写真新聞
Juniors' Visual Journal
https://www.schoolpress.co.jp/
株式会社 少年写真新聞社
〒102-8232 東京都千代田区九段南3-9-14 HF九段南ビル
TEL 03（3264）2624 FAX 03（5276）7785

高校保健ニュース 平成7年9月12日第三種郵便物承認 2024年3月8日発行 第811号 旬刊 毎月3回（8・18・28日）発行 1か年定価19,140円

高校保健ニュース

No.811
2024年（令和6年）
3月8日号
493.7 精神医学 SeDoc 4976

★定期刊行物は終わる期間を予定しない刊行物です。年度が替わりましても、購読中止のお申し出がない場合、引き続きニュースをご送付申し上げます。

身体の病気がないのに起こる 痛みやしびれなどの身体症状症

日常生活に支障を来す症状の原因が見つからない場合に疑います

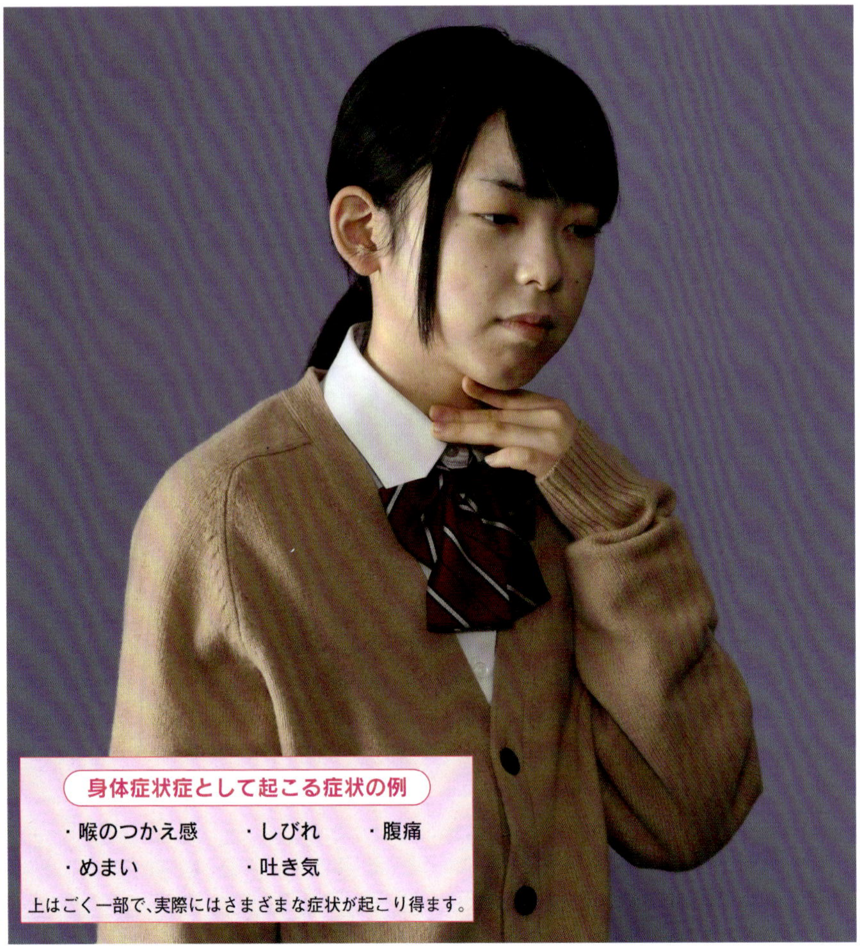

身体症状症として起こる症状の例

・喉のつかえ感　・しびれ　・腹痛
・めまい　・吐き気

上はごく一部で、実際にはさまざまな症状が起こり得ます。

まずは身体症状の原因となる病気を調べることが大切

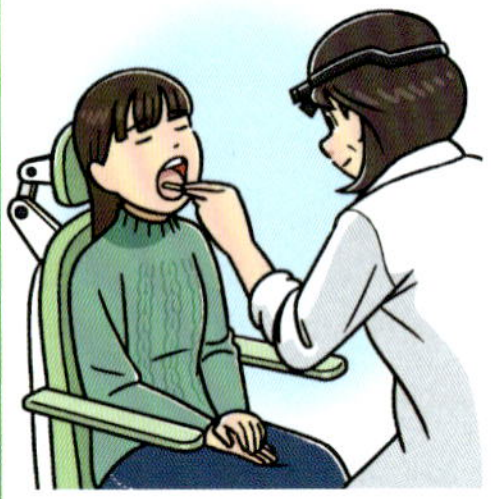

・喉のつかえ感
→耳鼻咽喉科など
・体に力が入らない
→脳神経科など
・腹痛や吐き気
→内科

症状に合った診療科を受診しても、治療すべき病気が見つからなかった場合に、「身体症状症」を疑います。

症状の原因となる病気が見つからないときは

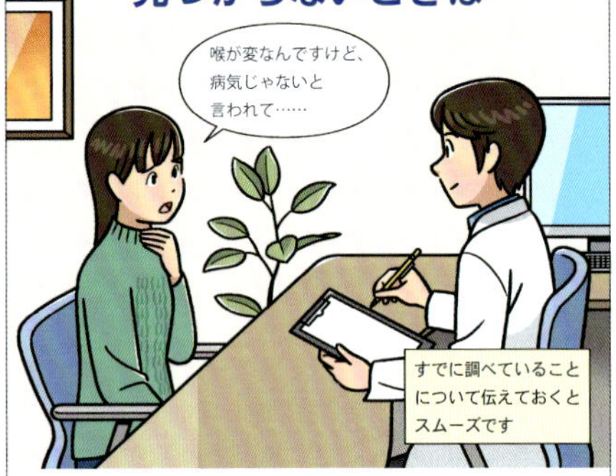

喉が変なんですけど、
病気じゃないと
言われて……
すでに調べていること
について伝えておくと
スムーズです

身体症状症は「心療内科」や「精神科」で診断してもらうことができます。

身体症状症の一因となるストレス

長期の休み明け

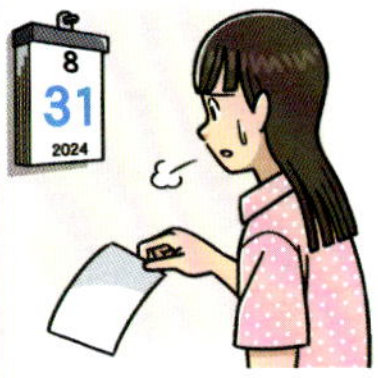

31

試験勉強

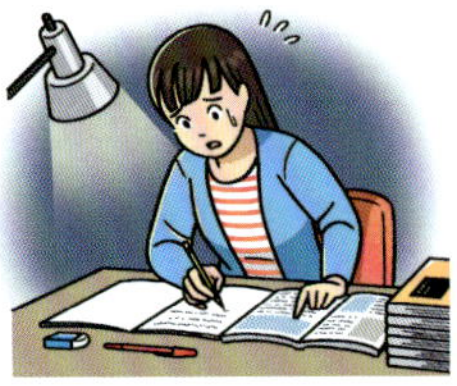

友人関係のトラブル

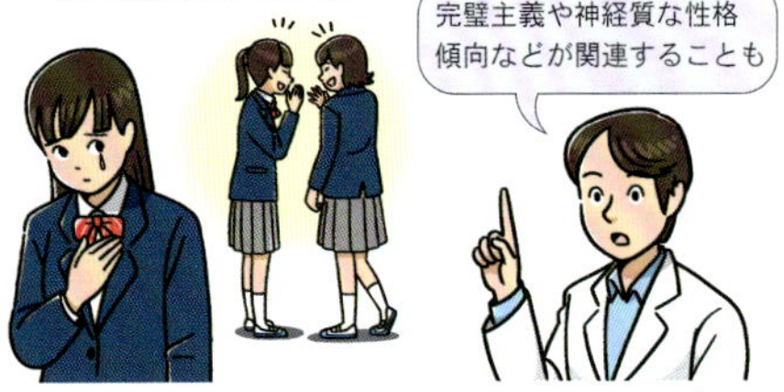

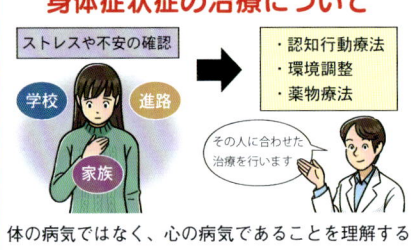

完璧主義や神経質な性格
傾向などが関連することも

上のようなストレスがある場合に、起こることが多いと考えられています。

身体症状症の治療について

ストレスや不安の確認
学校
進路
家族
・認知行動療法
・環境調整
・薬物療法
その人に合わせた
治療を行います

体の病気ではなく、心の病気であることを理解することが大切です。

〈周囲の人は〉

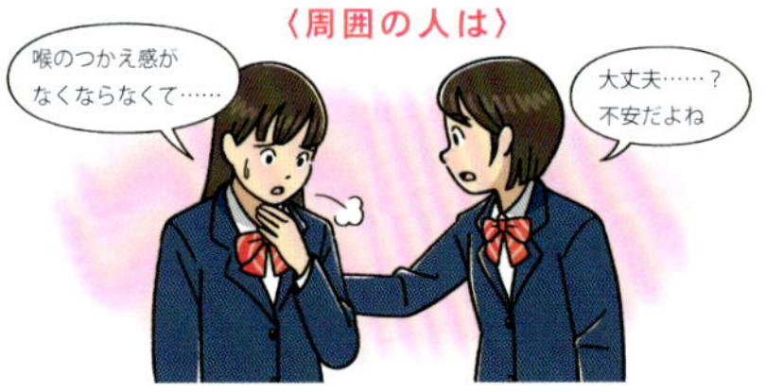

喉のつかえ感が
なくならなくて……
大丈夫……？
不安だよね

体の病気が見つからなかったことで「仮病」などと考えず、つらい症状に寄り添うことが大切です。

身体的な病気がないのに、痛みや吐き気などの生活に支障を来す症状が、長期間にわたって続く病気を身体症状症といいます。

原因ははっきりわかっていませんが、ストレスが原因となって起こることが多いと考えられており、中にはうつ病などを合併している場合もあります。

身体の不調があるけれど、病院に行っても原因がわからずに困ることがあったら、一度身体症状症を疑って心療内科や精神科を受診してみましょう。

監修　三鷹駅こころえがおクリニック 院長　山田 佳幸先生

デジタル機器と目の健康シリーズ①

デジタル機器の長時間使用で起こる視力の低下

ものを近くで見るとき、目にはつねに負担がかかっています

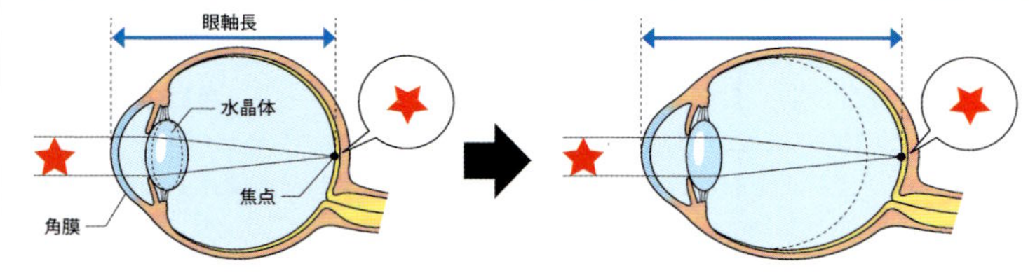

目は水晶体の厚さを調節して焦点を合わせますが、近くを見続けていると、眼軸長を伸ばして焦点を合わせようとします。

眼軸長が伸びると遠くのものが見づらい「軸性近視」になります

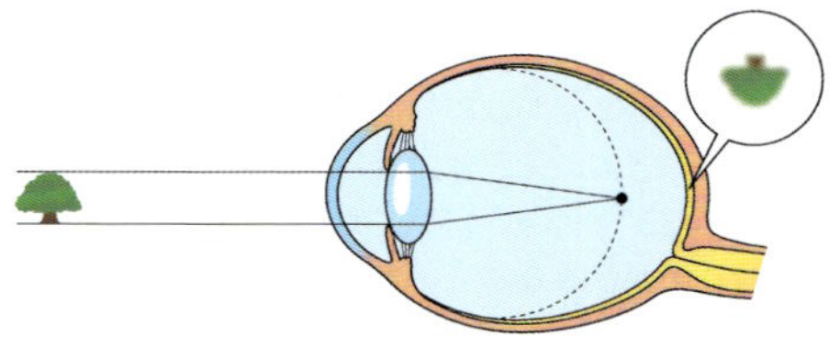

近視が進行すると、将来の目の病気にかかるリスクを高めることがわかっています。近視を進行させないことが重要です。

眼軸長を過度に伸ばしてものを見る状態が続くと、眼球が楕円状に変形し、遠くのものが見づらくなる「軸性近視」になります。

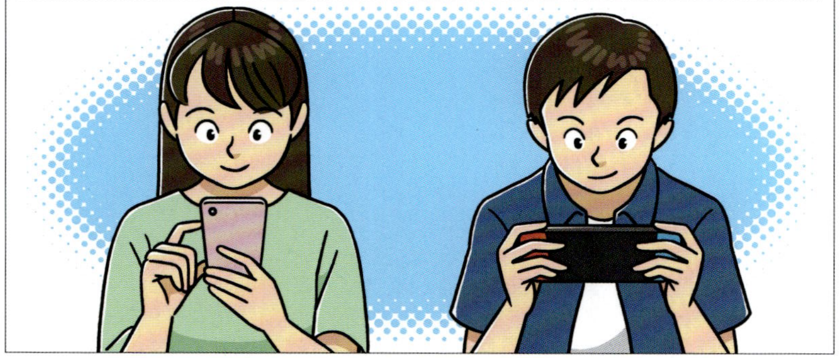

デジタル機器の中でも、特に目との距離が近くなるスマートフォンやゲーム機などの長時間使用は、目に大きな負担となります。

デジタル機器を使うときに、目を守る３つのポイント

1．使うときは目から30cm以上離す

2．30分使ったら20秒目を休ませる

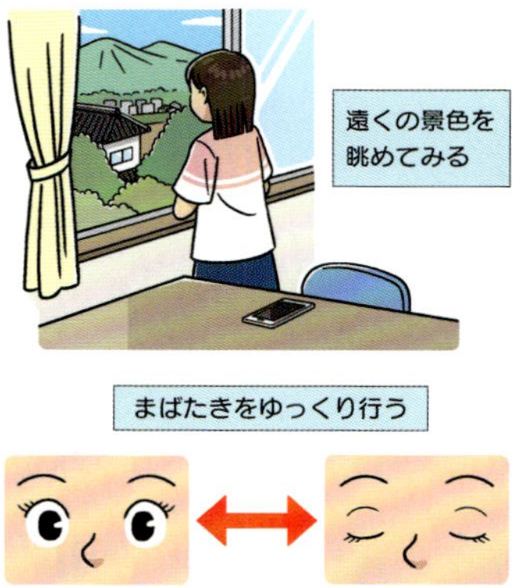

3．外で２時間以上過ごす

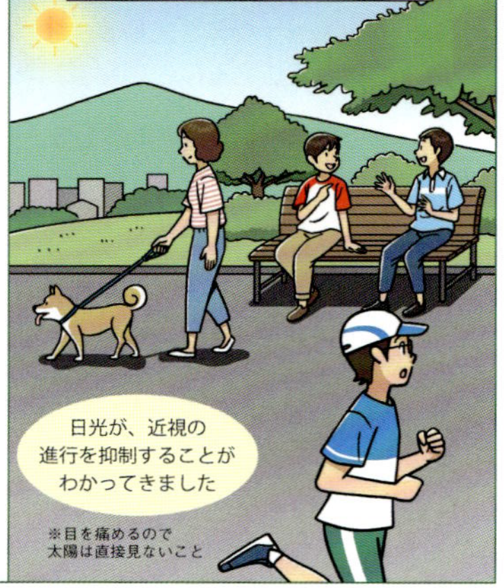

デジタル機器を使用するときは、距離をとって目を休ませながら使いましょう。

増加中！ 視力 1.0 未満の人の割合

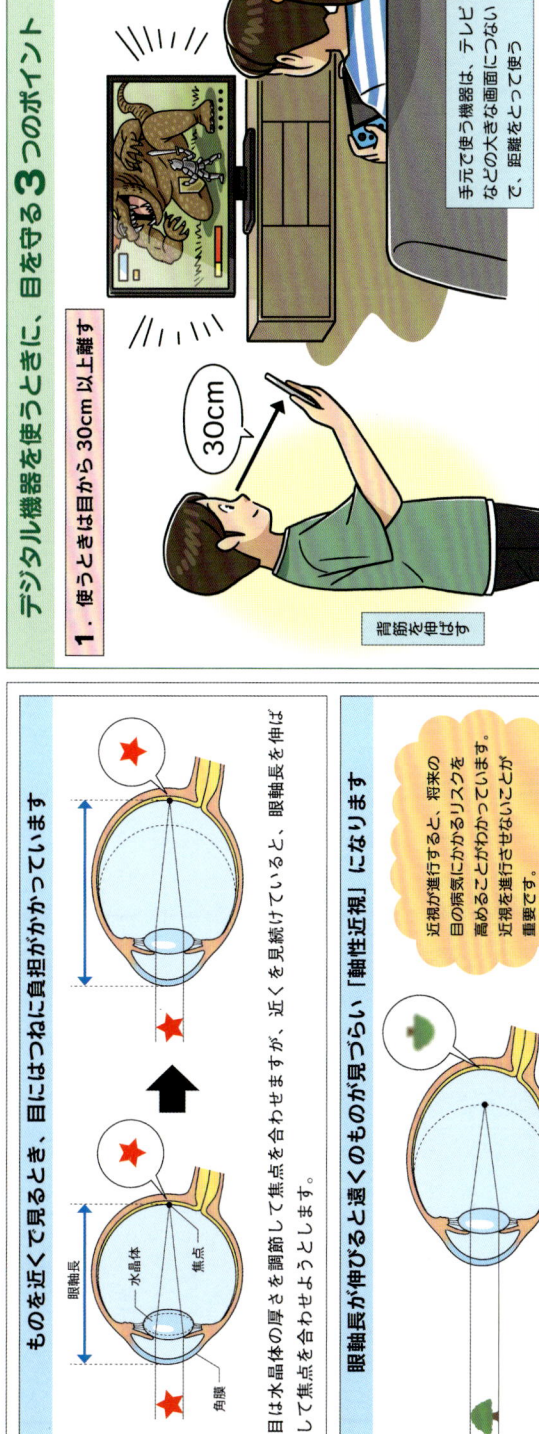

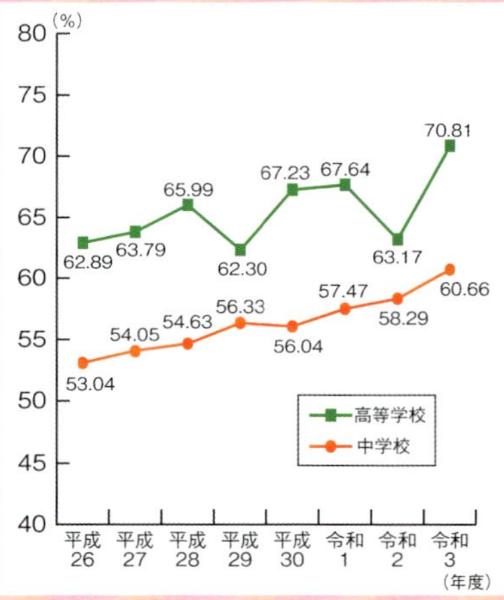

出典：文部科学省「令和３年度学校保健統計調査（確報値）」令和４年11月30日より作成

近視の子どもたちが増えていることがわかります。

スマートフォンやゲーム機などのデジタル機器が普及し、ものを近くで見る作業をする時間が延びたことで、近視を発症する生徒の増加や発症の低年齢化が問題となっています。

近視が強度近視に進むと、将来目の病気にかかるリスクを高めることがわかっています。

目の健康を守るために、屋外の活動時間を確保し、デジタル機器を使用するときには、姿勢に気をつけて目との距離を適切にとり、時間を決めて目を休ませるようにしましょう。

指導　川添丸山眼科 院長　丸山耕一 先生

2023年度 年間連載

発達障害の理解と支援

連載　第７回　知的発達症

筑波大学 名誉教授　宮本 信也

知的発達症とは

（１）知的発達症の定義

「知的発達症」は、知的障害を意味する医療の診断名です。知的障害の定義については、米国知的・発達障害協会（AAIDD）による定義が国際的に用いられています。それは、「知的能力（知能）と適応行動の問題の両方が発達期に同時に存在する状態を知的障害とする」というものです。医療における知的発達症の定義も、この定義に準じています。大事なことは、知能の遅れだけでは知的発達症とはしないという点です。知能の遅れに加え、そのために生活上で困難が生じている場合に知的発達症と判断されることになります。ただし、生活上で何らかの問題が生じていることから、知能の評価がされるのが通常ですので、この場合、生活上の困難はすでに認識されているという前提に立てば、その後の知能評価の結果で知的発達症と判断することは問題ではないと考えられます。

（２）知能の問題

知能の評価は、標準化された知能検査を個別に実施することで行われます。わが国で用いられている代表的な知能検査は、WISC知能検査と田中ビネー知能検査の２つです。前者の方が広く用いられています。後者は、主に児童相談所で使用されています。

よく使用されているWISC知能検査を例にしますと、知能の遅れがあると判断される基準は知能指数（IQ）が70未満とされています。WISC知能検査は、平均100で標準偏差が15の正規分布になるように標準化されています。70という値は、平均から２標準偏差分下回った数値になります。ただし、検査結果には一定の誤差があります。医療では、知能指数を絶対視せず、子どもの日常の状況も含めて総合的に判断することが求められています。

（３）適応行動の問題

適応行動について、AAIDDは「適応行動とは、概念的スキル、社会的スキル、実用的スキルの集合であり、日常生活の中で学習され、実施されるもの」と説明しています。かみ砕いて述べますと、子どもが生活しているその時代・社会・文化の中で年齢相当に子どもが行うだろう、あるいは、行ってほしいと周囲が期待する行動（スキル）といえるでしょう。

適応行動を適切に行うために必要とされるスキルを適応スキルといい、概念的スキル（言語や学習スキルなど）、社会的スキル（対人行動や集団活動など）、実用的スキル（生活行動や仕事をするなど）の３つのスキルがあります。これら適応スキルの習得や習熟がうまくいかず、そのスキルを必要とする事柄に関して支援が必要なほどの困難が生じている状態が、適応行動の問題と判断されます。例えば、読み書きができない、集団から外れる、片づけができないなどです。

（４）発達期について

発達期については、一般的には18歳までとされることが多かったのですが、2000年以降、AAIDDも含め米国内では22歳に達するまでとする考え方が多くなっています。医療では、最近は特定の年齢を示さない傾向になってきています。

（５）重症度

知的発達症は、知能障害の程度で４段階に区分されることが少なくありません。なお、ここでいう知能障害とは、診断名ではなく、知能の問題だけを意味する用語です。知能指数の値で、軽度が50～69、中等度が35～49、重度が20～34、最重度が19以下となります。医療では、知能指数だけではなく、適応行動の問題の程度で重症度を区分することが推奨されています。

知的発達症の概要

有病率は、全人口の約１%です。前述したような適応行動の程度ではなく知能障害の程度ごとの割合では、軽度が知的発達症全体の85%、中等度が10%、重度が４%、最重度が１～２%といわれています。知能障害の程度が中等度以上の場合、知能障害を生じる病気や脳損傷を伴っていることが少なくありません。一方、軽度の場合には、そうした病気や脳損傷が見られないことが多く、遺伝などの素因の関与が大きいと推測されています。

男女比は、軽度で1.6：１、重度で1.2：１と、知能障害の重症度により男女比が少し異なりますが、その理由はよくわかっていません。

知的発達症の特徴

知的発達症のある子どもが示す状態像は、知能障害の程度による重症度によって異なります（表）。

知能障害が軽度の子どもは、小学校低学年までは知能の問題があることに気づかれることはまれです。小学校３、４年生以降で教科学習の成績不良が目立つようになりますが、周囲からは、「勉強が苦手なんだろう」とか「きちんと家庭で学習していないのだろう」などと思われていることも少なくありません。中等度の知能障害の場合は、小学校低学年で気づかれることもありますが、問題行動がなくおとなしい子どもですと、気づかれないまま小学校を卒業することもときには見られます。重度以上の知能障害の場合は、幼児期に気づかれることがほとんどです。

境界域知能

WISC知能検査では、年齢相当のIQは85～115とされます。年齢相当下限IQ85と遅れの上限IQ69の間となるIQ70～84の状態は、境界域知能または境界知能と呼ばれています。その正確な頻度は不明ですが、12～14%ともいわれています。境界域知能という名称は、医療の診断名ではありません。

境界域知能は、軽度知的発達症と同じ問題を抱えやすいといわれています。どちらも、学業不振を認めるのが通常ですが、理解力に問題があることに気づかれにくく、適切な支援がないまま本人の努力だけが求められることが少なくありません。そうした状況が続くと、心理的に不安定となったり、問題行動までが出現したりすることもあります。学校においては、教科学習の遅れが見られる子どもがいた場合、子どもの状態を丁寧に評価する姿勢が重要と思われます。

表　知能障害の程度による知的発達症の主な状態像

１．軽度
運動発達の遅れは、通常はない
言葉の遅れはないか、あっても軽度：日常会話は可能
日常生活はほぼできるが、ときに手助けが必要
集団行動・集団遊びとも可能
２．中等度
運動発達の遅れがあることが多い
言葉の遅れがあるが、簡単な日常会話は可能
日常生活のほとんどに手助けが必要
集団行動・集団遊びとも手助けがあれば可能
３．重度
運動発達の大きな遅れがある
言葉の大きな遅れがあり、一語文でのごく簡単なやりとり
日常生活のすべてに手助けが必要
集団行動・集団遊びとも手助けがあっても困難なことが多い
４．最重度
運動発達の大きな遅れがある
有意語は見られない
日常生活のすべてにおいて介護が必要
集団行動・集団遊びはできない

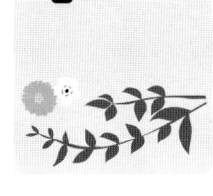

2023年度 年間連載 **発達障害の理解と支援**

連載　第8回　思春期の発達障害

筑波大学 名誉教授　宮本 信也

思春期の一般的特徴

発達心理学では人の一生をいくつかの段階に区分するのが一般的です。そのひとつに青年期（13歳前後～24歳前後）があり、思春期は青年期の中で二次性徴の発来から完成までという身体的特徴を持つ時期とされます。年齢区分は、従来12歳前後～18歳前後とされていましたが、成長加速現象により初潮年齢が早くなってきていることもあり、最近は10歳前後～18歳前後といわれるようになっています。小学校高学年から高校生の年代が相当します。

思春期では、抽象的・客観的思考力が高まる一方、理想主義で自己の内面への思考が深まることから心が不安定になりやすいといわれます。なお、思春期で死亡する子どものうち思春期前半では3人に1人、後半では3人に2人が外因死（事故・自殺・他殺）です。思春期は、身体的保健でも心の問題が大きいといえるのです。

発達障害のある子どもの思春期の課題や問題（表）

1．課題

医療機関や専門機関での治療や対応の必要がほとんどない事柄で、通常の思春期心性を背景としていることが多いものです。発達障害特性のために通常の思春期の子どもよりも派手に、あるいは頻繁に認められることがあり、保護者や周囲の人から心配され相談されることも少なくありません。

思春期では自分を客観的に見つめることができるようになることから、自分がみんなと違うことに気がつき、診断名をネット等で調べることが多くなります。自分が同年代のみんなから外れていないこと（集団同一視）に大きな意味がある思春期年代では、発達障害という用語を受け入れることが難しく、一方で誰にも相談できないと思い込むこともあり、向けようのないイライラ感が募ることがあるのです。そうした自己受容の問題や失敗体験の積み重ねから、学習も含めあらゆることへの意欲が低下することも少なくありません。

ADHDやASDのある子どもで薬物療法を続けている場合、思春期では服薬への抵抗や拒否もよく見られます。集団同一視に価値がある年代ですので、服薬を拒否することで服薬しなければいけない状態が自分にはない、つまりは、自分は発達障害ではないと思い込もうとする心理が影響していることが少なくありません。実は、思春期での治療への抵抗・拒否は発達障害に限らず、慢性身体疾患で治療を続けている子どもでも病気を否定したい気持ちからよくある事柄なのです。

課題として表に挙げた事柄は、思春期心性の理解のもとに子どもの気持ちをよく聞いてあげる対応や、特別の対応することなく見守るだけでよい場合がほとんどと考えてよいでしょう。

2．課題的問題

一時ある程度落ち着いていた発達障害特性が、増強したり頻回になったり、ときに治療や対応が必要となる事柄です。保護者や周囲の人は、発達障害が悪化したと思い、相談に来ることが多くなります。

自閉スペクトラム症（ASD）では、独り言、こだわり、その辺をうろうろ歩き回るなどが頻繁に見られるようになることがあります。いずれも、何とかやめさせようとする対応は逆効果のことが多く、日常生活に支障がない場合には見守るだけで一定期間の後に落ち着くのがほとんどです。死や死体、殺人などの戦慄的事柄の話題は、周りの人をぎょっとさせ心配させることがほとんどです。子どもの言うことを淡々と聞いてあげ、「あなたはそう思ってるんですね」という相づちでその考えはあなただけの考え方であることを間接的に伝え、最後に「死ぬのは怖いよね」「殺してはいけないよね」などの常識的なことを伝える対応を繰り返すことで、時間はかかりますが落ち着いてしまうことが多いでしょう。

数年前などの以前にあった嫌だった出来事を思い出し、イライラして大騒ぎをする、嫌なことをした相手への仕返しを口にする、などの不安定な状況が繰り返し見られることも少なくありません。嫌だった本人の気持ちを受け止めながら、過去のことであり今は大丈夫という安心感を与える対応を繰り返すことになります。落ち着くまでにはかなり長期間かかり、対応が困難な場合も少なくありません。

注意欠如・多動症（ADHD）では、忘れ物や片づけをしない状況が頻回になることがあります。薬物療法をしている場合、薬が効かなくなったと保護者から訴えられることも少なくありません。子どもの体重が増えたことで薬の服用量が相対的に少なくなったことの影響もありますが、保護者の対応の違いが関係していることの方が多いのが実際です。学年が上がり、もう6年生だから、中学生だからいちいち言わなくてもよいだろうと保護者が思い、それまでやっていた声かけ等をしなくなったことが関係します。薬物療法で忘れ物がなくなることはありません。薬物療法は周囲からの声かけ等を入りやすくするものですので、本人が忘れ物について強く意識していない限り、年齢が上がってもちょっとした声かけは必要なのです。

3．合併症（二次障害的問題）・併存症

子ども自身や周囲の人へ被害が及ぶような行動問題や診断名がつく病的状態と判断され、ほとんどの場合で治療や対応が必要な事柄です。腹痛と便通異常を繰り返す過敏性腸症候群はASDで、偏頭痛はADHDで伴いやすいことが知られており、心理的問題と片づけない対応が必要となります。合併症や併存症は、専門機関での対応が基本と考えるとよいでしょう。

表　思春期の発達障害児に見られることがある課題・問題

1．課題
易刺激性（イライラ）、反発・反抗的言動、希薄な友人関係、性的言動の増加、進路選択の迷い、無気力（勉強や活動への意欲低下）、ゲーム・ネット動画への没頭、治療意欲の低下（薬物療法を受けている場合）

2．課題的問題
（1）自閉スペクトラム症（ASD）
以下の事柄の増加・増強
独り言、固執、徘徊（はいかい）、一方的な理屈や自己主張、哲学的命題や戦慄的事柄への固執、過去の出来事への固執
（2）注意欠如・多動症（ADHD）
以下の事柄の増加・増強
忘れ物、部屋の散らかし

3．合併症（二次障害的問題）・併存症
（1）行動問題
・外在化行動問題：興奮、暴言、暴力、自傷、反抗挑発症、素行症
・内在化行動問題：不登校
（2）精神問題
・心的外傷およびストレス因関連障害群：急性ストレス障害、適応障害、心的外傷後ストレス障害
・神経症性障害：不安症群、強迫症
・気分障害：抑うつ障害
・精神病状態：被害念慮・被害妄想、幻覚、統合失調症
（3）身体問題
・過敏性腸症候群
・頭痛：片頭痛、筋収縮性頭痛
・単純性肥満
・摂食障害：神経性やせ症（拒食症）、神経性過食症

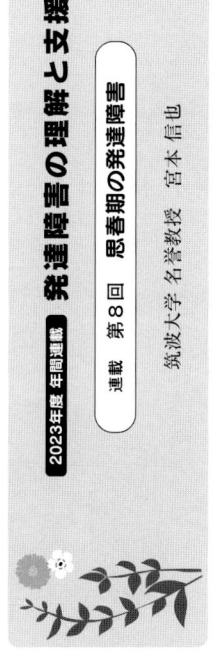

デジタル機器と目の健康シリーズ②

眼鏡とコンタクトレンズのメリットとデメリット

眼鏡＝目から離れているので比較的安全

メリット

安全であり、目に直接触れないために衛生的

装着が容易で取り扱いは簡単、ただし丁寧に

眼鏡は取り扱いが簡単で、コンタクトレンズに比べると経済的です。

デメリット

サッカーや柔道などの激しいスポーツには不向き

水平視野の角度は約120度

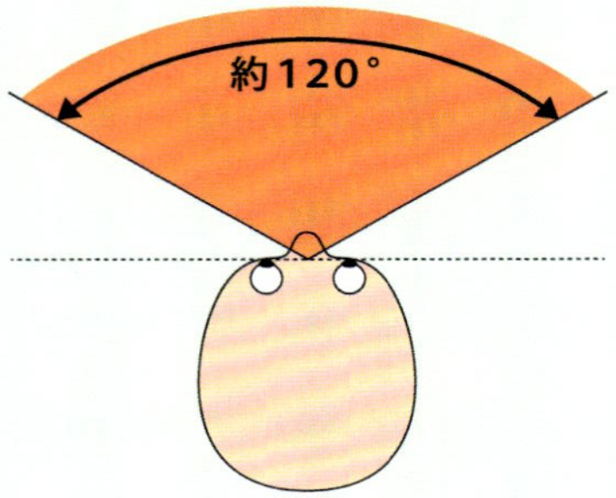

眼鏡は視野が少し狭くなりますが、慣れればあまり気になりません。

コンタクトレンズ＝目に直接装用するため、使用方法、使用期間を守る必要がある

メリット

つけたままでもスポーツはしやすい（激しく接触するスポーツを除く）

視野が広い（約200度）

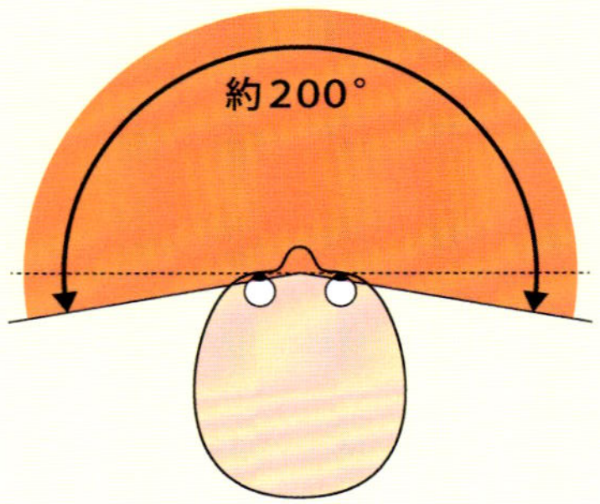

コンタクトレンズは、つけても見た目が変わらず顔の印象に変化がないのもメリットです。

デメリット

コンタクトレンズやレンズケースのケア（洗浄、消毒）が欠かせない

（連続装用タイプのコンタクトレンズの場合）

正しく使用しなければ、目にさまざまな病気を引き起こす恐れがある

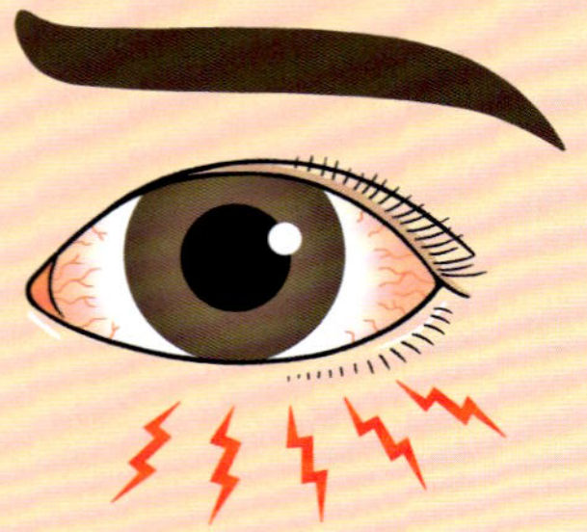

レンズの汚れ、乾燥、目の表面の酸素不足などにより目に障害が生じることもあります。

コンタクトレンズを使う場合でも眼鏡は必ず必要

目に不調を感じたら、ただちにコンタクトレンズの使用を中止して、眼鏡を使用しましょう。

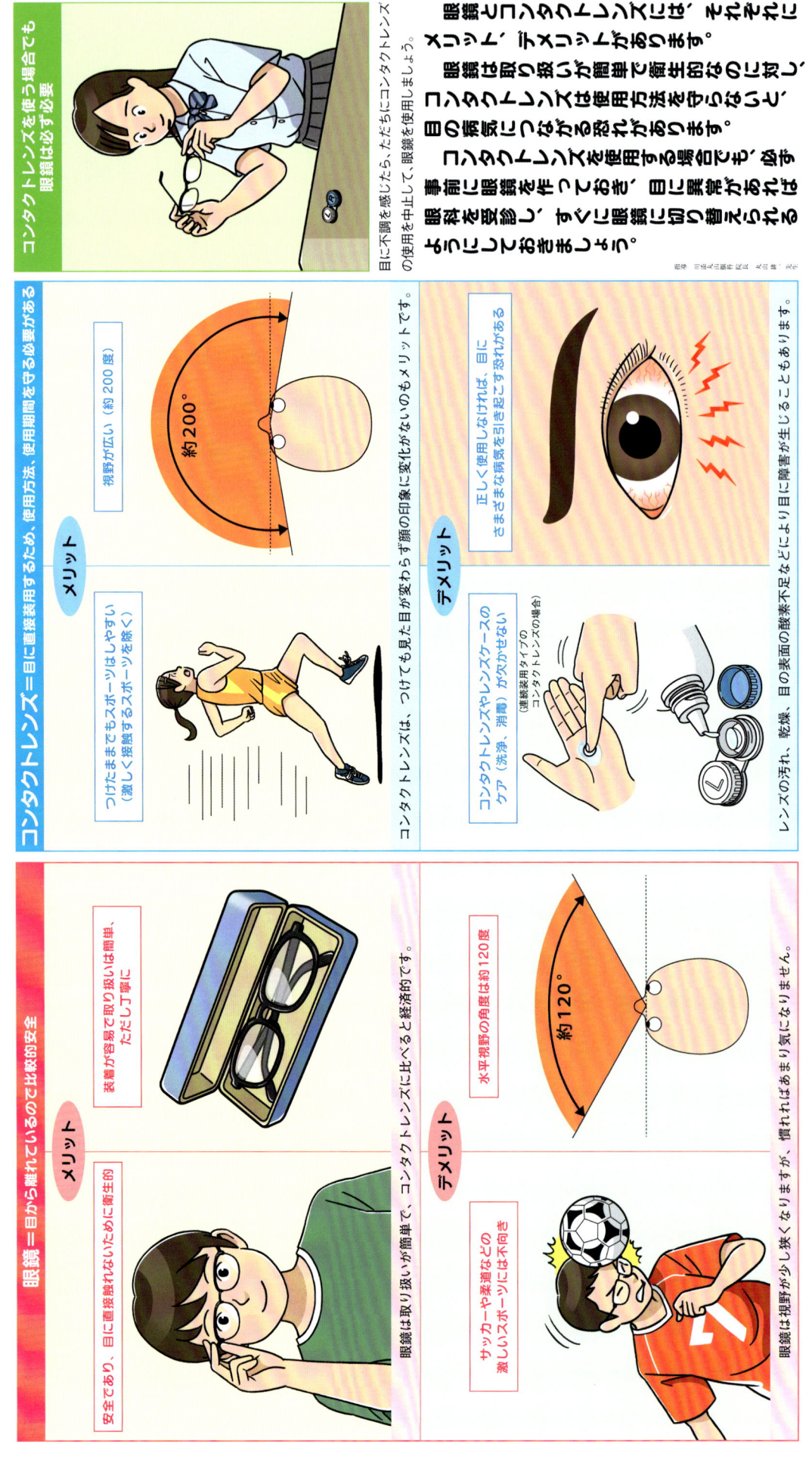

眼鏡とコンタクトレンズには、それぞれにメリット、デメリットがあります。

眼鏡は取り扱いが簡単で衛生的なのに対し、コンタクトレンズは使用方法を守らないと、目の病気につながる恐れがあります。

コンタクトレンズを使用する場合でも、必ず事前に眼鏡を作っておき、目に異常があれば眼科を受診し、すぐに眼鏡に切り替えられるようにしておきましょう。

指導　川添丸山眼科 院長　丸山耕一先生

デジタル機器と目の健康シリーズ③

夜間は端末のブルーライトを含む光に注意

ブルーライトとは？

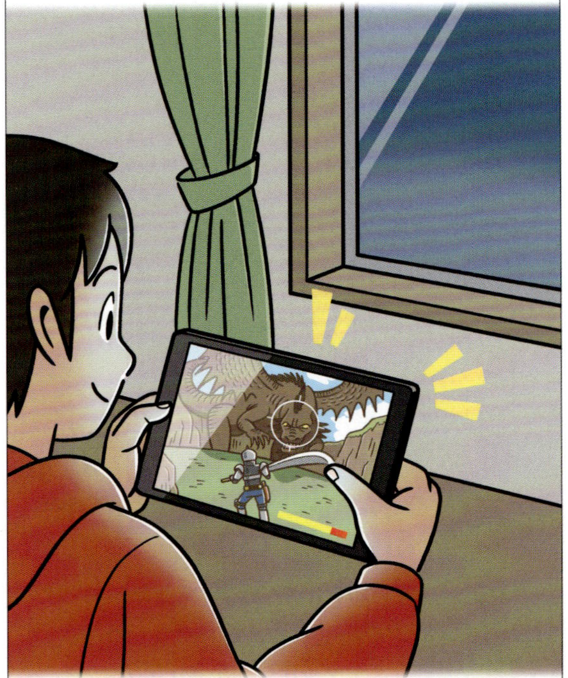

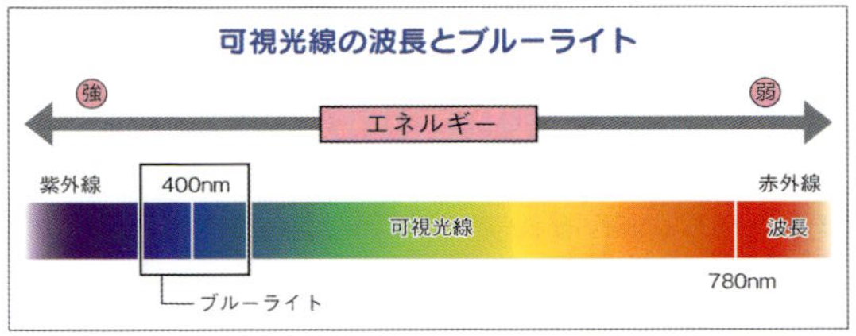

ブルーライトは可視光線（目で見ることができる光）の中でも、波長が短く、紫外線に近い強いエネルギーを持つ光です。

夜にブルーライトを浴びると、睡眠リズムの乱れにつながる

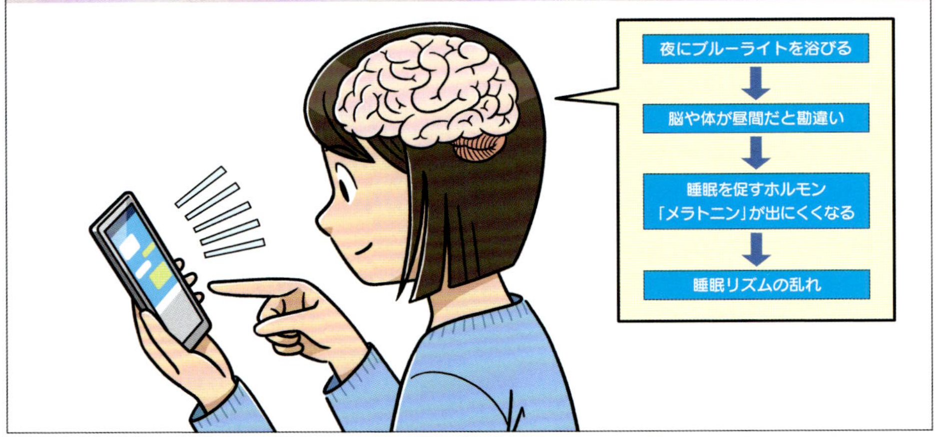

夜にブルーライトを浴びる
脳や体が昼間だと勘違い
睡眠を促すホルモン
「メラトニン」が出にくくなる
睡眠リズムの乱れ

朝や日中に浴びるブルーライトは、体内時計を刺激し活性化するので問題ありませんが、夜にブルーライトを浴びると、夜間に分泌される「睡眠を促すホルモン」を抑える作用があると考えられています。

夜間のブルーライト対策

画面の光量を下げる

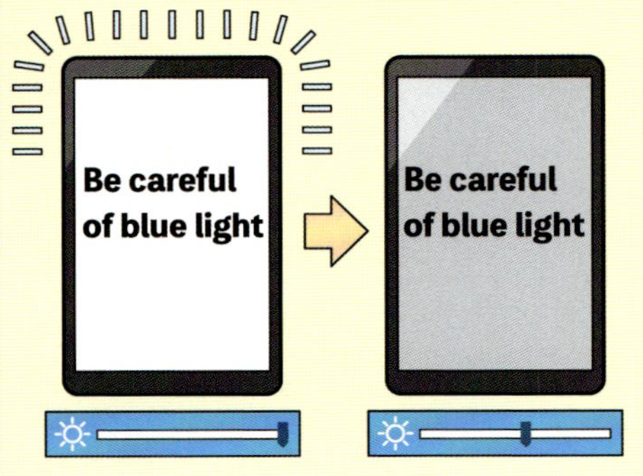

Be careful
of blue light
Be careful
of blue light

ブルーライトカットのフィルムや眼鏡を利用

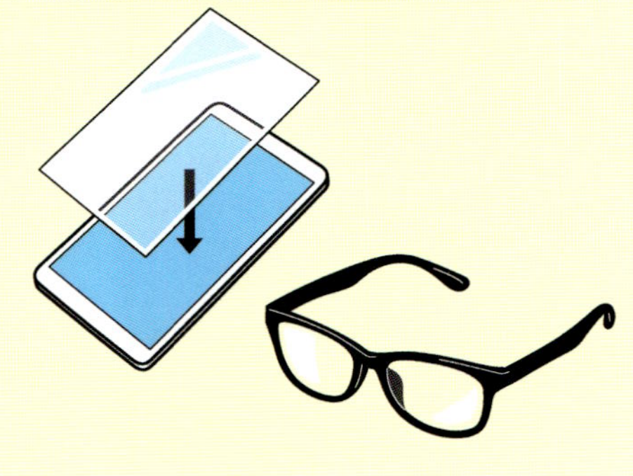

夜にデジタル端末を使用する場合は、画面から出る光量を下げる設定にしたり、ブルーライトカットのフィルムや眼鏡を利用したりする方法もあります。ただし、まずなによりも、寝る前には画面を見ないことが重要です。

端末は少なくとも寝る１時間前からは見ない

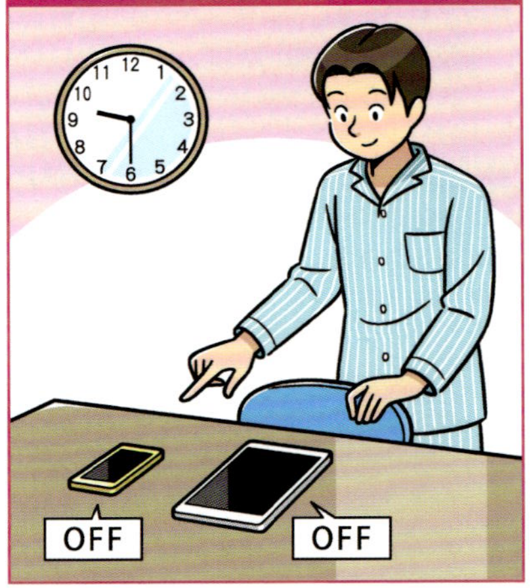

睡眠への影響を避けるために、寝る１時間前からは画面を見ないようにしましょう。

デジタル端末の画面から発せられる光には、ブルーライトが含まれています。

ブルーライトは日光にも含まれる成分で、昼間に適度に浴びる分には問題ありませんが、夜間にブルーライトをたくさん浴びると、脳がまだ昼間だと勘違いをして、睡眠のリズムが乱れる恐れがあります。

ブルーライトの影響を少なくするためには、少なくとも、寝る一時間前からは、デジタル端末の画面を見ないようにしましょう。

指導　川添丸山眼科 院長　丸山耕一 先生

2023年度 年間連載

発達障害の理解と支援

連載　第９回（最終回）　発達障害への支援～今を大切にすることの重要性～

筑波大学 名誉教授　宮本 信也

支援の基本的な考え方

発達障害のある子どもへの支援が目指すものは、発達障害特性を背景として生活上に生じている困難や問題が見られる状態を改善することです。ここでいう「困難」とは、子どもがうまくできずに困っている状況です。「問題が見られる状態」とは、子どもよりも周囲が対応に苦慮している状態を意味してここでは使っています。後者の場合も、子どもが自分の気持ちを言語化できる年齢になると、そうした状態は子ども自身もつらく困っていることを話してくれることが少なくありません。結局、まとめますと、子どもが困らないようにしてあげることが支援の目標といえます。

子どもが困らないような状況を考えるうえで、子どもが一人でいろいろできるようになることを目指す必要はありません。「自立」とは、援助なしに一人でできるようになることではなく、自分がやりたいことを自分で考え、自分で決め、いろいろ手助けを借りながらでも行動を起こすことができることと考えます。また、ご自身も肢体不自由のある熊谷晋一郎先生（東京大学先端科学技術研究センター）は、「自立とは依存先を増やすこと」とも述べています※。自分が一人で対処できない困っている状態に関して、周囲の人に自然体で助けを求められるスキルはとても重要なことです。発達障害のある子どもたちが、自分への意識が高まる思春期の後半時期である高等学校を卒業するとき、そうしたスキルを身につけられているように、小学校や中学校から支えていくことが大事なことと思われます。

※ https://www.univcoop.or.jp/parents/kyosai/parents_guide01.html

発達障害の子に対する言葉への配慮

発達障害のある子どもに対しては、発達障害の種類によりいろいろな配慮が必要となります。ここでは、どの発達障害においても通用する言葉に関する配慮について述べます。

（１）一回に話す内容は一つの事柄に

私たちは、子どもとの会話では、ついいろいろな内容を盛り込んで話をしてしまうことがあります。特に、何かを説明するときや、子どもを納得させようとするときなどには、いろいろ理由を説明して、だからこのようにするのがよい、こうしたことをしてはいけない、と言いがちです。複数の事柄が含まれている内容の話や説明は、話されている内容の全てを理解することを難しくしがちです。発達障害のある子どもと話をするときは、子どもが、今、自分に話されていることはこのことなんだと一つの事柄に特定できるような話し方を意識することが大切です。

（２）一つの文では一つの事柄だけに

発達障害のある子どもに話す文は、主語と述語が一つだけの文（単文）を基本とすると伝わりやすくなります。そして、重文（『私は犬が好きで、母も犬が好きです』などのように複数の単文が対等な関係でつながっている文）は可能ならば避け、複文（『私は父が買ってくれた犬が好きです』などのように複数の単文が対等ではない（主従な）関係で組み合わされている文）もできるだけ避けるようにするのがよいと思います。

（３）省略をしない完全な文で話す

主語と目的語を省略しない文は、発達障害のある子どもにはわかりやすいものとなります。例えば、おもちゃが散らかっている部屋で子どもに「片づけなさい」と言うよりは、「床に落ちているミニカーをあそこのおもちゃ箱の中に入れましょう」と言う方が、子どもには何をすることが求められているのかがわかりやすくなります。

（４）あいまいな表現を避ける

できるだけ具体的な用語や表現を用いるようにします。「どうでした？」、「どう思う？」など、日本語では「どう」という副詞が、質問において多用される傾向があります。発達障害のある子どもに「どう」を用いて尋ねると、「わからない」、「忘れた」などの返事が返ってくることは少なくありません。こうした反応は、「どう？」という質問が何を聞かれているのかわからないために生じていることが多くあります。何かを尋ねるときは、「はい」「いいえ」で答えられるような質問文で始め、子どもが答えてくれた返事に合わせて内容的なことを追加で尋ねるようにするとよいでしょう。例えば、「昨日の試合、どうでした？」ではなく、「昨日の試合は楽しかったですか？」と尋ね、「楽しくなかった」と返事が来たら、「何が楽しくなかった？」と楽しくなかった内容について聞いていくなどです。

（５）代名詞は指示する名詞とつけて

代名詞は、同じ言葉でも状況で指すものが異なります。状況理解が十分でない発達障害のある子どもにとって、代名詞だけで言われますと、何を指しているのかがわからなかったり、こちらが言っている「それ」と子どもが思う「それ」が異なっていたりすることがあります。「それ」ではなく「そのコップ」というように代名詞が指し示す名詞をつけて言うことで、こちらが使った代名詞の意味を子どもに伝えることができます。日時に関する代名詞は、昨日と明日以外は、具体的に10月13日とか今週の月曜日などのように言うとよいでしょう。日付は、カレンダーがあればその日を示しながら言うと、はっきりと伝わります。

（６）命令形・大声を避ける

命令形や大声で言われますと、こちらはそのつもりがなくても、子どもによっては、自分が怒られたと受け取ることがあります。「怒っていないよ」と伝えるやり方もありますが、最初から、「～しなさい」ではなく「～しよう」などの誘うような言い方の方が、子どもは聞きやすいことが少なくありません。

（７）肯定的表現・用語で話す

「だめ」、「違う」、「おかしい」、「変だ」などの、子どもの言葉ややっていることを否定するような表現は、ときに、自分が非難されていると子どもに受け取られることがあります。子どもがやっているやり方が明らかに間違っている場合であっても、その間違いを指摘されると、被害的に受け取り、トラブルになることもあります。子ども同士がグループで何かをやっているときにも起こることがあるので注意が必要です。これも、否定的な言葉を使わないようにし、「そこをこんなふうにしてみたらどうですか」などの、肯定的な表現で伝えるようにするとよいでしょう。

今を大切に

私たちは、ともすると子どもの将来のために、今これをやっておかなければ、今これができるようにしなければ、と考えがちです。教育は、子どもの可能性を伸ばすことを目指すことが多いですから、どうしても『将来のために』という想(おも)いが強くなりがちです。でも、子どもには、将来のためだけではなく、今を幸せに過ごす権利があります。発達障害のある子どもたちへの関わりにおいて私たちが考えることは、その日一日が終わるとき、子どもが、「今日は楽しかった」、「今日はよかった」、「明日も楽しみ」と思えるようにしてあげることと考えています。今日が楽しくて、明日も楽しくて、その次の日も楽しくて、そうした一日、一日が積み重なっていくならば、将来もきっとその子にとってよい将来になっていくのではないでしょうか。

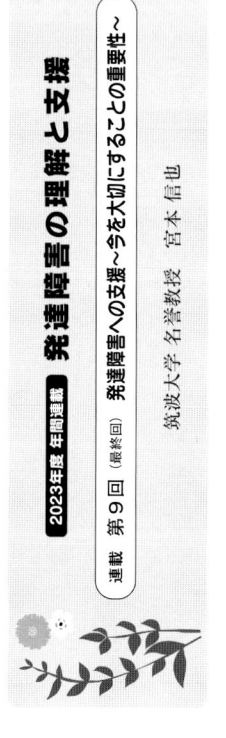

新連載

むずむず脚症候群を知っていますか？

第１回　むずむず脚症候群とは

愛媛大学医学部附属病院 睡眠医療センター長　岡 靖哲

むずむず脚症候群とは

むずむず脚症候群（レストレスレッグス症候群：RLS）は、「下肢を動かさずにはいられない欲求や衝動」を生じる病気で、多くは「下肢の不快で嫌な感覚」を伴います。さらに、このような脚の症状が、（1）横になったり座ったりといった安静時に悪くなる、（2）歩いたり体を動かしたりといった運動時に改善する、（3）夕方から夜に悪くなる、という特徴がある場合に診断されます（図）。

病名は「むずむず脚」ですが、必ずしも「むずむず感」を伴うわけではありません。あくまでも「下肢を動かさずにはいられない」症状で判断しますので、英語の病名のレストレス（落ち着きのなさ）というニュアンスの方が病気の特徴をよく表しているかもしれません。

中・高校生でも起こりうる病気

むずむず脚症候群は、成人では2～4%程度の人にみられ、海外の報告ですが子どもでも1～2%程度にみられるとされています。近年の治療の進歩により知られるようになりましたが、まだご存じない方も多い病気のひとつです。

特に児童・生徒では、この病気自体を知らない人も多いのですが、実際は中・高校生の年代でも起こりうる病気で、症状があっても気づいていない人が少なくないと考えられます。

幼少期より症状があって中・高校生・成人まで持続する場合もあれば、中・高校生頃から症状が生じる場合や、逆に幼少期には症状があっても高校生頃には目立たなくなる場合もあるなど、症状の起こり方は様々です。

診断基準

1. 脚を動かしたい強い衝動と不快感・異常感覚
2. 安静時に症状が生じたり増強する
3. 脚を動かすことで異常感覚が消失・改善する
4. 夕方から夜に症状が生じたり増強する
5. 症状が他の疾患や習慣的行動で説明できない

診断を支持する所見

1. 周期性四肢運動
2. ドパミン作動薬が有効
3. 家族歴がある
4. 日中の強い眠気がない

『睡眠障害国際分類 第3版』米国睡眠医学会 著、ライフ・サイエンス社刊、2018年より作図

図　むずむず脚症候群の診断基準

むずむず脚症候群の原因や関連する病気

むずむず脚症候群は、中・高校生の年代を含む若い患者では、特に原因となる病気がない特発性（一次性）のものがほとんどです。また家族がむずむず脚症候群の症状を持っている場合（家族歴）も多いのが特徴です。

高齢になるほど、何かの病気によって起こる二次性のものが増えますが（表）、若い人でも原因となる病気があれば二次性のむずむず脚症候群を生じる場合がありえます。

また、むずむず脚症候群と、注意欠如・多動症（ADHD）との関連性も指摘されていますが、まだ十分にはわかっていない部分もあります。むずむず脚症候群ではADHDの合併頻度が高いという報告もありますが、むずむず脚症候群の症状のために脚を動かしたり、落ち着きなく動いたりすることが、ADHDの症状に類似していることもあります。

表　むずむず脚症候群の分類

特発性（一次性）むずむず脚症候群
特に原因となる病気がないもの
二次性むずむず脚症候群
原因となる病気（状態）によって起こるもの 〈原因となる病気（状態）の例〉 ・鉄欠乏性貧血 ・胃切除後 ・腎不全（腹膜透析，血液透析患者） ・妊娠 ・神経疾患 　パーキンソン病 　末梢（まっしょう）神経障害 　脊髄疾患 ・リウマチ性疾患 ・薬剤性（抗精神病薬，抗うつ薬など） ・アルコール・カフェイン・ニコチン

むずむず脚症候群の診断

臨床的な診断は、むずむず脚症候群の特徴である「下肢を動かさずにはいられない欲求や衝動」があるかどうかをまずしっかり確認し、それが安静により増悪するか、運動により改善するか、夕方～夜間の増悪に対応するという特徴があるかを、問診や普段の行動から判断します（図）。

むずむず脚症候群の症状を自覚して、自分で訴えることができるとわかりやすいのですが、特に幼少期から症状がある場合には、自分で的確に伝えることができないことが多く、なかなか気づきにくい傾向があります。さらに、物ごころがつく前から症状がある場合には、それを特別なことだと本人が認識していない場合もあります。

幼少期からよくみられる症状としては、寝る前によく脚を動かす、脚をさすってほしがる、脚を親の体にくっつけたり布団の間に入れたがったりする、といった行動があります。成長痛も子どもによくみられる現象ですが、成長痛を訴える子どもの一部にむずむず脚症候群がみられることも知られています。

むずむず脚症候群は、夕方～夜に症状が強くなる傾向があることから、帰宅してから後の時間帯に症状が増強することが多いのですが、学校で椅子にじっと座っているときに脚を動かさずにはいられない欲求が出現したり、実際に脚を動かしたり、動かさざるをえなかったりといった行動は疾患のサインです。

疑わしい症状がみられた生徒さんには「脚が気持ち悪いの？　じっとしていられないの？」と聞いてあげてください。またご家族に、むずむず脚症候群という病気があることを教えてあげてください。保護者の方も家庭での夕方～夜のお子さんの行動で思い当たることがあれば、受診につながりやすいと思います。

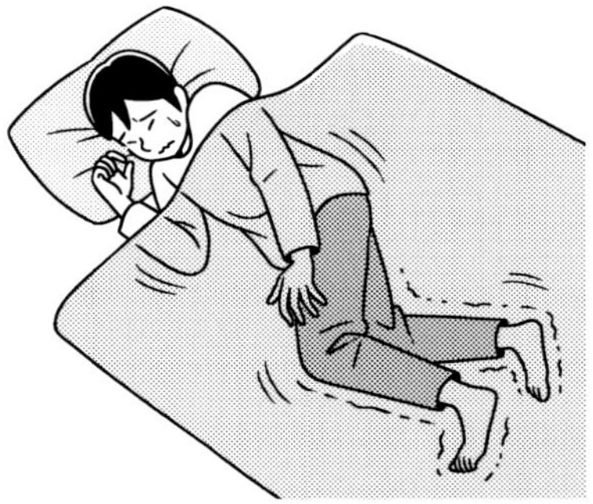

むずむず脚症候群のお子さんは、ご家族に同様の症状がある場合、すなわち家族歴が多いということも知られているので、ご家族にむずむず脚症候群の症状がないかを確認することもポイントになります。

デジタル機器と目の健康シリーズ④

デジタル機器を使うときの正しい姿勢

正しい姿勢を保つ4つのポイント

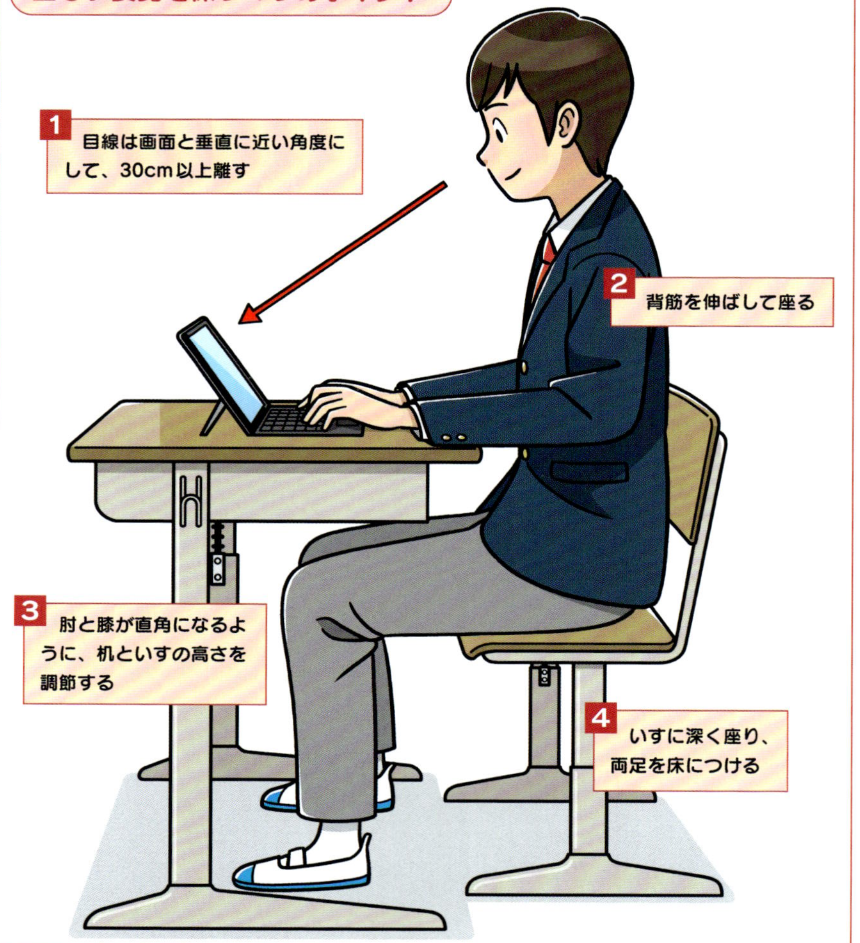

1 目線は画面と垂直に近い角度にして、30cm以上離す
2 背筋を伸ばして座る
3 肘と膝が直角になるように、机といすの高さを調節する
4 いすに深く座り、両足を床につける

デジタル機器を使用するときは、４つのポイントを意識して正しい姿勢を保ちます。

公益社団法人 日本眼科医会「近視啓発冊子ギガっこデジたん！大百科」参照

姿勢不良から来る体の不調

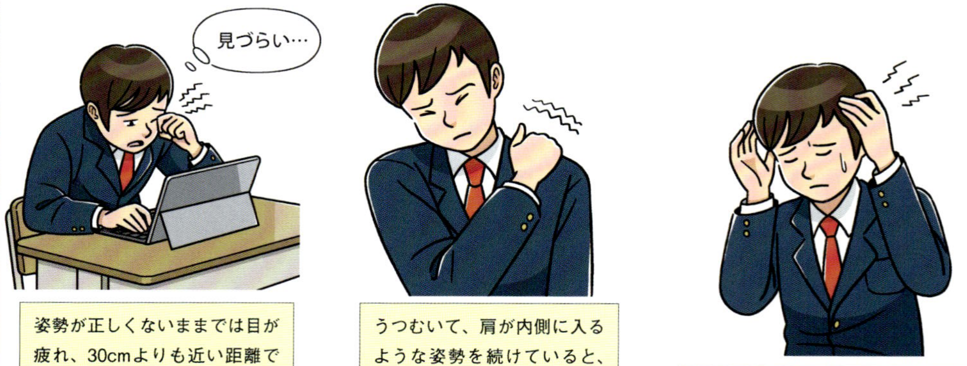

見づらい…

目の疲れと視力の低下：姿勢が正しくないままでは目が疲れ、30cmよりも近い距離で画面を見続けると、近視になる恐れがあります。

首や肩のこり：うつむいて、肩が内側に入るような姿勢を続けていると、頭部を支える首や肩に大きな負担がかかります。

頭痛：首や肩のこりが続くと、頭痛が起こることもあります。

デジタル機器と上手に付き合おう

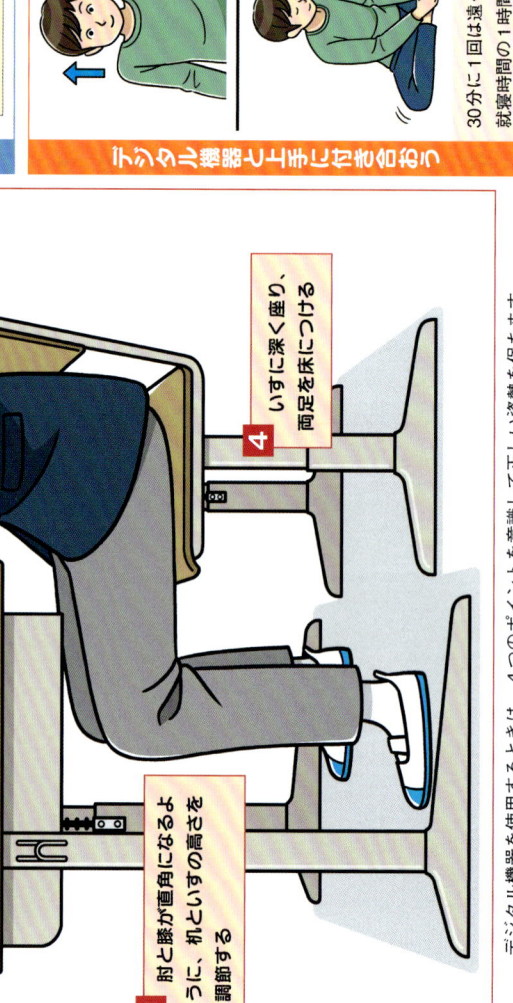

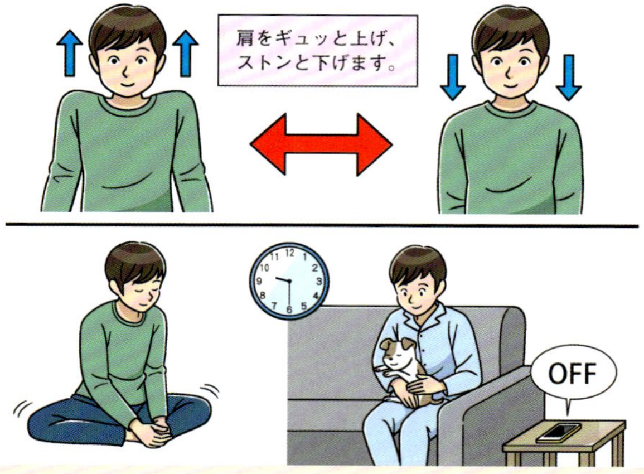

肩をギュッと上げ、ストンと下げます。
OFF

30分に１回は遠くを見るなどして目を休め、体のストレッチを行います。就寝時間の１時間前からは使いません。

学校でも日常的にタブレット型端末などのデジタル機器を利用するようになりましたが、正しい姿勢で使わないと、視力の低下や体の不調につながります。

デジタル機器と目の距離は三〇センチ以上離し、背筋を伸ばしていすに深く座り、机やいすの高さを調節して使うようにします。

三〇分に一回は、遠くを見るなどして目を休め、寝る前には使わないなど、体の健康を守りながらデジタル機器と付き合いましょう。

指導　川添丸山眼科 院長　丸山耕一先生

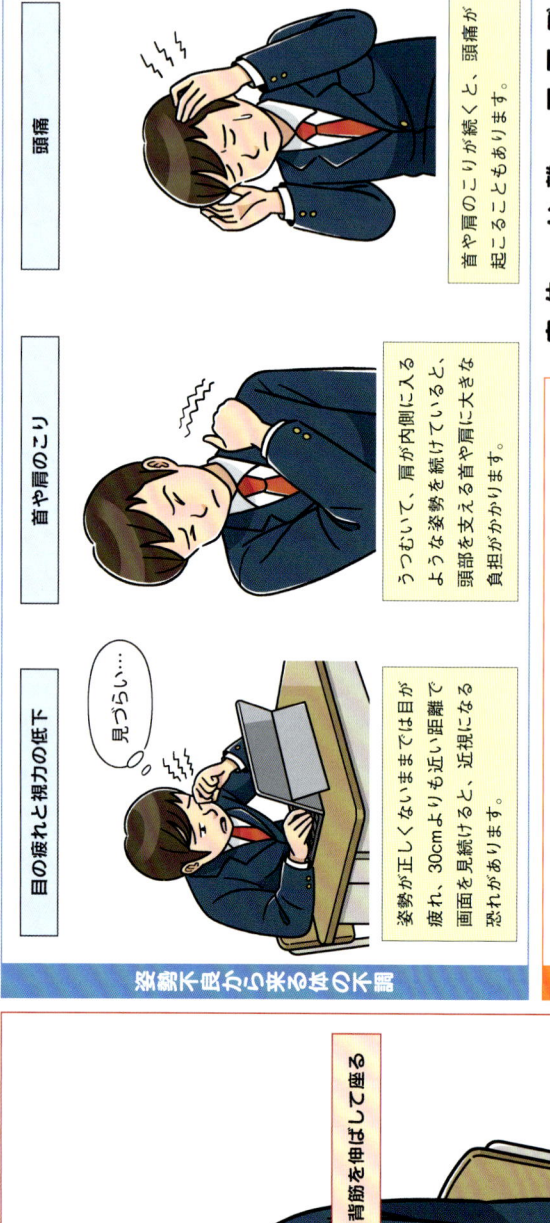

デジタル機器と目の健康シリーズ⑤

インターネットを使うときに大切なルール＆マナー

デジタル機器によって使うことができるインターネットは、情報の収集や、遠くの人とのコミュニケーションにも役立っているとても便利なツールです。

一方で、不用意に公開した情報が犯罪やトラブルの原因となる等、インターネットに関連して起こるトラブルも増加しています。

デジタル機器を利用する前には、あわせてインターネットを安全に活用するための、ルールやマナーを学んでおきましょう。

指導　千葉大学　教育学部　教授　藤川　大祐　先生

個人情報の取り扱いに注意しよう

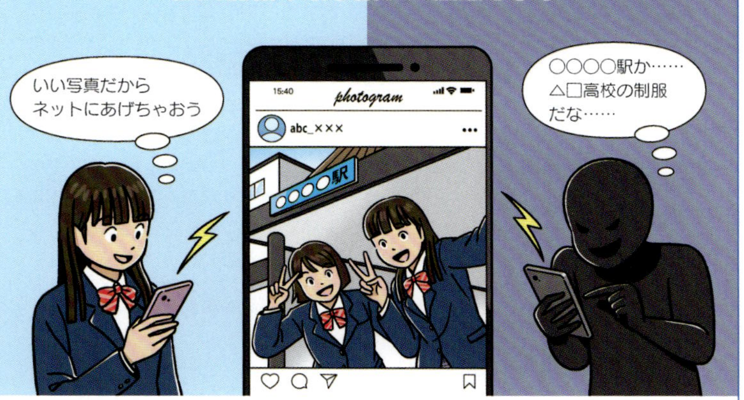
いい写真だから
ネットにあげちゃおう
15:40
photogram
abc_×××
○○○○駅
○○○○駅か……
△□高校の制服
だな……

インターネット上には個人情報を悪用しようとする人もいるため、自分だけではなく身近な人の個人情報の取り扱いにも注意が必要です。

相手を尊重しよう

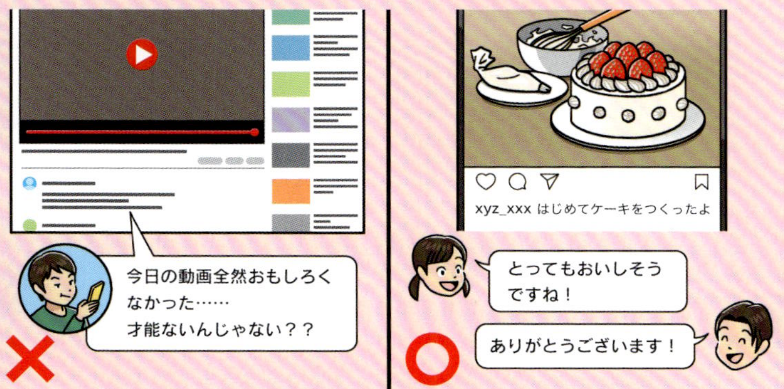

今日の動画全然おもしろく

才能ないんじゃない？？
xyz_xxx はじめてケーキをつくったよ
とってもおいしそう

×　失礼なコメントは、相手への嫌がらせとして受け止められることがあります

○　顔が見えない状況なので、対面のとき以上に礼儀を大切にしましょう

相手への尊敬を忘れずに、相手が受け入れやすい表現を心がけましょう。

ネット上でトラブルに巻き込まれたときは

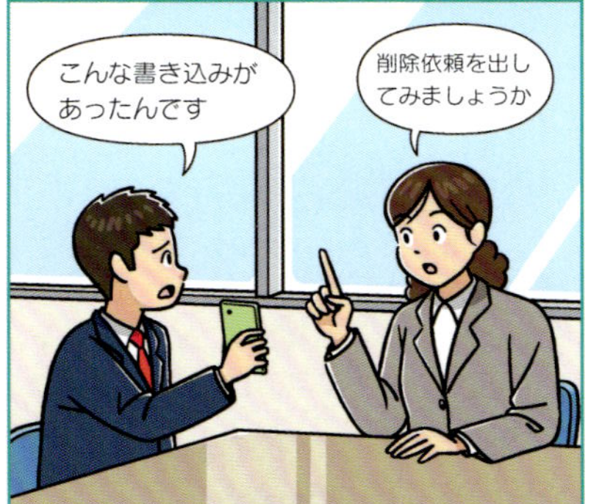
こんな書き込みが
あったんです
削除依頼を出し
てみましょうか

インターネット上の書き込みなどに関する相談・通報窓口
https://www.moj.go.jp/content/001335343.pdf

１人で抱え込まず、身近な人に相談をしたり専門機関を頼ったりしましょう。

著作権に注意しよう

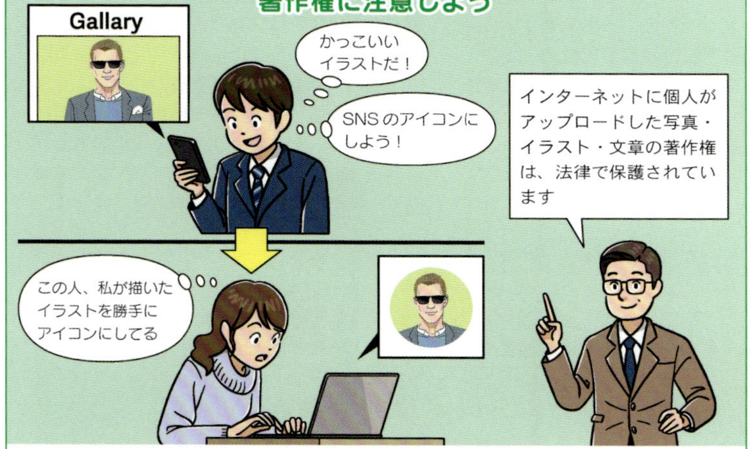
Gallary
かっこいい
イラストだ！
SNSのアイコンに
しよう！
この人、私が描いた
イラストを勝手に
アイコンにしてる
インターネットに個人が
アップロードした写真・
イラスト・文章の著作権
は、法律で保護されてい
ます

他人の著作物を使用したいときは、原則として著作権者に許可を得てから使いましょう。

正しい情報かどうかを確認しよう

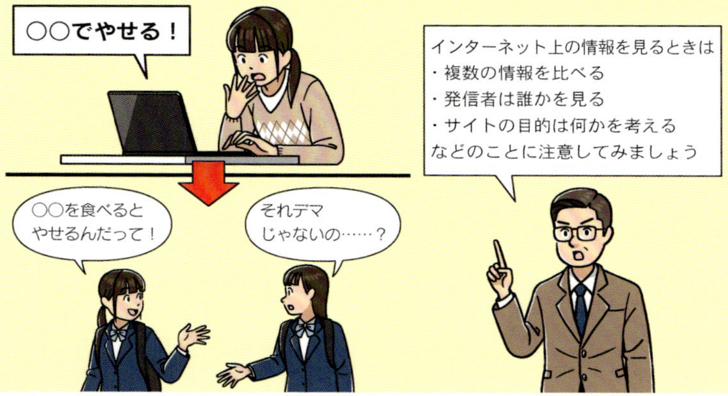
○○でやせる！
○○を食べると
やせるんだって！
それデマ
じゃないの……？
インターネット上の情報を見るときは
・複数の情報を比べる
・発信者は誰かを見る
・サイトの目的は何かを考える
などのことに注意してみましょう

ネット上の情報はすべてが正しいとは限らないため、もしかしたら間違った情報かもしれないと考える習慣をつけましょう。

連載

むずむず脚症候群を知っていますか？

第２回（最終回）　むずむず脚症候群への対処法

愛媛大学医学部附属病院 睡眠医療センター長　岡 靖哲

むずむず脚症候群（レストレスレッグス症候群：RLS）は、「下肢を動かさずにはいられない欲求や衝動」が、横になったり座ったりといった安静時に悪くなる、歩いたり体を動かすといった運動時に改善する、夕方から夜に悪くなる、という特徴を有する疾患です。

むずむず脚症候群が疑われる場合には、診断・治療のために睡眠専門医や脳神経内科医への受診をお勧めします。お近くの専門医はそれぞれの学会ホームページから検索できます。[1),2)] ここでは、むずむず脚症候群の症状を緩和する方法や、医療機関での薬物治療について説明します。

むずむず脚症候群の予防・緩和

むずむず脚症候群の症状が軽度である場合や、症状が起こる頻度が少ない場合には、日常生活での対処で症状を予防あるいは緩和することができます。

第一に、普段の睡眠を十分にとり、生活リズムを整えることが重要です。

次に、長時間じっとしている状況で症状が出現しやすいことから、長時間の安静を避ける、安静により症状が出そうな状況があれば意識して脚を動かすなどで症状を和らげることができます。

また、運動により改善することから、じっとしているときや寝る前に、足をさする、たたく、マッサージするといった対処も有用です。日中の軽い運動が夜の症状を改善することも知られていますが、逆に日中の運動をし過ぎると夜の症状が増強することもあることから、自分に合った運動量を探すとよいでしょう。

ほかにも、入浴により改善する人がある一方で、入浴により悪化し、冷やすことで症状が楽になる人もいるので、湿布などが有効であれば活用してもよいでしょう。

むずむず脚症候群を起こしやすい物質として、カフェイン、ニコチン、アルコールがあります。中高校生では、チョコレート、ココア、コーヒー、紅茶などに含まれるカフェインが影響する可能性があるので注意を要します。カフェインはむずむず脚症候群の症状を悪化させるだけではなく、眠りを浅くすることもあるので避けた方がよいでしょう。成人になったらアルコール（飲酒）、ニコチン（喫煙）も症状を悪化させる要因となるので注意が必要です。

むずむず脚症候群の治療

児童青年期のむずむず脚症候群の薬物治療は、成人のむずむず脚症候群に準じて行います（表）。

1）鉄剤

むずむず脚症候群の背景として鉄不足が知られていますので、医療機関では血液検査で鉄とフェリチンの値を測定します。フェリチンは鉄を貯蔵する働きを持つたんぱく質で、体内の貯蔵鉄量と相関するので、鉄の欠乏状態を把握するために有用とされています。成人では血清フェリチン値が50ng/mLを下回る場合には鉄剤の投与を考慮しますが、成長期にはこれを下回っていることが多く、まず鉄剤が使用されます。子どもでは鉄剤の有効性が高いとされていますが、鉄欠乏が改善するには１～２か月かかることや、鉄剤のみでは症状が十分に改善しない場合もあり、そのほかの薬剤を用いる場合もあります。

2）ドパミン受容体作動薬

むずむず脚症候群では、脳内のドパミン神経系に何らかの機能的異常が生じていることが想定されており、ドパミンを補充する薬剤の少量投与が有効であることが知られています。

現在国内でむずむず脚症候群の適応があるのはドパミン受容体作動薬のプラミペキソール（ビ･シフロール錠®）とロチゴチン（ニュープロパッチ®）です。前者は錠剤で、夜症状が出る２～３時間前に服用して症状の出現を抑制します。後者は貼付剤で、一日中皮膚に貼付することで皮膚から成分を吸収することで効果を得る薬剤です。症状が夜のみの場合には、寝る前１回の錠剤の内服で十分効果が得られますが、日中にも症状が強い場合には、錠剤を追加で服用するか、一日中効果が得られる貼付剤が効果的です。この薬剤は、むずむず脚症候群でよくみられる、睡眠時周期性四肢運動も抑制する作用があります。

ドパミン系の薬剤の副作用としては、嘔気・嘔吐などの消化器症状があるほか、日中の眠気を生じる場合があります。貼付剤では皮膚のかぶれ・かゆみなどを生じることがあります。これらは成人を対象とした薬剤ですが、お子さんに使用する場合には、少量から用いて副作用が出ないことを確認して使用します。この系統の薬剤は、パーキンソン病の治療にも用いられますが、むずむず脚症候群ではごく少ない用量で効果が得られます。逆に用量が多いとオーグメンテーション（症状増強）と呼ばれる現象を生じ、むしろ症状が悪化することもあるので、少量を適切に用いることが重要です。

3）カルシウムチャネルα２δ（アルファ２デルタ）リガンド

むずむず脚症候群に用いられるもう一つの薬剤です。この系統の薬剤は、てんかんの治療や神経障害性疼痛などに用いられていますが、むずむず脚症候群の治療薬として　ガバペンチンエナカルビル（レグナイト®）が承認されています。この薬剤はドパミン受容体作動薬と併用することを基本としますが、前述のオーグメンテーションを生じた場合には、こちらの薬剤を中心に治療します。副作用として眠気を生じることもあるので注意が必要ですが、寝つきが悪い患者ではそれがメリットとなる場合もあります。

4）クロナゼパム

クロナゼパム（リボトリール®、ランドセン®）はベンゾジアゼピン系の薬剤で、従来用いられてきた睡眠薬と同じ系統に属しますが、睡眠薬としてではなく、てんかんや夜間の異常運動を抑制する目的で用いられることが多い薬剤です。むずむず脚症候群の適応はありませんが、ほかの薬剤が使いにくい場合や、むずむず脚症候群の症状の頻度が少ない場合に用いることがあります。

おわりに

むずむず脚症候群は、症状を見つけて、上手に対処・治療することで、日常生活への支障を十分に軽減できる病気です。症状が疑われる生徒がいる場合は、早めに医療機関を受診できるようなサポートが望まれます。

表　むずむず脚症候群の治療薬

鉄剤
ドパミン受容体作動薬
プラミペキソール（ビ・シフロール錠®）※
ロチゴチン（ニュープロパッチ®）※
カルシウムチャネルα２δ（アルファ２デルタ）リガンド
ガバペンチンエナカルビル（レグナイト®）※
クロナゼパム（リボトリール®、ランドセン®）
※本邦でむずむず脚症候群の治療薬として承認されている薬剤

〈参考文献〉
1）日本睡眠学会 睡眠医療認定一覧　https://jssr.jp/list
2）日本神経学会認定　神経内科専門医名簿
https://www.kktcs.co.jp/jsnmypage/pub/SpecialistList.htm

新連載

中高生の目の外傷について

前編 学校で起こる目の外傷

昭和大学 医学部 眼科学講座 主任教授　恩田 秀寿

視覚、聴覚、嗅覚、味覚、触覚を用いて私たちは生活をしていますが、視覚は全知覚の80％を占めます。目を怪我することは学校生活の80％に支障を来すと考えてよいでしょう。具体的には、黒板やノートに書いてある文字が見えづらくなります。また、目をぶつけた後に目を動かしづらくなることで、物が二つに見える現象（複視）が生じたり、吐き気が止まらなくなったり、その後に脱水になったりします。

学校で起こる事故は、経緯や全容を把握することが難しく、何が起こったのかわからないことが多いと思います。しかし、学校で起きやすい目の事故のタイミングや病気を知っておけば、予防策を講じることが可能となり、救急対応を施すことができます。

目の外傷のタイミング

学校での事故は、さまざまなタイミングで起こります。え！こんなときに起こるのと思える学校生活の落とし穴を紹介いたします。

① 教室・実験室での授業中

- 鉛筆を見ているときにくしゃみをしてしまい、鉛筆の先が目に刺さった（強角膜裂傷、外傷性白内障）△
- 裁縫の実習で針穴に糸を通しているときに友達に肩を押されて、針が目に刺さった（強角膜裂傷、外傷性白内障）▲
- 彫刻刀の先を見ていたときに友達に頭をたたかれて、先が目に刺さった（強角膜裂傷、外傷性白内障）▲
- 熱湯・薬品を入れたフラスコが倒れたときに、液体が目に入った（熱傷、薬傷による角膜傷害）△
- 煮沸しているフラスコをのぞき込んだときに、蒸気で目が痛くなった（熱傷、薬傷による角膜傷害）▲
- 日光を裸眼で長時間見続けた後に目が見えなくなった（日光網膜症）▲

② 体育や運動部の部活動中

- 校庭にいたら砂が目に入った（びまん性表層角膜炎、結膜異物）△
- 校庭でライン引きをした手で目をこすったら消石灰が目に入った（結膜炎、びまん性表層角膜炎、角膜混濁）▲
- 体操の授業で前転をしたときに自分の膝が目に入った（結膜出血、眼窩骨折）△
- 野球、ソフトボール中（内野守備、外野守備、キャッチボール）の捕球ミス時にボールが目に当たった（結膜出血、前房出血、眼窩骨折）△
- 野球、ソフトボールのバッティングでファウルチップしたボールが目に当たった（結膜出血、前房出血、眼窩骨折）△
- サッカー、ラグビー、バスケットボール中に相手の身体の一部（頭、手指、肘、膝、足先）が目に当たった（結膜出血、前房出血、眼窩骨折）△
- チアリーディング中に上の人が落下したとき、下の人の目に上の人の肘、膝が当たった（結膜出血、前房出血、眼窩骨折）△
- テニスのダブルスで前衛をしていたときに、味方の打球を相手前衛がボレーし、そのボールが自分の目に当たった／相手前衛が振ったラケットが目に当たった（結膜出血、前房出血、眼窩骨折）△
- バドミントン中に、相手の放ったシャトルコックが目に当たった（結膜出血、前房出血）△
- 柔道で投げられたときに顔から畳に落ちた（結膜出血、眼窩骨折）△
- ボクシング、空手、相撲中に拳が目に当たった（結膜出血、眼窩骨折）△
- 剣道の練習中に相手の振った竹刀が折れて（面金越しに）目に入った（結膜出血、眼窩骨折、眼窩出血）△
- 剣道の練習中に竹刀の先皮が破れて竹が（面金越しに）目に入った（結膜出血、眼窩骨折、眼窩出血）△
- 晴天のスキー場でゴーグルをせずにいたら目が痛くなった（びまん性表層角膜炎）▲
- 胴上げされた生徒会長が落ちるときに会長の肘が下にいた生徒の目に当たった（結膜出血、眼窩骨折）△

③ 休み時間、放課後

- けんかで目を殴られた（結膜出血、眼窩骨折）▲
- じゃれあっていたら相手の身体の一部が目に当たった（結膜出血、眼窩骨折）△
- 着火した打ち上げ花火が発射しなかったので筒をのぞき込んだら発射し、目に被弾した（角膜びらん、前房出血、緑内障、外傷性白内障）▲
- 高い所から転落し転んだ後に地面、壁、物の角に目をぶつけた（結膜出血、眼窩骨折、外傷性視神経症）△
- 廊下の曲がり角で同時に走ってきた生徒同士が衝突したときに、どちらかの生徒の目に相手の身体の一部が当たった（結膜出血、眼窩骨折）▲
- 自転車で坂道を下っているときに転倒し、壁、地面に顔面を強打した（結膜出血、眼窩骨折、外傷性視神経症）△
- 動物の飼育中、動物の爪で目を引っかかれた（眼瞼裂傷、涙小管断裂、強角膜裂傷）△

タイミングの特徴と予防策

目の外傷のタイミングはその特徴から、▲のついた、必然のタイミング（この行為をしたら目の外傷を起こしやすいとほとんどの人が思うもの）と、△のついた、偶然のタイミング（その行為から目の外傷を想定しづらいもの、どんなに注意をしていても低い確率ですがけがが生じる可能性があるもの）に分類できます。また、2回以上出てきた病名に注目してみましょう。

① 教室・実験室での授業中：外傷性白内障（写真1）、強角膜裂傷（写真2）、熱傷・薬傷による角膜傷害
② 体育や運動部の部活中：結膜出血、びまん性表層角膜炎、前房出血、眼窩骨折（写真3）
③ 休み時間・放課後：結膜出血、眼窩骨折、外傷性視神経症

以上のようになります。

下線を引いた疾患は、転落転倒などによって生じることが多く、高エネルギー外傷の範疇にあります。つまり、生徒の活動性が高まり、より緊張していない時間帯は大きな事故が起こりやすいと考えられます。まずは▲の行為を禁止事項として徹底し、さらに△を回避するために、教師と学生が一緒になって予防策を導き出していくことが重要です。

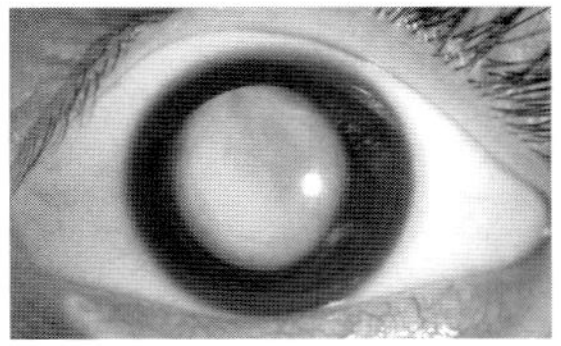

写真１　外傷性白内障

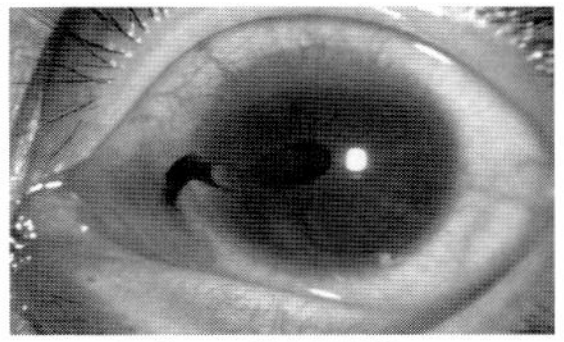

写真２　強角膜裂傷

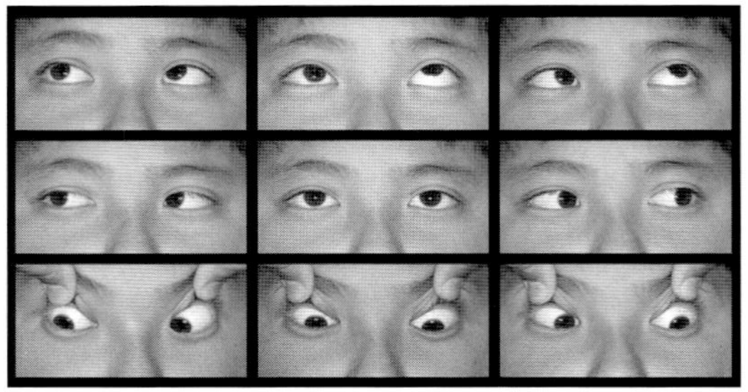

写真３　右眼窩壁骨折（右目が上下を向きづらい）

デジタル機器と目の健康シリーズ⑥

デジタル機器を健康的に使用するためのルールづくり

デジタル機器は、学習や友人との交流、動画視聴やゲームなど、さまざまな目的で使用され、現代を生きる多くの人にとって生活に欠かせないものになっています。

一方で、使用時間を自分でコントロールできず、日常生活に支障を来したり、健康を害したりする事例も多くなっています。

デジタル機器を利用する際には、自分がどのくらい使っているのかを把握して、目や頭を休ませる時間をつくりましょう。

指導　千葉大学 教育学部 教授　藤川 大祐 先生

デジタル機器をどのくらい使っているのかを把握しよう

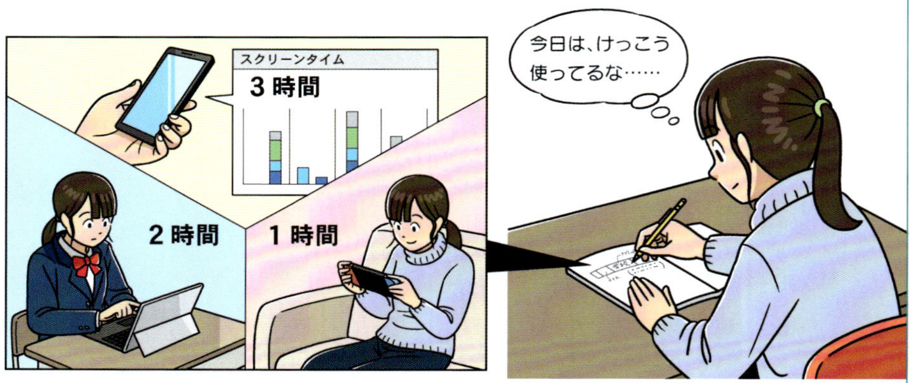

さまざまなデジタル機器の使用時間を手帳などに記録し、客観的に自分の状況を把握したうえで、生活を見つめ直します。

家族と話し合ってルールづくりをしよう

・使用にあたってのルールを決める
（例：○時以降は使わない、○○を済ませてから使うなど）
・お金が必要なサービスを使う際のルール
・ネット上の人とのやりとりについての注意点

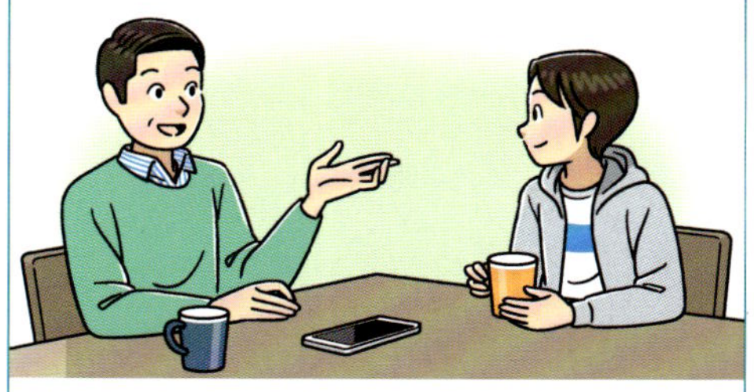

健康に、安全に使えるように、家族とルールづくりをしてみましょう。

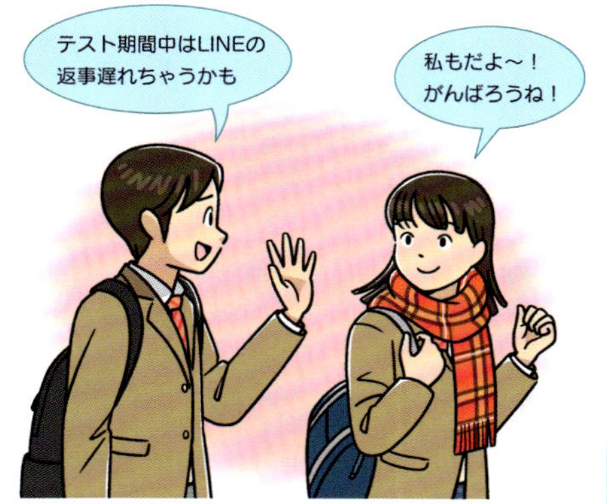
テスト期間中はLINEの返事遅れちゃうかも
私もだよ～！がんばろうね！

返信が遅れてしまうことなどが心配な場合は、ルールをつくったことを友人とも共有してみましょう。

デジタル機器への依存が始まった状態

ネット・ゲームをしたい衝動が抑えられなくなる

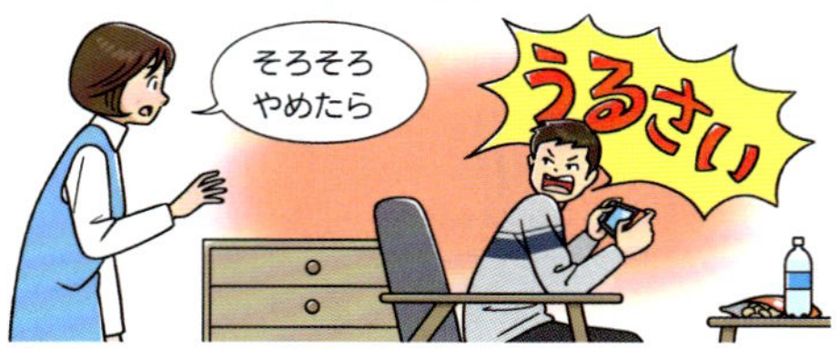
そろそろやめたら
うるさい

社会生活に支障を来す

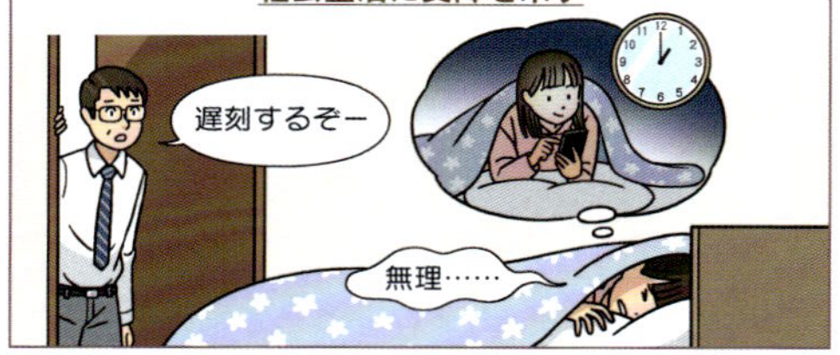
遅刻するぞー
無理……

このような状態が続く場合、依存状態にある可能性があるため、すぐに使用方法を見直す必要があります。

デジタル機器を使わない楽しみを持とう

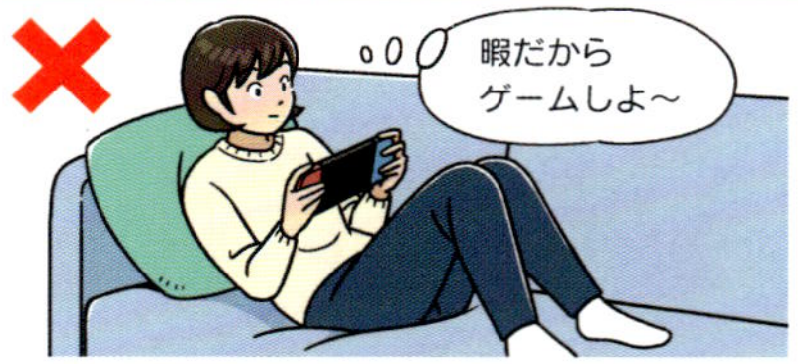
暇だからゲームしよ～

デジタル機器の使用時間の増加は、「依存」のリスクを高めます。

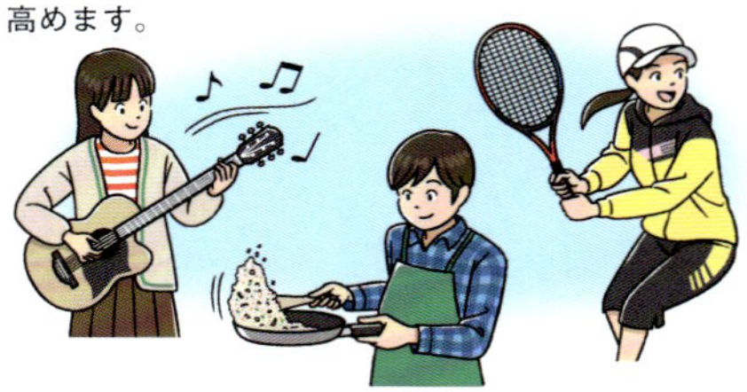

インターネットやゲーム以外の楽しみを持つことが、依存の予防にもなります。

健康に使用するために

定期的に目を休ませる

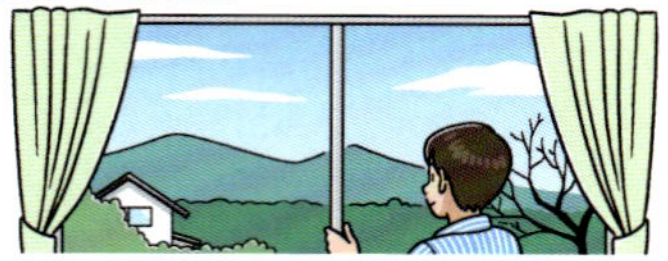

30分に1回は遠くを見るなどして、目を休めましょう。

寝る間際にデジタル機器を使わない

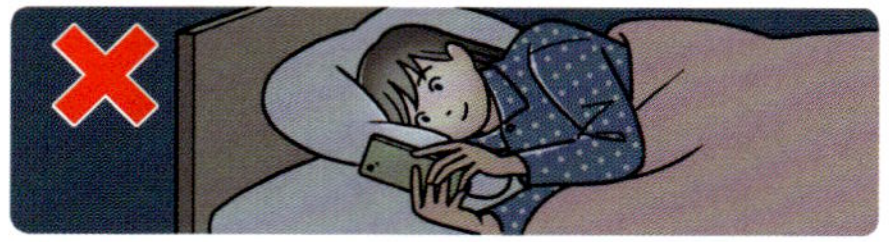

寝る間際までスクリーンの強い光を見ていると、脳が昼間だと錯覚し、睡眠障害を引き起こしやすくなります

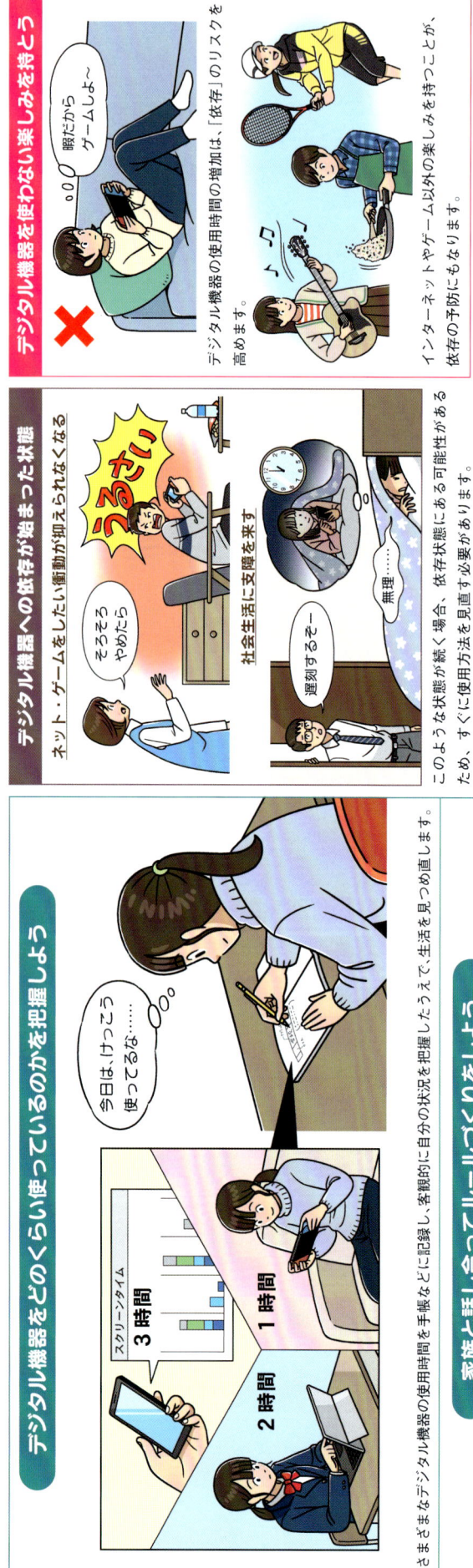

保健室常掲用

令和４年度
学校保健統計調査

文部科学省学校保健統計調査より

区分	身長（cm）平均値												体重（kg）平均値											
	12歳		13歳		14歳		15歳		16歳		17歳		12歳		13歳		14歳		15歳		16歳		17歳	
	男子	女子	男子	女子	男子	女子	男子	女子	男子	女子	男子	女子	男子	女子	男子	女子	男子	女子	男子	女子	男子	女子	男子	女子
全国	154.0	152.2	160.9	154.9	165.8	156.5	168.6	157.2	169.9	157.7	170.7	158.0	45.7	44.5	50.6	47.7	55.0	49.9	59.1	51.2	60.7	52.1	62.5	52.5
本校																								
北海道	154.8	152.9	161.5	155.3	166.3	156.7	169.2	157.2	170.5	158.0	170.7	157.7	47.9	46.0	51.9	48.8	56.5	50.9	60.6	51.5	62.0	52.9	62.9	52.4
青森	155.9	152.6	162.5	155.5	166.7	156.7	170.0	157.1	170.8	158.2	171.5	159.0	48.7	45.6	53.6	49.8	57.6	51.6	60.8	52.7	64.7	54.0	66.0	54.4
岩手	154.0	152.3	161.0	155.3	165.9	156.4	168.8	156.9	170.0	157.7	170.6	157.7	46.0	46.3	51.5	48.7	56.7	50.7	59.6	53.1	63.9	53.9	64.7	53.7
宮城	154.7	152.7	161.6	155.1	166.2	156.8	169.4	156.7	170.5	158.0	170.8	158.2	46.8	45.6	52.3	48.4	56.6	50.3	59.6	51.6	60.6	52.8	63.4	53.2
秋田	156.1	153.0	162.3	156.3	167.2	157.2	169.5	157.9	170.3	158.6	171.5	158.6	48.7	45.4	52.2	49.3	57.4	50.8	61.5	53.1	63.0	53.8	65.5	54.0
山形	155.1	152.6	161.7	155.5	166.5	157.0	168.8	157.2	170.6	158.4	171.3	158.1	46.8	45.7	52.2	48.6	56.8	51.1	59.7	51.9	62.7	53.9	63.9	54.4
福島	154.2	152.0	160.8	155.0	166.1	156.2	168.5	156.4	170.1	157.4	170.5	157.7	46.3	45.1	51.3	48.9	56.0	51.0	59.6	52.6	60.6	53.1	63.5	54.6
茨城	153.8	152.0	160.7	154.7	165.8	156.2	168.6	156.7	170.1	157.1	170.8	157.6	46.4	45.1	51.2	47.9	56.0	50.4	59.6	51.3	61.7	52.4	64.8	52.8
栃木	153.9	152.5	160.7	154.8	165.8	156.3	168.2	156.9	170.1	157.4	170.3	157.6	46.5	45.6	51.6	48.8	55.7	50.4	59.6	51.1	61.1	52.5	63.2	52.9
群馬	154.1	151.8	160.8	154.9	164.9	156.2	168.6	157.2	170.0	157.6	170.8	157.5	46.5	44.7	50.7	48.2	54.9	50.2	60.8	52.2	61.4	52.6	63.5	53.1
埼玉	154.1	152.4	161.1	155.1	165.7	156.1	168.6	157.6	169.9	157.8	171.0	158.3	45.4	44.4	51.2	47.7	54.6	49.1	58.1	52.4	60.5	52.5	62.2	53.3
千葉	153.9	152.5	160.9	155.0	166.1	156.8	168.7	157.6	170.1	157.4	171.1	158.1	45.0	44.0	50.1	47.4	54.6	49.5	59.5	51.7	61.7	51.9	63.3	52.6
東京	154.6	152.8	161.6	155.6	166.1	156.9	168.8	157.9	170.3	158.8	170.9	158.8	45.8	44.6	51.2	47.8	55.1	49.7	58.2	50.6	60.0	51.2	61.7	52.1
神奈川	154.0	152.6	161.0	155.4	166.1	156.9	169.3	157.4	170.3	157.8	171.0	158.3	45.2	44.2	49.5	47.0	54.6	49.3	58.5	50.1	60.8	51.3	62.8	52.0
新潟	154.3	152.7	161.7	155.3	166.5	157.2	169.4	157.4	170.6	158.6	171.6	158.3	45.0	44.3	50.6	47.5	55.3	50.7	59.9	51.2	61.1	53.1	63.6	53.5
富山	155.2	152.9	162.3	155.4	166.4	157.3	169.8	157.3	170.5	158.0	171.4	158.6	46.7	44.8	52.1	47.7	55.7	50.2	60.4	50.5	60.9	52.8	63.7	52.2
石川	154.4	152.4	160.9	155.4	166.6	157.1	168.6	157.9	169.9	158.1	171.7	158.3	45.5	43.9	50.3	47.7	55.3	50.3	60.1	51.4	61.2	52.3	64.3	51.7
福井	154.0	152.9	161.4	155.5	166.2	157.0	169.5	158.0	170.7	158.3	171.2	159.2	45.7	45.0	50.2	48.0	55.5	50.4	60.2	51.3	60.9	52.5	62.5	53.8
山梨	153.5	152.1	160.4	154.3	165.7	156.1	168.6	156.8	169.7	157.2	170.5	157.9	46.2	44.8	51.5	47.5	56.4	50.0	60.8	51.5	60.8	52.0	62.9	54.3
長野	153.3	152.3	160.5	154.7	165.8	156.1	168.3	156.8	169.9	157.5	170.9	157.5	45.8	45.0	50.5	47.5	55.8	50.0	58.4	51.1	60.5	52.2	61.5	52.2
岐阜	153.7	152.2	160.7	154.6	165.1	156.5	168.4	157.2	169.6	157.3	170.6	158.0	45.2	44.4	50.6	47.8	54.9	49.9	58.3	50.6	59.1	50.4	61.5	52.2
静岡	153.7	152.0	160.8	155.2	165.5	156.4	168.7	156.9	169.7	157.5	171.0	157.7	45.3	44.3	50.1	47.8	54.6	49.4	59.0	50.7	60.6	52.2	62.4	52.1
愛知	154.0	151.8	160.7	154.5	165.7	156.3	167.9	156.7	169.1	157.6	170.2	157.9	45.6	43.5	49.9	46.7	54.3	49.3	58.8	50.9	59.2	51.8	61.3	52.2
三重	153.6	151.4	161.1	155.1	165.6	156.4	168.3	156.7	169.6	157.5	171.0	158.1	45.1	44.0	50.3	47.2	54.7	50.1	58.7	51.5	60.6	51.9	62.4	52.9
滋賀	153.6	152.2	160.8	155.3	166.1	157.0	168.4	158.0	170.0	158.4	171.6	158.4	44.5	43.7	49.4	47.1	54.6	49.5	58.4	50.9	59.6	52.2	61.7	52.1
京都	154.5	152.1	160.6	155.4	166.0	156.8	169.1	157.5	170.3	158.2	171.5	158.3	45.7	44.2	50.4	47.3	54.7	49.8	58.6	50.9	60.9	51.5	62.5	51.8
大阪	153.8	152.0	160.8	155.1	165.5	156.8	168.5	157.6	169.9	157.9	170.6	158.1	45.4	43.7	50.3	47.8	54.2	49.6	58.7	51.1	59.3	52.2	61.2	52.3
兵庫	154.1	151.8	160.1	154.6	165.3	156.6	168.6	157.0	170.5	157.7	170.9	158.1	45.6	43.5	49.3	47.0	54.5	50.1	59.6	50.9	60.8	52.3	62.3	52.4
奈良	153.8	151.9	161.0	155.0	166.0	156.7	168.8	156.7	170.2	157.0	171.1	158.3	45.1	43.5	49.8	47.2	54.3	49.7	58.2	50.5	60.3	51.3	63.1	52.5
和歌山	153.6	152.0	160.9	154.8	165.6	156.3	168.9	157.5	169.2	157.6	171.0	158.0	45.9	44.9	50.7	46.9	55.2	50.0	59.8	51.6	59.9	51.7	62.5	53.0
鳥取	153.5	152.1	161.5	155.0	165.7	156.5	168.9	156.6	170.3	157.2	171.5	158.2	45.1	44.7	50.7	48.3	54.8	50.2	59.2	51.1	61.1	52.1	63.5	52.4
島根	153.4	151.4	160.5	154.1	165.7	155.8	169.0	156.8	170.0	156.7	170.7	157.6	44.0	44.0	50.2	47.4	54.0	49.9	58.8	51.3	60.9	51.7	63.3	52.1
岡山	153.4	152.3	160.4	154.2	165.0	155.7	167.8	156.8	169.6	157.3	170.1	157.8	45.3	44.9	49.9	47.3	53.9	49.7	58.5	50.2	60.8	52.4	61.3	52.6
広島	153.0	151.5	159.7	154.3	164.9	155.9	167.2	156.5	169.4	156.2	169.6	156.9	45.3	44.5	50.1	47.7	54.6	49.7	58.4	51.0	60.1	51.0	61.9	52.5
山口	152.9	151.6	159.7	154.3	165.4	156.3	167.6	156.5	168.9	157.4	170.6	157.3	44.4	43.9	49.5	47.1	54.1	50.2	58.3	50.5	60.8	52.5	62.8	51.5
徳島	154.3	152.0	160.6	154.9	165.9	156.0	168.2	156.9	169.0	157.6	170.4	157.5	47.0	45.2	51.5	48.9	56.5	50.4	59.3	52.2	60.9	53.5	63.6	52.9
香川	153.6	151.6	160.7	154.3	165.2	156.0	168.7	156.6	169.2	157.3	170.1	157.3	45.8	44.6	50.9	47.8	55.8	50.0	60.5	52.3	61.5	52.6	63.1	52.2
愛媛	153.6	151.3	160.2	153.7	165.4	155.9	167.5	156.4	169.6	157.3	169.5	157.2	46.2	44.0	50.6	47.4	54.6	50.0	58.9	51.4	61.3	52.6	61.3	52.1
高知	153.6	151.4	159.9	154.1	165.1	156.1	167.9	156.3	169.5	156.7	170.4	157.3	46.4	44.5	50.5	48.0	55.5	51.0	58.1	51.8	60.9	52.0	63.9	53.7
福岡	153.9	152.1	160.3	154.6	165.5	156.2	167.9	156.9	170.0	157.8	170.2	157.3	45.4	44.4	49.7	47.7	54.9	49.8	58.8	51.2	60.6	52.6	62.0	51.8
佐賀	153.4	151.7	160.8	154.2	165.1	156.1	168.4	156.6	169.2	157.0	170.1	157.3	44.9	44.5	50.9	47.7	54.6	50.5	60.1	51.9	60.6	52.2	62.9	52.8
長崎	152.9	151.6	159.9	154.7	165.2	156.1	168.6	156.9	169.8	156.9	170.0	158.6	45.2	45.0	50.3	48.0	54.8	50.1	58.6	51.8	61.8	52.7	62.2	54.0
熊本	153.8	152.2	161.0	154.7	165.6	156.2	168.4	158.0	169.3	157.6	170.3	157.2	45.9	45.4	51.1	48.1	55.4	49.9	60.5	52.5	60.8	51.7	63.1	52.0
大分	153.8	152.0	160.7	154.1	165.4	156.1	168.3	156.5	169.3	156.9	170.8	157.3	46.6	45.0	51.9	47.9	55.6	51.0	60.5	51.5	61.5	51.8	65.2	53.5
宮崎	153.6	152.1	160.7	154.7	165.4	155.9	168.0	156.8	169.0	156.4	170.6	157.3	46.3	46.3	51.5	48.4	56.1	50.9	59.6	51.8	61.4	52.2	64.6	53.5
鹿児島	152.8	152.0	160.0	154.5	165.2	156.1	168.1	156.6	169.6	157.1	169.6	157.7	44.6	45.1	49.8	47.5	54.5	50.2	59.7	51.5	60.1	51.6	61.9	53.0
沖縄	153.5	151.6	160.2	153.7	165.1	155.5	167.7	155.1	168.5	156.4	169.2	156.3	46.1	45.3	50.9	47.2	54.8	49.9	59.2	49.7	60.3	51.5	60.9	51.3

中学保健ニュース　昭和43年6月4日第三種郵便物承認　2024年1月28日発行　第1902号-(2)

連載

中高生の目の外傷について

後編　目の外傷への対応

昭和大学 医学部 眼科学講座 主任教授　恩田 秀寿

前編でご紹介したとおり、学校で起こりやすい目の外傷には以下のような疾患があり、下線部は高エネルギー外傷で起こります。

- 教室、実験室での授業中：外傷性白内障、強角膜裂傷、熱傷・薬傷による角膜傷害
- 体育や運動部の部活動中：結膜出血、びまん性表層角膜炎、前房出血、眼窩骨折
- 休み時間、放課後：結膜出血、眼窩骨折、外傷性視神経症

「結膜出血」とは結膜に外力が加わり結膜血管が切れたために起こりますが、これ自体は治療の必要性はありません。外傷の既往が示唆されます。主な疾患の症状と初期対応を解説いたします。

〈眼窩骨折の症状〉

- **目の奥の骨が折れて、目が動かなくなる**
- **打撲直後から嘔吐が続いている場合は、治療の緊急性がある**

拳大の物体が強く目に当たったときや、顔面から壁や地面などに激突した際に目を強く打ったときに眼窩に骨折が生じます。骨折は亀裂のようなタイプ（閉鎖型骨折）と完全に骨が抜け落ちてしまうようなタイプ（開放型骨折）（画像１）があり、18歳未満では後者が8割を占めます。症状は、目の動きが制限されることによって物が2つに分離して見える、いわゆる複視を生じます。受傷直後から嘔気があり、目を開けようとすると嘔吐するため、ぐったりとしていることが多いです。また、鼻血が起きたり喉の奥に血が流れたりすることが多いです。この時点で救急科を受診すると、頭と眼窩のCT検査を受けることが多く、その結果、眼窩骨折と診断されます。手術が必要になった場合、鼻を強くかまないように医師が指示します。もしも鼻をかんでしまうと空気が骨折を通じて目の奥に入り込むことで瞬時に目が飛び出してしまいます（眼窩気腫）。また、眼窩の感染症を引き起こしてしまうこともあります。嘔気嘔吐は3日ほどで治まることが多いですが、小児の場合にはその間に脱水症状を引き起こす可能性があります。また、嘔気がなくても眼窩が骨折していることがあります。眼球が腫れていると目が開きづらいため複視を自覚せずに経過してしまうこともあり、目の腫れが引くと複視が明らかになってくることもあります。

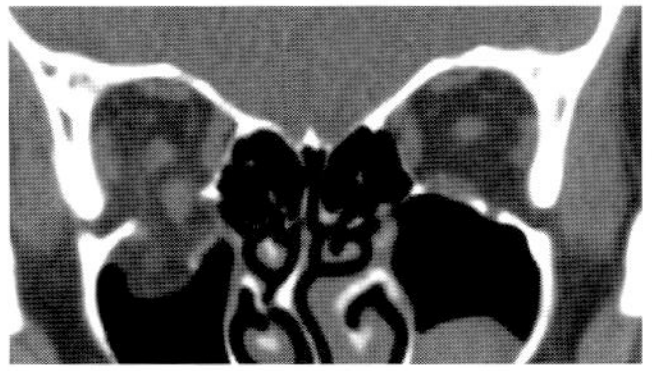

画像１　右眼窩下壁骨折患者のCT

眼窩骨折の初期対応
- 目や顔を打った後から嘔気がある場合には、脳と目を診察できる病院を至急受診する
- 鼻血が出ても鼻を強くかまないように注意する

〈外傷性視神経症の症状〉

- **眉毛の外側をかなり強く打ちつけた直後から、目が見えなくなる**

高いところから、顔から地面に落ちたり、自転車を運転中に速いスピードのまま顔面が壁に激突したりすることで生じます。ほとんどの患者は眉毛の外側に怪我の痕を認めます（写真１）。眼窩と頭蓋内とを結ぶ視神経管（視神経の通り道）の骨折が原因と考えられています。打撲の直後から光を感じなくなるほど視力が落ちてしまう患者もいます。この時点で救急科を受診し、頭と眼窩のCT検査を受けることが多く、眼科医の診断によって外傷性視神経症と診断されます。治療は早期に副腎皮質ステロイドを全身に投与したり、手術（視神経管開放術）を行ったりします。視力の回復は緩徐です。

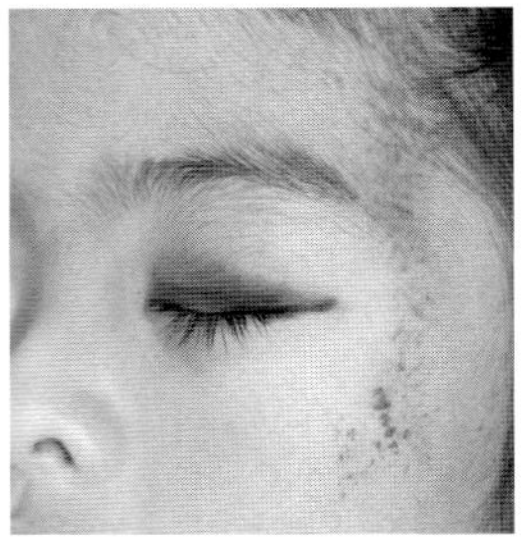

写真１　外傷性視神経症の患者

外傷性視神経症の初期対応
- 頭部精査と同時に、片目ずつ見え方の変化を生徒から聴く
- 頭に異常がなければ眼科を受診し、視力検査と診察を受けさせる
- 突然見えなくなったために精神的なダメージを負っていることがあるので、メンタルケアも必要になる

〈熱傷・薬傷による角膜傷害の症状〉

- **熱湯や薬による目のやけどで、目に強い痛みや充血を訴え、目を開くことが難しい**

熱湯や、実験室の薬品が何かの拍子で目に飛び込んでしまった場合には、すぐに目を洗います。目は大きく開けて洗うようにします。まずは、3分洗い流してください。その間に何の液体が入ったのかを調べます。特に注意を要するのは、アルカリ性薬品と強酸性薬品です。アルカリ性薬品は目の深部に染み込んでしまいます。目の深部には水晶体や網膜などの重要な臓器があるため、失明の恐れがあります。また強酸性薬品は目の表面に強い炎症を引き起こします。透明な角膜に炎症が起こると透明性がなくなるため（写真２）、失明の恐れがあります。

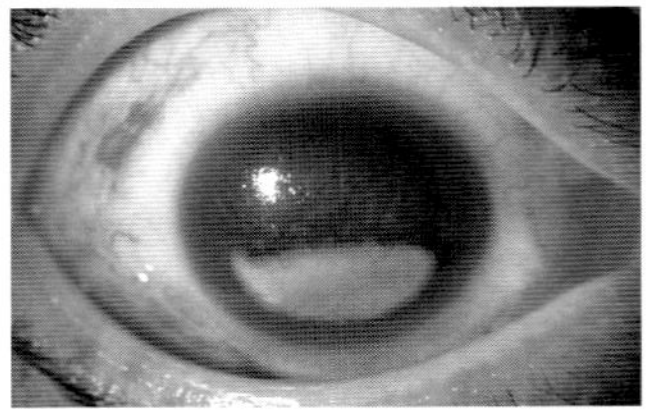

写真２　薬品が入り角膜混濁、結膜充血が生じている

熱傷・薬傷による角膜傷害の初期対応
- 水道水で目を３分洗う
- アルカリ性や強酸性の場合には、さらに３分、さらに３分と10分くらいは洗眼する
- その後、至急眼科を受診する

〈強角膜裂傷・白内障の症状〉

- **鋭いものが目に刺さることで、目の表面と水晶体を傷つけ、視力低下と細菌感染を引き起こす**
- **目の中の水（前房水）が流れ出すため、錯覚して涙を拭うような動作をする**

鉛筆の先、カッターの刃、針、爪などが目に刺さることがあります。目の最も丈夫な角膜（黒目の透明な部分）と強膜（白目）でも、0.5～1.0mmほどの厚みしかありません。鋭いものは容易にそれらを貫通し、その奥にある水晶体に刺さります。若年者の水晶体は透明でやわらかいものですが、外傷によって透明性は失われ、数週間～数か月かけて膨張し溶け出してきます（いわゆる外傷性白内障）。初期段階から手術になることがほとんどですが、まず刺さった場所を細い針と糸で縫い合わせます。外傷性白内障になっている場合には、白内障手術が必要になります。

強角膜裂傷・白内障の初期対応
- 涙を拭う動作で眼球を押してしまい、さらに傷を深めるため、目の周りに触れないように注意させる
- 目の中に細菌が入るのを防ぐため、眼帯をして速やかに眼科を受診する（緊急手術になることが多い）

新連載

デジタル機器利用による健康への影響

第１回　情報化社会で求められること

東海大学 情報理工学部 情報メディア学科 教授　柴田 隆史

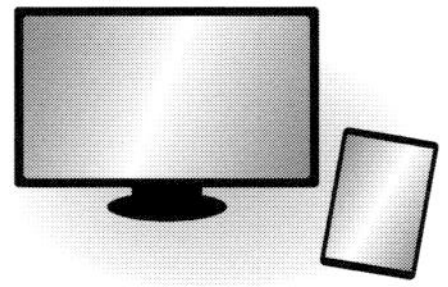

情報通信技術（ICT）の発展

現代社会における情報化は、非常に速いスピードで進んでいます。例えば、最近話題のChatGPTという人工知能（AI）技術が使われた対話型サービスでは、何かを質問すると、まるで人が書いたようなきれいな文章を生成して応えてくれます。また、人を相手にしているような自然な会話ができたり、物語のコンセプトやキーワードを伝えることで小説を創作してくれたりもします。

ICTの活用により、生活が便利になったり、世の中が進化したり、新たな可能性が生まれたりするといった良い側面が多くあります。

しかし一方で、上記のような対話型サービスの浸透により、自分で文章を書かなくなったり、あるいは書けなくなったりしてしまうのではないかという懸念もあります。例えば、学校での作文や読書感想文において、生徒が対話型サービスを使って“書いてもらった文章”を提出してきたらどうでしょうか。

中・高校生の情報活用と教育の情報化

最近では、中・高校生もスマートフォンやタブレット端末、携帯ゲーム機などのデジタル機器を日常的に使っています。何かの情報を得るため、自分の情報を発信するため、友達とのコミュニケーションのため、勉強のため……など、その用途は様々であり、まさしく情報活用を日常的に行っています。

世の中の動きや状況に呼応して、近年、学校教育でも情報化が進んでおり、授業でタブレット端末などのデジタル機器を使うようになりました。これは、普段からデジタル機器を使っているから学校でも使うという、後追い的な意味ではありません。デジタル機器を用いてICTを活用することで、学習が支援され学びが深まるからです。また、世の中でICTが当たり前のように使われていることを背景として、これからの情報化社会で生きていくために、情報活用の知識やスキルを学ぶことが生徒にとって非常に重要だからだと考えています。

デジタル機器の使用と健康への懸念

生徒は日中の多くの時間を学校で過ごします。学校でもデジタル機器を用いて学習する機会が増え、１日のスクリーンタイム（画面を見る時間）は今後ますます長くなっていくでしょう。

一般に、新しい機器や情報メディアが社会に普及し始める頃には、使用者の健康に対する影響への関心が高まる傾向があります。例えば、1970年代にオフィスでの仕事にコンピュータが急速に普及し、その後、80年代半ばにはワープロが、90年代後半にはパソコンが家庭でも使われるようになりました。それまでの紙の書類を用いたワークスタイルから、ディスプレイを用いるVDT（Visual Display Terminals）作業によるワークスタイルへと変わりました。そして、眼精疲労や肩こり、頭痛などの心身の疾患を引き起こすVDT症候群といった健康障害が懸念されました。

その対策として、VDT作業による疲労や負担を軽減させるための指針が、厚生労働省や日本人間工学会などから示されました。そして、それに沿った労働環境を整えるとともに、我々、ディスプレイを利用する者も安全で快適な使い方を学び、ディスプレイを活用するようになり、現在に至っています。

個人による違いはありますが、現代社会において、ディスプレイを見ると健康への影響が心配だからといって、スマートフォンやテレビ、パソコン画面、街角のデジタルサイネージなどを、全く見ずに生活している人はあまりいないのではないでしょうか。

パソコンの普及と学校での
デジタル機器利用の違いと対策

学校教育の情報化は、1970年代にオフィスでのVDT作業が増えたときと状況が似ていますが、オフィスでは成人の利用であるのに対して、学校では成長期の子どもがデジタル機器を使うという点で異なっています。子どもの健康を守るために、現状を把握するための調査や、子どもの健康に配慮して教育の情報化を推進するための対策や指針を示すことが重要となります。文部科学省からは、主に以下の３点が健康支援の指針として示されています。

（１）姿勢をよくして、目と学習者用コンピュータの画面との距離を 30cm 以上離す。
（２）30 分に１回は、20 秒以上、画面から目を離し、遠くを見て目を休める。
（３）就寝１時間前からは ICT 機器の利用を控える。

これらの内容については、養護教諭の先生方はよくご理解されており、学校で生徒にご指導されていることと思います。

児童生徒に対してわかりやすく伝えるために、文部科学省からは「端末利用に当たっての児童生徒の健康への配慮等に関する啓発リーフレットについて」としてイラストを使った資料が公開されています[1]。文字情報だけよりもイラストのような画像の方が情報量も多く、内容がわかりやすく効果的に伝わります。そして、画像（静止画像）よりも動画像の方がさらに情報量が多く、ICTを活用してわかりやすく学ぶことができます。上記の３点の内容については、例えば、教科書や教材を扱う学校教育関係の企業がアニメ動画を作成して公開しています[2]。また、日本眼科医会は近視に関して、「進む近視をなんとかしよう大作戦」の動画を公開しています[3]。生徒はYouTubeやSNSなどを日常的に使っています。そうしたICTやサービスは、学習や向社会的な活動に活用ができます。

デジタル機器利用と健康とのバランス

重要なのは、ICT及びデジタル機器を積極的に活用しつつ、健康にも配慮していくというバランスです。どういう場面で対話型サービスなどを使ってAI技術を活用するのか、また、どういう場面では用いずに自らが調べ学習や作文をして取り組むのかというバランスが大切なのと同じです。今後、デジタル機器を使う場面はさらに広がっていくと予想されるため、生徒が自らの健康に自覚をもってデジタル機器を使っていくことが必要で、在学中に身につけていくべき学びだと考えています。

《参考文献》

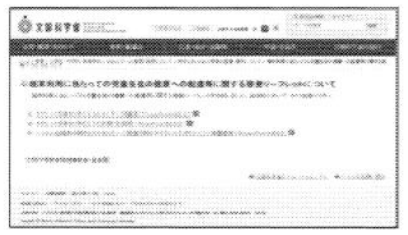

1）文部科学省「端末利用に当たっての児童生徒の健康への配慮等に関する啓発リーフレットについて」2023.
https://www.mext.go.jp/a_menu/shotou/zyouhou/detail/mext_00001.html

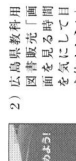

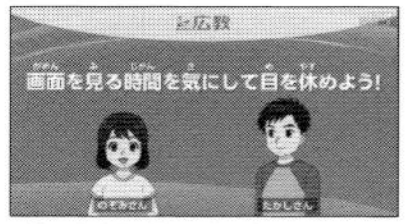

2）広島県教科用図書販売「画面を見る時間を気にして目を休めよう！」2022.
画像：広島県教科用図書販売
https://www.youtube.com/watch?v=rh-YlQcE_5c

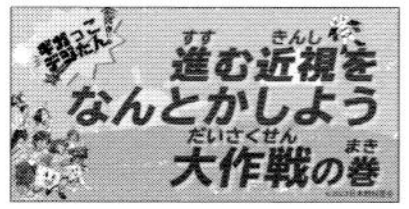

3）日本眼科医会「進む近視をなんとかしよう大作戦」2022.
画像：日本眼科医会提供
https://www.youtube.com/watch?v=eNz-U3VA3jM&t=4s

連載

デジタル機器利用による健康への影響

第2回　生徒のデジタル機器の使い方と姿勢

東海大学 情報理工学部 情報メディア学科 教授　柴田 隆史

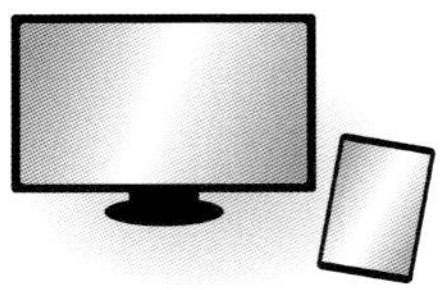

目の疲れと視力低下への懸念

高校の養護教諭の先生方100名ほどとお話をする機会があり、デジタル機器を使うことによる生徒の健康面で心配なことをお聞きしたことがあります。予想通り、目が疲れることや視力の低下が挙げられ、9割以上の先生が心配だと答えていました。そのほかには、長時間使うことについても、多くの先生が懸念されていました。

2022年3月に東京都教育庁が発表した令和3年度「児童・生徒のインターネット利用状況調査」調査報告書によると、インターネット利用による生活や健康の変化として、中学生の36.9%、高校生の38.6%が「目が悪くなった」と回答しており、過去5年間で増加傾向にあります[1]。また、筆者らが2018年に行った研究調査では、約35%の中学生がデジタル機器の利用で目が悪くなることを心配していました[2]。その調査では、生徒の保護者にも同じ質問をしており、約74%の保護者が自身の子どもに対して視力の低下を心配していることもわかりました。これらの結果からは実際の視力低下や原因まではわかりませんが、少なくとも中・高校生の日常において目の健康への懸念があることを示しています。また、2022年11月に発表された「令和3年度学校保健統計調査」によると、例えば16歳の約73%は裸眼視力が1.0未満であることが報告されています[3]。このように、いくつかの調査結果により、中・高校生の健康に関する実態が示されています。

近くを長時間見ないようにする

目の疲れと視力の低下は異なるものですが、どちらも近くを長時間見続けることが原因の一つと考えられています。そのため、「近くを長時間見ないようにする」ことが、どちらに対しても予防になります。連載第1回で紹介した通り、文部科学省による健康面に関する留意点では、その具体的な指針として、(1) 姿勢をよくして目と画面との距離を30cm 以上離すことと (2) 30分に1回は、20秒以上、画面から目を離し、遠くを見て目を休めることが示されています。これらはデジタル機器の利用に限った話ではなく、紙の教科書やノートに対しても同じ指針が有効だと考えられます。それでは、これまでの紙の教科書やノートとデジタル機器とでは何が異なるのでしょうか。

生徒のデジタル機器の使い方を知る

デジタル機器を使うことと生徒の健康との関係を考えるためには、生徒がデジタル機器をどのように使っているのかを知ることが重要だと考えています。その様子を観察することにより、問題や原因がわかり、解決へ向かうヒントが得られることがあるからです。

前述の通り、目の疲れや視力の低下を予防するために、姿勢をよくして目と画面との距離を30cm以上離すことが重要ですが、普段、生徒がどのような姿勢でデジタル機器を使っているのかを把握していますでしょうか。さらにいえば、生徒がデジタル機器を使っている様子を見たことがありますでしょうか。

紙の教科書やノートとデジタル機器の違い

机の上で紙の教科書やノートを使う学習の様子は、自分自身の経験もあるため、容易に想像ができ、姿勢や健康に関する指導もしやすいかと思います。しかし、自身がデジタル機器を1人1台で用いて授業を受けていた経験のある先生はまだあまり多くなく、紙とデジタル機器の違いに気づきにくいかもしれないと推測しています。

例えば、スマートフォンを使ってこんなことを試してみてください。図のように机の左の方に置いた紙とスマートフォン（デジタル機器）の文字の見やすさを、目や顔を向けるだけで比べてみてください。スマートフォンのディスプレイ特性や画面サイズなどにもよりますが、おそらく紙の文字の方が見やすいのではないでしょうか。それは、デジタル機器の画面は、基本的に正面から見たときが最も見やすいからであり、斜めから見ると画面が暗くなりコントラスト（明暗の差）がわかりづらく、文字も読みづらくなります。

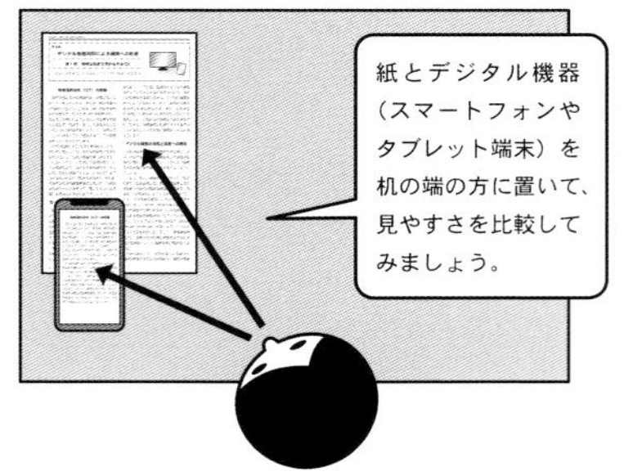
紙とデジタル機器
（スマートフォンや
タブレット端末）を
机の端の方に置いて、
見やすさを比較して
みましょう。

図　紙とデジタル機器の見やすさの比較

デジタル機器を使う時の生徒の姿勢

教室では、デジタル機器を机の中央付近に置くだけではなく、例えば紙のノートと併用するときなどにはデジタル機器を机の端の方に置くこともあります。画面に表示されている内容をよく見るためには、上からのぞき込むようにして見たり、画面を立てて見たり、体をデジタル機器の方へ向けて見たりします。つまり、デジタル機器を置く位置により、従来の紙の資料とは見方が変わるし、生徒の姿勢も変わるということです。

さらに、デジタル機器を机の中心付近に置いた場合でも、キーボードが取りつけられてノートパソコンのように画面が起き上がっている状態と、画面が天井を向くような平置きの状態によっても、見方や姿勢が異なることがよくあります。前述の通り、画面は正面からが見やすいため、平置きの状態では画面に覆いかぶさるような姿勢になり、結果的に目と画面との距離が短くなってしまうことがあります。紙であれば背筋を伸ばして姿勢よく見られていたのに、デジタル機器ではそれが難しく、姿勢が悪くなってしまうことがあるということです。

ディスプレイ技術への期待と現実

私の専門である人間工学では、ヒトがモノに合わせるのではなく、モノをヒトに合わせるための設計を目指します。デジタル機器の画面は斜めからだと見えづらくなることがあると言いました。本来はそんな状況にならず、画面をどこから見ても鮮明に見えることが望ましいし、技術開発により実際に良くなっています。しかし、現実的にはまだ不十分であり、デジタル機器を使うヒトの対応が求められることがしばしばあります。だからこそ、生徒がどのようにデジタル機器を使っていてどういう状況になっているのかを知り、健康を支援するための指導をしていくことが大切なのです。

1）東京都教育庁「児童・生徒のインターネット利用状況調査」調査報告書. 2022.
2）柴田隆史，藤井彌智，山崎寛山，佐藤和紀，堀田龍也「学校でのICT導入に対する生徒と保護者の健康面に関する意識」『日本人間工学会関東支部第48回講演集』86-87. 2018.
3）文部科学省「令和3年度学校保健統計調査」2022.

連載

デジタル機器利用による健康への影響

第３回（最終回）　家庭と連携して生徒の健康意識を育む

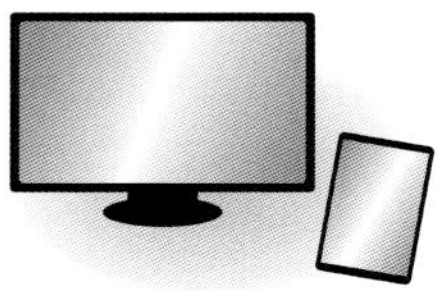

東海大学 情報理工学部 情報メディア学科 教授　柴田 隆史

情報通信ネットワークの活用

GIGAスクール構想により、児童生徒が学校で１人１台のデジタル機器を使う端末環境やクラウドなどを利用するネットワーク環境が整備され、学習に活用されるようになっています。また今日では、生活のいたるところにインターネットが用いられており、学習用端末やパソコンに限らず、スマートフォンやゲーム機、テレビなどの家電製品なども、インターネットに接続することで、より多様な機能を活用できます。

第１回で紹介した、生成系AIであるChatGPTもインターネット上の膨大な情報を学習して活用することで、その優れた性能を発揮しています。現代の生活には情報通信ネットワークは必要不可欠といえるでしょう。

端末の持ち帰りと家庭でのデジタル機器利用

学校で使っているデジタル機器は、家に持ち帰ることで、家庭や地域での学習にも用いられています[1]。クラウドを活用することで授業ともシームレスにつながります。また、家庭で用いるデジタル教材や多くのアプリ、ツールに、インターネットが活用されていることは言うまでもありません。つまり、ICT（情報通信技術）に関わる技術進歩が、学習や生活に良い効果や可能性をもたらしているのです。それを十分に活かして、学習効果やQOLを向上させるために、ヒトの特性に加え、モノである機器や使用環境からもアプローチすることが重要となります。

教室と家庭の学習環境の違い

家庭でのデジタル機器の利用には、教室とは異なる点があるため、生徒の健康を考える際にはそれらを理解しておく必要があります。

最も大きな違いは、学校ではデジタル機器に目を近づけたり姿勢がよくなかったりする生徒がいれば、先生が声をかけて指導できますが、家庭ではそれが難しい、という点です。特に、生徒が自室において一人で学習している場合には、自分で気をつける必要があります。

だからこそ、第１回で述べた通り、生徒が自らの健康に自覚をもってデジタル機器を使っていくことが必要であり、生徒の将来のことも踏まえ、自身の健康について考える習慣は在学中に身につけていくべき学びだと考えています。

さらに、教室での授業であれば、生徒は自分の端末画面だけではなく、大型提示装置や黒板、先生を見る機会がありますから、長時間、近くの画面を見続けることを避けられます。一方、家庭では近くの画面や紙の教材などを見続けてしまいがちになりますし、オンライン授業に参加しているときは、教室で共有される教材や先生も画面に映るため、常に端末画面を見る状況になります。

画面を見る時間については、学習への取り組み方の違いも影響します。例えば、授業では学習活動に応じてデジタル機器を使うため、比較的、短時間であったり断続的であったりします。また、時間割により定期的に必ず休み時間があります。一方、家庭では、学習内容や時間は生徒自身が決めるため、連続した長時間になることもあります。

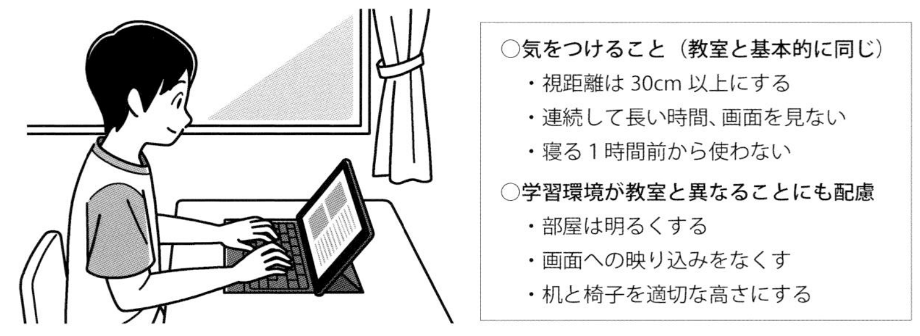
○気をつけること（教室と基本的に同じ）
・視距離は 30cm 以上にする
・連続して長い時間、画面を見ない
・寝る１時間前から使わない
○学習環境が教室と異なることにも配慮
・部屋は明るくする
・画面への映り込みをなくす
・机と椅子を適切な高さにする
家庭と連携を図り、生徒が自らの健康に自覚をもってデジタル機器を使えるように指導する

図　家庭でのデジタル機器利用のポイント

こうした状況は、決してネガティブな要因というわけではなく、生徒が自らの健康やデジタル機器の使い方までを含めて、学習習慣を身に付けていく重要性を示唆していると考えています。

学校と家庭の連携が重要

中学生を対象とした調査研究で、生徒の保護者の約74％が自身の子どもに対して視力の低下を心配していることを第２回で紹介しました[2]。その調査では、保護者自身の目の疲れについても質問していますが、非常に興味深い結果が得られています。それは、保護者自身がデジタル機器の使用で目の疲れを感じやすいほど、自分の子ども（生徒）に対して目の疲れの心配をしているということです。つまり、子どもがデジタル機器を使うことによる保護者の懸念は、自身の経験と関連しているということです。

当たり前のことのようですが、実に重要なことを示唆しています。それは、保護者に対しても、健康に配慮したデジタル機器の使い方や生活改善の方法を十分に伝えることの重要さです。保護者自身の健康を支援することは、家庭で子どもに対して適切なアドバイスができるようになることにもつながります。さらに、家庭内でも生徒の健康に対する意識が向上することが期待されます。そうなれば、保護者が子どもの健康について過度に不安になることもなくなるだろうと考えます。

学校と家庭との連携の重要性はそうしたところにもあります。

生徒が自らの健康に自覚を持つために

本連載をお読みいただいている先生方に対して、「生徒がデジタル機器を使っている様子を見たことがありますでしょうか」という投げかけを第２回でしました。生徒がデジタル機器を使う実際の様子から得られることがあると考えているためです。現代社会での情報活用の重要さを背景に、生徒の将来を見据えて、家庭でのデジタル機器の使い方までを考え、生徒だけではなく保護者の理解も深めるようにしていくとよいと考えます。

学習でのICT活用だけではなく、生徒が自らの健康についても考えてデジタル機器を用いるために、学校や家庭、専門家などが連携をして、それぞれの立場から対策や指導を実践していくことが重要だと考えます。

1）堀田龍也，山本朋弘，佐藤和紀，三井一希『情報端末持ち帰り：GIGAスクールはじめて日記３』さくら社，2023.
2）柴田隆史，藤井彌智，山崎寛山，佐藤和紀，堀田龍也「学校でのICT導入に対する生徒と保護者の健康面に関する意識」『日本人間工学会関東支部第48回講演集』86-87，2018.

新連載

学校における災害の備え～トリアージの基本的な考え方

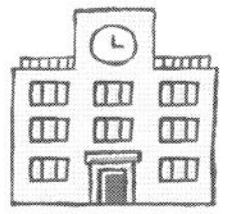

第1回　災害対応の考え方 CSCATTT

葛城病院 救急科 部長　那須 亨

はじめに

災害は台風や地震のような自然災害だけではなく、大規模火災やテロなどの様々な種類があります。誰もがいつか被災する可能性があり、学校で被災することも十分考えられます。特に教員は被災者でありながら、子どもたちを守る支援者にならざるを得ません。災害とはひと言で表すと「対応が必要な量（needs、需要）の増加が通常の対応能力（resource、供給）を上回った状態」のことです。このアンバランスを解消するために災害対応を行います。日本の災害時の医療対応の基本的な考え方である「CSCATTT」を用いて、学校現場における災害の備えと対応について３回に分けてお伝えします。

CSCATTTとは

今回は災害対応の基本的な考え方である「CSCATTT」について説明します。これは英国における大事故災害への医療対応教育コースであるMIMMS(Major Incident Medical Management and Support)で使われている用語です。CSCATTTはそれぞれ英語の頭文字を示しており、①Command and Control（指揮命令と調整）、②Safety（安全の確保）、③Communication（通信・情報伝達）、④Assessment（災害の評価）、⑤Triage（トリアージ）、⑥Treatment（治療）、⑦Transport（搬送）をこの順番で実施をすることを示しています。以下にそれぞれの項目について説明します。

Command and Control（指揮命令と調整）

発災して一番はじめに行う災害対応は、指揮命令系統の確立です。現場は混乱してパニック状態になっているかもしれません。いくら有能な人材が多数そろっていても「烏合の衆」になってしまえば効果的な活動はできません。学校全体では校長が最高責任者（指揮者）ですが、実際の現場では養護教諭がリーダーになることが多いと思います。訓練とマニュアル改定を繰り返して、職員数が限られた場合でも活動できる工夫をしてください。

Safety（安全の確保）

次に「自分（支援者）」「現場」「生存者（生徒）」の３つの安全をこの順で確保することが重要です。生徒より自分の安全が優先されることに疑問を感じるかもしれません。けれど、自分とその場所が安全でなければ、自身が被災して動けなくなるかもしれません。したがって、生徒を守るために自分の安全が最優先となります。普段から動きやすい靴や服装を心掛け、校内に危険な場所がないか、想像力を働かせて確認してください。また教職員自身が帰宅できない可能性もあるので、自分だけではなく自宅や家族の安全性を高めておくことも大切です。自分や家族を守ることが、生徒を守ることにつながります。もし現場が危険であると判断した場合は、安全な場所まで退避してください。建物の壁や柱がひび割れて中の鉄筋や鉄骨が見えている場合は、急いで安全な場所へ避難すべきです。危険物があった際は排除することができれば避難は不要でしょう。

Communication（通信・情報伝達）

「情報を制するものが災害を制する」といわれるように、災害対応の失敗の原因の多くは情報伝達の失敗によるものです。学校での情報伝達は校内放送や内線電話が使われていると思いますが、被災して停電すればこれらは使用できません。通信における代替手段は準備できていますか。複数の情報伝達手段を確保してください。個人のスマホは持ち歩いていますか。ハンドマイクや笛や伝令も重要な通信手段です。図に情報伝達手段とその特徴を示しますので参考にしてください。

Assessment（災害の評価）

災害対応に必要な情報、つまり災害の種類・危険物の有無・被災者の数・必要な援助の種類や量などを整理します。災害の全体像を把握し、必要な救援を精査し、保健所や消防や市町村役場に救援を依頼します。

Triage（トリアージ）

トリアージとは処置を必要とする被災者を見極め、適切な処置を行うための優先順位を決めることです。災害時は物的人的資源が限られていますので、できるだけ多くの人命を救うために残念ながら優先順位をつけなければいけません。トリアージの詳細や具体的な方法は次回以降にお伝えしますが、災害時だけではなく普段の保健室でも２名以上の子どもが同時に訪室した場合には優先順位を決めるトリアージが必要かもしれません。

Treatment（治療）

学校で行える処置・治療は限られており、災害時に普段以上の処置をすることは難しいでしょう。保健室での処置を養護教諭以外の職員にも手伝ってもらえるように、普段から協力体制の整備と研修をしてはどうでしょうか。また互助の観点から、生徒にも手伝ってもらうことも検討してください。

Transport（搬送）

保健室はおそらく傷病者であふれるでしょう。処置を終えた傷病者を校内のどこに移動させるのか、誰が見守るのかの検討が必要です。ここでも生徒に手伝ってもらえるかもしれません。重症な場合は病院や医師・看護師のいる救護所へ搬送が必要ですので、保健所や消防との連携が必要になります。逆に帰宅できる生徒は、自宅や避難所に移動させることも考えましょう。

通信手段	マルチ性	移動性	広域性	情報量	操作性	電源確保	確実性
伝令	1→1	○	×	×	○	－	◎
携帯電話	1→1	◎	○	△	○	○	△
衛星携帯電話	1→1	○	◎	△	△	△	○
拡声機・メガフォン	1→多	△	△	×	△	○	△
笛・太鼓・狼煙	1→多	△	○	×	◎	－	×
無線・トランシーバー	1→多	○	○	○	○	◎	◎
メール・LINE	1→1～多	△	◎	◎	△	×	△

・情報伝達手段の**特徴**を理解し、適切に選択する
・**複数**の情報伝達手段を確保する

日本DMAT隊員養成研修資料より抜粋

図　通信・情報伝達手段と特徴

訓練をしないのは失敗を計画すること

CSCATTTが災害時の医療対応の基本的な骨格になっていることが理解いただけたでしょうか。おそらく学校には災害時マニュアルがすでにあると思いますが、CSCATTTの観点からあらためて確認をお願いします。有名な言葉に「訓練をしないのは失敗を計画することだ」とあります。当然のことですが、災害はいつやって来るかわかりません。いざというときにぶっつけ本番でうまく対応できるわけがありません。やり直しは訓練でしかできないのです。養護教諭が中心となり一般教職員と管理職を巻き込んで、訓練とマニュアル改定を繰り返し、校内のチームワークを醸成していってください。これは発災時だけではなく、平時の職員間のチームワークの強化や校内安全性の向上にも寄与すると思います。このスイッチを入れるのは養護教諭がすべきですし、養護教諭にしかできないと思います。大変ですが事の重大さは先生が校内で一番わかっているはずです。どうぞよろしくお願いします。

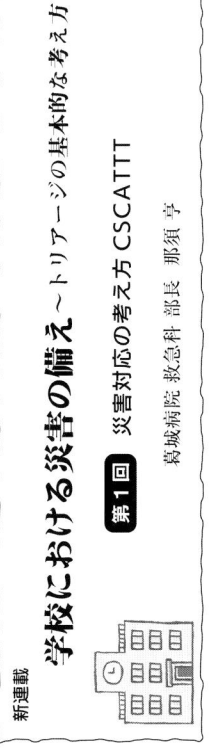

連載

学校における災害の備え～トリアージの基本的な考え方

第2回　トリアージとは

葛城病院 救急科 部長　那須 亨

トリアージの前にCSCAを

前回は災害対応の基本的な考え方であるCSCATTTについて説明しました。今回は後半のTTTの一番初めのTであるトリアージ（Triage）についてお伝えします。災害時の訓練となると、ついついトリアージから始めたくなるのですが、ちょっと待ってください。誰がどこでトリアージをするのか、その場所はそもそも安全か、傷病者は何人ぐらいいるのかを、まずは確認しましょう。

災害とは「対応が必要な量（需要）の増加が通常の対応能力（供給）を上回った状態」のことです。このアンバランスを解消するためにCSCATTTの順番で対応することが重要です。したがってまずCSCAから初めます。つまり、①Command and Controlでリーダーを決定して指揮命令系統を確立し、②Safetyで自身と現場と生徒の安全を確保し、③Communicationで情報伝達手段を複数確保し、④Assessmentで災害全体の評価をしてください。そのうえでやっとトリアージを開始することができます。

トリアージはフランス発祥?!

トリアージとは「ふるい分け」や「優先順位を決める」ことですが、語源は「選別」を意味するフランス語のトリアージュとされています。今から約200年前のナポレオンの時代に、ワーテルローの戦いにおいて軍医総監ドミニク・ジャン・ラレー（Dominique Jean Larrey）が始めたそうです。多くの負傷者を治療する際に、身分や階級ではなく負傷の程度により治療の優先順位を決めたことに由来します。現代では当たり前のことですが、社会的な要因ではなく医学的理由により優先順位を決定したことは、当時としては画期的なことでした。現在のトリアージでも基本的には医学的理由により優先順位を決定しますが、「子ども」「高齢者」「妊婦」「障がい者」「外国人」「旅行者」等に配慮することが求められます。

日本における4つのトリアージ区分

日本ではトリアージにより4つの区分、つまり優先順位の高い方から①緊急治療群、②非緊急治療群、③治療不要または軽症群、④死亡または救命困難群に分類します。以下にそれぞれの項目について説明します。優先順位と色をぜひ覚えてください。

緊急治療群（区分Ⅰ、赤）

救命のための処置を直ちに必要とする、つまり気道・呼吸・循環・意識のいずれかに異常があり生命の危険が高い状態です。いわゆる救急のABCD（Airway:気道、Breathing:呼吸、Circulation:循環、Dysfunction of CNS:中枢神経系の障害）のどこかに異常がある状態です。バイタルサインの中に異常値がある状態と考えることもできます。平時であれば救急車で病院を受診する程度と考えてください。

非緊急治療群（区分Ⅱ、黄）

歩くことはできないが、治療開始が数時間～半日程度遅れても生命に危険がない人です。ケガをしているがバイタルサインが安定している状態と考えてください。平時であれば病院の外来で診察を待てる程度のケガに相当します。

治療不要または軽処置群（区分Ⅲ、緑）

歩けるぐらいの軽微なケガで、ほとんど専門医の治療を必要としない状態です。災害時には圧倒的多数の人がこの区分になります。一見元気ですが、目立たない重大なケガが隠れていたり、急変したりすることも考えられますので診察は必要です。また傷病者ですが、基本的に治療は不要ですので、処置や見守りをお願いすることで支援者側になることもできます。

死亡または救命困難群（区分0、黒）

すでに死亡している、または蘇生（そせい）の可能性がないと判断される状態です。平時であれば救急室で処置を行いますが、災害時には一番後回しになります。全く何もしないわけではなく、優先順位が最後になるため、区分Ⅰ～Ⅲの処置が終わっていれば治療の対象になります。

トリアージ結果はタグに記載

トリアージの結果は、写真のトリアージタグと呼ばれる輪ゴムつきのタグ（Tag:識別票）に記載します。判別結果がわかりやすいように一部をもぎ取り、傷病者の右手に取りつけます。やけどやケガがある場合は、右手→左手→右足→左足→首とつけるべき順番が決まっています。

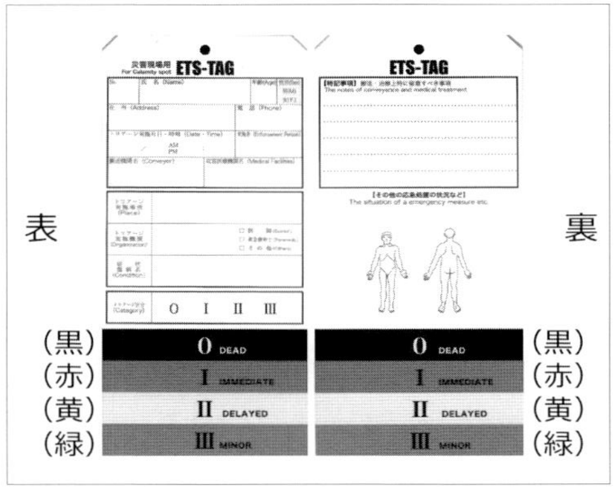

写真　トリアージタグ

トリアージタグは団体や都道府県によって若干デザインが異なりますが、トリアージの根拠となった異常や数値のほかに、ケガの部位や程度などを記入できる人体図や、氏名や年齢や住所などを記載するスペースもあり、いわゆる災害時のカルテとしての機能も兼ね備えています。トリアージタグは救急車やドクターヘリに常備されていますが、やや高価です。予算が許せば学校にも準備しておいてもよいかもしれません。

トリアージは繰り返し行う

傷病者の状況は刻一刻と変化しますので、黄や緑と判断された人が次の瞬間に赤になることもあります。逆に赤と判断された人が実は黄だったということも十分あり得ます。トリアージは1回だけではなく繰り返し行うことが大切です。たった一度の判断でその人の治療方針が決定されるわけではありません。重要なのは多くの傷病者がいる中で、急いで治療すべき人を素早く見つけ出すことです。

ちなみに世界には100種類以上のトリアージ方法があるといわれていて、色分けも赤黄緑黒以外に青や灰色もあります。日本では主に2つのトリアージ方法が使われています。

1つは、PAT（Physiological and Anatomical Triage）法と呼ばれる、生理学的および解剖学的に評価を行う手法です。これは精度が高い方法ですが、医学的知識が必要ですので、主に医療従事者が使います。

養護教諭は、より簡便な方法であるSTART(Simple Triage And Rapid Treatment)法をまず覚えてください。シンプルな方法ですが習得には練習が必要です。START法の詳しいやり方は次回にお伝えします。

連載

学校における災害の備え～トリアージの基本的な考え方

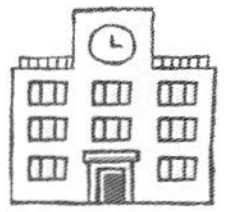

第３回（最終回）トリアージの具体的な方法

葛城病院 救急科 部長　那須 亨

START法の特徴

今回はトリアージの具体的な方法について説明します。前回お伝えしたように、治療の優先順位を決定するトリアージの方法はいくつかあります。日本では主に医療従事者が行うPAT（Physiological and Anatomical Triage）法とよりシンプルなSTART(Simple Triage And Rapid Treatment)法が使われますが、ここではSTART法について解説します。準備するものは秒針つきの腕時計・トリアージタグ・ボールペンがあれば十分ですが、何もなくてもトリアージは可能です。

START法の特徴として①圧倒的多数の傷病者がいる場合に行う、②区分が決まればそれ以上の評価をしない、③一人当たりの目標時間は30秒以内、④精度が低い、などが挙げられます。

START法の具体的な進め方

図にSTART法のアルゴリズム（作業手順）を示します。図の左上からスタートし、まず歩けるかどうかを確認します。立ち上がって一人で歩くことができれば即座に緑（区分Ⅲ、治療不要または軽処置群）と判断します。区分が決まったのでこれ以上の評価はしません。仮に頭から血を流していても、腕が折れていても、歩くことができれば緑になります。ずいぶんと乱暴なやり方に思うかもしれませんが、これで大多数の軽傷者を除き緊急性の高い傷病者に資源を集中することができます。

歩けない場合は次に呼吸の有無を確認します。傷病者の口元に耳を近づけ、胸の上がり具合を頭側から確認します。胸に手を当てて確認しても構いません。呼吸があれば気道(Airway)が開通していることがわかりますので、次の評価項目に進みます。もし呼吸をしていなければ気道確保（下顎挙上法、顎先つり上げ法など）をして呼吸が出るかを観察します。ここが運命の分かれ道です。気道確保により呼吸があれば赤（区分Ⅰ、緊急治療群）となり最優先で治療になりますが、もし呼吸がなければ黒（区分０、死亡または救命困難群）になります。30秒の時間を十分に使って慎重に判断してください。

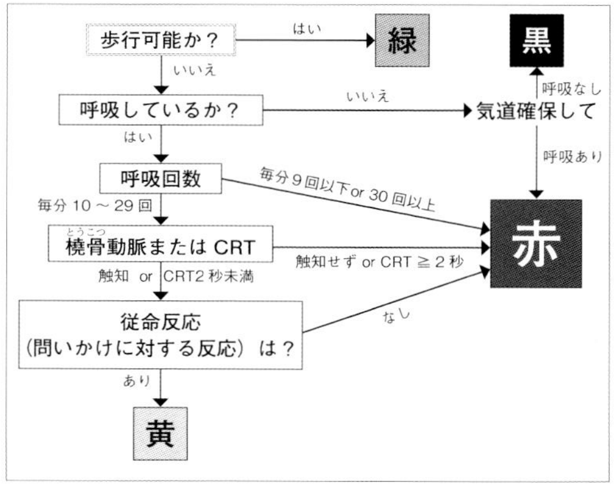

図　START法のアルゴリズム（作業手順）

歩けないが呼吸をしている場合は、呼吸回数(Breathing)を数えてください。１分間に10～29回の呼吸回数であれば正常ですので、次の評価項目に進みます。そもそもSTART法は30秒以内に判定しなければいけませんので、例えば10秒間の呼吸回数を数えて６倍するなどの計算をしてください。１分間に10回未満の「徐呼吸」の場合は呼吸と呼吸の間隔が６秒以上になりますし、30回以上の「頻呼吸」では呼吸と呼吸の間隔が２秒未満になりますので、慣れてくれば秒針とにらめっこしなくても判断できます。徐呼吸や頻呼吸の場合は赤と判定し、それ以上の評価は不要です。

呼吸回数が正常であれば次に橈骨（ひじから手首までの２本の骨のうち、親指側の骨）動脈を触知し循環(Circulation)の評価をします。脈が触れなければ赤と判断します。脈をとる自信がなければCRTでも構いません。これはcapillary refilling timeの略で、爪を５秒間圧迫し解除後に爪の赤みが回復するまでの秒数のことです。正常は２秒未満です。CRTが２秒以上の場合は低血圧や脱水状態などの循環不全と判断し赤となります。CRTは簡便な方法ですので普段の保健室でもぜひ活用してください。しかしCRTは万能ではなく、マニュキアやネイルをしているとそもそも爪を観察することができませんし、寒冷地では正常な人でも２秒以上になるなどの欠点があります。

歩けないが気道・呼吸・循環に異常がなければ、最後に意識（Dysfunction of CNS: 中枢神経系の障害）の確認をします。「手を握って、離してください」や「まばたきを２回してください」などの簡単な指示に従うことができれば、意識に問題がないと判断して黄（区分Ⅱ、非緊急治療群）になります。歩けないけれどもバイタルサインに異常がない黄は時間的余裕がありますので、赤よりも優先度が低くなります。簡単な指示に従わなければ、意識に問題があると判断して赤になります。

最後に、START法によるトリアージは30秒以内の判定を目標としていますので、当然精度はあまり良くありません。したがって状況が変われば何度も繰り返しトリアージを行う必要があります。アルゴリズムを見なくてもトリアージができるように、繰り返し練習をしてください。

普段からバイタルサインの確認を

お気づきになったかもしれませんが、START法によるトリアージはいわゆる「救急のABCD」の順に評価をしていますし、バイタルサインが判断の根拠になっています。災害時だからといって特別なことをするのではありません。実は普段の保健室で行うバイタルサインの評価が治療の優先順位を決定するトリアージにつながっています。

また災害時だけではなく、普段の保健室でも２名以上の子どもたちが同時に訪室した場合、優先順位を決めるトリアージが必要かもしれません。さらにバイタルサインにひとつでも異常があれば、病院受診や救急車を要請する根拠になります。普段からバイタルサインを評価する習慣をつけてください。バイタルサインの取り方や基準値について自信のない方は、もう一度確認をしてください。

最後に

３回に分けて学校現場における災害の備えと対応についてお伝えしました。災害とは「対応が必要な量（需要）の増加が通常の対応能力（供給）を上回った状態」のことでした。つまり地震や台風などの自然災害だけではなく、通常の学校の対応能力を上回るような需要が発生すれば、災害としての対応が必要になります。つまり災害対応は特別なことではなく、普段の業務の延長線上にあることが理解できたと思います。災害への対策は他人ごとではなく、自分ごととしてとらえてください。また養護教諭にとって、普段からバイタルサインを意識することが子どもたちを守ることになりますし、ひいては自身や大切な人を守ることにつながっています。

新連載

歯の外傷について

第1回 中高生に起こりやすい歯の外傷について－脱臼、破折－

明海大学 歯学部 社会健康科学講座 スポーツ歯学分野 教授　上野 俊明

歯の外傷の発生状況について

独立行政法人日本スポーツ振興センター学校安全部が昨年12月に発表した「学校の管理下での災害－令和４年度版－」によれば、令和３年度に障害見舞金が給付されたのは合計321件でした。そのうち歯牙障害（歯の障害）によるものは43件（13.4%）であり、外貌・露出部分の醜状障害（顔や首、手足などの傷跡）や視力・眼球運動障害、精神・神経障害に次いで４番目に多い数字となっています（表１）。データを見てみると、歯の障害は小学生より中学生、中学生より高校生と、学年が上がるにつれて増加していく傾向にあることがわかります。

表１　学校の管理下における障害見舞金 障害別の発生件数

	小学校	中学校	高等学校等・高等専門学校	特別支援学校 小	特別支援学校 中	特別支援学校 高	保育所等・幼稚園・幼連・	合計
歯牙障害	4	11	28					43
視力・眼球運動障害	14	13	35		1		1	64
手指切断・機能障害	7	8	12				2	29
上肢切断・機能障害	4	2	3					9
下肢切断・機能障害		3	2			2		7
精神・神経障害	8	30	17	1			1	57
胸腹部臓器障害	2	2	11					15
外貌・露出部分の醜状障害	38	17	12			3	12	82
聴力障害	2	1	2					5
そしゃく機能障害		1	1					2
せき柱障害	5		2				1	8
合計	84	88	125	1	1	5	17	321

独立行政法人日本スポーツ振興センター　「学校の管理下での災害―令和４年度版―」https://www.jpnsport.go.jp/anzen/kankobutuichiran/kanrika/tabid/3020/Default.aspxをもとに編集部にて作成

新たな給付制度、歯牙欠損見舞金

災害共済給付に附帯する業務として、令和３年４月より新たに「歯牙欠損見舞金」の給付も行われるようになりました。この歯牙欠損見舞金は学校の管理下における災害により１歯以上の歯の欠損（障害見舞金の対象となるものを除く）に対して支給されるもので、１歯につき80,000円です。この歯牙欠損見舞金のデータも発表されており、令和３年度の支給件数は合計14件でした（表２）。14件全てが中高生に集中しており、場合別では体育や学校行事、運動部活動、登下校時に多く発生しています。

表は割愛しますが、男女別では男子生徒が10件に対して女子生徒が４件と少なく、２倍以上の開きが見られました。この理由として、男子生徒の方が女子生徒より体格やスピードに勝るため、事故発生時の外傷の重篤度や後遺障害のリスクが高まるものと考えられます。

スポーツ活動中の事故に注意

中高生になると部活動がより活発化してくるので、スポーツ活動中の事故に注意が必要です。学校の管理下で10年間(平成24年度～令和３年度)に発生した体育の授業や運動部活動、体育的行事等の事故で、障害見舞金を給付した事例1,582例を分析した結果、歯の障害は331件で、全体の20.9%を占めていました（表３）。

歯の外傷、脱臼と破折について

歯の外傷は脱臼性の外傷と破折性の外傷に大別することができ、それぞれさらに細かく分類されます。前者であれば、強い外力や衝撃が加わることで歯の感覚が麻痺（まひ）する震盪（しんとう）や異常動揺が生じる不完全脱臼（亜脱臼）、変位して位置ずれを起こした側方性脱臼や挺出（ていしゅつ）性（せい）脱臼、歯が完全に抜け落ちてしまう完全脱臼（脱落）、歯肉の中に歯がめり込んでしまう埋入（陥入）などがあります。一方、後者には歯の表面に細かいひびが入る亀裂のほか、歯や歯根の様々な部位で折れてしまう歯冠破折や歯根破折、歯冠－歯根破折などに分かれます。主な症状としては強い痛みのほか、歯や歯肉からの出血や炎症、腫れなどが生じます。

治療法としては、脱臼歯は整復や再植手術を行って元の位置に戻したうえで、ワイヤーやボンドを用いて一定期間固定します。破折歯の場合は破折片の接着や歯科用コンポジットレジンを用いた修復治療のほか、ケースによっては差し歯や冠、ブリッジなどの補綴（ほてつ）治療で対応します。外傷歯の内部の神経が傷ついたり感染したりした場合は、必要に応じて神経の保護処置や根管治療を行います。

表２　学校の管理下における歯牙欠損見舞金 場合別の発生件数

			小学校	中学校	高等学校等・高等専門学校	特別支援学校 小	特別支援学校 中	特別支援学校 高	保育所等・幼稚園・幼連・	合計
各教科等	体育（保健体育）	走り高跳び		1						1
		運動なし			1					1
保育中										0
特別活動（除学校行事）	日常の清掃						1			1
学校行事	運動会・体育祭			1						1
課外指導	体育的部活動	陸上競技部			1					1
		野球部（含軟式）			3					3
		ハンドボール部		1						1
休憩時間	始業前の特定時間中						1			1
寄宿舎にあるとき										0
通学中	登校（登園）中				1					1
	下校（降園）中			1	1					2
	通学（通園）に準ずるとき				1					1
合計			0	4	8	0	2	0	0	14

独立行政法人日本スポーツ振興センター　「学校の管理下での災害―令和４年度版―」https://www.jpnsport.go.jp/anzen/kankobutuichiran/kanrika/tabid/3020/Default.aspxをもとに編集部にて作成

鉄棒事故による歯の外傷例

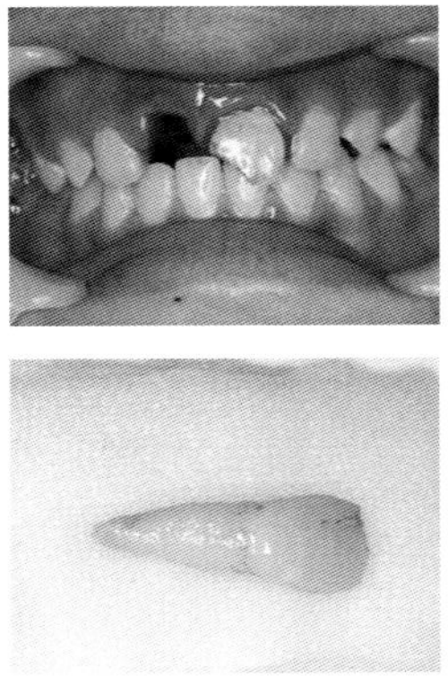

上：受傷時の口腔内写真
（右側上顎中切歯の完全脱落、左側上顎中切歯の歯冠破折および不完全脱臼）
下：保存できた歯

表３　学校の管理下で10年間に発生したスポーツ活動中の事故

	H24	H25	H26	H27	H28	H29	H30	R1	R2	R3	合計
眼の障害	49	59	64	55	61	37	45	22	19	1	412
歯牙障害	42	51	52	40	42	30	37	16	17	4	331
醜状障害	19	31	29	32	37	25	19	19	2	1	214
上肢下肢障害	36	20	19	15	16	28	21	18	5	0	178
精神・神経障害	18	29	25	24	23	20	18	14	5	0	176
心機能障害	9	13	5	12	14	9	14	10	3	0	89
胸腹部臓器障害	9	7	9	8	7	12	8	10	9	4	83
その他	6	15	10	20	9	11	13	12	3	0	99
合計	188	225	213	206	209	172	175	121	63	10	1,582

※「その他」は「せき柱障害」「聴力障害」等

注）障害見舞金は治ゆ又は症状固定日の翌月10日から２年間請求することが可能であり、災害発生から治ゆ又は症状固定まで一定期間を要する事例もあることから、近年の事例については既に災害が発生していても請求されていないものがあり、分析対象件数は少なくなっていることに注意が必要です。

独立行政法人日本スポーツ振興センター 令和４年度スポーツ庁委託事業 学校における体育活動での事故防止対策推進事業「成果報告書」https://www.jpnsport.go.jp/anzen/anzen_school/bousi_kenkyu/tabid/3015/Default.aspx#seikaをもとに編集部にて作成

連載

歯の外傷について

第2回 歯の外傷への対応—初期対応や重篤な症状の判断について—

明海大学 歯学部 社会健康科学講座 スポーツ歯学分野 教授 上野 俊明

初期対応と重篤な症状の判断

口腔や顔面、頭頸(とうけい)部の外傷が発生した際、重篤な症状として優先すべきなのは意識レベルの確認であり、そこに問題がないことを確認したうえで、口の中をしっかり見ていく必要があります。意識はあるか、呼吸をしているか、呼びかけに返事ができるのかを確かめましょう。頭を打った場合、頭痛や吐き気、めまい、首のむち打ち等の症状がないかを確認する必要もあります。そして手足の骨折の有無や身体、顔面の負傷状況をチェックしたうえで、歯や口の中の損傷の有無を調べてください。顎の骨折や顎関節の脱臼が併発している場合もあるので、開閉口を指示して痛みがないこと、口がずれたりせずまっすぐ開くこと、上下の歯がきちんとかみ合うことも確認してください。こうした事故発生時の初期対応と重篤な症状の判断、受傷状況は記録しておきましょう。

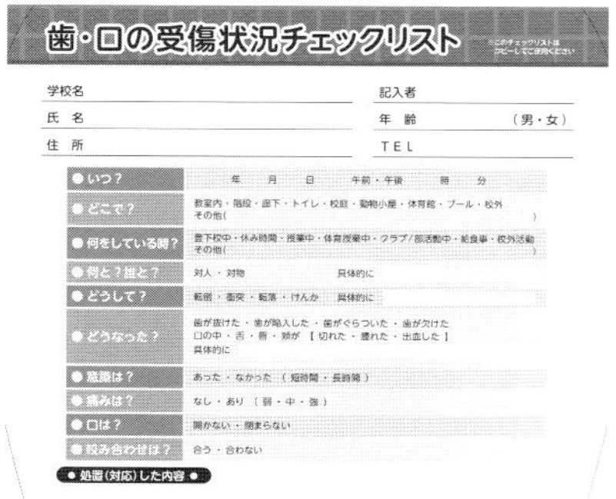

公益社団法人日本学校歯科医会「歯・口の外傷マニュアル」から一部抜粋、引用　https://www.nichigakushi.or.jp/dentist/material/pdf/gaisyo_manual.pdf

緊急時は119番通報から救急車の手配、自動体外式除細動器（AED）使用による救命救急、人工呼吸、胸骨圧迫といった応急手当を行う必要があるので、周囲の人に事故発生を知らせて協力してもらうことが大切です。いざというときのために、日頃からAEDの設置場所を確認しておくほか、応急手当の知識と技術を学んでおきましょう。

外傷歯の応急手当

歯や歯肉、舌、口の中に目立った損傷が見られない、強い痛みや出血、腫れなどの症状が認められない場合も、念のため歯科を受診するようにしてください。検査してみると歯に亀裂が入っていた、実は歯根が破折していたなど、後々になって症状が出るケースも少なくありません。

破折歯の欠片や完全脱臼した脱落歯はもう使えない、戻せないと思いがちですが、自己判断は禁物で、諦めずに捜してください。見つけ出すことができたら、外傷歯を乾燥させないように歯の保存液に浸漬し、出血などの応急手当を行い、保護者に連絡したうえで、できるだけ早く歯科を受診してください。状態が良ければ破折片をそのまま接着修復でき、脱落歯も再植手術によって元通りに回復できる可能性があります（写真）。

再植後は約２週間固定したまま歯の生着と組織再生を待ちます。この間患部に負担をかけないよう食事に気をつけ、歯磨きもやわらかめの歯ブラシで行い、スポーツ時も接触プレーを避け、万が一に備えてマウスガードを着用するとよいでしょう。外傷歯を取り扱う際の注意事項として、歯根膜細胞を傷つけないように歯根部を触らない、手指で持たないようにしてください。

歯根膜は歯根を覆う厚さ200μmくらいの膜組織で、各種の細胞やコラーゲン繊維、神経、血管が豊富に存在し、歯を定位置に植立する機能のほか、歯に加わる圧力衝撃を感知して緩衝するなど、さまざまな作用があります。歯根膜細胞は「縁の下の力持ち」として歯が正常に機能するうえで、重要な役割を果たしているのです。

また、外傷歯に土ぼこり等がついていると水道水で洗ったり、ブラシでこすったり、消毒したりしたほうがよいと思われるかもしれませんが、かえって歯根膜細胞が損傷死滅する恐れがあります。多少の汚れは気にせず、そのまま保存液に浸漬して歯科医院に持参するようにしましょう。なお傷口から出血している場合、ガーゼ等で圧迫止血しましょう。慌てず、落ち着いて応急手当を実践することで、外傷歯治療の成功率が高まります。

歯の保存液がなければ、牛乳で代用可

歯の保存液は外傷歯や移植歯の歯根周囲に存在する歯根膜細胞を保護するために開発されたもので、歯根膜の乾燥を防ぎ、浸透圧とpHの安定化により細胞の活性を維持する働きがあります。例えばティースキーパー「ネオ」という商品の場合、塩化カリウムや塩化マグネシウム、硫酸マグネシウム、塩化カルシウムといった有効成分が配合され、浸透圧280mOsm、pH7.2に調整され、4℃で24時間歯を保存できることが確認されています[1)]。

もし歯の保存液がなければ、冷たい牛乳で代用可です。牛乳の浸透圧はヒトの組織液と等張でpHも近いために適しており、たんぱく質をはじめカルシウム、ナトリウムなども豊富に含まれ、入手も容易なことから推奨されています。なお開封後２～３日以内で適切に冷蔵保存されていれば、雑菌が繁殖している可能性は低いので使用しても問題ないと思われますが、季節や保存状態によっては品質や成分が変化していることがあるので十分注意してください。開封の有無にかかわらず、賞味期限を過ぎたものは使用しないでください。

歯の外傷への対応、５つのポイント

1. 外傷歯は諦めないで、捜す。
2. 歯根部を触らない、持たない。
3. 水道水で洗わない、消毒しない。
4. 乾燥させないよう、歯の保存液に浸漬する。
5. 歯の保存液がなければ、冷たい牛乳で代用可。

次回は、歯の外傷を防ぐために学校現場で検討できること、特にスポーツによる歯の外傷の予防について解説していきたいと思います。

写真　鉄棒事故による歯の外傷例

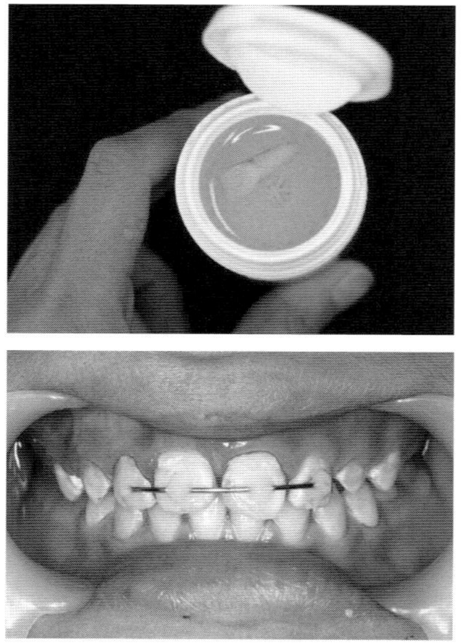

上：歯の保存液に浸漬持参した外傷歯
下：再植手術時の口腔内写真

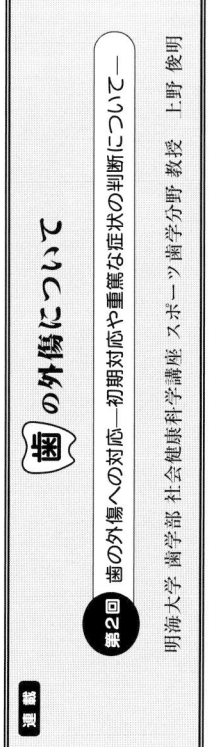

参考文献
1）ネオ製薬工業株式会社：ティースキーパー「ネオ」（歯科医院向）添付文書／同（一般向）添付文書. https://www.neo-dental.com/prdfs/etp/ts/tsfrm.htm. 2023年5月19日閲覧

連載

歯の外傷について

第3回（最終回）歯の外傷を防ぐために

明海大学 歯学部 社会健康科学講座 スポーツ歯学分野 教授　上野 俊明

歯・口のけがを防ぐための10か条

すでに日本スポーツ振興センターが2008（平成20）年に発行した「学校の管理下における歯・口のけが防止必携」のなかに、歯・口のけがを防ぐための10か条が示されています[1)]。体育の授業や運動部活動といったスポーツ活動中の事故を防止するために、改めてこの予防10か条を理解したうえで、さまざまなリスクに備えた安全対策やきめ細かい指導・助言を実践するように心がけましょう。

1. 朝、授業や活動の途中・前後に、健康観察をしましょう
2. 食事、運動、休養・睡眠の調和のとれた生活と敏捷性や調整能力などの基礎的な体力つくりに努めましょう
3. 施設・設備や用具、教室や運動場などの安全点検を行い、環境を安全に整えましょう
4. 活動場所や内容、運動種目などに応じた安全対策をしましょう
5. 危険な行動などを見つけたら、改善のための指導をしましょう
6. 安全な活動や用具等の使用に関するルールを決め、お互いに守るようにさせましょう
7. 事故の事例や「ひやり・はっと」した場面などを題材に、危険予測・回避の学習をしましょう
8. 体の接触、ボールやバット・ラケット等に当たることが多い運動では、マウスガードの着用も検討しましょう
9. けがをしたところを清潔にし、応急手当をしましょう
10. 抜けた（欠けた）歯を拾って、速やかに歯科医を受診しましょう

安全教育、特に危険予測回避学習の実施

多くの事故が自身の行動や心理状態、疲労などの主体に関わる要因のほか、運動やスポーツに関わる要因、他人や物、周囲の状況、気象条件などの環境要因、用具の要因がさまざまに関わり合って発生することから、事故防止に向けた安全教育・安全管理が重要です。

特に安全教育では、実際に起こった事故の事例やヒヤリ・ハット体験を題材にした危険予測・回避学習が推奨されます。ハインリッヒの法則によれば、1件の重大事故の陰に29件の軽微な事故があり、さらに事故には至らなかったものの一歩間違えば事故につながっていたであろう「ヒヤリ」あるいは「ハット」とした体験は300件も潜んでおり、誰にでも起こりうる事象です。だからこそ、そうした身近な題材を取り上げて、生徒に背景要因を考えてもらい、どうしたら防げるのかを学んで、危険を予測・回避する能力を養って、行動変容を促していくことが大切です。

なお日本スポーツ振興センターでは、これまでに災害共済給付を行った死亡・障害事故事例の8,700件余りについて、災害共済給付Webホームページ上で閲覧できるよう「学校等事故事例検索データベース」として公開しているので、それらを利活用するのもよいでしょう。

安全保護具、マウスガードの着用

そのうえで、歯の外傷から身を守るための具体的かつ効果的な対策のひとつとして、安全保護具「マウスガード」の着用が強く推奨されます。マウスガードはスポーツ時の有害な外力や強い衝撃から歯や顎、口を保護するため、衝撃吸収・分散性能に優れた軟性樹脂から作られる口腔内装置で、マウスピース、ガムシールドとも呼ばれます。

マウスガードの効果のエビデンス（証拠・根拠）として、国際歯科連盟FDIのスポーツマウスガードに関する政策声明のなかで、マウスガード装着者に比べて、マウスガード未装着者のスポーツ歯科外傷発生率は1.6～1.9倍高まることが示されています。ただ最近のシステマティックレビュー論文（研究論文を系統的に検索・収集し、類似した研究を一定の基準で選択・評価したうえで、科学的な手法を用いてまとめること[2)]）によれば、メタ分析の結果6～7倍差もある可能性が示唆されています[3)]。

マウスガードのタイプには大きく分けて3種類あります。1つ目が「Stock Type（ストック・タイプ）」といわれる市販既製品で、スポーツ用品店やインターネット等で購入したまま口に入れて使う簡易型のものです。2つ目が「Mouth-formed Type（マウスフォームド・タイプ）」です。同じく市販品ですが、お湯に漬けて柔らかくして口の中で形を調整することができるものです。3つ目が歯科で歯型とかみ合わせを取って、専用シートと加熱成形機を用いて精密加工する「Custom-made Type（カスタムメイド・タイプ）」です（写真）。

ストック・タイプやマウスフォームド・タイプといった市販品は安価で手軽に使用できますが、うまく調整できない場合が多いため緩くて外れやすい、息苦しい、しゃべりにくいなどの問題があります。一方、カスタムメイド・タイプは歯科医師あるいは歯科医師の指示の下で歯科技工士が一人ひとりの歯型に合わせて作るので適合が良く、違和感も少ないため上述のような問題も起こりにくく、外傷予防効果に優れるため、パフォーマンスの最適化にも寄与します。

カスタムメイド・タイプのマウスガードを歯科で作る場合、保険適用外なので費用がかかります。あらかじめう蝕（しょく）（むし歯）や歯周病の治療が必要となるケースもあるので、担当医の先生とよく相談してください。また競技によってマウスガードの色の指定制限が設けられているので、違反しないように気をつけましょう。例えば、野球は白色か透明に限られますが、アメリカンフットボールは逆に白色や透明は禁止、見た目にわかりやすい色でなければなりません。ルール情報については、日本スポーツ歯科医学会のホームページから確認してください。

終わりに、歯・口腔の健康は咀嚼（そしゃく）機能や発音・発話、審美性からQOL（クオリティー・オブ・ライフ：生活の質）に直結します。加えて運動能力や脳機能にも影響を及ぼし得ることから安全教育を通じて生徒の危険予測・回避能力を育成し、接触を伴うコンタクトスポーツやボール、バット等を使用する球技種目では、マウスガードの効果等の普及啓発を図ることがとても大切です。

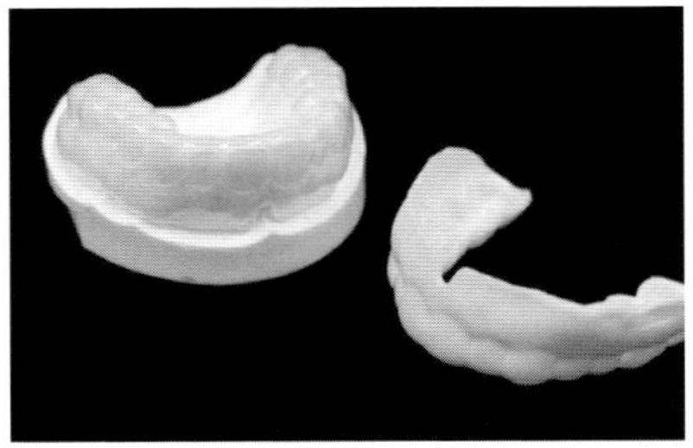

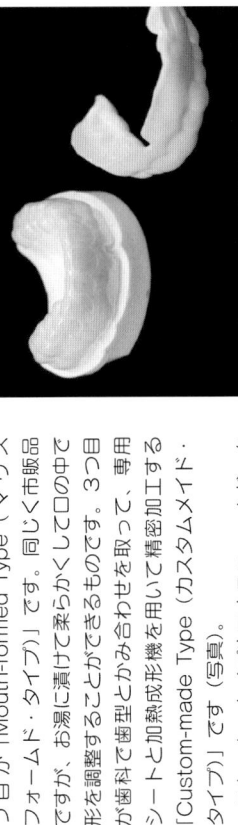

写真　カスタムメイド・タイプのマウスガード

参考

1）日本スポーツ振興センター「学校の管理下における歯・口のけが防止必携」https://www.jpnsport.go.jp/anzen/anzen_school/taisaku/tooth/tabid/105/Default.aspxをもとに編集部にて作成

2）公益財団法人日本医療機能評価機構 Mindsガイドラインライブラリ「システマティックレビューとは何ですか」https://minds.jcqhc.or.jp/docs/public-infomaiton/qa/09_systematic_review.pdf

3）Fernandes LM, et al. "The use of mouthguards and prevalence of dento-alveolar trauma among athletes: A systematic review and meta-analysis." *Dental Traumatology* 35(1) : 54-72, 2019

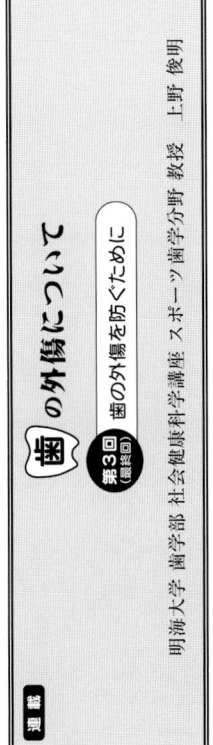

中高生の

頭頸部外傷について

新連載 第１回　頭頸部外傷とは

東邦大学医療センター大橋病院 脳神経外科 講師　中山 晴雄

頭頸部外傷とは？

「頭頸部外傷」とは、通常、頭部および頸部の外傷を包括して「頭頸部外傷」と称されます。医学辞書によれば、「頭部外傷」とは、「頭部に外力が作用したために生じたあらゆる損傷をいう」と記載されています。ここで注意すべき大切なことは、「頭部に外力が作用したため」との記載です。すなわち、頭部に外力が作用すれば、直接頭部を打撲しなくても「頭部外傷」が発生しうるのです。この代表が「脳振盪」です。実際の診察の場面でも、付き添いの教員からの「頭はぶつけていないので大丈夫だと思うのですが……」というコメントを聞きながら診察を行い「脳振盪」と診断した学生さんの事例は数多く経験しています。「頭部外傷」の分類はいくつか存在していますが、一般的には傷が頭皮や頭蓋骨に穴を開けて交通性が存在する「開放性」と穴などの傷がなく体外と交通性が存在しない「閉鎖性」に分けられます。頭皮の表面に近い場所には多くの血管があるため、頭皮が切れると大量に出血します。このため、頭皮の外傷は一見すると実際以上に重篤に見えることがあります。一方、表面に傷がない「閉鎖性」の場合、その多くは順調に回復していきますが、目に見えない部分で状態が悪化している場合もあり、われわれ脳神経外科医師であっても、診察だけでは判断が困難な事例が存在する点にも注意が必要です。

一方、医学辞書で「頸部外傷」と検索しても該当する項目は皆無で、「脊髄損傷」として表現されることが一般的です。「脊髄損傷」は、「頭部外傷」と「脳損傷」の関係と同様で、背骨のなかに収まっている脊髄に外力による損傷が生じたものを指します。また「脊椎損傷」は、背骨そのものに外力により何らかの損傷が生じたものを称しています。この脊椎は首、胸、腰といったそれぞれの部ごとに頸椎、胸椎、腰椎と呼ばれます。

頭部の構造

頭部は髪の毛を除く表面から、皮膚と皮下組織、頭蓋骨、髄膜（硬膜、くも膜、軟膜）に囲まれていて、くも膜と軟膜の間は脳脊髄液と呼ばれる液体で満たされています。最近このくも膜と軟膜の間に「第４の髄膜」として「くも膜下リンパ様膜（スリム膜）」が報告され注目を集めています。脳は脳脊髄液により浮かんでいて、頭部への衝撃が直接、脳に伝わりにくいようになっています。

頭部の構造

脊椎は、首の骨である頸椎を含めた24個の背骨である椎骨と尾骨で構成されています。ひとつひとつの椎骨同士の間には、衝撃を和らげる働きをしている椎間板が存在し、椎骨を保護しています。脊柱のなかには、脊柱管と呼ばれるトンネル状の構造が存在し、脊髄が収められています。

中高生に起こる頭頸部外傷の種類

体育活動における死亡もしくは重度の障害を呈した頭頸部外傷を調査した報告※では、平成10年度から平成23年度までの14年間で167件の頭頸部外傷が報告されています。死亡例57件のなかで、頭部外傷は51件（約90%）と多くを占めます。一方で、重度の障害を呈した110件のなかでは、反対に頸部外傷が73件（約66%）と過半数を占めます。すなわち、死亡例では頭部外傷が多く、頸部外傷では死亡例は多くないものの、重度の障害を呈する事例が多いことが特徴です。頭部外傷による脳損傷は、脳組織まで直接障害されて損傷した「局所性脳損傷」と、脳全体が揺さぶられて脳の機能障害を来す「びまん性脳損傷」に分類されます。一方、頭部外傷は受傷機序により分類されます。頭部顔面を打撲し頸部が後方に伸展されて損傷した「過伸展損傷」、水泳の飛び込みなどで頭部への垂直方向の外力などにより頸部が屈曲して損傷する「過屈曲損傷」、ラグビーのタックルなどに多い頸部が左右に屈曲して損傷する「側屈損傷」があります。

【局所性脳損傷】

1．急性硬膜外血腫

脳表を覆う硬膜の外側に血腫を形成したものを急性硬膜外血腫と呼びます。頭蓋骨骨折により硬膜に走る血管が損傷して出血することが特徴的です。血腫により脳が圧排され手術加療が必要になることが多いです。野球で発生することが多いことも特徴的です。

2．急性硬膜下血腫

脳表を覆う硬膜の内側に血腫を形成したものを急性硬膜下血腫と呼びます。受傷の機序としては、脳振盪と同様のことが多いことが特徴です。血腫により脳が圧排され、手術加療が必要になることが多いです。ラグビーや柔道で発生することが多いことも特徴的です。

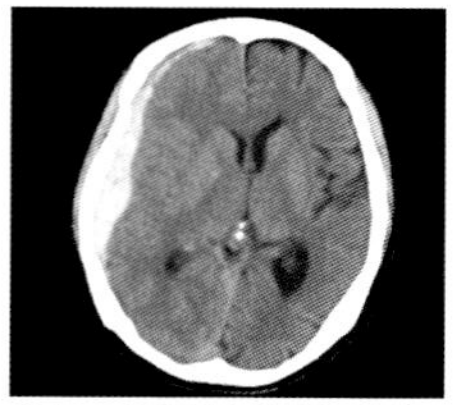

図：急性硬膜下血腫の頭部CT画像

3．脳挫傷、脳実質内血腫

脳組織そのものが損傷して出血した結果、血腫を形成したものを脳挫傷、脳実質内血腫と呼びます。損傷部位により様々な症状を呈することが特徴です。出血が軽度でも脳の腫れが強くなり、頭蓋内圧が亢進して重篤化することも特徴です。

【びまん性脳損傷】

1．脳振盪

外力により脳機能が一定期間障害される脳損傷を脳振盪と呼びます。通常のCTやMRIといった画像検査では異常を示さないことが特徴です。頭部へ回転加速度が加わり、頭蓋骨と脳とに大きなずれを生じることが原因であることが多いです。この際、頭蓋内で脳脊髄液に浮いている脳を支えている架橋静脈と呼ばれる血管が損傷すると急性硬膜下血腫を来しますが、損傷しなければ脳振盪でとどまることも特徴的です。受傷時に意識を失うと理解されていることが多いですが、ほとんどの脳振盪は意識を失うことはありませんので、注意が必要です。脳振盪の症状は頭痛が一番多いのですが、それ以外にもめまいや吐き気、集中できない、感情の変化や睡眠障害など、多彩であり、その症状は成人では２週間以内、小児でも４週間以内で消失するとされています。しかし、成人でも１割、小児では３割程度の事例で、それ以上に症状が持続する事例が認められ、「遷延性脳振盪様症状」と呼ばれて個別の対応が必要になります。脳振盪は繰り返すと徐々に呈する症状が重く回復にかかる時間が長くなることが特徴的です。また小児や女性は脳振盪の危険因子と認められていることから特に注意が必要です。脳振盪症状が長引く場合や症状程度が強く登校もできないような場合は、「脳脊髄液漏出症」と呼ばれる脳脊髄液が漏出している別の病態を来していることも考慮されるので、脳振盪などの頭部外傷を専門とする医師への受診が推奨されます。

【頸椎・頸髄損傷】

前述のような頸部の伸展や屈曲により頸椎が損傷する頸椎損傷だけではなく、内部の脊髄神経の損傷を来す頸髄損傷を伴うと、損傷部位に応じて、四肢の麻痺やしびれ、場合によっては呼吸障害を来すこともあり、注意が必要です。

※日本スポーツ振興センター「体育活動における 頭頸部外傷事故防止の留意点」
https://www.jpnsport.go.jp/anzen/Portals/0/anzen/kenko/jyouhou/pdf/toukeibu/toukebu_bassui.pdf

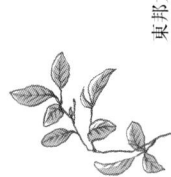

中高生の

頭頸部外傷（とうけいぶがいしょう）について

連載 第２回　頭頸部外傷への対応

東邦大学医療センター大橋病院 脳神経外科 講師　中山 晴雄

危険度の高い傷病に対する初期対応

「頭頸部外傷」を含む突然死につながる危険度の高い傷病としては、「意識障害」、「気道閉塞、呼吸停止」、「心停止（心臓振盪（しんとう）、不整脈）」があげられます。日本スポーツ振興センターの災害共済給付の資料によれば、平成22年度から令和元年度までの10年間に死亡見舞金支給件数615件のうち突然死は約45％にあたる276件とされています。また、平成24年度から28年度までの５年間に学校管理下で中学・高校の生徒にAEDパッドを貼付した症例は318件と報告されています[1)]。

このように、学校管理下であっても突然死につながる重大な事故や傷病は常に一定数が発生しています。「頭頸部外傷」を含めたこれら危険度の高い傷病に対する初期対応では、安全の確保を行ったのちに、観察と判断、そして初期対応を実践することが大切です。加えて、救命処置は“秒”を争いますので、ためらわずに“行動”することが大切です。この際、「観察」としては、「反応（意識）」の確認、「呼吸」の確認が肝要です。「反応」がない、もしくはわからない場合は応援を要請し、その場から自身の判断で119番通報し、救急要請とAEDの手配を行います。そして、「普段どおりの呼吸」がない、もしくはわからない場合は、その場で心肺蘇生（しんぱいそせい）を実践しましょう。

AEDの使用を含む心肺蘇生の方法については、東京消防庁公式チャンネルでわかりやすい動画が公開されていますので、参考にしてください（図１）。

頭頸部外傷への初期対応

「頭頸部外傷」は、学校管理下の重大な事故や傷病のひとつです。このため、その「初期対応」については、「知っている」だけではなく「実践できる」ことが極めて重要であり、前述のように、「反応（意識）」の確認が実践できることが大切です。

具体的には、「開眼しているか？」、「話すことができるか？」、「時・場所・人が正確にわかるか？」、「受傷前後のことを覚えているか？」を確認するとよいでしょう。これらがひとつでもできない場合は、「意識障害がある」すなわち「重篤な頭部外傷」として速やかに救急要請とAEDの手配を行います。これらが全てできる場合は、引き続いて「頸部外傷の疑い」がないかを確認します。具体的には、「運動麻痺（まひ）」や、「筋力低下」、「しびれ」、「異常感覚」の有無を確認してください。これらがひとつでも該当する場合は、「重篤な頸部外傷」として速やかに救急要請とAEDの手配を行います。これらが全て認められない場合は、「脳振盪様症状」の有無を確認します。

重篤な症状と脳振盪様症状の判断

「脳振盪様症状」の有無を確認する際には、「Red flag」といわれる重篤な症状の有無をまず確認します。これらの症状がひとつでも見られ、その場に医師などがいない際には、ためらうことなく救急車を呼ぶことが推奨されています(図２)。そのうえで、外から見てわかる症状や自分で気がつく症状の有無を確認し、記憶の確認を実施します。これらにひとつでも該当する症状が認められた場合には、脳振盪が疑われます。スポーツ活動中に脳振盪が疑われた際には、競技や練習をただちに中止します。すぐに症状が消失したとしても、医師や専門家の適切な評価を受けるまでは、競技に復帰してはなりません。また、頭蓋内の出血は、外からは見ることができず、出血が始まったばかりの時点では、まだ脳を圧迫するほど血液がたまっていないので、しばしば「脳振盪」との区別がつかないこともあります。このため、徐々に増悪する反応の悪さは頭蓋内の出血が否定できず、意識障害があるとして、その時点で医療機関へ救急搬送することが推奨されます。

学校現場で注意したいこと

「頭頸部外傷」が発生したときの対応に関して、学校現場に特有の注意事項としては、生徒の保護者への連絡があげられます。保護者に対しては、「頭頸部外傷」の発生（第１報）を可能な限り早く連絡します。このとき、「頭頸部外傷」の概況、程度などの最低限必要な情報を整理したうえで行うことが望ましく、正確な記録が必要になります。必要な情報の判断は単独で行うことは避けて複数で行い、抽象的な表現や主観は避け、予測を除いた具体的な事実のみを伝えることが推奨されます。加えて、連絡を受けた保護者の心情に配慮した言葉を選択できるとなおよいでしょう。

「頭頸部外傷」の詳細や搬送先の医療機関など、ある程度の情報が整理できた段階で第２報を行い、引き続き正確かつ迅速な連絡に努めます。この際には、連絡者（当方、相手方）、連絡時刻、連絡内容の記録を残すことを忘れないことも重要です。情報の共有や対応者は可能であれば同一の方が行うことが望ましく、平時から緊急時の連絡方法を複数確保しておくなどの準備が肝要になります。また、搬送方法や搬送先も記録することを忘れないように注意してください。

次回は、頭頸部外傷を防ぐためにできることを解説していきたいと思います。

図１　心肺蘇生（成人）　東京消防庁電子学習室「命を救う～心肺蘇生～」（https://www.tfd.metro.tokyo.lg.jp/learning/contents/inochi-rescue/contents01_1.html#beginning）より

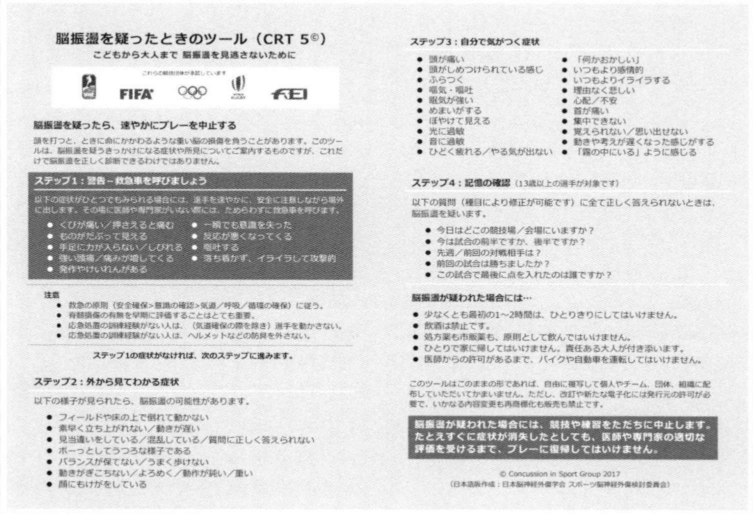
脳振盪を疑ったときのツール（CRT 5©）
こどもから大人まで 脳振盪を見逃さないために
これらの競技団体が承認しています
脳振盪を疑ったら、速やかにプレーを中止する
頭を打つと、ときに命にかかわるような重い脳の損傷を負うことがあります。このツールは、脳振盪を疑うきっかけになる症状や所見についてご案内するものですが、これだけで脳振盪を正しく診断できるわけではありません。

ステップ１：警告－救急車を呼びましょう
以下の症状がひとつでもみられる場合には、選手を速やかに、安全に注意しながら場外に出します。その場に医師や専門家がいない際には、ためらわずに救急車を呼びます。
- くびが痛い／押さえると痛む
- ものがだぶって見える
- 手足に力が入らない／しびれる
- 強い頭痛／痛みが増してくる
- 発作やけいれんがある
- 一瞬でも意識を失った
- 反応が悪くなってくる
- 嘔吐する
- 落ち着かず、イライラして攻撃的

注意
- 救急の原則（安全確保>意識の確認>気道／呼吸／循環の確保）に従う。
- 脊髄損傷の有無を早期に評価することはとても重要。
- 応急処置の訓練経験がない人は、（気道確保の際を除き）選手を動かさない。
- 応急処置の訓練経験がない人は、ヘルメットなどの防具を外さない。

ステップ１の症状がなければ、次のステップに進みます。

ステップ２：外から見てわかる症状
以下の様子が見られたら、脳振盪の可能性があります。
- フィールドや床の上で倒れて動かない
- 素早く立ち上がれない／動きが遅い
- 見当違いをしている／混乱している／質問に正しく答えられない
- ボーっとしてうつろな様子である
- バランスが保てない／うまく歩けない
- 動きがぎこちない／よろめく／動作が鈍い／重い
- 顔にもけがをしている

ステップ３：自分で気がつく症状
- 頭が痛い
- 頭がしめつけられている感じ
- ふらつく
- 嘔気・嘔吐
- 眠気が強い
- めまいがする
- ぼやけて見える
- 光に過敏
- 音に過敏
- ひどく疲れる／やる気が出ない
- 「何かおかしい」
- いつもより感情的
- いつもよりイライラする
- 理由なく悲しい
- 心配／不安
- 首が痛い
- 集中できない
- 覚えられない／思い出せない
- 動きや考えが遅くなった感じがする
- 「霧の中にいる」ように感じる

ステップ４：記憶の確認（13歳以上の選手が対象です）
以下の質問（種目により修正が可能です）に全て正しく答えられないときは、脳振盪を疑います。
- 今日はどこの競技場／会場にいますか？
- 今は試合の前半ですか、後半ですか？
- 先週／前回の対戦相手は？
- 前回の試合は勝ちましたか？
- この試合で最後に点を入れたのは誰ですか？

脳振盪が疑われた場合には…
- 少なくとも最初の1～2時間は、ひとりきりにしてはいけません。
- 飲酒は禁止です。
- 処方薬も市販薬も、原則として飲んではいけません。
- ひとりで家に帰してはいけません。責任ある大人が付き添います。
- 医師からの許可があるまで、バイクや自動車を運転してはいけません。

このツールはこのままの形であれば、自由に複写して個人やチーム、団体、組織に配布していただいてかまいません。ただし、改訂や新たな電子化には発行元の許可が必要で、いかなる内容変更も再商標化も販売も禁止です。

脳振盪が疑われた場合には、競技や練習をただちに中止します。たとえすぐに症状が消失したとしても、医師や専門家の適切な評価を受けるまで、プレーに復帰してはいけません。

© Concussion in Sport Group 2017
（日本語版作成：日本脳神経外傷学会 スポーツ脳神経外傷検討委員会）

図２　脳振盪を疑ったときのツール（CRT5: Concussion recognition tool 5）

1）公益財団法人日本学校保健会「学校における心肺蘇生とAEDに関する調査報告書（平成30年11月）」より

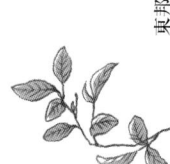

中高生の 頭頸部外傷について

連載 第3回（最終回） 頭頸部外傷を防ぐために

東邦大学医療センター大橋病院 脳神経外科 講師　中山 晴雄

学校管理下における「頭頸部外傷」を防ぐために必要なこと

学校管理下における「頭頸部外傷」は減少傾向にはあるものの、未だに「頭頸部外傷」による死亡や重度の障害を残す事故は一定数発生しています。このため、「頭頸部外傷」の事故防止は喫緊の課題といえます。これらを防ぐためには、実際にはどの程度の「頭頸部外傷」がどのように発生しているのか、そして、「頭頸部外傷」の持つ危険性について適切に認識していることが重要になります。これらは、過去の国内における種々の裁判事例でも指摘されている重要な点です。そのうえで危険予測を行い危機回避の行動につなげていくことが、教員だけではなく学生や保護者などのすべての関係者に求められています。

「頭頸部外傷」への予防的介入

「頭頸部外傷」への予防的介入は、複数の要因に対して多角的に介入することが極めて重要です。このなかで、初心者で技術が未熟で不完全な学生に適切な指導がなされていない場合、「頭頸部外傷」が高い確率で発生しうることは容易に想像できると思います。

実際、ラグビー競技においてタックルした選手の頭部位置が相手選手の進行方向を遮るように衝突する“逆ヘッドタックル”の場合、脳振盪（のうしんとう）を含めた頭頸部の外傷発生頻度が30倍も高くなることが指摘されています。このような事実は、ほかの競技に比べて脳振盪の発生頻度が高いラグビーの指導者、コーチ、選手学生自身やその保護者は、特に認識するべき内容です。このような“逆ヘッドタックル”を行わないように、初心者にはより時間をかけて、適切にタックルができるようになるまでは、本格的なタックルが必要とされる練習や試合には参加させないようにするなどの予防的介入をすることで、ラグビーにおける頭頸部外傷の減少や発生の予防が期待されます。このような取り組みは、ラグビー競技だけではなく、アメリカンフットボールなどのタックル動作を含むスポーツ全般に対して、「頭頸部外傷」の減少や予防に貢献することができます。

学校管理下において、ラグビー同様に重篤な「頭頸部外傷」が発生しやすい柔道では、平成29年11月の時点で、「初心者による頭部・頸部外傷事故に関する注意喚起」が都道府県柔道連盟（協会）会長ならびに安全指導員に向けて、全日本柔道連盟の重大事故総合対策委員会委員長から発表されています。このなかでは、「1.初心者には3ヶ月程度は乱取、高い位置からの投げ込みの受けを行わせない。（大外刈段階的指導手順例の確認）」、「2.頭部外傷は初心者の乱取りや投げ込みで起こる傾向があり、頸椎損傷は試合、練習試合で多く起こっている。安全な技の掛け方を徹底する。」、「3.中高年者の頭部打撲、絞め技による脳梗塞などにも十分注意する。」の3点を周知徹底するように記載されています。このように競技の経験度合いや習熟度に応じて実施する練習を調整することは、柔道だけではなくほかの競技においても重篤な「頭頸部外傷」の減少や予防に貢献することにつながります。

一方、環境要因も同様に重要です。例えば、野球競技における事故例は打撃練習中のものが多く、ネットの設置や、打撃投手用のヘッドギアと打者用ヘルメットの適切な使用が有効です。またピッチングマシンの平時からの整備、ボールが打ち出される方向に部員がいないかを事前に十分に確認するなどの対策をとることで予防的介入が可能です。比較的以前から「頭頸部外傷」に対して明確な予防策を提示しているアメリカンフットボールでは、表1に示すようなブロックやタックルの技術的な点から、フルコンタクトの練習頻度や時間、夏合宿などの特に注意すべき環境での注意点や予防策が推奨されています。加えて、発生件数が「重篤な頭頸部外傷」よりも多い「脳振盪」に関して、具体的な「脳振盪の予防策に対する効果判定の方法」（表2）が提示されています。このように競技特性によって異なる注意すべき点や予防策については、指導者だけではなく、学生本人やご家庭でも十分に認識しておくことが大切です。

知識の伝達と危険性の共有

体育の授業等の活動において、学校や指導者、生徒個人やご家庭それぞれの立場の皆様には、ぜひ、指導もしくは参加する競技が持つ「競技特性」と「頭頸部外傷の危険性」について等しく認識していただきたいと思います。競技特性から対人接触が必須のラグビーやアメリカンフットボールにおける「頭頸部外傷」と、水泳などの対人接触が必須ではない競技における「頭頸部外傷」の危険性は、当然同じではありません。

さらに、「急性硬膜下血腫」を受傷した後に競技に参加することの危険性や「脳振盪」を繰り返すことによる将来を含めた脳機能に与える危険性についても、十分に認識していただいたうえで、万が一受傷してしまった際には、それらの危険性を念頭に置いて、慎重に競技への復帰や継続についてご判断いただければと思います。

参考文献：川又達朗、片山容一「スポーツと脳振盪：脳振盪はなぜ予防しなくてはいけないのか（3.脳振盪とスポーツ選手の復帰,<特集>臨床において対応に苦慮する事例）」「脳神経外科ジャーナル」 18 (9) : 666-673, 2009

おわりに

今回、3回に分けて「頭頸部外傷」について連載いたしました。「頭頸部外傷」だけではありませんが、様々な危険性や可能な予防策について、十分に認識していただくことで、種々の危険予測を行い様々な危機回避の行動につなげていくことに少しでも貢献し、今後、学校管理下における「頭頸部外傷」を防ぐことに、本連載が役立ちましたら光栄です。貴重な機会を頂き誠にありがとうございました。ご質問などがありましたら、ご連絡いただけましたら幸いです。

1. 安全なブロック、タックルの技術を習得する。
2. フルコンタクトの練習を減らす。フルコンタクトの練習を長時間続けない。
3. 若年者、初心者では、基礎体力の養成を優先し、コンタクトに際しては、練習メニューを工夫し、集中力を高める努力をする。
4. 夏季、特に夏合宿では、疲労の蓄積に留意し、フルコンタクトの練習に際しては、練習メニューを工夫し、集中力を高める努力をする。
5. 練習では、チームメイトの不意を突くようなブロック、タックルはしない。
6. 脳振盪を軽視せず、脳振盪を減らす努力をする。

表1　アメリカンフットボールで推奨されている予防策

1. チームの年間脳振盪発生率を調べる。
2. 年間発生率10%以下を目標とする。
   例）50人のチームなら、1年で5人まで
3. 脳振盪の発生率が年20%を超えるようならば、練習方法の見直しが必要。

表2　アメリカンフットボールで提案されている予防策の効果判定の方法

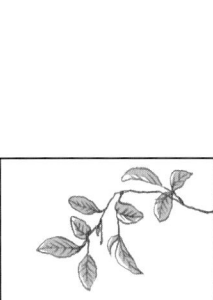

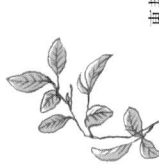

思春期の脊柱側弯症（そくわんしょう）

新連載 第1回　思春期特発性側弯症について

慶應義塾大学 医学部 整形外科学教室 准教授　渡辺 航太

脊柱側弯症とは

脊柱とは体の中心に位置している背骨のことで、建物に例えるならば柱のような役目を担っています。正常な脊柱は正面から見ると真っ直ぐに並んでいますが、「脊柱側弯症」では背骨がねじれるように曲がっています（写真）。

脊柱側弯症は、生まれたばかりの乳幼児や思春期の学生、そして高齢者でも発症することがあります。その中で最も頻度が高い脊柱側弯症は、思春期（10歳～18歳）に発症する「思春期特発性側弯症（以下、側弯症）」です。その発生頻度は女子が男子の8～10倍で、女子の1～2%程度といわれています。この3回にわたる連載では、側弯症の原因、症状、診断、治療などのトピックスについて概説していきたいと思います。

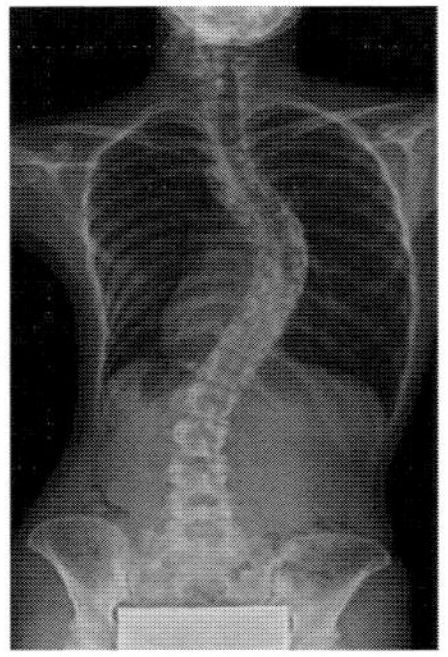

脊柱側弯症のレントゲン写真

側弯症の原因

脊柱側弯症は神経や筋肉の病気などのいろいろな原因で起こりますが、側弯症自体の原因は明らかにされていません。思春期特発性側弯症の「特発性」という言葉の意味は、「原因が明らかではない」という意味なのです。ですから、もし原因が判明したら「特発性側弯症」という名前がなくなってしまうかもしれません。早くそうなったらいいのですが。もちろん、多くの研究者によって側弯症に関係する遺伝子や生活習慣が少しずつ解明されてきていますので、近い将来、それを用いた診断や生活習慣の指導が可能になるかもしれません。

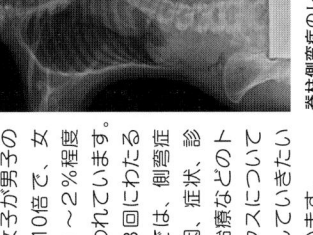

〈側弯症に関する遺伝子〉

遺伝子には体の設計図やプログラムとしての役割があり、体格や体質、病気のなりやすさなどに影響を与えます。側弯症に遺伝子が関係しているかについては50年以上前から議論されてきましたが、家系研究と双子の研究結果より、側弯症に遺伝子が関係していることが証明されました。そして今まで様々な方法を用いて、側弯症に関係する遺伝子の研究が行われてきました。2011年には、ヒトの神経や筋肉の発生をコントロールしているLBX1という遺伝子が、日本人のグループによって世界で初めて発見されました。これはアメリカ人や中国人でも関係があることがわかっている、世界共通の遺伝子です。その後、現在までに、20個の側弯症に関係する遺伝子が発見されました。さらに今までの遺伝子研究の結果を利用して、側弯症の発生や進行を予測する方法が発明されました。まだまだ精度の問題で診療には使うことはできませんが、近い将来、皆さんにも利用できる診断キットができるかもしれません。

〈側弯症に関する生活習慣、食生活〉

遺伝子が側弯症に関係することはわかったのですが、最近の研究では、遺伝子は側弯症の原因の38%で、62%は環境的な原因、すなわち生活環境、生活習慣が影響していると考えられています。生活習慣に関しては、かばんの重さ、かばんのタイプ（肩掛け、リュック、手提げ）、勉強する姿勢などの生活習慣などが、側弯の関与として心配されていました。そこで中学生女子生徒を対象とした生活習慣や食事に関するアンケート調査を行いました。

その結果、側弯症と側弯症ではない生徒との間に、かばんの持ち方・その重量、睡眠時間・勉強時間・姿勢などの生活習慣に差がないことがわかりました。

一方、やせ型の児童・生徒に側弯症が明らかに多く見られました。最近の遺伝子を用いた研究でも、やせ型の児童・生徒は側弯症になりやすいという研究結果も出ています。さらにクラシックバレエを行う児童・生徒に側弯症が多いこともわかりました。体型維持のための食事制限が原因とも考えられておりますので、バランスの良い食生活を心掛けるべきと考えます。近年、骨の強さと側弯症の発生が関連しているとの報告がありますが、カルシウム摂取を含めた食生活と側弯症の予防効果は、まだ証明されていません。日常生活については心配不要で、通常どおりでよいこと、そしてバランスの良い食生活を送ることをお勧めしています。ただ、クラシックバレエを行っている児童・生徒、やせ型の児童・生徒は背中の状態に注意する必要があると思います。

側弯症の症状

側弯症が重症になると、4つの問題が生じるといわれています。呼吸機能の低下、運動機能の低下、痛み、そして整容的な問題です。

①呼吸機能の低下

胸の背骨（胸椎）が曲がってくると、それに伴って肺が入っている胸郭（肋骨（ろっこつ））が潰れてきます。その結果、肺が圧迫されて呼吸機能が低下していきます。

②運動機能の低下

背骨が曲がると、俊敏性や持久力が低下するともいわれています。特に持久力の低下は、前述した呼吸機能の低下にも関係があると思われます。

③痛み

胸の背骨（胸椎）が曲がると、片方の背中が出っ張ってきて、そこの部分に負担がかかり、だるさや重さ、痛みを感じることがあります。腰の背骨（腰椎）が曲がると、同様に片方の腰が出っ張ってきて、胸椎と同様な症状が出ることがあります。特に腰は日常生活でよく使う部分なので、大人になると老化が早まるともいわれています。

④整容的な問題

背骨が曲がると、それに伴って体の表面が変形してきます。重症になればなるほど、その変形は目立ってきます。そのため、容姿が気になって、対人関係が消極的になるなどの問題が起きるといわれています。

以上のことが側弯症に特徴的な症状ですが、注意しなければならないのは、これらは重症例の症状であって、初期の段階では症状がほとんど現れないということです。本人も周りの人たちも全く気づかない場合が非常に多いです。症状が出たり、外見の変化が明らかになって見つかったりした場合は、すでに手術をしなければならない状態になっていることもまれではありません。そのため、側弯症の早期発見を目的に、側弯症学校検診が毎年行われています。

今回は、側弯症の原因や症状を中心に説明いたしました。側弯症は放置すると重症化する可能性があります。適切な時期に発見して、適切な治療をすれば進行が予防できることもわかっています。ぜひ、本連載を通して、学校現場の先生方にも側弯症という病気をしっかりと理解し、認識していただきたいと思います。それが早期発見早期治療のための第一歩です。

思春期の脊柱側弯症（そくわんしょう）

連載 第2回　思春期特発性側弯症の診断方法（家庭、学校、病院での診断方法）

慶應義塾大学 医学部 整形外科学教室 准教授　渡辺 航太

連載１回目では思春期特発性側弯症（以下、側弯症）の概要、原因、症状などについて説明しました。今号では、側弯症を見つける方法や診断方法について解説します。

側弯症学校検診

側弯症は連載１回目の内容のように、放置して進行すると身体の健康に大きな悪影響があるため、本邦では学校保健安全法により入学時や毎年の健康診断のときに、脊柱の異常（側弯症）の検診が義務づけられています。その検診方法は各地域に任されておりますが、特徴的な体形（図１）の確認や前屈テスト（図２）が簡単な方法のため広く普及しています。学校検診で側弯症が疑われた場合、病院を受診してレントゲン写真を撮影して、側弯症かどうかを判定します。

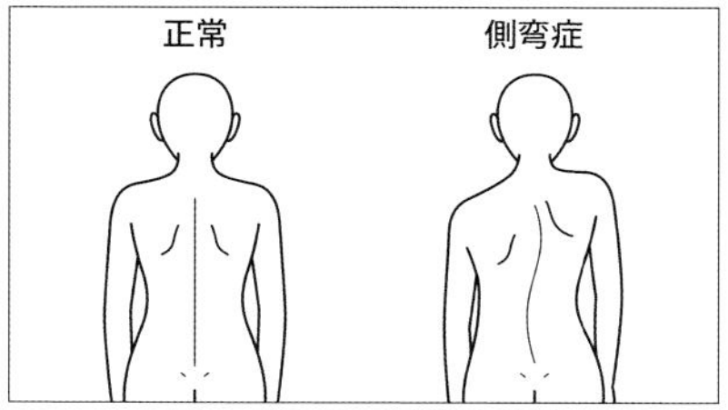

図１　側弯症に特徴的な体形

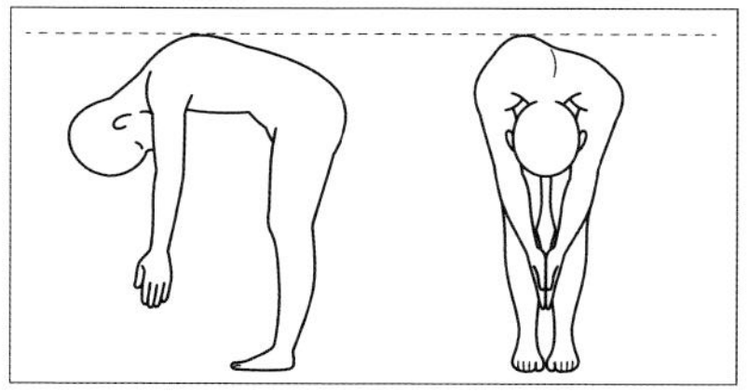
図２　前屈テスト

（ア）側弯症に特徴的な体形（図１）：側弯症になると背骨が曲がり、それに伴って体の形が変わっていきます。側弯症に特徴的な体の形は、１．左右の肩の高さに差がある、肩が傾いている、２.ウエストラインの高さが左右で差がある、３．片方の背中や腰が盛り上がっている、などです。これらの特徴があった場合、側弯症を疑います。しかし、変化が小さい場合は見つけることができないことも十分に考えられます。

（イ）前屈テスト（図２）：腕を地面に向けて垂らして、体を水平になるまで前に倒して、背中や腰の出っ張りを見つける方法です。この方法でも、よく見ないと見落とす場合もありますし、出っ張りがあっても側弯症ではない場合もあります。側弯症の疑いがあった場合、最終的に側弯症と診断するにはレントゲン撮影が必要です。

2016年からは側弯症以外にも手や足の異常などをしっかりと検診するために、運動器検診が開始されました。調査票は家庭で記入する形式になっています。上記の2つの方法は非常に簡便なので、家庭でも行うように周知してください。

一方で、側弯症検診に専用の器械を用いて検診を行っている地域もあります。

（ウ）モアレ検診：前述した２つの方法（体の特徴の確認、前屈テスト）は行う人によって評価が違ったり、軽微な変化を見つけることができなかったりする場合もあります。そのため、より客観的で高精度な方法としてモアレ法を採用している地域もあります。

モアレ法とは地図の等高線のように体の形がより明確に表示される方法で（写真１）、左右の高さの違いをより客観的に判定することができます。最近では、多くの側弯症検診機器が販売されるようになっており、今後は人工知能などのテクノロジーを駆使して、側弯症検診の精度が向上してくことが期待されています。

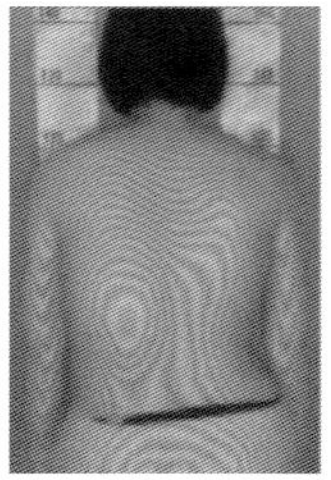
写真１　モアレ法

脱衣について

学校検診で脱衣が必要かどうか、最近は様々なメディアでこの話題が取り上げることが多くなりました。医師の立場からは、側弯症を早期に発見するには背中を見せてもらう必要があります、というのが現時点での意見です。側弯症が軽度のうちは自覚症状がほぼないため、検診では軽微な体形の変化を見つけなければなりません。そのため服を着たままだと、正確性が落ちる可能性が非常に高いです。もちろん、友達の前で服を脱ぐことに抵抗がある児童・生徒も多いと思います。その点に関しては、ぜひ、プライバシーを守れる形で検診ができるように、学校医の先生と相談するといいでしょう。もちろん、今後、様々なテクノロジーが発展し、脱衣が必要なくなる可能性もあります。その解決策は人工知能かもしれませんし、連載１回目で説明したように遺伝子を用いた診断キットが利用できる時代が来るかもしれません。しかし現状では困難ですので、やはりプライバシーを守って、背中だけでも見える形で側弯症検診を継続していただきたいと思っています。

病院での検査

病院ではレントゲンを撮影して、側弯症かどうかを判定します。側弯症の大きさはコブ角で表し、コブ角10度以上が側弯症と判定されます（写真２）。コブ角の測り方は、少しだけ複雑ですが、カーブの一番上の椎体（一つの背骨）と一番下の椎体から引いた直線からできる角度です。

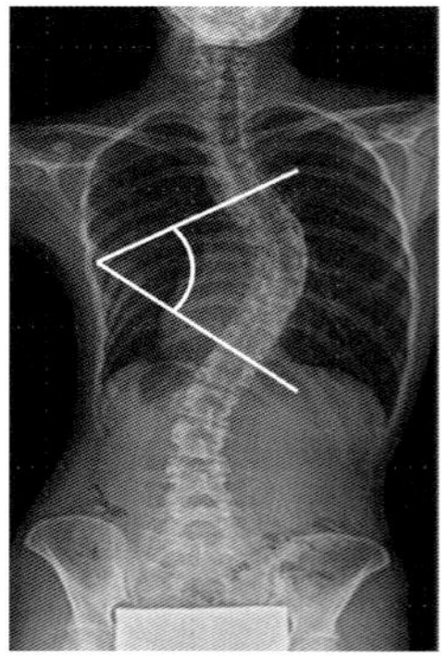
写真２　レントゲン写真

そのほかにも、磁石の原理を用いたMRI検査を行うことがあります。レントゲンは骨だけしか写すことができませんが、MRIでは骨だけではなく、神経や筋肉、椎間板も写すことができます。側弯症の原因のひとつに神経の異常がありますので、神経異常が疑われたときはMRI検査を勧められる場合があります。特に男子児童・生徒は側弯症の発生率が女子児童・生徒より大幅に低いので、男子児童・生徒が側弯症になった場合は、一度、MRI検査をしてみてもいいかもしれません。

この連載２回目では、主に側弯症をどのように見つけるかについて説明しました。側弯症は軽症の内は自覚症状に乏しいため、軽度の体形の変化を見つけなければなりません。家庭でも簡単に行う方法を紹介しましたので、ぜひ、試してもらうように周知してください。そして少しでも疑問があった場合、疑いがあった場合は、お近くの整形外科に相談していただければと思います。

次回は側弯症の装具治療や手術、また治療中の学校生活や術後の生活について、解説いたします。

思春期の脊柱側弯症（そくわんしょう）

連載 第3回（最終回） 思春期特発性側弯症の治療（装具治療と手術、術後の生活について）

慶應義塾大学 医学部 整形外科学教室 准教授　渡辺 航太

最終回の今回は、側弯症の治療についてです。側弯症の治療は大きく、①経過観察、②装具治療、理学療法、③手術、に分けられます。

簡単な治療の目安として、コブ角が利用されます。コブ角が20度未満の場合は、経過観察になる場合が多いです。20度を超えて体が成長している最中の場合は、装具治療が行われます。そして40度を超えると手術が検討されます。ただし、これは絶対的な基準ではなく、体の成長の具合やスピード、そしてカーブの場所なども治療方針に加味されることがあります。

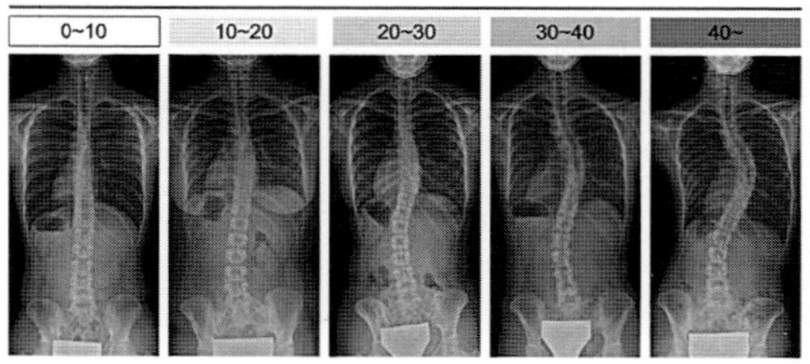

経過観察について

発見された側弯症を放置すると、必ず重度の側弯症に進行するわけではありません。側弯の進行には個人差があります。多くの側弯症は、少しだけ悪化して、それ以上は悪化しません。一方で、手術が必要になるまで進行する場合もあります。そのため、定期的にレントゲン撮影をして、進行の有無をチェックします。これを経過観察といいます。側弯症が進行するのは身長が伸びる時期なので、特に小学校低学年で見つかった側弯は進行しやすい可能性があるため、要注意です。

装具治療と理学療法について

装具療法では、プラスチック製の矯正装具を、成長期の間、児童・生徒に着けてもらいます。装具治療の効果は進行の予防（これ以上悪化させない）もしくは進行を遅らせる（悪化したとしてその速度をなるべく遅くする）ことです。前述したようにコブ角が20°を超えると、装具治療が検討されます。身長の伸びが大きい時期は、できるだけ多くの時間（1日18時間以上）装具を着けた方が、治療効果が上がります。ただし一生懸命装具治療を行っても、背骨の曲がる力を抑え込めない場合もあります。身長の伸びが低下してきたら、装具の装着時間を減らしていきます。そして装具療法は身長が伸びなくなるまで基本的に行います。装具の効果に関して、以前は疑問視する声も確かにありました。しかし2013年にNew England Journal of Medicineで発表された側弯症の装具治療に関する無作為化比較試験（無作為に装具、装具無しの治療を割りつけてその効果を検証する研究）では、装具を行った群は装具をしなかった群と比較して4倍手術になりにくかった、という結果でした※。この研究は無作為化比較試験であったため、非常にエビデンスレベルが高いと評価されています。さらに研究途中の解析で、明らかに装具が有効であることがわかったので、研究の続行は倫理的な問題があるとして途中で打ち切られたことも、この研究を有名にしました。この後、手術について説明しますが、装具をすることによって、明らかに手術に至る児童・生徒を減らすことができるわけですから、早期に側弯症を発見して、進行性の場合は早期に装具治療を行うことが、極めて重要だとおわかりいただけると思います。

理学療法は本邦ではあまり一般的ではありません。一方で、特に欧州では理学療法は側弯症の治療のひとつとして地位を確立しております。本邦で一般的ではない理由は、理学療法には多くの方法があってまだそれらが体系化されていないこと、さらにその効果に対して疑問が多いことです。多くの理学療法が整体や保険外治療で行われていることも影響していると思います。一般的には理学療法は、装具治療を行う前のコブ角20度未満の側弯の場合が、良い適応だと思います。20度を超えた場合は、装具治療もしっかりと行ったうえで理学療法を行うことをお勧めします。

手術について

コブ角40度以上の重度の側弯症になった場合は、手術が検討されます。手術の目的は側弯を矯正して、固定することです。これにより、生涯にわたって側弯の進行と再発を予防することができます。歴史的に様々な方法で手術が行われてきましたが、最近では椎弓根スクリューといって背骨の左右にある椎弓根という部位にスクリューを設置して矯正を行います（写真）。

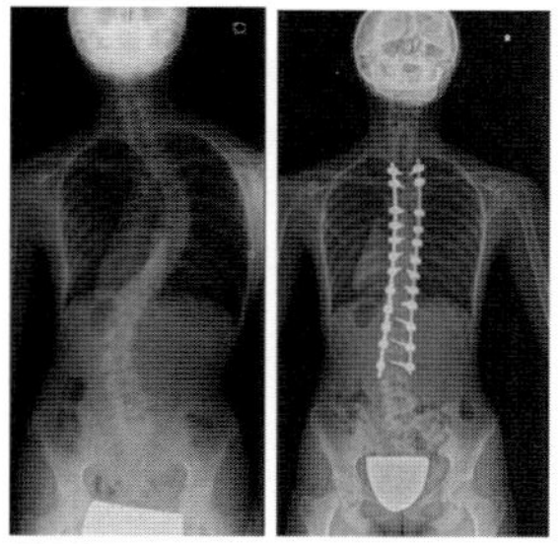

椎弓根スクリューのレントゲン写真

この方法が普及したのは2000年代に入ってからですが、近年では脊髄モニタリング、ナビゲーションなども用いて、安全に手術が行われるようになっています。

一方で手術の弱点は、背骨が固定されて動きが失われることです。背骨は動くことで様々な役目を担っています。その動きを失うことで大きな生活の制約は生じませんが、やはり体の硬さを自覚する児童・生徒は多くいます。手術をすると曲がった背骨が矯正されるので、側弯症が治ったと感じる方も多いのですが、決して治ったわけではありません。曲がったまま放置して生活する将来と比べると、手術をした方がより良い、ということであり、側弯症がない児童・生徒の将来の予後と同等になったのではありません。なので、本来は手術をしなくてよいように装具で側弯症をコントロールするのが理想的と考えております。一方で、まだ本邦には導入されていませんが、海外では側弯矯正と脊柱可動性の温存を両立するテターリングというポリエチレン製のひもで椎体を固定する手術法が開発され、臨床応用されています。まだ本方法の治療成績は安定せず、適応も不明確であるため、日本で使うことができるようになるには時間がかかると思いますが、将来が期待される治療法であることは間違いありません。

最終回は側弯症の治療について説明いたしました。治療、という言葉を使いましたが、本来の治療は病気の原因を治すことです。一方、側弯症の原因はわかっていませんので、治すことができません。そういう意味では私が説明したのは治療ではなく、対症療法（根本的な解決ではなく、現れた情況に対して処置をする）なのだと思います。前述しましたが、現在、装具治療によって重症化が予防できる可能性が高いことが、科学的に証明されています。そのためには、学校検診等での側弯症の早期発見が重要です。3回の連載を通して、読者の皆さんに側弯症とはどんな病気なのか、そしてその早期発見の重要性を理解していただけたら、筆者としては非常にうれしい限りです。

※ Stuart L. Weinstein, et al. "Effects of Bracing in Adolescents with Idiopathic Scoliosis" *The New England Journal of Medicine* 369:1512-1521,2013

新連載

ヤングケアラーの理解と支援

前編 ヤングケアラーの現状

埼玉県立大学／埼玉県立大学大学院 教授　上原 美子

ヤングケアラーとは

少子高齢化や核家族化の進展、共働き世帯の増加などによる家族のかたちや家庭生活の変化とともに、心や身体に不調がある人も増えています。それに伴い、ケアラーも増加し、大人も、子どもも世話や介護といったケアを担う時代の到来が見えてきます。

ケアラーというのは、ケアをする人という意味です。つまり、サポートが必要な人のお世話を無償で行う人のことを指します。また、ヤングケアラーとは、法令上の定義はありませんが、厚生労働省は、「家族の介護等を担う子ども」とし、「大人に代わって日常的に家事や家族の世話などを行うことにより、通学や勉強・友達と遊ぶ時間が十分にとれない状況にある子ども」と説明しています。

ヤングケアラーの行うケアとして、障がいや病気のある家族に代わり、買い物・料理・掃除・洗濯などの家事をしている、家族に代わり、幼いきょうだいの世話をしている、障がいや病気のある家族の身の回りの世話をしている、がん・難病・精神疾患などの慢性的な病気の家族の看病をしているなどの例が示されています。

それらが複合的に行われていることもあります。ほかにもケアを必要とする家族が複数いる場合に、母親もケアラーであり、その母親に代わってほかのケアを担う場合も想定できます。このようにヤングケアラーの状況は様々であり、状況が変化することも念頭に入れる必要があります。

ヤングケラーの現状

ヤングケアラーの実態把握のために、2020(令和2)年度及び2021(令和3)年度に厚生労働省が文部科学省と連携して全国の小学6年生、中学2年生、高校2年生および大学3年生を対象に「ヤングケアラーの実態に関する調査(以下:全国調査と示す)」[1), 2)]を実施しています。上記の調査結果より概要を以下に示します。

ケアをしている家族が「いる」と回答したのは、小学校6年生(以下:小学生と示す)の6.5%、中学2年生(以下:中学生と示す)の5.7%、全日制高校2年生(以下:高校生と示す)の4.1%、定時制高校2年生相当の8.5%、通信制高校の11.0%、大学3年生の6.2%であり、おおむねクラスに1～2名のヤングケアラーがいることになります。

ケアを必要とする家族は、小学生から高校生までは「きょうだい」の割合が最も多くなっており、理由として「幼い」ことがあげられています。また、大学生では「母親」の割合が最も多く、「精神疾患」が多くを占めています。また、「きょうだい」に次いで、「父母」が多く、年齢とともに増える傾向にあります。また、祖父母のケアは高校生で一段と増える傾向にあります。

家族のケアをした時期について、「就学前からケアが始まる」という回答は、小学生で17.3%、中学生で8.8%、高校生で6.2%であり、「小学校高学年からケアが始まる」という回答は小学生で40.4%、中学生で34.2%、高校生で13.0%にのぼります。

(参考文献)
1)三菱UFJリサーチ&コンサルティング「ヤングケアラーの実態に関する調査研究報告書」2021年
2)日本総合研究所「ヤングケアラーの実態に関する調査研究報告書」2022年

家族のケアの量は、「ほぼ毎日家族のケアを行っている」という回答は、小学生で52.9%、中学生で45.1%と5割近い児童生徒がほぼ毎日継続的に行っています。平日でも3時間以上家族のケアをしている子どもたちがいます。また、埼玉県の高校2年生を対象とした調査[3)]では、休日のケアにかける時間は4時間～6時間未満は8.9%、6～8時間未満は6.1%、8時間以上は6.7%と平日よりも時間が増えます。全国調査の「ケアをしているために、やりたいけれどできていないこと」の質問では、小学生から大学生まで「特にない」に次いで「自分の時間がとれない」が高くなっています。

そのため、短期的、長期的影響が懸念され、学校生活では、ヤングケアラーである子どもたちは、家族のケアをしていない子どもたちに比べて、欠席や遅刻・早退が多く、健康状態にも影響があることが明らかになりました。

ヤングケアラーのケアとお手伝いの線引き

学校現場では、ヤングケアラーのケアとお手伝いの線引きの難しさが話題になります。学習指導要領解説では、小学校生活科の内容として「家庭生活に関わる活動を通して、家庭における家族のことや自分でできることなどについて考えることができ、家庭での生活は互いに支え合っていることが分かり、自分の役割を積極的に果たしたり、規則正しく健康に気を付けて生活したりしようとする」と示されています。また、小学校家庭科では、「家族や地域の人々と協力し、よりよい家庭生活に向けて考え、工夫する活動を通して、自分の成長を自覚し、衣食住などを中心とした生活の営みの大切さに気付くとともに、家族・家庭生活に関する知識及び技能を身に付け、日常生活の課題を解決する力を養い、家庭生活をよりよくしようと工夫する実践的な態度を育成すること」をねらいとして学習しています。

子どもたちは、家族に協力したり、ケアをしたりすることの大切さや役割を学習しており、家族のケアは当然のことで、自身がヤングケアラーであることに気づいていないことも多いと推察されます。もちろん、家族のためにケアをすることは良いことです。でも、子どもができるお手伝いと、ケアラーとして担っている役割はちがうことに気づかせる、また、周囲の大人が気づくことが大切です。「お手伝い」なのか「重い負担か」は、その能力や家庭環境によっても様々です。また、ケアの対象者の状況やヤングケアラーの置かれている状況は変化します。把握時には支援が必要でなくても、状況が変化することによって支援が必要になる場合があることも共通理解が必要となります。

ヤングケアラーを取り巻く課題

著者は、10年前まで小、中、高等学校で養護教諭として勤務しておりました。どの学校種でも、子どもの家族のこと、経済的なことなどの学校の福祉的な機能については、諦めの感覚を持っていたことも否めません。また、毎日の家庭生活やお手伝いをしているだけと捉えてしまい、家族のケアにかかる時間や負担が大きいことに、本人も周りも気づきにくいことが考えられます。何より多くの大人たちは子どもがケアをしている現状をイメージできないと思います。特に、家族みんなでケアを分担している場合には、ヤングケアラーは、大人のケアラーの影に隠れて見えにくくなります。

また、子ども自身も障がいや病気のある家族のことを友達や先生に話したくないと感じ、学校などで、話題にすることを避けることも想定されます。

特にヤングケアラーは家庭内のデリケートな問題であることや本人はもとより家族にも自覚がない場合もあり、支援が必要でも表面化しにくいことが指摘されています。

3)埼玉県「埼玉県ケアラー支援計画のためのヤングケアラー実態調査結果」2020年

連載

ヤングケアラーの理解と支援

後編　学校におけるヤングケアラー支援

埼玉県立大学／埼玉県立大学大学院 教授　上原 美子

早期発見のためには

学校は、児童生徒が多くの時間を過ごす場所であり、教職員は児童生徒の変化に気づきやすい強みがあります。特に養護教諭はその専門性から日常生活の中で小さな変化にも気づける立場にいます。例えば、学校生活の中では、登下校の様子、保健室来室状況、部活動の参加状況、休み時間の様子などが挙げられます。また保健管理では、健康観察をはじめ、健康診断の結果からも把握できます。それは児童生徒の日常がわかっているからこその気づきであり、ヤングケアラーに限ったことではありませんが、困りごとがある子どもたちに「もしかしたら、何かあるのかな？」という気づきの感度を上げることが求められています。

また、児童生徒の日常の観察に加えて、ヤングケアラーに関する国の調査結果[1) 2)]を踏まえ「遅刻や欠席が多い」「健康状態があまりよくない」「提出物を出すのが遅れることが多い」などの視点から状況を把握したり、全員を対象とした個人面談、保護者面談、家庭生活のアンケートなどを利用したりすることも考えられます。特に、7割程度のヤングケアラーは、過去に相談した経験がないと回答しており、相談できる環境づくりはもとより、必要時に周囲に相談できる力を身につけることも必要です。例えば、学校生活で児童生徒が心理的安全性を感じ、一人ひとりが大切にされていると実感できる場であれば、困ったときに相談できると考えるでしょう。また、周囲の大人に相談したり、頼ったりする発想や経験がない場合は、全員を対象とした「困ったことを話そう」などの相談練習の機会を設けることを提案します。

配慮事項としては、ケアラーであることを子ども自身も保護者も認識していないことや、ケアラーであることを公にしたくないケースについて理解し対応することが必要です。また、ケアを担っていることを否定しないことも念頭に入れる必要があります。

支援の流れ・ポイント

① ヤングケアラーの支援の一般的なフロー[3)]

ヤングケアラーを発見した場合に、すぐに支援をしなければならないということではありません。「もしかしたらケアを担っているのかな？」と気づいたら、まず本人や家族の状況（意思）確認をします。本人や家族が、現在の状況をどのように捉えているか、支援が必要であると考えているかという意思や希望を確認することが重要です。それらの手順を行うことは、本人たちが意図しないところで勝手に支援が進められてしまうなどの行き違いを防ぐことになります。これは本人や家族との信頼関係を構築していくうえでも大切なことです。例えば、ヤングケアラーと思われる児童生徒は何らかの支援を希望していても家族（保護者）としては家族の置かれている状況を人に言いたくないという場合があるなど、本人と家族の希望が異なることもあるかもしれません。その場合も、家族ありきの支援ではなく、ヤングケアラーである子どもを中心とした支援を検討する視点が大切です。

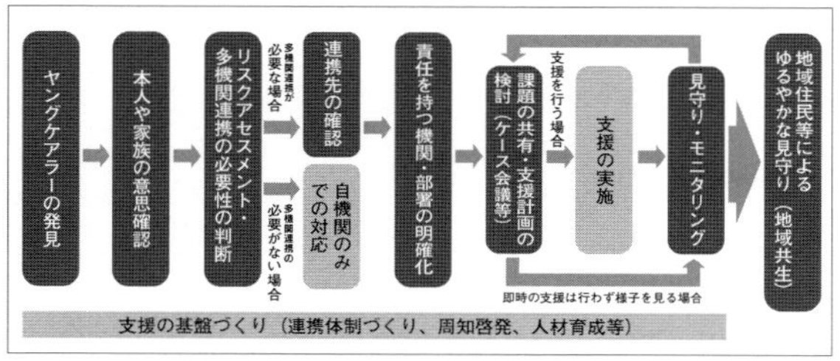

図１　ヤングケアラーの支援の一般的なフロー[3)]

何より、ヤングケアラーは、ケアラーである前に成長過程の未来ある子どもであり、ほかの子どもたちと同じようにライフチャンス、人生（進路）の選択肢を持てるような機会の提供は周囲の大人にたちの責務であると考えます。

そのため、ガイドライン[4)]に基づき、ヤングケアラーの状況を把握し、要保護レベル（「虐待」にあたる可能性がある）、要支援レベル（支援を必要としている）、要配慮レベル（周囲が気づくような影響は見られないが本人が苦痛を感じている可能性がある）を把握し、支援の必要性・緊急性の判断を行います。

② 子どもの権利を守るという視点

ヤングケアラーの支援には、子どもの権利を守るという視点が必要です。2016年（平成28年６月に「児童福祉法等の一部改正する法律」が公布、施行され「児童は適切な養育を受け、健やかな成長・発達や自立が図られること等を保障される権利を有する」ことが明文化されました。また、子どもの権利条約に定められている４つの大切な権利には「生きる権利・育つ権利・守られる権利・参加する権利」があります。子どもが家族の役に立とうとすること自体は、良いことです。でも、ケアを担うことで、子どもとしての生活を楽しめなくなってしまう状況は、変えていく必要があります。自分のことをすることと、家族のために頑張ることの、ちょうどよいバランスを考えていくうえで参考になるのが、子どもの権利という考え方です。子どもにとっての利益が守られるよう、法律などで守られています。子どもの権利条約では、４つの権利を実現するために、必要となる具体的な事柄を決めています。

例えば、家族のケアをしていることで、学校に行けなくなってしまうような場合、ヤングケアラーは、子どもの権利条約第28条の、子どもとして教育を受ける権利が守られていない状況にあるといえます。子どもの権利条約第12条では、子どもが自分の生活に大きく関わる事柄について、自分の意見を表すことのできる権利を定めていますが、多くのヤングケアラーは、ケアをしたいとかしたくないという意見を言えないような状況に置かれています。このように、子どもの権利という考えに照らして、ケアをしている子どもが権利を奪われていないか、状況を丁寧に把握していこうとする目線が大切です。

③ヤングケアラーと家族を支える関係機関

子どもは、学校と家庭（地域）にいるため、学校と家庭（地域）は、発見（気づき）と支援の両輪であり、連携することは不可欠です。ヤングケアラーと関係機関をつなぐ役目はスクールソーシャルワーカーやヤングケアラーコーディネーターが担うことが期待されます。

ヤングケアラーの問題は、家族が抱える様々な問題が複合化しやすい特徴があります。そのため、学校を含む関係する支援機関等がヤングケアラーの抱える多方面の課題を包括して把握したうえで、複数の関係機関が連携して支援を行うことが必要です。

各関係機関は、お互いに日頃から顔の見える関係づくりを意識し、それぞれの役割（できること、範囲を超えること）や専門性、視点が異なることを理解したうえで、共通した目標に向かって協力し合うことが何より大切です。

【引用文献】
1）日本総合研究所「ヤングケアラーの実態に関する調査研究報告書」2022年
2）三菱UFJリサーチ＆コンサルティング「ヤングケアラーの実態に関する調査研究報告書」2021年
3）有限責任監査法人トーマツ「多機関・多職種連携によるヤングケアラー支援マニュアル～ケアを担う子どもを地域で支えるために～」2022年
4）三菱UFJリサーチ＆コンサルティング「ヤングケアラーの早期発見・ニーズ把握に関するガイドライン（案）」2020年

新連載

中高生のための認知行動療法

第1回　思春期のメンタルヘルスの課題と認知行動療法

信州大学学術研究院 教育学系 准教授　高橋 史

はじめに

みなさんは、「認知行動療法（Cognitive Behavioral Therapies：以下、CBT）」という言葉を聞いたことがあるでしょうか。CBTとは、一般向けのわかりやすい定義では「認知や行動を変えることで生活を変えていく方法」、支援職向けのより正確な定義では「認知科学と行動科学にもとづいてクライエント理解と支援を進めていく方法」です。さまざまな困りごとの解消に有効であるため、中学校や高校でも「CBTを受けさせたい生徒がいる」という依頼を受けることはよくあります。でもちょっと待ってください。CBTは、すべての生徒に必要なのでしょうか。そもそも、中学生や高校生にも使えるのでしょうか。この連載では、子どもたちの生活を守りつつ状況を打開するための道筋を、CBTの切り口から探っていきます。

思春期のメンタルヘルス困難

CBTは、すべての生徒にとって必要となるわけではありません。CBTが出番となるのは、何らかの環境・状況が原因となって落ち込み・不安・怒りなどの気分（メンタル）に症状が現れて生活がままならなくなるとき、つまりメンタルヘルスの困難があるときです。メンタルが原因で症状が現れるのではなく、何らかの環境原因があってメンタルに症状が現れる（「今の生活は本人にとって非常につらい状況です」というヘルプサインとして気分症状が出ている）、と覚えておいてください。思春期は、メンタルヘルスの困難が特に生じやすい時期です※。子どもから大人へ変わっていく過渡期にある思春期の子どもと接する中で、思春期の不安定な気分と付き合うのに難しさを感じたことがある大人は多いのではないかと思います。ただ不安定なだけなら「まあ思春期だからね」で話が済むのですが（それでも実際に付き合う身としては大変ですが）、実際には、リストカットや摂食障害などの命に関わる危機につながったり、強過ぎる不安から不登校になったり、うつ病の不眠症状から来る学業困難など、放っておいたら生活状況がどんどん悪くなってしまうこともあります。強過ぎるいらいらから言動が粗暴になってしまい、周囲から孤立してますますいらいらを募らせるという悪循環にはまってしまうこともあります。何らかの環境原因・問題のサインとして現れた気分症状がさらに次の問題を生む、悪循環です。

こうして特定の環境・状況から気分症状（例：不安）が生まれて、その気分がさらにエスカレートしていく。これが、メンタルヘルス困難の仕組みです（図１）。思春期は、身体成熟という生物的変化に加えて、学業のプレッシャーの増加や対人関係の範囲の拡大・複雑化などの状況の変化も大きく、こうしたメンタルヘルス困難の引き金に囲まれて生活しているともいえます。そうやって精いっぱいのサバイバルをしているときに、メンタルヘルス困難の仕組みの中でも「不安→次の問題」というところだけを切り取って「心が弱いから問題が起きる。心を切り替えよう」としてしまうのは（図２）、ただでさえサバイバルで手いっぱいの本人をさらに追い込むことになってしまいます。追い込まれてこそ成長するというマッチョな方はそれでOKかもしれませんが、自分に合ったやり方が相手にも合っているのかどうかはわかりません。「目の前の人は今それをできる状態か」を常に念頭に置きたいものです。

※ 引用文献　Rapee, R. M., Oar, E. L., Johnco, C. J., Forbes, M. K., Fardouly, J., Magson, N. R., & Richardson, C. E. "Adolescent development and risk for the onset of social-emotional disorders: A review and conceptual model." *Behaviour Research and Therapy*, 123, 103501, 2019

メンタルヘルス困難の解消のポイント

メンタルヘルス困難を解消・予防するためのポイントは、本人の心を「変える」ことではなく、本人の心が「変わる」ように、環境を変えることです（図３）。例えば、大量の課題を目の前にすると、やる気は出てきませんし、勉強しないでいると学力が伸びなくて問題を解けない失敗体験が増えます。そうすると、学習へのやる気はさらに萎えてしまいます。そんな状況を打開するための方法のひとつが、課題にまったく取り組まない環境（大量の課題が目の前にある）を、課題に少し取り組む環境（少量の課題のみが目の前にある）に変えることです。そうすると、体験が変わって（成功体験が増える）、感じ方も変わってきます。同じように、たくさんの人がいる環境で大きな不安を感じてうまく話せないときには、少しの不安で済むような人数規模（例：一対一）の会話から始めるのがよいかもしれません。

何の変哲もなく、常識的で、普通の対応に見えましたか？　そのとおりです。劇的で意外で鮮やかな解決ではなく、常識的でよくわかる（だからこそ困ったときにはいつでも自分で使える）心の仕組みを利用して解決する。それが、CBTです。次回は、CBTがどんな生徒の困りごとに使えるのかを、さらに詳しく解説していきます。

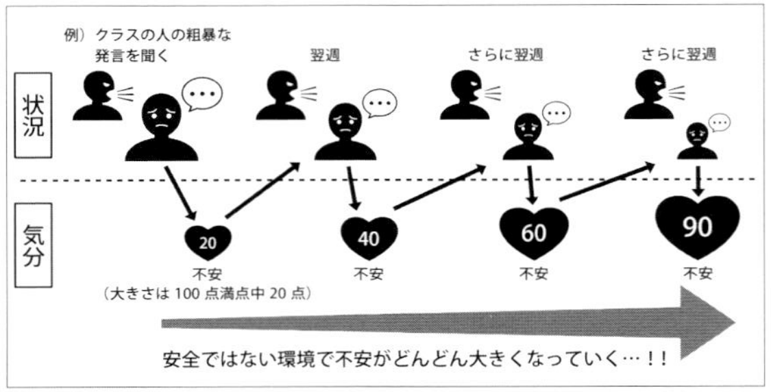

図１　気分症状（例：不安）がエスカレートしていくメンタルヘルス困難の仕組み

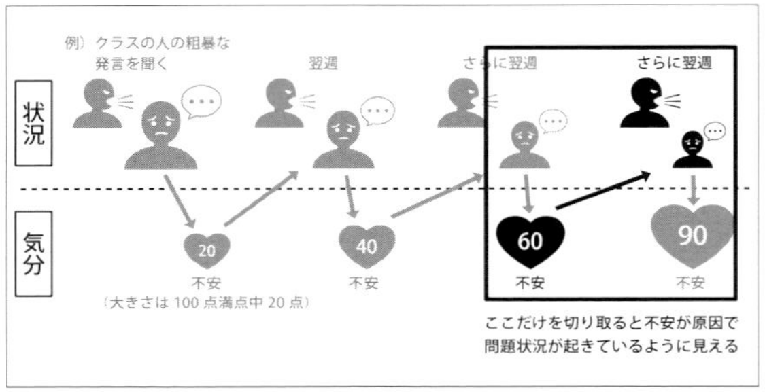

図２　「問題状況が起きるのは不安のせい」：メンタルヘルス困難の自己責任論

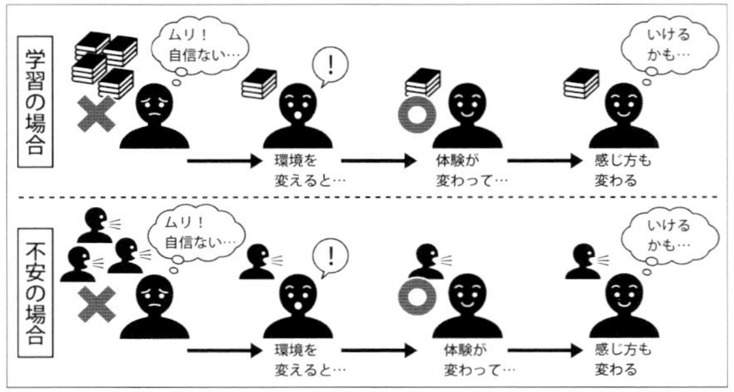

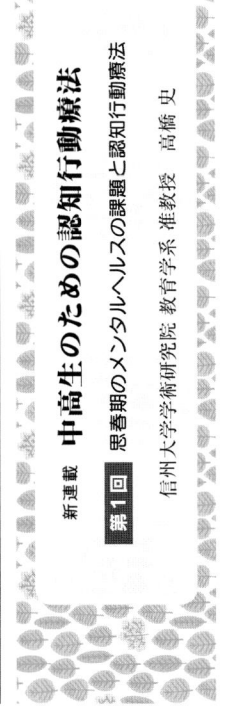

図３　「環境を変えると心が変わる」：メンタルヘルス困難の解消のポイント

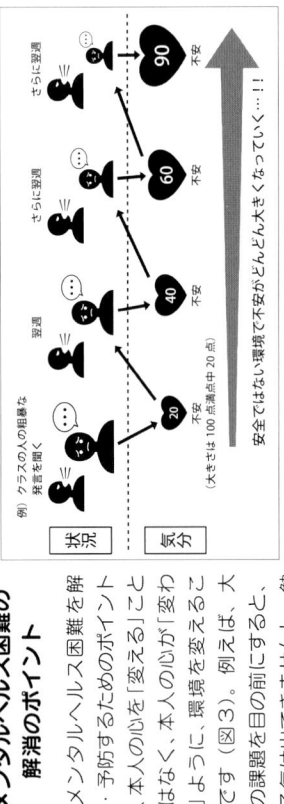

連載

中高生のための認知行動療法

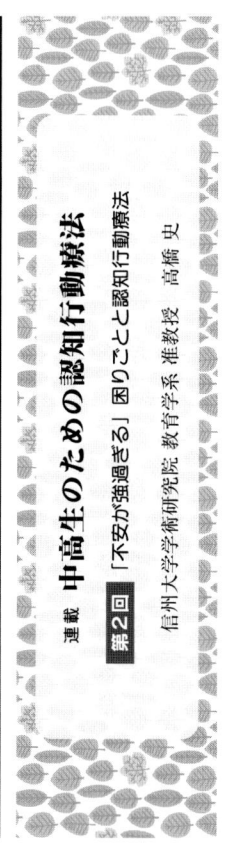

第2回 「不安が強過ぎる」困りごとと認知行動療法

信州大学学術研究院 教育学系 准教授　高橋 史

思春期の不安症

みなさんは、「他人からどう思われているか心配だ」と感じたことはありますか？　新しい職場に移ってあまり話したことがない人と話すことになったり、大勢の前で発表することになったりすると、さすがに心配になりますよね。だからこそ、相手を困らせないように丁寧な言葉を使ったり、失敗しないように準備をしたりします。不安はこうやって、私たちを大きな失敗から守ってくれています。

しかし、もし不安があまりにも強くなってしまったらどうでしょうか。例えば、ある生徒が発表の時間が怖過ぎて授業を休んでしまって、学校に行けなくなったら？　他人がたくさんいる場所が不安過ぎて、大好きだった映画館にも行けなくなったら？　このように不安がエスカレートして止まらなくなってしまった状態（正確には、それによって日常生活に支障が出ている状態）を「不安症」といいます。

不安症はだいたい4～5％くらいの人が経験するといわれています。4～5％というと、300人が在籍する学校の中で12～15人くらいの生徒は不安症に悩んでいるという計算です（足を骨折する人よりも多いですね）。不安症の多くは、どんな仕組みで不安が出てくるのか、どうやったら治るのかが、世界中の研究のおかげでわかってきています。

今回は、薬を使わずに不安症を治す方法の代表選手である「認知行動療法（以下、CBT※1）」について学んでいきましょう。

CBTとは

CBTは、「自分の認知と行動を変えることで気分が変わっていく療法」と説明されることが多いですが、思春期の生徒と一緒にやっていくときには別の理解が必要です。

というのも、思春期の場合は、治療へのモチベーションが低いために認知や行動を変えたがらなかったり、認知発達が不十分で認知を振り返ることが難しかったりするからです。そこで、思春期の生徒のためにCBTを使うときには、「CBTとは、認知の特徴を知って本人のつらさを理解したうえで、行動しやすいように環境や言葉かけを整える療法」と理解しておいてください。生徒の認知を直接変えようとするのではなく、認知が無理なく自然と変わっていくような体験（例：成功体験、意外な発見、楽しい体験）につながる行動を、環境調整や言葉かけによってサポートしていきます。

例を挙げてみましょう。発達障害のひとつである注意欠如・多動症（以下、ADHD※2）の支援では、思春期の場合は「動機づけ面接＋行動療法」という組み合わせのCBTが推奨されています。思春期ですので、動機づけのサポートは必須です。そのうえで、生徒の生活がうまくいくような環境調整を、生徒自らができるようにサポートしていきます。ADHDのある子が小学生以下のときは、大人が環境調整をして本人の良さを引き出していきますよね。思春期になったら、それを生徒本人が自分自身のためにできるようになることを目指していきます。

※1　Cognitive Behavioral Therapies

※2　Attention-Deficit/Hyperactivity Disorder

具体的には、スマホをついつい見過ぎてしまうのを防ぐためにスマホ充電器の場所を変える、よく使う大事なものだけは置き場所を決める、しなければいけないことは小さく分解して取りかかるなど、本人の認知特性とそこから来るつまずきポイントを踏まえて手を打っていきます。基本的なやり方は大人のADHDの認知行動療法[1]とかなり似ていますので、それも参考にしてみてください。

こうして環境を整えていくと、失敗ばかりだった毎日に成功体験や新しい発見が少しずつ入ってきます。そうすると、以前はいらいらしたりちょっとしたことで不安になったりしていたのが、気持ちの余裕が出てきて、「なんとかなるかも」と前向きな考えが出てくることもあります。こうやって、今の生活がうまくいかなくなってしまっている仕組みを理解したり（心理教育）、自分でもちょっとなんとかしてみようかなと思えたり（動機づけ支援）、目や耳に入ってくる刺激が変わるように、環境を少し変えられるように生徒をサポートするのが、CBTというやり方です。

不安症のためのCBT

CBTで不安症を解消していくときには、大前提として、生徒本人抜きで大人だけで相談を進めていくことはせず、できるだけ本人の参加を求めます。不安は本人にとってかなりつらい体験なので、「なんとかしたい」という本人の動機はそれなりに強いことが多いです。その代わりに、「なんとかなるとは思えない」と悲観的になっていることもとても多いです。不安なことがたくさんあったり、失敗体験が日常生活のいろいろなところにあったりすると、ひとつひとつの体験を具体的に整理することができなくなって、「いつも不安」「理由はない」「なんとなく」など、困りごとを曖昧な言葉でしか表現できなくなってしまいます。このままだと、問題がとても大きなものに見えてきて悲観的にもなりますし、周りの人にもうまく伝えられないので、わかってもらえない体験が積み重なって、周りに助けを求めようとする意欲も失われてしまいます。

そこで、まずは困りごとを具体的に言葉にできるよう、環境調整や言葉かけでのサポートをしていきます。例えば、「不安なことはありますか？」という問いに対して「別に。ふつう」と答える生徒には、「犬が怖いとかっていう不安はありますか？」「理由もなく急にドキドキしたりすることはありますか？」「他人からどう思われているだろうと心配になることはありますか？」と不安の中身をより細かく具体的にして聞いていくと、「ああ、それはある」などと回答が変わることがあります。

また、不安が「ある／ない」という2択で答えられるようになったら、今度は「全然平気／ちょっと不安／すごく不安」の3択にしたり、0～10点のように点数で不安の大きさを表現してもらったりして、不安の強度を言語化できるように少しずつシフトしていきます。そうすると、いつ、どんな不安を抱えているのかが周囲に伝わりやすくなり、今まで理解のなかった家族からサポートが得られるようになることもあります。こんなふうにして、自分自身の感情がわかってきたり、味方を増やしたりしながら、不安と向き合うセッションへと進んでいきます[2]。

不安は時間経過とともに和らいでいくこともありますが、長期化すると、今の不安がさらに次の不安を生む負のループに入ってしまうこともあります。そうなってしまうと、様子を見ているだけではなかなか改善していきません。積極的に手を打たなければいけないときに備えて、CBTをみなさんの支援の手札に加えてみてください。

引用文献

1）中島美鈴著『もしかして、私、大人のADHD？：認知行動療法で「生きづらさ」を解決する』光文社刊、2018年

2）ジル・エレンリッチ－メイほか著、藤里紘子ほか監訳『10代のための感情を味方につけるプログラムワークブック』福村出版刊、2021年

連載

中高生のための認知行動療法

第3回（最終回）認知行動療法を保健室・学校で活用するコツ

信州大学学術研究院 教育学系 准教授　高橋 史

認知行動療法のおさらい

認知行動療法（以下、CBT※1）は、「認知の特徴を知って本人のつらさを理解したうえで、行動しやすいように環境や言葉かけを整える療法」です。生徒の認知を直接変えようとするよりも、認知が無理なく自然と変わっていくような体験（例：成功体験、意外な発見、楽しい体験）につながる行動を、環境調整や言葉かけによってサポートしていきます。

最終回となる本稿では、学校や保健室でCBTの専門家ではない人がCBTを活用するうえで、避けた方がいいことと、やった方がいいことを、3つのポイントに絞ってご紹介します。

避けた方がいいこと

A）生徒の考え方（認知）を変えようとすること

一般向けのCBTの説明では「CBTは認知と行動を変えることで気分を変えるセラピー」と言われることが多いので、初めて取り入れるときには、認知の変え方を知りたくなってしまいますよね。その結果、CBTについての質問の多くは、「どんな言い方をしたら子どもが納得して考え方を変えてくれるのか」に集約されます。もしくは「考え方の幅を広げる」という表現をされる方もいますが、大人が提案した考え方を子どもに取り入れてもらおうとする試みだという点では、同じことです。

ここでの大きなポイントは、「うまいことを言えば子どもが納得して大人が言った考え方を取り入れるのではないか」という期待はほぼ実現されないということです。多くの子どもは言い方を工夫することで多少うまくいく（事態が好転する）ので、つい期待してしまいますが、CBTが必要とされる事態に置かれている子どもについては、それではうまくいかなかったのだと思っておいてください。

体験は言葉よりも強し。今のネガティブ思考は、これまでの（今も続いているかもしれない）つらい体験に支えられています。認知は、言葉かけで変えるのではなく、体験を通して変わっていくものだというのが、CBTの基本スタンスです。

B）不安と向き合わせようとすること

子どもが自発的に不安と向き合った語りをする（例：自分が何を恐れているのかを話す）分にはもちろんOKですし、ぜひじっくり話を聞いて整理してあげてください。また、子どもが自発的に不安を乗り越えようとしてチャレンジしているときには、その勇気を称えてねぎらいつつ、チャレンジの合間の心身の回復を手伝ってあげてください。

ただ、子どもが乗り気ではないタイミングで、大人が先走って不安と向き合わせようとしても、なかなかうまくいきません。今、目の前の生徒と自分がどこまで相談できる関係性なのかを、常に意識しておきましょう。関係性を深めていくプロセスに力を注いで、「この先生には相談してもいいかも」「この先生と約束したから、ちょっと頑張ってみようかな」と生徒が思えるような関係性をつくっていってください。

C）「発達障害の特性」ですべてを片づけてしまうこと

これには、「不安はすべて発達障害の二次障害」と「発達障害じゃないならただのワガママなので子どもには一切合わせない」という2つの極端な形があります。例えば、強過ぎる不安の結果として現れた行動特徴（例：「みんな悪く思ってないよ」と言っても「そうは思えない」と否定してくる）が発達障害の特性だと誤って解釈されることなどもあります。

発達障害がなくても、不安症だというだけでも、本人のセルフケアと自己責任だけでなんとかするのは非常に苦しい状態なので大人からのサポートは必要です。サポートの方法は、個人によってさまざまですが、以下を参考にしながら模索してみてください。

やった方がいいこと

1）保健室・学校の人と会って「何か良かったかも」と感じて帰ってもらうこと

どんな支援をしようと思っても、生徒が社会（例：学校、保健室、サードプレイス、家族、特定の人物）とつながっていることが大前提です。不登校やひきこもりの支援でも、家庭内ひきこもりの解消や、ちょっとした外出の導入など、少しずつつながりをつくるところから始めます。そうしたつながりが続いていくためには、つながったときに本人にとって良い体験が伴うことが重要です。例えば、保健室の先生と会ったときに「何か良かったかも」と感じて帰ってもらえるように、保健室での時間を楽しく充実したものにするなどです。専門用語で言うと、保健室来室行動の強化（ひいては社会活動の範囲拡大）、と表現できます。

世界は敵ではない。人とつながるのも悪くない。人ともう少し関わってみようかな。そんなふうに感じられる場づくりを、保健室から始めてみてください。それができてきたら、保健室だけをオアシスにするのではなく、生徒にとって「世界」全体が味方だと感じられるように、良い体験ができる場を教室やほかの場にも広げていってください。

2）語り（表現）の幅を広げてもらうこと

先述の方略で環境を整えても、本人の中で不安が増幅してしまうのが、不安症の特徴です。そこで、不安が増幅してしまう心の仕組みを解消するための手立てとして、語り（表現）の幅を広げていきます。語りの幅広さは、対人コミュニケーションでの成功体験、自分自身の感情理解に直結します。

生徒が体験を言葉で表現できる場合は、生徒の語りを事実レベル（例：テスト前日）、生物レベル（例：ドキドキして眠れない）、感情・信念レベル（例：不安50点、ムリ80点、「教科書で見落としたところがあってそこがテストに出るんじゃないか」）にわけて、バランスよく聞いていきます。緘黙（かんもく）があってそもそも言葉が出てこないときは、筆談や、絵などで表現してもらってもいいかもしれません。いずれにしても、工夫をしたら言いたいことが相手に伝わった、自分が感じていることが整理できた、という成功体験ができるようにサポートしていきます。

3）不安解消のチャレンジは子どもの意見を聞きながら進めていくこと

これは、子どもにとって適切なペースで変化を起こしていく「スモールステップ支援」をするうえで、とても大切なポイントです。他人が考えたスモールステップは、それを実際にやる本人からするとラージステップであることが多いです。例えば、「不登校のAさん、最初から教室に行くのは不安100点だろうけれど、週1日保健室に来るだけなら不安40点くらいなんじゃないかな」と考えて本人に提案しても、「それは不安90点」と言われてしまうかもしれません。

周りが思っているよりも、本人が感じる不安は大きめです。適宜、本人に確認しながら、「負担はもちろん少しあるけれど、先生と約束したし、ちょっとチャレンジしてみようかな」と思える、最適な難易度の取り組みを模索してみてください。

※1 Cognitive Behavioral Therapies

新連載

聴覚情報処理障害（APD）／聞き取り困難症（LiD）について

第1回　APD／LiDとは何か？（症状と背景要因）

大阪公立大学大学院 医学研究科 耳鼻咽喉病態学 准教授　阪本 浩一

聴覚情報処理障害（Auditory processing disorder:APD）という言葉を初めて耳にした方もおられるかもしれません。これは、「聞こえているのに聞き取れない」という状態を表す言葉です。静かな場所や、1対1の会話では特に聞き取りに問題はないものの、複数人との会話や騒音下での会話では、聞き取り困難を自覚する状態です。学校での認知も低く、当事者の多くは、「やる気がない」、「集中していないだけ」などと見なされ、診断を求めて耳鼻咽喉科で検査を行っても、耳鼻咽喉科で一般に行われる純音聴力検査では正常であるため、医師にAPDの認識がないと、問題ないと判断されてしまいます。このため診断と理解を求めて、日本でも数年前から当事者が声を上げて、NHKをはじめとするマスコミ、SNSなどでAPDの認知が広がりました。

APDは欧米では、小児を中心に支援が進んできました。日本でも、2021年から国の研究費でAPDの研究を私たちが行っています。APDの有病率は、英国の報告では人口の5～10%程度とされており、日本にも多くの当事者がいる可能性があります。私たちの研究で、小学生から高校生までの児童生徒の自覚症状と保護者の見た症状の差を検討したところ、児童生徒の自覚症状は、小学校低学年では小さく、小学校高学年以降は上昇し、中学高校と高くなることに対し、保護者から見た症状はあまり変化がなく、中高生の多くの保護者が本人の自覚症状を理解していないということがわかりました。このことからも、中高生は学校での気づきが重要です。

聞こえの仕組みと言葉の理解

APDの原因を考える前に、聞いて理解するとはどういうことなのかを考えていきたいと思います（図参照）。

音声は音として耳から脳に伝えられます。耳は、外耳、中耳、内耳からなり、外耳道を伝わった音は、鼓膜を振動させ、この振動が耳小骨を伝わって内耳に届きます。内耳は、音を電気信号に変換する蝸牛（かぎゅう）と、体のバランスをとる前庭からなっており、鼓膜の振動は蝸牛の有毛細胞の働きで電気信号に変換され、聴神経、脳幹を経て側頭葉にある聴覚中枢に到達します。そこで、言語中枢をはじめとする高次脳機能の働きによって意味の理解に至ります。その段階では、聴覚情報の処理のみではなく語彙をはじめとした言語の知識、注意の問題などが関係しています。

このような、経路の外耳から内耳までを原因として起こる聴力障害を末梢性（まっしょうせい）難聴と呼び、内耳より後の部分の原因で起きるものを後迷路性難聴、脳幹と脳に原因があるものを中枢性難聴と呼びます。

図

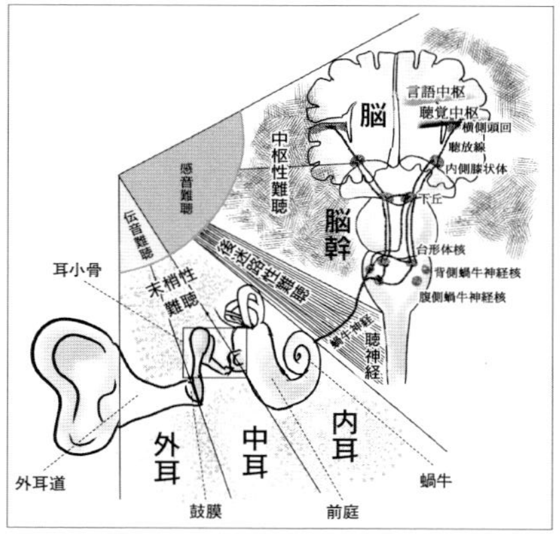

APDの原因と聞き取り困難症（LiD）の考え方

APDとは、純音聴力検査、語音聴力検査などの通常の聴力検査では異常が認められないにもかかわらず、日常生活において、複数人での会話、騒音下での会話などに聞き取り困難を自覚する状態を意味する中枢性難聴のひとつとされています。そして、その原因として中枢の聴覚情報の処理の過程に問題があると考えられていました。もともと、APDが認知されるようになったきっかけは、脳梗塞など脳の損傷に起因する中枢性の聴力障害に対する聴覚情報処理検査（APT）が1960年代に開発されたことに始まります。両耳分離聴力検査をはじめとする検査が開発され、中枢性難聴の診断が行われるようになりました。その後、脳の損傷などの器質的な原因を持たず、純音聴力検査が正常であるにもかかわらず、聞き取り困難を示す患者さんの中に、これらの聴覚情報処理検査で異常を示す例が見つかりました。このことから、欧米では、聴覚情報処理検査を用いて、小児を中心に、純音聴力検査や、語音聴力検査が正常にもかかわらず、聴き取り困難を訴える症例をCentralAPD（CAPD）として診断し、聴覚障害の一分野として取り扱い、診断・支援が行われてきました。一方、本邦においては、教育分野や聴覚研究者によりAPDの研究が行われてきましたが、医学界での関心は低いままでした。

APDは従来、中枢性難聴や聴覚情報の処理障害として考えられてきましたが、研究が先行していた欧米において、その定義と診断基準や、聴覚情報処理以外の認知機能の問題、言語機能の問題、発達障害との関係などについて多くの論争がなされています。この中で、APDをより広く捉える用語としてListening difficulties：LiDの名称が使用されつつあります。LiDは、聴力障害、認知機能の低下、言語障害によって起こる聞き取り困難全体を含む概念です。私たちは、この中で、明らかな聴覚障害によるものを除外したものをLiDと考えています。

APDが疑われた症例に、中枢聴覚の情報処理の問題だけではなく、注意、ワーキングメモリー、推論能力など、聴覚情報処理を支える認知の問題が背景にある症例が多く含まれることが報告されています。これを踏まえて、APD／LiDの主な背景要因として、中枢性脳損傷（狭義のAPD）、発達障害（ASD、ADHD、LD）、認知機能の偏り（発達の凸凹）、心理的な問題（ストレス不安）が関与しているとされています。

私たちの研究で行った当事者アンケートから、「発達障害（ASD、ADHD、LD）の合併があると思う」が20%、「わずかにあると思う」が35%という回答がありました。また実際に発達障害の診断を受けた人は20%程度で、発達の凸凹を持った方が多いという結果でした。

現状多くの当事者がこのような状態を背景にしていることが予想されます。これを踏まえて、我々はAPDを広く捉えて、広義のAPDとして扱うことが必要と考え、それを意味する名称としてListening difficulties：LiDがふさわしいと考えています。そしてこれを「聞き取り困難症」と呼ぶことを提唱しています。

学校においてAPD／LiDの気づき

学校現場で考えると、APD／LiDの子どもたちは、中学校で症状を初めて自覚する場合があります。これは、友人との会話などの中で聞き取れないことに気がつく場合や、違和感を持ってくる時期です。そのようなときに学校の教員、特に、養護教諭の先生方がAPD／LiDの正確な知識を持っていることが、APD／LiDに悩む生徒に気づくことにつながると思います。次回は、APD／LiDの鑑別すべき疾患に触れつつ、診断の実際を解説します。

参考文献　1）小渕千絵・原島恒夫編著『きこえているのにわからないAPD（情報処理障害）の理解と支援』学苑社刊、2016
2）阪本浩一著『マンガでわかるAPD 聴覚情報処理障害』法研刊、2021

連載

聴覚情報処理障害（APD）／聞き取り困難症（LiD）について

第2回 APD／LiDの検査と診断について（検査方法と診断）

大阪公立大学大学院 医学研究科 耳鼻咽喉病態学 准教授　阪本 浩一

「聞こえているけど聞き取れない」聴覚情報処理障害（APD）／聞き取り困難症（LiD）とは、どの様な状態のことなのかを前回解説しました。中高生の時期は、自分の聞き取り困難を自覚し始める時期です。友人との会話、いろいろな先生の授業、部活動、学習においても英語のリスニング、グループでのディスカッションなど、様々な場面で聞き取りの困難を自覚することが増えてきます。今回は、「聞き取り困難」を自覚した子どもたちに対して、どのような対応をすればいいのか、誰に相談するべきなのか、専門家はどのような検査を行って、APD／LiDの診断を行っているのかについて解説します。

APD／LiDの診断

APD／LiDの定義は、聴力については、正常であること。聞き取り困難感については、静かな環境での言葉の聞き取りが正常範囲であるにもかかわらず、複数人数での会話、騒音のあるときの会話の聞き取りが低下していることです。

これを診断するためには、まず耳鼻咽喉科の受診を勧めてください。APD／LiDは、あくまで聞き取りの問題ですので、聴力についての評価が必須です。APD／LiDと診断するためには、耳鼻咽喉科で行う最も基本的な聴力検査である純音聴力検査が正常範囲であること、静寂下の語音聴力検査（いろいろな音の大きさで「あ」、「え」などの単音を決まった数だけ聞き取ってもらいその正答率を評価する検査）が正常範囲であることが必要です。聞き取りに関しては、複数人数での会話、騒音のあるときの会話の聞き取りが低下していることなどについて、質問紙を用いて自覚症状の評価を行います。ここまでは、耳鼻科の専門医のいる病院、診療所で実施可能です。

正常範囲であると確認された後、専門施設で聴覚情報処理検査（APT）を行います。これは、中枢聴覚検査で、左右から別の単音、単語、文を聞き取る検査（分離聴力検査）や、音のゆがみによる聞き取りの低下を見る検査（早口音声聴取検査など）、雑音下単語聴取検査などが含まれます。さらに、聴性脳幹反応（ABR）、聴性定常反応（ASSR）、耳音響放射（OAE）などの他覚的聴力検査、小児科と連携して、発達検査を行います。発達検査は重要で、ここで発達の凸凹を認める例が全体の80％程度にみられます。また、自閉スペクトラム症（ASD）、注意欠如・多動症（ADHD）を主として、限局性学習障害（LD）を含めた発達障害を併発している例も約40％みられます。これは15歳以下の数値で、16歳以上に比べて高い傾向にあることがわかっています。この原因として、特に小学校低学年の児童では聞き取り困難の自覚が少なく、発達障害を合併している児童が、保護者、教師に聞き取り困難を指摘されて受診していることが背景にあると思います。そしてここで注意することは、APD／LiDは、発達障害を合併することもありますが、既存の発達障害の一部ではないということです。ASD、ADHDをはじめとする発達障害は、そのコミュニケーションの苦手さ、注意の問題で聞き取り困難の原因となり得ます、しかし、ASD、ADHDを持つ児童のすべてが聞き取り困難を持っているわけではありません。そして、APD／LiDの症状を示す児童で、ASD、ADHDと診断されない児童も多数存在します。

私たちは、APD／LiDの多くは、中枢レベルにおける、聞き取りへの注意、言語的理解、記憶、聴覚情報の処理などの複合的な問題により起こっている現象で、そこに、様々な心理的な要因が関与していると考えています。その最も多くを占めるのは、発達の凸凹を伴い、聞き取り困難以外には大きな問題を抱えていない人たちです。

APD／LiDと関連する疾患について

1）軽度中等度難聴

ここで、APD／LiDの鑑別診断として重要なのは、軽度中等度の難聴です。軽度中等度の難聴者も静かなときの聞き取りは良いものの、騒音下の聞き取りが悪化するというAPD／LiDと同様の症状を示します。このような場合、過去の学校検診にて聴覚の問題を指摘されていないかを確認することも大切です。軽度難聴の場合は検診で指摘を受けても、本人の自覚のなさ、保護者の認識から、耳鼻咽喉科を受診していない場合、もしくは受診しても経過観察となっている場合もあります。このような情報は耳鼻科受診の際に必ず伝えるようにしてください。事後処置について確認することで、せっかく発見された軽度中等度の難聴を対策なしに放置してしまうことを防ぎたいと思います。

2）機能性難聴

これは、心因性難聴と呼ばれていたもので、学校検診で見つかる難聴の第１位を占めます。この難聴は、検査上、本人の自覚としては聞こえていないのに、他覚的聴力検査を実施すると正常な聴力であることが診断されます。APD／LiDとは明らかに異なりますが、実は、機能性難聴の児童生徒の多くが、聞き取り困難を抱えていることがわかってきました。機能性難聴は診断後、自然に聴力が改善する例が多いです。そうなると、聞き取り困難を伴っていた場合、聞き取り困難があるが、純音聴力は正常であるというAPD／LiDと検査上同じ状態になります。

私たちは以前から、機能性難聴の子どもに発達検査を行い、発達の凸凹を約80％に認めることを報告しています。これはAPD／LiDと同様であり、私たちは、機能性難聴とAPD／LiDを極めて近い疾患として検討を続けています。学校現場で、機能性難聴を疑った場合、聞き取りについて確認しておくことは、貴重な情報になりますし、その気づきが、本人に自覚を促すきっかけになる可能性もあります。

3）隠れ難聴

これは、比較的新しい概念で、内耳蝸牛（かぎゅう）の神経細胞が、持続する強大音、加齢などにより劣化して、通常の聴力検査では正常範囲でも聞き取りは悪化するというAPD／LiDと同様の症状を示す疾患です。近年、世界的にヘッドホン難聴が原因として問題視されています。音楽、ゲームなどを長時間ヘッドホンで聴いていないかを確かめることは貴重な情報です。また、児童生徒への長時間のヘッドホン使用と適切な音量の指導は耳を守るために重要です。現状、この難聴の診断は検査では難しく、問診が重要です。

4）構音障害

構音障害の多くは機能性構音障害であり、小学校入学前に発見され、適切な訓練で小学校低学年までに改善することが大半です。小学生でなかなか治らない構音障害を持つ児童にはAPD／LiDを認めます。その背景には、音韻認識の苦手さを抱えている場合があります。このような例では限局性学習障害（LD）を来しやすいことが知られています。このことから、まだ聞き取り困難の自覚のない段階で、学校検診で言葉の発音の問題（構音障害）が長引く児童生徒を認めた場合、聞き取り困難に注意を払うこともAPD／LiDの早期発見に重要です。

次回は診断後の支援を中心にお話しします。

参考文献　阪本浩一 著『マンガでわかるAPD：聴覚情報処理障害』法研刊、2021

連　載

聴覚情報処理障害(APD)／聞き取り困難症(LiD)について

第3回（最終回）　APD／LiDの生徒へのサポート

大阪公立大学大学院 医学研究科 耳鼻咽喉病態学 准教授　阪本 浩一

APD/LiDの原因はさまざまであり、現状、どんなAPD/LiDの患者にも有効といえるエビデンスの十分ある介入方法は見つかっていません。しかし、聞こえ方が改善する対応法や支援はいくつか報告されているので、それらをアプローチ方法と介入方法という、2つの観点からご紹介します。

アプローチ方法による支援の分類

言語や会話の理解の仕方は、ボトムアップ処理とトップダウン処理とに分けられます。ボトムアップ処理とは、情報を一つひとつ集め、積み重ねて、意味にたどり着く処理方法です。友人が何か音声を発したことに気づいて、それを聞き取り、その音が五十音表の「ね」と「こ」の音だと分析して、友人はニャーと鳴く猫を意味したはずだと理解する、という方法です。

一方トップダウン処理とは、自分が持つ知識や経験を使って、直感的に意味を推測する処理方法です。友人が野良猫を指差していたから、「ねこ」と言ったのだろう、とか、最近飼い始めたペットの話をしていたからペットの「ねこ」のことを言ったのだろう、と推測する方法です。

ボトムアップ処理に対する支援は、他人のしゃべる言葉がなぜ聞きにくいのかを分析し、その要因を理解しやすくなるように調整する、というアプローチ方法です。例えば、言葉を話されても気づかないのが原因で聞きにくいのなら、話す前に名前を呼んでもらったり、手を振って注意を引いてもらったりすること。雑音で気が散って音が聞き取れないのなら、雑音を小さくし、言葉を大きく聞かせること。早口の言葉だと音がゆがんで聞き取れない場合は、ゆっくりはっきりと言ってもらうこと。会話が長過ぎると情報を集め損ねてしまうので理解しづらいのなら、文章を短く区切ったり、文と文の合間に理解する時間をつくることなどがあります。

トップダウン処理に対する支援は、言葉や会話の内容を推測しやすくするというアプローチ方法です。例えば、マスクを外して口元を見せた状態でしゃべれば、口の動き方も手掛かりにして言葉を推測しやすくなります。話す内容をメモやレコーダーに残せば、好きなときに何度も見たり聴き直したりして、意味を理解しやすくなります。言葉を積極的に覚えて語彙力を鍛え、話の流れを理解する力を身につければ、一部聞こえない音があっても、ほかの言葉や話の流れで、何を言っていたのかがわかりやすくなります。

介入方法による支援の分類

介入方法による支援については、4つに分類できます。

① 音声入力情報の調整

音声の情報を頭に入りやすくするための介入方法で、ボトムアップ処理に対する支援です。話す前に注意を引いたり、ゆっくりはっきり話したり、一文を短くしたり、わかりやすい言葉を用いたり、接続詞を入れたりします。

② 環境調整

周囲の環境を聞きやすいように整える介入方法です。ボトムアップ処理に対する支援としては、雑音の原因となる空調やコピー機などから離れて会話をしたり、防音機能のついた部屋やついたての中で話したりして、話者との距離を狭めて、より大きな声で聞きやすくします。教室では、先生に近く教室全体の様子もわかる、前から2～3列目に座る、机や椅子の足にカバーをして雑音を減らしてもらうなどの方法があります。

トップダウン処理に対する支援としては、口の動きを見やすくしたり、絵や身振り手振りなどの視覚的なキューを活用したり、授業内容がわかるように、あらかじめ話す内容を資料にして配布したり、モニターに文字にして提示したりするという方法が挙げられます。

③　機器を用いた情報強化

聞こえや理解をサポートする各種機器を用いる介入方法です。

ボトムアップ処理に対する支援として、ボソボソ声の先生の授業ではマイクとスピーカーを使って後方の席にも届く音量を確保したり、ロジャーという補聴援助システムを使い、マイクに向かってしゃべった声を耳に装着した受信機から流し、そばで話してもらっているかのような状態にしたり、ノイズキャンセリング機能つきイヤホンで雑音を低減させたり、高性能の補聴器で雑音部分は小さくしつつ、人の声の波長だけ増幅させてよく聞こえるようにしたりするという方法があります。

トップダウン処理に対する支援としては、スマートフォンやタブレットで音声文字化アプリを使用して音声情報を視覚情報に変換したり、レコーダーで会話や授業を録音し、内容を忘れたときや、復習したいときに再度聞いたりする、という方法があります。

④　トレーニング

当事者が意識的に努力して聞き取りやすさや理解を向上させる介入方法です。苦痛や疲労に気をつける必要があります。ボトムアップ処理に対する支援として、CDでなぞなぞや歌の歌詞を聴いて集中する力を身につけたり、ラジオを聴いたり、動画を倍速で視聴して早口に慣れたりという訓練方法があります。

トップダウン処理に対する支援では、単語ドリルや教科書などで言葉を覚えて語彙を増やしたり、雑誌や新聞や書籍で文章構成力を強化したり、会話の流れを推測する練習をしたり、自分の困りごとを客観的に見られるようにして、助けを求めやすくする認知行動療法などの方法があります。

合理的配慮

最後に大事な概念である「合理的配慮」についてお話しします。2016年施行の「障害を理由とする差別の解消の推進に関する法律」で、障害のある人から、何らかの配慮を求める意思の表明があった場合は、行政機関等及び事業者は負担になり過ぎない範囲で、社会的バリアを取り除くための配慮を行うことが、義務や努力義務として定められました。これを合理的配慮といいます。この法律が対象にする障害者は、障害や社会の中にあるバリアによって、日常生活や社会生活に相当な制限を受けている人すべてであり、障害認定されていなくても配慮を求めることができます。

APD/LiDは現状、障害認定されていない障害ですが、不自由さの是正のために、リスニング試験での別室受験などの配慮を求めることができます。ただ、学校としてはなかなか本人の発言だけでは動けないときもあると思います。その場合、医師の診断書を提出すればいいでしょう。当院は診断書作成の際に、できるだけその患者さんの検査結果を踏まえた具体的な支援方法を記載します。

現在、私たちは、APD/LiDの診断と支援の手引づくりを進めています。手引ができれば、今より多くの病院でAPD/LiDの患者さんをサポートできるようになるはずです。この連載で全国の中学校高校の生徒さんと先生方にAPD/LiDという疾患を知ってもらうとともに、当事者への理解が深まることを期待しています。

新連載

15歳以下の子どもに発生する悪性腫瘍

小児がん

前編　血液のがん：造血器腫瘍

東京都立小児総合医療センター 血液・腫瘍科 部長　湯坐 有希

子どももがんにかかることを知っていますか？

悪性新生物、いわゆる「がん」は、日本人の死因第１位の疾患です。日本人の1/2は生涯の間にがんに罹患（りかん）するといわれますが、その大部分は50歳以降の年齢になってからです。15歳以下のいわゆる小児期に発症する小児がんに罹患する人は非常に少なく（罹患率：０～４歳：20.3、５～９歳：10.6、10～14歳：12.3、全年齢：771.4（人口10万人対））、日本においては小児がんの年間新規患者数は約3000人といわれております。小児がんは病理学的には非常に多岐に富む疾患を含み（図）、小児がんの約30%が「白血病」、約25%が「脳脊髄腫瘍」で、その他のがん種はそれぞれ年間発症100名前後の多彩でまれながんとなっております。これらのほとんどは成人では認められないがん種です。一方で成人の５大がんと呼ばれるがん種は、小児ではほとんど認められません。

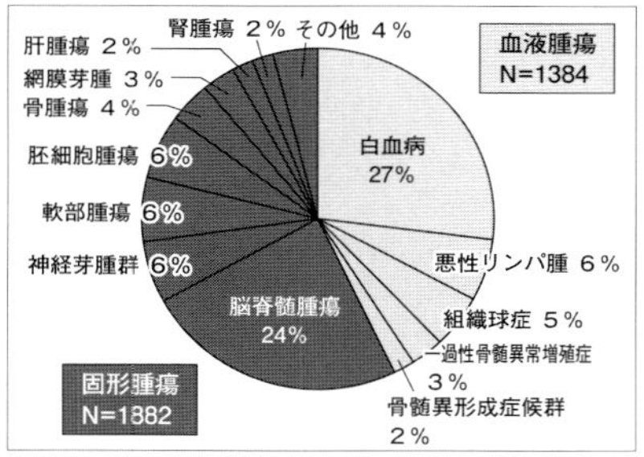

小児がん拠点病院／連携病院 2021年情報公開より2021/1/1～2021/12/31

図　小児がんの種類と頻度

ところで、「がん」とは病理学的には「上皮性悪性新生物」を指し、「非上皮性悪性新生物」は病理学的には「肉腫」と呼ばれます。小児がんはほとんどが「肉腫」と呼ばれる腫瘍ですが、慣用的に「小児がん」と総称されております。また、現在行われている「がん教育」では、生活習慣（食生活や喫煙等）が発がんに関与しているという記載がありますが、小児がんはこれらの生活習慣とは関係ありません。一部の小児がん患者ではCancer predisposition syndromeと呼ばれる、がん体質が関与している場合がありますが、それは非常にまれな場合です。小児がんの多くは、偶発的に遺伝子に傷が入ったことにより発がんします。「がん」という言葉は、不治の病を連想させます。しかし、小児がんは一般的に薬物治療（いわゆる抗がん剤）、放射線治療に対する感受性が強いといわれ、小児がん全体の治癒率は70～80%と言われております。日本では20歳代の約1000人に１人が小児がん経験者（小児がんサバイバー）であるという試算もあります。今回は血液のがん（造血器腫瘍）について紹介します。

血液のがん：造血器腫瘍には何がある？

造血器腫瘍とは血液由来のがん種を指します。造血の場である骨髄にがん細胞が発生し、全身を回る「白血病」、リンパ節にがんが発生する「リンパ腫」、その他「組織球症」という、骨や皮膚、時に内臓に発生する「ランゲルハンス細胞組織球症」、急激な発熱や血液の異常を呈する「血球貪食性（どんしょくせい）リンパ組織球症」等があります。

小児がんで一番多いのが「白血病」です。白血病は「急性」と「慢性」に分けられ、小児において最も多いのが「急性リンパ性白血病（ALL）」と呼ばれる疾患で、年間発症数は700～800名です。急性にはもうひとつ「急性骨髄性白血病（AML：年間150名程度）」があります。慢性のものは「慢性骨髄性白血病（CML）」です。「リンパ腫」は病理学的に細分化されておりますが、大別して「ホジキンリンパ腫（HL）」と「非ホジキンリンパ腫（NHL）」に分類されます。

急性リンパ性白血病（ALL）の治療

ALLはさらに「前駆B細胞型」と「T細胞型」等に分類されますが、最も多いのは「前駆B細胞型（年間600名程度）」です。

ALLの治療法はステロイド、ビンクリスチン、L-アスパラギナーゼ等の抗がん剤を組み合わせた治療を行い、治療期間は約２～３年間です。その最初の10か月程度が入院治療で、その後は外来での治療となります。この期間には通学しながら治療を行うことになります。現在では研究が進み、治癒率の低い患者群（予後不良といいます）がわかってきました。そこで予後不良が想定される患者には、同種造血細胞移植と呼ばれるより強力な治療が選択されます。

急性骨髄性白血病（AML）の治療

AMLもさらに細分化されております。特に、近年の遺伝医学の進歩により細分化が進みました。ここでは「急性前骨髄球性白血病（APL）」とその他のAMLに分けます。APLは非常にまれな疾患で年間に10～15名程度の患者数といわれております。特殊な疾患でいわゆる抗がん剤を使用せず、ビタミンA誘導体（ATRA）とヒ素（ATO）が有効な疾患で、約９か月の治療で治癒率は90%以上といわれております。その他のAMLではアントラサイクリン、シタラビン、エトポシドの３剤を使用した治療を約７～９か月入院にて行います。AMLでも予後不良が想定される患者には、同種造血細胞移植を実施します。

リンパ腫の治療

リンパ腫は病気の広がり（病期）により、治療法が異なります。広がりが限局的な場合（Stage ⅠやⅡ）は弱い化学療法となり、広範な場合（Stage ⅢやⅣ）は白血病と同様の治療となります。NHLではステロイド、ビンクリスチン、L-アスパラギナーゼ等同じリンパ性腫瘍であるALLと同等の治療になります。治療期間は６か月～２年間とその腫瘍のタイプにより異なりますが、長期間の治療の場合でもALLと同様、後半は外来治療となります。HLは欧米に多いリンパ腫で、日本では決して多くありません。抗がん剤治療と放射線照射を行いますが、しばしば二次がんが問題となります。

がん経験者の子どもを迎えるにあたって

小児がんの治療ではここまでに述べたように、強力な治療を行い、がんを制圧します。抗がん剤治療では特に「骨髄抑制」と呼ばれる副作用が出ます。白血球、赤血球、血小板が減り、免疫力低下、貧血、出血傾向が認められます。外来での治療中には特に免疫力低下が問題になります。感染予防（うがい、手洗い、抗菌薬予防内服等）が重要です。また、脱毛が問題になります。ただ、これらの副作用は治療が終わって約半年で解消するといわれています。その他、治療中には嘔気（おうき）・嘔吐・食欲不振等も問題になりますが、治療が終了すれば、これらは解消します。小児がんは治る病気です。ですので、小児がん経験者を学校に迎えることは決して珍しいことではありません。その際に、何に気をつければよいかをお話しします。大切なことは、退院前にぜひ「復学支援カンファレンス」を病院、入院中の学校（分教室等）と持ってください。そこで、患者それぞれの留意点を確認、また学校側が抱いている懸念点を共有してください。そして、そこで特に指摘されたこと以外は、ほかの生徒と変わらずに接してください。

連載

15歳以下の子どもに発生する悪性腫瘍

小児がん

後編　固形腫瘍：脳脊髄腫瘍と脳脊髄以外にできる腫瘍

東京都立小児総合医療センター 血液・腫瘍科 部長　湯坐 有希

体の一部に固まりのできる小児がん

前回は小児の「血液のがん：造血器腫瘍」についてお話ししました。今回は体の一部に固まりのできるがん「固形腫瘍」についてお話しします。固形腫瘍は、中枢神経系である脳脊髄に発生する「脳脊髄腫瘍」と、その他の部位に発生する「脳脊髄以外にできる固形腫瘍」とに分類します。小児がんのほとんどは成人では認められないと前回お話ししましたが、それは今回お話しする固形腫瘍のことを指しています。脳脊髄腫瘍は小児がんの約25%を占めますが、医学、特に遺伝子解析の進歩により細分化されており、それぞれのがん種は非常にまれであり、また成人脳脊髄腫瘍とは異なるがん種がほとんどです。脳脊髄以外にできる固形腫瘍に関しても、いわゆる成人の5大がんはほとんどなく、小児特有のものが占めています。これらには薬物治療（いわゆる抗がん剤）、放射線治療、手術療法を組み合わせた治療が行われます。

中枢神経にできる小児がん：脳脊髄腫瘍

がんとは一般的に悪性腫瘍を指します。しかし脳脊髄腫瘍に関しては、中枢神経という重要臓器にできる腫瘍であるため、進行がゆっくりで周りの正常組織への浸潤も少ない、いわゆる良性腫瘍もがんとして扱われています。その理由としては、一度発生した脳脊髄腫瘍の症状は不可逆であるからです。脳脊髄腫瘍では発生部位に応じた神経症状（麻痺（まひ）等）、脳の圧迫症状（頭痛、嘔吐（おうと））が認められます。上述の不可逆な症状とは神経症状のことを指します。

成人がんでは「早期診断」の重要性が指摘され、5大がんではがん検診が実施されていますが、小児がんではこれまでの研究で、「早期診断」の重要性が一部のがん種を除いて指摘されていません。脳脊髄腫瘍においては、進行の早い悪性腫瘍の方が、進行のゆっくりした良性腫瘍より症状発生から診断までの時間が短いといわれています。良性の脳腫瘍では診断までに数年かかる場合もあるのに対して、悪性脳脊髄腫瘍の診断では数か月ということがあり、早期診断と予後に関連がありません。小児にできる脳脊髄腫瘍として代表的なものとしては、小脳に好発する「髄芽腫」、下垂体ホルモン欠失症状（尿崩症等）を認めることが多い「胚細胞腫瘍」、Cancer predisposition syndromeと呼ばれるがん体質が関与し、ほかの部位の「ラブドイド腫瘍」と合併しやすい「非定型奇形腫様ラブドイド腫瘍」、そして発生部位が脳幹部で手術療法が不可能で、生存期間が1年程度と非常に予後の悪い「びまん性橋膠腫（きょうこうしゅ）」などが挙げられます。上述したように脳脊髄腫瘍には放射線治療が有効ですが、成長期の脳に対する放射線治療は知的障害を高率に発症するため、原則3歳未満では実施しません。

脳脊髄以外にできる固形腫瘍

これらの固形腫瘍では腫瘍の発生母地に起因する症状を認めます。容貌の変化や、胸の腫瘍では呼吸器の症状や大血管の圧迫症状、腹部腫瘍では腹部の腫れ、消化管閉塞症状、尿路症状です。背骨の近くにできた腫瘍では、時に腫瘍が脊柱管内にまで浸潤し、脊髄を圧迫する場合があります。この場合には緊急の対応（48時間以内）をしないと症状が不可逆になります。

小児にできる代表的なものとしては、交感神経や副腎などから発生する「神経芽腫」、肝由来の「肝芽腫」、腎由来の「ウィルムス腫瘍（腎芽腫）」、眼由来の「網膜芽腫」、骨から発生する「骨肉腫」、「ユーイング肉腫」、軟部組織から発生する「横紋筋肉腫」が挙げられます。治療は病気の広がり具合（病期）に応じて、薬物治療、放射線治療、手術療法を組み合わせて実施します。特に固形腫瘍では手術療法が非常に重要であり、その結果、正常組織の欠損が生じ、それに伴う「晩期合併症」（治療終了後に起こる合併症）を考慮しなければなりません。

小児がんにおいては早期診断が必ずしも重要ではないと記載しましたが、例外があります。それが「網膜芽腫」です。これは乳幼児期に発症する腫瘍で、両眼性の場合にはCancer predisposition syndromeの関与があります。網膜芽腫は眼球内に限局している場合には治癒が可能ですが、眼球外に進展した場合には治癒が不能であり、早期診断が予後に直結する腫瘍となっています。「赤目防止」モードではないフラッシュを使った写真で瞳孔が「光る」、視線がずれている、発達の遅れ（目からの情報不足が原因）などが症状といわれています。

長期フォローアップという言葉を知っていますか？

前回、小児がんの治癒率は70～80%とお話ししました。治癒した患者たちにはその後に60年以上の長い人生が待っております。残念ながら、現在のがん治療はまだ完璧なものではありません。治療のそれぞれに「晩期合併症」と呼ばれる弊害が伴います。ホルモン分泌不全（低身長、性腺機能低下症、糖尿病、骨粗しょう症等）、腎機能障害、心機能障害、二次がん（抗がん剤による二次性白血病、頭部照射に伴う髄膜腫等）、妊孕性（にんようせい）障害（精子、卵子のダメージ）、認知機能の障害等です。また、幼少期に重篤な疾患に罹患（りかん）した場合、どうしても両親や主治医などの周囲が過保護になり、自立の機会を逃してしまう場合が少なくありません。自分の病気のことをまったく知らないことから始まる、ヘルスリテラシーの欠如が問題になっております。これらを早期に把握し、最善の対応をするため、現在「小児がんサバイバーの長期フォローアップ」が重要であるとされ、小児がん拠点病院を中心に取り組まれています。小児がんサバイバーの長期フォローアップは10年以上にわたります。したがって、小児科だけではなく成人診療科との連携が不可欠ですが、成人診療科への移行には自身でのヘルスリテラシーの確立が重要です。長期フォローアップでは身体的なフォローアップだけではなく、心理面でのフォローアップも重要です。

最新の治療

医学の進歩は日進月歩です。遺伝子解析の進歩により遺伝子診断に基づく疾患の診断・分類が進んでいることはこれまでにも述べました。これは治療にもつながっており、特定の遺伝子変化を標的に作用する新たな薬剤、分子標的薬（BCR-Abl、ALK、NTRK等を標的とした薬剤）が開発され、臨床に応用されるようになってきています。それ以外にも、がん細胞の表面に存在する特定のたんぱく質を標的とした治療法（Bi-specific抗体、CART療法、抗GD2抗体）、新たな治療技術を用いた治療（陽子線療法、重粒子線療法、腫瘍治療電場［TTF］療法）が用いられるようになってきています。これらの特徴は正常な組織・細胞をなるべく傷つけず、がんそのもののみに作用するように工夫されていることです。がん治療は将来、今よりもっと副作用・晩期合併症が軽減され、治癒率をさらに向上させるものになっていると期待します。

新連載　思春期と月経

第1回　注意したい月経トラブル

ジュノ・ヴェスタクリニック八田 院長　八田 真理子

正常な月経周期とは、月経が始まった初日から次の月経が始まる前までの期間が25～38日と定義されます。初経後2年くらいは周期が安定しないことも多く、中学生で4割、高校生で2～3割は不順とされ、高校を卒業する頃には周期が安定していきます。

特に思春期は、視床下部（間脳）一下垂体一卵巣のホルモンの働きが未発達なため無排卵になりやすく、例えば、ダイエットによる体重減少や、部活動などでの激しい運動、受験勉強や失恋などのストレスだけでも、月経が3か月以上停止する「続発性無月経」が起こりやすいのです。

そんな無月経の相談を受けたら、まずは個人情報の保護を約束してから、性交経験の有無と「妊娠の可能性はないか」を聞いてください。たとえ妊娠が否定されたとしても、そこで終わりではありません。食事はきちんととれているか、ダイエットはしていないか、体重減少（増加）がないかも確認してください。ストレスや悩みごとなどがあれば、じっくり聴取するようお願いします。そして、できれば早い段階で産婦人科受診を勧めてください。

月経不順は放置しないで

思春期の続発性無月経で多いのは、「体重減少性無月経」や激しい運動などによる「運動性無月経」です。これらは「無排卵」で女性ホルモンが出ていない状態です。「放置していると女性ホルモンの働きが止まって、大切なあなたのからだがつくれなくなるよ。将来赤ちゃんができなくなるかもしれない。だからちゃんと治そう」と伝えてください。

女性ホルモンは将来の妊娠・出産だけではなく、健康で美しいからだをつくるために、女性の一生涯を通して必要不可欠な大切なエッセンスなのです。ぜひ子どもたちに月経の意味と大切さを教えてあげてください。

次いで、無月経や月経不順の原因として多いのが「多嚢胞性卵巣症候群（PCOS：polycystic ovarian syndrome）」です。20人に1人程度存在し、遺伝性もあるといわれます。また体質的にメタボリック症候群との関連が深いのも特徴です。

経血量は人と比べられない

最近のナプキンは高性能で吸収力もあるので、経血が多少多くても自分は普通だと思っている人が多いようです。150mL以上の経血量を「過多月経」と定義しますが、いちいち測ることは難しいので、以下のチェック項目で婦人科受診を勧めてください。

過多月経チェックリスト
（1つでも当てはまれば過多月経の可能性があります）
- □ 夜用ナプキンが2時間でいっぱいになる日が2日以上ある
- □ 昼用ナプキンが1時間でいっぱいになる日が2日以上ある
- □ レバーのような大きな塊が混じる
- □ 洋服や布団を汚してしまう日がある
- □ 以前より量が増え、日数も長くなった

また月経が頻繁に来る（頻発月経）、月経が止まらない（過長月経）のも、思春期に多い月経異常です。常時ナプキンを当てることでストレスから気分が落ち込み、貧血で日常生活に支障を来すこともあります。子宮筋腫やポリープなどの器質性疾患が存在する例は少なく、思春期特有の「性機能の未熟さによる女性ホルモンの低下」が原因のほとんどです。特に思春期は鉄欠乏性貧血も多いので、顔色が悪かったり元気がなかったりする子や、学校や授業を休みがちな子、毎回制服を汚してしまう子にはぜひ声を掛けてあげてください。

妊娠の準備段階だから起こるPMS

「PMS（premenstrual syndrome）」とは、月経の3～10日前から起こるさまざまな身体的・精神的な不調をいい、月経のある女性であれば約8割が経験します。その症状は個人差が大きく、自分も周りも気づいていないことが多いのですが、コロナ禍以降PMS症状を訴える思春期の女の子が増えています。

「PMS」の原因として、女性ホルモンの周期的変動のアンバランスと、黄体ホルモンが影響していることが考えられています。月経前の女性ホルモンの分泌変動と連動して、脳内の神経伝達物質である「セロトニン」や「γ-アミノ酪酸（GABA）」が減少することで症状が強く現れることが明らかになっています。

月経前は、受精卵を迎える準備として子宮内膜が厚くなる時期。小さな命を守るために「外界からの刺激を避ける母性本能」が「PMS」そのものではないかと私は考えています。多くの女性が心身の不調を感じる一方、感性や想像力が豊かになり、PMSのときだけ趣味や仕事に集中できる、思いがけないアイデアが浮かぶという女性もいるようです。PMSは「赤ちゃんができる女性にしか起こらない、健康な女性の証（あかし）」とポジティブに伝えてください。しかし、つらい症状があるのに、赤ちゃんができることだけを強調しても、受け入れてくれないかもしれません。そこで「次の月経が来たら必ず楽になる」ことを伝えて寄り添ってあげてください。また、男性教諭や男の子たちにも、この女性のからだに起こる繊細なメカニズムを知っていただきたいです。PMSの特徴は、月経が始まると3日以内にはうそのように症状が消失します。もし消失しないなら、「うつ病」や「パニック障害」の可能性があるので、学校医と相談して、産婦人科や心療内科への受診を勧めてください。

ただの月経痛から月経困難症へ

多くの女の子は月経のときに多少の「おなかや腰の重だるさや不快感」を感じますが、より症状が強く日常生活に支障を来すものを「月経困難症」といいます。これには「機能性月経困難症」（病気がないタイプ）と「器質性月経困難症」（子宮内膜症・子宮筋腫などの病気があるタイプ）の2つがあります。思春期の女の子はまだ「機能性」のことが多いとされますが、月経の度に子宮内膜が剝がれ炎症が繰り返され、何らかの免疫反応が働き、器質性へ発展していくことがわかっています。また、「鎮痛剤が効かない」「月経時以外も痛みがある」などの痛みの訴えが強い場合、思春期でも既に子宮内膜症が存在している可能性があるので、早めに婦人科を受診させてください。

月経困難症チェックリスト
（1つでも当てはまれば月経困難症の可能性があります）
- □ 月経痛で学校を休むなど、日常生活に支障がある
- □ 月経のとき、鎮痛薬がいつも必要になる
- □ 市販の鎮痛薬が効かない
- □ 鎮痛薬の服用回数が増えた
- □ 月経痛で起きられないことがある
- □ 月経のとき以外にも、下腹部痛や腰に痛みがある
- □ 排便痛や性交痛がある

月経をコントロールする時代

思春期は月経にネガティブなイメージを持っていたり、いじめや家庭内トラブルなどのストレスから、月経困難症になっていたりする場合もあります。ぜひ保健室では子どもたちの訴えに耳を傾け、ポジティブで温かな言葉かけをお願いしたいと思います。次回は、月経トラブルの対処法と治療についてお伝えしていきます。

連載

思春期と月経

第2回　10代が月経とつきあっていくために

ジュノ・ヴェスタクリニック八田 院長　八田 真理子

様々なスポーツで女性アスリートの活躍が期待される時代となりました。しかし、選手として伸び盛りを迎える思春期の女の子たちのトレーニングのあり方に、近年専門家が警鐘を鳴らしています。国立スポーツ科学センターの調査では、約４割の女性アスリートが正常な月経周期ではないことがわかりました。

無月経のリスク因子として、低いBMI（18.5以下）と練習量の多さが挙げられています。激しいトレーニングを続け、十分な食事や睡眠の管理ができないと無月経となり、女性ホルモンの低下から骨粗しょう症のリスクが上がります。

女性アスリートの三主徴（Female Athlete Triad）

「視床下部性無月経（運動性無月経）」「利用可能エネルギー不足」「骨粗しょう症」の３つの徴候は身体的、心理的に密接に関係しており、アスリートに限らず、学校の部活動でも同じ状況になることがあります。中距離マラソンやテニス、ダンスチームの部活動では、一所懸命取り組んでいる中で、「月経がないと楽」とのんびり構えている女の子も少なくありません。長期間無月経が続くと、自然に月経が起こらなくなります。将来不妊症になるリスクが高くなるだけではなく、20代前半でピークを迎える骨密度（骨塩量）の低下により、けがや疲労骨折で日常生活に支障が出てくることも考えられます。

三主徴を防ぐには「運動量と摂取カロリーのバランスを整えること」が基本です。無月経が続き体重減少が著しく体力の消耗が激しい場合は、まず運動量を抑えることです。そして毎日の摂取カロリーを上げることです。それには間食、三食以外の「ちょこっと食い」が有効です。小さなおにぎりやサンドイッチなど、特に炭水化物を休み時間に口にするようアドバイスしてみてください。この小さな積み重ねと十分な睡眠で体重も体力もアップした結果、パフォーマンスが上がり自然に月経が来るようになった女の子もたくさんいます。

ピル（OC）でコントロールしている人も

月経周期は低用量ピル（OC）でコントロールができます。試合や大切な日に月経を当たらなくしたり、月経痛を楽にしたりするだけでなく、月経量を減らすことで貧血の改善もできます。このピル（OC）はドーピングには該当しません。以前から海外の女性アスリートはピルを上手に使いパフォーマンスを上げてきました。一方、日本では、ホルモン剤に対する認識の低さや副作用の心配から、いまだ服用している女性が少ないのが現状です。

ストレスから月経困難症に

鎮痛剤もピルも効かずひどい生理痛があったのに、部活動を引退したらうそのように痛みがなくなった女の子がいました。本人も気づいていない部活動のストレスが痛みの原因だったのです。痛みを軽減するにはまず生活習慣として、しっかり栄養をとること、十分な睡眠をとること、体を温め適度な運動を心がけるように伝えてください。近年、ダイエット志向や朝寝坊で朝食をとらない女の子も多いとされます。月経時はエネルギーが必要で、特にエネルギー不足だと痛みに対して弱く敏感になり、痛みを強く感じるようになってしまいます。

そして、鎮痛剤を上手に使うことも大切です。市販されている鎮痛剤の多くは、月経時に子宮内膜から発生する子宮収縮を起こす痛みの物質「プロスタグランジン」を抑える成分からなっています。そのため、この物質が発生する前に服用することで、生理痛は緩和されます。現在ドラッグストアにある市販薬は、用法用量を守れば安心して服用できます。癖になったり効かなくなったりするということはありません。服用のタイミングが大切なのです。注意事項としては、空腹では服用しないことです。クッキー１枚でも口にしてたっぷりの水で服用することです。なお、服用回数が増える、痛みがひどくなる場合は、早めに婦人科を受診するように指導してください。

月経困難症治療薬は保険適用に

月経困難症治療薬には、「低用量エストロゲン・プロゲスチン配合剤（LEP製剤）」「黄体ホルモン製剤」「子宮内黄体ホルモン放出システム（IUS）」があります。今ではLEP製剤は超低用量化し、ラインナップも豊富で長期処方も受けられ、後発品（ジェネリック）もあるので、思春期の女の子でも服用しやすくなりました。

LEP製剤とは、卵巣から出る２つの女性ホルモンを微量服用することで排卵を休ませ、月経を自らコントロール（試験や旅行中に月経が当たらないようにするなど）できる薬です。ある意味、「赤ちゃんはいないけれど妊娠と同じ状態」（妊娠の予行練習）にしているわけです。そのため、飲み始めの頃は妊娠初期のつわりのような症状、例えば「食欲の減退」「気持ち悪さ」「頭痛」「腹痛」「不正出血」などが起こることがありますが、ほぼ３か月以内には治まります。もし症状が強い場合は「胃薬と一緒に服用する」「寝る前に飲む」などで対処してみましょう。また極めてまれですが、重大な副作用に血の塊が細い血管に詰まることで起こる「血栓症」があります。

思春期の女の子の血栓症リスクは低い

LEP製剤の重篤な副作用である「血栓症」は、妊娠や喫煙による発症リスクの方がはるかに高いことがわかっています。血栓ができるのを防ぐためには、普段から水分摂取（１日1.5L以上）や長時間同じ姿勢でいないこと、運動を心がけましょう。そして、血栓症の初期症状（強い頭痛・見えづらさ・胸の苦しさ・腹痛・足の痛みなど）に留意し、体調の変化があれば、すぐに対応できる医療機関を受診することです。この２点を守れば、思春期の女の子は安心してLEP製剤を服用できます。LEP製剤を服用しても痛みがある場合は、体調や気分、気候、ストレスとも関係しているので、生活習慣を見直してみてください。服用を中止した後はむしろ排卵しやすくなることがわかっており、不妊の原因となる子宮内膜症の発症を抑える効果も期待されます。

月経と仲良く付き合う時代に

保健の授業で指導する「毎月妊娠の準備をして、妊娠しなかったら月経が来る」ことは、実は生物学的に見たらとてももったいないことをしています。実際に赤ちゃんが欲しいときに排卵が起こって妊娠に至るのが理想です。今後、月に１回わざわざ出血を起こさせない「フレックス処方（３～４か月連続投与法）」が主流になっていきます。今すぐに妊娠を希望しない女性にとって月経はなるべく回数が少ないほうが有利であり、快適な毎日が過ごせるようになるからです。

月経のメカニズムを知り、月経トラブルを回避し仲良く付き合っていくことは、思春期の女の子にとって大事なこと。SNSなどからあふれる間違った情報に惑わされないように、先生方には正しい情報をお伝えいただけたらと思っています。

連載　思春期と月経

第３回（最終回）　保健室と月経

ジュノ・ヴェスタクリニック八田 院長　八田 真理子

女子生徒の８割に月経トラブルあり

NPO法人日本子宮内膜症啓発会議が2016年９月に千葉県内の中学校・高等学校各１校（女子生徒計608名）を対象に実施したアンケート結果で、約80％の女子生徒が月経時に腹痛や頭痛、吐き気などの不調を感じ、勉強や運動に何らかの支障が出ているという実態が明らかにされました[※1]。しかしその不調は「みんなにあるもの」「我慢するもの」という認識が強いこともわかりました。

月経による体調不良の生徒への対応

かぜをひいたり、試験や部活動、友人関係のトラブルなどのストレスや寝不足など、体力が低下したりしているときに月経が重なってしまうと、より痛みを強く感じてしまうことがあります。そのため、まずは食事や睡眠、運動などの生活習慣を見直すように指導してください。さらに、ストレスの原因がないかを問いかけ、生徒の話をじっくり聴いてあげてください。

月経中の子宮内では痛み物質であるプロスタグランジンが出て、ある意味、炎症が起きているため、体力を消耗します。そのため、しっかり栄養をとることが大切なのです。ダイエットや減食をしていると、特に痛みに弱くなります。また、冷えも痛みを増強させます。入浴はシャワーだけで済ませず、できればゆっくり湯船につかるように勧めてください。

経血が湯船を汚してしまう心配があれば、入浴中だけでもタンポンを使用してもよいと思います。さらに、日中は腹巻きを使ったり、低温やけどに注意しながら下着や衣服に貼る使い捨てカイロを使ったりして、おなかや腰を温めましょう。

一方、痛み止めに頼らない、癖になるから飲まないと、ひたすら我慢している女の子も数多くいます。いまやドラッグストアに並ぶ痛み止めのほとんどは、思春期女子でも用法用量を守れば安心して服用できます。ポイントは痛みを感じる前に飲んで「痛くない状態をつくること」です。痛みのピークで飲むと効かないことがあるからです。そして、いつでも飲めるよう、「お守りとして持っておく」ことで安心感も生まれます。痛み止めを選ぶ基準は特にありません。価格やパッケージで決めてもよいと思います。薬剤師と相談して、自分に合った痛み止めを探してみるように指導してください。

また、月経をマイナスイメージにとらえていると、痛みの閾値（いきち）が下がって敏感となり、痛みを強く感じるようになります。その場合、「月経は素敵な大人の女性になる準備。将来赤ちゃんを欲しくなったときのためにも準備してくれているのよ。」と月経の意味を伝えてください。このような指導を行っても痛みが改善しない場合は、漢方薬やホルモン療法もあります。「一度、産婦人科の先生に相談してみたら？」と受診を促してください。

月経困難症治療は進化している

卵巣から出る女性ホルモンのひとつであるプロゲステロンと同じ作用を持ち、服用すると排卵を休ませ子宮内膜を厚くさせないため、痛みを緩和させる「黄体ホルモン製剤」が保険適用になっています。ピルとは異なり、エストロゲンを含まないので血栓症リスクが上がらず、つわりのような吐き気も起こりにくいのが特徴です。

また、子宮内黄体ホルモン放出システム（IUS）ミレーナ®は、子宮内で黄体ホルモンが最長５年間持続的に放出され、子宮内膜を薄い状態にすることで月経トラブルを治す器具です。以前から避妊目的で使われてきましたが、月経困難症や過多月経の治療目的で保険適用になっています。ホルモン剤の全身作用が少ないために血栓症リスクはなく、飲み忘れなどの不安もありません。出産経験がない人でも挿入はできますが、挿入時は痛みや出血を伴います。不正出血や知らないうちに脱出することもあり、現時点で思春期女子には100％お勧めはしませんが、このように装着する治療法があることも知っておいてほしいと思います。

第２回でお伝えしたピル、LEP製剤以外にも治療薬のラインナップは豊富になっています。

生理（月経）の貧困

近年、生理の貧困として、「生理のための衛生用品や教育、衛生施設、そして廃棄方法に対して十分にアクセスできない状態」が顕在化しました。コロナ禍の2021年に15～24歳の女性2000人を対象に行った調査によると、35.9％が生理用品の購入や入手をためらう、または、購入できなかった経験があったという報告があります[※2]。これらの背景には経済的な状況以外に、生理のことを誰にも相談できず、独りで悩んでいる女の子の姿が浮かび上がってきます。生理について話す機会が少なく、恥ずかしい、隠すべきものと感じている風潮は情報過多時代になっても顕在化しており、いまだ女の子たちは正しい知識を十分得られていない状況にあるのです。また、日本国内の10代の女性を対象とした調査では、生理について学ぶのは「母親から」が71.6％と多く、次いで「学校や課外活動で」が53.8％という結果があります[※3]。このような結果から、父子家庭や親子関係が良好でない子も潜在しているため、学校での養護教諭の先生方の役割は大きいと考えています。

月経は身体的に女性として生まれたほぼすべての方が経験します。まさに「生理現象」でもある月経に対し、正しい知識や認識、衛生的に対処することは、多様性が認められる社会において、人として守られるべき尊厳であり権利でもあります。いまようやく認知されるようになり、生理の貧困問題対策に世の中は動き出しています。

生理の貧困（Period Poverty）

原因・背景
＊恥ずかしい・知識不足
＊低収入
＊相談しづらい・独りで悩む
→　不適切な対処（知識不足・不衛生など）による月経トラブル（痛みや出血、貧血など）から病気の発症リスク
→　休学・休職などの女性の機会損失

保健室は学校のオアシス

私は子どもの頃、体調が悪くなるとよく保健室のドアをたたきました。養護教諭の先生の優しい笑顔に迎え入れられ、背中をさすってもらったり、ベッドに座って話を聴いてもらったりするだけで不思議と元気になったものです。「保健室は学校のオアシス」。私は養護教諭の先生に助けてもらったご恩を忘れることはありません。性の悩みや不安を抱えていたり、知りたいことがあったりしたら、女の子も男の子も保健室に立ち寄ってほしいものです。

養護教諭の先生方にはそんな子どもたちのゲートキーパーとして、温かな笑顔でこれからも子どもたちに寄り添ってあげてください。少しでも私の「性教育」への思いがみなさまに届きますように。

全３回の連載を最後まで読んでくださり、ありがとうございました。

参考文献　※1　NPO法人日本子宮内膜症啓発会議「女子特有の健康問題「月経関連疾患と学校生活」」より
※2　国際NGOプラン・インターナショナル「日本のユース女性の生理をめぐる意識調査結果」より
※3　日本財団「18歳意識調査（第44回-女性の生理-）」より

新連載

デジタル機器の視覚への影響

前編　光が引き起こす「羞明」 ～光による眼痛・頭痛そして不眠～

国際医療福祉大学 保健医療学部 視機能療法学科 教授　原 直人

はじめに

光源が、燈明の炎・たいまつの炎から白熱電球・蛍光灯となり、現在は白色LED（Light Emitting Diode）が普及しました。これまでは日が昇れば起床し、暗くなれば就寝するといった太陽と共に暮らす早寝、早起きが習慣でしたが、電灯の普及により、24時間眠らない長時間労働社会へと大きく変遷しました。

さらにこれまでは使用媒体も、教科書・新聞紙など紙からの“反射光”を見ることが中心でしたが、スマートフォンやタブレットなどのデジタルデバイスのディスプレイの“発光体”を見る社会となりました。常に高強度、高密度化、長時間、短波長（ブルーライト）の光にさらされることとなりました。ここでは、光をまぶしく感じ、眼痛や片頭痛などの不快な症状を引き起こす「羞明」(photophobia)の機序を解説します。スマートフォン画面、PC画面などの液晶ディスプレイが発する波長が380～500nmの青色光を含む高輝度な光源によって羞明(photophobia)が起こります。羞明は、単に“まぶしい”といった感覚だけではなく、光が誘発する疼痛（眼/頭部）や不快な感覚症状、光眼痛症(photo-oculo dynia)(Katz, B.J. and K.B. Digre,“Diagnosis, pathophysiology, and treatment of photophobia” *Survey of ophthalmology,* 61:466-477,2016)を引き起こします。

可視光線と光がどのように羞明を起こすのか

可視光線とは、光の波長のうち人間が色を感じられる約380～680nmの波長の電磁波のことです。網膜の視細胞は錐体と杆体細胞のみが知られていましたが、2000年に網膜に視物質メラノプシンを発現する内因性光感受性網膜神経節細胞(intrinsically photosensitive retinal ganglion cell: ipRGC）が発見されました（図）。

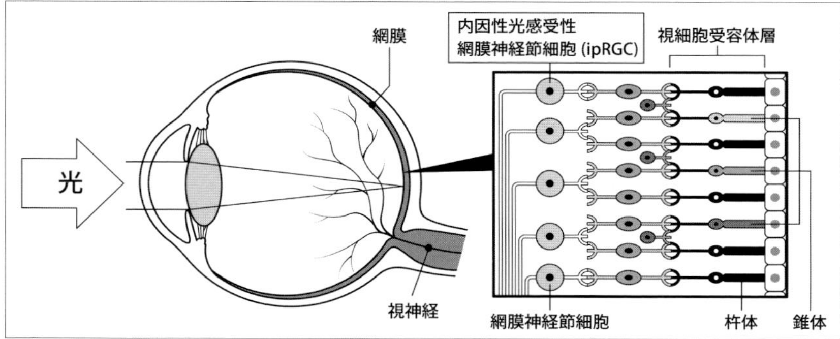

図　網膜内因性光感受性網膜神経節細胞とは

ヒトの網膜には杆体、錐体、メラノプシンを発現する内因性光感受性網膜神経節細胞という３種類の光受容細胞が存在します。杆体および錐体は、明るさや色を知覚する視覚機能である視覚応答を、内因性光感受性網膜神経節細胞は、主に光を知覚する非視覚応答を担っています。この細胞の軸索が視床につながり、その回路により眼痛・頭痛が発生します。

この細胞の軸索は、脳内の視床下部・視交叉上核と視蓋前オリーブ核と結合していて、①概日リズムの同調と、②瞳孔対光反射の制御をしています。また、③ipRGCのブルーライト刺激による羞明から片頭痛発作が起きることもわかってきました。

羞明とその症状

羞明の症状は様々で、眼痛、頭痛あるいは頸部のこり、悪心やめまい、ぼやけて見える、目のひりひり感、充血、かゆみ、まぶたの腫れ、身体の一部のしびれ感・痛み、また耳鳴りなどの症状を呈します。

したがって光、音、におい、辛い食物、痛み、熱などの侵害的感覚刺激を感知すると、その感覚信号は視床下部、前部帯状回・島皮質の脳ネットワークで情報処理され、侵害的（危険）と判断され、恐怖、警戒、回避する感情と行動、すなわち“情動”と結びつきます。ギリシャ語でphotoは光、phobiaは恐怖や不安と訳されます。片頭痛患者の約80％に見られる症状です。GIGAスクール構想下での授業で、まぶしくて電子黒板やタブレットが見られない児童生徒の中には、片頭痛あるいは自閉症の場合があり、配慮が必要です。

概日リズムとブルーライトとデジタルデバイス

概日リズムとは、生物に存在する約24時間周期のことでサーカディアンリズムとも呼ばれます。この概日リズムは、体内時計が存在する脳内の視交叉上核で、約２万個の神経細胞が相互に作用することで生み出されていて、睡眠の周期や体温・自律神経・免疫系・ホルモン分泌などの調整を担っています。覚醒と睡眠を切り替えて自然な眠りを誘う作用があり、睡眠ホルモンとも呼ばれているメラトニンは、ipRGCに由来する神経経路によって制御されている脳内の松果体から分泌されます。このため就寝前にデジタル機器のLEDバックライトつき画面を見ることで睡眠パターンが乱れる可能性があります。概日リズムをつくり出すメラトニン分泌の開始が遅れるためです。

一方、ブルーライトはカフェインよりも脳をさえわたらせ、記憶、警戒態勢、反応時間などの認識機能を高めます。光は海馬内にある覚醒促進領域にも影響を及ぼし、またブルーライト曝露により緑色光曝露と比較して、視覚的注意と覚醒レベルの制御に関係している視床枕核の活動を高めます。覚醒促進領域である青斑核の活動も高めます。日中はブルーライトを浴びることは、覚醒度と認知機能を上げるという観点からは必要です。しかし夜は控えた方がよいでしょう。

光の影響の予防には

教室が明るくて体調を崩す、まぶしくて画面が見られない児童生徒は、ブルーライト軽減フィルターなどを貼っている場合がありますが効果は不明です。一方、児童生徒の方で画面を暗くしている場合もあります。現在のところ、薬物による治療方法はありません。カーテンで遮光する、あるいは遮光眼鏡（色つき眼鏡）を使って遮光するしかありません。眼科を受診して本人に合った遮光眼鏡を処方してもらうことをお勧めします。

最後に

ICT環境では、デジタルデバイスは必須なため、画面を見ないわけには生活は成り立ちません。画面光あるいは照明は、頭痛を誘発し、学習障害や労働生産性の低下を起こし、また、不眠を引き起こす重要な因子でもあります。

視力が良くても羞明により学習に支障を来している児童生徒がいることを認識していただきたいと思います。

連載　デジタル機器の視覚への影響

後編　急性内斜視や目の疲れ

国際医療福祉大学 保健医療学部 視機能療法学科 教授　原 直人

はじめに

スマートフォンの急激な普及、COVID-19によるテレワークの普及拡大、COVID-19によるオンライン授業の実施、GIGAスクール構想の開始（2021年元年）、メタバースの形成（インターネット上に構築された仮想三次元空間）など、技術革新のサイクルが早まっています。GIGAスクール構想では、教育環境においてICT（Information and Communication Technology）機器を使いこなせるようにするため、1人1台の端末を用意して学習に取り入れていくことになりました。これらの機器を常に用いることでどのような健康障害が起きるのか、生活習慣病としての認識が必要となってきました。子どもの目と身体への影響について問題点を挙げてみます（表）。

- ■近視：屋外活動減少・近業増加・スクリーンタイムの増加
- ■急性内斜視：視距離30cm未満・画面凝視
- ■VR（仮想現実空間）環境の両眼視機能障害
- ■ドライアイ：画面凝視による瞬目の減少
- ■眼精疲労
- ■ブルーライト（睡眠障害・頭痛誘発）

表　目の健康への影響

屋外活動減少・近業増加・スクリーンタイムの増加による近視化

スマートフォン（以下、スマホ）の普及は、2010年代前半に始まりましたが、この時期より若者の裸眼視力が1.0以下の割合が増加傾向に転じています。東アジアではこの50年で近視が急増しています（The myopia boom, *Nature*, 2015）。直接近視化に影響しているかどうかはエビデンスはありませんが、屋外活動減少・長時間のスクリーンタイムにより近業が増加していることは影響していると推測されています。眼鏡を装用すればよいというものではなく、近視の度数が強いほど、将来成人になってから網膜疾患や緑内障になりやすいため、成長期の近視化抑制は極めて重要です。屋外活動を増やすことが近視進行の予防になります。1日に1時間屋外活動を多くすると13%近視を減少させる作用があります（*Ophthalmology*, 2021）ので、普段の生活で太陽光の中で1日に2時間過ごすことが推奨されています。昔から言われているように「よく学び、よく遊べ」なのです。

急性内斜視の増加

小児期に発症する内斜視は、1～3歳での発症が多いのですが、小中学校などのもう少し上の年齢で内斜視を発症する症例が急増しています。デジタル機器が内斜視の発症に直接関与するのかどうかは依然不明ですが、使用制限により斜視が改善する症例が多く報告されています。スマホの過剰使用により1日4時間以上、最低4か月以上使用後に内斜視を発症していて、使用時間を制限したところ、斜視が軽減したとされています（*BMC Ophthalmology*, 2016）。

我々が遠方視をするときは、両目の視線は平衡になっていて、遠くにピントを合わせています。スマホの画面を見る際、視線は三角形となり（輻湊（ふくそう））、画面にピントを合わせる近見反応が起きています（図）。

若者の現在のスマホの視距離は平均約20cmと極めて至近距離での操作となっています※。日々毎日、長時間にわたりスクリーンを至近距離で見ていると、近見反応を酷使した状態で見続けているので、内斜視化の発症原因のひとつと考えられています。デジタルデバイスの使用中は、遠くを意識して見ることが極めて重要です。不適切な度数の眼鏡使用や眼鏡未使用の場合、遠くを見なくなります。またデジタルデバイスの使い方として30cm以上離している、30分に1回は遠くを見る、寝る前に1時間は画面を見ないようにするなど、学校と家庭で連携して、ルールをつくることが大切です。詳細は、「日本眼科医会子どもの目・啓発コンテンツについて」https://www.gankaikai.or.jp/info/detail/post_132.htmlをご覧ください。

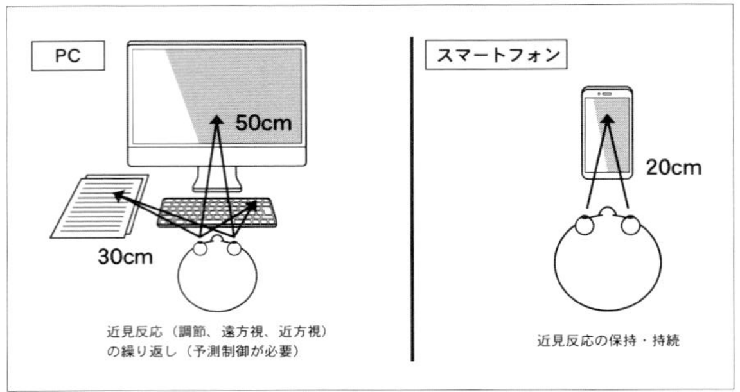

図　デジタルデバイスによる近見反応の相違

従来のPC作業では、それぞれ3点間の視線の移動とともに、ピントが緩んだり緊張したりと動的な近見反応が行われています。一方、現在の電子書籍あるいはスマホの場合には、静的な近見反応を継続して行っています。

仮想現実空間環境での両眼視機能障害

人間は左右2つの目をうまく連携して（両眼視）、広い視野と同時視・融像（左右の目に映った像を単一視する機能）の能力や立体視を行っています。これらの能力が障害を受けると、外斜位や内斜位を引き起こすことがあります。

1～2歳で両眼視が発生し、その後6～7歳まで脳は発達を続けます。感受性期（治療に反応する時期）は、乳児内斜視では2歳まで、調節性内斜視では7歳頃まで存在する（*investigative ophthalmology & visual science*, 2005）ために、両眼視機能の発達期である6歳以下に左右眼別々に映像を提示する3D映像を見続けることにより、内斜視化する可能性があります。また空間視情報、体性感覚情報に応答するニューロンが多く分布しているヒト頭頂連合野の成熟は、12歳頃までと考えられています（*Cerebral Cortex*, 2017）。6～8歳までに成熟する一次視覚野や運動野に比べて遅いために、仮想現実空間にいると両眼視機能の発達は妨げられて異常成熟する可能性があるのです。3D映像は、7歳未満の視聴を、仮想現実空間映像は12歳までの視聴を控えることが大切です。

目の疲れとドライアイ

ドライアイは目の疲れの原因のひとつです。デジタルデバイスの使用中は、画面を注視するために瞬（まばた）きが極めて少なくなります。PCやスマホを使う場合、近見反応（調節、遠方視、近方視）の繰り返しの眼球運動が起きています（図）が、スマホ画面を凝視し続ける、特に動画に対しては集中するために瞬きは少なくなり、ドライアイになりやすくなります。瞬きをすると映像は消えるのですが、凝視しているために映像が消えたことを意識させない抑制という脳の働きが起きています。子どもの場合、目が疲れたとは言いませんので、注意が必要です。

子どものデジタルデバイス利用はますます増加していきます。目の健康を損なわないように、医療従事者も先生方も注意して子どもを見ていく必要があります。

※野原尚美ほか「デジタルデバイスの視距離と文字サイズ」『あたらしい眼科』36(7)：845-850、2019

新連載　**養護教諭とICTの活用**

前編　健康観察や健康相談での活用例やポイント

京都女子大学 発達教育学部 教育学科 養護・福祉教育学専攻 教授　大川 尚子

はじめに

令和５年１月、文部科学省の「養護教諭及び栄養教諭の資質能力の向上に関する調査研究協力者会議議論の取りまとめ」の別添１において、養護教諭に担うことが求められる職務について、以下の項目が挙げられました。①救急処置（緊急事態への対応）、②健康診断、③健康観察、④疾病の管理・予防、⑤学校環境衛生管理、⑥各教科等における指導への参画、⑦心身の健康課題に関する児童生徒等への健康相談、⑧健康相談等を踏まえた保健指導、⑨保健室経営、⑩保健組織活動、の10項目が挙げられ、新たな養護教諭の職務を考える時代が来ました。

別添２では「ICT活用に関する事例について」記載されており、職務遂行のためのインフラとしてのICTの積極的な活用について述べられています。業務を効率化し、児童生徒への対面での支援の時間を増やしていくことが求められています。

また、コロナ禍によってGIGAスクール構想が前倒しとなりましたが、養護教諭もその教育全体の方向性の中で、専門性をより発揮するためにICTの活用が重要となっています。養護教諭の視点では、不登校・発達課題のある児童生徒等への支援、院内学級・自宅療養の児童生徒の支援、オンライン会議や校務支援システムの活用、健康診断・健康観察等の情報の利活用等が考えられ、「令和の日本型学校教育」の構築を目指して、今後さらに活用を進めていく必要があります。

養護教諭のICTの活用

（1）オンライン保健管理

児童生徒の健康情報の利活用のために、統合型校務支援システムが導入され、普及が進んでいることと思います。健康診断票の作成、保健室の来室管理、健康観察、欠席調査等にICTを活用して行うことが、今後さらに広まっていくと考えられます。また、ICTの特徴を活かして、児童生徒が自他の健康に興味関心をもち、自己管理能力を育成するための積極的な取組が実施されています。

① 健康診断

統合型校務支援システムを活用することにより、健康診断票の作成や、名簿の入力等の業務が大幅に削減されたと思います。今後の方向性として、パーソナルヘルスレコードにより、生まれてから亡くなるまでの健康情報が一本化されることが提案されています。データの互換性や個人情報の取り扱い等の課題がありますが、将来的に学校保健のデータとマイナンバーが結びつくことになると考えられます。

② 健康観察

ICTを活用した健康観察により、児童生徒の健康状態を効率よく把握することができるようになりました。教員や児童生徒・保護者が入力した内容について、関係職員が瞬時に情報を共有することで、朝の時間を有効に活用できるようになり、業務改善につながったという報告も多く見られるようになりました。

文部科学省の令和２年度「ICT活用教育アドバイザー」の活用事業「朝ノートで健康観察」では、児童が健康状態のほかに、昨日の出来事や、教師や友達へのメッセージを書いたり、お互いにコメントをしたりして、コミュニケーションを活発にとることができたと報告されています。また、「心の天気」等のアプリを導入することで心の健康に特化した健康観察を実施している学校もあります。

（2）オンライン保健室、健康相談

コロナ禍では、ICTを活用した健康相談により、児童生徒が登校しない期間も遠隔で一人ひとりの心のケアを行うことができるようになりました。オンラインやSNSで相談する方が、児童生徒にとって対面よりも相談しやすいことがあると報告されています。今後は、対面以外（Web、メール、電話等）の様々なチャンネルにより、相談できる体制を整えることが重要であると考えます。

① オンライン保健室

コロナ禍の突然の休校措置で、教職員も基本的に在宅勤務となりました。対面での会話や様子をじかに、観察することを大切にしている養護教諭の中には、在宅で何ができるのかに悩み、ICTを活用した保健室経営で生徒をサポートできないかと考え、Googleフォームの機能を活用した「心と身体の健康調査」と「オンライン保健室」に取り組んだ人もいます（図）。その後、学校再開後も学校や保健室に来ることができない児童生徒を対象に引き続き実践をされています。

② SNS等を活用した相談事業

文部科学省ではコロナ禍以前より、SNS等を活用した教育相談体制の構築・整備が進められています。LINE等のSNSを用いてカウンセリングを行うための知識やスキルをもつ「SNSカウンセラー」といった資格もできており、メリット・デメリットを考えながら、教職員が共通理解を図りながら相談体制を構築する時代になってきています。

③「こころとからだの健康アンケート」事業

児童生徒の自殺リスクを見つけるための評価システムとして「RAMPS」が東京大学で開発され、導入が始まっています。RAMPSは、保健室来室や健康診断の際に、タブレット端末やスマートフォンで質問に回答してもらうことで、自殺リスクや心身の不調が可視化される仕組みになっています。

（3）オンライン保健組織活動

オンラインで学校保健委員会を開催することで、保護者や学校医の参加率が上がり、児童生徒の健康の保持増進に向けて連携がとりやすくなったと報告されています。新型コロナウイルス感染症の流行が落ち着いてきた現在も、対面とオンラインのハイブリッドの学校保健委員会が開催されています。

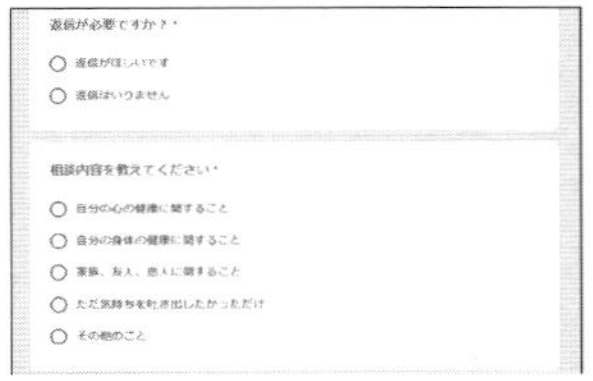

- ・名前（イニシャル・ニックネーム可）
- ・返信が必要ですか？
  - ○返信がほしいです
  - ○返信はいりません
- ・相談内容を教えてください
  - ○自分の心の健康に関すること
  - ○自分の身体の健康に関すること
  - ○家族、友人、恋人に関すること
  - ○ただ、気持ちをはきだしたかっただけ
  - ○その他のこと
- ・相談内容を自由にどうぞ（特に身体の健康に関する場合、具体的な症状があるとわかりやすいです）

図　オンライン保健室のGoogleフォームの例（上は画面の例、下は項目内容）

おわりに

今後、新型コロナが収束しても、ここまで進んだICT活用は後戻りすることはありません。ICT活用によって、不登校や病気で学校に来られない児童生徒、周囲の目を気にして保健室へ行けない児童生徒をフォローでき、より多くの悩みを検知することができます。また、ICTを活用して業務改善をすることで、児童生徒と向き合う時間を増やすことが大きなメリットだと考えます。次号は、ICTを活用した保健教育について紹介いたします。

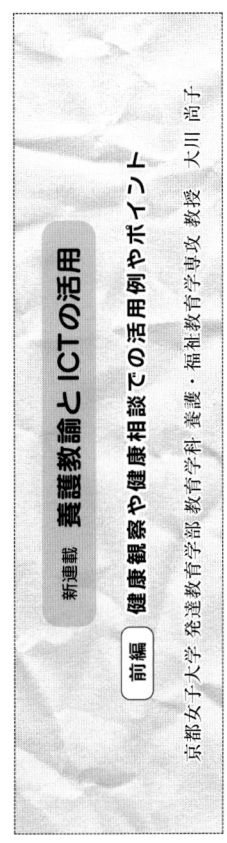

連載　養護教諭とICTの活用

後編　保健教育での活用例やポイント

京都女子大学 発達教育学部 教育学科 養護・福祉教育学専攻 教授　大川 尚子

オンライン保健教育

新学習指導要領の「主体的・対話的で深い学び（アクティブ・ラーニング）」の実施のための取組のひとつに、「GIGAスクール構想でICTを活用した授業」が提示されました。それに伴って、養護教諭もICTを活用して保健教育をすることができるよう、ICT活用指導力を高めることが重要であると考えます。

文部科学省は、教職課程で学生が小中高校の教員免許を取得する際、ICT（情報通信技術）を活用した教育に関する科目の履修を義務づけることを2022年度より始めていますが、残念なことに、養護教諭は除外されています。養護教諭のスキルや意欲には個人差があるため、研修会に参加するなどしてICT活用やICT活用指導力の促進を図る必要があると考えます。

① YouTube配信

臨時休校やオンライン授業となった際に、養護教諭がYouTubeで保健教育の配信を行った例があります。限定公開にて感染症予防教育について発信している学校が多いですが、星槎グループの学校では、2020年４月、新型コロナウイルス感染症の緊急事態宣言により休校となった際に、生徒に正しい知識を持ってもらうこと、その知識をもとに行動を考えてもらうこと、間違った情報に惑わされないようになってもらうことを目的として、感染症予防動画を作成しました。星槎公式YouTubeチャンネルである「全力!SEISAまなびチャンネル。」で公開されていますので、参考までにぜひご覧ください。

「【生徒指導部保健課】保健室の先生が教える、新型コロナウィルスに関する正しい知識と感染予防」https://www.youtube.com/watch?v=l0VnhIK1Qgs&t=295s

② 健康診断時

健康診断の際に、動画やパワーポイントを用いて事前指導を行っている学校は多くあると思いますが、その動画を児童生徒が廊下での待ち時間中にデジタルサイネージ風に流してそれを視聴したり、タブレット端末を使ってURLを配信し、クラウド上でそのデータにアクセスしたりできるようにしているところもあります。また、健康診断の待ち時間減のために進行状況をタブレットで発信・共有するように工夫されている学校もあります。

③ 本学のプロジェクト

2020～2021年度に日本赤十字社と京都市の小・中学校、京都女子大学とをオンラインで結び、心肺蘇生法の授業を、「養護教諭を目指す京女生の『ICT活用指導力』向上プロジェクト」として取り組みました。これは、養護教諭としてICT機器を活用した指導力の向上を目指すことを目的とし、ICT機器を用いた保健教育を行い、指導力を習得することと、養護教諭の専門性を活かした指導力の具体を明らかにし、その育成に向けた教育方法を開発することを目標にしたものです。

今回のプロジェクトでは、ICT機器を活用した保健教育の計画として「心肺蘇生法」をテーマとしました。日本赤十字社京都府支部にご指導いただき、救急法の知識や技術を習得しながら、タブレット端末やロイロノート・スクールを用いた対話型授業のためのコンテンツを作成しました。そして、京都市内の小・中学校の児童生徒や教職員を対象に保健教育の出前授業を実施しました。

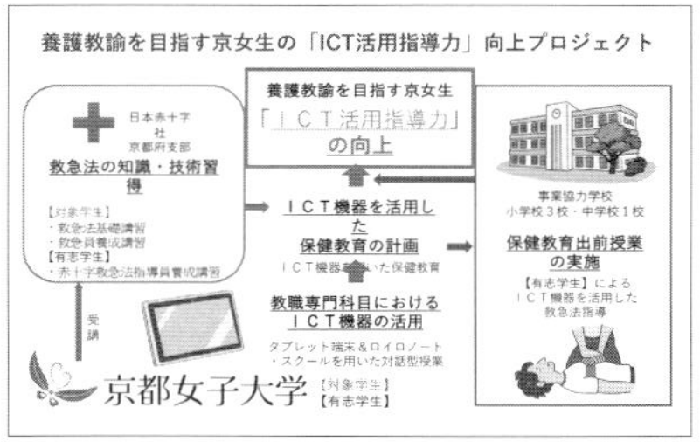

養護教諭を目指す京女生の「ICT活用指導力」向上プロジェクト構想図

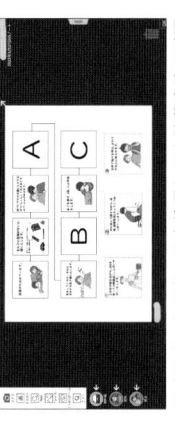

ロイロノートスクールを使用して心肺蘇生法の手順を学んでいる画面

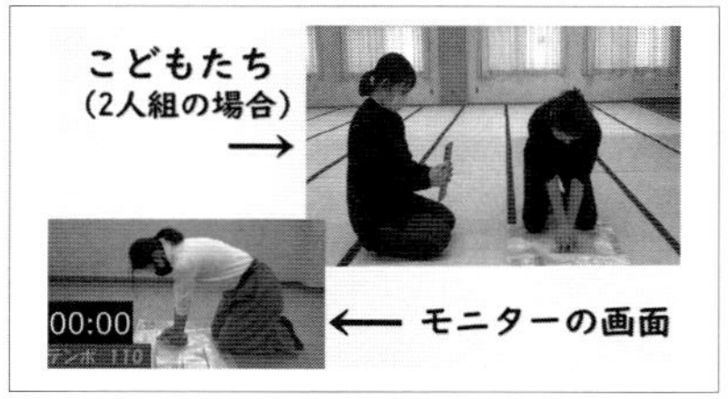

タブレットを使用して胸骨圧迫を撮影している様子（「あっぱくんライト」使用）

④ 高等学校での保健教育

2021年度に本学の研修生（京都府高等学校養護教諭）が高等学校１年生を対象とし、ICTを活用した心肺蘇生法に関する授業（保健体育科）を実施しました。ICTを活用した遠隔授業による講義の後に、対面でタブレット端末による動画撮影を取り入れた心肺蘇生法の実技を指導しました。授業内容に応じてICTの特長と体験活動（実技）を組み合わせながら進めていくことで、更なる教育的効果を期待できることが明らかとなりました。

また、大阪府の高等学校の養護教諭は、精神疾患などをテーマとした保健の授業を行いました。授業後、感想を書いてもらうアンケートを配信したところ、紙に書かせたときよりも自由記述欄への回答が増え、「生徒にとってはオンライン上の方が意見を書きやすい」と実感したと報告しています。

⑤ ほけんだより

ほけんだよりを活用して保健教育を実施する際、ほけんだよりをオンライン配信することにより養護教諭や友達へのメッセージを書いたり、お互いにコメントをしたりして、児童生徒同士、養護教諭と児童生徒・保護者とも双方向の交流をすることができます。また、カラーで配信することができることや、印刷する時間や費用を削減することができ、そのままホームページ等で情報発信することが可能になったという報告が寄せられています。

オンライン保健組織活動

オンラインで学校保健委員会を開催することで、保護者や学校医の参加率が上がり、児童生徒の健康の保持増進に向けて連携がとりやすくなったという報告も増えています。新型コロナウイルス感染症が落ち着いた現在でも、対面とオンラインのハイブリッドで学校保健委員会を開催している学校が増えてきています。

ICT活用で注意したいこと

これからの教員には、ますますタブレットを活用した教育を進めていくことが求められると思います。養護教諭は、児童生徒の健康を守る使命があります。児童生徒の健康に留意してICTを活用するために、児童生徒が自ら考え、判断し、責任をもって行動する資質・能力を身につけるためにも、長時間のデジタル機器利用に伴う視力低下や姿勢・ストレートネック等の問題、デジタル機器依存の問題を教職員や児童生徒・保護者に発信していくことが必要であると考えます。

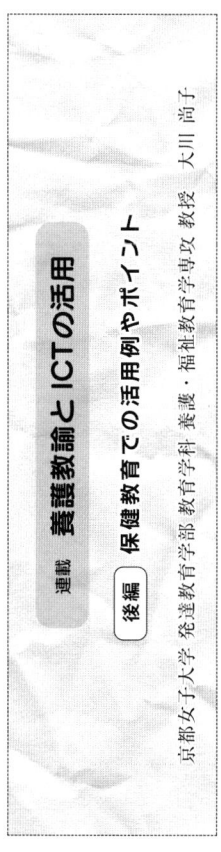

新連載

中学校における DV予防教育

前編 DV予防プログラムの開発

酪農学園大学 食と健康学類 教育発達心理学研究室 教授　須賀 朋子

はじめに

今回「DV予防教育」をテーマにするにあたり、まずは私自身の話を少ししたいと思います。私が中学生に向けて「DV予防教育を開発したい」と、考えた理由は2つあります。1つ目は、私の前職が中学校の教員だったからです。2つ目は、私自身が元夫から、DVを受けて、（今、思えば）命からがら逃げて、離婚を経験したからです。DV被害を受けているとき、ちょうど私は中学校の教員でした。朝から「料理が下手だ」と難癖をつけられて、手に油をかけられたり、反抗をすれば、髪の毛を持って引きずられたりしていました。このようなことが朝から起こっても、中学校に懸命に通勤して、中学生の前に立って授業をしていました。学校に行けば、生徒の笑顔に癒やされ、家庭内で起きていた暴力も感じないようにすることができたからです。しかし、暴力の質が、エスカレートしてきたため、逃げる決心をして、職場の自分のロッカーに貴重品などを運び始め、近所のスーパー銭湯から通勤をしたことを、今でも覚えています。その後、休職をして、シェルターに逃げました。

このような経験をして、「なぜ、DVが起きるのだろうか」や、卒業式の日の中学生の後ろ姿を見ながら、「この子たちには、DVの被害者にも加害者にもなってほしくない」という気持ちになり、そのためには「DVを予防するための教育を行うことが必要」と考えるようになりました。そこで、本や、インターネットでDVのことを調べていたら、筑波大学にDVの研究をされている先生がいらっしゃることがわかりました。どうしてもDV予防教育の研究を行いたかったため、中学校の教員を退職して、大学院の博士課程に入学しました。その先生の下で、DV予防教育の開発のための博士論文を書き上げ、その研究成果は『中学生へのドメスティックバイオレンス予防啓発に関する研究』（風間書房刊、2015）で公表することができました。自分自身に、「中学校の教員とDV被害を経験した、私にしかできない研究開発」と言い聞かせて、一生懸命にDV予防プログラムの開発研究に取り組みました。

DV予防プログラムの内容

内容や解説については、小冊子で『中学生・高校生のためのDV、暴力予防教育プログラム』（かりん舎刊、2020）に詳しく書かせていただきましたので、一読していただけると幸いです。このプログラムは「お互いを尊重し合う教育プログラム、人間関係を大切にしていくために～DVを知る～中学生編」というのが正式な名称です。そこで、①尊重、②暴力とは何か、③DVとは何か、の3部構成になっています。

最初は「尊重」がテーマで、人間関係について考えるために、「1．人との出会いについて」から入り、「2．人を尊重するってどういうこと？」で、クラブ活動での尊重ができている場面と、授業のなかでの尊重ができている場面とは、どのような場面かを紹介します。「3．人を尊重できない人」を取り上げ、尊重できない人の特徴として、悪い事ばかりを指摘し、きちんと言葉で説明しない特徴があること、話し合いを避けて、自分の感情を押し通すために相手を暴言や、暴力で威圧してくることを、説明します。

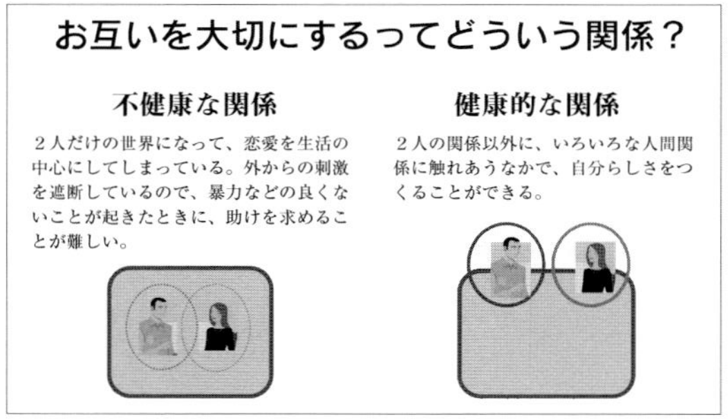
お互いを大切にするってどういう関係？
不健康な関係
２人だけの世界になって、恋愛を生活の中心にしてしまっている。外からの刺激を遮断しているので、暴力などの良くないことが起きたときに、助けを求めることが難しい。
健康的な関係
２人の関係以外に、いろいろな人間関係に触れあうなかで、自分らしさをつくることができる。

図1　お互いを大切にするってどういう関係？

「5．こんな時どうしますか？男の子の立場」、「6．こんな時どうしますか？女の子の立場」では、それぞれデートDVにつながっていく例を、ストーリーテリングで紹介します。「7．お互いを大切にすることとは？」では、健康的な関係性と、不健康な関係性について説明します（図1）。

次は「8．暴力とは何か」に入り、暴力の本質は相手を支配することであることを説明します。そして「9．暴力の種類」には、身体的暴力、性暴力、精神的暴力、経済的暴力があり、ひとつずつ、暴力の内容まで説明をします（図2、図3）。

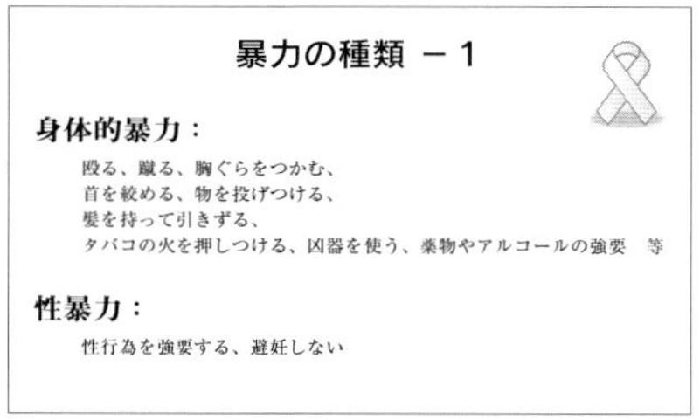

殴る、蹴る、胸ぐらをつかむ、

性行為を強要する、避妊しない

図2　暴力の種類1

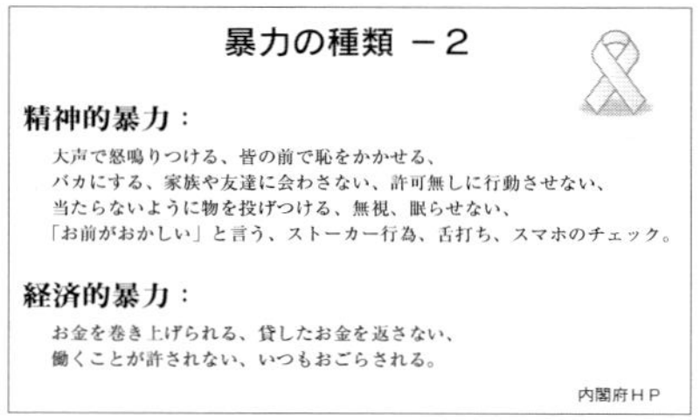
暴力の種類 －2
精神的暴力：
大声で怒鳴りつける、皆の前で恥をかかせる、
バカにする、家族や友達に会わさない、許可無しに行動させない、
当たらないように物を投げつける、無視、眠らせない、
「お前がおかしい」と言う、ストーカー行為、舌打ち、スマホのチェック。
経済的暴力：
お金を巻き上げられる、貸したお金を返さない、
働くことが許されない、いつもおごらされる。
内閣府ＨＰ

図3　暴力の種類2

さらに「10.暴力のサイクル」（図4）で、「爆発期→ハネムーン期→怒りの蓄積期」というようにDVのサイクルにはパターンがあることを説明します。この図を知っていれば、多くの人が、未然にDVに気づくことができることを伝えます。

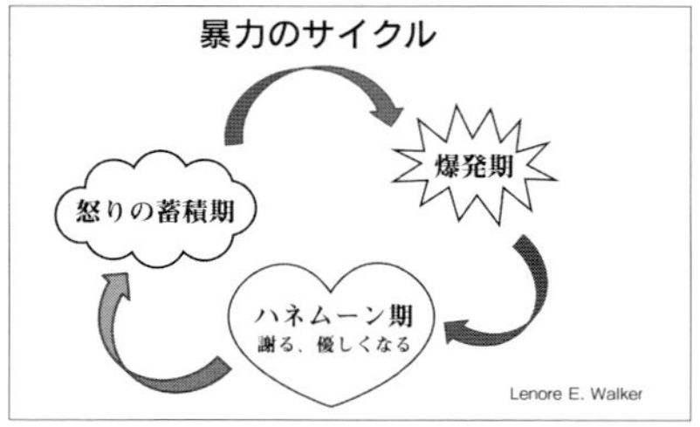
暴力のサイクル
爆発期
怒りの蓄積期
ハネムーン期
謝る、優しくなる
Lenore E. Walker

図4　暴力のサイクル

最後に「11．DVとは何か？」では「配偶者や恋人など親密な関係にある、または、あった人から振るわれる暴力」という定義を説明します。「12．DVの被害経験者」では、2021年の内閣府の全国無作為調査で、10歳代～30歳代で、「女性は16.7％、男性は8.1％が交際相手から一度でもひどい暴力を受けたことがある」と回答をしています。

「13.DVは他人事ではない」では、身近な問題として、気づくことが大切であることを説明します。

終わりに

DVやデートDVは、自分では我慢を続けて、気づかないことが多いです。先生方から見て、「おかしいな」と思うことがあれば、生徒に声をかけてあげてください。

COVID-19

感染症流行と大学生のメンタルヘルス

新連載 第１回　コロナ禍が大学生の心に与えた影響

岐阜大学 保健管理センター 准教授　堀田 亮

はじめまして。岐阜大学でカウンセラーをしております、堀田と申します。専門は学生相談、臨床心理学で、カウンセリングを通じて、学生と向き合う日々を過ごしています。地域の支援機関と連携して、精神、発達障害のある若者の修学、就労移行支援にも広く関わっています。本連載では大学生のメンタルヘルスを取り上げたいと思います。

第１回は新型コロナウイルス感染症の感染拡大以降の大学生のメンタルヘルスに関して、調査結果および私がお会いしている学生とのカウンセリングの中で感じたことから解説いたします。

“あのとき”何が起きていた？

2020年、新型コロナウイルス感染症が急速に世界へ蔓延(まんえん)していったことは皆さん記憶に新しいと思います。卒業式や入学式が中止となり、ソーシャルディスタンス、ステイホームという言葉に私たちは翻弄され、コロナ禍という一時代に突入しました。

大学生は閉校による自宅待機や課外活動の禁止により、当たり前のキャンパスライフが奪われ、親の失職や自身のバイトがなくなったことで経済的に困窮する学生も出てきました。同時に、オンライン、オンデマンド、ハイフレックス授業という新たな学習形態が突如として登場し、大学から発せられる刻一刻と変化する情報の取得に苦心する学生も見られました。

“あのとき”何が起きていたのでしょう。私たちは、大学新入生に着目し、感染拡大前（2019年度入学生）、拡大直後（2020年度入学生）、拡大１年後（2021年度入学生）の各４～５月のメンタルヘルスを、Counseling Center Assessment of Psychological Symptoms(CCAPS)という国際標準の心理指標を用いて継続調査しました。コロナ禍とメンタルヘルスの関連については、感染拡大「後」のみに焦点を当てた研究や報道がほとんどの中で、本研究は感染拡大前との比較も行ったことに意義があると考えています。

解析の結果、興味深い傾向が見られました（図）。抑うつと不安症状は、感染拡大前に比べて、拡大直後は有意にストレス度が低かったのです。調査時期の４～５月は多くの学生が「何もしていない（できない）」時期であり、精神症状を呈するよりも「何が起きているか分からない」時間を過ごしていたことの証左であるように思います。その証拠に「現実感のなさ」に関する項目に高い値をつける学生の割合は、拡大直後が最も高いという結果も見られました。そして、感染拡大前と拡大１年後の抑うつと不安症状は差がないという結果も出ました。ここだけを見ると、大学新入生のメンタルヘルスはコロナ禍が１年たち、平均値上はコロナ前の水準に戻ったように思われます。

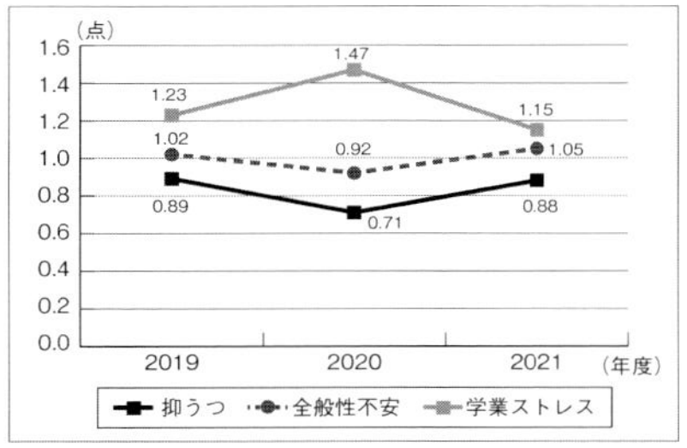

図　コロナ拡大前、拡大直後、拡大１年後の大学新入生のメンタルヘルス

一方で、学業に対するストレスは逆の傾向が見られました。つまり、拡大直後が有意にストレス度が高かったのです。これはやはり新しい学習形態への適応に苦慮した学生が多かったことを示唆する結果といえるでしょう。こちらも拡大１年後と感染拡大前とでは差がありませんでした。これは拡大１年後の入学生は、高校での１年間の適応、準備期間があったためと考えられます。

コロナ禍の長期化によるココロの二極化

時はたち、2021年の「大学２年生問題」（大学入学直後にコロナ禍となったため、十分な対人関係を築けぬまま２年生となり、強い不安や孤独を感じている学生の割合が多いという問題提起）や、「自殺率の上昇」（2020年度の学生10万人あたりの自殺率が男子学生では過去６年、女子学生では過去８年で最も高い値を示したという国立大学対象の調査結果）等が大きく取り上げられ、大学生のメンタルヘルス問題は今なお喫緊の課題とされています。

コロナ禍の長期化によってメンタルヘルスに悪影響が出ていることは事実と思われますが、ここには見逃してはならないもうひとつの事象、「ココロの二極化」が存在していると考えます。先にあげた私たちの研究結果から、それを示唆する知見が得られました。

「死にたいと考えることがある」という強い希死念慮を抱く学生の割合は、感染拡大前、拡大直後、拡大１年後と徐々に増加していることが示されました。しかし、既述したとおり、感染拡大前と拡大１年後の抑うつや不安症状に平均値上の差はありません。ハイリスクの学生の割合は増えているのに、平均値は変わらない……。ここから言えることは、コロナ禍という世界に適応し良好なメンタルヘルスを示す学生の割合も（わずかではありますが）増えているということです。これが「ココロの二極化」です。

たしかに他者と関わり合うことに強いストレスを感じたり、大学に行って授業に出席するのが苦痛であったりする学生にとっては、コロナによる環境の変化はむしろ歓迎されるものであったことでしょう。私たち支援者、教育者は一面的にコロナの影響を捉えるのではなく、人と環境の相互作用の中でどのような影響があるのか、一人ひとりを丁寧に見ていく姿勢が求められています。

大学生が求める「居場所」の変化

私が学生とのカウンセリングの中で最近感じていることを「ココロの二極化」と絡めて紹介します。それは大学生が求める「居場所」の変化です。以前は学科やサークルなどの学内に居場所や所属感を持つことは、大学適応にとって重要なファクターでした。しかし、コロナ禍でいわゆるリアルな場や人との関係を持つことが難しくなったことと、近年のIT技術のめざましい進化によって、バーチャルな世界に居場所を求める学生が増えているように思います。私とのカウンセリングでも、学内に友人がひとりも居なくても、VR空間で他者と積極的に交流していたり、オンラインゲームやボイスチャット等を通じて会ったことのない人と恋愛関係になったり、にわかには信じがたいことを平然と語る学生たちがいます。こうした学生の一部には、もはや大学に居場所を求めることを諦めている（期待していない）人もいるように思います。

インターネットの世界は危険だと考える向きもありますが、もはやこうした動きは不可逆的でしょう。私たち支援者、教育者はSNS等を生徒や学生の目に触れさせないといった禁止をするのではなく、正しい知識と理解を持って活用するリテラシー教育を考えるべき時代が来ています。

文献
Horita, R., Nishio, A., & Yamamoto, M. "Lingering effects of COVID-19 on the mental health of first-year university students in Japan." *PloS One*, 17(1) : e0262550, 2022

COVID-19

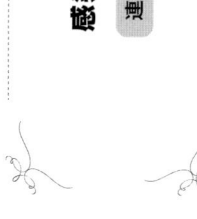

感染症流行と大学生のメンタルヘルス

連載 第2回　高校生に知っておいてほしいこと

岐阜大学 保健管理センター 准教授　堀田 亮

今号では日々大学生と向き合う私が考える、高校生のうちから身につけてほしい力と、それを身につけさせるために周りの人ができることを紹介します。そして、大学では心身の健康に関してどのような相談先があるのかを案内します。ぜひ進学する生徒に伝える際の参考になればと思います。

頼る力を身につける／頼られる人になる

「大人」とはどんな人を想像しますか。成年年齢引下げにより、高校生も“成人（大人）”になる時代となりました。大人という言葉からは自立や自律、何事にも自分で決断し、歩んでいける人がイメージされがちです。しかし、私たち大人はそんなに“強さ”を持ち合わせた生き物なのでしょうか。

私はカウンセリングや授業など、あらゆる機会で「大人とは、自分でできることと、できないことを理解し、できないことがあったときに誰かに頼ることができる人」と学生に伝えています。もちろん、できることを増やすことは人間の成長にとって必要不可欠です。一方で、成長するためには「人を頼ること」も必要不可欠であるといって過言ではありません。

コロナ禍は私たちに人との心的、物理的距離を生み、つながりにくい世界をもたらしました。一方で、第1回の「居場所」の考え方でも論じたとおり、ITの進歩により私たちはさまざまな頼り方、頼る手段を手に入れたのも事実です（危険性もありますが）。だからこそ、高校生のうちから自分の頼りやすい方法を見つけ、頼る力、習慣を身につけておくことが、変化の大きいこの世界を柔軟に生き抜く鍵となります。

そして、教員、支援者側は、「この人なら頼ってもよいな」と思ってもらえる人になる必要があります。そのためには、何か困ったことがあるときに初めて寄り添うのではなく、日頃の何気ない会話を大切にし、細かな変化に気づくことが肝要です。教員が“気づく”ことは、生徒にとって“気にかけてもらっている”体験になります。人は気にかけてもらっている感覚を得て、初めて心を開く（頼る）ことにつながります。

ここからは大学での相談先、支援体制について紹介していきます。いわゆる「頼る先」です。ただし、以下に示す窓口は大学ごとに設置の有無や名称、スタッフ数が異なり、スタッフが非常勤の場合もあります。利用は基本的に無料ですが、一部の支援を有料としている大学もあります。

保健管理センター

保健管理センターは「こころ」と「からだ」の両面から、学生の健康管理、健康教育を行う専門組織です。保健室、健康管理センター等の名称の大学もあります。医師、看護師、保健師等の医療専門職が在室しています。私の所属校のように、次項で紹介する学生相談室の機能を内包している大学もあります。

主な支援内容は以下の通りです。①定期健康診断：年に1回の定期健康診断を学内で受診できます。学外実習先（医学部や教育学部等）、アルバイト先、就職内定先に健康診断証明書の提出を求められることもあるので、忘れずに受診することが必要です。②医師診察：内科医の場合が多いですが、精神科医が常駐している大学もあります。保険診療に対応していない大学は、受診に健康保険証はいりません（無料）。必要に応じて投薬や外部の医療機関の紹介もしてくれます。③保健指導・健康相談：健康管理や生活習慣に関すること等を相談できます。大学生になると一人暮らしを始める人も増えるので、健康に関して“気軽に相談できる人”が学内にいることは大変心強いと思います。④応急手当：学内で病気や怪我をしたときは応急手当を受けられます。また、体調が悪いときはベッドで休養できます。

学生相談室

学生相談室は、大学生が学生生活に適応し、成長していけるよう、カウンセリングや心理教育等の臨床心理学的アプローチを用いて支援する専門組織です。学生相談所、カウンセリングセンター等の名称の大学もあります。臨床心理士や公認心理師等の心の問題に関する専門家が在室しています。小中高校におけるスクールカウンセラーに近い存在ともいえます。

「こころ」に関する相談といってもその内容は多岐にわたります。抑うつや不安などの精神疾患に関連したメンタルヘルス相談もありますが、学生相談では学業や対人関係に関する悩みを入り口とする相談が比較的多いです。学業は、不本意入学生の大学適応に関する相談や、学習意欲の低下、卒業論文執筆の高ストレス、進路選択（院進学、就職活動）に関する相談等があります。対人関係は、学部、サークル、バイト先での人間関係、指導教員との関係、親子関係、きょうだい関係に関する相談等があります。大学生年代はアイデンティティーの確立が発達課題となるため、自身の性格や能力について深く考え、悩み、そこから成長していくために学生相談を利用する学生もいます。

また、学生本人だけではなく、学生の保護者の相談にも応じています。さらに、学生相談室と学部の教職員が連携し、さまざまな方法で心身の不調を来している学生の早期発見、支援にも努めています。メンタルヘルスの不調はひきこもりや自死といった悲しい事態にもつながりかねないので、多層的なセーフティーネットの構築をめざしています。

障害学生支援室

障害のある学生の学生生活、修学、就労移行を支援する専門組織です。アクセシビリティー支援室、サポートルーム等の名称の大学もあります。2016年の「障害者差別解消法」※の施行および2021年の改正法の成立により、障害のある学生への差別的取扱いの禁止と合理的配慮の提供が義務化されたことを受け、支援体制の構築が多くの大学で喫緊の課題となっています。学生と所属学部との間に入り、支援や配慮内容のコーディネート業務をする専門家が在室しています。

身体障害は支援、配慮が必要な事項が比較的明確であり、低年齢時より支援を受けてきた学生も多いため、大学での配慮もスムーズに決定できる場合が多いです。しかしながら、精神疾患、発達障害は支援ニーズの個別性が高いため、学生との丁寧な建設的対話に基づいた配慮内容の決定が必要です。

「こころ」の支援にも高大連携は重要！

支援を受けるかどうかは本人の意思が尊重されるべきですが、メンタルヘルスの不調や障害のある学生は、大学入学以前の支援内容（個別の教育支援計画など）の引き継ぎが役立つことも多いです。つまり、「こころ」の支援にも高校と大学の連携は重要な鍵となります。私自身もいくつかの教育委員会と協力して、大学でのメンタル支援に関する教育、啓発、広報活動および情報交換を行っています。誰もが安心して学べる大学づくりのために、高校と大学が膝を突き合わせてできることは、まだまだありそうです。

※　障害を理由とする差別の解消の推進に関する法律

新連載

子どもの喪失体験とグリーフサポート

第１回　死別体験をした子どもの理解とサポート

中央大学人文科学研究所 客員研究員／一般社団法人髙橋聡美研究室 代表　髙橋 聡美

グリーフサポートの現状

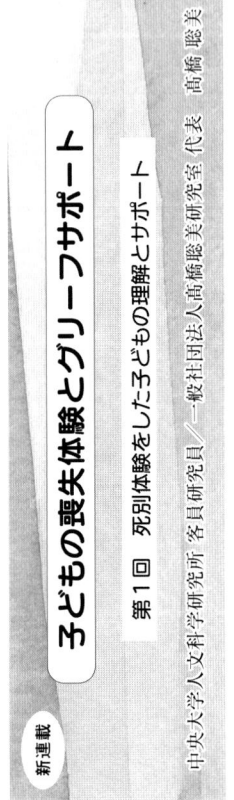

大切な人を亡くした後の感情のことを「グリーフ」と呼びます。日本では、大切な人を亡くした子どもたちのサポートの場は、実はそれほど多くなく、さらにグリーフについての社会的な理解もまだ乏しい状況にあります。なお、アメリカには全米で500か所以上の子どものグリーフプログラムの場が存在します。日本は東日本大震災のときに４か所しかありませんでした。それから少しずつグリーフサポートへの理解が進み、現在では全国で28か所に子どものグリーフプログラムの場があります。

私は2006年から子どものグリーフサポートに携わっています。少しずつ、グリーフプログラムの場が増えたとはいえ、死別体験後の子どもへの理解は未だに浅いと感じています。

亡くなった人の話ができない

グリーフプログラムの場には「誰か大切な人を亡くした」子どもたちが集まります。プログラムは自由遊びを中心としたものですが、亡くなった人のことも、自由にお話しできます。

通っている子どもたちから「学校では亡くなったパパ（ママ）のことを話せない」「誰にも言えない」という話をよく聞きます。なぜ話せないのかを尋ねると「私は話しても大丈夫だけれど、話すとびっくりされる」「こんな話をしてごめんね」という気持ちになると。ある子は、自己紹介のときに家族の紹介もしてくださいと言われたので「ママと二人暮らしでパパは死んじゃっていません」と話したら後から職員室に呼ばれて「あんなこと、わざわざ言わなくていいんだよ」と注意されたと言います。

この子に限らず、学校は亡くなった人のことは話しにくい雰囲気がありますし、周りも腫れ物に触るように、あえて触れないでいるように感じます。このコラムを読んでいらっしゃる先生方の中にも「親を亡くした子にどのように声掛けをしていいかわからない」と感じて、子どもに何も声をかけられずにいるという方も多いのではないでしょうか。

どのように声掛けをしていいかわからないと、死別後、その子がどんなことに困っているのかわからないままとなり、その結果必要なサポートも届けられません。

死別後の気持ちと周りの反応

死別後の子どもの反応は百人いたら百通りあります。涙を流す子もいれば、涙を見せないで気丈に振る舞う子もいます。また、「こうあるべき」という反応はありません。

精神面では、気分が沈む・涙もろくなる・よく眠れないなどが起き、身体面では、ご飯が食べられない・腹痛や頭痛が起きるなどが生じます。これらのグリーフの反応は「正常な反応」です。大切な人を亡くした後、食欲もありよく眠れるということはあまりなく、眠れない、食欲が落ちるというグリーフの反応は異常ではないのです。

泣いている子と泣かずに過ごしている子とがいたとして、泣いている子の方がより悲しみが深いかというと必ずしもそうではありません。しかし周囲には「親が亡くなった後に泣かずにいるのはおかしい」「あんなに気丈にしていて大丈夫か」と思う大人も多いようで、「泣いたほうがいいよ」などと感情表現を促したりします。逆に、泣いている子に対しては、なんとか泣きやませて前へ進めさせてあげたいと思うがあまり、アドバイスをしたり励ましたりするケースも見られます。

また「ママの分まで頑張るんだよ」「パパが天国で見てるからママを支えるんだよ」などといった遺児への声掛けもよくある光景ですが、これらもまた、死別体験後の子どもに対して、周りの大人が勝手に期待をしたり役割を強いたりしているように私は感じます。

泣かずに踏ん張っていれば泣くように促し、泣いていたら「泣くな」と励ます等、死別後の人を前にしたとき、意外と人々はその人のグリーフの表現をありのままに受け入れられないものだと思うのです。

どのような声掛けがいいのか

遺児から何か相談をされたときは、「気持ちをまるっと受け止める（受容）」と「詳しく聴く（傾聴）」に徹してください。ジャッジしたりアドバイスをしたり励ましたりしないようにして、子どもの見えている情景を見せてもらってください。

遺児への対応として心掛けてほしいのは以下の４点です。

1）アドバイスをしない
2）励まさない
3）意味づけをしない
4）決めつけない

以下、それぞれについて詳しく説明をしていきます。

1）アドバイスをしない

話も聴かないでアドバイスをすると、子どもは「わかってもらえなかった」「聴いてもらえなかった」と感じます。大人たちはどうしても解決をしたいと思いがちでアドバイスをしてしまうのですが、アドバイスは相手を混乱させることもあります。アドバイスは求められたときにするように心掛けてください。

2）励まさない

親の死を教師自身が受け入れられず、心理的な逃避として陽気に振る舞ったり、「なかったこと」のように振る舞ったりすることがあります。なかったことのようにされると、亡くした人への尊厳を傷つけられますし、グリーフを軽視されたように子どもは思います。明るく振る舞い安易に勇気づけることをせず、ありのままの子どもを受け止めてください。

3）意味づけをしない

子どもを勇気づけたり、励まして前を向かせたりしたいという気持ちが強くなると、「時間が解決してくれる」と元気づけようとしたり、「神様は乗り越えられる試練しか与えない」などと、そのことの意味づけをしがちになります。

喪失体験をどのように人生の中に位置づけ・意味づけをしていくかは本人にしかできない作業です。勝手に意味づけをしないようにしてください。

4）決めつけない

目の前の子どもの気持ちを「きっとこんな気持ちだろう」と想像して決めつけることなく、丁寧にそのグリーフに触れ、情景を見せてもらってください。また、子どもの話を聴く中で「わかる、わかる私もお父さんをがんで亡くしてね……」など、自分のグリーフの話をし出す大人もいます。しかし、そうすると子どもは聞き役になってしまいます。また、「死別体験」という体験自体は同じですが、死因や関係性などによりそのプロセスや感情は全く異なります。「わかるわかる」と安易に言うと、相手を「わかってもらえない」という気持ちにさせてしまいます。その子どものグリーフについて最も詳しいのはその子自身ということを念頭に、誠実に話を聴いてあげてください。

参考文献：髙橋聡美著『教師にできる自殺予防−子どものSOSを見逃さない』教育開発研究所刊，2020年

連載

子どもの喪失体験とグリーフサポート

第2回　自死で大切な人を亡くした子どものグリーフ

中央大学人文科学研究所 客員研究員／一般社団法人髙橋聡美研究室 代表　髙橋 聡美

1998年にわが国の自殺者数は、初めて3万人を超えました。この背景にはバブル崩壊後の大企業の倒産などがありました。その後、2003年には自殺者数が過去最多の3万4427人となり、2006年には自殺対策基本法ができ「自殺は社会の問題」として取り組むことになりました。対策がなされ、2012年には自殺者数は2万人台となり、確実にその成果を出してきました。

しかし、世界的に見て、わが国の自殺者数はまだまだ多く、世界保健機関（WHO）によれば先進国(G7)の中で、日本の自殺率は最も高いという結果が出ています。さらに、若い世代（15～35歳）での死因第1位が自殺となっているのは、G7では日本だけです。

自死遺児のグリーフ

親を自死で亡くす子どもは年間1万人という推計もあることから、自死遺児は意外と身近に存在すると考えられます。特に、このコロナ禍の3年は、子育て世代の自殺の増加も顕著で、自死で親を亡くす子どもが増えています。遺児のグリーフプログラムを行っているあしなが育英会によると、プログラムに通う子どもの約3分の1が自死遺児だそうです。

自死遺児たちの中には、自殺の第一発見者となった子どもたちも少なからずおり、「自殺って言ってはダメだ」と口止めをされたり、死別後のグリーフサポートはおろか、発見したときのトラウマのケアも受けられなかったりする子どももいます。

自殺のデータを見てみると自殺の6割は自宅で起きており、手段は7割近くが縊首(いしゅ)となっています。そうすると、一番早く帰宅した子どもが第一発見者になることが起きるわけです。自死現場の自宅で子どもたちはそこにずっと住み続けなければなりません。そのことひとつとっても本当につらい経験です。

自死で親を亡くした子どもたちは、何が原因なのという疑問や、どうして気づかなかったのかという自責の念のほかにも、様々な不安を抱きます（表）。

2001年あしなが育英会による自死遺児95人へのアンケート調査では、32%の子どもが「親の死を自分のせいだ」と感じ、35%の子どもが「遺(のこ)された母親も死ぬのではないか」という不安を抱え、20%の子どもが「自分も同じように死ぬのか」という恐れを抱いているという結果が出ています。

ほかの死因と自死の死別後の心理の違いとしては、自死の場合は「捨てられた」という感覚が強くなる点が挙げられます。さらに、社会の偏見にさらされ、未来への展望も見失いがちになります。

表：自死遺児の心理

①**疑問**
なぜ自ら死んだの／何が原因なの
②**自責**
どうして気づかなかったのか、止められなかったのか。親が死んだのは自分のせいだ
③**不信感**
私は捨てられたのか。死んだ父親が憎い
これまでのことはうそだったのか
④**不安**
もう一人の親も死んでしまうのか。自分も同じような道をたどるのか
⑤**偏見**

世の中の偏見を感じる、自殺って言えない

親の死因を伝えるべきかどうか

自殺の第一発見者となる子どもがいる一方で、親の死因が自死であることを知らされていない子どももたくさんいます。「転落死」「突然死」などと教えられ、後々、自死であったと知ることもあります。この場合、真実を知った後のサポートも必要となります。

親の死が自死であったという事実を知らせるべきか知らせない方がいいのかの議論は、実は賛否が分かれています。「知らないで済むものなら知らせないでいい」という意見と、「いつか知ってしまうかもしれないから、説明をした方がいい」という意見です。あるいは、発達段階を考慮して知らせるべきという意見もあります。私は、「子どもは親の死について事実を知る権利がある」という立場から、子どもたちに親の死因については説明しています。

自死だと告げたほうがよいと考える理由は、大きく分けて2つあります。

ひとつは、死因を隠しながら生活することは膨大なエネルギーを費やすということです。遺された保護者は、自死であったことを隠すため、いくつものうそを重ねなければなりません。亡くなった人の話題が出るたびにビクビクしながら日々を送ることで毎日の生活は疲弊し、心から安心できる家族関係を築きにくくさせます。

2つめは、もしほかの人から「君のお父さん、本当は自殺だったんだよ」などと知らされた場合の子どもへの心理的影響です。ショックを受けるだけではなく、遺された親がずっと自分をだましていたことを知り、新たな喪失体験となりかねません。

このような理由から、信頼できる人から事実を伝えるのがいいと考えます。私は死因を伝える際、保護者には「感情ではなく事実として死因を伝えるようにしてください」とお願いしています。

例えば「あんたのお父さんは、借金をつくった挙句、私たちを捨てて、勝手に死んだんだよ！」と感情で伝えたら、子どもは心に傷を負うでしょう。「あなたのお父さんは自ら命を絶った」という事実を伝えること、そして子どもが「なんで？」とか「どんなふうに？」と詳しく聞いた際は、その子にわかる範囲で誠実に答えることが大切です。うまく言葉にできないときは「私もまだうまく心の整理ができていなくて説明が今は難しい。いつか話せるときが来るまで待って」と率直に伝えるなど、無理のないように話すことも大事です。

実際に、子どもたちに親の死因が自死であったということを告げたケースでは、「子どもに死因を伝えたら、『ママはそのことを一人で抱えていたの？』と言ってくれた」「それまでは子どもにばれるのが怖くて話題にできなかったけれど、自殺と告白してからは、亡くなった人のことを子どもと話せるようになった」「伝えた当初は不安定になったけれど、徐々に受け入れていってくれた。過酷な事実を受け入れる力が子どもにもあるのだとわかった」などの声が寄せられています。

子どもがかわいそうとか、子どもには受け止められないのではないかという発想は、子どものレジリエンスを低く見ているからかもしれません。と同時に、「伝えるのが怖い」大人の問題を「子どもには伝えない方がいいだろう」と合理化して逃げているだけなのかもしれません。私たちが思っている以上に子どもたちは困難な状況に適応する力があるし、自死に関しては経験を積んでいる大人たちほど偏見を抱きやすいことを自覚したいと思っています。

引用参考文献
1）「令和３年中における自殺の状況」厚生労働省自殺対策推進室 警察庁生活安全局生活安全企画課
https://www.npa.go.jp/safetylife/seianki/jisatsu/R04/R3jisatsunojoukyou.pdf
2）自殺対策基本法 https://www.mhlw.go.jp/content/000527996.pdf
3）自死遺児編集委員会・あしなが育英会編『自殺って言えなかった』サンマーク出版刊, 2002年
4）西田正弘、髙橋聡美共著『死別を体験した子どもによりそう』梨の木舎刊, 2013年
5）髙橋聡美著『大切な人を亡くした人の気持ちがわかる本』法研刊, 2022

連載

子どもの喪失体験とグリーフサポート

第3回（最終回）　現代の喪失体験と子どもたちのメンタルヘルス

中央大学人文科学研究所 客員研究員／一般社団法人高橋聡美研究室 代表　高橋 聡美

コロナ禍で子どもたちに起きたこと

コロナ禍でメンタルヘルス上の問題を抱える子どもが増えました。改めて、この３年間、子どもたちに何が起きたのかを振り返ってみたいと思います。

2020年２月末、わが国のコロナ対策は突然の学校の休業措置からスタートしました。休業措置は５月末まで続き、卒業式や入学式などの人生の一大イベントが行えなくなりました。その後も、マスク着用・給食の際の黙食などの新しいルールができ、運動会/遠足/修学旅行/文化祭などのイベントや部活動は縮小され、スポーツの試合やコンクールの中止も相次ぎました。

子どもたちが楽しみにしていたことがなくなり、学生時代にしか経験できないようなイベント事が中止になってしまうという状況です。イベントや部活動は仲間づくりのうえでも非常に大切ですし、自分らしさを発見して発揮する場面でもあります。

コロナ禍の３年は、思春期の子どもたちにとって「自分らしさ」を見つけにくい環境だったと感じます。そんな中で進路を決めなければならないということもあり、中学生・高校生の学業問題や進路に関する悩みによる自殺も増加しました。2022年の児童生徒の自殺は過去最悪の514人でした。

コロナ禍でメンタルヘルスの不調を来したのは児童生徒だけではありません。教育職員の精神疾患による病気休職者数は、5897人（全教育職員数の0.64％）で、令和２年度（5203人）から694人増加し、過去最多となっています。

普段の業務に加え、感染予防対策、休校によるカリキュラムの変更、新型コロナウイルス感染拡大状況に合わせた行事の変更と、教職員の仕事量はコロナ禍で増えました。さらに、GIGAスクール構想がコロナ禍で一気に加速し、その準備と対応にも追われました。

コロナ禍は子どもたちを支える教職員にとっても、自分たちの役割を見失いがちな環境にあったといえるでしょう。

Z世代の喪失体験

１）ネットいじめの増加

コロナ禍でGIGAスクール構想が急展開し、１人１台端末の整備が進んでいます。これまで、デバイスを与えるかどうかは家庭の判断でしたが、これによって子どもたちの環境は一気にICT化が進みました。

一方で、ICT環境が急速に進化する中、利用に伴う倫理的な問題などの教育が追いついていない印象もあります。

2021年、小中高等学校におけるいじめの認知件数は61万5351件と過去最多となりました。中でも特筆すべきは、ネットいじめ件数（タブレットやパソコン、スマートフォンによる誹謗(ひぼう)・中傷等の認知件数）がはじめて２万件を超えたことです。

このような背景もあることから、物を渡してハード面の整備だけが先走ってしまうのではなく、それを使う際の配慮やルールなど、ソフト面の整備が重要です。

２）SNSでつながることの難しさ

コロナ禍では、対面で一緒に活動する機会が減ったということもあり、子どもたちはSNSで人とつながらざるを得ない状況でもありました。

ネット社会は承認社会で、SNSでの「いいね！」に象徴されるように、現代の若者は承認に対して過剰に敏感です。

昨今、コミュ力（コミュニケーション能力）、コミュ障（コミュニケーション障害）など、コミュニケーション能力にまつわる用語が頻繁に使われており、そのコミュニケーション能力によって「陽キャ」「陰キャ」とキャラクター設定がされます。SNSの付き合いで、人間関係が希薄になっていると思われがちですが、実はコミュニケーション能力は、若者の中で非常に大切なものになっています。SNSで発する情報も含めてコミュニケーション能力は社会にコミットするために非常に大切な要素なのです。

先日、学校に行けないある中学生に「家では何をしているの」と聞きましたら「テレビを見て過ごしている」と答えました。ネットではないのが非常に意外だったのですが、SNSを見ていると、周りの人たちの日常が輝いて見え、自分がダメに思える。それは芸能人の輝きと違って、身近なものだけにつらいのだろうと感じます。大人でも、落ち込んでいるときにSNSで、友人の充実した生活ぶりを見て落ち込む……ということがあると思います。そのようなときはSNSから遠ざかるというのは正しい心の守り方だと思います。

SNSでは誹謗・中傷といったいじめ問題だけではなく、集中的に批判されるバッシングや、動画が拡散されるなどの問題もあります。

たくさんの人に「いいね！」と言ってもらいたい。でも、ちょっと外れた発言をするとたたかれる。ＳＮＳ上のコミュニケーションは非常に難易度の高いスキルだと私は思います。そして、教師や保護者が子どもたちの使っているアプリを使いこなせていないことも、子どものピンチに気づきにくくさせている可能性があります。

優しい世代

「今の子どもたちは打たれ弱い」と言う大人たちは少なくありません。ですが、この過酷な社会の中で子ども時代を過ごすというのはとてもタフなことだと私は思っています。私たちの時代は学校と家を行き来する一次元的な世界でしたが、デジタルネイティブであるZ世代の子どもたちは24時間誰かとつながっていて、ネットの世界での顔もあり、さらに「裏垢(うらあか)・鍵垢」など、幾重にも世界が広がっています。そしてそれはあっという間に拡散され、非常に速いスピードで動いています。

「誰かに認められたい」と子どもたちはいつも一所懸命です。周りの大人たちに心配をかけないように一人で問題を抱えがちでもあります。学校を回って子どもたちの話を聴くと、多くの子どもたちは家族を大切に思っていて「親に心配をかけたくない」と言います。優しいのだと思います。

今どきの子どもたちが打たれ弱いと思っている大人たちは「もっとハングリー精神で」「夢や希望を持て」「そんなことでへこたれるな」「頑張りが足りない」などと子どもたちを否定します。しかし、戦後の世代の人たちが戦時中の苦労と比較されてもピンとこなかったように、違う時代の価値観を話されても、子どもたちの助けにはならないように思います。昔は体罰が当たり前の社会だった。でも今は違います。優しい社会で優しい人に育つことの何が悪いのかと思うのです。

コロナ禍で子どもたちが失ったものはたくさんありました。けれども、その中でも誰かを思いやる気持ちやＳＮＳでつながる力をつけています。そして、ＳＮＳの中にも喪失を体験している子どもがたくさんいます。

コロナ禍で失ったものと得たもの、Ｚ世代が得ているものと失っているものを、子どもたちの話を聴きながら理解し、その喪失体験に寄り添っていきたいと思います。

引用参考文献
1）高橋聡美『改訂版　教師にできる自殺予防』教育開発研究所刊、2023
2）文部科学省「令和３年度 児童生徒の問題行動・不登校等生徒指導上の諸課題に関する調査結果について」2022

思春期のスポーツ選手における

心理的課題と求められるサポート

新連載 第1回　高校生スポーツ選手に対する心理サポート

法政大学 文学部 心理学科 教授／日本スポーツ心理学会資格委員会委員長　荒井 弘和

スポーツ選手の心理サポート

スポーツには、格好よく爽やかなものというポジティブなイメージがあります。しかし必ずしも、スポーツに関わる全ての要素がポジティブなわけではありません。試合前にプレッシャーを感じる、試合で大きな失敗をしてしまう、試合に負ける、けがを負ってしまう、試合のメンバーから外されてしまうなど、スポーツ選手は日常的に様々なストレスを抱えながら競技に取り組んでいます。

近年では、テニスのトッププレーヤーである大坂なおみさんなど、自身のメンタルヘルスの問題を口にするスポーツ選手が少しずつ増えてきています。

COVID-19の感染が拡大する前のデータを参照すると、世界各国の現役トップ選手2,895人の34%が不安や抑うつの症状を示したと報告されています。そこに追い打ちをかけるように、COVID-19の感染が拡大し、スポーツ界にも様々な影響を及ぼしました。このことからも、スポーツ選手のメンタルヘルスの問題は、悪化する一方であることが予測できます。

そのような状況もあり、近年日本でもスポーツ選手やコーチなどを対象に、心理サポートが行われるようになってきました。

心理サポートとは、スポーツ選手の心理面に対して心理的な援助を行う活動のことです。トップレベルのスポーツから部活動の現場まで、心理サポートは一般的に行われるようになってきました。

高校生スポーツ選手の心理的な課題

養護教諭の先生方にとって、スポーツや運動との主な関わりは、生徒のけがや病気への対応だと思います。私も、高校生のスポーツ選手に関わる中で、生徒との相談業務に力を入れている養護教諭の先生方が多いことを実感しています。中には、生徒からスポーツに関する心理面の相談を受けることがある先生もいらっしゃるかもしれません。

私の経験に基づいた想定ですが、スポーツに関する心理面については、こんな相談が考えられます。

- 体調がよくないので休みたいと思っても、指導者に「休ませてください」と言いにくい。
- けがで休んだら、部活動のチームメイトから「サボっているのではないか」と思われていると心配になる。
- 体重制限が求められる競技に取り組んでおり、痩せなければという強迫観念から食事をとれなくなってしまった。
- 試合で活躍したことで嫉妬され、部の先輩からいじめられている。
- 勉強とスポーツの両立が難しい。
- 部活動を辞めたいのだけれど、顧問の先生が許してくれない。
- 部活動が忙しくて、友達と遊ぶ時間をとれない。
- 家庭が裕福ではないので、スポーツを続けてよいのかどうか、悩んでいる。
- スポーツ推薦で大学入学を目指しているので、大会で良い成績を収めなくてはという強い重圧を感じている。

養護教諭の先生方が、こういった相談に対応して、適切な指導・助言を行うことで、救われている高校生スポーツ選手は大勢いることと思います。

養護教諭を中心とした生徒のサポート

養護教諭の先生は、生徒をいつも見守って、生徒のことをよく理解していらっしゃると思います。ですから、養護教諭から適切に指導・助言できるのであれば、それが一番よいと思います。または、先生方がスクールカウンセラーにリファー（問題解決のために適した専門機関を紹介したり、専門的な支援を依頼したりすること）して生徒の課題が解決されるのであれば、それも望ましいことです。

ただ、ご自身では対応が難しい相談が持ち込まれたり、周囲に指導・助言ができそうな人が見当たらなかったりする場合は、心理サポートの専門家の力を借りることを検討してみてください。

スポーツにおける心理サポートの専門家が有する代表的な資格として「スポーツメンタルトレーニング指導士」（SMT指導士）があります。SMT指導士は国家資格ではなく，日本スポーツ心理学会が認定する学会認定資格です。私も、SMT指導士の資格を持ってスポーツ現場で働いています。

スポーツメンタルトレーニング指導士（日本スポーツ心理学会認定）の主な活動内容[1]

a：メンタルトレーニングに関する指導助言
　メンタルトレーニングに関する知識の指導・普及、メンタルトレーニングプログラムの作成や実施、メンタルトレーニングに対する動機づけ等
b：スポーツ技術の練習法についての心理的な指導助言
　練習・指導法、作戦等
c：コーチングの心理的な側面についての指導助言
　リーダーシップとグループダイナミクス、スランプへの対処、燃え尽きや傷害の予防と復帰への援助等（ただし精神障害や摂食障害等の精神病理学的な問題は除く）
d：心理的コンディショニングに関する指導助言
e：競技に直接関係する心理検査の実施と診断
　競技動機，競技不安，心理的競技能力等（一般的な性格診断は行わない）
f：選手の現役引退に関する指導助言
g：その他の競技力向上のための心理サポート全般

現在、国内におよそ200名弱のSMT指導士がいます。「SMT指導士」で検索していただくと、「スポーツメンタルトレーニング指導士」のホームページ[2]に掲載されている指導士一覧にアクセスできます。リストをご覧になり、お近くの指導士や、相性のよさそうな指導士にアクセスしていただくのもよいかもしれません。

ホームページに問い合わせフォームがありますので、ぜひ活用してください。指導士は、どのような情報にアクセスしたらよいかなど、適切なアドバイスをしてくれると思います。先生方がコンサルテーションを依頼することや、生徒に対して心理サポートを行ってほしいと依頼することも可能です。

最近、公立中学校を中心として、私立中学校や高等学校でも部活動の地域移行が話題となっています。部活動の地域移行が進めば、生徒が関わる場や関係者が増えてゆくことになります。そうなったときに、生徒の成長を見守るには、関係者の情報共有と連携が大切になると考えられます。

様々な関係者が様々な視点で生徒を見つめ、生徒の情報を共有して連携する。養護教諭の先生方は、その連携のハブを担うことができる、とても貴重な存在です。顧問の先生や担任の先生や親御さんには相談しにくいけれども、養護教諭の先生方には自分の苦しい胸の内を明かせるという生徒は多いはずです。養護教諭の先生方が生徒に寄り添えるように、私はSMT指導士として、先生方をバックアップできればと願っています。

第2回と第3回でも、スポーツ選手の話題を取り上げます。第2回では、思春期スポーツ選手特有の心理的な課題について、江田香織先生（東洋大学）が解説します。第3回では、スポーツに関する専門的知識がないと理解が困難な課題の代表として「イップス」を取り上げ、柄木田健太先生（国立スポーツ科学センター）が解説します。どうぞ併せてお読みください。

1）https://smt.jssp.jp/tebiki20210701.pdf
2）https://smt.jssp.jp/

思春期のスポーツ選手における

心理的課題と求められるサポート

連載 第2回　思春期アスリートの心理サポート

東洋大学 健康スポーツ科学部 健康スポーツ科学科 准教授
スポーツメンタルトレーニング指導士、臨床心理士、公認心理師　江田 香織

思春期のこころ

一般的に、思春期は、青年期の入り口として位置づけられ、身体的成熟、成長が際立ってくる二次性徴をきっかけとして始まるといわれています。こういった身体的な変化によって、それまでの自分とは明らかに違う“もうひとりの自分”とも言うべき新たな自分に出会い、自分自身に対する評価などを問い直していくといわれています（馬場ほか, 1987; 村瀬, 1996）。

そして自分や他者、あるいは両者の違いに目が向き始めることで、子どもたちは、それまで信頼し、理想化して無条件に受け入れてきた親や周囲の大人に対して疑問を持ち（藤田, 1983）、改めて自分なりの価値観や基準を試行錯誤しながら確立していきます。

以前、思春期年代ですでにトップアスリートとして活躍している選手たちの相談事例を分析した研究を行い、彼らの心理的発達過程の特徴について調査しました（江田ほか, 2017）。ここでは、その調査に基づいて、述べさせていただきます。

思春期のアスリートの心理的発達とその特徴

青年期は自我同一性（アイデンティティ）の獲得が心理・社会的な課題となっています。青年期は、多くの人にとって、自分自身の力で生きていくために就職をするということが最後の大きな課題となります。その際、自分が何者であるのか、どんなことを生きるすべとして持っているのかなどを自身に問うことになるかと思います。先ほど述べた思春期の試行錯誤は、この問いの始まりといえます。

思春期および青年期は中学生頃から始まるとされていますが、特に高校生では、中学生よりも自由度が増し、その試行錯誤も多種多様になります。大人には理解できないことの方が多いかもしれませんし、ルールから逸脱する行動がある場合には、厳しく注意せねばならない場面もあります。そうなると、このような試行錯誤はない方がよいと思われるかもしれませんが、一方でこれらの試行錯誤体験は、子どもたちにとって、様々な角度から自分自身をより深く、多面的に知ることにつながっているため、アイデンティティの獲得には必要不可欠なものであるといえます。

このような思春期の難しい時期を乗り越えるためには、それ以前の学童期から思春期の過渡期における親密な友人関係（Sullivan, 1976）および大人の見守り（讃岐ほか, 1998）が必要であるといわれています。前者は特定の同性同年輩との親密な一対一の友人関係であり、チャムシップ（chum-ship）といわれています。この時期には友人関係において顕著な変化がみられるとし、この関係がそれ以前の発達のゆがみを修復すると同時に、以降の心理的発達を促進するという点で、人間の心理発達にとって大きな意味を持つといわれています（Erikson, 1982）。

ところが、アスリートとして幼少期から活躍している選手たちの中には、学童期において、すでに競技に専心しており、上記のチャムシップのような関係性を築きにくい場合があります。競技の中での友人関係はもちろん重要であり、とても深いものである一方で、ライバル同士である場合もあり、複雑な関係性ともなり得ます。幼少期から競技に専念している選手たちは、その輝かしい競技成績に注目が集まり、競技以外の彼らの一面に目が向けられることはあまり多くありません。

この時期の友人関係の中では、優しい子、けんかが強い子、お話が上手な子、絵が上手な子など、大人が注目しがちな競技や学業成績だけではない、子どもたちの中で認め合える関係性を構築することによって、多面的に自己理解、他者理解を深めていくことができます。そして、この経験は思春期になって、試行錯誤する際の手掛かりになると考えられます。

しかし、競技に専心している選手の場合には、良くも悪くも競技成績に注目が集まってしまい、それだけではない自分自身を知る機会が非常に少なくなってしまうのです。

思春期アスリートの心理サポートに求められること

思春期は試行錯誤の時期であり、誰もがもがき、悩む時期です。この時期はまさに、大人になる前の蛹（さなぎ）のような時期です。完全変態をする昆虫は蛹になり、成虫になるとき、その容貌を大きく変容させますが、蛹になると大変身のために幼虫の体の様々な部分を溶かし、蛹の中は一見どろどろのクリーム状になるそうです（養老, 2018）。人間は完全変態をしませんが、生き物がそのありようを大きく変えるときのイメージとしてとても参考になると思います。

このような大変容のとき、周囲の大人ができることは、先にも述べた通り、できる限り口を出さずに、目を離さず見守ることであるといわれています（讃岐ほか, 1998）。一方で、手放しで見ていればいいわけではなく、困ったときに手を差し伸べることができるよう、子どもたちがどんなことをどのように体験しているのかを理解しておく必要があります。

学童期までは、失敗しないよう、大人が一歩前に出て「ここに気をつけた方がよいよ」と注意してきたかと思いますが、思春期かつ高校生となると、自分でやってみて、失敗したとき、そこからどう学ぶかが非常に大切になってきます。怒るということは、行動を制御するという意味で、効果はありますが、場合によっては、一次的に不快な思いをするだけで学びにつながっていないこともあります。

ならば、その選手や生徒がどうしたくて、その行動をとったのか、そしてうまくいかなかったときに何を感じたのか、次はどうするとよさそうかなど、こちらがまず彼らを理解していくことが最も重要です。そして、そのように大人が理解しようと接することを通して、子ども自身が自己理解を図っていくことができます。

特にアスリートとして競技に専心してこられた方の場合には、競技では成功してきたことが多いため、失敗に慣れていません。そのため、失敗に対してどう対応すればいいのかわからず、戸惑う方もいらっしゃいます。“成功とはかけ離れた自分も自分である”と選手自身が受け入れることができるよう、まずは周囲の大人が彼らを多面的に理解しようと関わることが彼らの試行錯誤を助けるはずです。

【参考文献】
馬場謙一、小川捷之、福島章ほか「青年期の深層 日本人の深層分析10」有斐閣刊、1987.
Erikson. E. H. *The Life Cycle Completed.* W. W. Norton & Company. 1982（エリク・H・エリクソン著、村瀬孝雄・近藤邦夫訳「ライフサイクル その完結」みすず書房刊、1989）
藤田早苗「前思春期の心性－その危険と成長―」飯田真・笠原嘉・河合隼雄ほか編「岩波講座 精神の科学6 ライフサイクル」p.115-140. 岩波書店刊、1983
村瀬孝雄「中学生の心とからだ 思春期の危機をさぐる」岩波書店刊、1996
讃岐真佐子ほか「Ⅶ 思春期の始期―眠り・秘密の意味― 思春期前期」小川捷之編「心理臨床入門Ⅰ．臨床発達心理学の基礎」山王出版刊、1988
H.S.・サリヴァン著、中井久夫・山口隆 訳「現代精神医学の概念」みすず書房刊、1976. (Sullivan, H. S. *Conceptions of modern psychiatry.* New York, W. W. Norton and Company, 1966.)
養老孟司「昆虫 新訂版」講談社刊、2018

思春期のスポーツ選手における

心理的課題と求められるサポート

連載 第3回（最終回） イップスとは何か

国立スポーツ科学センター・スポーツメンタルトレーニング指導士　柄木田 健太

イップスの概説

これまで普通にできていた動きがある日突然できなくなる現象は一般に「イップス」と呼ばれ、近年スポーツ場面で広く知られるようになってきました。主に野球やゴルフ、アーチェリーなど、細かく繊細な動作が求められるスポーツで発症するケースが多く報告されています。イップスについては様々な研究が実施されてきていますが、そのメカニズムの解明や治療法の確立には至っておらず、スポーツ選手にとって競技生活を脅かす心理的問題であるといえます。

また、イップスは心理的問題であると同時に神経学的問題でもあります。神経学的問題の場合は、局所性ジストニアや職業性クランプとも呼ばれ、ピアニストなどの楽器の演奏者が演奏できなくなる現象などがこれに当たります。これまで普通にできていたことができなくなるという点はイップスと共通している部分であり、スポーツ選手以外にもこのような現象で悩む生徒がいるかもしれません。このような現象は誰にでも起こりうる可能性があるといえます。

心理的問題か、神経学的問題かはイップスを理解するうえで最も厄介な問題となります。なぜなら、心理的問題であれば練習を積み重ね、自分のプレーに自信をもつことで改善する可能性があります。しかし一方で、神経学的問題の場合には、練習をすればするほど悪い（うまくいかない）動きを学習することになり、逆に症状が悪化することが考えられます。これらの問題が同時に生じている場合も珍しくなく、イップスの症状が心理的問題か神経学的問題かを明確に区別し判定するのは困難です。それゆえに今のところこれをやれば治るという対策がありません。イップスを改善するためには、その症状にフォーカスするだけではなく、選手の周囲の環境整備などを含めた包括的な支援が必要となります。

イップス選手の事例

ここでは、実際にイップスの症状を訴えて来談した選手の事例を２つ紹介したいと思います。なお、個人の特定を避けるため、競技名はあえて記載していないことをお許しください。

１人目は、「相手が年上(先輩)のときにボールが投げられない」という課題を抱えて来談されました。投げられないという症状が先輩という対象のみに限定されていたことから、心理的問題であると判断し、心理サポートを開始しました(神経学的問題の場合、誰が相手でも投げられない可能性が高いため)。投げられるときと投げられないときの違いを聞いていくと、「短い距離で力を加減して投げることが難しい」、「短い距離でも力強く投げることはできる」ということがわかってきました。そのため、先輩に対してこの事情を説明し、理解を得たうえで近い距離でも力強く返すようにしたことで症状が改善していきました。この事例では、イップスの症状を自ら説明し、周囲の理解を得られたことで、投球に対する不安が取り除かれて症状が改善したと考えられます。

２人目はラケット競技の選手の事例で、特定の打ち方でボールを打つ際に突然「打つ感覚がなくなって大きくミスをしてしまう」ことが課題でした。症状は「ほとんどが試合のときに発生し、練習では現れない」ということで、こちらも心理的問題であると判断し、心理サポートを開始しました。サポートを続けていく中で、「１つの小さなミスがきっかけでそのミスを考え過ぎると感覚がなくなっていく」ということがわかり、考え方(認知)のトレーニングに取り組みました。具体的には、試合中にネガティブな考えが浮かんだ場合、その思考をストップ（思考停止法）できるようにトレーニングを続けていきました。少し時間はかかったものの、トレーニングを続けていくうちにミスについて考える時間が減り、徐々に打てなくなる時間が短くなっていきました。また、打てなくなったとしても思考をストップすることですぐに打てる状態に戻せるようになり症状が改善していきました。選手からは「打てるようになったきっかけはわからないが、考えることを止めるという方法(思考停止法)が自分に合っていた」と効果を実感している様子がうかがえました。

これらはうまく改善に至った事例ですが、心理サポートを続けていても原因や症状が現れるきっかけがわからず、症状の改善に至らなかった事例も多くあります。イップスはきっかけや症状に個人差が大きく、対処方法も個人に合わせて考えていく必要があります。イップスの問題を抱える選手がその症状を呈しながらも不安なく練習や試合に取り組める環境づくりが重要であるといえます。

イップスの選手への対応

上記で環境づくりが重要と述べましたが、養護教諭の先生方が練習環境を整えたり、部活動に直接働きかけたりするというのは難しい場合があるかもしれません。

先に挙げた２つの事例の共通点は指導者やチームメイトなどの周囲の人の理解があったことに加え、イップスの症状やその苦しみを打ち明けられる他者がいたことだと思います。養護教諭の先生方がこの役目を担うことで少しでも生徒のこころの負担が軽減されるのではないかと思います。イップスは指導者やチームメイトには打ち明けにくい問題でもあります。明確な対処方法がわからなくても、イップスの話をできる先生がいるというだけで、救われる選手は多いのではないかと思います。

また、最近では「イップス」という言葉だけが世間に広まってしまっており、技術不足な点や些細なミスを取り上げ、冗談半分で周囲が「イップスだ」と言ってしまうケースもあるようです。周囲は冗談で言っていたとしても、言われた本人が「自分はイップスなのかもしれない」と考えてしまうことで、本当にイップスになってしまうことも考えられます。私はこれを「思い込みイップス」と呼んでいますが、このような形でイップスの症状を呈している選手も少なくないのではないかと思っています。このような思い込みイップスは周囲のかかわりや声掛け次第で防ぐことができると考えられるので、イップスの正しい知識を持ってぜひ注意していただきたい内容になります。

最後に

これまで説明してきたように、イップスは原因の特定が難しく、確実な治療法が未だ確立されていない心理・神経的問題です。イップスの改善には周囲の理解や練習環境の整備が必要不可欠であり、イップスを正しく理解することが重要です。また、我々スポーツメンタルトレーニング（SMT）指導士はイップスの改善を目指した心理サポートを行うことも可能です。

また、この連載の第１回、第２回にもあるように、思春期のスポーツ選手はイップス以外にも様々な心理的・身体的問題を経験します。先生方だけで対応が難しいと感じられる際には、スポーツメンタルトレーニング指導士の活用もご検討いただければと思います。

新連載

若年層における 顎関節症

第１回　顎関節症とはどのような症状か

東京医科歯科大学 歯学部長
東京医科歯科大学大学院 医歯学総合研究科 顎顔面外科学分野 教授　依田 哲也

顎関節症とは

顎関節症は、顎を動かすと痛い、音がする、うまく口を開けられないといった障害の包括的診断名と定義されています（日本顎関節学会）。すなわち、顎関節症というひとつの病気ではなく、大きく分けると４つの病気を総称した病名です。

病型によって症状や治療が異なりますので、順に解説していきます。

（１）顎関節症Ｉ型：咀嚼筋痛障害

咬筋（こうきん）（頬に指を当てて、上下の歯をかみ合わせたまま力を入れたときに、指先に膨れを感じる部分：図１）や、側頭筋（こめかみの部分：図２）などの、顎関節を動かすための筋を「咀嚼筋」といいます。

そして、この咀嚼筋に、開口時やかむ時に痛みを生じる病気が顎関節症Ｉ型です。痛みのために、大きく口を開けられなかったり、食べられなかったりします。口を動かさないときでも痛いという場合は、顎関節症の痛みではありません。

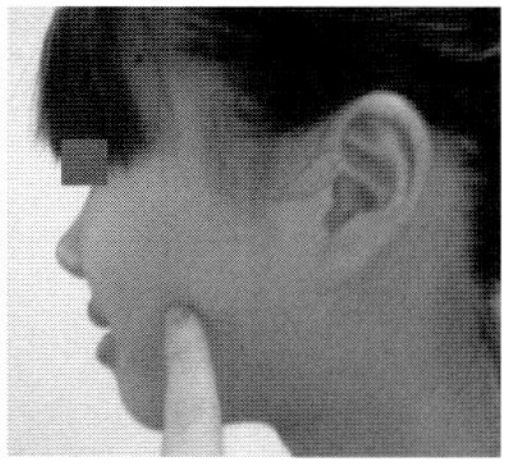
図１　咬筋

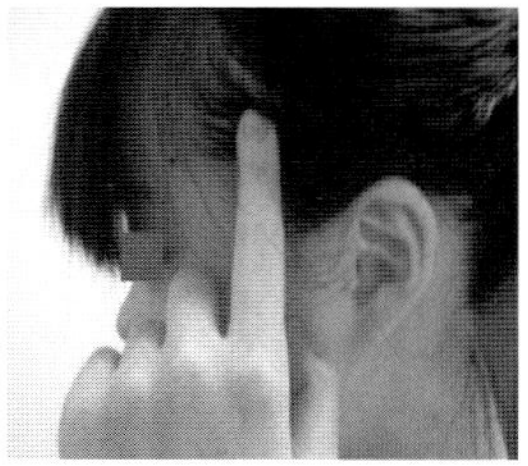
図２　側頭筋

（２）顎関節症Ⅱ型：顎関節痛障害

耳の穴の１cm前方を指で触って開口すると、皮膚の下に前後に動く骨があるのがわかると思います（図３）。その骨が顎関節の関節突起（図４のC）です。この関節突起と、その上方にある関節窩（かんせつか）（図４のF）のへこみとで関節を形成します。

この関節の周りは関節包や靭帯（じんたい）で包まれています。そこに捻挫のようなものが起こり、痛みが出るのが顎関節症Ⅱ型です。朝食を食べようとしたら急に顎関節に痛みを感じた、特に臼歯部でかむと痛い、などというのが典型例です。

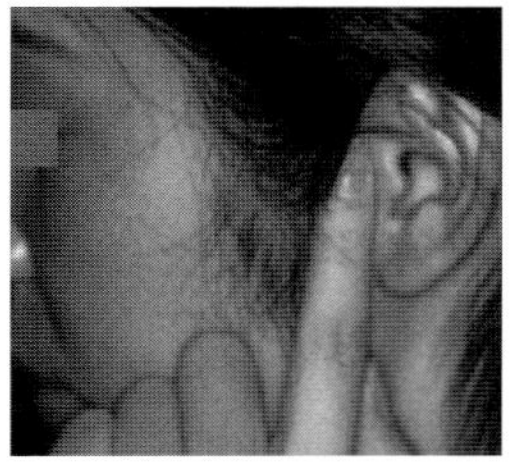
図３　関節突起

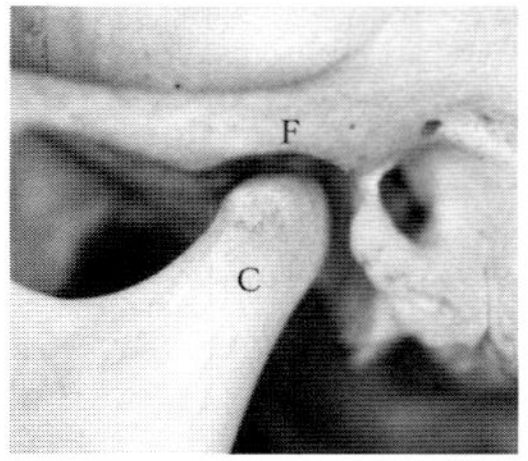

図４　関節窩

（３）顎関節症Ⅲ型：顎関節円板障害

関節突起（C）と関節窩（F）の骨の間には、関節円板というクッションが挟まっています（図５のD）。線維を織り込んだじゅうたんみたいなもので、膝の半月板と似ています。

関節突起（C）は大きく開口すると前に15mmくらい動きます。つまり、関節窩（F）から外れるのですが、その前方運動時にも、関節円板（D）は一緒に前に移動します。関節突起（C）を頭とすると関節円板（D）は帽子のようなイメージです（図５）。

顎関節症Ⅲ型は口を閉じている状態のときに、関節円板（D）が関節突起（C）の前にずれ落ちてしまっている顎関節症で、２つのタイプがあります。

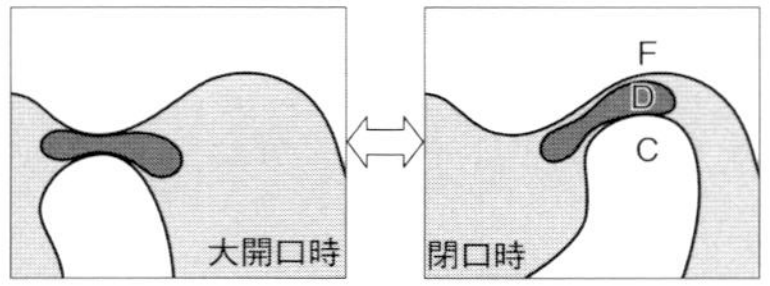

図５　関節突起と関節円板の移動

①復位性関節円板前方転位

口を閉じている状態で前にずれ落ちていた関節円板（D）が、開口途中で関節突起（C）の上に戻る（復位する）タイプです（図６）。おでこの前にずれ落ちていた帽子をかぶるイメージです。

帽子の関節円板（D）をかぶる瞬間に、関節円板（Dの後ろのへり（帽子の後ろ）と関節突起（C）（おでこ）がこすれて（図６の★）、カクンとかポキンという関節雑音が生じます。通常、痛みはありません。

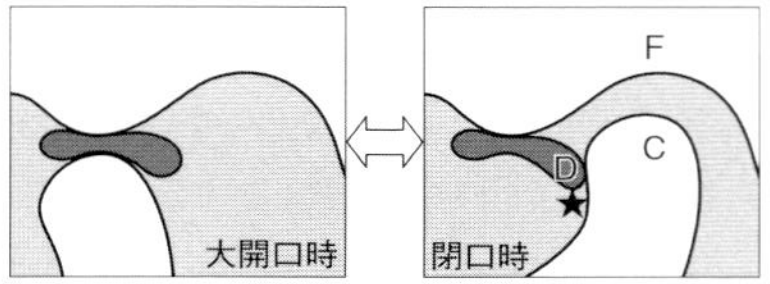

図６　関節円板が戻る場合

②非復位性関節円板前方転位

復位性円板前方転位による関節雑音の状態が進行すると、突然、口が大きく開かなくなることがあります。それまでは開口時に復位していた関節円板が戻らなくなり、関節突起（C）の前方運動を妨げてしまうからです。関節突起（C）の回転運動はできるので、半分くらいまでは開口できます。片側だけ運動制限されると、口が制限された側に曲がって開口します（図８）。

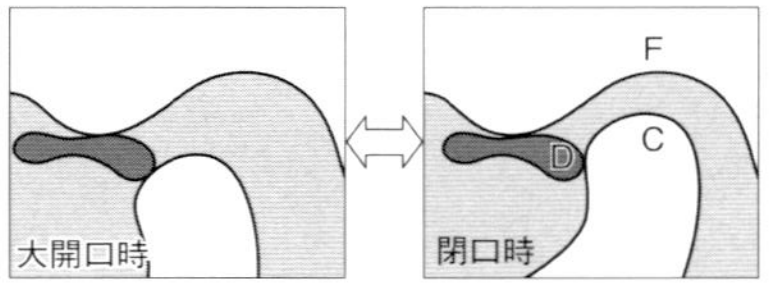

図７　関節円板が戻らない場合

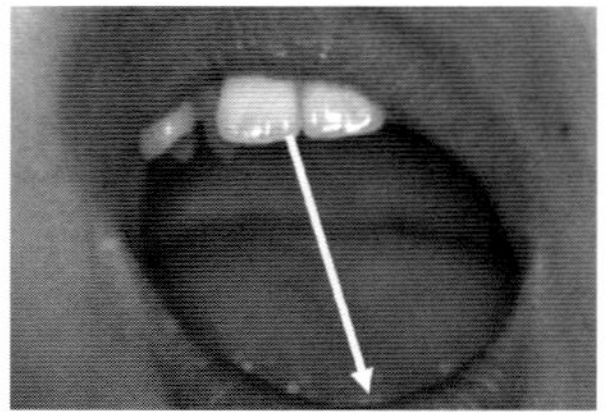
図８　左の関節円板が戻らない状態の開口

（４）顎関節症Ⅳ型：変形性顎関節症

関節円板がずれたままでいると、関節突起（C）の頂部の骨が変形を起こしてしまうことがあります。そうすると、滑走表面が凸凹して、口を動かすとガリガリ、ジャリジャリといった音を伴うこともあります。膝関節のように体重がかかる関節では深刻ですが、顎関節はぶら下がっている関節ですので、それほど重篤な症状にはなりません。高校生で発症することはほとんどありません。

次回は若年層における顎関節症の原因について解説します。

連載

若年層における 顎関節症

第2回(最終回)　若年層における顎関節症の原因として多いものは何か

東京医科歯科大学 歯学部長
東京医科歯科大学大学院 医歯学総合研究科 顎顔面外科学分野 教授　依田 哲也

習癖などによる外力

第1回（8月8日号掲載）では、顎関節症には異なる4つの病気があることを解説しました。

- 筋肉が痛い顎関節症Ⅰ型
- 顎関節が痛い顎関節症Ⅱ型
- 関節円板がずれて音がする、または半分しか大開口できない顎関節症Ⅲ型
- 関節の骨が変形する顎関節症Ⅳ型

これらの発症の主な原因は、食いしばり、歯ぎしり、頬づえなどの習癖による、持続的な下顎への外力です。例えば、就寝中の食いしばりなどの習癖によって、筋や関節に捻挫が起こったり、関節円板がずれてしまったりして顎関節症が発症し、朝食時に開口した際に気づくなどといったことがあります。

音楽の演奏などが原因になることもあります。例えば、クラリネットの演奏や声楽等では下顎を後ろに引く外力がかかりますし、バイオリンの演奏においても、構え方によっては右後方に顎を押す可能性があります。このほかにも、スポーツ時の瞬間的なかみ締めなどによる急激な外力が原因となることもあります。

顎関節症Ⅰ型やⅡ型では、このような習癖がきっかけとなって痛みが出ると、痛みにより大開口を制限するようになります。そうすると、筋や関節に拘縮（凝り固まって関節が動かしにくい状態）が起こります。その硬くなった筋や関節を開口で伸ばそうとすると痛いので、また、大開口を制限するという悪循環に入り、慢性化します。

〈TCH／上下の歯の接触癖について〉

食事時以外では上下の歯は接触していないのが通常です。しかし、日常的に上下の歯を接触させてしまう癖をTCH（Tooth Contacting Habit：歯列接触癖）といいます。先ほどの食いしばりとは異なり、力を入れずに接触させる癖です。

顎関節症の患者を調査したときに、この習癖を持っている方が多かったので、顎関節症と関係があるのではといわれていますが、詳しいことはわかっていません。少なくとも高校生で気にする必要はありません。

〈ストレスと顎関節症〉

顎関節症Ⅰ型（咀嚼筋痛障害）については、ストレスなどの心理的要因で筋のこりや痛みが発症することが報告されています。受験生などに時々みられます。

顎関節症の予防／日常生活の改善点など

顎関節症を予防するには、日頃から、あくびや笑うときなどに大きく口を開けること、食事ではしっかりかむことが重要です。また、ストレスは誰にもかかるものです。発散する工夫をしましょう。

顎関節症の早期発見のポイント

1）最大開口のチェック

もっとも大きく口を開けた場合、高校生ですと上下の前歯の間が平均で約50㎜です。下顎の大きさによる個人差もありますので、40㎜未満ですと顎関節症またはその予備軍の可能性があります。

<チェック方法>指を縦に3本口の中に入れてみてください（図1）。第2関節くらいまで入れば大丈夫です。

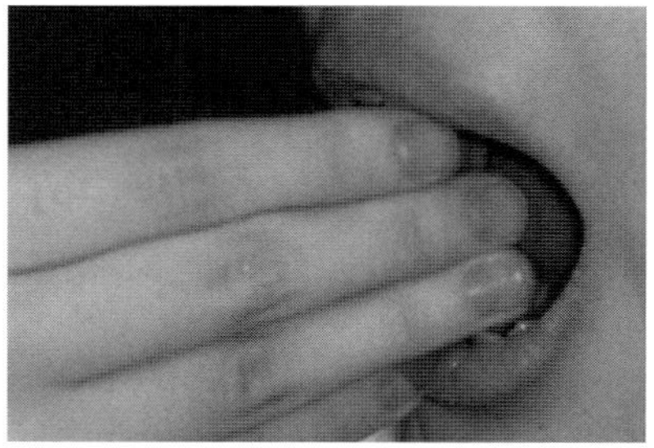

図1　最大開口のチェック方法

2）関節雑音のチェック

開閉口したときに、耳の前で「カクン」「ポキン」「ガリガリ」といった音がしないかをチェックします。周囲の人に聞こえるような大きい音の場合もありますが、自分だけが振動を感じる場合も関節雑音です。

顎関節症の治療について

1）どのような治療があるのか

消炎鎮痛薬や抗不安薬といった薬物療法、マウスピースのようなものを歯にはめるオーラルアプライアンス療法、手術療法などがありますが、高校生で薬物療法や手術療法が必要なほど重篤になることはあまりありません。また、オーラルアプライアンスは顎の成長やかみ合わせへの影響が懸念されるので、できるだけ避けた方がよいでしょう。

高校生の年代における治療法のメインは、顎運動療法です。

2）顎運動療法で治そう

顎関節症Ⅰ型やⅡ型の痛みの顎関節では、筋や関節包が硬くなっており、伸ばすと痛いのですが、痛みを少し我慢して口を大きく開けることで改善します。

具体的には、痛くないところまで口を大きく開けて、顔の力を抜きます。その後に図1のように指を縦にして押し込みます。程度に応じて、2本、3本と増やしていきます。痛みを感じるところまで挿入するのがポイントです。

顎関節症Ⅲ型（顎関節円板障害）で関節雑音があるタイプの場合には、関節円板のずれを治す特殊な運動療法があります。下顎を前方に突き出して（いわゆるアイーンのポーズです）開閉口する方法です（図2）。やや複雑ですので、専門的な指導を受けた方がよいでしょう。

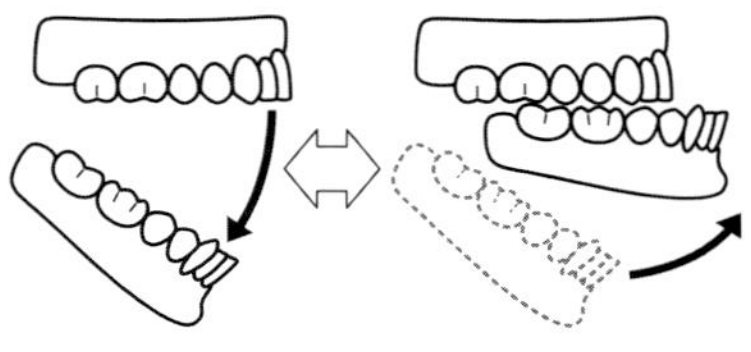

図2　顎関節症Ⅲ型の運動療法

高校生でⅢ型の口が開かないタイプになることは少ないと思いますが、もし、発症した場合、すなわち、今まで関節雑音がしている状態で、突然、口が半分しか開かなくなったときは、早めに（2週間以内）専門医を受診するように伝えてください。

かみ合わせ治療はやめましょう

顎関節症の発症に、かみ合わせや歯並びの異常は直接的な関係はありません。歯を削る治療や、歯列矯正治療は症状の改善効果はありません。そればかりか、顎関節症にかかると病気によって一時的に下顎の位置が変化することがあり、その状態で歯を削ってしまうと、症状が治ったときにうまく上下の歯がかまなくなる危険があります。

顎関節症の生徒がいる場合にはぜひそのような情報も伝えてあげてください。

新連載

高校生の性被害の現状と学校に求められること

第1回　愛知県私学協会、愛知・思春期研究会「第３回高校生の性に関する調査結果」について

咲江レディスクリニック 院長　丹羽咲江

高校生の性に関する調査

愛知県私学性教育研究会では、愛知県内の私学の高校に通う高校生に対して性のアンケート調査をこれまでに２回（2002年、2009年）行ってきました。第１回目の調査を実施した頃は、携帯電話が高校生にも普及したり、援助交際が社会問題化したりといった状況の中で、児童買春ポルノ禁止法が先進国の中でも遅く発令された時代でした。その後2003年に都立七尾養護学校事件が起こり「性教育バッシング」といわれる、学校の中で性教育をするのが難しい状況が続くことになりました。

そして2019年10月から約６か月間の期間に第３回のアンケート調査を行い、１～３年生の男子3956人、女子2857人より回答を得ることができました。全体で男子が1000名ほど多いこと、１年と２年で男女数が大きく逆転していること、新型コロナウイルス感染症の影響を受けたため、高校３年生の回答が少なかったこと、また８割近い生徒が自分の家庭の経済状態を中の中以上と考えているということが今回のサンプルの特徴です。

高校生の性の現状について

約半数の生徒は交際経験がなく、経年的にもその割合は徐々に増加しており、現在交際している相手の多くは自分と同じ高校生でした。入学前にSNS等で知り合うという機会も増えたためか、最初の交際の時期については中１と高１で山がありました。一方、最初に交際した時期が小学生と答えた生徒が20％を超えており、このような現状に対応できる小学校からの性教育が必須です（表１）。

知り合ったきっかけは学校が同じだったからという生徒が約８割でしたが、１割は知り合ったきっかけがSNSでの出会いでした。交際で許容される内容については、高校生の間は男女共にキスまではよいと考えている生徒が男女ともに７割でした。一方で、セックスも許されると考えている生徒については、男子が４割、女子が約３割となっており「キスまでだったらよいがセックスはよくない」という感覚が年々強くなってきている傾向があるようです。

（交際している、過去に交際したことがあると答えた人のみ）
最初の交際は何年生の時ですか？

カテゴリ	男性（件数）	女性（件数）	男性（%）	女性（%）
小学生	431	295	21.3	21.0
中１	527	314	26.0	22.4
中２	404	255	19.9	18.2
中３	274	174	13.5	12.4
高１	240	229	11.8	16.3
高２	93	101	4.6	7.2
高３	50	33	2.5	2.4
その他	9	3	0.4	0.2
不明・無回答	53	45	-	-
全体	2081	1449	100.0	100

表１

実際に日本性教育協会の調査においてもキスの経験や性交経験のない生徒が年々増加している傾向が見られますが、今回のアンケート調査では、性交経験のない生徒が８割を超え、特に女子にその傾向が目立ちました。（表２）。

性交相手については交際相手や友人と答えた子どもが徐々に減少し、ネット上で知り合った人と答えた子どもが徐々に増加し、約１割となっています。

さらに、会ってから性交するまでの期間が３か月以上と答えた生徒が増加する一方で、会ったその日と答えた生徒も少なくなく、これはSNSで出会った相手との性交と推察されます（p.201、表３）。SNSでつながって数週間から数ヶ月間ネット上で交際し、それで会ってすぐ性交をするというケースです。

そのようなケースでは、予期しない妊娠が起きた場合などにも、相手の正確な名前や住所がわからず、アカウントもブロックされてしまい音信不通になるといったケースも後を絶ちません。

性交した相手の人数については、性交経験者の半数以上が１人と答えていましたが、５人以上と答えた生徒も１割を超えていました。性交経験のある生徒のうち、男子では４人に１人、女子では６人に１人がセックスだけが目的で会った相手がいたと答えています。

今回のアンケート調査の傾向としては、性に対して慎重な子どもが増えた半面、SNSなどで異性と知り合い、性的リスクの高い行動をとるグループも一定数存在することがわかりました。「SNSで出会ってすぐに」や、「不特定多数の人と」性交してしまうことには、予期しない妊娠や性感染の危険性の心配があります。性交はコミュニケーションの方法のひとつであり、大切なものではありますが、同時にリスクを伴うということについても伝える必要があります。

また、初めて性交をした動機の中に「無理矢理」「相手に嫌われたくない」と答えた女子が各々約１割存在していました。性的同意の重要性とともに、性の決定に対してお互いに主体性を持つこと、成り行きや相手に任せるのではなく、リスクについて話し合うことが大切であるという教育が必須です。

性的被害の現状や認識

今回の調査では、家族や親戚、学校や塾の先生、友人などからプライベートゾーンを侵されたり、見せられたりしていた者が少なからず存在することもわかりました。さらに、男女のべ102人の生徒が無理矢理性交されており、そのうち男子の98%、女子の82%は顔見知りからの被害でした。（p.201、表４）被害生徒に関しては男子の数も少なくなく、男女ともに、幼少時からプライベートゾーンや被害を受けた場合の相談場所等を学ぶ必要があります。学校教育の中で性教育を繰り返し行っていくことで、性的被害について相談してもよいと認識できるようになることで、学校内での性暴力発生の抑制の可能性が生まれるでしょう。

あなたは今までに性交（セックス）の経験がありますか？

カテゴリ	男性			女性		
	2002 年	2009 年	2019 年	2002 年	2009 年	2019 年
ある	28.0	17.6	14.6	33.8	18.5	12.8
ない	65.4	78.7	81.0	58.8	77.4	82.8
不明・無回答	6.6	3.7	4.4	7.4	4.1	4.4
全体	100.0	100.0	100.0	100.0	100.0	100.0

表２

（201 ページに続く）

連載　高校生の性被害の現状と学校に求められること

第2回（最終回）　性被害にあった際の相談先としての保健室のあり方

咲江レディスクリニック 院長　丹羽咲江

愛知県名古屋市内にある「性暴力救援センター日赤なごやなごみ」のデータ※によると、性被害にあった際に自分からなごみに相談した人は51.4%、家族やパートナーからの相談が17.5%、友人からの相談が7.8%となっています。このデータからも、被害者の多くは自分から被害の状況を相談しにくい心理状況となっていることがうかがえます。

性被害にあった際の相談先としての保健室のあり方を考える際には、まず「性被害は重大な人権侵害であり、被害者は一切悪くない」という統一された認識を、生徒から教師まで持つべきであり、その学習機会を持つ必要があります。被害者が安心して相談できる場所であるように環境を整備すること、被害の相談があった際には、被害者が医療、法的、心理的に速やかに支援を受けられるよう、サポートを行う必要があります。

相談機関への紹介の重要性について

> 性被害にあった際の相談先：ワンストップ支援センター、児童相談所
> 予期しない妊娠をしてしまったときの相談先：妊娠SOS、保健センターなど

性被害にあったとき、被害者の心はとても混乱して疲弊しています。ワンストップセンターや児童相談所では、体に対する医療的ケアや心理的ケア、法的支援や警察などの捜査関連の支援を一か所で受けることができます。

予期しない妊娠（特に性被害に伴う妊娠）をしてしまった場合、「受診の際にはどのくらいの費用がかかるのか」、「親に受診がわかってしまわないか」、「産婦人科ではどんな診察を受けて、どんなことを言われてしまうのか」など、不安や疑問がたくさんあるでしょう。一方で、高校生が医療機関を受診することは非常にハードルが高いのが現状で、その結果、受診のタイミングを逃してしまうこともあります。

医療機関を受診することにどうしても抵抗があるという場合には、まず各地域の妊娠SOSや保健センターで相談してみることをお勧めします。これらの支援施設では、妊娠を継続しない場合、つまり人工妊娠中絶術を選択する場合にはどうしたらよいかとか、妊娠を継続する場合はどこにつながればよいのかなどの相談に応じてもらえます。

支援機関を頼るケースが増加することで、新生児遺棄などといった悲しい結果が避けられることを願っています。

現在の性教育に不足していること

前回紹介した「第3回高校生の性に関する調査」結果から、現在の日本の性教育に不足していることを考えたいと思います。

（1）避妊や人工妊娠中絶の知識が不十分で、高校生になってから学ぶのでは遅い場合が多い。

今回の調査で、8割の生徒が「性についてそれなりに理解している」と答え、約半数は「性について知りたいことは特にない」、7割は「性についての悩みはない」と答えていました。このことから「性についてそれなりに理解しているつもりで、不安も悩みも特にない」という生徒が多いことがうかがえます。

一方、性についての情報を獲得するのは友人や動画サイトからの不確実な情報です（図）。つまり、性について知っているつもりでも正確な知識は持っていない可能性があるのです。いざというときの対応に困らないよう、10代のうちに適切な性の知識を持っておく必要があります。

また、性交経験のある生徒のうち「必ず避妊をしている」のは男子約8割、女子7割という結果で、その方法についてはコンドームが主体（男女ともに97%）でピルは7.5%と少数でした。実際に避妊効果はない「膣外射精（ちつがいしゃせい）」や「月経からの日数を数えて避妊をする」と回答した生徒も2割ほどいました。「自分から避妊を言い出せる」と回答した女子は4割しかおらず、「避妊を言い出せない」「言っても相手に断られてしまう」と答えた女子がおのおの1割ずつ存在しました。

さらに人工妊娠中絶に関しては「生命尊重の立場から中絶はいけない」と答えた生徒が男女ともに3割存在していました。避妊の知識が不足しており、確実な避妊が実行できていないにもかかわらず、相手任せ、成り行き任せで性交してしまい、妊娠してしまったら中絶を躊躇（ちゅうちょ）するというのは、まさに私が日常診療で出会う、予期しない妊娠をしてしまった女性と状況が重なります。避妊や人工妊娠中絶などについて適切な知識を身につけ、性的同意がとれるコミュニケーション能力を高め、避妊は女性主体で行うべきものという認識をしっかりと持つことが重要です。

ユネスコと世界保健機関が性教育の世界基準として示している「国際セクシュアリティ教育ガイダンス」によれば、避妊や人工妊娠中絶などについての学習は中学校ではすでに終了していることが望ましいとされています。高校に入ってから学習するのでは遅いということです。

（2）人権や多様性に関する教育が不十分な場合がある。

男女ともに4%の生徒が性自認と生まれた体の性との不一致を感じていました。そのうち65%が孤独を感じ、34%が相談できる相手がいないと答えています。保健室に参考書籍を置く、レインボーのステッカーを貼るなど、当事者が相談しやすい環境を整える一方で、人権や多様性に関する教育を充実させる必要があります。

（3）包括的性教育

包括的性教育とは、性を人権の視点で捉え、心や体、社会など幅広い側面から体系的に学ぶ性教育で、性と生殖に関する健康と権利を保障し、ジェンダー平等や性の多様性などの人権尊重を基にした価値観を育み、心身ともに健康で幸福な状態を実現するために必要とされています。

現在の日本で行われている性教育は、性感染症予防や妊娠のしくみ、人工妊娠中絶や家族計画などが中心になっています。

一方、先述の「国際セクシュアリティ教育ガイダンス」では、「性的同意」「性被害」「助けを求めるスキル」「ジェンダー理解」「人間関係」など、日本の教科書にはない多様な項目が含まれているのです。

日本では性教育バッシングが長く続き、子どもたちが十分な性教育を受けることができない状況が続いていました。

今後は日本でも包括的性教育が行われ、心身ともに健康で幸福な状態を実現することができるように願っています。

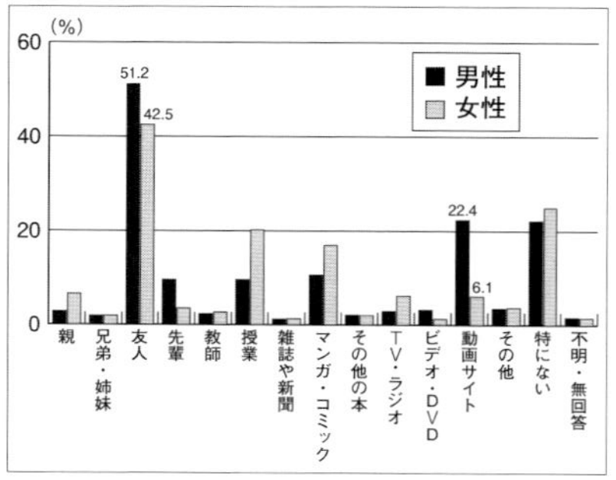

図　「性」に関わるあなたの行動や意識に、これまでどんなものが影響を与えたと思いますか？（複数回答）

※「性暴力救援センターなごみ　統計資料」より

思春期に学びたい

効果的な栄養摂取と健康な体づくり

新連載 前編 思春期に必要な栄養素について

ノートルダム清心女子大学 人間生活学部 食品栄養学科 准教授 小山 洋子

10歳～18歳頃を指す思春期には、様々な変化が起こります。

身体面では身長や体重の増加、骨の発育、二次性徴の発現によるホルモンや内分泌系の変化が起きてきます。乳児期に次ぐ急激な発育加速現象（成長スパート）が認められ、性差も明確になります。推定エネルギー必要量が最も高く、身体の発達に伴い食欲も増加する時期ですが、身体活動量が低下すれば肥満傾向になる恐れもあるので、身長、体重、BMIの変化を定期的に測定したうえで必要量を設定することが大切です。

精神面では、アイデンティティーを確立する時期である一方、他者からの評価や人目を気にするようになり、精神的に不安定になりやすい時期でもあります。痩身願望から、無理な食事制限等を行う者も現れやすくなります。痩せ過ぎは身体に必要な栄養素が不足した状態です。貧血や月経異常のほかにも様々なリスク[1) 2)]との関連が指摘されているため注意が必要です。

思春期の成長に必要な栄養素

1）たんぱく質

たんぱく質は筋肉や臓器などの体構成成分であり、ホルモン、酵素などの体調節機能成分としても重要な役割を持つ、生命維持に欠かせないものです。

体内のたんぱく質は20種類のアミノ酸で構成され、このうち９種類の必須アミノ酸は体内で合成できないため、食品から摂取する必要があります。卵、鶏肉、牛乳、豆腐、大豆などは、必須アミノ酸をバランスよく含んだ「良質なたんぱく質」と呼ばれる食品です。アミノ酸スコア（人の身体にとって望ましい量に対する必須アミノ酸の割合を示した数値）が高く、体内での利用率も高いので、積極的にとりたい食品です。

さらにBCAA（必須アミノ酸のバリン、ロイシン、イソロイシンの総称）は筋肉をつくり、運動後の筋肉修復や運動能力を高める役割があります。BCAAを多く含む食品には、豆腐、大豆製品、肉類、魚類、卵、チーズ、牛乳・乳製品、玄米などがあります。

また食品成分としてのたんぱく質には、動物性たんぱく質（肉、魚、卵、牛乳など）と植物性たんぱく質（大豆、大豆製品、小麦粉など）があります。たんぱく質は主菜としてとることが多いですが、動物性たんぱく質のみでたんぱく質を補おうとすると脂質をとり過ぎてしまうので、１日あたりのたんぱく質総摂取量の40～50％程度を目安にするとよいでしょう。

2）カルシウム

骨量は成長期に増加し、20歳頃に最大骨量に達するため、思春期のうちに骨の重要成分であるカルシウムを十分に摂取するように心がけることが大切です。

１日に必要なカルシウムは牛乳１本（200mL）で補うことができます。さらに吸収率を上げるために、ビタミンDやビタミンK、マグネシウムなどの栄養素を一緒に摂取することが大事です。ビタミンDはサケ、イワシなど、ビタミンKは納豆、ほうれんそう、小松菜など、マグネシウムはナッツ類、豆腐、大豆類に多く含まれています。これらの食品をカルシウムを含むチーズや牛乳、小魚、干しエビなどと一緒に調理すると効果的です。小松菜やほうれんそうにはカルシウムも含まれるので、ゆでたり炒めたりして、主菜の付け合わせや副菜にとり入れるのも効果的です。

3）エネルギー

エネルギーには食事からとり入れる摂取エネルギーと、身体が使う消費エネルギーがあり、このふたつのバランスがとれていれば肥満や痩せになることはなく、健康を維持することができます。

エネルギー産生栄養素には、炭水化物、たんぱく質、脂質があり、摂取量の目安としては「エネルギー産生栄養素バランス」（厚生労働省）を参考にしてください（表）。これを見ると１日の約60％程度は炭水化物（ご飯、パンなど）となっています。主食を食べない習慣や炭水化物ダイエットなどは、エネルギー不足となりやすいので注意が必要です。

貧血予防

貧血は赤血球に含まれる血色素（ヘモグロビン）濃度が低下した状態であり、最も多い貧血は鉄欠乏性貧血です。月経のある女性は慢性的な鉄不足に陥りやすいので、鉄の意識的な摂取が推奨されます。

食品中に含まれる鉄にはヘム鉄（レバー、赤肉、赤身の魚など）と非ヘム鉄（野菜、卵、牛乳、穀類など）があり、ヘム鉄は体内での吸収率が高く、非ヘム鉄は低いです。非ヘム鉄の食品はビタミンCと一緒に摂取すると、腸内でヘム鉄に変換され吸収されやすくなります。さらに赤血球がつくられるときには葉酸やビタミンB_{12}などが必要となります。葉酸の多い食品はレバーやほうれんそう、ブロッコリー、ニラ、納豆など、ビタミンB_{12}が多い食品はレバー、魚類、貝類、チーズなどです。貧血予防はこれらの食品をバランスよくとることがポイントです。「レバニラ炒め」「ひじきと大豆の煮物」「あさりとほうれんそうのパスタ」などはお勧めメニューです。

エネルギー産生栄養素バランス（%エネルギー）

年齢（男女共通）	たんぱく質	脂質		炭水化物
			飽和脂肪酸	
12～14歳	13～20	20～30	10以下	50～65
15～17歳	13～20	20～30	8以下	50～65
18～29歳	13～20	20～30	7以下	50～65

出典：日本人の食事摂取基準（2020年版）から抜粋

一方、鉄はとり過ぎると肝臓に蓄積され肝炎などの原因になる可能性もあります。普通の食事では、過剰摂取になることはほぼありませんが、サプリメントなどは量をよく確かめ、とり過ぎないように注意する必要があります。

部活動等で活動量が多いときに気をつけること

高校生活で部活動（特に運動系）をしている人には、骨や骨格筋の合成に関わるエネルギーと基礎代謝などの生活するためのエネルギーに加え、運動で使うエネルギーが必要となります。しかし単に食事量を増やしても食べられる量には限界があり、食べきれないときにはエネルギー不足に陥る可能性もあるので、間食や補食でエネルギーを補うようにします。

特に夕方から部活動を行う場合は、夕食が遅くなり十分に消化吸収ができないことも考えられます。このようなときは、夕食の一部分（主に主食）を間食として運動前に食べ、夕食では間食で食べた分を減らして食べる、という方法をとります。ただ成長期における間食は運動をするためのエネルギー補給や栄養素の補給という意味が大きいので、運動後の夕食で間食分を減らさずに食べるようにした方がよいでしょう[3)]。ほかに、おにぎりやサンドイッチ（野菜や卵などが入ったもの）と一緒に、野菜ジュースやフルーツ入りヨーグルトなどをコンビニなどで購入してとるのもひとつの方法です。

様々な食品を組み合わせて食べることが基本

成長期に必要な各栄養素が含まれる食品は重複しているものが多くあります。つまり様々な食品を組み合わせて食べることで、身体に必要な栄養素が確保できるのです。これからは様々な食品が組み合わされた料理を選ぶように心がけてみましょう。

【参考文献】
1）Motonori Sato, Yoshifumi Tamura, Takashi Nakagata.et al "Prevalence and features of impaired glucose tolerance in young underweight Japanese women" *Journal of Clinical Endocrinology and Metabolism*, 106（5）:e2053-e2062,2021：https://doi.org/10.1210/clinem/dgab052
2）厚生労働省：優先して取り組むべき栄養課題について「第2回自然に健康になれる食環境づくりの推進にむけた検討会」（R3.3.29）.
3）鈴木志保子著「理論と実践 スポーツ栄養学」日本文芸社刊、2018

思春期に学びたい

効果的な栄養摂取と健康な体づくり

連載 後編 卒業後の“変化”に備えて学んでおきたい健康的な食習慣のポイント

ノートルダム清心女子大学 人間生活学部 食品栄養学科 准教授　小山 洋子

体内時計に基づく食と栄養

私たちの体内時計は、毎日朝の光と朝食でリセットされています。そのため、朝食をとらないと体が目覚めにくく、脳も栄養不足になって、活動効率が落ちたり、記憶力が低下したりします。

さらに、朝食を抜いていると、1.75倍も肥満になりやすいとの調査報告もあります[1)]。また、夕食の時間帯に食べたものは主に身体に脂肪として蓄積されるため、夕食の量が多い人は太りやすく、体内時計も乱れて夜型になりがちです。

日本人の食習慣を見ると1日の食事量は一般的に夕食の割合が多めですが、体への負担が少ない理想の食事量の比率は「朝：昼：夕＝４：３：３」とされています。とはいえ、朝食をつくるのが面倒だったり時間がなかったりするときは、コンビニでさけのおにぎりやツナや卵、野菜の入ったサンドイッチ、野菜ジュース、果物入りヨーグルトなどを組み合わせてもいいでしょう。塾などで遅くなるときもあるでしょう。そのようなときは、19時頃に主食（おにぎり、パンなど）をとっておき、帰宅後に主菜（肉、魚、野菜など）をとるようにします。夕食を分けてとることで体内時計も乱れにくくなります。

また同じ食品でも食べる時間によって効果が変わります。例えば牛乳・乳製品や大豆食品は、「筋肉」を意識する場合は朝食時に、「骨」を意識する場合は夕食時にとると効果的です。

このように体内時計の働きに基づいて「いつ」「どのように」食べるかの視点（時間栄養学）から食生活を見直すことで、規則正しい食生活習慣を獲得することができます。

何をどれだけ食べればよいのかを知る

人が健康であるためには、主食・主菜・副菜のそろった食事をとることが基本です。また１日に必要な栄養素が含まれた食品を、バランスよく取り入れる必要があります。ただ、実際には「何を」「どのくらい」食べればよいのかの具体的な方法がよくわからず、結局そのときの気分や好みで食事を選ぶことが多いと思います。

そんなときにお勧めしたいのが「食事バランスガイド」です。これは食卓や外食、総菜などが食べるときに見ている料理の状態で示されています。料理区分別に標準的な量「つ(SV)」※で表現されており、１回の食事で食べる量を比較することで、自分の食事量や内容が、適切か否かを感覚的に判断できます。

例えば主食である「ご飯100g＝１つ（SV）」が基準で、市販のおにぎり約１個分に相当し、1日に5～7つ（SV）をとります。パン、麺などは「ご飯100g」に含まれる「炭水化物40g」を「物さし」（基準）として量を理解します。

副菜では「野菜サラダや野菜小鉢（70g）＝１つ（SV）」を基準とし、１日にとる量は５～６つ（SV）です。この量は１日に必要なビタミン、ミネラルや食物繊維等、不足しがちな栄養素を充足するために必要とされる野菜350g程度に相当します。野菜や果物の100％ジュースの場合は、飲んだ量の半分を野菜または果物として扱います。基本的には野菜や果物「そのもの」を食べることで必要な栄養量が満たされるので、ジュース類はあくまでも付加的なものと考えます。

食事バランスガイドは「食べる側」を想定してつくられました。示される量はあくまでも「目安」ですが、栄養成分表示の数値を料理のイラストと「つ（SV）」で表現しているので「何を」「どのくらい」食べればよいのか、どう組み合わせればよいのか、誰でも簡単に理解できます。

食事バランスガイドの活用パンフレットは農林水産省がホームページ[2)]に公開しています。特に若者向けの解説書「ココロとカラダのザ★スマート術」[3)]は実生活に即応用できます。また教育媒体としても有効です。

一生後悔しない体をつくる

中には、誤った体型認識がやせ願望となり、必要のないダイエットにつながっているケースもあるかと思います。「やせ願望」による減食には主食の量を極端に少なくする場合が多く、常にエネルギー不足状態となっています。体は適応するのでそれなりに生活はできていますが、体内では筋肉に保持されているアミノ酸でエネルギー不足を補うため、筋肉量は低下します。そのため、本来は高齢者でみられるサルコペニア（筋肉や身体機能が低下した状態）やロコモティブ症候群（筋肉量低下により運動機能が衰え介護リスクが高まる状態）、若年性更年期障害などのリスクが高くなります。加えてミネラル、各種ビタミンの不足から、免疫力が低下し感染症等にかかりやすくなります。

「日本人の食事摂取基準2020年版」で摂取量を決める指標となっているBMIを把握し、日頃の食事内容と運動量を見直しながら、摂取エネルギーと消費エネルギーのバランスがとれているのか、確認することも必要です。

免疫力を高めストレスに負けない食べ方

日々の生活を健康に過ごすためには、ウイルスや細菌、異物から身体を守る免疫力を高め、栄養状態を良好に保つことが重要です。

免疫力を高める栄養素には、たんぱく質、ビタミンA、ビタミンCなどがあります。たんぱく質は免疫細胞の材料となるので、動物性と植物性の両方をバランスよくとることが大切です。「人参と鶏ささみのごまあえ」、「かぼちゃの天ぷら」、「小松菜と油揚げのみそ汁」などはお勧めです。人参やかぼちゃに含まれるビタミンAは油脂と一緒にとることで吸収率がアップします。人参の千切りはスライサーで簡単にできますし、「かぼちゃの天ぷら」は調理済みのものを購入しても構いません。みそ汁は具材から溶け出した栄養素をすべて食べることができるので効率的です。ブロッコリー（冷凍食品も可）をベーコンや卵と一緒に炒めるのもよいでしょう。

また過度のストレス状態が続くと、ストレスへの抵抗力や免疫力が弱まり、身体に悪影響を与えます。ストレスを緩和するためには抗酸化作用のある野菜類やカルシウムの多い乳製品、良質のたんぱく質などをたっぷりとりましょう。「鶏肉のクリームシチュー」、「ほうれん草としらすのあえ物」や「野菜サラダミニトマト添え」などのメニューがお勧めです。水煮のサバ缶と水菜をみそで煮ると簡単調理で栄養がとれます。

ユネスコ世界無形文化遺産となった「和食」は栄養バランスのとれた最適な食事です。健康的な生活を送るために、ご飯を中心に様々な食品を取り入れた日本型食生活（一汁三菜）を少しずつ取り入れてみるのもよいでしょう。

※　SV＝サービング＝食事の提供量の単位

【参考文献】

1）Horikawa C et al. "Skipping breakfast and prevalence of overweight and obesity in Asian and Pacific region : a meta-analysis." *Preventive Medicine* 53 : 260-267, 2011
2）農林水産省：食事バランスガイド「教材」,「親子向け解説書」, https://www.maff.go.jp/j/balance_guide/b_sizai/attach/pdf/index-4.pdf
3）農林水産省：食事バランスガイド「教材」,「若者向け解説書」, https://www.maff.go.jp/j/balance_guide/b_sizai/attach/pdf/index-7.pdf

新連載　ネット上での交流がもたらすリスク

第１回　ネットを介した出会いの実態

東京家政大学 児童学部 初等教育学科 講師　天野 美穂子

近年、10代において、インターネット上の情報交流メディアであるソーシャルメディアの利用は増加傾向にあります。

令和４年度 情報通信メディアの利用時間と情報行動に関する調査[1]によれば、調査対象者（13歳～69歳までの男女1,500人）全体の利用率はLINEが94.0%、Instagramが50.1%、Twitter（現：X）が45.3%である中で、10代の利用率はLINEが93.6%、Instagramが70.0%、Twitter（現：X）が54.3%に及び、一部、全体平均よりも利用率が高い状況となっています。

Twitter（現：X）やInstagram等のSNS（ネット上での人と人のつながりを促進するサービス）は、見知らぬ他者ともコミュニケーションをとれることから、10代のSNSを介した他者との出会いにまつわるトラブルは枚挙にいとまがなく、大事件につながるケースも少なくありません。

全３回の連載では、筆者が参加したいくつかの共同調査研究の調査データに基づき、10代におけるネット（特にSNS）を介した出会いの実態を紹介しながら、ネット上での見知らぬ他者との交流がもたらすリスクや、交流にあたっての留意点について考えていきます。

第１回では、2020年３月に15歳から69歳までの男女を対象に実施したWEBアンケート調査[2]のデータを使用し、10代に限定して分析した結果を中心に見ていきます。

ネット上で知らない異性とやりとりをした経験

図１は、「ネットではじめて知り合った異性とやりとりをしているか（仕事上のやりとりを除く）」について尋ねた結果を示したものです。一度でもやりとりした経験がある（図１．AとBの回答者の合計）のは、全年代では男性が24.2%、女性が21.9%であるものの、10代では男性が27.6%、女性が46.5%と高い比率になっています。そして、女性の方が男性よりも「知らない異性とやりとりした経験」がある人が多いことがわかります。

なお、やりとりした経験がある10代（（図１．A＋B）n=91）に対して、知り合いになった異性の平均人数を尋ねたデータでは、男性が平均8.8人、女性が9.1人と女性の方が多く、女性においては年上の異性が最も多い（平均3.9人）ことが示されています。

では、10代の男女は、どのような理由でネットで異性とやりとりをしている（していた）のでしょうか。やりとりした経験がある人(n=91)を対象にその理由を尋ねると、男女ともに、「共通の趣味や嗜好を持っている」（男性68.8%、女性59.3%）の比率が最も高く、次いで「共通の友だちがいる」（男性18.8%、女性30.5%）という結果でした（図２）。

女性では、「顔が見えない相手の方が、気兼ねなく話せる」（30.5%）の比率も高く、また、「リアルの世界では出会えないような」人との交流を求めている人が男性よりも多いこともわかります。

ネット上で知り合った異性と実際に会った経験

ネットではじめて知り合った異性とやりとりをした経験がある10代（図１．A＋B）を対象に、知り合った異性と実際に会った経験を尋ねたところ、男性が37.5%、女性が30.5%、「会う約束をした」までを含めると男性が56.3%、女性が44.1%でした（図３）。

既述の通り、特に10代女性においては「知らない異性とやりとりした経験」は多かったのですが、実際に会うまでに至った人（約束をしたも含めて）は比較的多くないことがわかります。

また、「やりとりした異性と会った経験」がある人（n=30）に対して、実際に会った異性の平均人数を尋ねたデータでは、男性が平均3.5人、女性が2.8人と、男性の方が多い結果になっています。

ネットでやりとりした異性と会った経験がある人を対象に、実際に会って良くなかった点を尋ねたところ（p.202、図４）、10代においては男女ともに「事前のやりとりでイメージしていた人と違う」の比率が高い結果となりました。一方で、比率としては高くはないものの、男性においては「裸の写真を要求された」が8.3%、女性においては「つきまとわれた、ストーキングされた」が11.1%、「そういうつもりがなかったのに、性的関係になった」が5.6%存在しました。

10代において、こうした身体に危険が及ぶ実被害がみられることから、ネット上での見知らぬ他者との交流に潜む危険性を、高校生にも自分事として捉えさせる必要性が示唆されます。

	全年代		10代	
	男性 (n=1794)	女性 (n=1817)	男性 (n=116)	女性 (n=127)
A やりとりしている	8.1%	7.0%	14.7%	21.3%
B やりとりした経験はあるが、今はしていない	16.1%	14.9%	12.9%	25.2%
C やりとりしたことはないが、今後やりとりしてみたい	10.6%	3.7%	19.0%	7.9%
D やりとりしたことはなく、今後もやりとりするつもりはない	65.1%	74.5%	53.4%	45.7%

図１　はじめて知り合った異性とのやりとりとの経験

	10代男性 (n=32)	10代女性 (n=59)
共通の趣味や嗜好を持っていることがわかったから	68.8%	59.3%
共通の友だちがいることがわかったから	18.8%	30.5%
居住地や出身地、出身校（在校）が同じもしくは近いことがわかったから	12.5%	8.5%
顔が見えない相手の方が、気兼ねなく話せるから	12.5%	30.5%
リアルな世界では出会えないような職業や学校の人と交流したかったから	3.1%	11.9%
リアルな世界では出会えないような遠くに住んでいる人と交流したかったから	3.1%	6.8%
リアルな世界では出会えないような年代の人（かなり年上の人など）と交流したかったから	0.0%	3.4%
付き合う相手を探していたから	6.3%	5.1%
結婚する相手を探していたから	3.1%	0.0%
ネットで友だち募集をしていたから	3.1%	13.6%
相手からアクセスがあって承認したから	3.1%	8.5%
好奇心でなんとなく	12.5%	6.8%
あてはまるものはない	3.1%	11.9%

図２　知らない異性とやりとりをした理由

	10代男性 (n=32)	10代女性 (n=59)
会ったことがある	37.5%	30.5%
会う約束をしたが、実際には会えなかったことがある（相手が来なかった、待合せ場所や時間を間違えたなど）	15.6%	6.8%
会う約束をしたが、結局会わなかったことがある（ドタキャンした、相手を見て会うのをやめたなど）	3.1%	6.8%
これまでに会ったことはないが、会ってみたい人がいる	21.9%	8.5%
これまでに会ったことはないし、これからも会うつもりはない	34.4%	47.5%
あてはまるものはない	9.4%	10.2%

図３　ネットで知り合った異性と実際に会った経験

引用文献
1）総務省情報通信政策研究所「令和４年度情報通信メディアの利用時間と情報行動に関する調査報告書」https://www.soumu.go.jp/main_content/000887660.pdf
2）大野志郎・天野美穂子・橋元良明・堀川裕介・篠田詩織・間形文彦・藤村明子「ネット社会のコミュニケーションを巡る諸問題」『東京大学大学院情報学環紀要情報学研究・調査研究編』37:287-332, 2021

（202ページに続く）

連載　ネット上での交流がもたらすリスク

第２回　ネットで知らない異性と交流する心理

東京家政大学 児童学部 初等教育学科 講師　天野 美穂子

第１回では、2020年に実施したWEBアンケート調査[1]（15歳～69歳までの男女3,655名対象）データをもとにネットを介した出会いの実態を紹介し、特に10代においてはネットで知り合った異性と実際に会った際に身体に危険を感じるような被害にあったケースが全年代よりも多くみられたことを示しました。

第２回では、ネットで知り合った異性と実際に会うことに対する危険性を10代がどの程度認識しているのか等の意識・心理面に着目したいと思います。

ネット上で知らない異性と会うことのリスク認識

図１は、上述のWEBアンケート調査から、ネットで知り合った異性と実際に会ったことがあると回答した人を対象に、実際に会おうと思った理由を尋ねた結果（複数回答可）を10代に限定して示したものです。

男性では「相手の顔写真が出ていた」（41.7%）、女性では「話の内容から信用できる人だと思った」（44.4%）の比率が最も高い結果となりました。男女でポイントは異なりますが、「顔写真」や「会話の内容」などの相手が何者かを認識できる要素から相手を信用できると判断し、会うという行為に至った人が多いようです。

一方で、女性は「趣味が同じ」（27.8%）の比率も高いのが特徴です。また、少ないながらも「さみしかった」（11.1%）、「ネットで知り合った相手の方が、気兼ねなく話せる」（5.6%）、「ネットで彼氏彼女候補を探していた」（5.6%）などの自分本位な理由もみられました。

	10代男性 (n=12)	10代女性 (n=18)
相手の顔写真が出ていたから	41.7%	11.1%
相手が自分の情報を詳細に明らかにしていたから	0.0%	22.2%
話の内容から信用できる人だと思ったから	8.3%	44.4%
とにかく会ってみて、その後やりとりするかどうか決めようと思ったから	16.7%	16.7%
知り合いの知り合いだったから	16.7%	22.2%
お金を持っていそうだから	8.3%	5.6%
近所だったから	8.3%	11.1%
趣味が同じだったから	16.7%	27.8%
さみしかったから	0.0%	11.1%
ネット上で知り合った相手の方が、気兼ねなく話せるから	0.0%	5.6%
ネットで彼氏彼女候補を探していたから	0.0%	5.6%
好奇心でなんとなく	16.7%	16.7%
あてはまるものはない	16.7%	16.7%

図１　ネットで知り合った異性と実際に会おうと思った理由

	全年代		10代	
	男性 (n=246)	女性 (n=241)	男性 (n=12)	女性 (n=18)
場合によっては危険なこともあると思っていた	41.9%	63.5%	41.7%	50.0%
自分に限って危険なことはないと思った	12.2%	10.8%	8.3%	5.6%
自分は人を判断できる自信があるので、会っても大丈夫だと思った	28.5%	21.2%	25.0%	44.4%
あてはまるものはない	22.8%	13.7%	33.3%	11.1%

図２　ネットで知り合った異性と実際に会うことに対するリスク認識

では、ネットで知り合った見知らぬ異性と実際に会うことに対してどの程度危険性を認識しているのでしょうか。

図２は、ネットで知り合った異性と実際に会ったことがあると回答した人を対象に、会うことの危険性の認識を尋ねた結果です。「場合によっては危険なこともあると思っていた」のは全年代女性63.5%、男性41.9%と、女性の６割強が会うことの危険性を認識していました。10代でも女性（50.0%）の方が男性（41.7%）よりも危険性を認識していましたが、比率では全年代女性よりも低い５割にとどまりました。

また、10代女性に関しては、「自分は人を判断できる自信があるので、会っても大丈夫だと思った」が44.4%と高い比率であったことが特徴的な点です。全年代女性では21.2%であることから、特に10代女性においては自分を過信している可能性が示唆されます。

図３は、ネットで知り合った異性と実際に会ったことがあると回答した人を対象に、ネットで知り合った異性と実際に会うこと・会ったことを第三者に話したかについて尋ねた結果を10代に限定して示したものです。「会ったこと」の報告は、男性は家族（25.0%）、女性は友人（27.8%）に対してそれぞれ３割弱みられましたが、会う前に友人・家族に相談した人は特に女性において少ないことがわかります。ネットで知り合った異性と会うことに対して何か不安要素があれば、事前に家族や仲の良い友人に相談すると考えられることから、この結果からも10代女性のリスク認識の低さや、「自分は大丈夫」という過信がうかがえます。

	10代	
	男性 (n=12)	女性 (n=18)
会う前に友人に相談した	16.7%	11.1%
会う前に家族に相談した	16.7%	11.1%
会ったことを友人に話した	8.3%	27.8%
会ったことを家族に話した	25.0%	0.0%
会う前に友人や家族に相談していない	8.3%	16.7%
会ったことを友人や家族に相談していない	0.0%	16.7%
あてはまるものはない	50.0%	38.9%

図３　ネットで知り合った異性と実際に会ったことを第三者に話したか

性規範に関する意識

ネットで知り合った異性と会うことのリスクのひとつには、「性的な被害」に遭遇することが挙げられます。実際にSNSを介した出会いに起因した事件が多発していたことを受けて、2014年に実施した共同調査研究[2]（15歳～29歳の女性3,000名対象）では、ネットで見知らぬ人と交流する女性の心理に加え、性規範に関する意識や性的経験についても尋ねました。図４（p.202）は、性規範に関する意識（性的寛容度）について尋ねた結果（「該当する」の比率）を示したものです。

「一度きりの相手と性的関係を持っても構わないと思う」は全年代で22.8%、10代でも20.8%に及びました。10代では「18歳未満でも性的関係を持っても構わないと思う」（45.7%）、「性的なことに関心が強い」（39.0%）の該当率が高く、４割前後みられました。

この結果から、性的な寛容度合いを高いと見るかどうかはさらなる分析が必要となりますが、少なくとも10代において、一定数が性的関係になることを許容していると考えられます。

２つの調査結果から、ネットで知り合った異性と実際に会うことに対するリスク認識や、女性に関しては性規範に関する意識等を見てきました。ネットを介した出会いに伴い、高校生を含む10代が「被害」を受けているケースが多々あります。一方で、彼・彼女たちの心にリスクを引き寄せる「隙」がある可能性も、家庭・学校等の周囲の人間は認識しておく必要があると考えられます。

（202ページに続く）

連載　ネット上での交流がもたらすリスク

第3回　ネットでの交流における留意点

東京家政大学 児童学部 初等教育学科 講師　天野 美穂子

ネット上で見知らぬ人と交流することの危険性の認知媒体

連載第2回では、WEBアンケート調査（15歳～69歳の男女3655名対象）[1]の結果から、ネットで知り合った異性と実際に会うことの危険性について、10代では女性が5割、男性が約4割「場合によっては危険なこともあると思っていた」と回答していたことを示しました。危険性を認識している人がいるということは、周囲の注意喚起、啓発教育が少なからず効果を発揮しているとも考えられます。

図1は、上述のWEBアンケート調査の対象者に、ネット上で見知らぬ人と交流することの危険性について「どのような人（媒体）を通して知ったのか」、「どのような人（媒体）の注意・説明等がためになったか」、について尋ねた結果を10代に限定して示したものです。

まず、注意説明を受けた人（媒体）として①あてはまるものの結果を見ると、男女ともに「学校で、注意・説明・アドバイスを聞いたことがある」の該当率が最も高く、7割以上の人が学校で注意喚起を受けた経験があることが明らかになりました。次いで該当率が高かったのは、男女ともに「ニュースや噂話(うわさばなし)を通じて危険性を知った」で、男性46.6%、女性59.1%でした。

次に、②ためになったものの結果を見ると、男性は「学校」と「上記にあてはまるものはない」がどちらも37.9%と該当率が高く、次いで「ニュースや噂話を通じて危険性を知った」が21.6%という結果でした。

また、女性は「学校」が44.9%と該当率が最も高く、次いで「ニュースや噂話を通じて危険性を知った」が30.7%という結果でした。

これらから、学校種別は明確ではないものの、10代の多くは「学校」で注意・説明等を受けた経験があり、それが「ためになった」と感じている人が一定数いるということがわかります。また、「ニュースや噂話を通じて」危険性を知り、そこでの知識も10代男女の心に響いていることが示されました。

	①あてはまるもの		②ためになったもの	
	10代男性(n=116)	10代女性(n=127)	10代男性(n=116)	10代女性(n=127)
学校で、注意・説明・アドバイスを聞いたことがある	74.1%	85.0%	37.9%	44.9%
警察の人や携帯会社の人などから、注意・説明・アドバイスを聞いたことがある	40.5%	45.7%	19.8%	20.5%
親から、注意・説明・アドバイスを受けたことがある	39.7%	52.0%	13.8%	17.3%
家族から、注意・説明・アドバイスを受けたことがある	35.3%	41.7%	12.1%	13.4%
知り合いから、注意・説明・アドバイスを受けたことがある	28.4%	28.3%	10.3%	8.7%
その他の人や組織から、注意・説明・アドバイスを受けたことがある	23.3%	25.2%	7.8%	10.2%
知り合いなどの、危険な目にあったという体験談を聞いたことがある	27.6%	25.2%	12.1%	6.3%
ニュースや噂話を通じて危険性を知った	46.6%	59.1%	21.6%	30.7%
自分の経験を通じて学んだ	23.3%	25.2%	9.5%	11.0%
上記にあてはまるものはない	25.0%	11.8%	37.9%	24.4%

図1　ネット上で見知らぬ人と交流することの危険性の認知媒体

ネット上で知り合った異性と会う際に自分自身で注意していること

また、第2回では、ネットで知り合った異性と実際に会うことを事前に友人・家族に相談した人は、特に10代女性において少ない傾向が見られたことも示しました。

では、10代男女は、ネットで知り合った異性と実際に会うにあたって他者に相談はせずとも、自分自身で何か対策を考えているのでしょうか。

図2は、上述のWEBアンケート調査でネットで知り合った異性と実際に会ったことがあると回答した人を対象に、実際に会う際に注意していることを尋ねた結果を10代に限定して示したものです。

男性は「あてはまるものはない」が66.7%におよび、特に対策を考えていない人が多いことがわかります。女性は「相手に関する情報をよく調べておく」が50.0%と該当率が最も高く、「相手の家に行かない」、「夜は会わない」、「一緒に車に乗らない」は4割前後を占めており、特に10代女性は実際に会うにあたって自分なりのルールを決めている人が一定数いるということがわかります。

	10代男性(n=12)	10代女性(n=18)
相手の家に行かない	16.7%	44.4%
二人きりで会わない	8.3%	33.3%
夜は会わない	8.3%	38.9%
一緒に車に乗らない	8.3%	44.4%
会うことをネット上も含め誰かに伝えておく	0.0%	16.7%
自分の個人情報をなるべく相手に伝えない	0.0%	33.3%
相手に関する情報をよく調べておく	8.3%	50.0%
相手に高価なものをもらわない	8.3%	27.8%
あてはまるものはない	66.7%	16.7%

図2　ネットで知り合った異性と実際に会う際に注意していること

おわりに

今回は、ネット上で知らない異性と交流すること・実際に会うことのリスクについて、学校での注意喚起、啓発教育は一定の効果があること、また、実際に会うにあたって自身のルールに則(のっと)って行動していることを示しました。ただ、こうした状況がありながらも、ネットでの見知らぬ他者との出会いに起因したトラブルが後を絶たないことを鑑みると、さらなる対応が必要かと思われます。

例えば、彼・彼女たちが自身のルールに則った行動により、少しでも危険を回避しているとすればそれは評価するべきことだと思いますが、裏を返せば、身近な人に相談できないがゆえに自分自身のみで身を守ろうとしているとも考えられます。実際に第2回で示したデータでは、会うことを事前に相談した人は特に女性において少なかったことからも、学校や家庭において気軽に相談できる雰囲気づくり、「場」づくりの必要性が示唆されます。

また、これまでの研究からは、ネットでの交流が必ずしもマイナスになるのではなく、プラスの側面があることも明らかになっているため[2]、学校や家庭においては、ネット上で知らない異性と交流することや実際に会うことを一概に否定するのではなく、ネットでの他者との交流を適切に行えるような指導が必要だと考えます。そのためには、ネットを介したコミュニケーションが対面とは異なり、匿名性により個人が識別できない点や、相手の感情が読みにくい等の特性があることを、ネットで交流する高校生もその周囲の人間も正しく理解しておく必要があると考えます。

引用文献
1）大野志郎・天野美穂子・橋元良明・堀川裕介・篠田詩織・間彩文彦・藤村明子「ネット社会のコミュニケーションを巡る諸問題」『東京大学大学院情報学環紀要情報学研究・調査研究編』37:287-332, 2021
2）天野美穂子「インターネットと対人関係—若年女性のソーシャルメディア利用に関する調査から」，松本健太郎編『理論で読むメディア文化：「今」を理解するためのリテラシー』，新曜社，259-278, 2016

新連載

思春期の自殺予防のために

学校現場に求められること

第１回　増加する児童・青年期の自殺

横浜市立大学 医学群 精神医学教室 特任助教　宮崎 秀仁

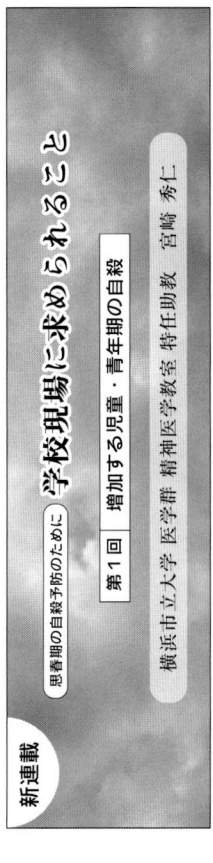

死にたいと願うことを自殺念慮といいますが、これに自傷行為や自殺企図なども含めて「自殺関連行動」と呼びます。自殺関連行動は実際に行動を起こした人だけではなく、周りの家族や関わる人にもとても大きな心の負担となります。

読者の先生方の中には、自殺念慮を有する子どもに不安を感じている方も少なくないと思われます。今回の連載を通して正しい知識を身につけることで、実際に対応する際の参考になればと思っています。

児童・青年期の自殺の動向

日本の年間自殺者数は1998年に前年比で約35％増加して一挙に３万人を超えました[※1]。そこから様々な自殺予防の取り組みが開始され、2009年からは徐々に自殺者数も減少し、2012年には15年ぶりに３万人を下回っています。

それでも日本の自殺者はいまだに諸外国と比較しても多い状態が続いています。特に、小中高生の自殺者数は漸増しており、少子化の背景を考慮すれば、自殺率は引き続き増加傾向を示しているといえるでしょう。そして、コロナ禍の2020年に自殺者数は11年ぶりに増加に転じるとともに、子どもの自殺も著しく増加し、その年の小中高生の自殺者数は過去最多の499人となりました[※2]。

コロナ禍では、日本だけではなく海外でも自殺念慮を有する子どもが増加しています。日本において、コロナ禍の子どもの自殺の増加は、休校中よりも数か月後の学校が再開した後の期間に起こりました。長い休校が明けて学校が始まることが負担となっている可能性が考えられています。

10～19歳の死因の第１位が自殺となっている現在、子どもの自殺は対策が急務な問題として認識されています。

児童・青年期の自殺の原因

厚生労働省の調査[※1]によると、中高生の自殺の動機は、学校問題が最多で、次に家庭問題となっていて、子どもの生活の大半を占める家庭や学校での問題が自殺の主要な原因となっていることがわかります。

コロナ禍の2022年度の中高生の自殺の原因は、「学校問題」が首位となり、中でも進路に関する悩みと学業不振の割合が多く、コロナ禍が子どもの学業・進路問題に影響したことがうかがえます。

また、家庭内の虐待・ドメスティックバイオレンス・貧困・ヤングケアラーなど、子どもの生きづらさに関係しているさまざまな問題も、自殺の背景として大きなものです。コロナ禍は、家にいる時間が増えたことで、もともと家庭に上記のような問題がある子どもがさらに追い詰められたことと思います。

一方、児童・青年期の自殺では、自殺の背景因子が複数、複雑に絡み合っているため、原因が特定しにくいことが多いです。性的指向・性自認に悩みを抱えていること、有名人の自殺報道など、メディアにより影響を受けて自殺が誘発されることなどは、児童・青年期の自殺の要因となりえます。また、SNSを利用した集団での自殺行動や、インターネットを介したネットいじめなども近年の子どもの自殺に関わる大きな問題として認識されています。

家庭の問題～小児期逆境体験を中心に～

児童・青年期の自殺の原因のひとつとして、虐待をはじめとした小児期逆境体験があります。幼少期に虐待を受けることで社会性の発達が妨げられ、対人関係での衝突や社会的な孤立を引き起こしやすくなり、自殺関連行動のリスクを高めてしまうのです。小児期逆境体験には、「家族の精神疾患」も含まれます。また、子どものメンタルヘルスの不調にも、親の精神疾患が関わっている場合がとても多いです。

例えば、親がうつ状態のために子どもが親の自殺行動を目撃する、ヤングケアラーとなり家族の世話を担うなどの状況があります。そのようなケースでは、その子どものサポートはもちろん、親の医療機関を含めた関係諸機関が一同に集まってカンファレンスを行うなどして、家族全員を支えることを考えていく必要があります。

自殺行動をとる子どもは家族に悩みを相談しづらいことが指摘されています。子どもが家族や学校の先生などの信頼できる大人に援助希求ができるようになることも、非常に大切なポイントとなります。

精神疾患・心理状態

元来の生きづらさに加えて、援助希求が上手にできない子どもたちは、うつ病などの精神疾患発症のリスクが高く、支援が必要です。精神疾患は自殺者の９割近くに認められるといわれており、児童・青年期の自殺でも、気分障害や適応障害などの精神疾患を背景としている例が少なくありません。気分障害はうつ病や躁うつ病を代表とする気分症状を主体とする病気であり、適応障害はストレスを原因として多彩な精神症状を呈する病気です。

さらに、自殺で亡くなった人の中で、適切に精神疾患の治療を受けていた人は２割程度しかいないことも指摘されています。また、子どものメンタルヘルスの不調があった場合に精神科医療機関につながる割合は２～４人に１人しかいないという報告もあります。日本には精神科医療に対する偏見がまだまだ根強く残っており、また子どもや親が精神疾患を否認し、そのため医療機関の受診を避けることもとても多いです。そのため、医療機関につながらず、治療が開始されないことが課題となっています。

自殺に追い込まれる人の心理状態としては、「居場所がなく孤独だ」「誰も自分のことを助けてくれるはずがない」というひどい孤立感、「自分なんか価値がない」「私なんかいない方がいい」という無価値観、「この苦しみがずっと続く」「終わることがない」と苦痛が永遠に続くという思い込み(心理的視野狭窄)などが挙げられます。このような苦しみが続くことで、「もう死ぬことしか残されていない」と自殺以外の解決方法が全く思い浮かばなくなり、自殺という最悪の結末を選択するようになります。このような心理状態を抱えている子どもに接した場合は、特に注意が必要です。

自殺の危険因子と保護因子

自殺予防の重要な考え方として、「自殺の危険因子を減らし、保護因子を増やす」ことが挙げられます。

自殺はひとつの危険因子だけで起こるのではなく、様々な危険因子が組み合わさって生じます。その危険因子を、できることからひとつひとつ対処していくことが大切です。罹患している精神疾患を診断し治療を行う、自傷行為を繰り返している悪循環を改善する、家庭や学校など生活上の問題を解決していく、などです。

そのように様々な取り組みを通して、子どもの苦痛を軽減するのが自殺予防の鍵となります。そのうえで保護因子となる支援者を増やしていくことが大切なのです。

※1　厚生労働省「自殺対策白書」https://www.mhlw.go.jp/stf/seisakunitsuite/bunya/hukushi_kaigo/seikatsuhogo/jisatsu/jisatsuhakusyo.html

※2　文部科学省「コロナ禍における児童生徒の自殺等に関する現状について」https://www.mext.go.jp/content/20210625-mext_jidou01-000016243_002.pdf

連載

思春期の自殺予防のために

学校現場に求められること

第2回　学校でできる自殺予防について

横浜市立大学 医学群 精神医学教室 特任助教　宮崎 秀仁

自殺を予防するためには、ハイリスクな子どもを中心として、周囲の支援者同士が連携していくことが重要です。今回はその重要なファクターである保護因子と、事例として、自殺予防に関して円滑な医療と教育の連携が実現することを目的に実施している神奈川県学校自殺対策支援プロジェクト(ReSPE-K)についても説明します。

学校に関連する自殺の要因

中高生の自殺の動機は「学校問題」が最多であるという調査結果[※1]が出ており、なかでも「いじめ」問題が注目されています。

いじめ被害は、苦痛とともに孤立感や自責感を感じることで、自殺へと追い込まれるような心理状態に近づいていきます。さらに、現代のいじめの特徴としては、被害者と加害者が容易に入れ替わり、関係性が把握しづらいことが特徴として挙げられています。

いじめ問題に対処する際には、対人関係の問題や学業・進路の悩みなど、いじめ以外の問題についても、しっかりとサポートしていくことが重要です。インターネットやSNSの発展により対人関係は多様化・複雑化し、周囲の大人が問題に気づくことが難しくなっています。学業・進路の悩みに関しては、一見すると成績優秀で将来に対する不安など乏しいように感じる子が自分の能力に不信感を抱いているような場合もあります。そして、そのような子はほかの人からは些細と感じられるような失敗でも重大な大失敗と感じ、なかには自殺行動を起こしてしまうケースもあるのです。

このように、現代の子どもの苦痛や生きづらさを感じている状況は、他者からわかりにくくなっているため、支援者となる大人は常にアンテナを張って、迅速に対応することが大切です。

つながりで守る自殺予防

前回、自殺予防の重要な考え方である「自殺の危険因子を減らし、保護因子を増やす」について、危険因子を中心に解説しました。今回は保護因子についてお話しします。

自殺の保護因子としては、本人の健康なライフスタイルや安定した社会生活が挙げられます。さらに、助けとなる支援者の存在も重要な因子です。自殺リスクの高い子どもには、自分の抱えている悩みをほかの人に相談したり、援助を求めたりすることが苦手、という特徴があります。自ら孤立感を深め、長期にわたる心的苦痛から精神疾患を発症する事例も少なからずあり、最悪の場合には自殺行動を引き起こしてしまいます。

そのようなケースを防ぐためにも、支援者となる人々が、まずその子の苦痛にしっかりと耳を傾けることが重要です。子どもは、自身の心の不調のサインに気づいていない場合も多く、声をかけられて初めて自分の悩みを話し始めることもあります。じっくり話を聞き、子どもの抱えていた苦しみを分かち合おうとすることが、子どもの安堵につながりますし、回復・治療的に関わるということでもあります。

支援者となる人々がチームを構築し、連携していくためにも、例えば学校内でも担任の先生や養護教諭が単独で対応せずにほかの先生方にも相談することが必要です。

子どもから「ほかの人には絶対に言わないで」と言われることもありますが、支援者が一人で抱え込むと緊急性の判断を見誤ることがあります。そのため、できない約束はせずに「あなたの命を守る人には言う必要があるよ」と伝え、学校内でもチームとして対応するようにしましょう。そして、校内でチームをつくったうえで、子どもの自殺の危険が高まっていると察知したら、その子の問題を解決できる相談機関や社会資源に迅速に連絡をします。精神疾患に罹患し治療が必要な場合には、医療機関と、もし背景に虐待が疑われるなど、家庭に問題がある場合は、児童相談所や市区町村の子ども家庭支援課などの地域機関など、優先順位の高い問題からそのような問題を解決できる機関と連携し、可能な支援を考えていきます。このように支援者や諸機関が連携しながら、それぞれの分野で可能な支援を行い、子どもを守っていくことが大切です。

学校の役割

子どもの自殺を防ぐためには、「発見する」「助ける」「つなげる」「伝える」という４つの視点が重要です。

「発見する」とは、ハイリスクの子どもを察知することです。学校生活の中で、気分が落ち込む、イライラするなど、子どもに心の不調のサインが現れた場合、先生はそのサインにいちはやく気づくことができる存在です。

「助ける」とは、不調を感じた子どもの話を聞き援助を実際に行うこと、「つなげる」とはその子の支援者とのつながり・連携を強化していくことになります。

そして「伝える」は、子どもに対する自殺予防教育を実施する担い手になることが挙げられます。「自殺行動を目撃した生徒がいた」「有名人の自殺報道があった」など、集団としての自殺の危険が高まった場合、学校の授業で心の問題や健康を扱うなどの指導ができれば、その危険を減らすことができるかもしれません。親の偏見が子どもの精神科医療のハードルとなっている場合には、学校の先生からの医療の必要性の説明や受診の提案で、そのハードルが下がることも考えられます。

神奈川県学校自殺対策支援プロジェクト（ReSPE-K）

多くの学校の先生方が子どもに対する自殺予防教育の必要性を感じている一方で、大半の先生方が教育の実施は困難とも感じています。その理由としては、知識や経験を持つ教員が少ない、指導する自信や実際のカリキュラムがない、子どもに自殺教育を行うことで逆に危険を高め「寝た子を起こす」ことにつながるのではないかという懸念、などの理由が挙げられています。

私たちは令和３年から「神奈川県学校自殺対策支援プロジェクト（ReSPE-K）」を開始しました。これは、神奈川県内の中学校・高校の先生方を対象に、２年間で３回の自殺に対する講義を通して自殺予防に関する知識提供を行うというものです。講義・知識提供の内容は、精神科医療機関がどのような医療を行っているのかを解説した「精神医療編」、死にたいと願う子どもへの対応について解説した「心理支援編」、地域による自殺予防のあり方を考える「社会支援編」の３部構成で、それぞれの視点から自殺予防について解説を行います。いずれの講義も症例を基にしたディスカッションや質疑応答の時間も設けており、教育機関と医療機関の交流を深めていくことも目的としています。

学校の先生方に精神科ではどのような医療を行っているのかを知ってもらうことや、我々医療者が学校の先生方が抱えている子どものメンタルヘルスの悩みを知ることは、教育機関・医療機関ともに非常に有益であると考えています。このようなプロジェクトを通して教育機関と医療機関のつながりが強まり迅速な連携を行うことで、一人でも多くの自殺の危険の高い子どもを救うことを目指しています。

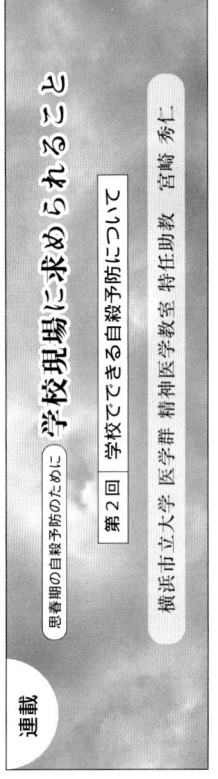

※1　厚生労働省「自殺対策白書」https://www.mhlw.go.jp/stf/seisakunitsuite/bunya/hukushi_kaigo/seikatsuhogo/jisatsu/jisatsuhakusyo.html

保健指導の実践記録

端末利用における健康意識を高める取り組み

共愛学園中学校 養護教諭　藤井 彌智

●研究の目的と概要

本校では、1人1台のタブレット端末を授業の一部で利用しています。数年前からタブレット端末を活用しているため、環境面も整備されています。健康面については、着任以来保健だよりや掲示板を活用して情報提供を行ってきました。しかし、タブレット端末利用における健康面への配慮や生徒自身の健康への意識は十分ではありません。

そこで、全校生徒291名を対象に、生徒の端末利用における健康面についての理解を深めることを目的とした保健指導を行いました。

●実践内容

（1）事前アンケートの実施

保健指導の実施にあたり、現状における生徒の状況を把握するために事前アンケートを実施しました。内容は、タブレット端末の利用歴や利用時の身体状況、利用時の姿勢や映り込みについてです。

＜事前アンケート内容＞

① 学校でのタブレット端末の利用期間
② 端末利用時の身体症状
③ 端末利用時の姿勢についての自覚
④ 画面への蛍光灯の映り込み
⑤ 画面への映り込みへの対応

②の結果は、保健指導の導入において本校生徒の実態として活用しました。

（2）動画の活用

今回の保健指導では、生徒自身が導入で提示した実態を自身の問題として捉えることをポイントとしました。そのため、実態に対しての解決方法について、生徒が理解を深めることが必要と考えました。

そこで、本研究の共同研究者である、東海大学の柴田隆史教授が監修している、広島教販の「姿勢をよくして画面から目を離そう！」という動画を活用しました（図1）。

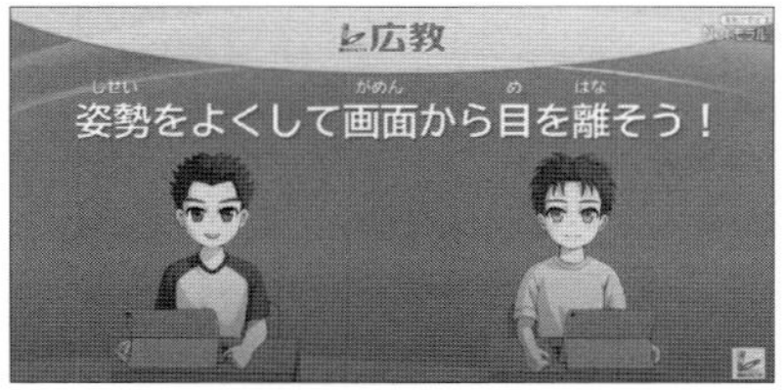

図1　保健指導中に使用した動画
（広島教販YouTubeより）

本動画では、学校でのタブレット端末利用時に画面と目を30㎝以上離すこと、背中を伸ばすこと、椅子に深く腰掛けることがイラストとともに示されています。保健指導中、生徒とともに視聴し、タブレット端末利用中の姿勢について学習しました。

（3）ワーク

生徒自身が考えて理解を深めることができるように、ワークシートを使用した活動を行いました。このワークでは、①主人公の目と画面が近くなった理由と、②目が疲れないように利用するためにはどうしたらよいのかを考えさせました。

①では、主人公の姿勢と、自分自身の姿勢を比較して考えている様子も見られました。動画のポイントである姿勢だけではなく、座り方や学習への集中度などにも着目していました。また、②では普段の授業時の自分の様子を想像するように声掛けをしました。そのため、生徒は画面や教室の明るさなどの環境についても着目する様子が見られました。

（4）事後アンケート

保健指導実施後には、事後アンケートを実施しました。この調査では、指導内容の理解度と、自分のタブレット端末利用について振り返りをさせることを目的としました。

＜事後アンケート内容＞

① 自分が実践できていなかった項目
② 目や姿勢への意識
③ 気をつけるポイントへの理解
④ 動画のわかりやすさ

特に、保健指導全体の振り返り、生徒の健康への実践の確認や意識についての調査がポイントとなっています。

●実践結果と考察

保健指導を通じて、生徒にタブレット端末利用における健康面への意識を高める取り組みを行いました。その結果、以下のことが明らかになりました。

（1）身体症状について

事前アンケートより、有効回答250名のうち、43.2%の生徒がタブレット端末利用時に疲労を感じていると回答しました。特に、疲労を感じている生徒のうち、目の疲れが69.4%と最も多く、次いで肩（34.3%）、目の乾き（28.7%）でした（複数回答、図2）。

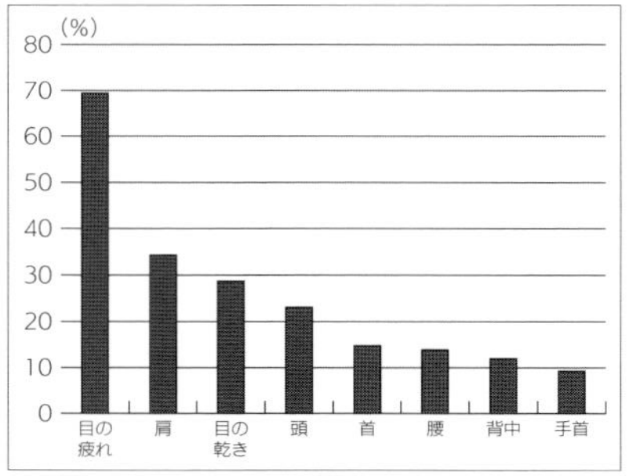

図2　端末利用の身体症状

（2）姿勢について

事前アンケートにおいて、身体症状がある生徒とない生徒では姿勢に関する自覚が異なりました。症状がある生徒は、65.8%が自分の姿勢が悪いと回答していました（図3）。

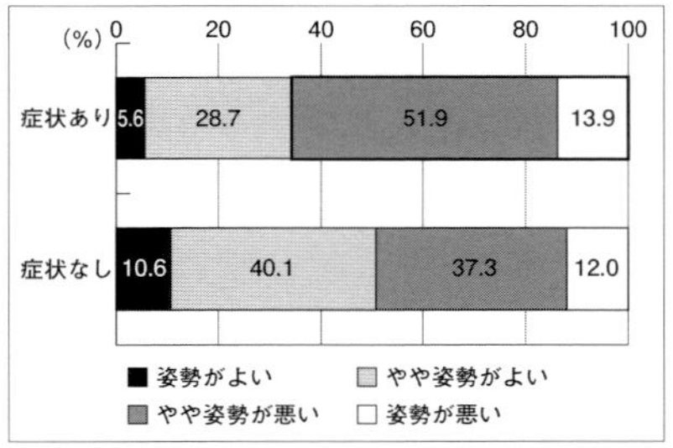

図3　端末利用時の姿勢についての自覚

さらに事後アンケートより、有効回答226名のうち、95%が姿勢についての実践が十分ではなかったと回答しました。その中でも、特に「背中を伸ばすこと（67.3%）」が実践できていなかったと回答していました。

実践結果より、身体症状がある生徒は、姿勢が悪いことでタブレット端末利用時の視距離が短くなり、目の疲労などの身体症状につながっていることが考えられます。

また、保健指導後には、生徒の多くが自分の姿勢についての実践を振り返ることができていたことがわかりました。

以上より、保健指導の実践によって生徒のタブレット端末利用における健康面への意識が高まったと考察されます。

●今後の課題と取り組み

今後の課題としては、対象群を設定した比較や、継続した調査の実施が挙げられます。さらに、今回の保健指導により、生徒自身が健康面への取り組みを実践することが必要であると感じました。そのために、生徒自身が興味関心をもって健康面への実践ができる力を育んでいきたいと思います。

【学術発表】本研究は一般社団法人日本学校保健学会第68回学術大会において発表しました。

保健指導の実践記録

スマホ・ネットについて語り合おう
～グループでのSNS使用について考える取り組み～

静岡市立城内中学校　養護教諭　杉山 雅子

●はじめに

本校は全校生徒526名（令和４年度）、市内中心部に位置しています。スマートフォン（以下、スマホ）使用率は全校で85.2%、塾通いをしている生徒も多く、帰宅後夜遅くまでLINEをはじめとしたSNSでの会話が盛んに行われている様子があります。

年度当初、学校で起きた友達とのトラブルについて夜になってLINEで拡散してしまう、気軽なやりとりからけんかに発展して直接相手を傷つける書き込みをする等が見られました。生徒はこれまでたびたび、情報モラル教育を受けてきており、スマホのリスクに関する知識を持っているにもかかわらず、友達同士のトラブルを繰り返してしまうのはなぜか、この課題解決を図る必要性を感じました。

●生徒へのアンケート結果から見えた生徒同士の感覚の差

生徒保健専門委員会へのアンケートからは「テスト前なのに会話がとまらなくて困った」等の声が聞かれました。しかし、全校生徒へのアンケート結果では、「テスト前や忙しいときのネットでの会話に困ったことがある」と答えたのは21.3%と少数でした。

グループでのＳＮＳ使用について困り感を感じている生徒もいることを知ってもらうためには、生徒同士の直接的な話し合いが有効ではないかと考え、学校保健委員会のテーマとしました。

●学校保健委員会における生徒同士の話し合い活動の様子

５校時に豊泉行男氏（NPO法人子どもとメディア）による講話を通じ、スマホ・ネット使用の体への影響について（スマホ・ネット依存は薬物依存と一緒、就寝前の使用は睡眠の質に影響する、長時間使用は学力や体力、視力を低下させる等）を学習した後、６校時にweb会議の機能を用い、各教室にて生徒４～５名のグループで話し合い活動を行いました。

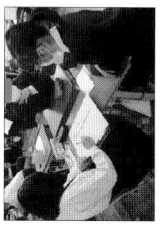

話し合い活動の様子

（1）SNS（LINE等）での会話、夜何時までならOK？

「就寝１時間前にはやめた方がいいから」という理由で「21時」「22時」までという意見に行き着くグループが多い中、「23時」「深夜０時」「朝６時」「何時まででもOK」という意見も出されました。

理由は「塾などから帰ってきて見るとこのくらいの時間になる」「話したいときに話せばいい」「通知OFFにすればよい」といったものでした。

（2）テスト前のSNS（LINE等）での会話、あり？なし？

「あり派」の意見としては、「やる気を上げるため」「勉強を教え合う」といったものが多数でした。「携帯を毎日触っているのにいきなり触らないなんて無理。もっとイライラ」といった意見もあり、すでに依存状態にあることが心配されました。

「なし派」の意見としては、「通知が来たときに集中力が切れる」「結局雑談になってしまう」といったものが代表的でした。「スマホを触るとLINE以外もつい見てしまう」等、実際に学習に支障を来している様子もうかがえました。「あり派」は77%、「なし派」は22%と、テスト前であってもSNSでの会話は構わないと考える生徒がほとんどでした。

（3）グループLINEに友達Zが「〇〇ってムカつく～」と書いた。あなたならどうする？

A「そうだね」と共感する、B「やめなよ」と書く、C（既読・未読）スルーする、Dその他の選択肢を用意し、話し合ってもらいました。

AやBを選択したのはごく少数で、トラブルの引き金となるためやめた方がよいとの意見が圧倒的でした。Cを選択した生徒の多くは、「自分は巻き込まれたくない」「面倒くさい」「中立の立場が友達とうまくやっていくために必要」との理由でした。Dその他の意見として、「大丈夫？と聞く」「話を聞こうか？と返す」といった望ましい対応も出された一方で「グループから退会させる」「スクショして拡散する」等の不適切な意見も出されました。

活動の最後に、保健専門委員会と豊泉氏から「この場だけで解決しようとせず、直接会うときに話を聞く等対面でのコミュニケーションを大切にしよう」とのメッセージを伝えました。

●成果と課題

〈成果〉

話し合い活動を通じて友達との考え方の違いに触れ、多くの生徒が身近な課題について話し合えた満足感を得た様子でした。「時間帯やテスト前など、タイミングによっては迷惑になってしまうので、相手のことを考えてから送ろうと思った」といった気づきや「LINEだけで解決するのではなく実際に会って話した方が誤解は生まれないと思う」といった対面のコミュニケーションこそ大切との感想が多く見られました。

〈課題〉

テスト前でも学習のための使用ならOKと考える生徒が多数でしたが、一度触ることで目的以外のものを閲覧し、やめづらくなるのがスマホの特性で、学習に支障を来すことは明らかです。また、「実際に悪口を送られてくることがある」との感想も数件見られ、生徒たちは水面下ですでに難しい局面を経験していることがわかりました。

グループ内の話し合いで「スルーする」を多くの生徒が選びましたが、グループ全員が無反応の対応をとると集団無視をしている状況と相手は考えるかもしれません。今後もグループでのSNSの使用のあり方について、生徒同士で話し合い考える機会を繰り返し設定していく必要がありそうです。

●事後の取り組み

以上の成果については、保健だよりにまとめて家庭に周知し、課題については教職員にも伝え、共通理解を図りました。職員の協力を得ながら進めたことで、学校全体としての問題意識が高まりつつあります。また、同一中学校区で「パワーアップウイーク」（『中学保健ニュース』2023年２月８日号で紹介）と称しメディアコントロール週間に取り組んでいますが、このたびの学びを受け、生徒保健専門委員会によりメディア利用時のルールを見直しました。

令和５年度はこれを定期試験前の実施に移行し、中学校区全体でメディア利用をコントロールしながら学習に向かう雰囲気づくりを大切にするなど、継続して取り組んでいきたいと思っています。

保健指導の実践記録

ほけんだよりと掲示板の工夫

大阪府 羽曳野市立高鷲中学校 養護教諭　山川 紀子

●たよりに力を入れるきっかけ

ほけんだよりに力を入れるようになったのは、前任校での経験からでした。前任校では、落ち着いて話を聞いたり、文章を読んだりすることが苦手な生徒が多く、課題がある学校でした。「読まない」「見ない」生徒にどうしたら「届くのか」を試行錯誤しました。ほけんだよりを読んでもらうため、前任校で工夫したのは、以下の3つです。

一つ目は「健康診断前日用ほけんだより」の発行です。B5サイズで表に明日の連絡(服装、時間等)を箇条書きにして、教室で読み合わせしやすいようにしました。裏は健康診断に関わる豆知識やクイズなど、ここまで読んでくれたご褒美となるように心がけました。

二つ目は月1回発行するほけんだよりの読んでほしい部分に○をつけ、担任の先生に教室で読み聞かせをお願いしたことです。

三つ目は着任時になかった保健委員会をつくり、委員会活動でほけんだよりを作成したことです。記事を募集したり、保健室での何気ない発言ややりとりを許可を得て掲載したりと、「生徒」に活躍してもらいました。私の言葉より「同じ中学生」が発する情報の方が多少拙くても届くのだと学びました。

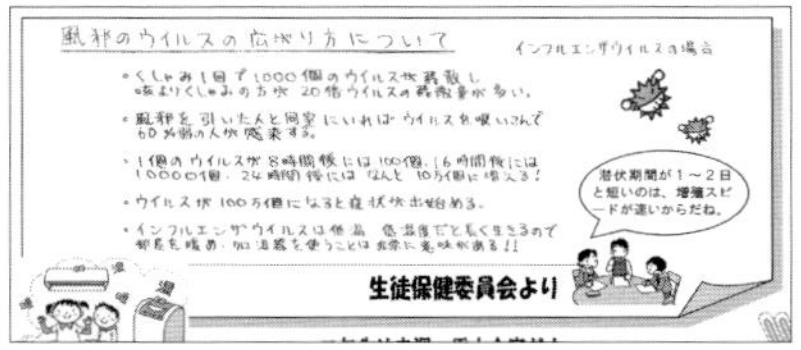

ほけんだよりに掲載した生徒保健委員会による記事

まじめで頑張り屋さんの生徒が多い現任校では、さらに読んでもらう工夫として「朝学:ほけんだより」を作り、ました。朝学習として始業前に毎日実施している小テストと同じ形のほけんだよりを作り解いてもらいました。問題に答えるという作業を通して、確実に読んでもらえること、生徒がどう理解したのか、感じたのかを確認できることが良かったです。

●「ほけんだより」で心がけていること

一つ目は、読み合わせの時間をお願いしやすいように、学年通信などと重ならない月半ばに定期発行することです。定期発行は保護者にも存在を意識してもらいやすくなります。

二つ目は、百聞は一見に如かず。見ただけで何について書かれているのかが理解できるイラストを入れることです。具体的なイラストを選んで掲載するようにしています。自分で描いたり、絵の上手な生徒にお願いしたりすることもあります。

三つ目は生徒の会話などから「伝えたい」と思った内容を記事にすることです。例えば「高校で友達ができるか心配」「最近寝られへん」などの同じ時期に何人かがつぶやいたことを、ほかにも同じようなことで困っている子がいないかな？　という思いを込めて取り上げます。

一人しか話していないことでも「悩んでいるのはあなただけではないよ」というメッセージを込めて記事にすることもあります。定期発行のものでは間に合わない場合は、その内容だけで臨時号を作ることもあります。

●掲示板の活用

掲示板は保健室に入るほどではないけど……といった生徒と会話の糸口になることもある情報発信としても大切なツールです。

しかし初任の頃、保健室の立地が悪くあまり生徒が来なかったので何も貼らずにいたら、ある生徒が美術で作った作品を「飾って」と持ってきてくれました。入り口に立つと描かれたバラが目に入り、自分もほっと穏やかな気持ちになれたので「オアシス」となる掲示板を作りたいと思うようになりました。

掲示板の工夫として以下の3つをポイントにしています。

①6月は歯、10月は目、12月はエイズとこの3つは毎年必ずテーマにしています。特にエイズは、クリスマスの飾りと一緒に貼り、卒業した後もクリスマスの飾りを見たらエイズを思い出してくれますようにと願いを込めています。「エイズdeクイズ」という校内クイズラリーをする年もあります。クイズを探して校舎内を歩くことで、冬場の運動不足解消を目的に始めた取り組みです。

②クイズ、間違い探しなどの立ち止まる仕掛けです。クロスワードの答えを「おめでとう」にしたときは、「おめでとう」と言いながら前を通る生徒が多く、いい雰囲気でした。なぞなぞや迷路などの単純なものの方が気軽に立ち止まって考えられるようです。掲示板の前に身長計や体重計を置くだけでほとんどの生徒が立ち止まります。仕掛けを作る余裕がないときはぜひ試してみてください。

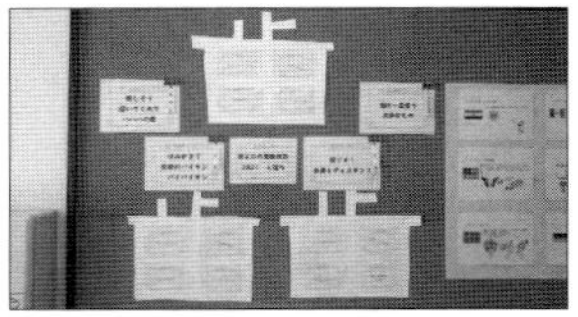

歯をテーマにした掲示物

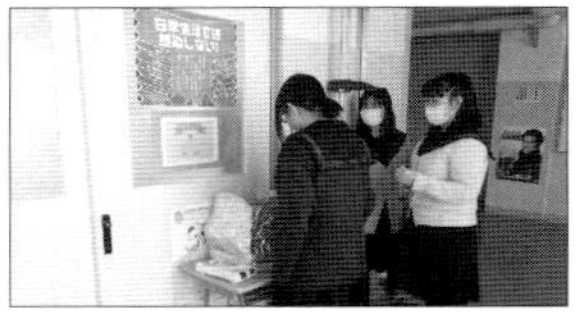

校内クイズラリーをしたときの様子

③美術部や標語などの生徒作品を活用することもあります。懇談の時期に合わせると保護者の方にも見てもらえるのでおすすめです。

ここ数年は6月に歯の標語、12月にお酒の断り方を2年生に、3年間を一文字で表す漢字を3年生にお願いしています(3月に掲示)。特に漢字はタイトルを「どんな3年間にする？」と変えることで新入生向けのメッセージとなり、3月だけではなく4月末まで掲示することができます。ほかにも体育祭で生徒が応援に使った紙のメガホンでイチョウの葉を作ったり、薄桃色の大きめの古封筒で桜を作るなど、捨てる前に何かに活用できないかなと考えるようにしています。

●「掲示板」で心がけていること

オアシスになる掲示物が目標なので、季節感を大切にしています。季節の花を添える「ちょい足し」が好きです。百円ショップの造花やガーランドなどを使うこともよくあります。季節感を意識すると、定期的に貼り替えることになります。そのときにあえて「何も貼らない」期間をつくると新しい物を貼ったときにより目を引く効果があるようです。

ほけんだよりのクイズの答えを掲示板に貼ると、普段来ない生徒が来ることもあり「読んでもらえている」と実感することができます。読んでもらえそうな工夫を思いついたら、とにかくやってみるようにしています。

●おわりに

何事も「やらなければ」と思うとつらくなります。「ほけんだより」も「掲示板」も道具にすぎないので、うまく作れないと悩んでいる人は「やらない」という選択肢もありだと思います。目の前の生徒と話す中で湧き出す「もっと伝えたい、ほかの生徒にも知らせたい」という思いが何よりも大事だと思います。

保健指導の実践記録

保健委員会生徒による薬物乱用防止教育

東京都 江戸川区立瑞江中学校 主任養護教諭　畠山 明日美

●はじめに

東京の東部に位置する江戸川区は、人口70万人の23区内でも大きな区です。本校は、「自ら育つ」という学校教育目標のもと、「み＝認め合う生徒、ず＝ずるを許さない生徒、え＝笑顔を心掛ける生徒」を育てたい生徒像とし、教育活動に取り組んでいます。また、教員・生徒同士の挨拶を大切にし、コロナの流行による新しい生活様式の中でもマスクを通しての挨拶を交わしてきました。生徒会活動も活発で、生徒会主催で熱中症予防の取組を企画し、保健委員会と協力して健康生活への啓発を行っています。

●具体的な取組

本校では、成長著しい中学生の時期に、生徒一人ひとりが自分自身を大切にし、予測困難な社会の状況にあっても、健康的な生活や習慣、健康で安全な活力のある生活を送ることができる力を育成することを目標としています。そのため、保健教育の一環として薬物乱用防止教育に取り組んでいます。今回は、そのひとつとして、保健委員会の生徒と「パワーポイントを活用した啓発活動」を行いました。

（1）薬物乱用防止教育に関する本校生徒の実態

本校１年生を対象とした「薬物乱用防止教室（講演会）」における生徒の感想、保健体育科「保健」の授業における生徒の反応や授業者の振り返り、保健室来室者への対応を通して見えた生徒の実態から、以下のような課題が見えてきました。

これまでの取組や生徒の実態から見えた課題
- 生徒が薬物乱用の危険性に対してあまり危機感を抱いていないこと
- 用法・容量を守らない服薬も薬物乱用に当たることを知らなかったこと
- 薬物乱用を招く様々な要因が日常生活に存在していることを実感できない

（2）保健委員会を活用した取組

（１）のような課題が挙がったことから、本校では保健委員会の生徒から学年・学級のクラスメートへ啓発を行うと効果的ではないかと考えました。

①保健委員会内でのグループワーク

まず、ワークプリントを用いて、「薬物乱用に関する知識の確認・整理（乱用の定義、影響、手を出すきっかけ、背景や要因）」「効果的な啓発活動の内容と方針の検討（夏休み前までにできる活動、どのようなことを伝えていくことが大事か）」について、一人ひとりに考えてもらいました（※ワークプリントには、「薬物乱用って、なに？」「薬物を乱用すると、どうなるの？」「自分にとって悪影響なのに、どうして手を出してしまうの？」「たとえば夏休み前など…学年やクラスのみんなや4月に入学する後輩たちに、どのように注意を呼びかけると良いでしょうか？」といった４つの質問を記載しました）。次に、プリントに書きだした自分の考えを学年内で共有し、啓発活動について話し合い、より具体的に検討を進めました。２・３年生は薬物乱用防止教室（１年次に実施）や保健体育科「保健」の授業で学んでいた知識をもとに、１年生は小学生のときに学んだ知識や日常生活の中で得た情報（ニュースなど）をもとに考えました。その中で、上手な断り方についても考え、「プラスの断り方（他人に被害が及ばない、誘ってきた相手を傷つけない方法）とマイナスの断り方（他人に被害が及ぶ可能性がある、相手を脅す方法）という形で、生徒たちで話し合いグループ分けを考えました。

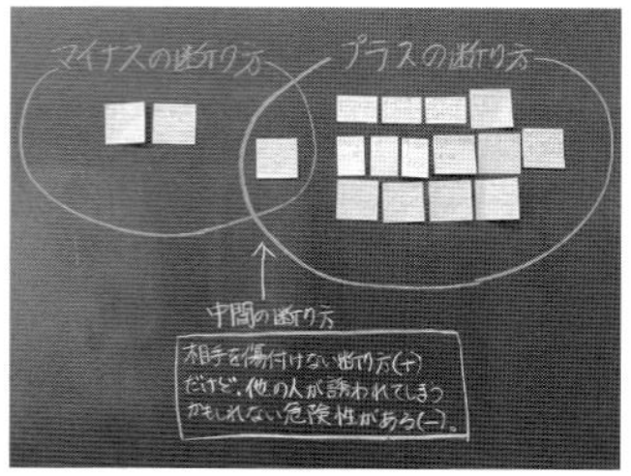

中間の断り方

生徒たちが考えたプラスの断り方、マイナスの断り方

②パワーポイントの作成と各クラスでの発表（啓発活動）

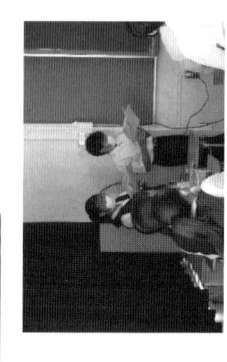

①の話し合い活動から、「呼びかけパワーポイントの作成」「各教室で発表すること」「各階での掲示（作成したパワーポイントのスライドを印刷し掲示する）」「呼びかけるポイントを４つに絞ること（身近な人から怪しい物の使用を誘われたらどう断るか、オーバードーズも含めた薬物乱用の定義、自身の体への影響や社会の中での影響などといった乱用による悪影響、困ったときにどうすればよいか）を決めました。

③パワーポイントの作成とクラスでの発表

②で挙げたポイントをもとに、パワーポイントを作成しました。保健委員会内でデモンストレーション（模擬発表）を行い、反省点を踏まえて修正し、自分のクラスで発表を行いました。

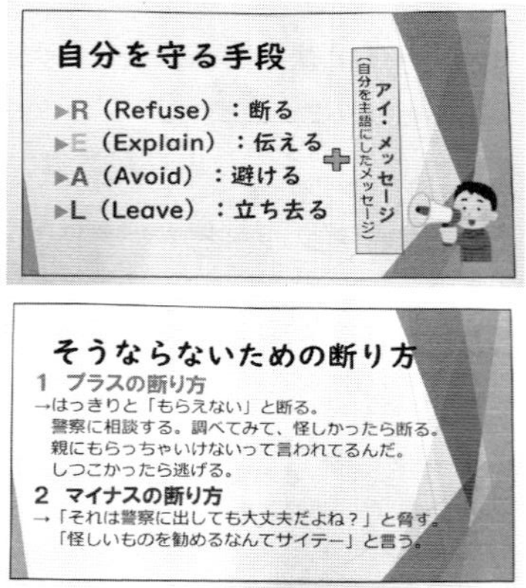

自分を守る手段
▶R（Refuse）：断る
▶E（Explain）：伝える
▶A（Avoid）：避ける
▶L（Leave）：立ち去る

アイ・メッセージ
（自分を主語にしたメッセージ）
そうならないための断り方
1　プラスの断り方
→はっきりと「もらえない」と断る。
警察に相談する。調べてみて、怪しかったら断る。
親にもらっちゃいけないって言われてるんだ。
しつこかったら逃げる。
2　マイナスの断り方
→「それは警察に出しても大丈夫だよね？」と脅す。
「怪しいものを勧めるなんてサイテー」と言う。

生徒たちが作成したパワーポイントの資料

●実践を振り返って

自校での取組を振り返る中で、指導の課題や生徒の課題を把握することができました。また、保健委員会の取組として実施したこと、グループワークを取り入れたことで、生徒が薬物乱用防止を「ジブンゴト」として考えることにつながり、保健委員からクラスメートへ呼びかけることで、危機意識が低かった生徒も「ジブンゴト」として問題をとらえることができたのでは、と感じました。ＳＮＳやインターネットなど、情報化社会の中で個人が興味本位で薬物に接触する環境が生徒の身近に迫っています。どのような状況にあっても「ジブンゴト」として考え、行動選択できるような生徒の育成につながる健康教育に取り組んでいきたいです。

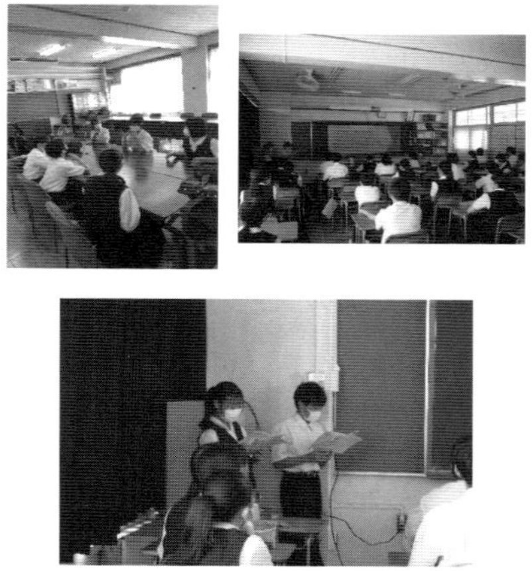

保健委員生徒による話し合いと発表の様子

保健指導の実践記録

メディアコントロールにチャレンジ

東京都 江東区立深川第七中学校 養護教諭　加藤 真弓

●前任校での取組

平成29年度に江東区の辰巳中学校に異動しました。メディアコントロールは未実施だったため、初年度は以下のように取り組みました。

（1）保健委員会生徒からの発信

委員会生徒に夏休みに「1日メディア断食」の宿題を出しました。よかったこと、つらかったことなどをレポートにして、メディア利用の調査結果とともに文化祭で発表し、問題提起しました。また、クラス生徒から寄せられたメディア時間を減らすための工夫について委員会生徒が掲示物(写真)を作成して呼びかけ、取組への意識を高めてくれました。

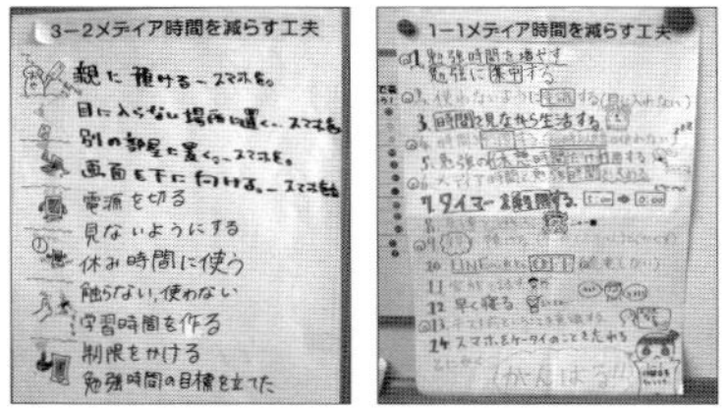

生徒が考えたメディア時間を減らす工夫

（2）全校集会での説明と実施

文化祭発表を受け、11月のテスト期間に合わせて初回を実施しました。朝礼で全校生徒にカードを配布し、取り組み方を説明しました。チャレンジコースは7コース（表1、p.202にあり）。基本はコース1～4までを選ぶこと、5、6は単独目標にせず2～4と合わせること、自分に厳しい目標を選び家族に宣言して協力してもらうこと、などを話しました。2年目からは年に4回テストに合わせて実施し、結果や感想を保健だよりにして配付しました。

素直で純朴な生徒が多く、働きかけには必ず応えてくれる安心感がありました。2年目からはテスト前にメディアコントロールをするのが当たり前という意識を持つ生徒が増え、「次回はいつからですか」などと声をかけてくれる生徒もいました。

（3）教職員の協力

取組に対して管理職はじめ教職員がとても協力的で、学校経営の目標のひとつにしてくれたり、朝礼で取り上げたり、学校だよりや学年だよりに予定を載せてくれたりなどで、支えてくれました。また「きちんと取り組ませたい」という担任の意見から、カードは最終日まで持ち帰らせず、毎朝の学活で結果を記入させることにしました。カードの紛失も少なくなり、欠席の多い生徒以外はほぼ全員が提出しました。また多くの保護者が一言感想を寄せてくれました。

（4）メディアコントロール標語

取組5年目の令和3年度、学校全体で取り組む雰囲気ができてきたため、メディアコントロール標語の募集を提案し、実施できることになりました。担任も協力的で、面白い作品が集まったため、生徒教職員に投票してもらい、優秀作品を選ぶことにしました。

【金賞】

・ググるより　君の心を　知りたいよ
・メディアやめ　増える安らぎ　減る悩み
・ネットから　テスト期間は　ディスタンス
・結果出た　笑顔の源　メディアオフ

【銀賞】

・携帯は　笑ってくれない　心から
・メディアやめ　机と向き合い　差がひらく

投票にはGoogle Formsを使ったため集計はとても楽でした。37作品でしたが、投票結果からすべての作品が自分以外の誰かから選ばれていることがわかりました。優秀作品として表彰されなくても、誰かのお気に入りになっている結果に心が温まりました。

優秀作の表彰はコロナ禍のため校長室とクラスをGoogle Meetでつないだ朝礼で実施しました。担任から「普段注目されない生徒が表彰されていてよかった。自信になったと思う」と言ってもらえたことがうれしかったです。5年間の取組の集大成となりました。

●深川第七中学校での取組

令和4年度に現在の学校に異動し、前任校同様メディアコントロール未実施だったため、初年度より取り組みました。これまでの取組と異なる点を中心に述べたいと思います。

（1）カードを使わずGoogle Formsを活用

紙のカードを使わずGoogle Formsでメディアコントロールを実施している学校があることを知り、その方法を教えていただき、11月からGoogle Formsで実施しました。メリットは紙の削減、集計が楽、回収率が上がるなどです。課題は保護者の感想をもらえないことです。

（2）利用時間の数値化（取組の結果）

深川第七中学校では数年前から生徒に「スコラ手帳」を使わせており、手帳に毎日メディアの利用時間を記入することが習慣になっていました。そこで取組期間7日間と、取組前7日間の利用時間を数値化し、比較しました。学年で差がありますが、1日1時間以上減っていることがわかりました（表2）。

	1年	2年	3年
減少時間（7日間）	11時間37分	7時間55分	10時間9分
1日平均	1時間39分	1時間8分	1時間27分

表2　取組により減った利用時間

学年差はありますが、利用時間が減った生徒の割合は全体で71％、生活習慣が改善した生徒の割合は全体で85％でした（図）。利用時間が減った分、学習時間や睡眠時間、家族と過ごす時間が増えるなどの効果がありました。

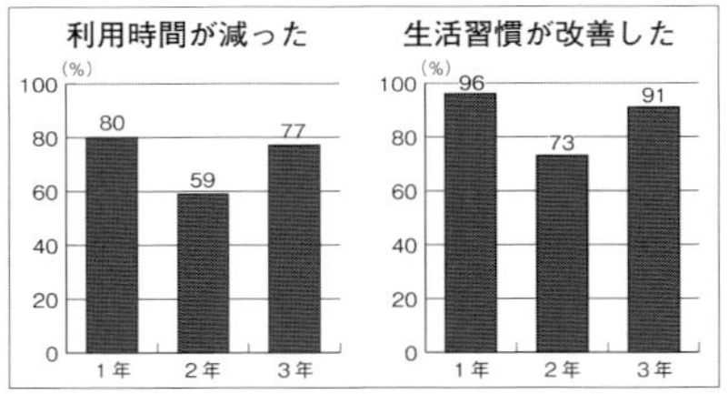

図　取組みの結果

生徒の感想には「ＳＮＳを開くと長時間使ってしまうことに気づいた。目が楽になった」「宿題が早く終わりテスト勉強に集中できた」「生活習慣が改善した」「メディアに依存していることがわかった」「これからも続けていきたい」など、現状への気づきや次回への意欲などが多く書かれていました。

（3）学校保健委員会のテーマにする

「メディア利用の実態から考える課題と対策」をテーマに、ＩＣＴ支援員の協力を得てオンラインで実施しました。前任者が令和3年度にオンラインで実施した素地があったため、学校医も保護者もオンライン会議に慣れていました。内科校医からは「一律に禁止するのではなくメディアリテラシーが重要。本や辞典などから苦労して得られた知識は忘れない。あえて不便なことを経験させることも必要」という助言が得られ、耳鼻科校医からは音響難聴の予防や注意に関する助言を頂けました。実施後の保護者アンケートは、二次元コードを活用して入力してもらいました。感想には「子どもだけでなく大人の問題でもある」「押さえつけるのではなく子どもに決めさせたい」などとあり、親子で考える問題としてとらえてもらえ、ありがたかったです。

今後もメディアの恩恵を享受し、ＩＣＴ機器を活用しながら、その功罪を意識して生徒の実態に即した指導を続けていきたいと思います。

（202ページに続く）

●●● 保健指導の実践記録 ●●●

小規模校の特性を活かした健康相談

～各学級担任と協働した生徒の支援法～

秋田市立岩見三内小・中学校　養護教諭・保健主事　加藤 寛樹

はじめに

本校は、秋田県の太平山に囲まれた山間部の小規模校です。全国で数少ない「校舎一体型小中併設校」であり、「小・中の９年間の学びを通して自信と誇りをもって自己表現できる子どもの育成」を学校教育目標に掲げています。その中で、「心豊かで、思いやりのある子ども」や「心と体を鍛え、励まし合いながら努力する子ども」を中学校の目指す子どもの姿として掲げ、全職員が教育活動に当たっています。

本校の生徒たちは素直で他人を思いやる力がある一方で、他人のことを慮り過ぎて自身の感情を内に閉じ込めてしまったり複雑な家庭環境下で育ってきた影響もあり心理的に不安定な状態で学校生活を過ごしたりしている子も複数名います。学校運営委員会における管理職の先生の裁可を得た後、生徒たちの人となりを知ることと、そこから相手も自分自身も大切にしたコミュニケーションを生徒たちが図れることを目的にして、令和３年度の夏休み前と冬休み前の２回に分けて「健康相談」を行うことにしました。

中学校は定期考査や中学校総合体育大会などの行事が多く、教務主任や各学年主任、担任の先生方の理解と協力を得ながら、比較的時間のとれる長期休業前の「学級活動」や「総合的な学習の時間」を頂戴して、「健康相談」を実施しました。中学生は全校で25名と少なく、だからこそ一人ひとりと時間をかけて話を聴いたり応じたりする活動は必要だと考え、職員間で共通理解の醸成に努めました。

また、生徒から聴いた情報は、生徒には知られない形で各学年部の先生方にお伝えし、生活習慣の改善や個々に合った学習指導につなげました。それから、生徒たちの中には「保健室は具合が悪いときか、けがをしたときにしか来てはいけない」という考えが根づいていたのですが、今回の健康相談を通して「些細なことでもお話ししたいときは保健室に来てもいい」と考え、来室する生徒が増えました。

夏休み前の健康相談

夏休み前に行った第１回目の健康相談では、養護教諭の存在を知ってもらうことと生徒個々のライフスタイル（就寝や起床時間、朝食摂取状況、勉強や趣味の時間など）を把握することを主な目的にしました。時刻を記した円グラフに、最近の就寝・起床時刻や毎食の食事摂取時間、勉学や部活動等の活動時間帯を話しながら書き込めるようにしました（下図）。

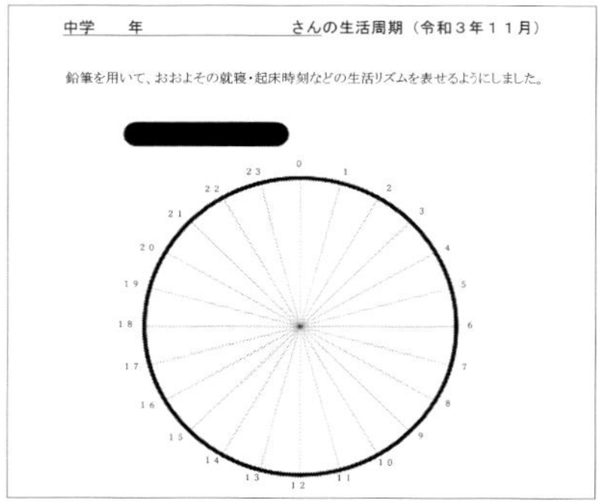

（図）就寝・起床時刻などの生活リズムを記入する用紙

男子の中には不特定多数の人とつながるオンラインゲームを楽しんで就寝時間が遅くなることを話す生徒がいて、ゲームの面白さに共感を示しつつ、生徒本人が親に指摘されることはありながらも本人なりに勉強や部活動に励んでいる話を聴いてその頑張りをねぎらいました。女子生徒は、好きな食べ物やおすすめの本、部活動の話になると饒舌（じょうぜつ）になる人が多くいます。丁寧に話を聴きながら養護教諭として新しい発見や気づきが得られたことを生徒たちに感謝しながら、話をすることで気持ちが軽くなったり自分の気持ちに気づけたりすることを助言しました。

冬休み前の健康相談

冬休み前に行った第２回目の健康相談では、自分自身に合ったストレスマネジメント法を生徒が発見または再発見できることを主な目的として行いました。設定した理由は、特に中学３年生は部活動を引退後、受験シーズンに入っており、抱える不安や悩みが大きくなることが予想されていたからです。第１回目の健康相談時と同様に、生活リズムを簡単に答えてもらった後、気持ちを言語化できるように「心の天気図」（写真）というマグネット式カードを用いてその天気を選んだ理由を話してもらうようにしました。生徒の中には、養護教諭の意図を察して、あえて「快晴」を選択し「自分の本当の気持ちは家族にも親しい友達にも話していないので」と答える生徒

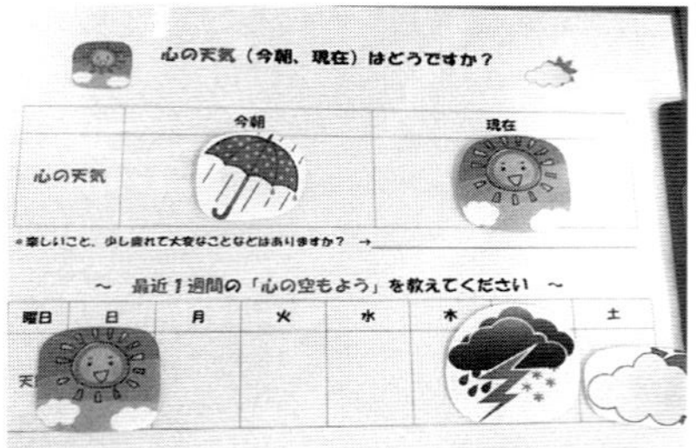

心の天気図。マグネット式にして生徒が視覚的に表現するのを援助しました。

もいました。その生徒には、その気持ちや考えを尊重して、自分のペースで歩んでほしいことを伝えました。

また、ほかの生徒の中には、市の中心部の塾で学ぶために夕食をあまり食べずに深夜近くに食べ、朝食をあまり食べられず、授業時間になると力が入らないなどの悪循環に陥る子もいました。栄養学的な見地から、塾に行く前におにぎりやサンドイッチなどの軽めの食べ物を食べ、帰宅後にスープなど体の温まる消化のよい物を食べるといった助言を行いました。担任の先生は生徒たちにとっては評価を下す立場の存在であるため、なかなか言いにくいこともあるようです。しかし、少し離れた距離からやわらかく関われる立場の養護教諭には生徒たちが話せることもあることを、今回の健康相談を通して実感しました。

終わりに

平成29年３月発行「文部科学省　現代的健康課題を抱える子供たちへの支援～養護教諭の役割を中心として～」の中に「自ら意思決定・行動選択する力」が「児童生徒が健康な生活を送るため」に必要な力のひとつにあります。子どもたちが「自分なりの不安や悩みの解決策」をとれるようにするため、健康相談等を通して、自分について見つめたり考えたりすることを支援することが大切とされており、小規模校である本校の特性を活かした健康相談活動や保健教育を今後も模索したいと考えています。

紙面の関係上、詳細は述べられませんが、健康相談を通して、家族関係の間で生徒自身が板挟みになって心苦しく思っている話を生徒が打ち明けてくれました。管理職の先生にも詳細を報告し、「学校にいる時間はその子たちにとって居場所」と感じられる支援法を複数の職員で考える契機にもなり、生徒たちの気持ちに寄り添いながら、複数の職員で彼らを支えていくことの必要性と大切さを改めて知ることができました。

保健指導の実践記録

学校保健委員会と連携した実践

～コロナ禍の歯科保健活動～

青森県 南津軽郡藤崎町立明徳中学校 養護教諭　森 菜穂子

課題が山積みだった歯科保健活動

2020年３月以降、新型コロナウイルス感染症の影響で、歯科保健活動を制限した学校は少なくないと思いますが、本校では給食後の５分間を「歯みがきタイム」として日課表に位置づけ、コロナ禍においても新しい生活様式の歯みがきの仕方「エチケット歯みがき」[1]を推奨して歯科保健活動を継続していました。生徒は給食終了後、学年ごとに決められた水飲み場に移動して歯をみがいていましたが、１か所につき給水栓が５つしかない水飲み場は大混雑し「感染拡大の不安がある」「時間を守れない」「歩きながらみがいていて危険」「全員がみがいていない」等、課題が山積みでした。さらに2021年の定期健康診断の結果では全校生徒のう歯罹患率が50.0％を占め、歯垢付着者の割合も24.6％と高く、歯みがきタイムが効果的に行われていないことが予想されました。

歯と口の健康教室と学校保健委員会

本校は2021度より２年間、青森県健康教育実践研究校に指定されました。これをきっかけに学校保健委員会を地域学校協働活動として学校運営組織に位置づけ、家庭や地域との連携を重視した健康教育を推進することになりました。初年度は青森県口腔保健支援センターの協力の下、１学年生徒38名を対象として「歯と口の健康教室」を開催しました。派遣された歯科衛生士が「全身に影響を及ぼすむし歯・歯周病を予防するための正しいみがき方」というテーマで講話しました。歯と口の健康教室は学校保健委員会を兼ねていたので、歯科講話の後に意見交換を行いました。学校歯科医は「むし歯治療と定期的なデンタルケアの必要性」について、地域の保健師は「乳幼児期からの歯科保健の取組とむし歯治療補助事業」について、保護者は「幼児期からのむし歯予防の取組と子どもへの願い」について話題を提供してくれました。この後の協議会では、歯科保健活動の現状と課題について話し合い、新たな歯みがきタイムの実施方法について検討しました（写真１）。

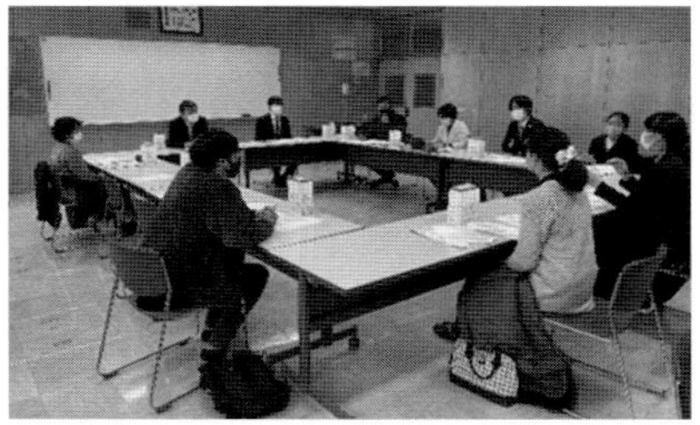

写真１　学校保健委員会協議会の様子

歯みがきタイムの見直し

新歯みがきタイムは、教室の換気やエチケット歯みがき等の感染防止対策をとりながら５分間教室で着席し、歯みがき動画[2]を見ながら一斉に行うことになりました。年度途中の変更にあたっては、職員会議で共通理解を図り、養護教諭が給食時間から歯みがきタイムにかけて各学級２回ずつ巡回し、実施方法（表）について指導しました。併せてフッ化物配合歯磨剤の効果を引き出す「イエテボリ・テクニック」や歯みがき動画に合わせた順番みがき、歯ブラシの毛先の使い分け、エチケット歯みがきのポイント[3]についても指導しました。2021年12月中旬頃からは新歯みがきタイムを全校で実施することができました。

表　新歯みがきタイム実施方法

１．給食終了のチャイムで歯みがき準備、全員着席。歯磨剤を歯ブラシにつけ、歯面全体に塗る。 ２．動画放送開始。２分50秒間の動画に合わせて歯をみがく。 ３．動画放送終了。給食係は優先的に水飲み場へ移動。その他の生徒は水を一口含んでうがい。みがき足りない生徒は歯みがきを継続。 ４．歯みがきタイム終了のチャイムで、水飲み場へ移動、うがい、片づけ。 ※給食指導の教員は歯みがきタイムも引き続き指導する。教室の対角線上の扉と窓を開けて換気する。
[留意事項] ・給食前にうがい用の水をくんでおく。 ・歯みがき終了後、水を口に含んでから水飲み場に移動する。 ・エチケット歯みがきのポイントを守る。
[準備物・保管方法] ・フッ化物配合歯磨剤、歯ブラシ、コップ。 ・歯磨剤、歯ブラシ、コップを巾着袋に入れて自分のロッカーに保管。 ・歯ブラシの毛先が広がってきたら交換。

新歯みがきタイムの実施状況と成果

新歯みがきタイム実施後は、ほぼ全員が着席し動画を見ながら歯みがきをしている様子に一変しました（写真２）。口を閉じてみがくエチケット歯みがきや換気扇の稼働、窓と扉の開放による換気も行われており、実施状況や感染防止対策は良好です。動画が終了した直後に係活動のある生徒が水飲み場に移動し、残りの生徒は歯みがきタイム終了のチャイムで移動するため、水飲み場の混雑も解消されました。

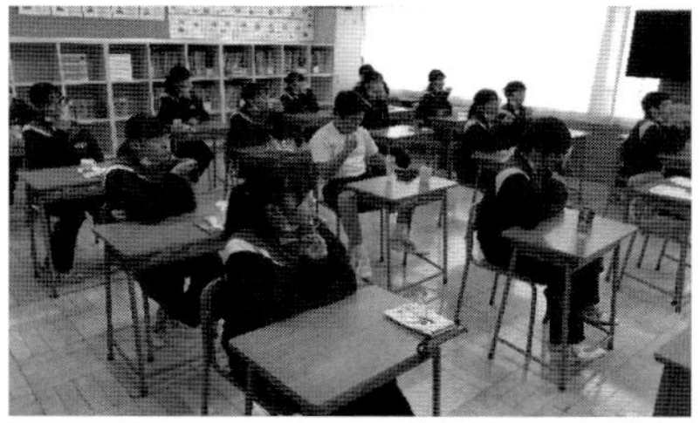

写真２　新歯みがきタイムの様子

また、コロナ禍の影響を受けた2020年度から４年間の定期健康診断の結果を分析したところ、新歯みがきタイム実施後の2022・2023年度は2021年度と比較すると全校の歯垢付着者や歯肉異常者の割合が減少していました。さらに、2021年度入学者を追跡すると、歯垢付着者は減少傾向にあり、歯肉異常者は０％を保持していました（図１、２）。一方で、一人当たりの永久歯う歯数は減少傾向が見られたものの、統計的に明らかな変化はありませんでした。

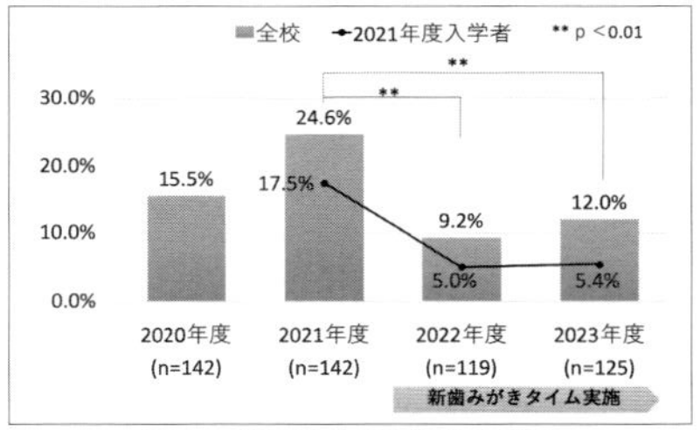

図１　歯垢付着者の割合の推移

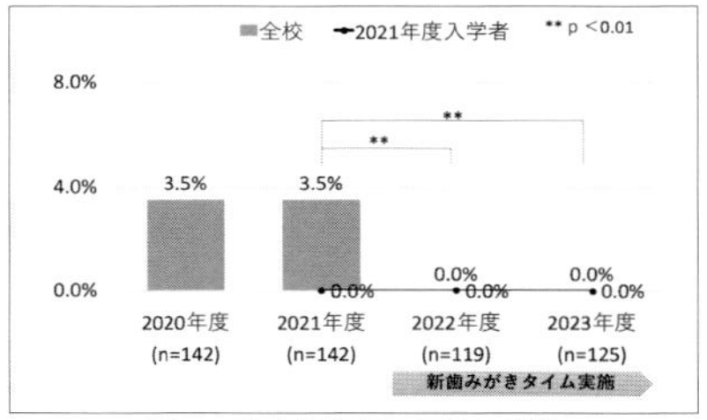

図２　歯肉異常者の割合の推移

おわりに

学校保健委員会を足がかりに活動を見直すことで、歯みがきタイムの実施状況および歯垢や歯肉の状態については短期間で一定の成果を得ることができました。しかしながら、う歯罹患状況の改善には至らず、引き続き家庭や地域の協力が必要です。

今後も学校保健委員会を生かした歯科保健活動を展開し、家庭や地域に歯と口の健康を守る取組を広げていきたいと思っています。

1）3）公益社団法人日本学校歯科医会　https://www.nichigakushi.or.jp/news/corona2.html
2）ライオン公式チャンネル：歯みがきのうた「イ～ハ～」動画【みがきかた編】
https://www.lion.co.jp/ja/sustainability/community/oral/#tooth-song

※本稿は森菜穂子「コロナ禍における給食後の歯みがき実施方法の見直しと評価」養護実践学研究第６巻第１号（2023）より抜粋した。

保健指導の実践記録

生徒が主体的に取り組む保健委員会活動

茨城県 北茨城市立関本中学校 養護教諭　平田 桃花

はじめに

本校は、茨城県の最北部に位置し、西は阿武隈山系の山に囲まれ、東は太平洋に臨んでいる自然豊かな環境の中にあります。７年前に２つの小学校と１つの中学校が施設一体型小中併設校として、校舎を新築し、小学校１年生から中学校３年生までが１つの校舎で学んでいます。中学校の生徒数は61名と少ないのですが、小中併設校の強みを生かして小学校と連携しながら「チーム関本」を合い言葉に、学校、家庭、地域、関係機関が連携し、全教職員で教育活動にあたっています。

令和元年度から令和３年度まで県の学校保健・学校安全推進校の指定を受け、保健安全に関する取組を継続してきました。また、令和４年度には、全国健康づくり推進学校として最優秀校に選出されました。以上のように、様々な保健安全に関する取組をしてきた中の保健安全委員会の活動を紹介します。

保健委員会の活動状況

本校の保健委員会は、小学５年生から中学３年生で構成されています。

	7年（中学1年）	8年（中学2年）	9年（中学3年）
4月	覚えておこう応急手当	スポーツ障害について	応急手当の方法を知ろう
5月	眠るのは何のため	たばこはNO!	禁煙と分煙
6月	食品ロスについて	食生活とダイエット・熱中症	食物アレルギー・歯と健康クイズ
7月	保健集会「縦割り班対抗クイズ・体でジェスチャーゲーム」		
9月	うつ病って何だろう	自分を知ろう	ストレスマネジメント
10月	スマホのリスクマネジメント	薬の正しい使い方	薬の常識と乱用
11月	インフルエンザの予防	インフルエンザクイズ	感染症予防のために
12月	スマホとトラブル	なぜダメ？アルコール・薬物	エイズ治療の最前線
1月	生活習慣病の予防	快眠習慣づくり	ルーティンの力
2月	ユニバーサルデザイン	コミュニケーションスキル	健康生活の反省をしよう
3月	健康生活の反省をしよう	健康生活の反省をしよう	

表　すこやかタイムの内容

（1）すこやかタイム

「すこやかタイム」では、小学５年生～中学３年生で構成する委員が、季節や行事に合わせて健康に関するテーマを設定し、紙芝居、ペープサート、パワーポイント等を使って、各学年への啓発活動を行っています。月に１回、朝の時間やロング昼休みを使って実施しており、年度初めの年間計画に「すこやかタイム」を位置づけることで、毎月必ず実施できるように工夫しています。「すこやかタイム」は、表のように全学年が毎月違う内容を学べるように構成しており、３年間を通して健康に関する知識が深まるようにしています。また、令和４年度は、給食委員会とコラボし、健康や食に関する内容の啓発活動を行いました。SDGｓの内容にも触れ、生徒自身が自分でできることを考え、進んで取り組む実践力の向上を図りました。

生徒は、委員会活動の時間や昼休みを使って発表の練習をし、「すこやかタイム」に向けて一生懸命取り組んでいます。また、小学生と中学生がペアを組んで発表することで、協同する力も高まっています。中学生が小学生の教室に出向いて「すこやかタイム」を実施する際には、小学生は上級生に教えてもらえたことに対して、とてもうれしそうにして、真剣に聞いている様子が印象的でした。中学生も小学生にも伝わるようにユーモアを交えながら一生懸命発表していました。

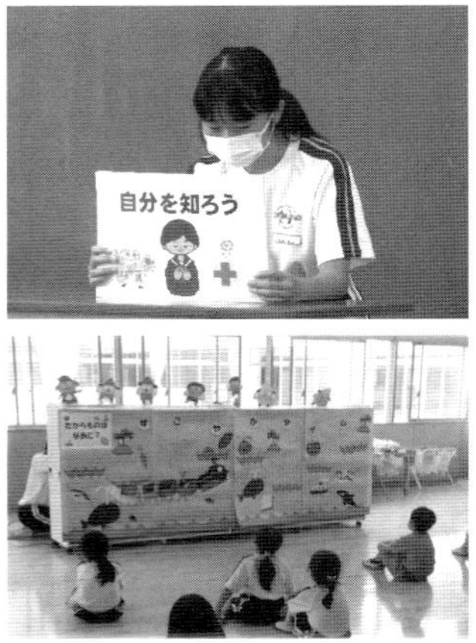

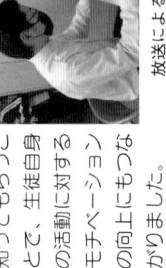

すこやかタイムの様子

（2）保健集会

毎年１学期に小中合同の縦割り班で保健集会を実施しています。保健委員が中心となり、日常に取り入れられる簡単なトレーニングや健康について考えるクイズやゲームを企画しました。縦割り班での活動なので、中学生が小学生の面倒を見たり、協力したりして楽しく活動することができました。保健集会の中では、３年間むし歯がゼロだった生徒を対象に表彰を行い、歯と口の健康に対する意識の向上も図っています。また、保健集会の最後には、「保健委員会委員長の話」の時間を設けており、健康に関する内容を委員長が自ら考えて発表しています。暑い時期に集会を行ったので、熱中症予防をテーマに全校児童生徒に予防の方法について伝えました。生徒同士が楽しく学ぶ活動を通して、保健委員会が常に伝えている「自分の体は自分で守る」ことの意識を高めることができました。

（3）啓発活動

保健委員会が給食の時間に「歯と口の健康習慣」として放送による啓発活動を行いました。クイズや豆知識を盛り込むことで、楽しく学ぶことができ、健康に関する意識を高めることができました。

新型コロナウイルス感染症流行時には、感染症対策として、本校で栽培している関本かぼちゃの頭文字を使って「関本流　新しい生活様式」のキャッチフレーズを作成しました。給食時の放送や、「すこやかタイム」、昇降口前モニターに動画を再生することで、生徒への定着を図りました。

令和４年度は、保健委員会の生徒も学校保健安全委員会に参加し、本校の取組についてパワーポイントを使って発表しました。学校内だけではなく、保護者や学校三師をはじめとした地域の方々にも保健委員会の取組を知ってもらうことで、生徒自身の活動に対するモチベーションの向上にもつながりました。

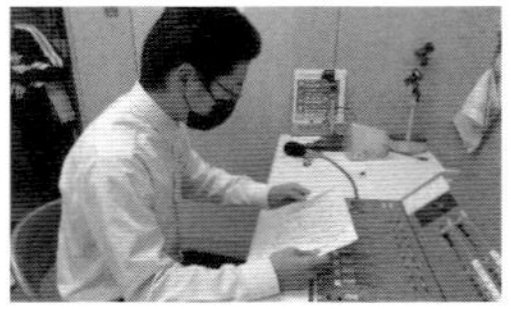
放送による啓発活動

おわりに

保健委員会の取組により、生徒の主体的な活動を引き出すことができました。特に、「すこやかタイム」は毎月計画を立て、生徒の手によって自主的に行われており、生徒の実践力を高めているだけではなく、ほかの生徒への啓発活動にもなっています。年度末に全校生徒を対象に実施した「すこやかタイム」の振り返りでは、「すこやかタイムのおかげで健康に関する様々な知識が増えました」「自分の生活を見直して、目標を持つことができてよかったです」という感想がありました。保健委員会の生徒が自分たちの活動に主体的に取り組み、健康に関する知識を広げることによって、ほかの生徒との協同的な学び合いにつながりました。

保健委員会の活動を通して生徒は自分たちの健康を維持するための方法を学び、学んだことを積極的に日々の生活に生かす等、心身の健康や安全に配慮した生活を送るための態度が育ちました。今後も、生涯を通じて、心身ともに健康な生活を営むための自己管理能力の育成に取り組んでいきます。

保健指導の実践記録

飲酒の本当の危険性

～飲酒時の行動制御の難しさと性的同意～

千葉市立轟町中学校 養護教諭　石川 まゆみ

はじめに

義務教育の９年間で飲酒について学べる機会は小学６年生と中学２年生の保健体育の２時間のみで、その内容は急性アルコール中毒やアルコール依存症などの体への害が中心です。また、タバコのCMは約20年前から禁止されているにもかかわらず、お酒のCMは現在も18時から５時まで頻繁に放映されており、「飲むとリラックスして楽しい気分になれる」といったプラスのイメージを子どもたちは日々受け取ってしまう現状があります。

このままでは、「飲み過ぎなければ大丈夫」くらいに考え、飲酒運転や性加害などの事故や事件に発展する危険性があります。そこで、加害者にも被害者にもならないために、飲酒時の行動制御の難しさと性的同意について、卒業前の３年生を対象に令和５年２月に保健指導を行いました。

具体的な取り組み

（1）事前アンケート

授業開始前に事前アンケートを実施しました。「お酒で命を失ったり命を奪ったりすることがあると思うか」、「飲みたくない時に友だちや先輩からお酒を勧められたら断れるか」、「恋人同士なら性的接触するのは当たり前だと思うか」、「性的接触してもいいと思うのはいつ頃か」、「性的接触に誘われたらはっきり意思表示をして断れるか」の５項目に加えて、性的同意に関する４項目も調査したところ、次のグラフのように女子の方が若干慎重な考えを持っているという実態がわかりました。

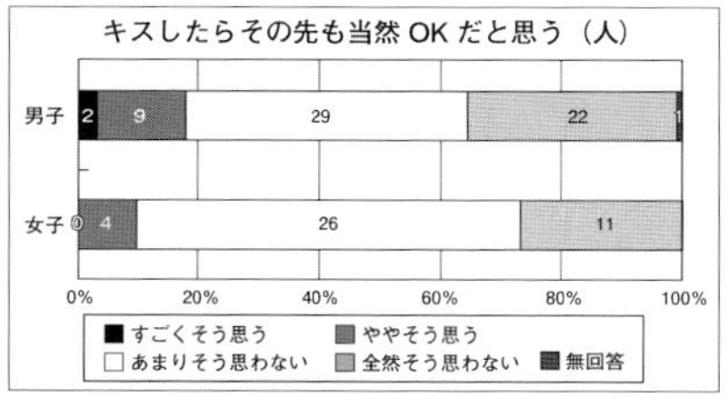
キスしたらその先も当然 OK だと思う（人）
男子　2　9　29　22
女子　0　4　26　11
0%　20%　40%　60%　80%　100%
すごくそう思う　ややそう思う　あまりそう思わない　全然そう思わない　無回答

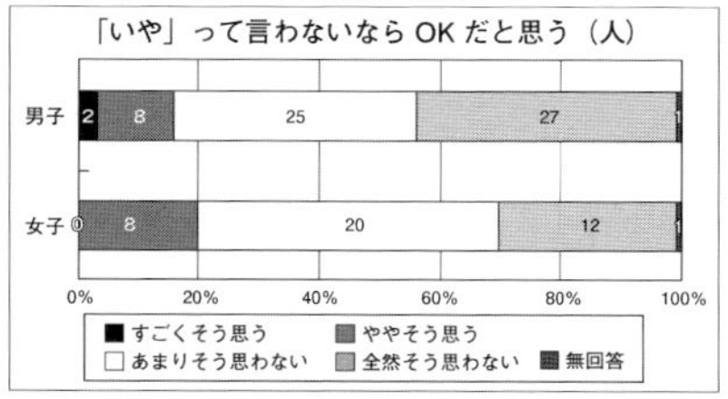

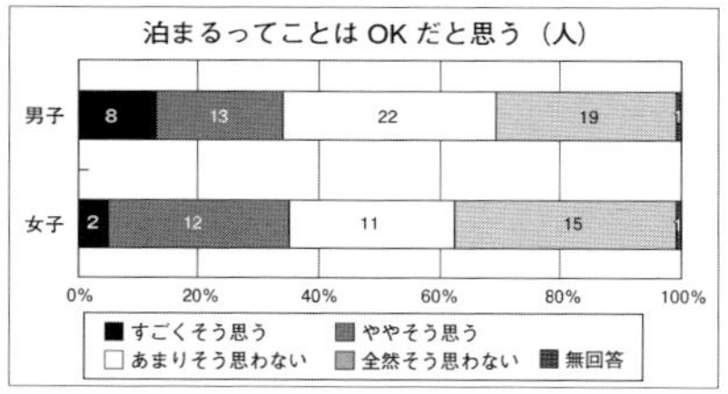

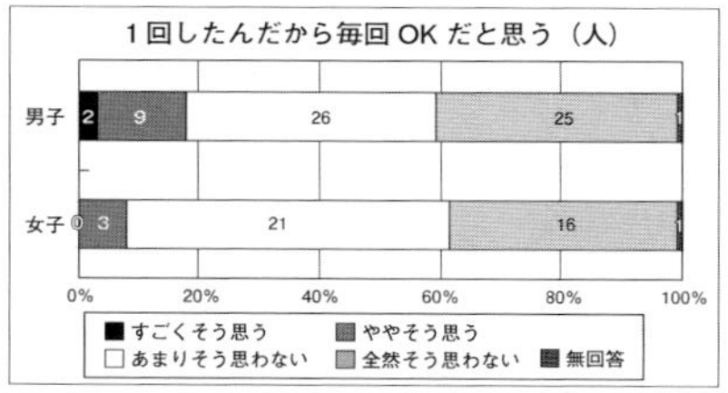

（2）保健指導

前半は、アルコールで脳が麻痺(まひ)しコントロールを失うことで交通事故や暴行事件が起きていること、特に一気飲みは強要しただけではなく一気飲みコールしただけでも罪に問われること、酒で危ない状態の人を放置することも罪に問われること等を説明しました。生徒からは「全然知らなかった！」と驚きの声が上がりました。CMで楽しいイメージばかり植えつけられているお酒が、実際は自分や相手の命を奪ってしまう薬物であることを再確認し、将来飲酒する際には、アルコールが分解される時間を考慮して飲む量と飲み終える時間を計算してから飲み始めること、飲みたい人が自分のペースで飲むこと、飲み過ぎないように周囲が見守ることなど、安全策を講じる必要があることも説明しました。

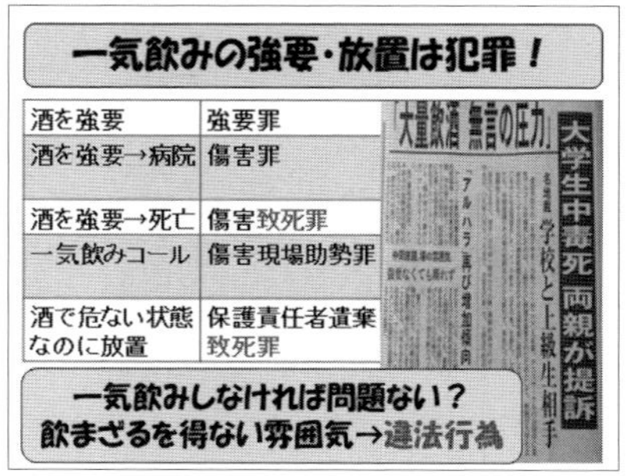
一気飲みの強要・放置は犯罪！
酒を強要　強要罪
酒を強要→病院　傷害罪
酒を強要→死亡　傷害致死罪
一気飲みコール　傷害現場助勢罪
酒で危ない状態なのに放置　保護責任者遺棄致死罪
大学生中毒死 両親が提訴
大量飲酒 無言の圧力
一気飲みしなければ問題ない？
飲まざるを得ない雰囲気→違法行為

後半は、飲酒時の性的接触はブレーキが効かなくなるので注意が必要なこと、性的接触には同意が必要なことを紅茶の動画（性的同意について解説したイギリスのアニメーション）で説明しました。事前アンケートで１～３割の生徒が性的接触OKだと思っていた４項目について、自分はOKでも相手もそうとは限らないこと、恋人でも夫婦でも毎回性的同意が必要で同意のない性的接触は暴力になることを説明し、ドラマやマンガなどの表現に影響されずにお互いの気持ちを大切にしてほしいことを伝えました。

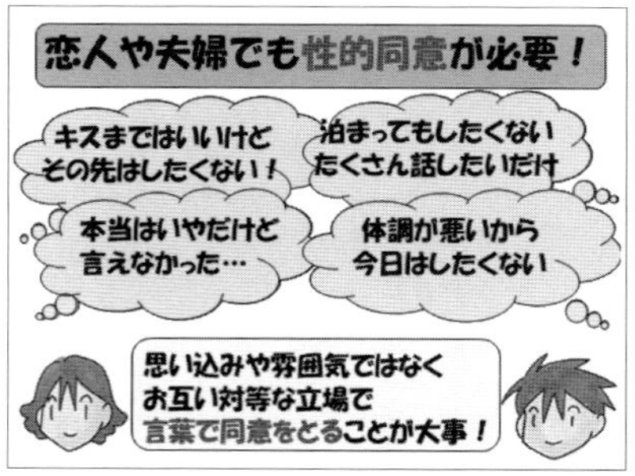
恋人や夫婦でも性的同意が必要！
キスまではいいけど その先はしたくない！
泊まってもしたくない たくさん話したいだけ
本当はいやだけど 言えなかった…
体調が悪いから 今日はしたくない
思い込みや雰囲気ではなく お互い対等な立場で 言葉で同意をとることが大事！

（3）事後アンケートと生徒の感想

「恋人同士なら性的接触するのは当たり前」と考える割合が、男子で４割から２割に、女子で２割から１割に減少しました。

また「お酒はそこまで危険なものだと思っていなかったが、自分だけでなく相手の命も奪ってしまう可能性があるので自分の安全も周囲の安全も守る必要がある」、「性的接触に限らず何をするにも自分の考えを押しつけず、お互いの意思をしっかり確認したい」といった感想が見られました。

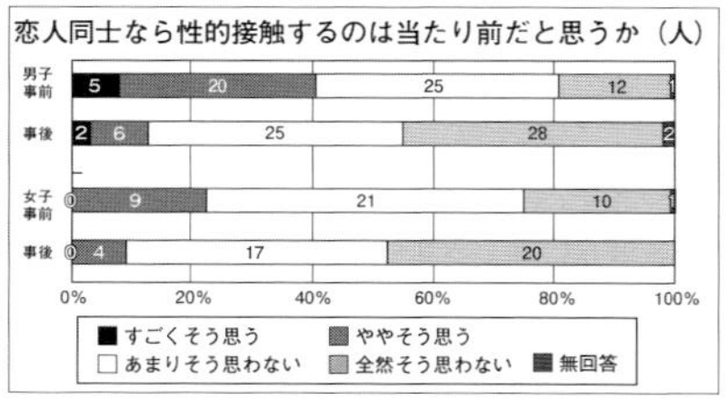

おわりに

将来安全に飲酒するためには、自分や相手の命を守るためのマナーを知っておく必要があります。ですが、500mLの缶ビールを２本飲むと分解するのに男性で８時間、女性で10時間かかるという話をすると、職員から「そんなに？」とどよめきが起こるように、大人ですら学ぶ機会がないのが現状です。

また、性的同意に関しては性交同意年齢が刑法では13歳と定められていたにもかかわらず※、当事者である中学生が学ぶ機会がありません。体の害に関することはもちろん大切ですが、それだけではなく、自分や相手の命と心を大切にしながらお互いに自分らしく生きていくために必要なことを、全ての子どもたちが義務教育の教科の中で学べるようになってほしいと願っています。

※刑法第176～178条は令和５年７月13日に改正され、性交同意年齢は16歳以上に引き上げられています。

保健指導の実践記録

課題意識を持ち行動する生徒を目指して

～生徒同士で働きかける歯と口の健康～

大分県 九重町立ここのえ緑陽中学校 養護教諭　菊池 千晴

はじめに

本校は平成25年に町内４つの中学校が統合して誕生した、生徒数200名程度の中学校です。統合を機に、ここのえ学園基本計画が策定され、町内のこども園、小学校、中学校、家庭、地域が連携して子どもの教育に取り組んでいます。本校の生徒は明るく素直ですが、学期末の生徒アンケートでは、自分の考えを伝えることや、自分の言葉で表現することの自己評価が低く、主体的に取り組む活動に苦手意識が感じられます。

養護教諭の研究部会にて、コロナ禍によりマスクの常時着用が続いたことや、給食後の歯みがきの取組が難しくなったことで、子どもの口腔環境の悪化が懸念されました。そこで各校の実態を共有したところ、う歯保有率の二極化や、う歯の複数保有、歯垢(しこう)の付着を指摘される児童生徒の増加、歯科検診後の未治療、保護者の意識の二極化といった問題が見えてきました。

１年生に歯科保健指導を行った際に、どの生徒も歯と口の健康保持のための行動目標を立てることができており、小学校からの保健指導の積み重ねを感じました。しかし、その後に行われた歯科検診では、歯垢の付着や歯肉の腫れで専門医の受診が必要と判断された生徒と、永久歯う歯を保有している生徒の数値が、それぞれ令和３年度の学校保健統計調査の結果よりも高く、歯の健康を守るための知識を理解しているものの、その健康を維持したり改善したりするための行動に移せていないのでは、という課題が見えてきました。

本校では、学校歯科医との連携やPTA専門部による保護者への呼びかけ、治療週間などの取組を行っています。このような従来の取組に加え、生徒会等で生徒が主体的に働きかけを行う活動を取り入れることで、生徒が課題意識を持ち、それを解決するために行動しようとする力を育むことができるのではないかと考え、生徒専門委員会による啓発活動を取り入れました。

放送委員会による取組

本町では、月に２～３回配信される栄養教諭が作成した食育動画教材を、町内の小中学校で給食時間に視聴しています。同じように歯科保健の動画を視聴できないかと考え、委員会からのお知らせ等を全校生徒に向けて行う放送委員会に作成を依頼し、給食時間に各教室にて視聴しました。

作成に当たって放送委員会の生徒と学校歯科医を訪問し、歯科検診から見えた本校生徒の実態や、う歯・歯垢の付着・歯肉の腫れなどを放置した際に起こりうることや、歯と口の健康を守るためのアドバイスを教えていただきました。話を聞いた生徒は、「このままでは緑陽中生の歯がボロボロになる。危機感を伝えよう」と動画作成に意欲を見せていました。１本目は「知識編」とし、歯が私たちの生活を支えていること、本校の生徒に多いう歯や、歯肉の腫れを放置すると起こること、今から自分の歯を80歳までの約65年間使い続けるために歯磨きをきちんとすることや歯科検診に行くことなど、行動が大事であることを伝えました。

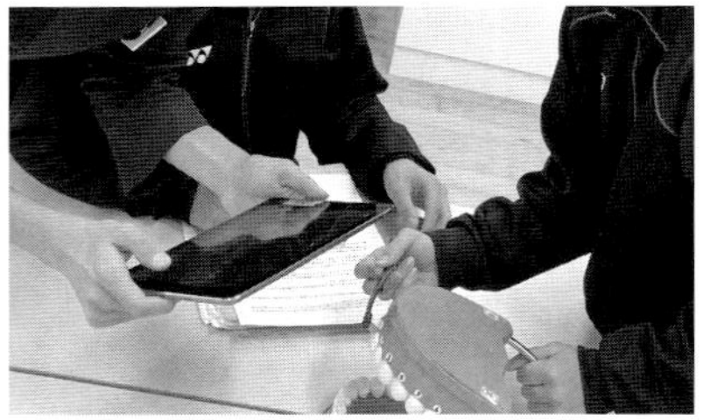

歯科保健の動画を作る生徒たち

次の「磨き方編」では、緑陽中生に磨き残しの多かった頬側の奥歯、前歯の裏や、溝が深くてう歯になりやすい奥歯の磨き方を実際に歯の模型を使用して動画で伝えました。生徒は毛先の当たり方がよく見える角度を話し合うなど、見やすいアングルを考えながら撮影を行っていました。撮影を進めながら口の奥には歯ブラシのヘッドが入りにくいことにも気づき、デンタルフロスや部分磨き用のブラシの必然性も紹介しました。

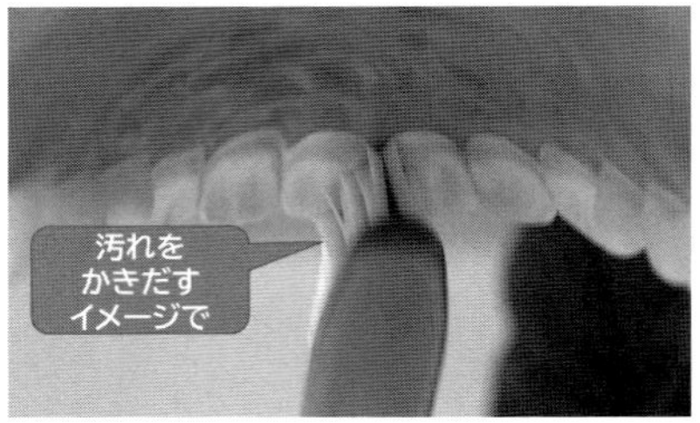

動画では歯磨きのポイントを紹介

視聴した生徒から「歯と歯ぐきの間を意識して磨くとよいことを知った」や「デンタルフロスを使おうと思う」などの声が聞かれ、その後のアンケートでは半数近くの生徒が歯磨きの回数を増やしたり、歯科医院を受診したりするなどの行動の変化につながりました。また、動画を健康診断前の保健指導として生徒が視聴するなど、繰り返し活用することができています。

保体委員会の取組

生徒会の振り返りから、給食後の歯磨きができていない実態があったため、保体委員会で話し合い、給食後の歯磨きを「毎日磨けた」と「３日以上磨けた」の項目で毎週金曜日の帰りの会にチェックを行いました。併せて、生徒同士で給食後の歯磨きを呼びかけ合いましたが、「昼休みは遊びたい」「歯磨きセットを用意していない」などの理由から給食後の歯磨きを行う生徒の増加はありませんでした。

また、歯磨き以外の歯と口の健康を守る方法も伝えるために、常時活動として行っている朝学活に行う簡単なストレッチ「めざめるタイム」に口腔体操を取り入れました。口腔体操を行うことで、「脳がめざめる、顔の筋肉がひきしまる、唾液が出てむし歯や歯肉炎の予防ができる」といった効果が期待できることを理解させ、学級ごとに行っています。口を大きく動かすことを恥ずかしいと感じている生徒もいるため、教職員にも口腔体操の意義を伝えて、学級全体で行いやすい雰囲気づくりを広めています。

終わりに

今回取組を進める中で、歯磨きの回数を増やすことや、受診をしようとする意識が高まりましたが、歯ブラシの準備や、受診の際に保護者の送迎が必要な生徒が多く、生徒の力だけでは難しい部分もありました。歯と口の健康を効果的に進めるには、歯磨きだけではなく、定期健診や食事のとり方、口腔機能などの多岐にわたるため、食育動画教材の視聴や栄養教諭による食育授業、PTAの役員が保護者に向けて治療を呼び掛けるなど、学校・家庭・地域・関係機関と連携しながら多方面から歯と口の健康を進めているところです。

そのため、養護教諭は生徒の実態を的確に把握し、教職員や保護者に情報を発信し、生徒の行動化につながる取組を計画的に行い、保健指導に積極的に関わっていくことが求められます。生徒たちが自分の歯と口の健康を守るために行動するための選択肢を提示し、将来の行動化につなげることを期待し、今後も取組を続けていきたいと考えます。

保健指導の実践記録

生徒と教師が楽しみながら創り上げる健康教育

～ICTを活用した主体的な委員会活動～

長崎県 大村市立郡中学校 養護教諭　荒木 誠子

はじめに

平成30年度から令和２年度の３年間、大村市養護教諭部会において「メディアコントロールから取り組む基本的生活習慣の定着～連携をキーワードにした取組を通して～」を主題に研究を行いました。取組のひとつに、大村市（小学校15校中学校６校）で統一したメディア利用のルールを作ろうと、市内児童生徒が自分の生活を振り返り、考えた意見を集約して作成した「守るバイ！メディア宣言！」があります。このメディア宣言は、養護教諭からの発信にとどまらず、大村市PTA連合会母親部会の協力により、掲示用ステッカーを作成してもらい、各家庭に配布しました。学校三師にも周知し、待合室にも掲示させていただき啓発しました。

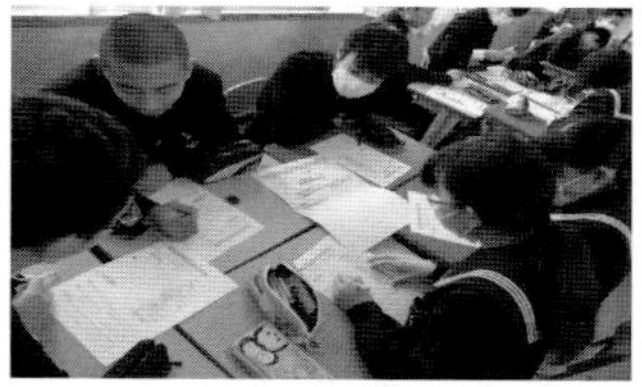

メディア利用のルールについて話し合う生徒たち

本校では、このルールを、学級活動の１時間を使い「ダイヤモンドランキング」の手法を用いて全学級での活動にて考えさせました。また、この宣言は、生徒たちの意見をもとに作成したルールであるため、生徒たち自身でも広げ、実践してもらうことを目的として、生徒会保健体育委員会によりPR動画を制作しました。生徒数660名を超える本校は、養護教諭も1.5人という条件です。なかなか学級へ出向いての保健指導の機会は持てません。コロナ禍で、大規模校における集会の難しさもあり、ICT機器を活用するしかないということになりました。しかし、今回の取組を通して、ICT機器の活用が、メリットをもたらす有効なツールとなっていることにも気づきました。このことがきっかけで、本校では、生徒が制作した動画の視聴を保健指導のひとつとしています。

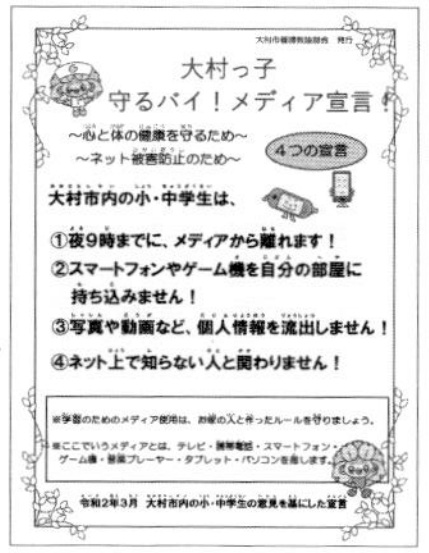

大村っ子
守るバイ！メディア宣言
～心と体の健康を守るため～
～ネット被害防止のため～
4つの宣言
大村市内の小・中学生は、
①夜9時までに、メディアから離れます！
②スマートフォンやゲーム機を自分の部屋に持ち込みません！
③写真や動画など、個人情報を流出しません！
④ネット上で知らない人と関わりません！

守るバイ！メディア宣言！

これまでの作品

令和２年度　「守るバイ！メディア宣言！PR」
令和３年度　「目とメディアの使いすぎに『郡中目の体操』」
令和４年度　「こころの健康」
令和５年度　「睡眠って大事！？」

活動の概要

３年生保健体育委員の生徒たちが中心となって取り組みます。活動は10月からスタートし、台本づくりは主に委員長が担当します。11～12月にかけて、３年生のメンバーで、台本確認と配役決め、そして、いよいよ動画制作へと進んでいきます。スタートから２年間は、台本づくりや構成、撮影、編集に至るまで、教師のサポートが必須でした。しかし、この取組も３年目となれば「先輩たちの取組を引き継ぎ超えていこう！」というやる気が芽生え、昨年度の「こころの健康」では、タブレットの普及も伴い、教師のサポートも最小限に、自分たちの手で企画・制作を進めていくことができました。

３年目の活動の具体例

①台本づくり

委員長がタブレットで「Googleドキュメント」に入力し、それを教師が確認します。その後、専門委員会では、各部員がタブレットを持参し「委員会のクラスルーム」を立ち上げ、ペーパーレスで台本確認と配役決めを行いました。

②アンケート作成

生徒の心の実態を知るために「Googleフォーム」を使って、委員長がアンケートフォームを作成し、各クラスの保健体育委員へ配信した後、各クラスの委員は、クラスの生徒たちへアンケート入力をさせました。委員長は、その結果を集約しグラフ化したものを発表に活用しました。

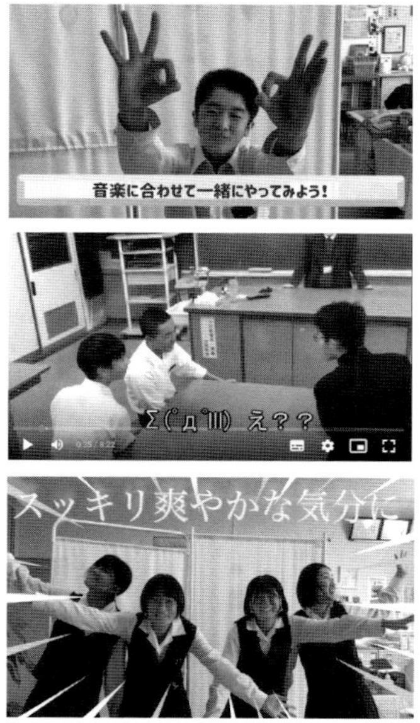

生徒たちが作った動画より

③動画制作

生徒たちの手作りの台本には、校長先生にも登場してもらい、動機づけの工夫を行いました。また、心の教室相談員の先生からは「ホメオストレッチ」（ホメオスタシスの機能を活性化するストレッチ）の方法を指導してもらい実践化を図るなど、生徒たち自ら校内の様々な先生方に協力をお願いしました。このように、どこにもないオリジナルの動画を創り上げることが、主体的に楽しく活動できる原動力となっているようです。ただ、動画の編集機能は、生徒のタブレットには備わっておらず、教師が実施しています。幸いなことに、保健体育委員会担当教師も、楽しみながら編集してくれています。

④全校生徒視聴

「Google Meet」を使い、生徒会集会において視聴します。集会後は、日常的に保健室前廊下に常設して放映し、季節や状況に応じて過去の動画も活用しています。なお、作品に登場している生徒の保護者にも同意を取り、公開の許可を得ています。

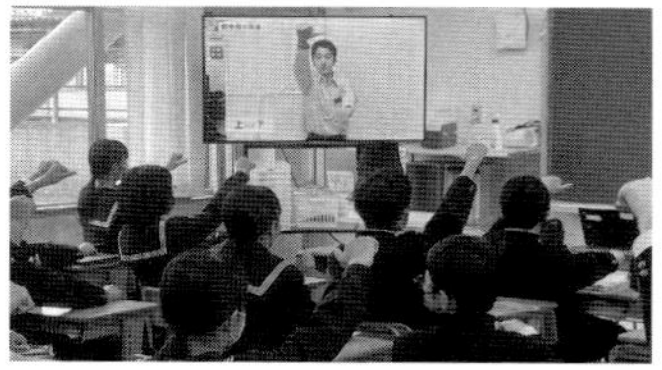

生徒会集会の様子

おわりに

養護教諭として、ICT機器による心と体への弊害を危惧する中、生徒たちのICT機器への適応はとても早い上に、うまく活用すれば大変効果的です。生徒も教師も、ともに遊び心を持ちながら取り組むことが継続の秘訣（ひけつ）です。本来であれば、制作した動画を視聴していただきたいところではありますが、情報セキュリティー遵守の観点から公開は見送らせていただきます。内容に興味を持たれた方は、本校へお問い合わせください。

【連絡先】長崎県 大村市立郡中学校　養護教諭まで　TEL 0957-55-8318

保健指導の実践記録

ほねパラーみんなで姿勢を正そうDay!ー
～確かな学びや育ちを支える姿勢指導を目指して～

東京都　江東区立第三砂町中学校 主幹養護教諭　原 亜希子

はじめに

本年度（令和５年度）、江東区中学校教育研究会の学校保健部会では、「確かな学びや育ちを支えるための姿勢指導」をテーマに研究を進めてきました。本区では、江東区で学ぶ小中学生が必ず身につける内容として「こうとう学びスタンダード（ネクストステージ）」を教育委員会が示し、各校ではこの内容がすべての子どもたちに身につくよう、指導に取り組んでいます。

「こうとう学びスタンダード」は、「学び方」「体力」「国語」「数学（算数）」「英語」の５つのスタンダードから構成され、「学び方スタンダード」には「背筋を伸ばした姿勢で座ります」と「姿勢」に関する項目が示されています。毎年「こうとう学びスタンダード定着度調査」が各校で実施されていますが、江東区全体の結果として、姿勢に関する定着度がほかの項目よりも例年、低い傾向にあるのが課題とされてきました。このような背景を踏まえ、各校の「姿勢に関する指導」を共有するとともに、よりよい指導のあり方について学校保健部会にて研究を進めてきました。

こうした中で本校では本年度、生徒が自らの姿勢に意識を向けることを目的として姿勢改善週間を実施しました。

保健委員会が作り上げる「姿勢改善週間」

姿勢改善週間「ほねパラ」は、保健委員会が主体となり実施しました。オリジナルキャラクターの「Mr.ボーン」（図１）の作成をはじめとする生徒目線の企画には、「多くの生徒に、姿勢に興味を持ってほしい」という保健委員の思いが込められています。

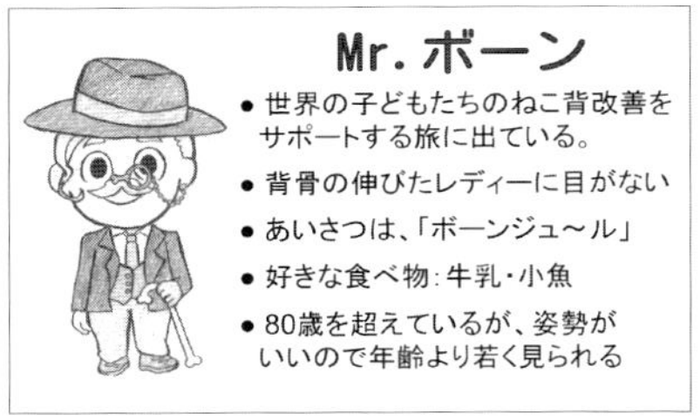
Mr. ボーン
● 世界の子どもたちのねこ背改善をサポートする旅に出ている。
● 背骨の伸びたレディーに目がない
● あいさつは、「ボーンジュ～ル」
● 好きな食べ物：牛乳・小魚
● 80歳を超えているが、姿勢がいいので年齢より若く見られる

図１　オリジナルキャラクター「Mr.ボーン」

朝礼で姿勢が悪くなってしまう理由や姿勢改善のメリットを発表する際には、Mr.ボーンを主人公に劇仕立てのスライドを作成。Googleのスクリーンキャスト機能を活用し、あらかじめ録画しておいたものを当日流したので、準備も含めスムーズに行うことができました。

校内に掲示するポスターの作成では、背中に背骨がプリントされたTシャツを着て、姿勢によって変わる背骨の様子を視覚的に捉えたものや四コマまんが風にアピールするものなど、見ていて楽しくなるポスターがそろいました（図２）。

期間中に「みんなで取り組めるもの」として実施したのが、「キャットレッチ（ねこ背改善ストレッチ）」（写真）です。授業開始時に保健委員が号令をかけ、一斉にストレッチをします。ぎこちなかったストレッチも１週間後には慣れた様子で行っていました。キャットレッチは区内でも複数の学校で実施しており、本校の実践においても大いに参考にさせていただきました。

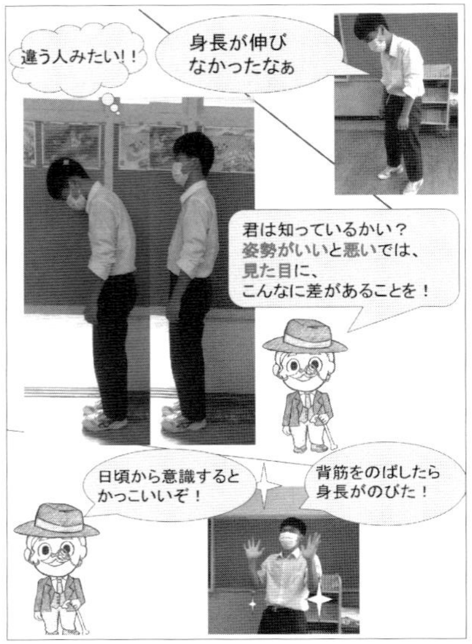

図２　校内に掲示した姿勢改善ポスター

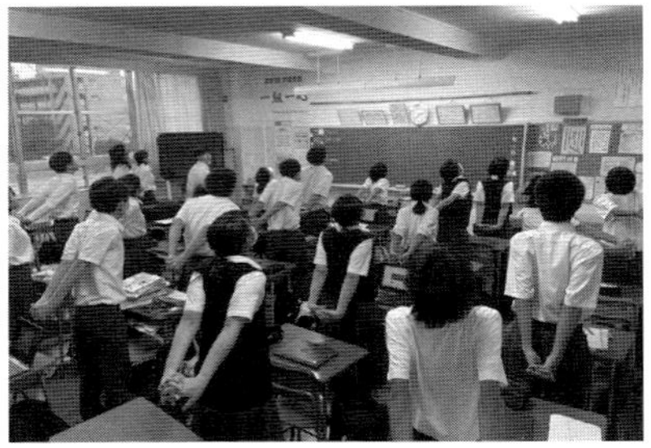

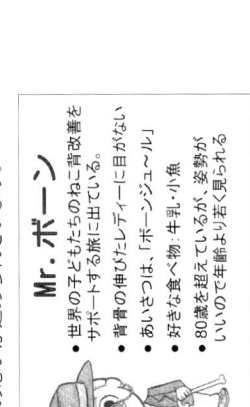

写真　みんなで取り組んだねこ背改善ストレッチ

事前・事後アンケートの結果から

姿勢改善週間の前後で、全校生徒を対象にアンケートを実施しました。アンケートの内容は次のとおりです。

〈アンケート（事前・事後）共通項目〉

●授業中、背筋を伸ばした姿勢で座っていますか。

●授業中、姿勢に気をつけていますか。

〈事前アンケート〉

●この１週間、頭痛や肩こりのような体調不良はありましたか。

●姿勢がよくなりたいと思いますか。

〈事後アンケート〉

●授業時間以外で、キャットレッチをやったことはありますか。

●姿勢改善週間を経て、体調や気持ちに変化はありましたか。

アンケートの結果、「授業中、背筋を伸ばした姿勢で座っている」「授業中、姿勢に気をつけている」と回答した生徒の割合が、事後アンケートでは大幅に増えていることがわかりました（全校で事前５割程度だったのが、事後では８割程度に増加）。授業のはじめに毎時間、ストレッチを実施したことで否応なしに「姿勢」に関する意識が高まったことが、その一因であると思われます。授業時間以外でキャットレッチを行った生徒も３割程度いました。また体調や気持ちの変化の項目でも、全ての学年で改善傾向が見られました。

姿勢改善週間により授業中の姿勢や意識の変化は実感しますが、生徒たちの中に定着させていくことが今後の課題です。「よい姿勢になりたい」と考える生徒は多くいますし、姿勢を意識する生徒も以前よりは増えてきていると感じる一方で、生活スタイルの変容（スマートフォンやICT機器の長時間使用）により、姿勢を維持する「姿勢体力」そのものが十分でない様子も見受けられます。こうした現状も踏まえて、今後も継続的な取り組みとして内容をブラッシュアップしていきたいと考えています。

終わりに

一人では実践しがたい健康教育ですが、研究を通して多くの情報や助言を得たことが自校での実践につながる大きな力となりました。様々な考えに触れ、指導の方策を模索することの大切さを改めて感じています。今後も多角的な視点を持って、生徒を主体とした健康教育に取り組んでいきたいと思います。

高校の保健室より

大切なからだと心を守るため　ー誰でもできる性教育の実践ー　前編

千葉県立柏陵高等学校 養護教諭　宇田川 和子

はじめに

私が性教育に力を入れようと思ったきっかけのひとつが、約16、17年前に起きた、高校生が子どもを産んで殺してしまったという事件でした。相手の男の子も高校生です。親がいない間に自宅で出産して２人で赤ちゃんを殺して竹やぶに捨てたという事件でした。それからも立て続けに似たような事件が起き、現在まで続いています。

ショックでした。周りにいる大人になぜ相談してくれなかったのだろうか。誰も相談できる相手がいなかったのだろうか。養護教諭はどうしていたのか。当時、教育困難校といわれる学校にいた私には、他人事とは思えませんでした。

自分が身近にいたら、大人として何ができただろう。そう思ったことが始まりです。今回は保健室で誰でもできる小さな実践をご紹介したいと思います。

子どもたちに伝えたいこと

1）自分で自分のからだを守ること
自分が守らなければ誰も守ってくれません。

2）将来を考えた行動をしてほしい
今がよければいい、と思ってした行動で将来、後悔することもあるため、様々な可能性について伝えています。

3）幸せになってほしい
養護教諭をしていると予期しない妊娠で中絶をする子どもたちに出会うことがあります。そんな子どもたちに幸せになってほしいといつも思います

保健室での実践

1）男の子＆女の子の勉強会

保健室での生徒との会話では、性に関することがよく話題になります。しかし保健室に来て相談できる生徒たちばかりではなく、なかには話せない生徒もいるはずです。そう思い、始めたのが男の子と女の子の勉強会です。

まず最初に、「いっしょに性のことを勉強しませんか？」というチラシを全校生徒に配布しました。参加者は少なかったのですが、「保健室はこういう相談に乗るよ」というＰＲ効果はあったと思います。

廊下を歩いていると数名の男子生徒から冷やかしのような声で質問されましたがきちんと説明してあげると真剣に聞いてくれて最後には「ありがとう」と言ってくれました。

2）大事な情報はトイレに

これはトイレに置いてあるウォールポケットです。ここに性に関する情報や冊子を入れて手に取りやすくしています。

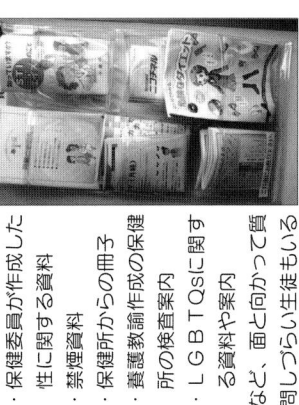

中に入っているのは
・保健委員が作成した性に関する資料
・禁煙資料
・保健所からの冊子
・養護教諭作成の保健所の検査案内
・ＬＧＢＴＱsに関する資料や案内

など、面と向かって質問しづらい生徒もいる可能性がある、でもみんなに知らせたい資料が多種多様に入っています。

3）男子生徒に向けた保健の話

ある日、新聞を読んでいたら「タマの話　おーい男子諸君！タマには玉の大きさ気にしろよ！」という記事を見つけました。ビックリ！　しました。熊本の池田クリニックの池田稔先生が新聞に書かれた記事です。池田先生は泌尿器科の先生で学校でも講演活動をされています。

それまで性教育といえば女子生徒の話ばかりになりがちでした。男子生徒に対しては、コンドームのつけ方、ペニスの大きさ、包茎、自慰行為などをテーマにすることはあっても、睾丸（こうがん）の話はしたことがありませんでした。その記事には「睾丸の発育が悪いと将来不妊症になる可能性がある」「大きかったり硬かったり左右対称でなかったりすると腫瘍の可能性がある」だから触って大きさをチェックしましょう、ということが書かれており、これは絶対、生徒にも伝えなければと思い、さっそく保健室で保健だよりを作成しました。

内容は「精巣（睾丸）の大きさを確認しましょう」ということに加え、ほかにも「包茎のこと（仮性包茎は治療の必要はありません。ペニスは清潔が大切です、よく洗いましょう）」「マスターベーションは正しい方法で行いましょう！」など、男子生徒に知ってほしいことを盛り込みました。

この保健だよりは、保健の授業でも配布してもらいました。女子生徒にも渡しています。

4）月経痛の保健指導（タイミングが大事）

保健室の利用で、月経痛がひどくて休養する生徒が以前より増えた気がします。ＰＭＳ（月経前症候群）の生徒も多くいます。

月経痛については、様々な機会をとらえて指導をするようにしています。

・入学時の保健調査（４月）…新入生対象
・内科検診の問診票（５～６月）…生徒全員
・修学旅行の保健調査（11月）… ２年生の生徒対象
・持久走の保健調査（12月）…１・２年生の生徒対象
・保健室来室時（随時）…月経痛で保健室休養した生徒対象

入学するときに保護者に緊急連絡先や既往歴を書いてもらう保健調査の中の内科の質問項目にも「月経痛がひどい」という項目を入れています。特にあてはまる項目に◎をしてくださいとしていますので、月経痛の項目に◎をつけた生徒に対しては、どのような様子か、学校を休むほどかを聞いて月経痛の保健指導を行います。

内科検診のときには、体調について問診票に記入してもらいますが、そこでも月経痛がひどいと書いた生徒に対して、保健指導をしています。これは全学年の女子生徒が対象です。

修学旅行の保健調査のときは２年生女子生徒が対象です。
持久走は体育の授業の関係で１年生と２年生女子生徒が対象です。

すると、何度も指導を受けることになる生徒も出てきますが、その生徒たちには「最近月経痛はどうかな？」という聞き方をしています。生徒も「またですか？」と迷惑がることはなく、むしろ「心配してくれているんだ」ということが伝わるようです。

そして一番効果があるのは月経痛がひどくて保健室を利用したときの指導です。本校では保健室で休養をする場合には、職員室にある来室カードを持参して保健室を利用するようになっています。そのカードを見るといつ、どのような理由で保健室を利用したのか、利用歴がわかるようになっています。月経痛での休養が多い生徒に対しては、痛みがおさまった頃を見はからって保健指導を行います。絶好の指導のタイミングです。

次回は具体的な指導内容についてご紹介します。

高校の保健室より

大切なからだと心を守るため　―誰でもできる性教育の実践―　後編

千葉県立柏陵高等学校 養護教諭　宇田川 和子

前回（6月8日号）は、私が行っている性教育の実践についてご紹介しました。今回は、月経に関連して来室する生徒への保健指導を行う際のポイントをご紹介します。

月経困難症の生徒への保健指導

1）鎮痛剤は早めに服用する

鎮痛剤は痛みが来るなとわかった時点で服用するように勧めています。ただ、もし飲み忘れたとしても、授業を少しでも楽に受けるためにも、飲まないよりは飲んだ方がよいと伝えています。時折「鎮痛剤はくせになるのではないか」と過剰に心配する人がいますが、用法用量を守って使用すれば大丈夫です。痛みを我慢する時代ではありません。

2）生活習慣の見直しをする

思春期の女子のからだはとてもデリケートで、ちょっとしたことでホルモンバランスがくずれます。その予防のためにも、生活習慣がとても大切だという話をします。例えば睡眠、栄養バランスの良い食事、ストレスケア、体を冷やさない、運動などについてです。これらについてはプリントを作成してあるので渡します。

3）月経ダイアリーをつける

月経に関連した症状で来室することが多い生徒には、月経記録（月経ダイアリー）をつけるように勧めています。記録のつけ方についてはプリントにまとめて渡していますが、最近はスマホで月経記録をつけられるアプリもあるため、生徒にとっても記録をつけるハードルが低くなっているようです。

PMS（月経前緊張症）が疑われる生徒も増えてきているのを感じますが、記録をつけていれば、月経前の頭痛やイライラなども確認でき、自分でも症状の予測ができるようになります。また、婦人科受診の際にも参考資料として持参するように伝えています。

4）月経困難症チェックリスト

月経痛を訴える生徒の場合、「月経困難症」の可能性もあることを説明し、月経困難症のチェックリストをやってみることを勧めています。

チェックリストについては医療機関などのHPを参考に作成しています。

5）受診を勧めます

生活の改善をしても変化がない場合は、婦人科受診を考えるよう、伝えています。

初めての受診は不安なものです。内診も嫌なことでしょう。なぜ必要なのかを事前に説明するための、産婦人科受診マニュアルというプリントを作成しました。事前に内診をする理由を伝えておくことにより、心構えができ、少しでも納得して診察が受けられると思います。

プリントの内容を一部ご紹介します。

《内診について》
内診でしか得られない情報があります。例えば、子宮の硬さや圧痛があるか、まわりとの癒着があるかなどは子宮を押してみないとわかりません。どうしても内診が嫌な場合は医師や看護師に相談してみましょう。
《受診するときの服装》
できればパンツよりゆったりとしたフレアスカートがお勧め。
《受診の際の持ち物》
・健康保険証
・ナプキンやおりものシート（念のため）
・問診で伝えたいこと（いつからどのような症状があるのか、困っていること、希望すること）を書いたメモ
・月経ダイアリー

生徒の月経についての悩みの背景には、治療が必要な病気が隠れている場合もあります。保健室での対応が生徒の将来に関わることもあると考え、接しています。

保健指導用資料の作成

いつでも必要なときにさっと生徒に渡せるよう、作成した資料はポケットファイルに入れて準備しています。

制作した資料の一部を紹介します。

・おりものチェックシート
・月経痛と上手につきあうために
・月経困難症について
・生理不順について
・月経前緊張症（PMS）について
・PMSチェックシート
・月経困難症チェックリスト
・生理が来ない
・性感染症（STI）チェックシート男子編
・性感染症（STI）チェックシート女子編
・保健所の検査案内
・近隣の女性の産婦人科の病院リスト（病院ナビ、ナビタイム、お医者さんガイド、病院検索ホスピタなどより検索）

上記のうち『生理が来ない』という資料は、タイトルの通り「生理が来ない」という相談を受けた場合に渡している資料です。そのような相談を受けたことがある先生も多いでしょう。

思わず「妊娠？」ということが頭をよぎると思いますが、なかなかダイレクトには聞けません。でもとても大切な質問です。この資料には生理が来ない場合の可能性として以下の内容を挙げています。

□初経が来ない
□ダイエット
□運動性無月経
□病気の場合
□妊娠した場合

この内容についての説明が書かれていますので、このプリントがあれば聞きにくい話も必要なこととして進めていくことができます。

そのほかにも研修会などでいただいた資料や、医療機関が発行している性感染症のハンドブックなどを、保健室で生徒に必要だと思うタイミングで渡しています。

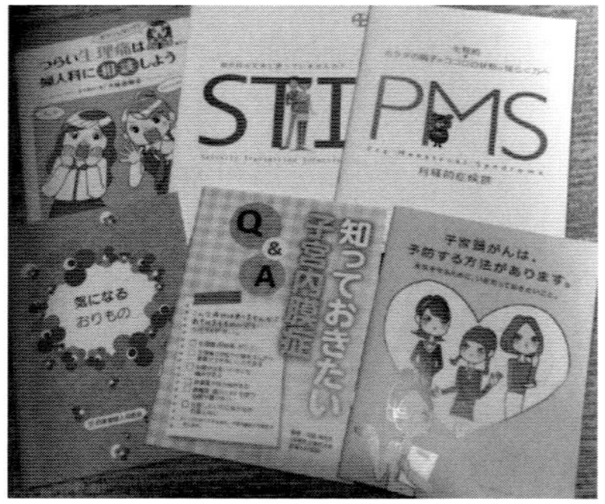

最後に

保健室でできる小さな実践をご紹介いたしました。性教育というと外部講師が講演会を実施したり、あるいは自分が講師を務めたり、という方法もあると思います。それを起爆剤として日々の実践の中で継続してできることを行っている先生方も多いことでしょう。中には性教育に制限がありできないという学校もあるかと思います。

そのような先生方や学校の参考に少しでもなればと思います。

参考
宇田川和子編著『保健室ですぐに使える 養護教諭のための保健指導資料集』労働教育センター刊、2022年
八田真理子著『思春期女子のからだと心Q&A』労働教育センター刊、2020年

潰瘍性大腸炎ってどんな病気？

島根大学 医学部 内科学講座第二 教授　石原 俊治

潰瘍性大腸炎とは？

潰瘍性大腸炎（UC）は、炎症性腸疾患（IBD）と呼ばれる病気のひとつであり、大腸の粘膜に潰瘍やびらん（傷）が生じ、慢性的に炎症が持続する病気です。

大腸の病変は直腸から連続的に口側に広がり、大腸全体に及ぶことも少なくありません。主な症状は下痢、粘血便、腹痛、発熱などで、腸以外にも関節、眼、皮膚などに合併症を起こすこともあります。治療に抵抗する場合や、治療に反応しても再燃することも多く、本邦では厚生労働省の指定難病になっています。

近年、本邦では潰瘍性大腸炎の患者数が急増しており、厚生労働省研究班から2019年に発表された論文※1では約22万人となっており、1991年に行われた同様の全国調査※2の結果と比べると約10倍の患者数になっています。

この病気は、若年から高齢まで広い年齢層で発症しますが、発症年齢のピークは20歳代と若年層であり、高校性の頃に発症することもまれではありません。10歳代～20歳代の前半では女性に比べて男性の有病率がやや高くなっています。

一方、世界における潰瘍性大腸炎患者の分布をみてみると、北米、ヨーロッパ、オーストラリアなどに多く、アフリカや東南アジアに少ないという傾向があります。潰瘍性大腸炎が発症する原因は未だ十分に解明されていませんが、遺伝的な要因に加えて、食生活の欧米化、感染症、腸内細菌などの複数の因子が複雑に絡み合うことで発症すると推測されています。

潰瘍性大腸炎はどのように診断されるのか？

先述したように、潰瘍性大腸炎の典型的な症状は、下痢、腹痛、粘血便、発熱などです。粘血便や発熱などの症状が出現すれば、多くのみなさんは医療機関を受診し、原因を調べることになると思います。

しかし、発症の仕方は患者さんによって様々で、下痢のみで発症するような場合もあり、そのような場合は早期から潰瘍性大腸炎を疑うことは容易ではありません。特に高校生などの若年者の場合は、下痢の症状が難治性の病気であるという認識にはなりにくく、頻度が高い疾患である過敏性腸症候群などとして治療されているケースも少なくありません。「下痢が続き整腸剤などでよくならない場合」は注意が必要で、早めに医療機関を受診することをお勧めします。

下痢、粘血便、発熱などの症状を引き起こす病気は多くあり、特に細菌やウイルスの感染症による腸炎は最も除外が必要な病気です。それ以外にも、ほかの病気で飲んでいる薬の影響や、免疫異常などによって引き起こされる特殊な腸炎もあり、潰瘍性大腸炎の診断は慎重に行われる必要があります。

高校生の年代の場合、長引く下痢や粘血便などの症状が出現した場合には、早めにご家族あるいは学校関係者の方々に相談し、専門機関を受診することが望ましいです。

医療機関では、症状や生活歴などが入念に聴取された後に、採血、便の細菌検査、CTや腹部の超音波検査などが必要に応じて行われ、最終的には大腸内視鏡検査と腸粘膜の組織検査などによってほかの疾患が除外されたうえで、潰瘍性大腸炎の診断に至ることになります。

潰瘍性大腸炎にはどんな治療法があるのか？

潰瘍性大腸炎と診断されると、まず、病気がどの程度悪いのか？　という「重症度」を評価する必要があります。病気が大腸のどこまで広がっているのか、粘血便は１日に何回あるのか、発熱や貧血の程度はどうか、などの項目が評価されて重症度が決まります。

治療は、基本的に重症度に応じて行われます。軽症の場合はメサラジンという飲み薬で治療し、それで十分に効果がない場合、あるいは中等症以上になると、ステロイドが使用されます。

それでも治療に抵抗する難治例では分子標的薬という最新の薬が使用されることになります。ここ数年で、新たに数種類の分子標的薬の使用が可能となり、現在では治療選択肢も増えています。もちろん、おのおのの薬の効果と安全性は様々な研究で確認されていますが、患者さんによっては薬の副作用が出現することがあります。治療の前には、ご本人だけではなくご家族も一緒に、薬の効果と副作用について十分に理解をしていただき、治療が始まった後に体調に異変があれば、どんな小さなことでも相談することが必要です。

また、副作用だけではなく、薬の効果が不十分なときには、頻回の下痢や出血、発熱など、急激に症状の悪化を来すことがあり、重症の場合は手術に至ることもありますので、症状の変化は躊躇せずに主治医や周囲の方に伝えることが大切です。

日常生活の注意事項は？

潰瘍性大腸炎患者さんの食事については、症状が落ち着いている寛解期には厳密な食事制限は不要ですが、活動期には低脂肪で低残渣（低食物繊維）の食事が推奨されます。食事療法だけで腸の炎症を改善させることは難しく、先に述べたような薬物による治療が必要です。また、症状の増悪には肉体的疲労や精神的ストレスが関連することもありますので、規則正しく無理のない生活をすることが大切です。

現在では、様々な治療法によって寛解の維持が可能な場合も多く、進学や就労に影響を与えることも少なくなってきています。ただし、潰瘍性大腸炎は原因が不明であることから、現時点では発症を予防することはできません。

コロナ禍での潰瘍性大腸炎は？

新型コロナウイルス感染症が流行し始めた2020年の前半には、ウイルスに感染した潰瘍性大腸炎患者さんを全世界の国々から登録するWebシステムが立ち上がり、コロナ禍における潰瘍性大腸炎の状況がリアルタイムで発信されていきました。

その調査では、一般の方に比べて患者さんがウイルスへの感染率が高いことはないものの、高容量のステロイドで治療されている場合は重症化するリスクがあり、注意が必要と報告されました。また、ワクチンについては、一般の方同様に感染の予防や重症化を防ぐメリットがあるとされています。

おわりに

「潰瘍性大腸炎はどんな病気なのか？」という点について概略を述べました。本邦では難病指定を受けている病気ではありますが、少しずつ病態も明らかになり、治療法も進歩しています。今後の研究の進歩によって、患者のみなさんが、より安心して普通の生活が送れるようになることを期待しています。

1）Murakami Y, Nishiwaki Y, Oba M, et al. "Estimated prevalence of ulcerative colitis and Crohn's disease in Japan in 2014: an analysis of a nationwide survey." *Journal of Gastroenterol.* 54(12):1070–1077, 2019
2）Morita N, Toki S, Hirohashi T, et al. "Incidence and prevalence of inflammatory bowel disease in Japan: nationwide epidemiological survey during the year 1991." *Journal of Gastroenterol.* 30(Suppl 8):1–4,1995

せめて学校が安心／安全な場所であるために

宝塚大学 看護学部 教授　日高 庸晴

LGBTQの存在割合

近年、LGBTQをはじめとするセクシュアルマイノリティの存在割合（人口規模）について様々な調査が実施されるようになり、これまでに８％～10％と推定される数値が発表されています。学校に置き換えれば当然どのクラスにも該当する生徒が存在することになりますが、実際にその実感を持っている先生方は少ないのではないでしょうか。

確かにマイノリティではありますが「教師生活で一度も出会ったことがない」「受け持ったことがない」と断言できるほどの少数ではありません。一方で、生徒から性的指向や性自認についてカミングアウトされることがなければ、彼らの存在に気づくことはないために「出会ったことがない」と感じている先生方が少なくないものと思われます。

筆者が2019年度に36自治体の小・中・高・特別支援学校の教員を対象に実施したLGBTQに関する意識調査（有効回答数21,634人）では、「性的マイノリティの児童生徒は、少なくともクラスに１人はいると思う」と認識している先生方は34.8％でした。すべての教師が「当然どのクラスにも存在するものだ」と十分に認知している状況が理想的ですが、教員養成課程におけるLGBTQに関する学びの機会も極めて限定的であるのが現状です。この状況を少しでも変えていく、あるいは補完するためには、養護教諭研究会や自治体（教育委員会）主催の研修などの機会をフル活用して、最新の情報を入手し、知識の補充や生徒対応において求められるリアルな感覚や人権感覚をアップデートしていくことが求められます。

LGBT理解増進法の成立

2023年２月に首相秘書官が性的マイノリティや同性婚について「見るのも嫌だ。隣に住んでいるのもちょっと嫌だ」と発言したことや、同性カップルの権利保障をめぐっては「社会に与える影響が大きい。マイナスだ。(官邸の）秘書官室もみんな反対する」と、明らかな差別発言がありました。この発言もきっかけとなり、停滞していたLGBT法案の審議が再度開始され、６月にいわゆるLGBT理解増進法（正式名称：性的指向及びジェンダーアイデンティティの多様性に関する国民の理解の増進に関する法律）が国会で成立しました。2021年５月に超党派の国会議員によって構成されるLGBT議員連盟がまとめた当初案よりかなり後退した内容になりましたが、この法がどのように機能していくのか注視していく必要があります。

性的指向や性自認の違いにいつ気付くのか

筆者が2019年にLGBTQを対象にした全国インターネット調査（有効回答数10,769人）によれば、「周囲との違いに初めて気付いた」年齢の平均は14.0歳と示され、トランスジェンダーはその時期がより早くトランス女性（Male To Female:男性から女性へのトランスジェンダー）11.29歳、トランス男性（Female To Male：女性から男性へのトランスジェンダー）10.19歳であり小学校４～５年生の時期でした。レズビアンは14.77歳、ゲイ13.35歳、バイセクシュアル男性15.64歳、バイセクシュアル女性16.60歳であり、性自認と性的指向の気づきの時期に違いがあることが明確化されています。また、周囲の人と違うと初めて気づいたとき、誰かに相談したいと思ったかを尋ねたところ、全体の24.1％が「相談したかった」と答え、現在の10代は最もその割合が高く、３人に１人（33.6％）が相談できる相手を求めていることがわかっています。

自分が何者なのかと時に戸惑いや不安を感じた彼らは、インターネット（Google, YouTube, Twitter, TikTokなど）で性的指向や性自認の多様性やLGBTQに関する情報を検索します。そのとき、肯定的な情報だけが検索結果として表示されるのではなく、差別的かつ攻撃的な情報もあふれかえってしまっているのが現状です。

LGBT法審議に伴って看過できないことは、国会議員のみならず匿名のSNS空間においてLGBTに関して誤解や偏見に基づく差別発言、ヘイトスピーチがあふれかえってしまい、今なおその状況が続いていることです。自らが気づいた性的指向や性自認が多くの他者と異なるのかもしれないと時に困惑したり苦悩したりしているかもしれない児童生徒に対しても、これらの情報が届いてしまっています。思春期の当事者にとって心理的葛藤を伴う極めてセンシティブな内容であるがゆえに、親子関係が良好であるか否かにかかわらず、親へのカミングアウトはハードルが高いもので、10代のカミングアウト割合は30％程度と見積もられています。そのような中で、せめて日常生活の基盤であり多くの時間を過ごす学校は、彼らにとって安全な、安心できる環境であってほしいと思います。

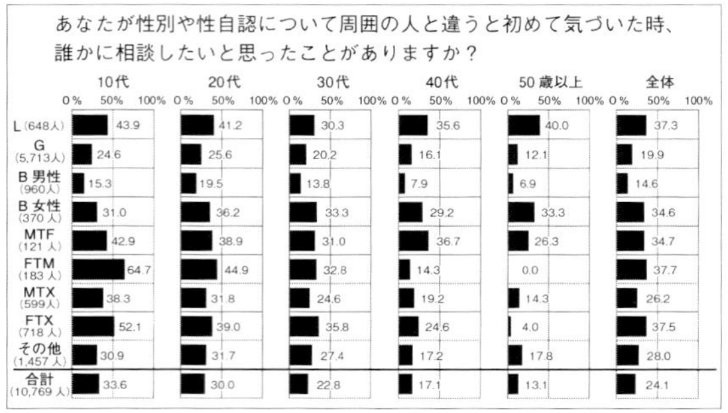

性別や性自認に関する相談　第２回LGBT当事者の意識調査（ライフネット生命委託調査）より

養護教諭に求められること

養護教諭の活躍が期待されていることを示す調査データがあります。ゲイ・バイセクシュアル男性を対象にした調査(5,731人)※では、学校で仲間はずれにされていると感じた/教室で居心地の悪さを感じた/いじめ被害経験がある者の約４割は、「用事がないのに保健室へ行った」経験があることがわかっており、彼らにとって保健室が一時避難場所になっている可能性が十分にあります。そのため、学校という空間の中では、養護教諭が当該生徒とまず接する機会が多いと考えられ、その際の対応を期待されているのです。

養護教諭との日々の会話のみならず保健室の廊下などに貼付する掲示物（『中学保健ニュース』など）や、保健室の中にLGBTQに関する書籍を数多くそろえておくことも“LGBTQフレンドリーな環境を整備するための取り組み”として有効でしょう。学校の図書室に同様の書籍を配架することも増えてきているようですが、図書室では手に取れない、借りることができない生徒もいるため、安心できる保健室で本人のペースに合わせて閲覧できること、その空間を確保することも養護教諭ができる役割のひとつです。そして保健室のみならず、学校全体が性的指向や性自認、これらに連動することが多い性別表現の多様性を保障するような環境づくりに寄与するよう、教職員全体でこの取り組みの必要性を強く認識して行動に移すことが、今、求められています。

※ https://www.health-issue.jp/Health_Report_2015.pdf

精巣腫瘍

若年層に多いがん　精巣腫瘍

神奈川県立がんセンター 泌尿器科 部長　岸田 健

精巣腫瘍とは

精巣は男性の生殖器で、精子や男性ホルモンを産生する臓器です。その精巣の細胞から発生する腫瘍を「精巣腫瘍」と呼びます。多くは精子のもとになる細胞から発生し、ほとんどが悪性腫瘍（がん）です。

精巣腫瘍は、発生頻度が人口10万人当たり1～2人という珍しい病気ですが、ほかの多くのがんが高齢者に多く発生するのに対し、精巣がんは15～35歳の若い方に発症することが特徴で、この年代の男性にできる悪性腫瘍の中では最も頻度が高いものです。

さらに、精巣腫瘍は進行が早いことも特徴で、約2割の患者さんでは血液やリンパ液を介して肺やリンパ節などに転移が生じた状態で発見されます。精巣腫瘍そのものの症状は気づきにくいため、転移した部位に症状が出てから発見される場合もあり、進行すればするほど治療の負担は大きくなります。

将来のある若者に発症する、進行が早いがんですので、早期発見、早期治療が非常に重要な病気です。

早期発見・早期治療のために

精巣腫瘍では多くの場合、精巣の腫れがあっても痛みや熱などの症状を伴うことはありません。特徴的な症状として、通常弾力がある精巣が触れると一部が固くなっている、でこぼこしているなど、触って初めて気がつくことが多いのです。また片方の精巣が大きくなり、左右を比べて大きさが違うことで気づくケースもあります。まれに両側に腫瘍が発生する場合もあり注意が必要です。

多くの男性にとって、陰嚢はなかなかじっくり見ることの少ない器官かもしれません。入浴時に体を洗うときなどに、たまたま腫れていることに気がつく、ということが多いようです。

そして精巣が腫れていることを自覚していても、痛みなどの症状がないため、若い男性の場合、「恥ずかしい」などの理由で泌尿器科を受診せずに放っておくというケースが少なくありません。かなり大きな腫れとなり、歩きにくいなど、生活に支障が出て、ようやく受診されるケースもよくあります。

先述の通り、精巣がんを放置していると転移が進んでしまいます。おなかのリンパ節に転移し、おなかのしこりや腹痛、腰痛などの症状が出る。首のリンパ節に転移し、首にしこりができる。肺に転移し、健康診断のレントゲン写真で引っかかる、せきが止まらない、息が苦しいなどの症状が出る。こういったさまざまな症状でほかの科を受診し、検査を進めてようやく精巣がんが発見されるというケースもあります。中には、そこまで進んでもまさか関係ないだろうと精巣の腫れについて医師に伝えず、原因不明のまま検査が進む、などということもあるくらいです。

最近ではインターネットで「精巣の腫れ」について自分で調べて早めに泌尿器科を受診する、というケースも増えています。ただ、中学、高校生の年代で「がんかもしれない」と思って受診を決めるのはかなりの勇気を要することでしょう。もし相談を受けたら、治りやすい病気だから心配しないで早めに受診するように勧めてください。精巣腫瘍は泌尿器科医師であればすぐに診断できる病気です。陰嚢について気になる症状があったら、まず泌尿器科を受診する、ということが大切です。

精巣がんの治療

精巣腫瘍はほとんどの場合が悪性であり、進行すれば命に関わる病気です。また進行が早く、中には治療のかいなく3か月で亡くなられてしまうといったケースもあります。

しかし、幸いなことに精巣がんは抗がん剤がよく効くがんであり、適切に治療することで完治する可能性が十分にあるがんなのです。転移している進行がんの状態でも、約8割は完治することができます。しかし病気が進めば進むほど完治の可能性は低くなりますので、早期受診による早期治療が完治のために何より大切です。

精巣がんと似ている病気

精巣腫瘍の主な症状である精巣の腫れは、ほかの疾患でも見られることがあります。ここでは似た症状が出る可能性のある精巣の病気を紹介します。

大切なことは、これらの疾患は専門医でも精巣腫瘍と見分けがつきにくい場合がある、ということです。さらにどの疾患も早期の治療が必要です。素人判断せずに早めに泌尿器科を受診し、診断、治療を受けましょう。

《陰嚢水腫》

陰嚢に水がたまる病気です。新生児や乳児に比較的よく見られる病気ですが、大人にも起こることがあります。陰嚢が弾力のある腫れ方をするのが特徴で、多くの場合、痛みを伴いません。

《精巣上体炎／精巣炎》

精巣上体、精巣への感染症により陰嚢が腫れる疾患です。

精巣上体炎は主に尿路からの細菌感染によって炎症を起こし陰嚢全体が腫れ、痛みを伴います。尿道炎や前立腺炎を併発して尿が近くなったり、排尿痛を起こしたりする場合があります。クラミジアや淋病などの性感染症が原因で起こることもあります。

精巣炎は、ほとんどの場合はおたふくかぜの原因となるムンプスウイルスの感染によるものです。周囲におたふくかぜにかかった子どもが居る場合、この疾患が疑われます。精巣に炎症が起こり、腫れて痛み、発熱を来します。両側に発症すると、不妊症の原因になることがあります。

《精巣捻転》

精巣につながる血管がねじれて締めつけられ、精巣への血流が止まってしまう病気です。血流が止まったままでは精巣が壊死してしまうため、早期に手術する必要があります。思春期前後の青少年に多く、夜間から早朝にかけてや、冬などの寒い時期に起こることが多いとされています。激しい痛みで始まり、次第に陰嚢が腫れていきます。

泌尿器科受診について

泌尿器科は、副腎、尿路臓器（腎臓、尿管、膀胱、尿道）、男性生殖器（前立腺、陰茎、精巣）などに関わる疾患を診断、治療する診療科です。大抵の総合病院には泌尿器科があり、泌尿器科の外来専門クリニックも増えています。昔の「性病科」のようなイメージの診療科ではなく、気軽に受診してもらって構いません。

一方、中学・高校生の年代では、泌尿器科にかかったことがある方は多くないでしょう。そして性器に関わる症状については保護者や先生にも相談しづらいことと思います。

受診をためらっているうちに症状が進行してしまう、といったことがないよう、生徒さんが相談に来られたら、恥ずかしがらず、すぐに泌尿器科を受診するように勧めてください。養護教諭の先生方には、「男性性器についての相談は早めに泌尿器科へ」ということを知っておいてほしいと思います。

新型コロナウイルス感染症後遺症の診療現場から

ヒラハタクリニック 院長　平畑 光一

コロナ後遺症の現状と、必要な初期対応

2023年5月7日、厚生労働省発表で感染者数は約3380万人とされていますが、その後第9波もあり、かなり多くの方が新型コロナウイルス感染症（以下新型コロナ）に感染したと考えられています。2023年11月～12月に行われた厚生労働省の調査[1]では、新型コロナに罹患した後にできる抗体（N抗体）の保有率が0～4歳は48.0%、5～9歳は78.1%、10～14歳は最も高く83.9%、15～19歳は77.0%であったことが判明しており、かなり多くの子どもたちが新型コロナに罹患したことがわかっています。また、厚生労働省研究班の行った19万人の調査では、5～17歳の後遺症の発症率は6.3%と報告されています[2]。7割が感染し、そのうち6%が後遺症になるとすると、単純計算では100人の生徒中、4人が後遺症を抱えているということになります。

つまり、多くの学校でコロナ後遺症の生徒が「いる」と考えることが適切です。例えば一人のコロナ後遺症の生徒から相談されたときに「我が校でコロナ後遺症になっているのはあなただけです」というような対応をしてしまうと、現実とは大きく乖離した説明になってしまう可能性があります。後述するように、コロナ後遺症は「無理をすると悪化する病気」「適切な負荷に抑えることで改善する病気」ですので、相談しやすい環境をつくり、無理をさせないことが生徒を守るうえで非常に大切です。逆に相談しづらくし、無理をさせてしまえば、生徒の未来を大きく制限してしまうことにもなりかねません。

コロナ後遺症の類縁疾患として筋痛性脳脊髄炎／慢性疲労症候群（ME/CFS）という疾患があり、診療ではその重症度の目安であるPerformance status（PS）という指標を用いています（表1）。PS0では罹患していない人と同じように動けますが、PS9になると自分ではほとんど動けず、おしめを履いてお尻を拭いてもらう生活になります。PS6の基準は「調子のよい日は軽作業は可能であるが、週のうち50%以上は自宅にて休息している」であり、「準寝たきり」に相当する状態です。当院の、新型コロナ発症から60日以内に受診していて、PS6以上になった患者さん824人の問診を調査したところ、60日以内にPS6以上になっていた人の割合が86.4%でした（表2）。9割近い方が新型コロナ発症から60日以内に悪化していたわけで、新型コロナ罹患後の2か月が非常に大切であることを示していると考えています。新型コロナ罹患後の早い時期に部活動などで激しい運動をした生徒が、運動を契機に非常に重い後遺症になってしまうケースを多く経験していますので、「新型コロナ罹患後は2か月間無理をさせない」ということをぜひ徹底していただきたく思います。

PS0	倦怠感がなく平常の生活ができ、制限を受けることなく行動できる。
PS1	通常の社会生活ができ、労働も可能であるが、倦怠感を感ずるときがしばしばある。
PS2	通常の社会生活ができ、労働も可能であるが、全身倦怠のため、しばしば休息が必要である。
PS3	全身倦怠のため、月に数日は社会生活や労働ができず、自宅にて休息が必要である。
PS4	全身倦怠のため、週に数日は社会生活や労働ができず、自宅にて休息が必要である。
PS5	通常の社会生活や労働は困難である。軽作業は可能であるが、週のうち数日は自宅にて休息が必要である。
PS6	調子のよい日は軽作業は可能であるが、週のうち50%以上は自宅にて休息している。
PS7	身の回りのことはでき、介助も不要ではあるが、通常の社会生活や軽作業は不可能である。
PS8	身の回りのある程度のことはできるが、しばしば介助がいり、日中の50%以上は就床している。
PS9	身の回りのことはできず、常に介助がいり、終日就床を必要としている。

表1　PS（performance status）

株	総人数（人）	PS6以上（人）	PS6以上率（%）	60日以内率（%）	60日以降率（%）
オミクロン	1104	228	20.7	89.0	11.0
以前	1589	596	37.5	85.4	14.6
全体	2693	824	30.6	86.4	13.6

この集計は、患者さんに日誌を付けていただいたわけではなく、受診されたときの問診データを用いています。（発症から1年後に受診された場合は、たとえ発症直後にPS6になっていても、365日とカウントされてしまう）そこで、対象を発症から60日以内に受診している患者さんに限定しています。

表2　PS6以上の方の問診調査結果

知っておくべきこと

コロナ後遺症では、非常に多様な症状が見られることが指摘されています。論文によっては、200種類以上の症状があると指摘しているものもあり、ありとあらゆる臓器に影響が出る可能性があります。生徒では起立性調節障害（以下OD）と同様の症状「も」呈することが多くあります。ただ、コロナ後遺症の場合にはODの症状だけではなく、ほかにもいろいろな症状を呈していることが多く、ODの症状があるからといって「OD」と決めつけるのは間違っています。新型コロナ発症前になかった症状が、発症直後から出てきたのであれば、コロナ後遺症の一部としてその症状が出ていることを疑う必要があります。

厚生労働省の「新型コロナウイルス感染症診療の手引き別冊　罹患後症状のマネジメント第3.0版」のp.18には、「症状が強い場合には、労作により症状が悪化することも報告されている（Post-exertional symptom exacerbation：PESE）．このような場合には、運動療法の実施は避け、個々の症状にあわせた日々の活動内容の調整、環境調整による対応を行うことが推奨されている」と記載されています。どうしても調子が悪い生徒を見ると、「散歩くらいしたらどうだ」と指導してしまいたくなると思いますが、それで生徒の未来を閉ざしてしまう可能性があるので、本当に慎重な対応が必要です。当院で用いている運動の指標を一部お示ししますので、参考になさってください（表3）。

このほか、東京都保健医療局のサイトには[3]、保護者向け後遺症リーフレット、教職員向け後遺症ハンドブックが公開されています。私も作成に少し関わらせていただいたのですが、非常にしっかりした内容になっており、参考にしていただけるのではないかと思います。ぜひご参照ください。

PS	目安	運動時間等	休憩時間	1日の繰り返し回数
PS0	症状なし	個人差はあるが、基本的には自由に運動可能。ただし、激しい運動はできるだけ2日に1回で。		
PS1	疲れることはあるが、倦怠感は出ない	15～30分の運動を繰り返す。強めの運動は2日に1回で。	3分以上	目標10回以上
PS2	無理をすると倦怠感あり	15分の運動を繰り返す。強めの運動は2日に1回で。	3分以上	目標10回以上
PS3	休みながら、自分のペースで散歩30分が疲れずにできる	10分の運動を繰り返す。散歩など、外での運動は2日に1回で。	5分以上	目標10回以上

ほかの指標については以下HP（https://www.longcovid.jp/index.html）をご参照ください。

表3　運動の目安

原因不明の疲労病態は、紀元前1750年頃（ハンムラビ王時代）から記録が残っています。漢方の聖典とされている「傷寒論」という書物にも、急性発熱性伝染性疾患の発病後8～9日頃、全身が重くて自分で寝返りもできないという状態に対する処置が記載されています。新型コロナだけではなく、ほかの感染症やワクチン接種でも、同様の症状になる生徒がいます。先生方の理解が、生徒の人生を大きく支えることにもつながりますので、ぜひ適切な対応をよろしくお願いいたします。

1）https://www.mhlw.go.jp/content/001187529.pdf
2）https://www.mhlw.go.jp/content/10906000/001146453.pdf
3）https://www.hokeniryo.metro.tokyo.lg.jp/kansen/corona_portal/link/kouisyou.html

耳の構造と外耳炎

帝京大学 医学部附属病院 耳鼻咽喉科　伊藤 健

耳の構造（図１）と働き

耳は外側から「外耳」・「中耳」・「内耳」で構成され、これら全部が機能して初めて空気中の音波を感覚細胞で感知することができます。

「外耳」は耳介（耳たぶ）と外耳道（耳の穴）からなり、突き当たりに鼓膜があります。空気中の音波は耳介で集められ（集音効果）、外耳道で特定の周波数が強められ（共鳴効果）、鼓膜を振動させます。太鼓をたたくと太鼓の皮が振動して音波を発生させますが、これが太鼓の皮の振動に戻されたと考えるとわかりやすいと思います。

中耳は鼓膜の内側にある空洞で、鼻の奥（上咽頭）と管（耳管）でつながっています。鼻をつまんで息をこらえる「耳抜き」で空気を送り込めるのはこのためです。中耳には耳小骨があり、鼓膜の振動を内耳に伝えます。内耳は骨（側頭骨）の中に掘られた溝の中に液体（リンパ）が満たされた構造で、その中に感覚細胞（有毛細胞）があります。

聞こえを感じる感覚細胞は「蝸牛」の中にあり、振動を神経（蝸牛神経）の興奮に変換します。これが最終的に脳に伝わって音が感知されます。

外耳道の形態（図２）と組織学（図３）

外耳道の外側半分は裏に軟骨があるので「軟骨部」と呼び、内側半分は裏に骨があるので「骨部」と呼びます。

軟骨部と骨部は組織学的構成にも大きな違いがあります。軟骨部は外表面の皮膚と同様に毛や皮脂腺を持つ厚い組織ですが、骨部は骨に直接薄い上皮がついているだけです。従って軟骨部の皮膚は比較的丈夫ですが、骨部の皮膚は傷つくとすぐに剥がれて骨が露出してしまいます。

耳垢

耳垢（耳あか）は人によって乾性（パサパサの膜状）・湿性（ドロッとしたペースト状）のものがあります。海外では湿性が主流ですが、日本人では乾性が大多数です。

外耳道の皮膚には鼓膜から外耳道の入り口に向けて皮膚の細胞が移動するmigration（マイグレーション）と呼ばれる現象があり、正常の外耳道では耳垢は自然に外側へ運ばれて入口部から外に落ちるようになっています。

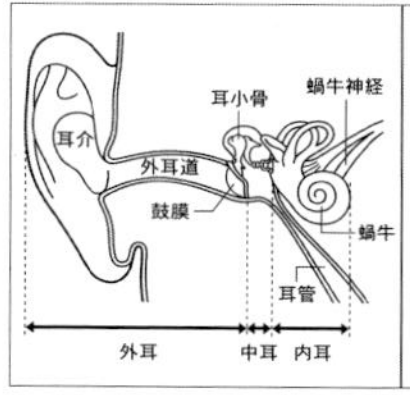

図１　耳の構造

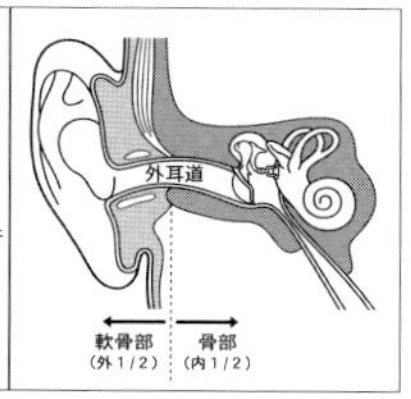

図２　外耳道の解剖

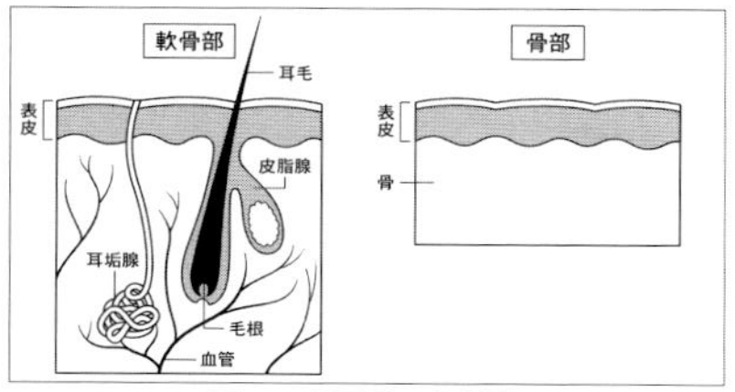

図３　外耳道の組織学

急性外耳炎

耳介・外耳道に起こる急性炎症では、外耳道炎が大多数を占めているため、多くの方が経験しているでしょう。

1）原因

細菌感染が主で、耳かき等によってできた傷が元になります。入浴・水泳時に不潔な水が耳に入ることも誘因となります。また、ウイルス性・真菌（カビ）性のものもあります。

2）症状

かゆみ・痛み・耳漏（耳だれ）が主です。耳介（耳たぶ）を押したり引っ張ったりしたときの痛みが特徴的で、この痛みは急性中耳炎では起こらないため、鑑別（疾患の区別）に有用です。

皮膚の腫脹や耳漏で外耳道が閉塞すると難聴（伝音難聴）を生じます。化膿して大きく腫れると「耳癤（じせつ）」と呼ばれます。

3）診断

耳鼻咽喉科医院を受診して外耳道・鼓膜を視診（目で見る）してもらえば、容易に診断されます。

4）治療

医院で外耳道の清掃・消毒等を行い、軟膏（抗菌薬・ステロイド薬）を塗布します。そこから、通常の場合は、耳かきをしないようにする（行う場合でも入口部のみ）という指導で経過観察となります。炎症が強い場合は、点耳液（抗菌薬・ステロイド薬）を処方されることがあります。重症例では内服の抗菌薬を服用します。痛みが強い場合には対症的（根本的治療ではなく症状を取るだけの目的）に消炎鎮痛薬が処方されます。比較的まれですが、化膿している場合には、切開・排膿を行います。

特殊な外耳炎

《ウイルス性》

水痘・帯状疱疹ウイルスが耳の神経に感染すると、外耳（耳介・外耳道）の炎症・疱疹（ヘルペス）が生じます。耳の「帯状疱疹」に相当します。難聴（感音難聴）・耳鳴・めまい・顔面神経麻痺等を起こすので特殊な治療が必要です。

《真菌性》

抗菌薬（点耳・内服）を必要以上に長期使用した場合などに、細菌が死滅する代わりに真菌（カビ）に感染します。症状は急性外耳炎と同様ですが、抗真菌薬軟膏等で治療します。

《難治性のもの》

免疫能が低下した人（がん患者・免疫抑制薬使用者・糖尿病患者・高齢者など）では、炎症が骨の奥に進展して、「頭蓋底骨髄炎」という状態になり得ます。神経麻痺や顎関節の異常等も起こります。重篤な病態のため、別名「悪性外耳道炎」とも呼ばれますが、がんのような悪性腫瘍ではありません。治療は炎症病変の清掃を反復し抗菌薬をしっかり使用する等ですが、難治性なので手術的治療が必要となる場合があります。

外耳炎の予防

まずは不要な耳掃除を行わないのが重要です。本邦では硬いへら状の耳かきで掃除する癖がついている人も多く見られますが、全く不要です。「何もしないで良い」が基本ですが、どうしても行いたい場合には、先述したマイグレーションによって耳垢は入口部まで出てきますので、外耳道の入り口だけを清潔な綿棒で拭えば十分です。

スマートフォン等のイヤホンを使用することも、外耳が高温多湿となり、菌が繁殖しやすい環境につながるため、長時間使用しないのが重要です。ちなみに騒音が大きな野外（特に電車・バスの中）でイヤホンを使用して音楽・動画を視聴するのは、自然に音量を大きくしてしまい騒音性難聴を起こしかねないので、この意味でも控える必要があります。

一方、補聴器はコミュニケーションのための重要な手段なので、常時使用が望ましいものです。使用後に耳が痛くなる等のトラブルがある生徒がいたら、耳鼻咽喉科医院を受診して相談するように勧めてください。

耳管開放症とは

日本大学 医学部 耳鼻咽喉・頭頸部外科学 教授　大島 猛史

そもそも耳管って何？

耳管とは、耳（鼓膜のさらに奥にある中耳）と鼻の奥（上咽頭）をつないでいる管です。その長さは約3.5cmです。普段は閉じていますが、嚥下、あくびなどの動作によって瞬間的に開きます。開くことによって、中耳の気圧が大気圧と平衡化されます。大気圧と中耳圧に圧格差があると聴力の低下、耳の圧迫感などの不快な症状が生じます。つまり、耳管が開くことによって耳の正常な機能が保持されているのです。そのため、耳管が十分に開くことができない「耳管狭窄症」は難聴、中耳炎の原因になります。

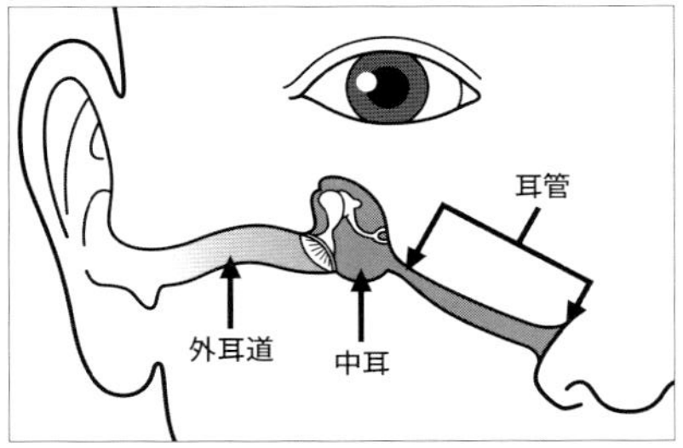

図　耳管の解剖
耳管は鼓室と上咽頭を連結する管です。この図では開いているように描いてありますが、普段は閉じています。

耳管開放症とはどんな病気？

先述した「耳管狭窄症」の逆で、耳管が開き過ぎるという病態が「耳管開放症」です。まれな病気ではなく全人口の数%が有病者であるといわれています。年齢分布では30歳台と70歳台にピークがありますが、ティーンエイジャーにも少なくありません。男性より女性に多い傾向があります。

「耳管開放症」の主な症状は「自声強聴」です。これは自分の発した声が開いた耳管から中耳に入るため、耳に響いてうるさく聞こえる症状です。患者さんは「自分の声がどれくらいの大きさなのかわからない」と訴えます。

なお、「自声強聴」と似た症状に「聴覚過敏」があります。「聴覚過敏」は周囲の音が響いて聞こえるという聴覚の音量認知レベルの変化に起因した症状で、耳管開放症とは関係ありません。

耳管開放症では、自声のほかに自分の呼吸の音も響いてうるさいことがあります。呼吸音が煩わしいために呼吸が浅くなり、ひどいと呼吸できなくなり、倒れてしまうこともあります。開放している耳管から圧変化も伝わるので、耳閉感も生じます。

耳管周囲には、翼突筋静脈叢という血管構造があります。頭位が低くなると静脈叢の容量が増えるために耳管を圧迫し、耳管腔が閉塞します。このことから、耳管開放症の症状は、前かがみになったり、臥位になったりすることで頭部を低い位置にすると軽快、消失します。これが耳管開放症の最大の特徴といえます。頭位による症状の変化は短時間（おおむね10秒以内）で生じます。

一方、運動による発汗、脱水は翼突筋静脈叢の容量を減少させます。長時間の立位も頭部の血流減少を招くため、学校生活の中では、体育の授業、クラブ活動、朝礼のときに耳管開放症の症状が出やすいといえるでしょう。また、鼻・咽頭に大きな陽圧がかかるとその圧によって耳管が開くので、歌唱、吹奏楽器演奏に伴って症状が出ることもあります。

さらに、耳管開放症は女性ホルモンとの関連も指摘されています。月経困難症でピルを内服している場合、ピル内服が発症の原因あるいは増悪因子になることも報告されています。

医療機関に行く前に簡単にチェック！

「自声強聴」は耳管開放症の特徴的な症状です。そして、最も簡便な確認手段は下頭位にして症状の変化を見ることです。具体的には、症状のあるときに椅子に座った状態で前屈して、頭部を膝の高さまで下げます。10数えるうちに症状が軽快あるいは消失すれば、耳管開放症の可能性が高いといえます。もちろん、頭を上げてしまうとすぐに元に戻ってしまいます。

対処法と受診を促す目安

耳管開放症の多くは軽症です。それほど心配はいりません。最も大切なことは症状によってパニックにならないことです。自分の声が響いてうるさくても、まずは落ち着くことです。

耳管開放症は単に開いた耳管から自声、呼吸音が耳に届くことによって起きる不快な症状なので、耳自体の障害ではありません。そのため、耳管開放症によって難聴になるということはありません。

日常生活での注意点は、まず、規則正しい生活をして疲労、ストレスを蓄積しないことです。多くの病気は体調の悪いときに発症します。そして、こまめに水分を補給し、脱水状態にならないように注意します。長時間の立位も症状を誘発しやすいので、適宜からだを休めるようにします。

症状発現時の対処法について述べます。たとえば友人との会話中に突然自分の声が響くと、会話の継続が困難になります。急に症状発現した場合は、前かがみになるなどで頭位を下げるのがよいのですが、友人との会話中はやりにくいでしょう。そのような場合には、頸部圧迫が有効です。頭部からの静脈還流を低下させることにより、耳管周囲の静脈叢の容量を増加させます。ピンポイントで患側の内頸静脈を圧迫する方法もありますが、これは難しいかもしれません。シャツの襟あるいは首に巻いたスカーフをキュッと締めるのがよいでしょう。頸部圧迫の効果は一時的です。しかし、いったん症状を取ることにより不安が解消されます。耳管開放症は夏に多い傾向があり、一過性のこともあります。このような対処法を行っても学校生活に支障があれば、医療機関にご相談ください。

鼻すすりに注意

耳管開放の傾向がある場合、鼻すすり癖を有している例が少なくありません。耳管開放症患者の2、3割に見られます。鼻すすりは鼻閉、鼻汁などの鼻症状のために行われますが、これとは別に「耳のための鼻すすり」があります。「耳のための鼻すすり」は、不快な耳症状を改善するために行われます。「耳のための鼻すすり」は難治性の中耳炎の大きな危険因子です。そして、成人になってからでは鼻すすり癖をやめさせることは困難です。癖として固定していない未成年の時点でやめさせることが大切です。学校で鼻すすりをする生徒を見かけた場合、「耳のための鼻すすり」かどうかを見極め、医療機関にご相談ください。

まとめ

（１）耳管開放症は自声強聴が主症状。頭位を下げると改善するのが特徴。
（２）学校での対処法は、こまめな水分補給。有症時には頭位を下げる、頸部を圧迫するのが有効。
（３）耳のための鼻すすりは中耳炎のリスク。早期発見が大切。

自転車が関係した交通事故の傾向とヘルメット着用の意義

東京女子医科大学 医学部 法医学講座 教授・基幹分野長　木林 和彦

自転車の交通事故

自転車が関係した交通事故には、自転車と自動車の衝突、自転車と歩行者の衝突、自転車同士の衝突、自転車単独の事故などのさまざまな様態があります。中でも、交差点で自転車が自動車と衝突した場合に、自転車の運転者が重いけがをすることが多いとされています。自転車と歩行者、自転車同士の衝突でも、歩行者や自転車の運転者が重いけがをすることがあります。自転車単独の事故では、道路脇の側溝などに自転車ごと転落して重いけがをするケースがあります。

道路を歩いている人が転んでけがをしても交通事故にはなりませんが、自転車で転んでけがをすると、交通事故となります。これは、自転車は人や物を運ぶ「交通手段」のひとつだからです。自転車は手軽に利用できる便利な乗り物ですが、自転車は自動車と同じ扱いであることを、まず認識していただくことが重要です。

自転車の交通事故でのけが

自転車走行中に自動車と衝突した場合、自転車の運転者は跳ね飛ばされ、多くは路面で頭を打撲し、脳に重篤なけがを来します。

一方、自転車と歩行者が衝突した場合、歩行者が転倒して頭を打ちつけてしまうケースが多いです。理由としては、自転車の運転者には若い人が多いため、スピードを出して通行している場合が多いことがあげられます。自転車の運転者は直前に衝突を予測して防御するので転倒しても軽傷ですが、自転車と衝突した歩行者は高齢者が多く、重症になるという傾向があります。

また、自転車走行中に道路脇の用水路や側溝へ転落するといった自転車単独の事故では、自転車の運転者が首の骨を骨折したり、溺れたりするケースがあります。

自転車の交通事故の予防

人体に重篤なけがを来す自転車の交通事故の多くは、交差点で自転車が自動車と衝突して発生しています。そのため、自転車の運転者は交差点では信号を守り、一時停止の標識を守り、安全確認を行う必要があります。

また、自転車が歩行者に衝突して歩行者がけがをすることがありますので、歩行者の近くを通行する際にはスピードを落とし、特に、バス停やタクシー乗り場などの歩行者が待ち合わせをする歩道の箇所では、自転車から降りて押して通り過ぎることも時には必要です。

自転車同士の衝突では、衝突の際に自転車が転倒してけがをします。最近は高齢で自動車の運転を控えて運転免許を返納した人が、自転車に乗っていることもあります。

高校生の自転車と高齢者の自転車が衝突すると、高校生の自転車は倒れなくても、高齢者の自転車はとっさの対応ができなくて転倒してけがをしてしまいます。自転車に乗っているときには、車や歩行者だけではなく、ほかの自転車にも注意しましょう。なお、交通事故を引き起こした自転車の運転者には高額の賠償責任が求められることもありますので、自転車の運転者は自転車事故により生じた他人の生命または身体の損害を補償する保険への加入が必要です。

交通事故には「人」、「車」、「道路環境」の３つの要因があります。自転車の交通事故に関する道路環境として、自転車専用レーンの設置は自転車と自動車や歩行者の衝突を防ぎます。また、道路脇の柵や側溝の蓋などの転落防止策も大切です。危険な場所があれば、学校の先生から道路管理者に連絡することも必要です。

ヘルメット着用の意義

自転車の交通事故が増加し、自転車の交通事故による死亡者の多くが頭に致命傷を負っていることから、改正道路交通法が2023年４月１日に施行され、「自転車の運転者は、乗車用ヘルメットをかぶるよう努めなければならない（第63条の11第１項）」と定められ、自転車利用者のヘルメット着用の努力義務が従来の13歳未満から、全年齢が対象に変更となりました。つまり、高校生も自転車通学や自宅で自転車に乗るときにはヘルメットの着用に努める必要があります。自転車の運転者がヘルメットを着用していると、自転車を走行中に自動車と衝突して跳ね飛ばされて頭部を打撲した際に、ヘルメットが頭を守ってくれるので脳のけがが軽くなります。ただし、ヘルメットは頭の上にちょこんと載せるのではなく、正しく着用する必要があります。顎ひもが緩かったことで、交通事故の際にヘルメットがずれ落ちてしまうというケースもあるため、顎ひもはしっかり締めることが大切です。

ここまで解説してきたとおり、自転車の交通事故にはさまざまな様態があります。自転車走行中に歩行者と衝突した場合には、転んで頭を打撲してけがをするのはヘルメットを着用していない歩行者ですので、自転車の運転者がヘルメットを着用していても、ヘルメットは関係ありません。また、自転車を走行中に道路脇の側溝に転落した場合には、ヘルメットを着用していても、首の骨が折れたり、溺れたりすることがありますので、ヘルメットの効果はあまりないと思われます。従って、ヘルメットの着用は重要ですが、自転車にはヘルメットと関係のない交通事故もあることを忘れないでください。

生徒に伝えて頂きたいこと

先生方の生徒への指導は、在学中の交通事故の防止だけではなく、卒業後にさまざまな事故を起こさない、事故に巻き込まれないための習慣を身につけるためにも重要です。自転車での事故を予防する方法を以下にまとめてみました。

①自転車は自動車やバイクと同じであることを認識して、交通ルールを守ってください。
②交差点で一時停止の標識があれば必ず止まってください。
③車道を通行するときは車道の左側を通行してください。歩道を通行するときは歩行者を優先して車道寄りをゆっくり走行してください。
④夜間はライトをつけてください。スマホやイヤホン、傘を使う「ながら」運転はやめましょう。
⑤ヘルメットを着用して、顎ひもをしっかり締めてください。
⑥自転車保険に必ず加入してください。
⑦自転車を大切にしましょう。普段から自分の乗っている自転車のブレーキは利くか、ライトはつくかを確認してください。残念ながら、多くの自転車が放置・廃棄されていますが、生徒の皆さんは自転車を通じて物を大切にすることを身につけてください。

特に、ヘルメットの着用は、恥ずかしい、格好が悪い、と思う生徒がいるかもしれません。まずは、私たち大人がヘルメットを着用してお手本を示しましょう。

私は法医学という分野で交通事故のために亡くなった方を調査して、交通事故を少なくする方法を考案しています。交通事故で亡くなる方は少なくなりましたが、誰も気づいていない対策方法を自分で探し出して、「交通事故犠牲者をゼロ」にする活動に貢献できればと思っています。この寄稿が生徒の安全と健康のお役に立てれば幸いです。

ウィズコロナ時代に注意すべき呼吸器疾患

聖マリアンナ医科大学 横浜市西部病院 呼吸器内科 部長　駒瀬 裕子

新型コロナウイルス感染症（COVID-19）が5類に分類されるようになり、アフターコロナとして制限のない生活を楽しんでいる方も多いようです。満員電車の中でマスクをしている人も減っています。一方で、沖縄では7月下旬に感染により医療が逼迫しました。また首都圏でも7月下旬から実効再生産数（1人の感染者が平均何人に感染させるか）が10を超え、感染者が増えました。つまり、残念ながら我々はまだしばらくウィズコロナとしてこの感染症に対応をせざるを得ない状況にいます。

2020年に、日本に上陸したCOVID-19は、変異を繰り返し2023年8月現在も感染を広げています。病院内では院内感染が散発し、医療者や介護関係者は相変わらず院内での感染ゼロのための対策を強いられているのが現状です。発熱患者が来た場合、COVID-19であるか、それ以外の感染症であるかを判断するのは非常に難しいです。

コロナ後遺症とは

COVID-19の重症度は軽くても、後遺症が起こる場合があります。各地のコロナ後遺症外来には多くの患者が受診を希望しており、これも大きな問題となっています。

広島県のインターネット調査※において、34％の患者にCOVID-19の後遺症が出ていることがわかりました。後遺症はCOVID-19にかかったのち、少なくとも2か月以上持続し、またほかの疾患による症状として説明がつかないものを指します。COVID-19にかかってから3か月以上たっても見られます。後遺症の症状としては、疲労倦怠感、呼吸困難、筋力低下、集中力低下、睡眠障害、記憶障害、関節痛、筋肉痛、せき、たん、脱毛、頭痛、味覚障害、嗅覚障害などが報告されています。重症にならなかった人にも起こります。後遺症に関してはいくつかの病院で後遺症外来が設置されています。早期にウイルス量を減らすことの有用性を示すデータもあるため、早期にCOVID-19に対する抗ウイルス薬を使用することもひとつの方法です。

ワクチン接種について

COVID-19については今後もワクチン接種が継続して行われる予定で、現在は日本のメーカーによるワクチンも認可されました。

新型コロナワクチンは、副反応の割には感染するということもあって、これ以上打ちたくないという方もいらっしゃるでしょう。ただワクチンは病気にかからないために打つことだけが目的ではありません。ワクチンを3回以上接種した人では重症化が防げることがわかっていますし、集団免疫ができることで、ワクチンを接種できない人やワクチンを接種しても抗体ができない人を守るという意味があります。

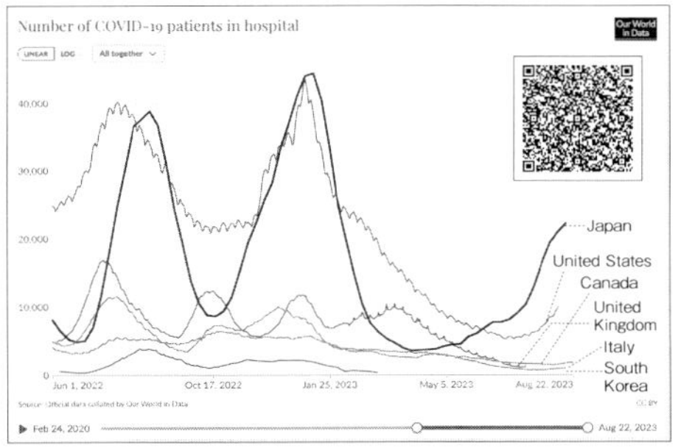

図　COVID-19の病院患者数の推移

例えば、血液疾患の人においては、COVID-19が半年以上にわたって持続した例が多くの施設から報告されています。特にリンパ腫で抗体製剤による治療を受けた人ではいくらワクチンを打っても長期間にわたって抗体がつくれず、命の危険にさらされる例もありました。そのような人を守るためにも集団免疫が重要で、今後社会が協力していく必要があります。

注意すべき呼吸器疾患

《結核》

結核対策がされた結果、日本は結核の低蔓延国となりましたが、海外から人流に伴って結核が入る可能性もあり、一方、若い頃に感染した高齢者での再発も少なくありません。COVID-19の流行により、きちんと検診を受ける機会が減り、結核の患者を最近見かけることが少し増えています。結核はヒトからヒトに感染する重大な病気です。原因不明のせきが長く続く場合には結核を疑って、レントゲンやCTを撮りましょう。

《気管支ぜんそく》

日本では30年前には年間8000人以上の患者さんがぜんそくで死亡していました。けれど、発作を予防する吸入ステロイド薬を中心とした治療が行われるようになり、死亡する人は年間1000人程度まで減りました。しかしまだ専門医にかかることができずに、発作を繰り返したり、発作のたびに副作用が強い薬を使っていたりする患者もいます。

COVID-19をはじめとするウイルス感染によりぜんそくが悪化する、または新たにぜんそくになる危険性もあります。十分に発作予防の治療を受けていないコントロールの悪いぜんそく患者ではCOVID-19にかかった際に重症化しやすいという報告もあります。今まで発作のときしか治療をしていなかったぜんそく患者はアレルギー専門医、呼吸器専門医あるいはぜんそく専門医に相談しましょう。

《感染症：インフルエンザ、麻疹、風疹、RSウイルス、肺炎球菌など》

多くの人がマスクをしている間、インフルエンザはほとんど流行しませんでした。ただ、そのために抗体を持っている人が減ってしまい、人々がマスクを外し始めた2023年は、夏でも患者が見られました。冬はさらに流行する可能性があり、ワクチン接種をお勧めします。

麻疹は感染力が非常に強く、感染すると重症化しやすく、ウイルス性肺炎を起こすことが知られています。また風疹は妊婦が感染すると胎児に大きな影響が出ます。この2つは予防接種により防ぐことができる疾患です。いずれも生ワクチンで妊婦には接種できませんが、もし接種していない人がいれば家族を含めぜひ妊娠前に接種してください。

最近RSウイルス感染症が大きな問題となっています。RSウイルス感染症は生後1歳までに半数が、2歳までにほぼ100%の子どもがかかりますが、終生免疫が得られないため生涯にわたって顕生感染（症状のある感染）を起こします。乳児期にRSウイルス感染症にかかるとぜんそくになりやすいことも知られています。RSウイルス感染症の予防接種はありませんが、高齢者に対するワクチンの開発も進んでいます。肺炎球菌による肺炎は、全部の肺炎の約25%程度ですが、重症化しやすいため、65歳以上の高齢者には公費助成があります。そのほかに心疾患、呼吸器疾患、糖尿病、腎臓病、脾臓摘出などの基礎疾患がある人では、ワクチン接種投与がすすめられます。

COVID-19を含む感染症は未だに私たちを悩ませ、忘れた頃に流行を繰り返します。場所や状況によってマスク着用で予防し、慢性疾患を悪化させないようにしっかりと治療しておくことが非常に重要です。

※　新型コロナ後遺症（罹患後症状）の実態調査結果と相談・診療体制について https://www.pref.hiroshima.lg.jp/uploaded/attachment/471349.pdf

DATA

第３回LGBTQ当事者の意識調査

宝塚大学看護学部 教授 日高庸晴 実施
「第３回LGBTQ当事者の意識調査～いじめ被害やカミングアウト、同性婚等に関する声～」調査より

昨年 11 月、宝塚大学看護学部 日高庸晴教授が、ライフネット生命からの委託研究として実施した「第３回 LGBTQ 当事者の意識調査～いじめ被害やカミングアウト、同性婚等に関する声～」調査結果が発表されました。この調査は、2017 年に発表された第１回調査に引き続き、日本におけるセクシュアルマイノリティ当事者を対象とした調査では最大規模のものとなっています。

今回はその一部を抜粋して紹介します。

（１）周囲の人と違うと初めて気づいた年齢

「あなたが性別・性自認・性的指向について周囲の人と違うと初めて気づいた年齢を教えてください」という質問に対する回答からは、多くの当事者が思春期に自覚をしていることがわかります。

トランスジェンダーについては 2017 年の調査結果に引き続き、小学生の年代で自覚した当事者が多いことがわかっています。

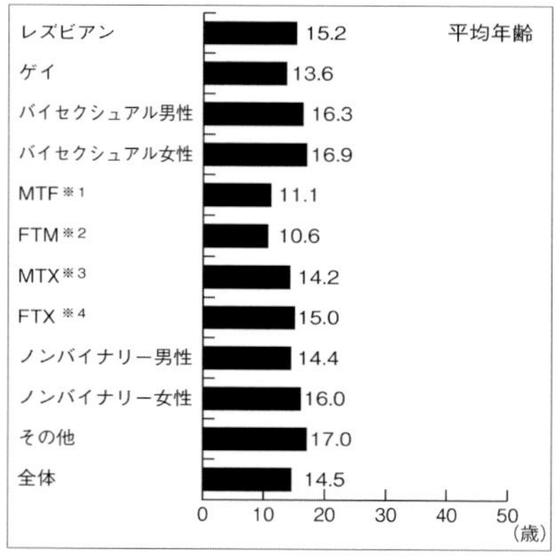

（２）気づいたときに欲しかった情報

「あなたが性別・性自認・性的指向について周囲の人と違うと初めて気づいた時、どのような情報が欲しかったですか？（複数回答可）」という質問に対する回答では、「同じ LGBTQ+ の人がいるかどうか」「LGBTQ+ の人に会える場所」など、当事者同士のつながりを求める声が多くありました。

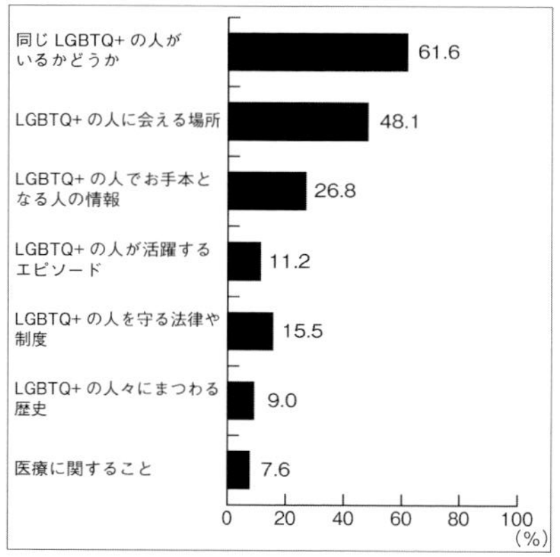

※１　MTF=Male to Femaleの略。男性として出生し、性自認が女性
※２　FTM=Female to Maleの略。女性として出生し、性自認が男性
※３　MTX=Male to Xジェンダーの略。男性として出生し、性自認がXジェンダー
※４　FTX=Female to Xジェンダーの略。女性として出生し、性自認がXジェンダー

（３）学校生活（小・中・高）で困ったこと

「これまでの学校生活（小・中・高）で、性的指向や性自認について困ったことは何ですか？」という質問では「異性愛前提の話が多かった」「LGBTQ+ の存在が想定されていなかった」などの項目に対する回答が特に多くありました。また、トイレや更衣室、制服の選択などについてはトランスジェンダー当事者で困っている人が多いことがわかります。

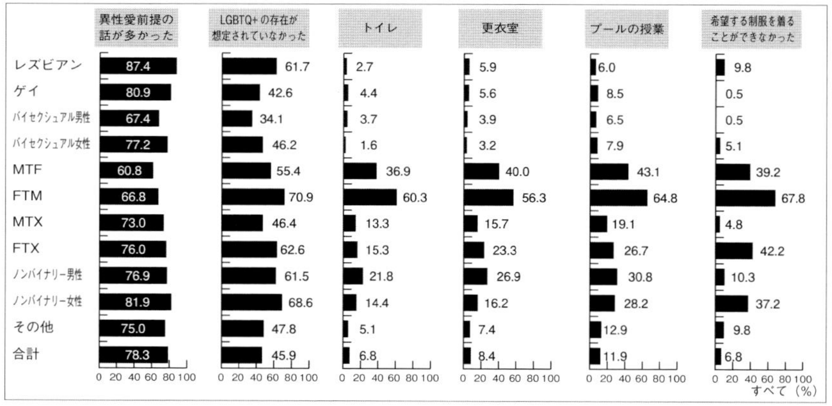

（４）学校生活（小・中・高）で、いじめられた経験の有無

「これまでの学校生活（小・中・高）で、いじめられたことがありますか？」という質問では、10 代～ 50 代までの全年代に比較すると減少しているものの、38.8% もの当事者がいじめを受けていることがわかります。特にトランスジェンダーにおいては MTF、FTM どちらも 50% を超えるという高率になっています。

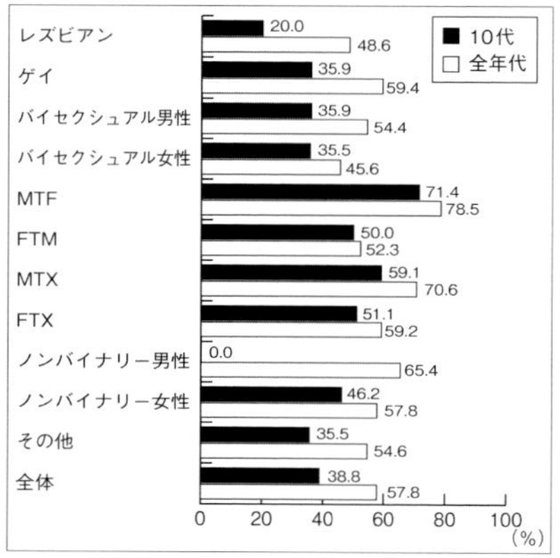

（５）医療機関に行くことを我慢したこと（受診控え）

「性的指向や性自認を理由に、体調が悪くても医療機関に行くことを我慢したことがありますか？」という質問に対しては、MTF の 33.8%、FTM の 43.7% が「受診控えの経験がある」と回答しています。

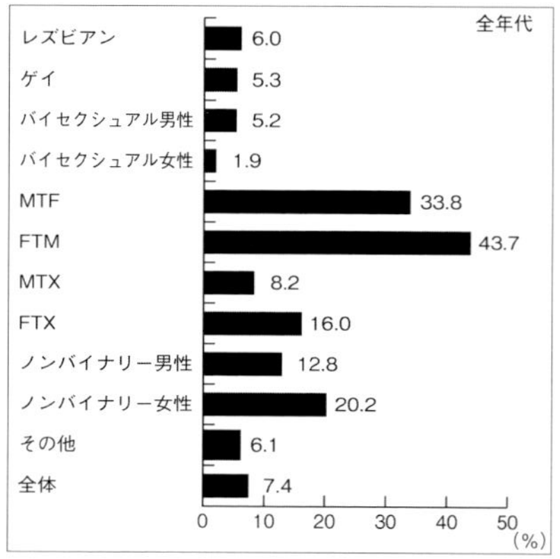

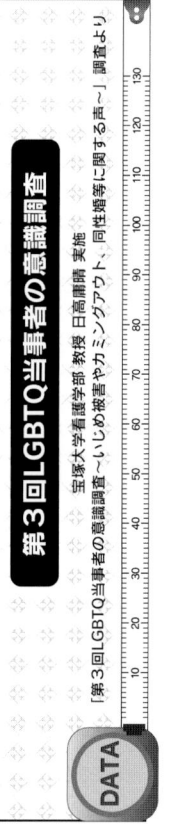

令和４年度 学校保健統計調査　年齢別主な疾病・異常被患率

文部科学省学校保健統計調査より

区分		12歳 男女合計	12歳 男子	12歳 女子	13歳 男女合計	13歳 男子	13歳 女子	14歳 男女合計	14歳 男子	14歳 女子
裸眼視力	計	55.64	53.30	58.11	62.30	58.72	66.04	65.65	64.46	66.90
	0.7 以上 1.0 未満	12.86	13.46	12.23	13.56	13.49	13.65	10.78	12.05	9.45
	0.3 以上 0.7 未満	19.04	19.38	18.68	20.25	18.49	22.09	22.41	23.58	21.17
	0.3 未満	23.75	20.46	27.21	28.49	26.74	30.31	32.47	28.83	36.29
眼の疾病・異常		5.23	5.85	4.58	4.90	5.53	4.25	4.72	5.34	4.06
難聴		0.35	0.33	0.37	…	…	…	0.31	0.29	0.34
耳鼻咽頭	耳疾患	6.14	6.88	5.36	4.40	5.11	3.67	3.78	4.53	2.98
	鼻・副鼻腔疾患	11.15	13.22	8.99	11.19	12.83	9.48	9.78	11.14	8.34
	口腔咽喉頭疾患・異常	0.42	0.49	0.34	0.37	0.37	0.37	0.25	0.26	0.23
歯・口腔	むし歯（う歯） 計	25.76	24.90	26.65	28.20	26.81	29.64	30.70	29.15	32.33
	むし歯（う歯） 処置完了者	15.19	14.29	16.14	16.78	15.59	18.02	18.40	17.00	19.86
	むし歯（う歯） 未処置歯のある者	10.56	10.62	10.51	11.41	11.22	11.62	12.31	12.16	12.47
	歯列・咬合	5.35	5.33	5.38	5.25	5.11	5.41	5.29	5.17	5.40
	顎関節	0.31	0.30	0.31	0.33	0.30	0.36	0.41	0.37	0.45
	歯垢の状態	3.75	4.73	2.72	4.10	5.04	3.13	4.06	5.21	2.85
	歯肉の状態	3.10	3.77	2.40	3.52	4.28	2.74	3.72	4.74	2.64
	その他の疾病・異常	4.90	5.42	4.36	3.29	3.68	2.89	2.44	2.58	2.29
栄養状態		1.52	1.88	1.15	1.39	1.69	1.08	1.34	1.68	0.98
せき柱・胸郭・四肢の状態		1.57	1.35	1.80	1.52	1.30	1.75	1.53	1.31	1.76
皮膚疾患	アトピー性皮膚炎	3.03	3.18	2.87	2.92	3.09	2.75	2.94	3.07	2.80
	その他の皮膚疾患	0.28	0.29	0.28	0.22	0.23	0.21	0.22	0.22	0.22
結核の精密検査の対象者		0.05	0.05	0.05	0.04	0.05	0.04	0.04	0.05	0.04
結核		0.00	-	0.00	0.00	0.00	-	0.00	0.00	-
心臓の疾病・異常		0.90	0.96	0.83	0.87	0.89	0.84	0.78	0.84	0.71
心電図異常		3.15	3.51	2.77	…	…	…	…	…	…
蛋白検出の者		2.74	2.81	2.66	3.05	3.61	2.47	2.92	3.51	2.30
尿糖検出の者		0.13	0.09	0.16	0.18	0.19	0.18	0.19	0.18	0.21
その他の疾病・異常	ぜん息	2.15	2.56	1.71	2.27	2.62	1.90	2.26	2.62	1.88
	腎臓疾患	0.24	0.25	0.22	0.24	0.26	0.23	0.24	0.24	0.25
	言語障害	0.10	0.14	0.06	0.10	0.13	0.07	0.08	0.09	0.07
	その他の疾病・異常	4.70	5.31	4.06	4.91	5.35	4.45	4.89	5.21	4.55

（単位：%）

（注）1．この表は、疾病・異常該当者（疾病・異常に該当する旨健康診断票に記載のあった者）の割合の推定値（小数点第３位以下を四捨五入）を示したものである。
2．被患率等の標準誤差は、受検者数と得られた被患率等により異なるが、むし歯（計）の被患率の標準誤差は中学校で 0.35、高等学校で 0.48、裸眼視力では中学校で 0.62、高等学校で 0.96、ぜん息では中学校で 0.07、高等学校で 0.06、心臓の疾病・異常では中学校で 0.03、高等学校で 0.02 である。

区分		15歳 男女合計	15歳 男子	15歳 女子	16歳 男女合計	16歳 男子	16歳 女子	17歳 男女合計	17歳 男子	17歳 女子
裸眼視力	計	76.55	75.40	77.73	65.57	66.73	64.38	72.40	69.97	74.92
	0.7 以上 1.0 未満	16.09	10.85	21.51	8.62	9.23	8.00	8.98	10.20	7.71
	0.3 以上 0.7 未満	21.94	29.21	14.42	14.98	16.75	13.15	16.93	17.35	16.51
	0.3 未満	38.51	35.35	41.79	41.97	40.75	43.23	46.49	42.42	50.70
眼の疾病・異常		4.15	4.63	3.67	3.24	3.62	2.85	3.33	3.63	3.04
難聴		0.24	0.22	0.26	…	…	…	0.28	0.27	0.29
耳鼻咽頭	耳疾患	3.13	3.70	2.54	2.01	2.26	1.76	1.55	1.75	1.35
	鼻・副鼻腔疾患	9.30	10.34	8.22	8.23	8.65	7.80	7.94	8.11	7.78
	口腔咽喉頭疾患・異常	0.25	0.25	0.25	0.32	0.31	0.33	0.28	0.32	0.25
歯・口腔	むし歯（う歯） 計	33.85	32.26	35.49	38.15	36.42	39.92	43.05	41.54	44.60
	むし歯（う歯） 処置完了者	20.92	19.12	22.78	23.80	21.72	25.95	26.75	24.66	28.89
	むし歯（う歯） 未処置歯のある者	12.92	13.14	12.70	14.34	14.70	13.97	16.30	16.88	15.72
	歯列・咬合	4.58	4.52	4.65	4.72	4.70	4.74	4.41	4.44	4.38
	顎関節	0.60	0.54	0.67	0.60	0.54	0.66	0.69	0.61	0.77
	歯垢の状態	4.14	5.14	3.11	4.26	5.36	3.12	4.28	5.42	3.11
	歯肉の状態	3.78	4.65	2.88	3.90	4.95	2.81	3.96	5.01	2.88
	その他の疾病・異常	1.24	1.28	1.20	1.20	1.24	1.15	1.17	1.27	1.07
栄養状態		0.72	0.87	0.56	0.65	0.79	0.51	0.62	0.72	0.51
せき柱・胸郭・四肢の状態		1.28	1.08	1.49	1.05	0.91	1.19	1.04	0.89	1.19
皮膚疾患	アトピー性皮膚炎	2.74	2.92	2.55	2.67	2.87	2.47	2.63	2.80	2.46
	その他の皮膚疾患	0.23	0.24	0.21	0.20	0.18	0.21	0.21	0.20	0.21
結核の精密検査の対象者		…	…	…	…	…	…	…	…	…
結核		0.03	0.03	0.03	…	…	…	…	…	…
心臓の疾病・異常		0.86	0.94	0.78	0.70	0.78	0.62	0.70	0.75	0.65
心電図異常		3.03	3.66	2.38	…	…	…	…	…	…
蛋白検出の者		3.51	4.04	2.96	2.68	3.04	2.31	2.27	2.59	1.93
尿糖検出の者		0.21	0.20	0.22	0.21	0.21	0.21	0.22	0.24	0.20
その他の疾病・異常	ぜん息	1.66	1.89	1.42	1.71	1.91	1.52	1.75	1.94	1.56
	腎臓疾患	0.18	0.18	0.18	0.20	0.23	0.18	0.21	0.25	0.17
	言語障害	0.07	0.09	0.04	0.05	0.07	0.03	0.05	0.07	0.03
	その他の疾病・異常	4.43	4.54	4.32	4.32	4.36	4.28	4.15	4.10	4.20

（単位：%）

3．（略）
4．結核に関する検診の取扱いについては、「学校保健安全法施行規則」の一部改正に伴い、平成 24 年４月から教育委員会に設置された結核対策委員会からの意見を聞かずに精密検査を行うことができるようになったため、「結核の精密検査の対象者」には、学校医の診察の結果、精密検査が必要と認められた者も含まれる。（一部改変）

保健だより イラスト素材集 6月

6/4～6/10 は歯と口の健康週間です

「6（む）4（し）」にちなんで、6月4日からの1週間を「歯と口の健康週間」とし、歯と口の健康に関する情報の発信や、むし歯や歯周病などの歯科疾患の予防に関する適切なケアの習慣の定着、定期的な歯科健診の受診を推進することを目的としています。

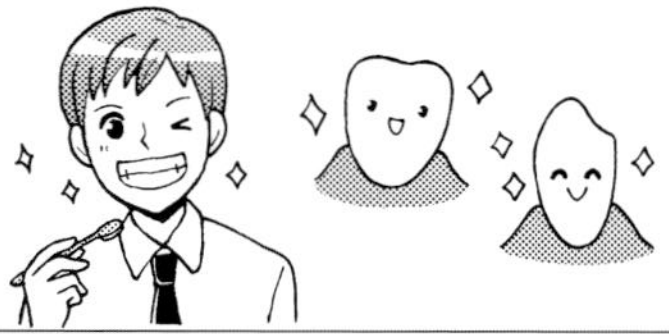

check!

歯と歯肉のセルフチェックポイント

- □ 冷たい食べ物や飲料が、しみる
- □ 歯の詰め物やかぶせ物が取れたままになっている
- □ 歯肉が赤く腫れている
- □ 歯磨きのときに歯肉から出血する
- □ 口臭が気になる

当てはまるものがあれば、歯科医院で診てもらいましょう！

傘の出番が増える季節

周囲をよく見て！

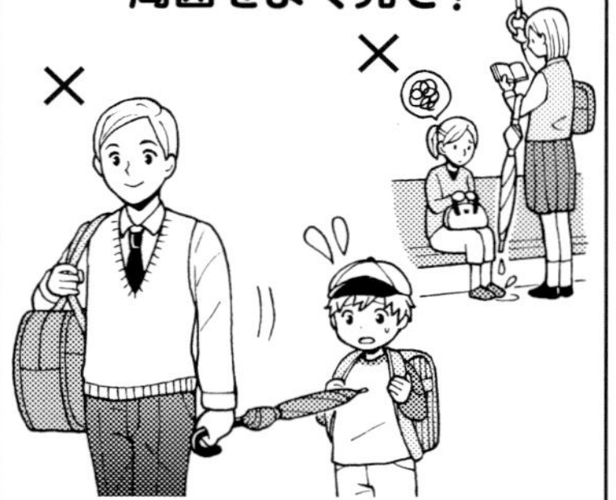

傘を横にして持ち歩くと、後ろの人に傘の先端が向いて危険です。電車内では、座っている人などにぬれた傘が当たったり水滴が垂れたりして、迷惑をかけることもあります。いつも以上に周囲を見るように心がけて過ごしましょう。

衣替えは 天気予報に合わせて工夫しよう

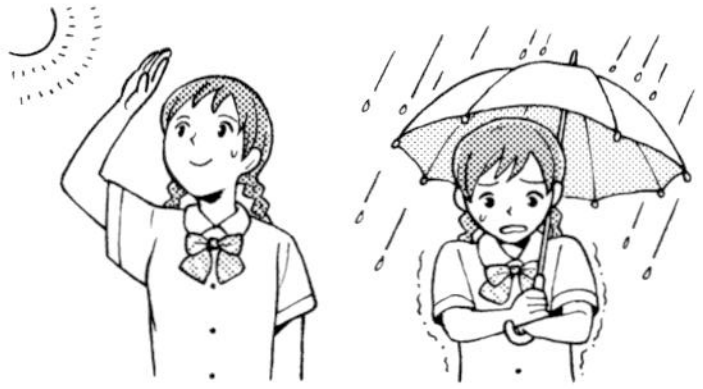

この時季は「梅雨寒（つゆざむ）」という言葉もあるほど、雨の日に急な気温の低下が起きやすく、日中との気温差も大きくなります。制服の「衣替え」で夏服を着る人も増えましたが、天気予報に合わせて、長袖のシャツや上着などで服装を工夫し、体調を崩さないように気をつけましょう。

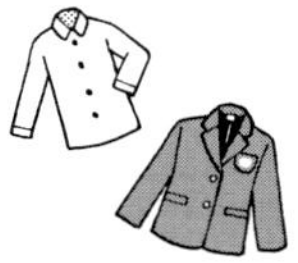

保健だより イラスト素材集 7月

熱中症の応急手当

熱中症が疑われる人がいた場合は、まずは涼しい場所に移動させ、水分と塩分を補給します。具合が悪そうな場合、声をかけても返事がない場合は、大人の人に声をかけ、救急車を呼んでもらいましょう。応急手当として、ぬれたタオルで首元やわきの下を冷やしたり、うちわで風を送ったりして、体全体を冷やします。

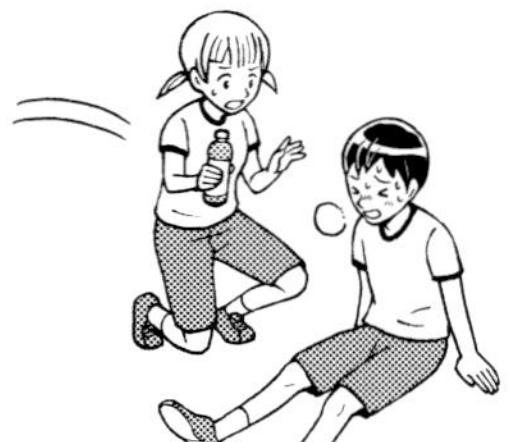

水分・塩分を補給

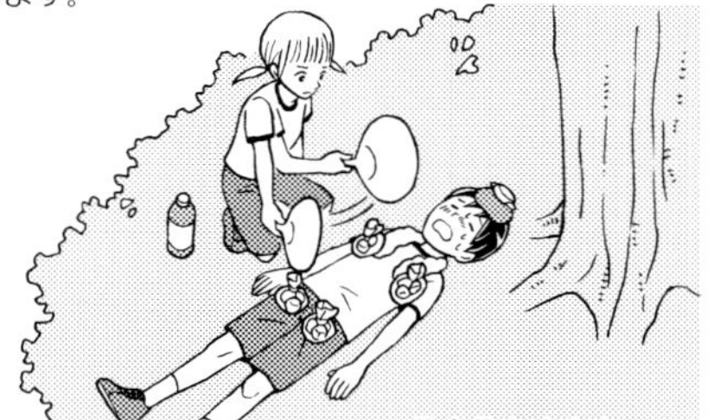

体全体を冷やす

夏ばて防止のために

夏ばてを防止するためには、夏休みに入っても朝、昼、晩と3食をしっかりと食べることが大切です。暑いからといってエアコンで室内を冷やし過ぎたり、アイスなどの冷たいものばかりを食べ過ぎたりすると、体調を崩してしまうことがあるので注意しましょう。

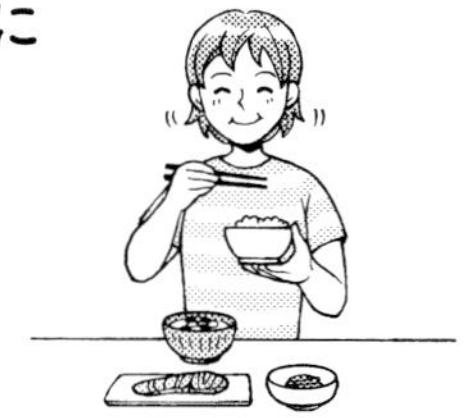

1日3食をしっかり食べる

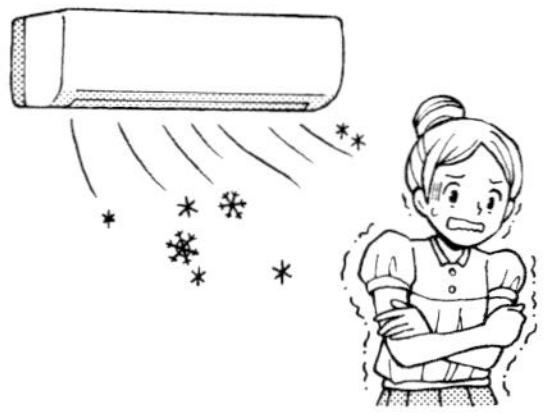

エアコンで冷やし過ぎない

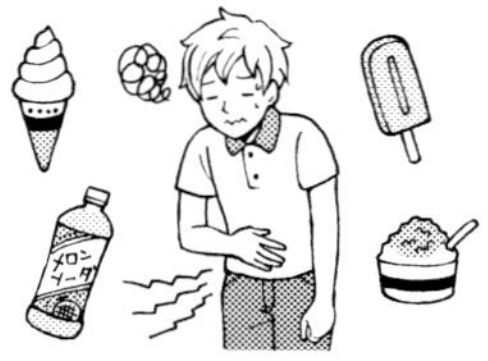

冷たいものを食べ過ぎない

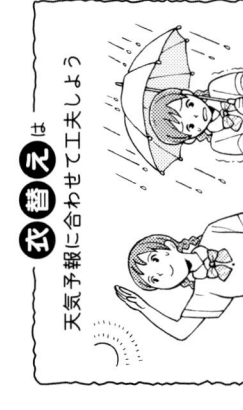

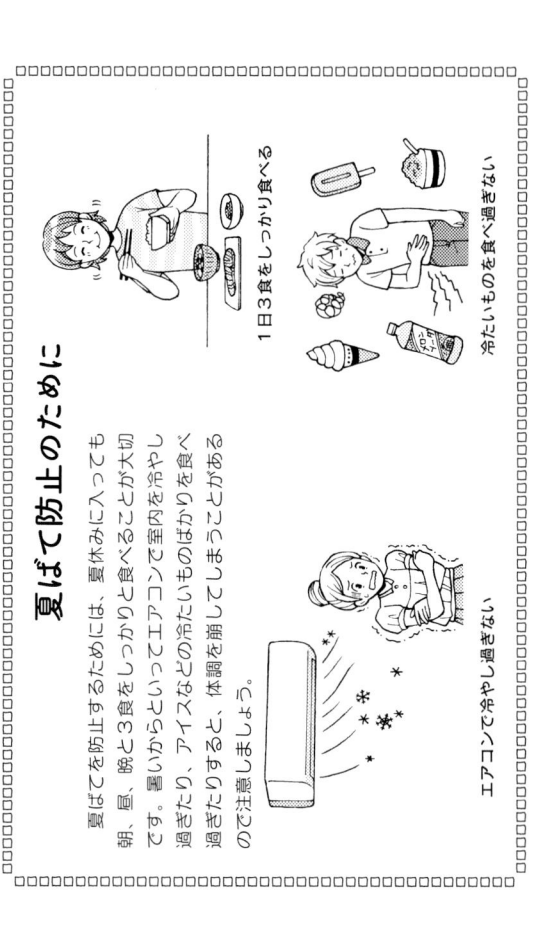

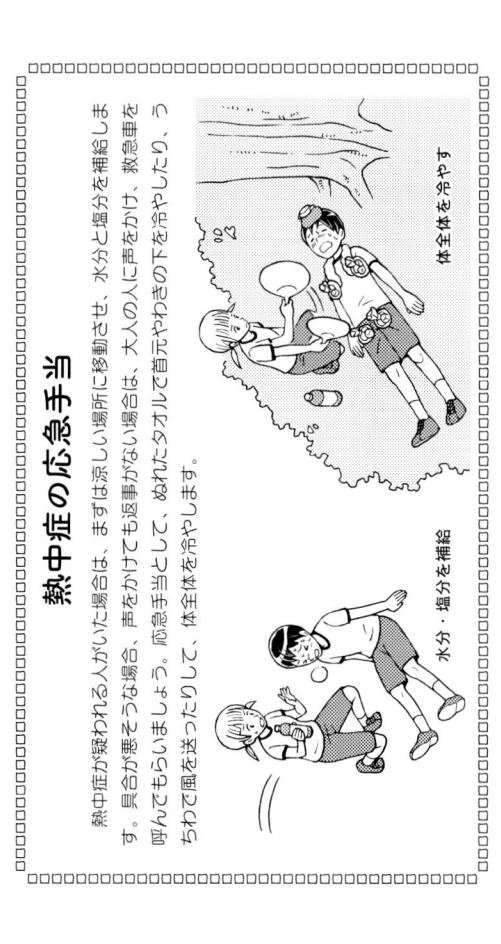

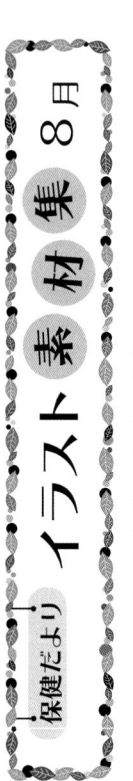

保健だより イラスト素材集 8月

河川や湖での事故を防ぐために

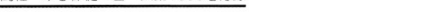

- □ 事前に天候の情報を確認する
- □ 一人で水辺へ行かない
- □ 水辺ではライフジャケットを着用する
- □ 周囲に看板があれば確認する

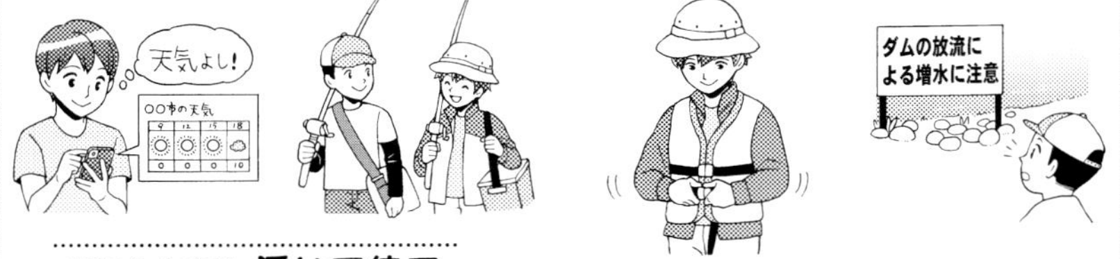
天気よし!
○○市の天気
ダムの放流による増水に注意

溺れたときは 浮いて待て

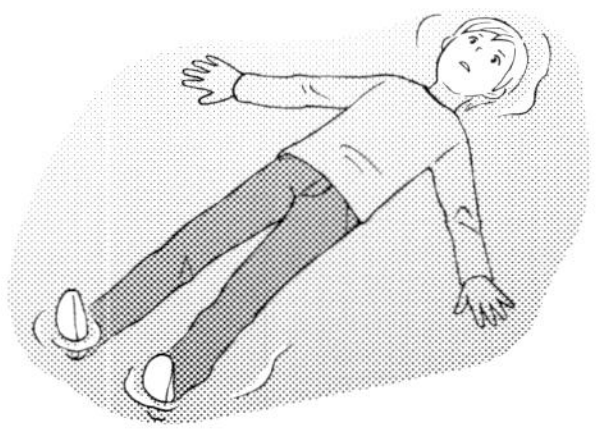

＜溺れている人を見つけたら＞

① その場から、背浮きになるように声をかける
② 119番に電話して、救急隊を呼ぶ
③ 空のペットボトルなどの浮くものを投げ入れる

▲ 泳いで助けに行くのは危険です

夏休みは デジタル機器との付き合い方を見直そう！

“デジタルデトックス”してみませんか？

デトックス…有害なものを体外に出すこと

- □ 使わない場所を決める（お風呂やトイレに持ち込まない など）
- □ SNSを使う時間を決める（１日○分まで など）
- □ アプリなどの通知をオフにする
- □ 使わない時間をつくる（サイクリングや散歩を行う など）

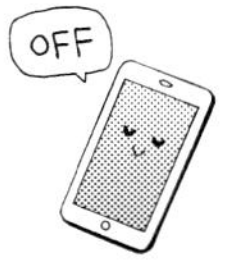

スマホトラブルを防ごう

① マナーや使用時間を守ろう
② メッセージや写真などは送る前に見直そう
③ 個人情報を載せない、送らない
④ ネット上で知り合った人とは会わない

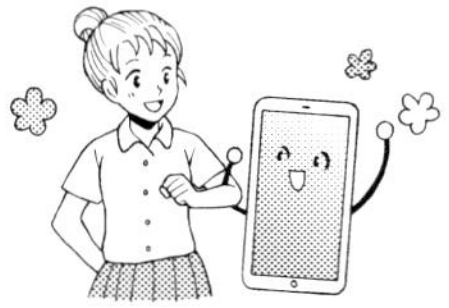

スマートフォンなどのデジタル機器を使い過ぎていないかを見直し、マナーやルールを守って、上手に付き合っていきましょう。

保健だより イラスト素材集 9月

夏休み明け 生活リズムを切り替えよう

夏休みに生活リズムが乱れてしまった人は、早めに生活リズムを元に戻すようにしましょう。ポイントは、①「朝起きたら日光を浴びる」、②「朝食はしっかり食べる」、③「夜は早く寝る」の３つです。

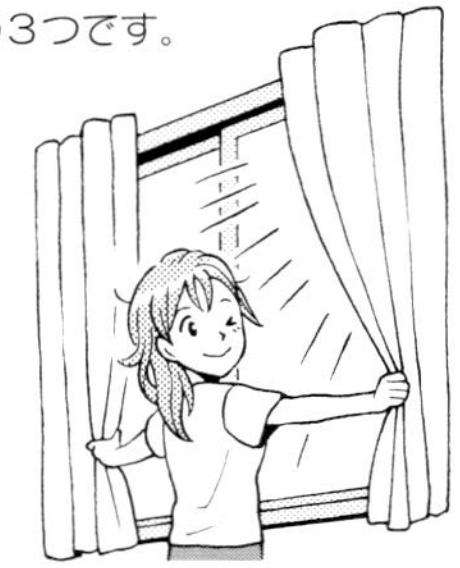

朝起きたら日光を浴びる

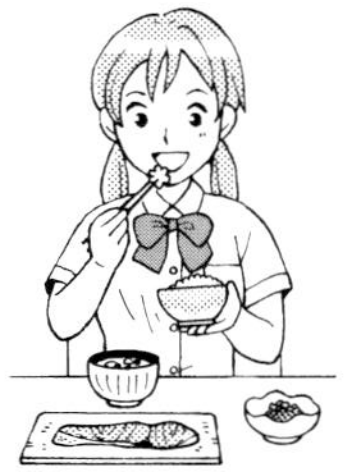

朝食はしっかり食べる

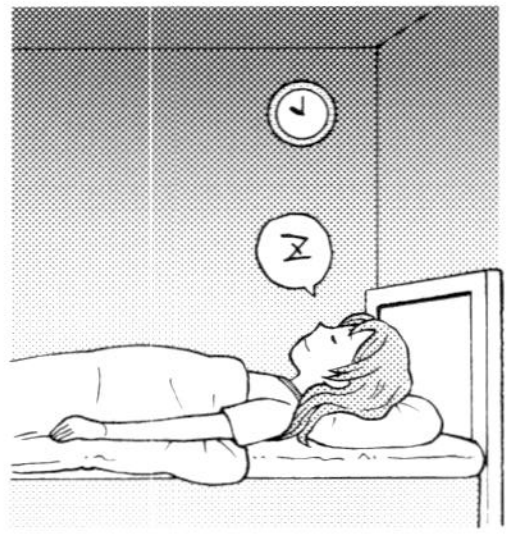

夜は早く寝る

9月9日は救急の日 AED の使い方

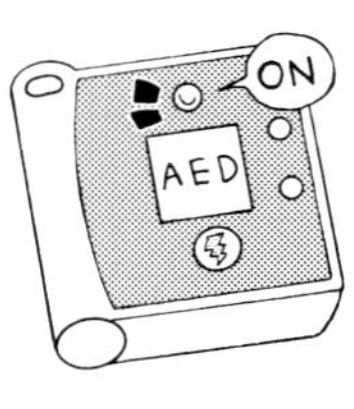

①AEDの電源を入れる

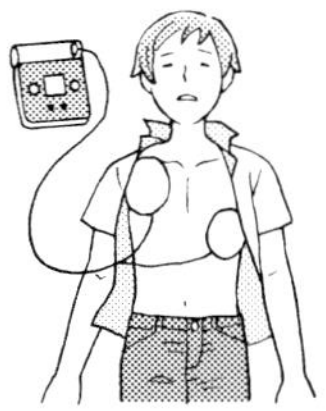

②パッドを貼ると、AEDが自動で心電図を解析

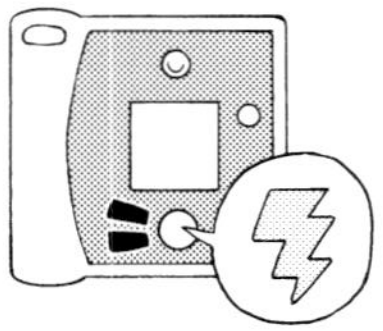

③必要に応じてショックボタンを押す

AEDは電源を入れて音声メッセージに従うだけなので、誰でも簡単に扱うことができます。また、倒れて意識がない人がいたら、AED使用と同時に心臓マッサージ（胸骨圧迫）も行います。

１分間に100～120回のテンポで胸が５cm沈むくらい押す

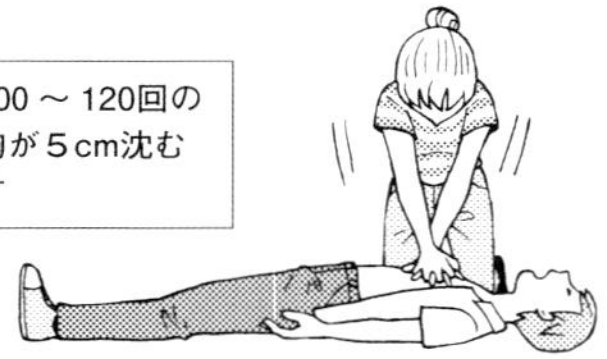

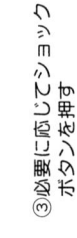

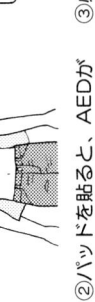

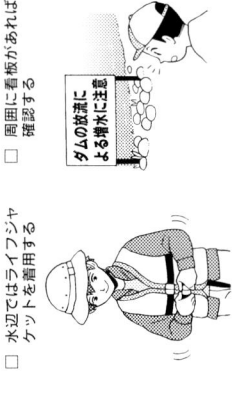

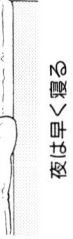

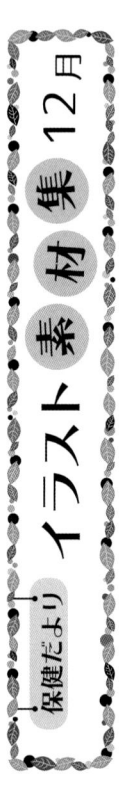

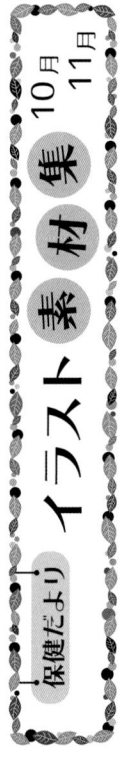

保健だより イラスト素材集 10月 11月

近視を予防するために

近視の予防のためには、タブレットの画面などの近くを見る作業を30分したら20秒以上は目を休めるようにしましょう。また、日光が近視の進行を抑制することがわかってきたため、1日2時間は屋外で過ごすようにしましょう。屋外であれば、日陰でも効果があります。

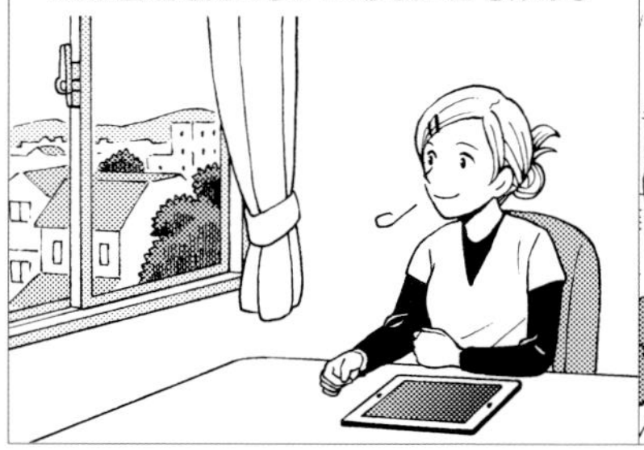
30分画面を見たら、20秒以上目を休める

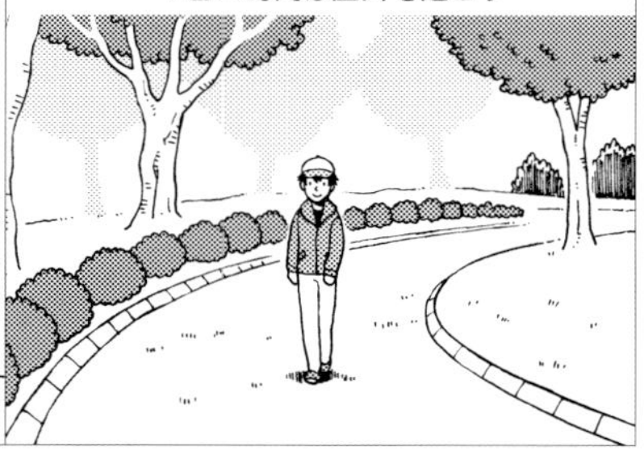
1日2時間は屋外で過ごす

歯ブラシの毛先を使い分けて効果的な歯磨きを

歯ブラシの「つま先」「わき」「かかと」を使い分けると、効果的に歯を磨くことができます。例えば奥歯では、奥のくぼみや境目は歯ブラシのつま先を使って、歯の面はわきで、歯と歯の間はかかとを使うことで、しっかりと汚れを落とすことができます。

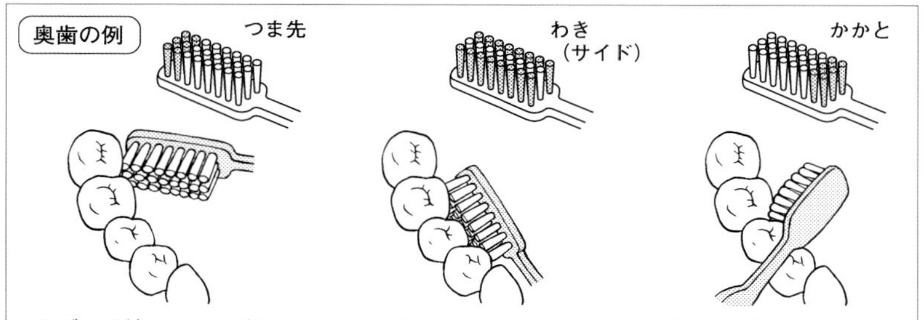

くぼみや境目はつま先で　歯の面はわきで　歯と歯の間はかかとで

保健だより イラスト素材集 12月

冬休みも健康で安全に過ごすために

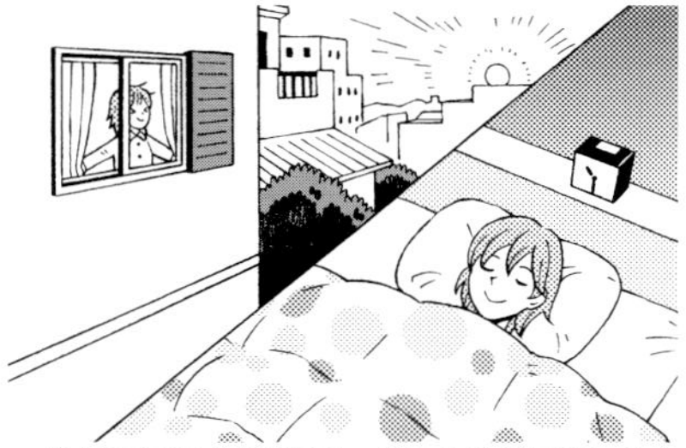
生活リズムを崩さない

クリスマスにお正月、楽しい行事がたくさんの冬休みですが、体の健康を守るために、毎日早寝早起きを心がけましょう。

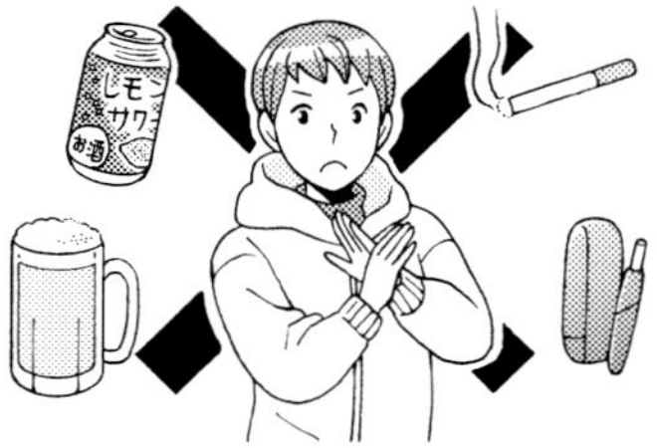

アルコールやタバコなどの危険な誘いは断る

成長期の心身に害を与える飲酒や喫煙は、法律によって禁止されています。お酒やタバコを勧められても、断りましょう。

身近な動物からうつる 感染症に要注意

犬や猫などのペットは、人に感染するウイルスを持っていることがあるので、ペットとの触れ合い方には注意しましょう。

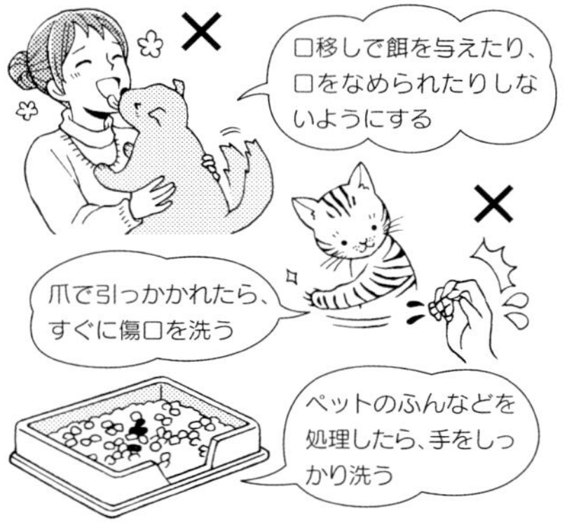
口移しで餌を与えたり、口をなめられたりしないようにする
爪で引っかかれたら、すぐに傷口を洗う
ペットのふんなどを処理したら、手をしっかり洗う

気がつきにくい 低温やけど

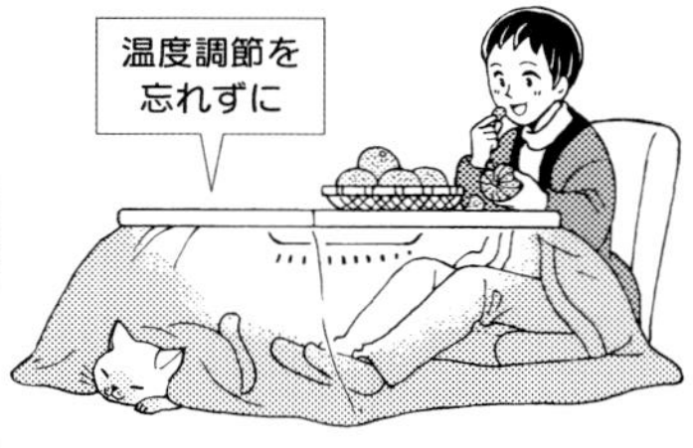
温度調節を忘れずに

こたつや電気カーペットなどに長時間当たり続けることで起こる低温やけどは、見た目にはわかりませんが、皮膚の深部でやけどが進行しています。皮膚が赤くなっていたら、すぐに冷やすようにしましょう。

暖房器具の使用中は温度調節を行い、姿勢を変えて、低温やけどを防ぎます。

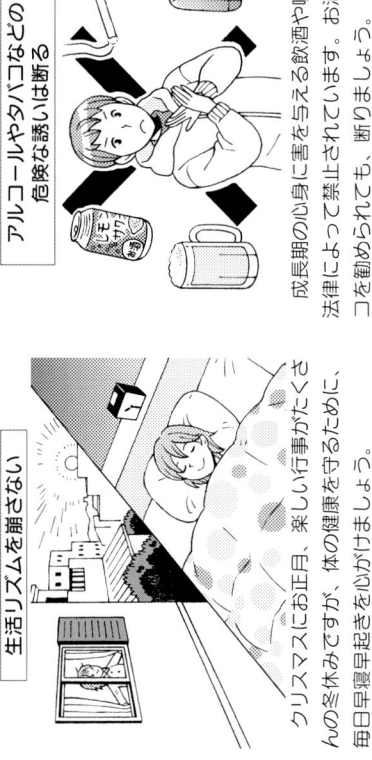

保健だより イラスト素材集 1月

換気をしないとどうなる？

感染症にかかりやすくなる

二酸化炭素が増えて体調が悪くなる

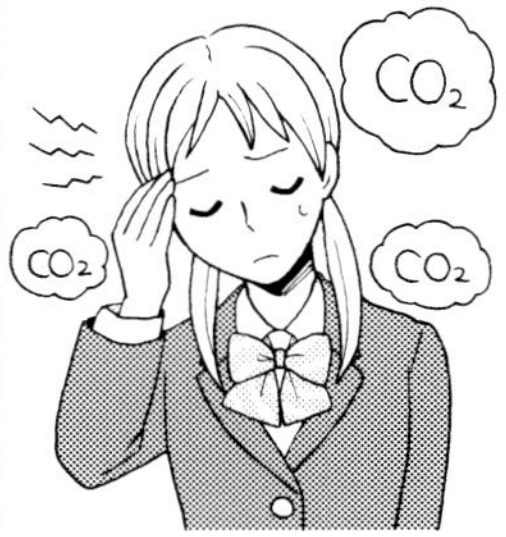

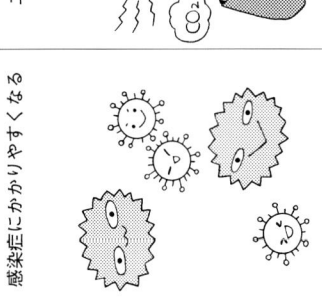

ほこりがたまり、アレルギーが発症する可能性も

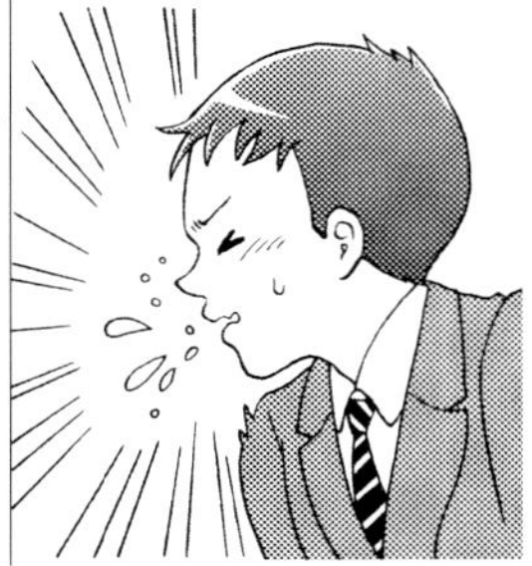

換気をしないと、ウイルスが空気中に漂い感染症にかかりやすくなったり、空気中の二酸化炭素濃度が高まって体調が悪くなったりすることがあります。また、ほこりがたまりやすくなるため、アレルギーを発症する可能性もあります。

換気は対角線上に行うと効果的

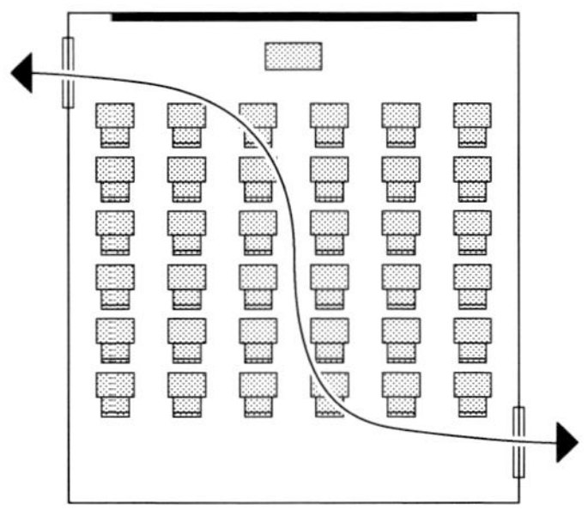

教室内の窓を対角線上に開けて、空気の通り道を作ると、効果的に換気をすることができます。

冬場の ひび・あかぎれ対策

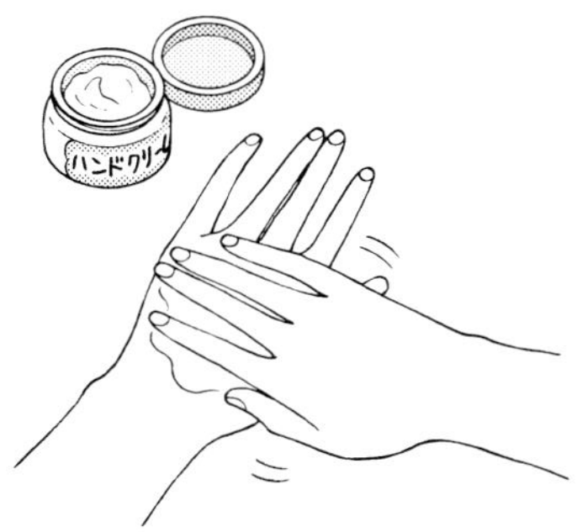

乾燥すると皮膚のバリア機能が低下するため、ハンドクリームなどを使って保湿をするようにしましょう。

保健だより イラスト素材集 2月

ノロウイルスによる感染性胃腸炎を防ぐために

感染性胃腸炎とは、細菌やウイルスなどの病原体による感染症です。嘔吐（おうと）や下痢、発熱などの症状が現れ、多くは冬場に流行します。知らないうちにウイルスに汚染された場所を触り、自身の手から口を通じて感染したり、嘔吐物や便に含まれているウイルスが空気中を漂うことで感染します。次の3つのことで予防しましょう。

1 丁寧に手を洗う

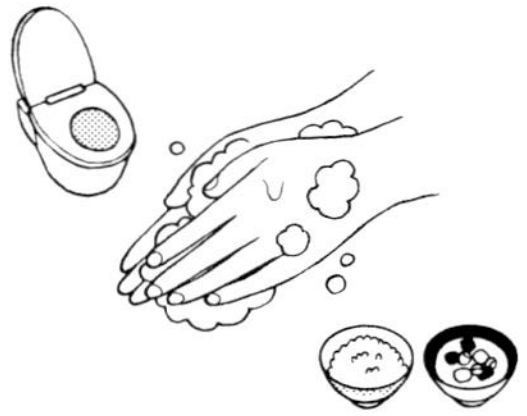

トイレの後や食事の前などは、石けんで丁寧に手を洗います。

2 嘔吐物に近づかない

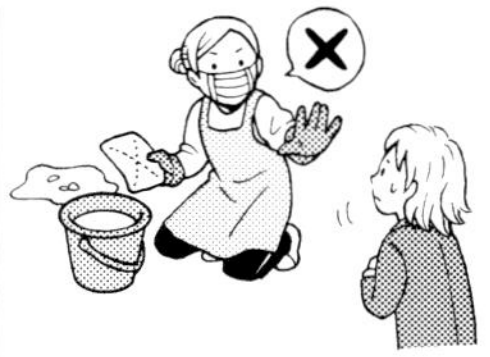

嘔吐物には大量のウイルスが含まれているので、大人に処理を任せます。

3 規則正しい生活を送る

規則正しい生活を送り、体の免疫力を高めましょう。病気に感染しにくくなります。

試験や面接で 力を発揮するために

□ 朝ご飯をしっかり食べよう

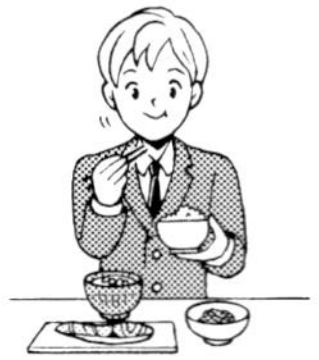

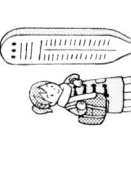

胃腸の負担が少なく、消化に良いものを食べましょう。

□ 時間に余裕を持って行動しよう

慌てて、けがや事故に遭わないように、時間と心に余裕を持って行動しましょう。

□ 服装を調節しよう

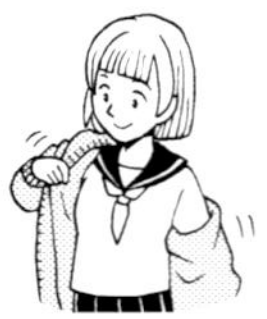

防寒対策も必要ですが、試験会場は暖かい場合もあるので、脱ぎ着できる衣服で調節しましょう。

□ 腹式呼吸で緊張をほぐそう

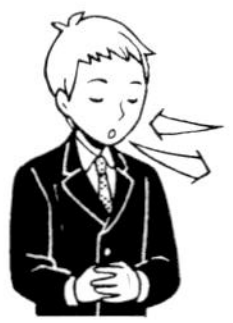

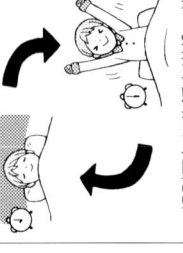

おなかが膨らむくらい鼻から息をしっかり吸い込み、口からゆっくり長く息を吐く腹式呼吸には、リラックス効果があるので実践してみましょう。

保健だより　イラスト素材集　3月

3月1日は 防災用品点検の日

1年のうちで季節の変わり目とされる3月1日・6月1日・9月1日・12月1日は、「防災用品点検の日」です。点検を行いながら、避難所で想定される生活についても、周囲の人と話し合ってみましょう。

避難所への非常用持ち出し袋に備えたい
基本の防災用品

- 飲料水　・食料　・懐中電灯　・携帯ラジオ
- 軍手やマスク　・貴重品（小銭なども）
- 救急用品　・笛　・タオル　・ティッシュ
- 季節に合わせたもの（防寒グッズ、冷却グッズ）

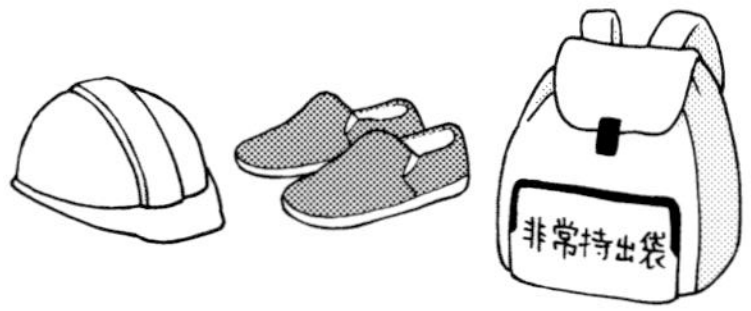

近くにヘルメットやスニーカーなども置いておくとスムーズに避難できます。

あなただけの防災ポーチ

ポーチなどに、自分に必要なものを厳選して詰めてみませんか？

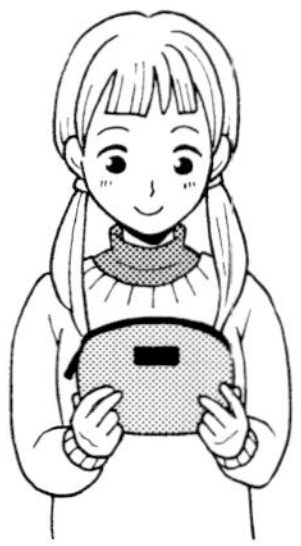

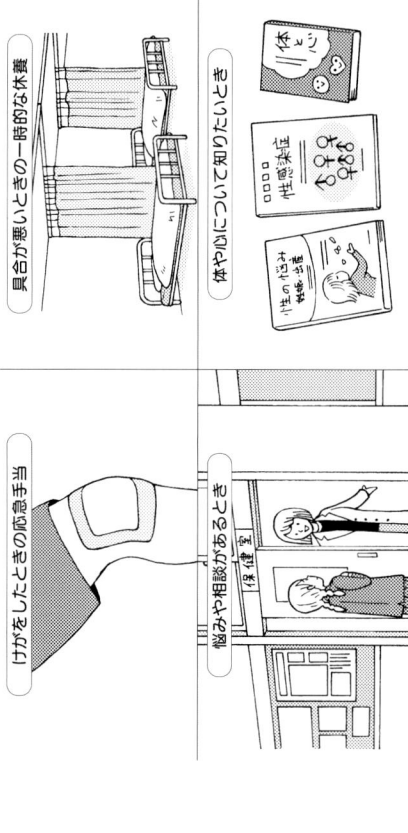

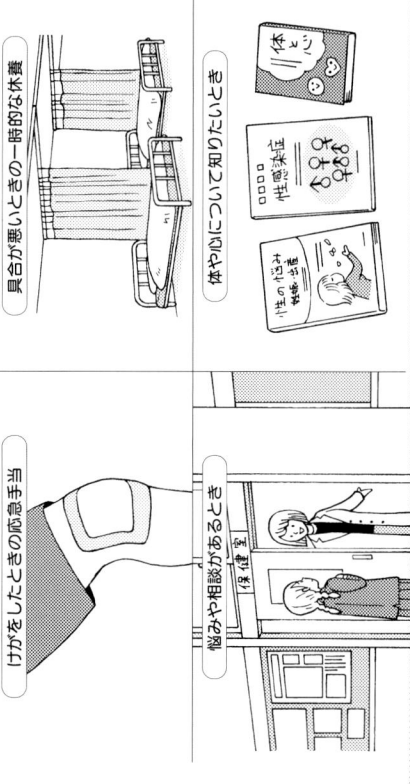

ポイント

1. **命を守るために必要なもの**（持病の薬や、不調のときに服用できる薬、笛など）
2. **あったら便利なもの**（除菌ティッシュやマスク、小銭、モバイルバッテリーなど）
3. **心がホッとできるもの**（あめやチョコなどの甘いもの）

1年を振り返ろう

- □ 早寝・早起きができた
- □ 朝ごはんをしっかり食べた
- □ 1日2回以上歯磨きができた
- □ 1日1時間以上運動ができた
- □ 友達と仲良く過ごせた
- □ 困ったことは周囲に相談できた
- □ 寝る1時間前にデジタル機器を触らなかった

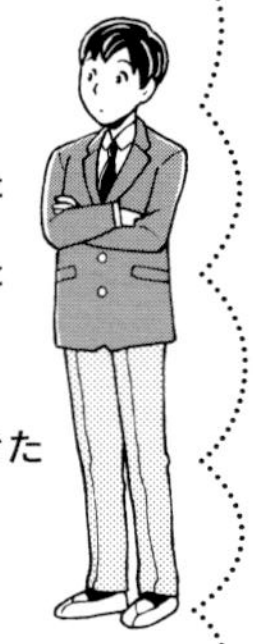

体と心の健康を振り返ってみましょう。

春休みは治療に行こう！

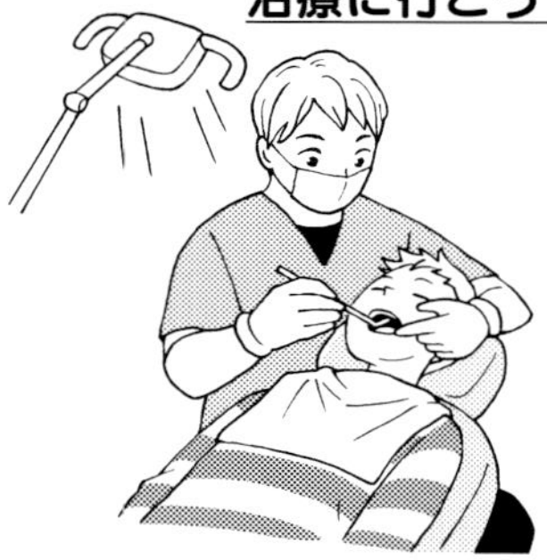

新学期に備えて、体に不調がある場合は医療機関を受診しましょう。

保健だより　イラスト素材集　4月

保健室の役割

保健室の役割には、けがをしたときの応急手当、具合が悪いときの一時的な休養などがあります。利用する際にはルールを守って、静かに使うようにしましょう。

けがをしたときの応急手当

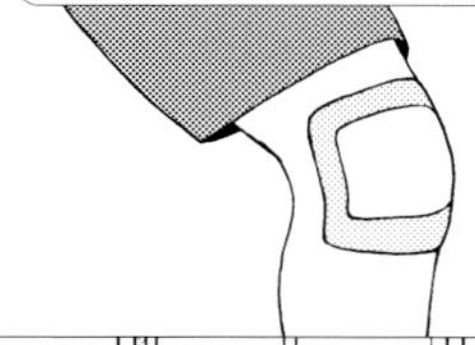

具合が悪いときの一時的な休養

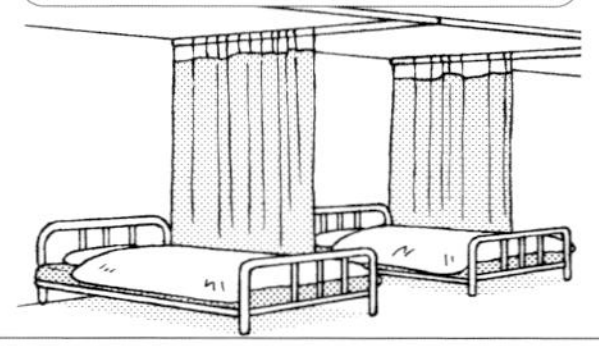

悩みや相談があるとき

体や心について知りたいとき

視力検査の A B C D とは？

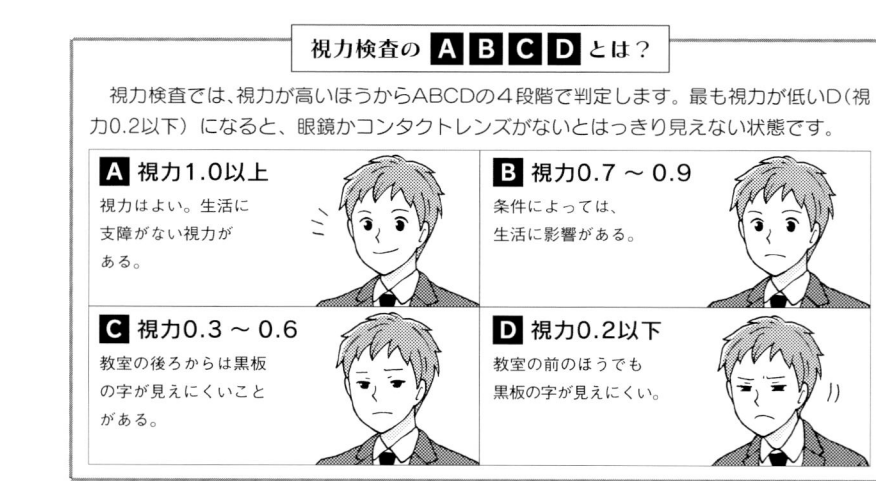

視力検査では、視力が高いほうからABCDの4段階で判定します。最も視力が低いD（視力0.2以下）になると、眼鏡かコンタクトレンズがないとはっきり見えない状態です。

A 視力1.0以上
視力はよい。生活に支障がない視力がある。

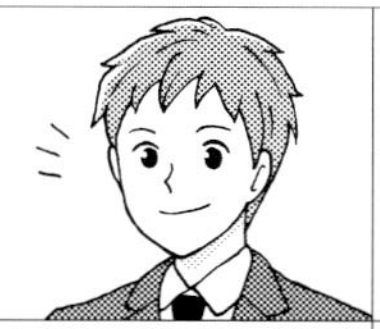

B 視力0.7 ～ 0.9
条件によっては、生活に影響がある。

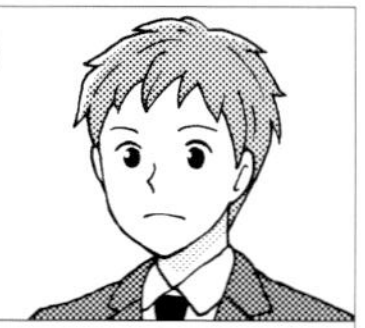

C 視力0.3 ～ 0.6
教室の後ろからは黒板の字が見えにくいことがある。

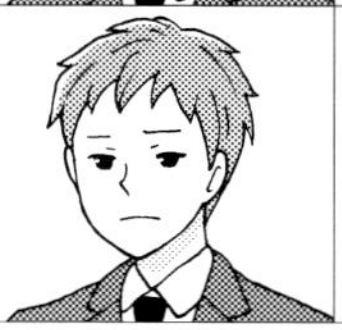

D 視力0.2以下
教室の前のほうでも黒板の字が見えにくい。

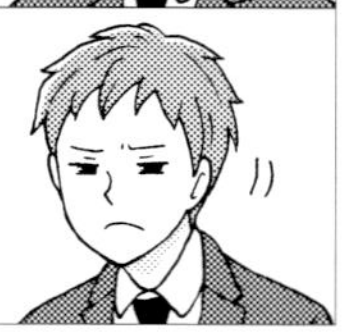

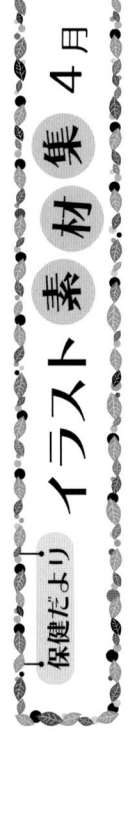

保健だより　イラスト素材集　5月

要注意！5月の熱中症

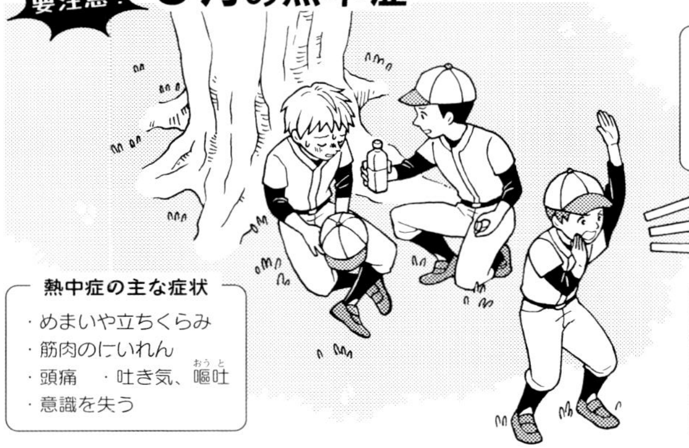

熱中症の応急手当
- 運動を休止し、涼しい場所に移動する
- 水分と塩分を補給する
- 氷のうなどで体を冷やす

熱中症の主な症状
- めまいや立ちくらみ
- 筋肉のけいれん
- 頭痛　・吐き気、嘔吐（おうと）
- 意識を失う

こんなときは大人を呼ぼう
- 意識がない
- 自力で水分がとれない
- 嘔吐している
- 言動がいつもと違う

体が暑さに慣れていない5月に、熱中症は急増します。この時期に行われる体力テストや体育祭、部活動の際は、熱中症対策を行いましょう。睡眠不足や体調不良は、熱中症を起こす危険を高めます。規則正しい生活を心がけ、運動中に気分が悪くなったら、無理をせずに休みましょう。

心の不調　五月病

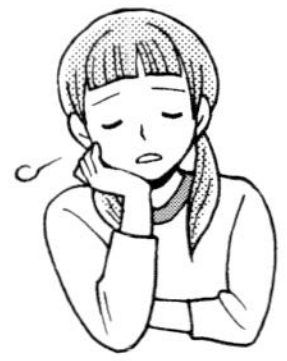

新学期が始まって1か月がたちました。疲れを感じやすくなる時期です。

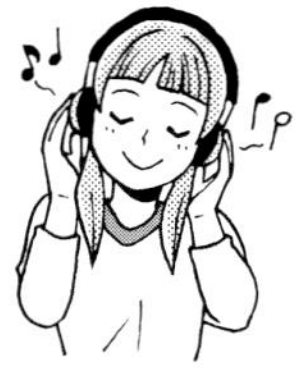

そんなときは……
- 趣味の時間を楽しむ
- 体を適度に動かす
- 規則正しい生活を送る

心の不調を感じたら、好きなことをして過ごす時間をつくりましょう。

●健康診断の結果が出ました●

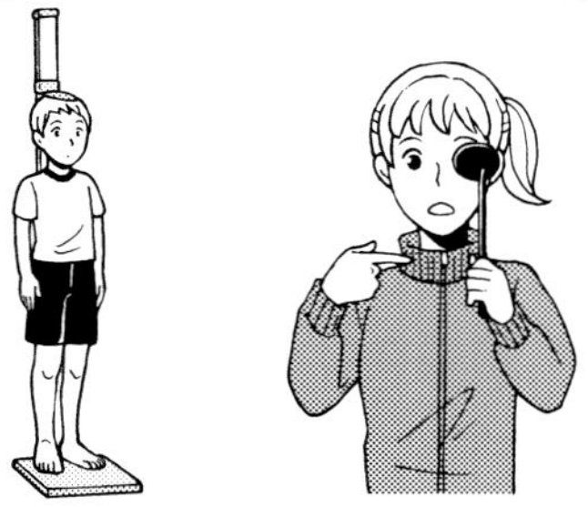

毎年行われる健康診断は、皆さんが学校生活を元気に過ごすために、体の健康状態を確認することが目的です。「受診勧告」を受けた人は、早めに病院を受診しましょう。

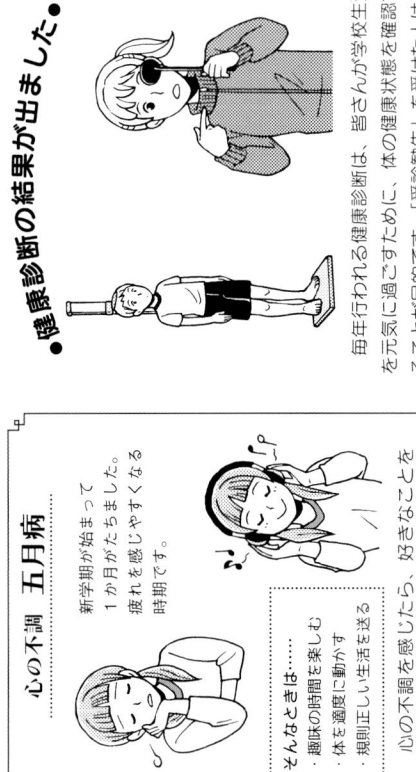

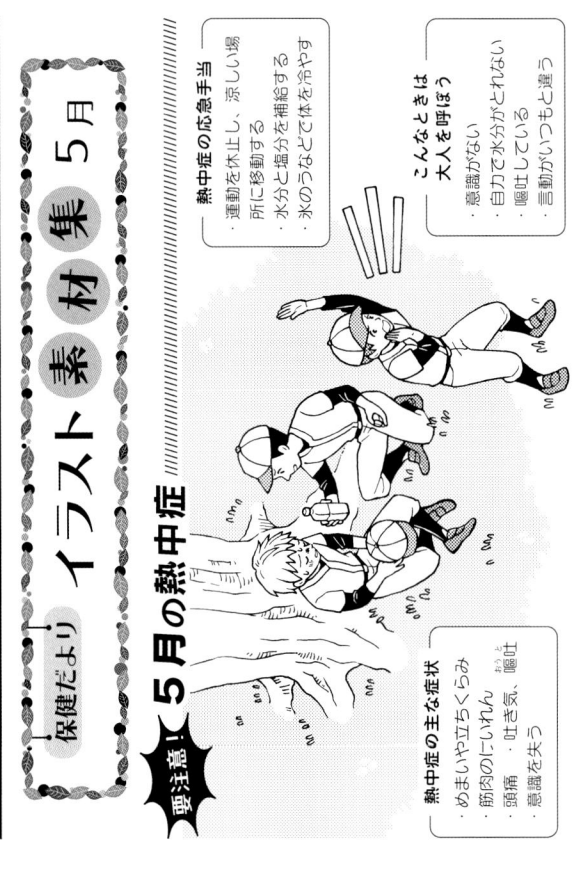

中学保健ニュース

アンケートひろば

「タブレット端末、メンタルヘルス、座右の銘」アンケート結果編

今回は、昨年11月28日号等のアンケートでお聞きした内容「タブレット端末、メンタルヘルス、座右の銘」についての結果を報告します。

■ GIGAスクールに関連して、タブレット端末等で行っていること

タブレットの利用に関して聞いたところ、「朝の健康観察」「各種アンケートでの利用」が多くありました。また「タブレットを通して保健だよりを配信している」、保健指導・保健学習での使用例としては、「フロッシング指導」、「熱中症予防の啓発」、「カラーテスターを使った歯みがき指導」などがありました。

タブレット活用例

- 夏休み明けに早寝・早起き・朝ごはんのアンケートを行った
- 保健委員会のGoogle Classroomを作って、活動報告や指示を周知している
- 講演会（思春期教育）に参加してのアンケート（全生徒対象）
- 学級閉鎖時のMicrosoft Teamsによるオンライン健康観察
- 保健室来室記録をタブレット端末で実験的に利用し始めた
- 保健室登校や別室登校の生徒が、職業セミナーや学年集会などをタブレットで見ている
- 保健委員の生徒と遠方の大学の先生とでオンラインを利用し睡眠についての学習会をした
- Google Meetを使用したオンライン保健室

■ 生徒のメンタルヘルスのために行っている取り組み

メンタルヘルスの取り組みについて聞いたところ、「普段から生徒に積極的に声をかける」、「定期的に心のアンケートを実施し、回答の様子から相談を行う」、「アンケート結果からスクールカウンセラーにつなげる」などが多くありました。

メンタルヘルスの取り組み

- 保健室に「なんでもノート」を置く。朝の健康観察を生徒個人に書かせ、伝えたいことがあれば自由に書ける欄を作り保健室と担任と生徒個人でやりとりできるようにしている
- 心の健康に関する書籍を保健委員作成のPOPで紹介する掲示物を展示している
- 保健室に幼児のおもちゃ（けん玉、ぬいぐるみ、木のおもちゃ）を置いている
- 毎月、生徒指導部が実施する「ピンクリボンアンケート」。生徒の悩みをキャッチするアンケートを実施し、担任ばかりではなく、教科や部活顧問などと連携して生徒を見守るようにしている
- 保健だよりの中にメンタルヘルスのコーナーを入れている
- 学校保健委員会のテーマにする、掲示物を作成する
- 相談ボックスを設置、生徒にまめに声がけして、いざというときに相談できる信頼関係を作っておく
- 月に一回悩み事アンケートが全校であり、記入した生徒には担任から声かけや面談を行っている
- スクールカウンセラーによる講演、月1回のメンタルセルフチェックシート
- 「13歳からのメンタルケア」という本を使ってセルフマネジメントを伝える（個別指導）

■ 養護教諭としての座右の銘

養護教諭としての座右の銘に関しては、興味深いものをたくさんいただきました。中でも笑顔やポジティブなものが多く、特に多かったのは「笑う門には福来る」「一期一会」などでした。「笑う門には福来る」は、「養護教諭自身が元気じゃないと生徒は不安になる」。「一期一会」は、「たった1回のその子への対応がその後に大きく影響することもあるので、1つの出会い、1つの声かけ、その時その時の出会いを大切に対応している」などの声がありました。そのほかの主なものを紹介します。

座右の銘

・仕事に関連

「とにかく笑顔でいること」「笑顔で進めば毎日無敵」
「明日やろうは馬鹿野郎」「備えあれば憂いなし」
「ピンチはチャンス」「初心忘るべからず」
「継続は力なり」「臨機応変」
「置かれた場所で咲きなさい」「失敗ではない、すべては経験」
「思い立ったが吉日」「一生学び続ける」
「あわてず、あせらず、あきらめず」「郷に入っては郷に従え」

・生徒に関連

「来るものは拒まず」「一人一人大切に向き合う」
「誰かを困らせる人こそ、困っている人」「徹底的に傾聴する」
「養護教諭は生徒と担任の橋渡し的存在」「保健室は最後の砦（とりで）」
「気づき、考え、実行する」「みんなちがってみんないい」
「言葉は心を切り裂くナイフにもなれば、誰かを支える糧にもなる」

・そのほか

「人間万事塞翁が馬」「死ぬこと以外はかすり傷」
「快食、快眠、快便」「人に優しく自分に優しく」

今回いただいたアンケートを参考に、より学校現場で役立つ紙面にできればと思っております。お忙しいところアンケートにご協力いただいたみなさま、どうもありがとうございました。

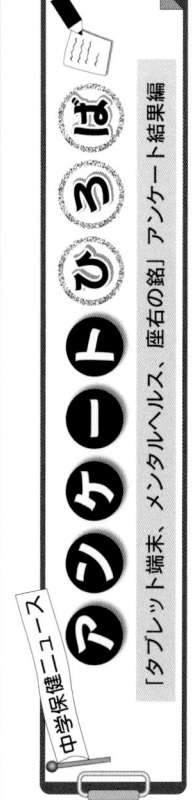

（18ページの続き）

2023年（令和5年）5月8日発行　少年写真新聞社　中学保健ニュース第1879号付録

接種後ストレス反応（ISRR）もしくは機能性身体症状とされています。接種後ストレス反応というのは、接種によるストレスや不安がきっかけで生じるもので、あらゆる予防接種において起こる可能性がありますが、接種前に不安を解消しておく、注射が苦手な場合は横になって接種することで、防ぐことができます。機能性身体症状は、接種の有無に関係なく、心が不調になることにより出現する身体症状のことです。何らかの身体症状があるものの、検査では異常所見がないことが特徴で、知覚症状（痛み、しびれなど）や運動症状（けいれん、歩行困難など）、自律神経症状（動悸（どうき）、下痢など）など、様々な症状が生じます。接種後に何か気になる症状があった場合は、ワクチンが原因かどうかにかかわらず、まずは接種した病院で相談してみましょう。

積極的勧奨が再開し、多くの自治体では通知は届くようになりましたが、まだなんとなく危険なワクチンと思って躊躇している家庭が多いのが現状です。中高生親子に、このような情報をどこから入手したいかを調査したところ、1位は「学校」でした。『ちゃんと知らされていなかった』という理由で子宮頸がんやその前がん病変で苦しむ女性がひとりでも減るように、学校からの正確な情報提供を、どうぞよろしくお願い申し上げます。

1）Lei J. et al. "HPV Vaccination and the Risk of Invasive Cervical Cancer." *N Engl J Med.* 383: 1340-1348, 2020

（22ページの続き）

2023年（令和5年）5月28日発行　少年写真新聞社　中学保健ニュース第1881号付録

いため見かけることがまれです。湿度が高くて暖かい環境を好んで生息し、気温が高い平野部の池や河川、水田などの水辺に多く見られます。ペデリンという毒成分を含む体液が皮膚に付着すると、やけどのような水ぶくれやみみず腫れができ、痛みやかゆみが出るため、俗称"やけど虫"と呼ばれています。しかしこの症状が出るのは約半日後で、この虫が原因とは気づきにくいのです。特に治療しなくても通常は数日後に自然治癒しますが、跡がなかなか治らない人もいます。

・学校でできる対処法

体液に触れたら、すぐに流水でよく洗い流して、かゆみを抑えるために冷やしたり、ステロイド外用薬、なければ市販されているかゆみ止め薬を塗りましょう。絶対に手で虫を潰さない、触った手で目を擦らないことが大切です。もし虫を見つけたら殺虫剤をかけるか、靴で踏み潰して、ティッシュなどで包んで捨てましょう。

・病院で行う治療

皮膚科では、皮膚の炎症と痛みやかゆみを抑えるステロイド軟膏（なんこう）と、抗ヒスタミン剤の内服薬が処方されます。目が充血したり、違和感があったりする場合は、体液が目に入った疑いがあるので必ず眼科に行きましょう。治療しないと最悪失明の可能性があるともいわれています。

（50ページの続き）

2023年（令和5年）11月8日発行　少年写真新聞社　中学保健ニュース第1895号付録

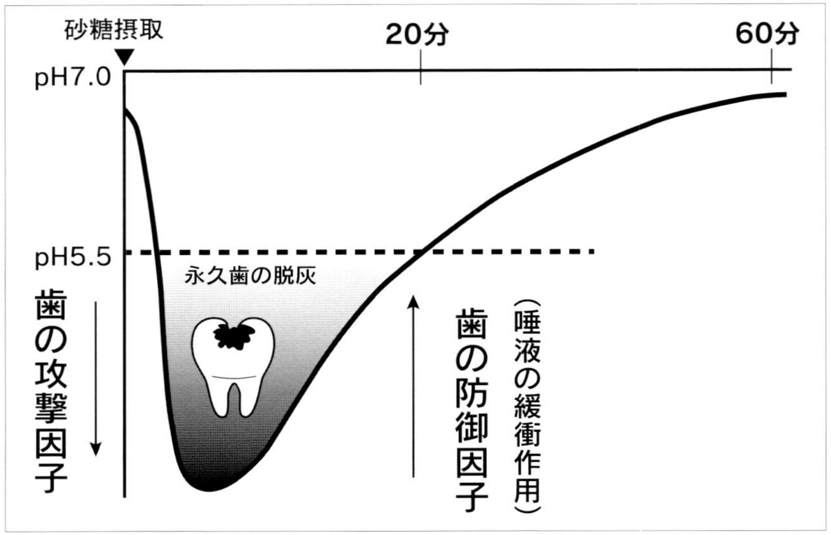

図　砂糖を摂取した後の歯垢中のpH

（70ページの続き）

2024年（令和6年）2月28日発行　少年写真新聞社　中学保健ニュース第1905号付録

な母体の妊娠特有の病気になるだけではなく、さらに胎児への悪影響を及ぼすこともあります。日本は、世界でもトップクラスの安全な妊娠、分娩ができる国ではありますが、母体も胎児も不幸な結果になることもないわけではありません。

子宮のキャパシティー、子宮口の問題があれば早産になってしまうこともあります。妊娠という負荷によって妊娠高血圧症候群や妊娠糖尿病を発症することもあります。それらが悪化すると母体や胎児の健康を害し、早めに分娩せざるを得ないこともあります。また、胎盤や臍帯にも発生の異常が起きることがあります。それらは、胎児を育てるための臓器でありますので、母児ともに多量の血液が循環しています。ひとたび異常が発生すれば、母体の多量出血、胎児の低酸素などの致命的な結果となることがあります。さらに、妊娠・分娩は身体的にだけではなく、精神的にも負荷がかかります。うれしいこと、不安なことなどが入り混じって様々な精神疾患を発症することがあります。分娩は終わりではなく、長期的に続く逃げることのできない育児の始まりでもあるのです。

これらのことからも、妊娠がわかったら速やかに医療機関で診断を受ける必要があります。妊娠する女性の多くは若くて元気ですので、持病に気づいていないこともありますし、妊娠初期から起こる様々な異常もあります。毎回の妊婦健診では、母児の健康が保たれているかを確認するだけではなく、精神的なフォローアップ、分娩や育児などの準備のための保健指導などが行われます。また、妊娠したことを市町村に届け、母子健康手帳の交付を受けることで、様々なサポートを受けることができます。妊婦健診の費用の補助券、分娩出産一時金などの経済的な支援も受けられます。妊娠した女性ひとりではなく、家族、医療機関、行政の支援によって、母子の健康が守られるのです。

（78ページの続き）

しやすいという利点があるためです。もし、保健室利用のルールを生徒手帳に載せていないのなら、生徒手帳の内容の更新は11月頃が多いので、夏休みまでに案を作り、夏休み明けから分掌で検討を始めるとよいでしょう。

救急体制について

高校では救急体制のデモンストレーションをする機会がとれない学校も多いため、前年度からの変更部分があれば、年度当初の職員会議で周知徹底します。

移送でタクシーを使うこともありますから、事務室の担当者とも忘れずに年度当初に救急体制の流れを確認します。

高校ではAEDを複数所持していることもありますので、救急体制表にAEDのすべての設置場所を記しておきます。また、女子に対してAEDをためらわずに使えるように、上半身が覆えるくらいの大きさの布をAEDのボックスに入れておくとよいでしょう。

定期健康診断について

高校では１日で健康診断の大部分を済ませてしまう学校が多いと思います。また、結果が記入されたカードを生徒が持ち歩いて健康診断を受けるパターンがほとんどですね。そこで、生徒がうっかりカードを持ち帰らないよう、回収したカードを紛失しないよう、回収場所や回収後の流れを担当者と確認して、紛失事故が起こらないようにします。カードの厚みや色や形などは、その学校独自の工夫があります。異動１年目は、自分の過去の経験と混同しないようにしつつ、前年と変更した部分があれば強調して、しっかり教員に周知します。

配慮を要する生徒について

入学時の健康調査票から、エピペン®保有者、生活管理指導表を持っている生徒など、緊急度が高い情報を集約して資料を作り、管理職、学年の担任団、体育科などと共有します。

小・中学校間で健康に関する情報の連絡会を行っている地域の場合、保護者が健康調査票に書かなくても進学先に情報が伝わると思い込んでしまっているケースもあります。入学許可予定者の説明会では、保護者が学校に申し出ない限り情報は伝わらないことを、忘れずに念押ししています。

高校は最後の保健室

保健室が生徒の動線の中に入らない位置にある学校も多いでしょう。本校も例外ではありません。だからこそ、具合が悪くてやっとたどり着いた生徒がホッとできるようなレイアウトを心がけています。また「昼休みや放課後は、けがや病気がなくても来ていいのよ」と来室者には言っています。生徒にとって保健室が居場所のひとつでありたいと考えているからです。

高校卒業後は進学せずに就職する生徒もいます。また、生徒の中には中途退学して学校とは縁のない生活を送る生徒もいます。つまり、高校の保健室は生徒にとって最後の保健室になるかもしれないのです。ですから、保健室に頼れない環境になっても、乗り切れるような力を身につけてほしいと、私はいつも頭の片隅で考えながら生徒に対応しています。

薬の使い方や選び方、薬がないときにはどうするのか、受診するかどうかの判断基準、病気を発症しないためには日常どういうことに気をつけるとよいのか、他人との距離の保ち方、困ったときにどこに、あるいは誰に相談するのか、自分の気持ちを伝えるときの言葉の工夫などなど、生徒が来室したときの状況に応じて選んで話しています。保健室に来てくれたのだから、何かひとつお土産をもって保健室から出られるように……。

高校はいろいろな地域から生徒が集まってきますから、小中学校の９年間で受けてきた健康教育も様々です。そんな違いはあっても、これから生きていくために必要な力を育んでいく保健室でありたいと考えています。

（160ページの続き）

性交経験のある人は、会ってからセックス（性交）するまで一番短かった期間はどれくらいですか？

カテゴリ	男性		女性	
	2009 年	2019 年	2009 年	2019 年
会ったその日	14.9	14.1	16.1	17.5
1 週間以内	12.2	9.4	12.4	4.4
1 ～ 2 週間	8.5	8.3	11.0	5.7
2 週間～ 1 か月	18.3	10.9	15.3	12.8
1 ～ 3 か月	19.4	23.6	21.6	22.4
3 ～ 6 か月	9.4	16.7	10.9	17.8
6 か月以上	14.9	15.1	10.9	18.3
不明・無回答	2.4	1.9	1.9	1.1
全体	100.0	100.0	100.0	100.0

表３

無理矢理性行為をされたことはありますか？（複数回答）

カテゴリ	男性（件数）	女性（件数）	男性（%）	女性（%）
家族や親戚から	10	8	0.3	0.3
友人などから	18	21	0.5	0.7
学校・塾の先生から	6	3	0.2	0.1
その他知り合いの人から	11	14	0.3	0.5
知らない人から	1	10	0.0	0.4
ない	3502	2576	88.5	90.2
不明・無回答	412	234	10.4	8.2
全体	3956	2857	100.0	100.0

表４

（164 ページの続き）

2024年（令和6年）1月8日発行　少年写真新聞社　高校保健ニュース第805号付録

	全年代		10代	
	男性 (n=246)	女性 (n=241)	男性 (n=12)	女性 (n=18)
事前のやりとりでイメージしていた人と違う感じだった	22.8%	26.6%	16.7%	22.2%
性格が合わなかった	18.7%	21.2%	0.0%	11.1%
ネットの写真と実物がまったく違っていた	13.4%	11.2%	0.0%	11.1%
事前に聞いていた情報が嘘（うそ）だった	4.5%	7.5%	0.0%	5.6%
相手との会話がはずまなかった	15.4%	18.3%	8.3%	11.1%
つきまとわれたり、ストーキングされた	0.4%	3.3%	0.0%	11.1%
変わった人だった	6.5%	15.4%	0.0%	11.1%
やたらとなれなれしくされた	1.6%	9.5%	0.0%	0.0%
本名や電話番号、住所などをしつこく聞かれた	0.8%	2.1%	0.0%	0.0%
手を握られたり、体を触られたりした	0.8%	9.5%	0.0%	0.0%
そういうつもりがなかったのに、性的関係になった	2.0%	4.6%	0.0%	5.6%
性的被害にあった	0.4%	2.9%	0.0%	0.0%
裸の写真を要求された	0.4%	2.5%	8.3%	0.0%
宗教に勧誘された	2.0%	0.8%	8.3%	0.0%
その他	4.1%	4.1%	0.0%	0.0%
良くなかったことは特にない	54.9%	45.6%	75.0%	72.2%

図4　ネットで知り合った異性と実際に会って良くなかったこと

（165 ページの続き）

2024年（令和6年）2月8日発行　少年写真新聞社　高校保健ニュース第808号付録

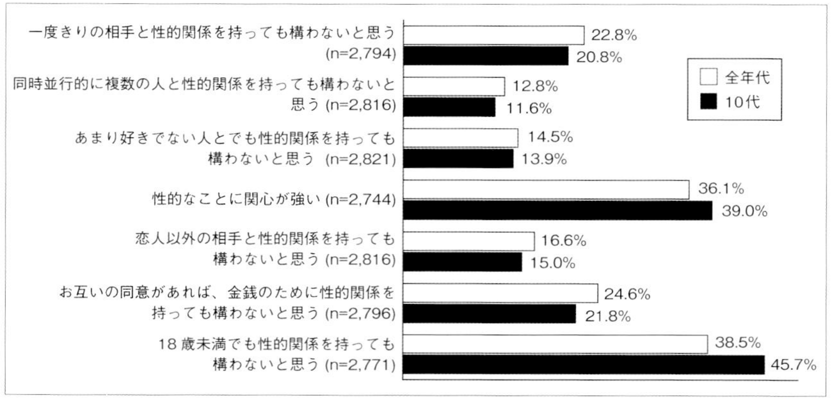

図4　性規範に関する意識（「該当する」の比率）※「答えたくない」と回答した人は欠損値として処理

引用文献
1）大野志郎・天野美穂子・橋元良明・堀川裕介・篠田詩織・間形文彦・藤村明子「ネット社会のコミュニケーションを巡る諸問題」『東京大学大学院情報学環紀要情報学研究・調査研究編』37:287-332, 2021
2）橋元良明・千葉直子・天野美穂子・堀川裕介「ソーシャルメディアを介して異性と交流する女性の心理と特性」『東京大学大学院情報学環紀

（173 ページの続き）

2023年（令和5年）8月8日発行　少年写真新聞社　中学保健ニュース第1887号付録

No.	チャレンジコース	取り組み方
1	朝から寝るまで ノーメディア	１日まったくメディアを利用しないコースです（朝の限られた時間のニュース、天気予報などのチェックはよい）。
2	メディア利用 １日１時間まで	見たい番組や携帯電話、ゲーム等の利用を合計１時間以内にするコースです。工夫して利用時間を減らし、学習時間や睡眠時間を増やしましょう。
3	メディア利用 １日２時間まで	見たい番組や携帯電話、ゲーム等の利用を合計２時間以内にするコースです。工夫して利用時間を減らし、学習時間や睡眠時間を増やしましょう。
4	テンオフ （夜 10 時以降利用しない）	夜遅くのメディア利用は寝つきを悪くし、睡眠の質を下げます。また、学習に集中できなくなります。10 時以降の利用をやめましょう。
5	ノー SNS	SNS の利用は夢中になり過ぎて長時間使う傾向があり、学習や睡眠を妨げます。家族との連絡以外は利用しません。２～４と合わせて取り組みます。
6	食事中オフ	食事中は家族と会話をしたり、食事に集中し、よくかんで味わって食べましょう。２～４と合わせて取り組みます。
7	myコース 自分で考えたコース	２～６を組み合わせたり、独自の目標コース（スマホ禁止、30 分、NO ゲームなど）。２時間以内が無理な人は、独自に制限時間を設定しましょう。 内容（　　　　　　　　　　　　　　）

表１　チャレンジコース一覧

心の健康ニュース
少年写真新聞
Juniors' Visual Journal
https://www.schoolpress.co.jp/
No.511　2023年(令和５年) ４月号

見直そう！　あいさつの力

あいさつは人の心と心をつなぐ役目を果たします

新学期は周りの人と仲良くなるチャンス！

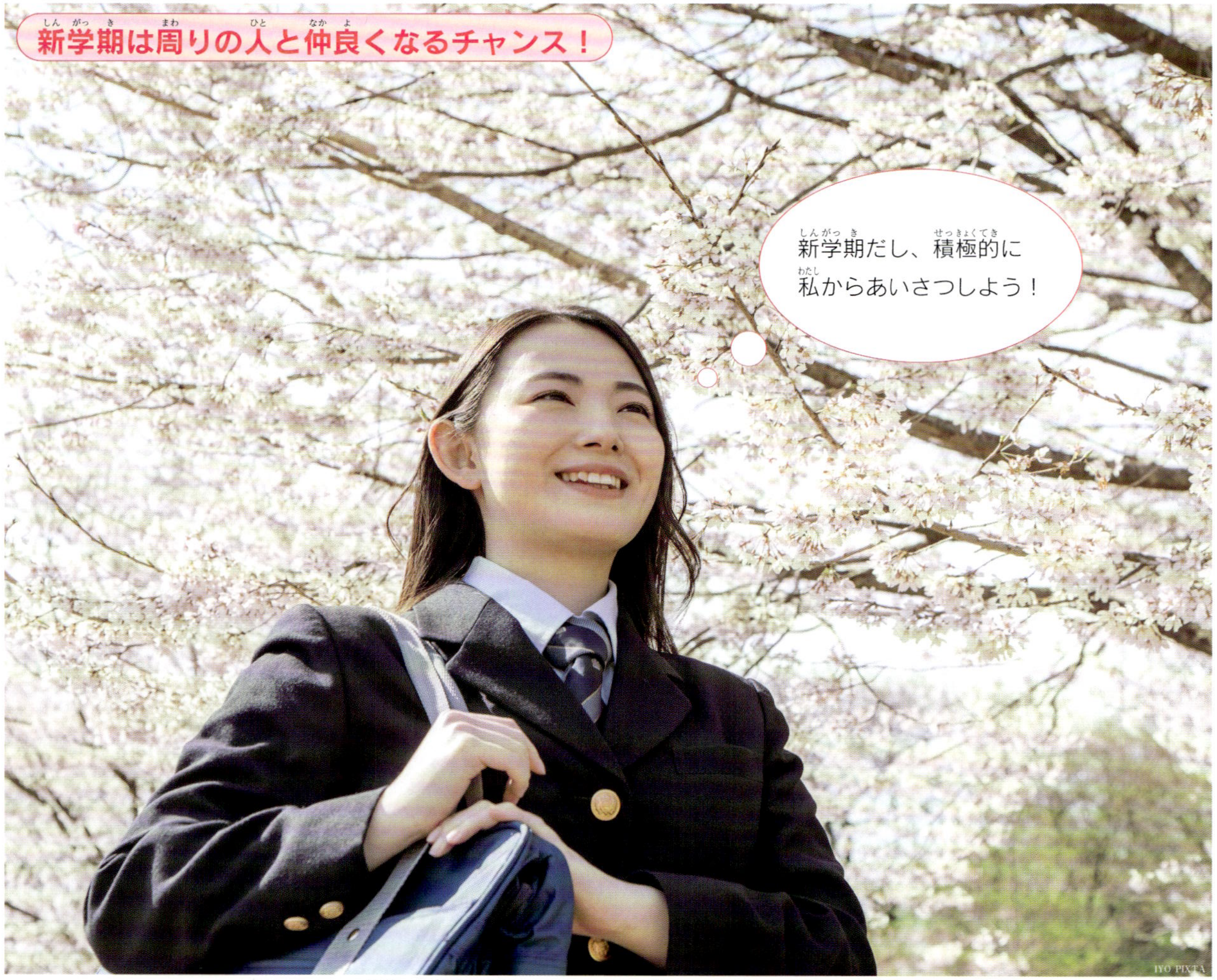
新学期だし、積極的に
私からあいさつしよう！

あいさつは、コミュニケーションの基本で、相手と仲良くなるための近道なので、会った人には積極的にあいさつをしてみましょう。

コミュニケーションの基本「あいさつ」の効果

①コミュニケーションのきっかけや第一歩になる

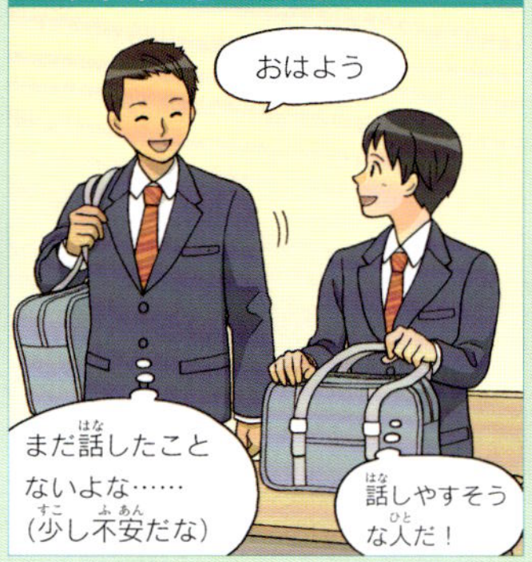
おはよう
まだ話したことないよな……(少し不安だな)
話しやすそうな人だ！

あいさつをすると、相手は自分を受け入れようとしていると感じ、話したい、仲良くなりたいと思ってくれます。

②自然と笑顔になり、１日を気持ちよく過ごせる

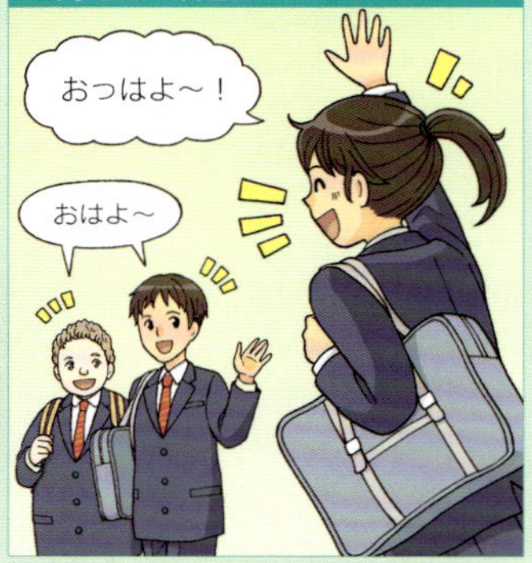
おっはよ～！
おはよ～

笑顔であいさつをすると、相手も自然と笑顔になり、気持ちも上向きになります。

気持ちのよいあいさつのポイント

★相手に体を向ける
★相手の目を見る（アイコンタクト）
★相手に聞こえる声ではっきりと伝える
★柔らかい笑顔で

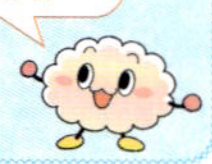
１日の始まりである朝に笑顔であいさつをすると、１日を気持ちよくスタートできるね★

新学期が始まるこの時期は、初対面の人や、まだ話したことがない人と仲良くなる絶好のチャンスです。
周りの人と、良好な関係を築くためのコツは、まず「あいさつ」をすることです。
あいさつをされると、相手は、緊張がほぐれてあなたとコミュニケーションをとりやすくなるため、ぜひ勇気を出してあいさつをしてみてください。

指導　東京情報大学総合情報学部　教授　原田恵理子　先生

少年写真新聞
Juniors' Visual Journal
2023年4月8日発行 第511号付録
©少年写真新聞社2023年
心の健康ニュース
株式会社 少年写真新聞社 〒102-8232 東京都千代田区九段南4-7-16 市ヶ谷KTビルⅠ
★定期刊行物は終わる期間を予定しない刊行物です。年度が替わりましても、購読中止のお申し出のない限り、引き続きニュースをご送付申し上げます。
★著作権法により、本紙の無断複写・転載は禁じられています。
少年写真新聞社のホームページ
https://www.schoolpress.co.jp/

見直そう！ あいさつの力

東京情報大学総合情報学部 教授　原田 恵理子

新しい環境となる新学期に、緊張や不安な気持ちを抱く生徒がいます。あいさつは当たり前と保護者や教師から言われ続けてきていても、思春期になると、「あいさつは大事、したほうがよい」と頭でわかっているのに恥ずかしさや、相手にどう思われるかという不安などであいさつができなくなることがあります。そのため、この時期にこそ、改めて、全ての生徒があいさつの効果を再確認し、「正しいあいさつ」をすることが重要になります。なぜなら、あいさつは、おはよう、こんにちはと、短い言葉ですが、相手の気持ちを、一瞬で幸せにできる「魔法のことば」で、人間関係を良好にする大切な言葉だからです。そのため、あいさつをする・しないで、相手に与える印象や良好な関係に差がつくため、あいさつの効果とポイントを理解させることが大切になります。

あいさつによる効果

そのあいさつは、人間関係や人生をよい方向に変えることができると言われるほど大切なもので、２つの大きな効果を生みます。

１つ目は、あなた（相手）の存在をきちんと認めていますということにつながる意味を含むことです。人は誰しも自分に関心を持っている人を好意的に見ます。そのため、あいさつは、「相手の心に近づき、つながるための、大切なコミュニケーションの第一歩」になり、仲良くなるということにもつながります。

２つ目は、その日の最初の印象（第一印象：ファーストインプレッション）は非常に印象に残る、大切なときだということです。そのときに笑顔で「おはよう」とあいさつすることは、印象の良い人、また会いたい人になります。そのため、笑顔であいさつをすると、相手も自然と笑顔になり、その日を気持ちよく過ごすことができるきっかけになります。

あいさつのポイント

あいさつのポイントは４つあります。

①相手の方向に身体を向ける

作業しながらのあいさつは、相手より作業が大事と捉えられてしまいます。作業をやめて相手の方向へ身体を向けると、相手に好意や興味をもっていることが伝わります。

②相手の目を優しく見る

視線を相手に合わせることなくあいさつをしてしまうと、“相手への関心が薄い”という印象を与えてしまいます。

③相手に聞こえる声ではっきりと伝える

相手に聞き取れないほどの小さな声や、口の中だけのつぶやきでは、相手に届かないあいさつになります。「明るい声で、はっきりとした口調」が基本です。しかし、この“はっきり”というのは、大声というわけではなく、“相手にはっきりと聞き取れる”声です。静かな場所や場面では、相手にだけ聞こえるような小さな声で手短に済ませ、時には、その場所の雰囲気に合わせる必要もあります。

④やわらかい笑顔で

気持ちの良いあいさつには、必ず笑顔がついてきます。笑顔といっても、いつもより少し口角を上げた「微笑み」程度でも十分です。無表情なあいさつだけでは、言葉だけの印象となってしまいます。

気持ちを込めてあいさつをする心掛けは、日々の習慣となって、相手に伝わるあいさつができるようになります。そのため、「焦らず、気負わず、気軽に」を大事にしながら、気持ちの良いあいさつをすることを毎日心掛け、続けていくことを奨励していきましょう。

参考文献
渡辺弥生・原田恵理子編著「中学生・高校生のためのソーシャルスキル・トレーニング」明治図書出版、2015年

少年写真新聞
Juniors' Visual Journal
2023年5月8日発行 第512号付録
©少年写真新聞社2023年
心の健康ニュース
株式会社 少年写真新聞社 〒102-8232 東京都千代田区九段南4-7-16 市ヶ谷KTビルⅠ
★定期刊行物は終わる期間を予定しない刊行物です。年度が替わりましても、購読中止のお申し出のない限り、引き続きニュースをご送付申し上げます。
★著作権法により、本紙の無断複写・転載は禁じられています。
少年写真新聞社のホームページ
https://www.schoolpress.co.jp/

リフレーミングで 心を軽くする！

筑波大学人間系心理学域
准教授　飯田 順子

リフレーミングはカウンセリングの技法のひとつで、ひとつの状況を別の角度から捉え直す方法です。その中で状況をポジティブに捉えなおすことを、ポジティブリフレーミングといいます。思春期は、「自分はどういう人間なんだろう」「何に向いているのだろう」「将来何ができるだろう」と自分のことをよく考える時期なので、自分は人と比べてだめだとか、自分には長所がないなどと、落ち込みやすくなる時期でもあります。特に日本人はその傾向が強く、国際比較調査でも、日本の若者はアメリカ、イギリス、ドイツ、韓国などの若者と比べて、自己肯定感が低く、落ち込みやすいことが示されています。

気分が落ち込むと視野が狭くなり、固定的な見方をしやすくなり、自分はだめだとさらに落ち込むという悪循環が生じやすくなります。そこを打開するひとつの方法が、リフレーミングになります。子どもが落ち込んでいることに対して、「別の見方はできないかな」「こういうふうに見ることもできるんじゃない？」というふうに、周囲の大人が声をかけることで、少し視野が開けて、気持ちが楽になる場合もあります。また、リフレーミングという考え方を、健康教育の一環として、生徒全体に事前に伝えておくことで、落ち込むことそのものを予防することもできます。リフレーミングは考え方に働きかけるものなので、認知行動療法のひとつの技法になりますが、その中でも非常に使いやすい方法です。学級や学校を対象に、あるいは保健室の個別の関わりの中で、ぜひ活用してみてください。

またリフレーミングは、子どもが周囲の状況や友だち、先生、家族などを捉える見方を広げることにも活用できます。子どもが苦手だと思っているクラスメートに対しても、リフレーミングを使うと、別の見方ができる場合もあります。また、子どもが学校生活を楽しめていないときにも、リフレーミングで、別の見方ができる場合もあります。リフレーミングの考え方に触れ、日々実践することで心が軽くなり、周囲の状況がよく見えてくることもあります。

リフレーミングできない子どもへの配慮

リフレーミングを使うときの留意点として、物事を常にポジティブに捉えなければいけないと子どもが思わないように、配慮して伝えることが大切です。このような配慮がないと、「物事をポジティブに捉えられない自分はだめだ」と、子どもがさらに落ち込むことにつながりかねません。悲しむことや落ち込むことといったネガティブな感情も、自分の状態を自分に伝えてくれる大切な感情であるといわれています。すごく疲れているときや、頑張ったけれどもうまくいかなかったときなど、悲しんだり落ち込んだりすることがあるのは当然です。そういうときには、「疲れているかもしれないね。少しゆっくりできるといいね」や、「残念だったね。頑張ったのに思うようにいかなくて、悲しいよね！」と声をかけるなど、ネガティブな気持ちに寄り添うことも重要です。子どもの気持ちに十分寄り添ったうえで、子どもが少し元気になってきたタイミングで、「こういう方法もあるよ」と声をかけてみるのがよいでしょう。

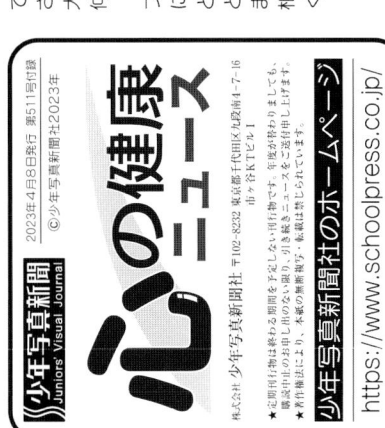

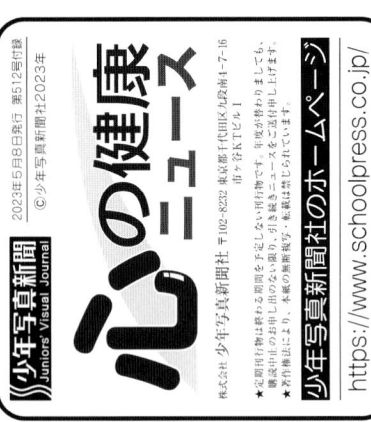

連載　絶望の中にいる人へ伝えたい

― 生きる希望が湧いてくる　フランクル心理学入門 ―

第3回　『夜と霧』に学ぶ逆境を生き抜くヒント〈後編〉

【明治大学文学部 教授　諸富 祥彦】

生きるとは、日々、「人生からの問い」に答えていくこと

私は、10代半ばから20代前半にかけて、暗黒の青春時代を送っていました。「自分はどう生きるべきか」「どう生きればよいか」わからず、悩み苦しむ毎日……。どれほど問い求めても答えが得られずに、半ば自暴自棄のまま、時が過ぎるのに身を任せていたのです。

そんなとき、私を救ってくれたのが、フランクルのこの言葉でした。

フランクルは言います。

「人間が人生の意味は何かと問う前に、人生のほうが人間に問いを発してきている。だから人間は、ほんとうは、生きる意味を問い求める必要などないのである。

人間は、人生から問われている存在である。人間は、生きる意味を求めて問いを発するのではなくて、人生からの問いに答えなくてはならない存在なのである」(『死と愛 新版 ロゴセラピー入門』みすず書房 刊)。

「どう生きるべきか」「どう生きればよいか」と悩み苦しんできたその問題の真の答えは、実は、私がこの世に生まれてからずっと、常に既に、私の足元に送り届けられてきていたのだということ。だから私は何も、自分でその答えを求める必要などなかったのだ――人生のこの逆説的な真実を、私は、フランクルのこの言葉を通して教えられました。そして長い悩み苦しみから解き放たれたのです。

こころのむなしさの背景にあるもの ―幸福のパラドックス

人間が生きるうえで必要なのは、「こう生きればよいのだ」という答えを自分で作り出すことではない。まして「生きる意味」を自分で作り出すことではない。

人間には、「人生からの問い」が発せられている。人間が生きるとは、日々、「人生からの問い」を引き受け、全力で答えることだとフランクルは言います。

しかし、フランクルの考えを真に受け入れることは、私たち現代人の生き方に、ある根本的な転換をおこなうことを意味しています。

フランクル心理学では、従来の心理学の問いを逆さにします。

これまでの心理学では、次のように自問するように促してきました。

「私が、ほんとうにしたいことは、何だろう」

「私の人生の目標は何だろう。どんな希望や願望を実現したいのだろう」

これは、言わば「幸福の獲得を目指す問い」です。しかし、このように自分に問うていくと、私たちの欲望はかき立てられ、ますます「欲望の罠(わな)」にはまってしまいます。自分のしたいこと、やりたいことを実現していくことは、それ自体は悪いことではありません。しかし人間の欲望には際限がありません。ある地位を手に入れたらもっと高い地位が欲しくなる。ある程度有名になれたらもっと名声を、と思ってしまう。それが世の常で、だから欲望に駆り立てられている人は、どこまでいっても心の底から満たされることがありません。絶えず「何か足りない」「どこか満たされない」という欠乏感を抱き、「永遠の不満の状態」に陥ってしまうのです。

人生には、空虚感がつきものです。

「どこかむなしい」

「なにか、足りない」

「私の存在に、何か、意味なんてあるのだろうか」

そんな感覚にとらわれがちです。そんな空虚感の背景には、こうした心のからくりがあるのです。

幸福は、それを求めれば求めるほど、私たちの手からスルリと逃げ去ってしまう、という、この人生の逆説的な真実は、「幸福のパラドックス」と呼ばれるものです。フランクルは、この罠から人々を解き放とうとします。

「私のしたいこと、やりたいことをするのが人生だ」という人生観から、「人生から求められていること、この世に生まれてきた意味と使命とを実現していくのが人生だ」という人生観へと転換する生き方の転換が、「欲望の虜(とりこ)」となって「永遠の不満の状態」にイラだちながら生きる状態から脱け出して、「生きる意味と使命の感覚」に満たされて生きていくためには必要だとフランクルは言うのです。

あなたがこの世に生まれてきた意味と使命

フランクル心理学では、従来の心理学の問いを逆さにし、次のように問います。

「私は、この人生で何をすることを求められているのだろう」

「私のことを本当に必要としている人は誰だろう。その人は、どこにいるのだろう」

「その誰かや何かのために、私にできることは、何があるだろう」

「私がこの世に生まれてきた意味と使命は、何だろう」

フランクル心理学では、絶えず、このように自問しながら生きていくように勧めるのです。つまりフランクルが私たちに求めているのは、「欲望や願望中心の生き方」から「意味と使命中心の生き方」への転換です。

我を忘れて、自分の人生に与えられた使命・天命に日々没頭して生きること。そうすることではじめて、私たちの人生は、欲望への執着から解き放たれたサワヤカな人生になっていきます。自分の人生に与えられた使命・天命に日々没頭して生きると、精神は高みに昇り、自分のこころが本来あるべきように整えられていくのがわかります。

すべてを「人生からの問い」として受け取り直す

生きるとは、日々、人生からの問いに答えていくこと。

そのように生きる姿勢を整えていくと、私たちを苦しめているさまざまな人生の問題とのかかわりにも変化が生じます。

人間関係のトラブル。

病気。

家族のもめごと。

人生には、さまざまな問題がつきものです。

一つ解決したとしてもまた次の問題、それも解決したとしてもまた次の問題、と、次から次へと新たな問題が降りかかってきます。

これらの問題は、通常であれば、単に私たちを苦しめるもの、悩ましいもの、なくなるならばなくなるにこしたことがないものです。「人生の邪魔者」であり、ないならないほうがよい「余計なもの」でしかありません。

しかし、フランクルが言うように、「日々、人生からの問いに答える」ことを基本的な構えとして生きるならば、これらの悩みや問題が持つ意味が違ってきます。

これらの出来事を通して、「人生が私に、何かを問いかけてきているはずだ」と考えるようになるのです。

さまざまな悩み苦しみは、次のように自問する機会となります。

「これらの出来事は、いったい、何を意味しているのだろう?」

「これらの出来事を通して、人生は私に、何に気づかせ、何を学ばせようとしているのだろう?」

人生のさまざまな悩み苦しみは、そのように自問する機会へと転じます。

「生きるとは、人生からの問いに、日々、答えていくこと」――フランクルに学び、このような姿勢で生きていくならば、人生のさまざまな悩み苦しみも、大切な学びや気づきを得ていく、魂の成長の機会を与えてくれるものとして受け取り直されるのです。

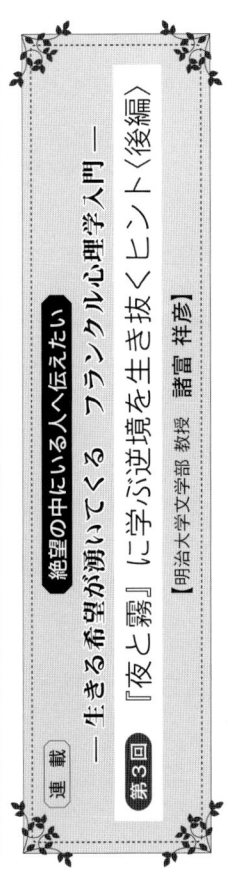

心の健康ニュース
少年写真新聞 Juniors' Visual Journal
No.512　2023年（令和５年）５月号

長所が見つかる！　リフレーミング

ネガティブな状況を、リフレーミングでポジティブに捉えてみよう

リフレーミングで長所を見つけよう

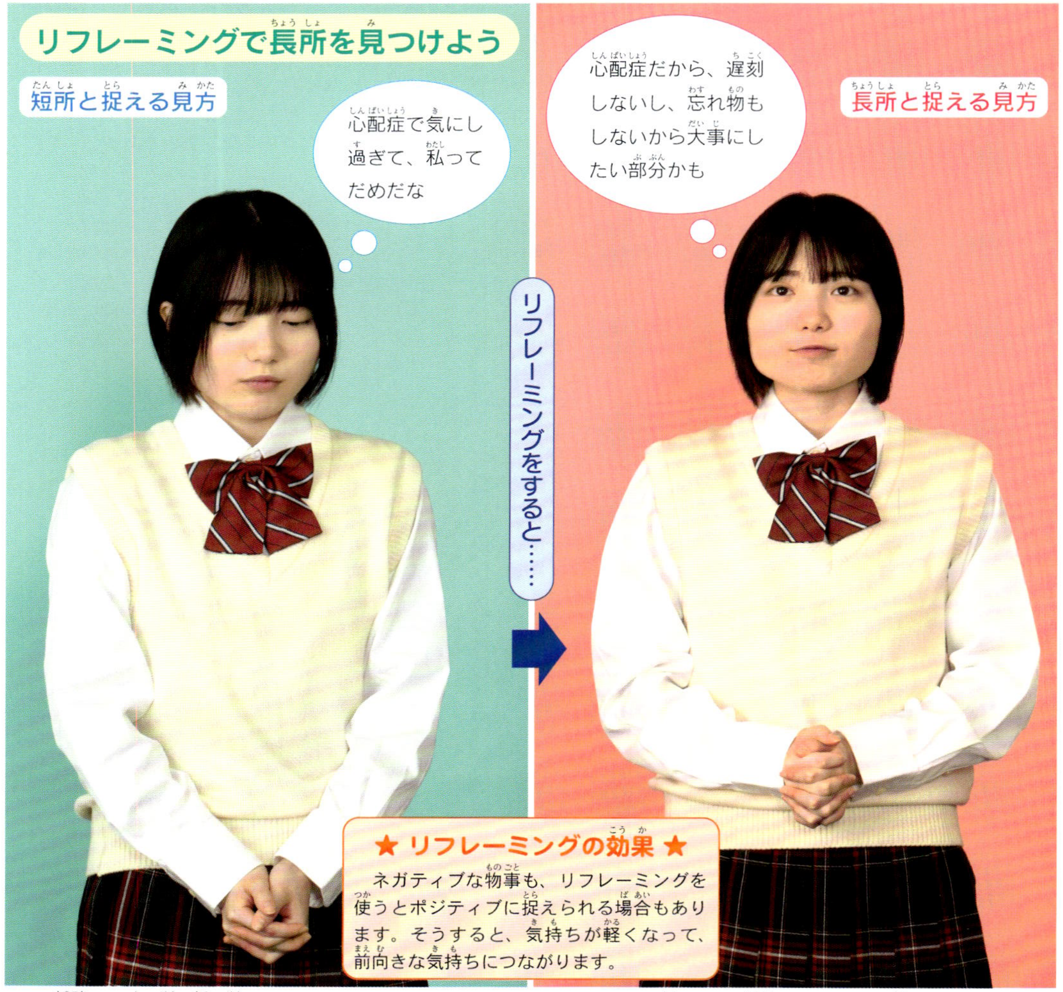

心配症で気にし過ぎて、私ってだめだな

心配症だから、遅刻しないし、忘れ物もしないから大事にしたい部分かも

★ リフレーミングの効果 ★

ネガティブな物事も、リフレーミングを使うとポジティブに捉えられる場合もあります。そうすると、気持ちが軽くなって、前向きな気持ちにつながります。

どんな物事にも、良い面と悪い面があるため、リフレーミングをしてみると、ネガティブに捉えていた物事をポジティブに捉えることができます。

やってみよう！　リフレーミングの例

短所と捉える見方		長所と捉える見方
慌てんぼう	→	決断が早い
マイペースな	→	周りに影響されにくい
落ち込みやすい	→	反省できる
おとなしい	→	穏やかな
頑固	→	意志の強い
ルーズな	→	おおらかな
人と比べてしまう	→	周囲をよく見ている
控えめな性格	→	協調性のある
ひねくれている	→	独創的な
飽きっぽい	→	好奇心旺盛
消極的な	→	慎重な
お節介	→	気が利く

自分のことと同じように、友だちについてもリフレーミングをしてみると、苦手だなと思っていた友だちの長所が見つかるかもしれません！

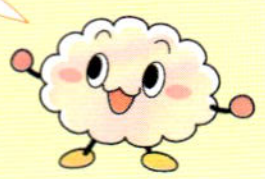

リフレーミングとは？

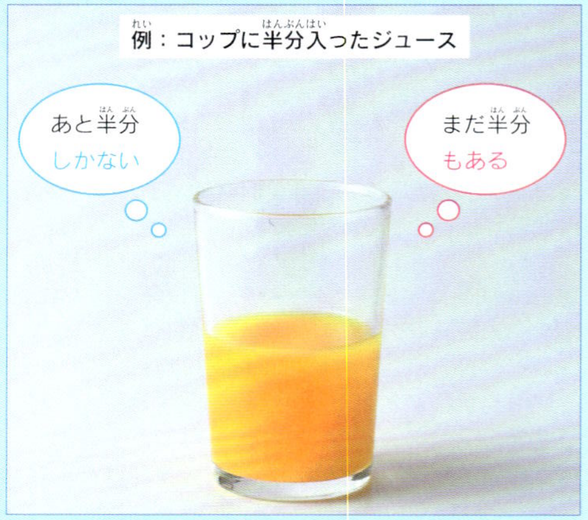
例：コップに半分入ったジュース
あと半分しかない
まだ半分もある

リフレーミングとは、今あるひとつの状況を別の見方で捉え直す方法で、その中で状況をポジティブに捉え直すことを、ポジティブリフレーミングといいます。

思春期は「自分はどんな人間なのか」「自分は何に向いているのか」など、自分のことをよく考える時期なので、人と比べてだめだとか自分には長所がないと、落ち込みやすくなることがあります。

しかし、短所だと思うことも、別の角度から見ると長所と捉えることができます。落ち込むことも自分を見つめる機会であり、落ち込んではいけないということではありませんが、ぜひリフレーミングで自分の良い面も見つけてみてください。

指導　筑波大学人間系 准教授　飯田順子 先生

心の健康ニュース
少年写真新聞 Juniors' Visual Journal
No.513 2023年（令和５年）６月号

刺激に敏感過ぎて困るHSP

一人の時間をつくったり、苦手なことを避けたりしてみよう

生まれつき刺激に敏感なHSP

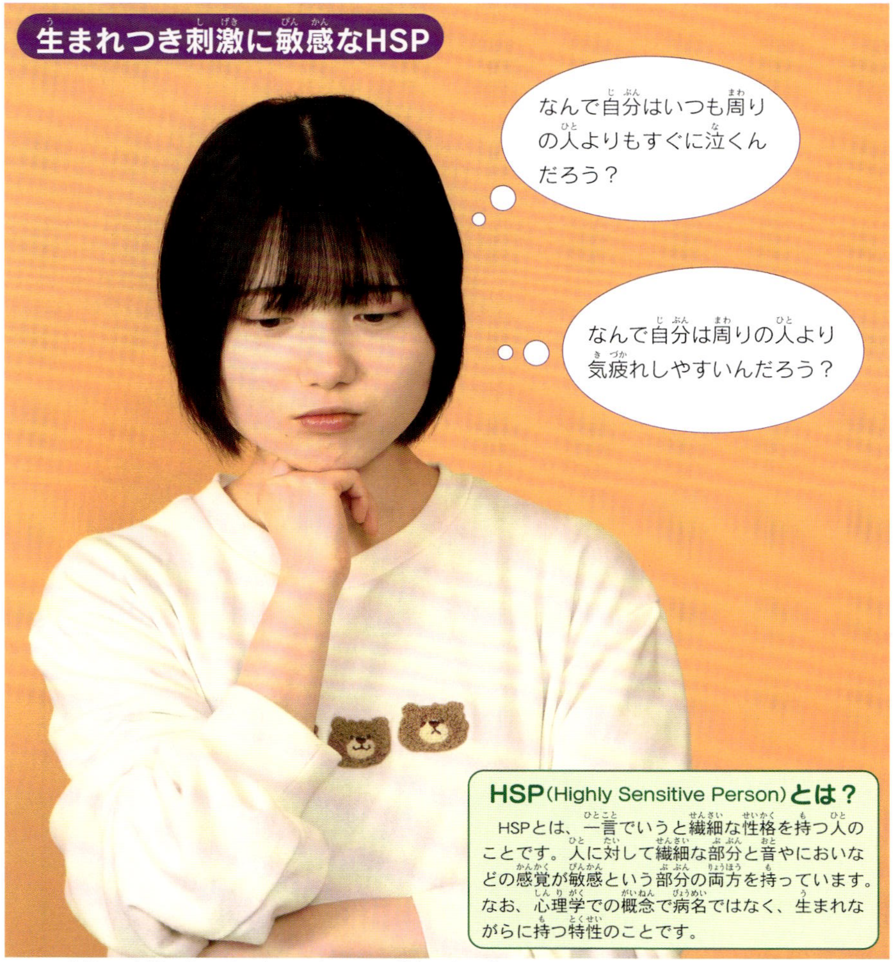

なんで自分はいつも周りの人よりもすぐに泣くんだろう？
なんで自分は周りの人より気疲れしやすいんだろう？

HSP(Highly Sensitive Person)とは？

HSPとは、一言でいうと繊細な性格を持つ人のことです。人に対して繊細な部分と音やにおいなどの感覚が敏感という部分の両方を持っています。なお、心理学での概念で病名ではなく、生まれながらに持つ特性のことです。

HSPの場合、「他人に気を遣い過ぎて疲れる」「空気を読み過ぎる」などでストレスを感じやすく、心身の不調を起こしやすい傾向があります。

心理学者に聞いてみました　HSPの人の６つの特徴

関西大学文学部 教授 串崎 真志先生による分類

1	人の気持ちの影響を受けやすい	誰かが怒られている様子を見ると関係がなくてもドキドキするなど
2	人の顔色をうかがってしまう	メール等の返信にとても時間がかかるなど
3	気を遣い過ぎる、気疲れしやすい	人混みで疲れる、カフェで隣り合う席との距離が気になるなど
4	においや音に敏感	映画館やゲームセンター等の大きな音のする場所が苦手など
5	共感性が高い	言葉に出ていなくても誰かが寂しそうにしていたらぱっと気づくなど
6	発想力や想像力が高い	発想力や想像力が高く、芸術などが好き

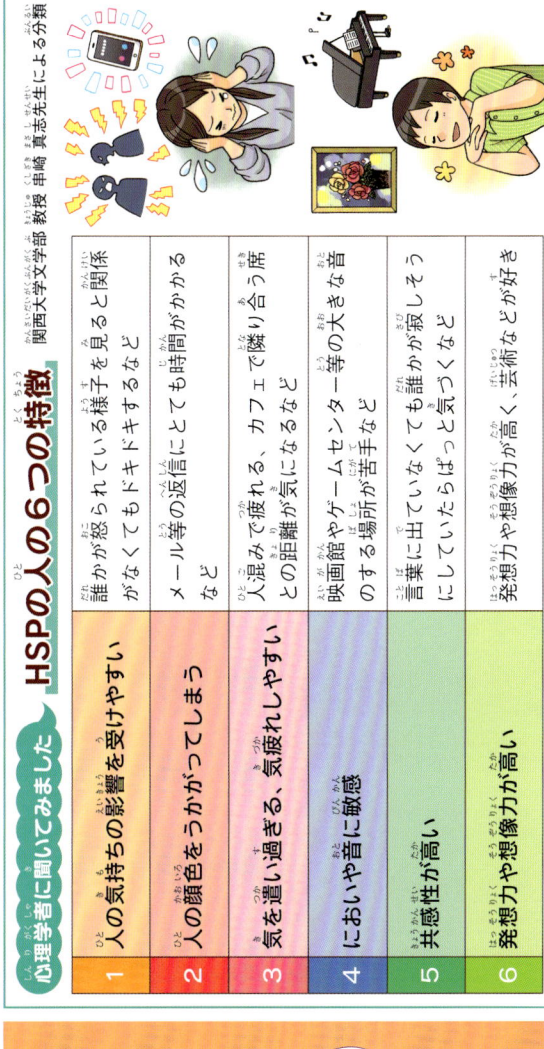

自分が快適に過ごせる工夫をしてみよう

一人きりの時間をつくる　**苦手なことを避ける**

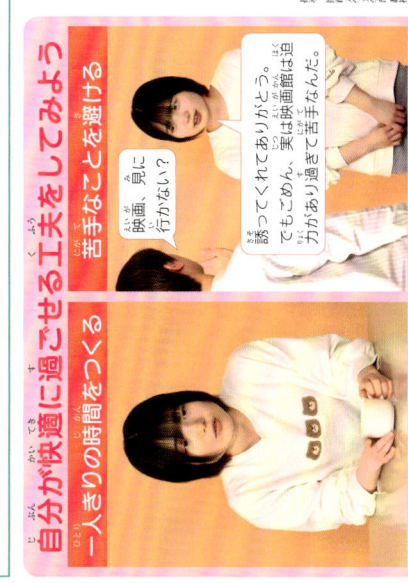

映画、見に行かない？
誘ってくれてありがとう。でもごめん、実は映画館は迫力があり過ぎて苦手なんだ。

HSPは病気ではないため、治そうとがんばるよりも、一人きりの時間をつくったり、苦手なことを避けたりして、自分が快適に過ごせる工夫をしましょう。

近年、生まれつき刺激に敏感過ぎる人、HSPという気質が注目されています。誰でも繊細な部分を持っていますが、HSPの傾向が強いと、ほかの人よりもストレスを感じやすく、ささいなことで動揺して疲れてしまうなど、困りごとが起きやすくなります。

HSPの傾向があってつらいときには、一人の時間をつくるなどして、刺激過多にならないように工夫してみましょう。

指導　関西大学文学部 教授　串崎 真志 先生

少年写真新聞 Juniors' Visual Journal
2023年6月8日発行 第513号付録
©少年写真新聞社2023年
心の健康ニュース
株式会社 少年写真新聞社 〒102-8232 東京都千代田区九段南4-7-16 市ヶ谷KTビルⅠ

刺激に敏感過ぎて困るHSP

関西大学文学部 教授 串崎 真志

HSP（Highly Sensitive Person）とは

HSPとは、一言でいうと繊細な性格を持つ人のことです。人に対して繊細な部分と、音やにおいなどの感覚が敏感という部分の両方を持っています。私たちは皆、繊細な部分を持っていますが、その傾向が強過ぎると、ほかの人よりもストレスを感じやすく、ささいなことで動揺して疲れてしまうなど、困りごとが多くなります。HSPは生まれながらの心理学的な個人差（気質）で、病気ではありません。ただし不安が強くなっている場合に、その不安症状の治療を優先してください。また、感覚過敏は発達障害やほかの疾患の症状でもあるので、それらとの鑑別が必要です。もし発達障害の診断を持つ場合は、発達障害として対応することが基本になります。

HSPの６つの特徴

日本人のHSPに多い特徴として、次の６つがあります。①人の気持ちの影響を受けやすい、②人の顔色をうかがってしまう、③気を遣い過ぎる・気疲れしやすい、④においや音などに敏感、⑤共感性が高い、⑥発想力や想像力が高い、です。日本人なら誰でも当てはまりそうですが、このような性質が人と比べて相対的に強い人々（上位20～25％）が、HSPだといえます。このような「気にし過ぎ」「気を遣い過ぎ」といわれる性格は、昔からありますが、近年、HSPが注目される背景には、SNS等の普及によって、社会全体として気を遣う（空気を読み過ぎる）コミュニケーションが増加していることが考えられます。

快適に過ごすための工夫

HSPは病気ではないため、治そうと頑張るよりも、日常生活を工夫しながらうまく乗り切ることが大切です。例えば、人間関係の輪から離れて、一人になる時間をつくってみましょう。これは「ダウンタイム」と呼ばれ、人疲れから回復する方法のひとつです。もちろんダウンタイムは人から強制されるものではなく、本人のペースで、孤独を感じない程度に実行することが重要です。またHSPは、人からの頼みごとを断りづらく、何でも引き受けてしまいがちです。苦手なことを断ってみることも、工夫のひとつになります。繊細な人たちは日常生活を緊張しながら暮らしていることが多いので、いかに気持ちを切り替えて、リラックスできるかがポイントです。

HSPの長所

HSPは、「環境からの刺激に対して、人よりも大きく反応する性質」と言い換えることもできます。それゆえHSPの悩みは、「同じ環境で同じことを行っても、人と同じようにできない」というものが多く、彼らが学校生活を苦手に感じる理由も、ここにあります。一方、HSPは自分に合った環境では、人いちばい生き生きと過ごすことが可能です。想像力・創造力・共感力といった長所を活かしながら、ほかの人にない優れた成果を発揮できるといわれます。このような、ちょっとしたことで落ち込む一方、ちょっとしたことで幸せを感じるという、「良くも悪くも環境の影響を受けやすい」点が、HSPの特徴といえるでしょう。繊細さを多感力と捉え、長所として伸ばすこと、そしてそれを理解してくれる人が増えることが大切です。

少年写真新聞 Juniors' Visual Journal
2023年７月８日発行 第514号付録
©少年写真新聞社2023年
心の健康ニュース
株式会社 少年写真新聞社 〒102-8232 東京都千代田区九段南4-7-16 市ヶ谷KTビルⅠ

心の健康のために必要な休息

埼玉学園大学大学院心理学研究科
教授 藤枝 静暁

テレビやインターネットのニュースや報道では、10代の若者の自殺に関する報道が相次いでおり、子どもの自殺予防は喫緊の課題です。若者の自殺という悲しい状況、社会的損失を防ぐためにも、学校でできることを紹介します。

１．観察する

生徒理解の基本は観察することだと思います。何となく見ているのではなく、注意深く、変わったことはないかを見ることが観察です。たとえば、最近、遅刻が増えた、忘れ物が多くなった、成績が下がっている、表情が乏しくなった、給食を残すなどです。何の理由もなく遅刻が増えることはありませんので、夜眠れない、あるいは夜更かしをしているなど、何かの変化があると思われます。

２．声をかけ、話を聞く

「最近、遅刻が多いから心配しているよ」とＩメッセージで伝えると、生徒は受け止めやすいです。話してくれるようであれば、話を聞きます。このときのコツは、聞き役に徹することです。意見を求められていないのに、こちらの意見を言うことは避けた方がよいと思います。

３．身体を休めたり、リフレッシュできたりしているかを尋ねてみる

できていないようであれば、休みを上手に取り入れることがモチベーションを保ったり、長く続けたりするコツであることを伝えてください。プロ野球の大谷翔平選手も１年間ずっと頑張り続けているわけではなく、野球のシーズンが終わればしばらくは休暇をとって、好きなことをしてリフレッシュしています。そうして心身を休め、充電することで、次の新たなシーズンに挑戦できるのです。頑張って、休んで、また頑張る、というサイクルを教えてあげてください。

４．好きなことをする

好きなことをすることは、満足感や幸福感につながることを教えてあげてください。面白い研究をご紹介します。ファン心理と主観的幸福感の関連に関する調査・研究がいくつかあります。これらの研究からわかったことは、「私は○○のファン」というアイデンティティーがはっきりしているほど、ファンとしての活動の充実感が高く、精神的健康や主観的幸福感を維持している。アイドルファンではなかった過去と比べて、ファン対象がいる現在の方が幸せという回答が約９割であったそうです。このように、何か好きなこと＝趣味があることは心の健康に役立ちます。生徒だけではなく大人も同じです。

５．先生ご自身の健康にも十分気をつけてください

人手不足、不登校の増加、別室での学習を希望する生徒への対応、退学希望生徒への対応など、毎日が激務だと思います。生徒を大切にすることと同じくらい、自分を大事にすることも必要です。食欲、睡眠、気分などが優れないときは、無理をせずに休養をとってください。先生という職業柄、休みづらいでしょうが、自分自身の健康がもっとも大事です。

参考文献
松本彩花「ファン心理と主観的幸福感に関する検討：ジャニーズと坂道シリーズのファンを対象に」(国士舘大学令和３年度卒業研究論文)『初等教育論集』23:125-139, 2022

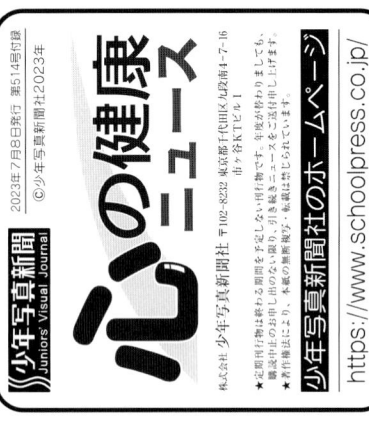

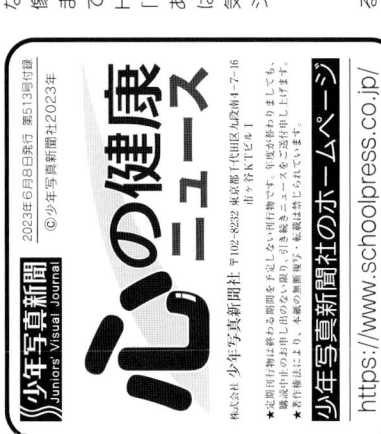

連載　絶望の中にいる人へ伝えたい

― 生きる希望が湧いてくる　フランクル心理学入門 ―

最終回　どんなときも人生には意味がある

【明治大学文学部 教授　諸富 祥彦】

どんなときも、人生には、意味がある

前回まで、フランクル心理学のいくつかのキーコンセプト（鍵概念）をとりあげて、その概略を紹介してきました。私がつかんだフランクル心理学のエッセンスを私なり表現すると、次のようになります。

> どんなときも、人生には、意味がある。
> なすべきこと、満たすべき意味が与えられている。
> この人生のどこかに、あなたを必要とする「何か」があり、あなたを必要とする「誰か」がいる。
> そしてその「何か」や「誰か」は、あなたに発見され実現されるのを「待って」いる。
> 「何か」があなたを待っている。
> 「誰か」があなたを待っている。
> 私たちは、常にこの「何か」「誰か」によって必要とされ「待たれている」存在なのだ。
> だから、たとえ今がどんなに苦しくても、あなたはすべてを投げ出す必要はない。
> あなたがすべてを投げ出しさえしなければ、いつの日か、人生に「イエス」と言うことのできる日が必ずやってくるから。
> いや、たとえあなたが人生に「イエス」と言えなくても、人生のほうからあなたに「イエス」と光を差し込んでくる日が、いつか、必ずやってくるから。

もう少し、生きてみよう

以前に、こんなことがありました。NHKの「ラジオ深夜便」というラジオ番組がありました。そこで私が、「どんなときも、人生には、意味がある」というフランクルの考えをこころを込めてご紹介させていただいたことがあります。その数日後、私の研究室に、一枚の葉書が届きました。

> *「私は今、五十代半ばのホームレスです。仕事を失い、家族を失って、もう人生を投げ出してしまおうと思っていました。死のうと思っていたのです……。そんなとき、たまたまつけたラジオで、先生の、フランクルのお話をうかがわせていただきました……。もう少し、生きてみようと思います。ありがとうございます……」*

フランクルの心理学を学び、紹介してきた者として、こんなにうれしかったことはありません。人生、苦しいことの連続のように思えることも少なくありません。いったん悪いことが起き始めると、これでもかというくらいに、連鎖して起こり始めることがあります。そんなとき、私たちは天を仰ぎ、運命を呪いたい気持ちになることもないではありません。

「どうして、この私にばかり、こんなことが次々と起こるのだ……」

そう言いたくなるのです。しかし、そんなふうに自分の不幸を運命のせいにしているあいだは、何も変わっていきません。連載の第２回で紹介したように、重要なのは、「自分の運命に対して、どういう態度をとるかである」とフランクルは言います。

フランクルの心理学は、人生を諦めかけた人々の魂を揺さぶるような力を持っています。そのため、フランクルは、多くの死刑囚が収容されている刑務所に呼ばれて講演を行っていました。自分の犯した罪の大きさに押しつぶされ、「あとは死刑を待つだけだ」と自暴自棄になっている多くの人に、フランクルは、訴えかけたのです。

「人生を意味あるものにするのに遅すぎることは、ありません。たとえもし、あなたが、明日死刑を受けることになっている死刑囚であるとしても、です。

自分の人生に対する姿勢を変えることができるならば、今からでも、あなたは、あなたの人生を意味で満たされたものにすることができるのです」と。

フランクルの言葉は、人生を諦めかけ、自暴自棄になり、すべてを投げ出そうとしていた人の魂を揺さぶって、「もう少し、生きてみよう」という思いをかき立ててきました。それが、フランクル心理学の神髄なのです。

「あと３年だけ、生きてみてください」

私は、フランクル心理学を学んできました。そして『人生に意味はあるか』（講談社現代新書）『あなたがこの世に生まれてきた意味』（角川ONEテーマ新書）などの本を書いてきました。だからでしょうか。私のもとには、「もう生きている意味がありません」「私なんか生きていても仕方ないと思います」といった人生の無意味さ、空虚さを訴え、「もう死んでしまいたい」と訴える方が少なからず相談に見えられました。中には、カウンセリングを３か月、半年、１年と続けても、「やっぱり、死にたい気持ちが消えません」とおっしゃる方もいます。もちろん、うつ症状としてこうした気持ちが語られることも少なくありません。そういうときには、まずはゆっくりと休養をとって、こころとからだを休ませることをお願いします。抗うつ剤や睡眠導入剤などのお薬を医師から処方してもらって、心身を休ませて、エネルギーが回復してくるのを待つことが必要です。

けれども、そうした対応をしても、それでもやはり「死にたい」「生きていても仕方ない」と言われる方がおられます。そんな方に、私は、次のようにお願いすることがあります。

> 「とりあえず、３年だけ、生きてみましょう。３年だけ、生きてみて、それでもまだ死にたい気持ちが消えないかどうか、確かめましょう。もし３年たってもまだ死にたい気持ちが消えないようでしたら、そのときにまた、これからどうしたらいいかをいっしょに考えましょう」

連載の第２回で紹介した、人間精神の自己離脱の作用に働きかけるのです。「死にたい」と訴える多くの人は、視野狭窄（きょうさく）になっています。今の苦しい状況が永遠に続くし、今のいやな人間関係以外に人間関係はない、自分の居場所はそこしかないように思ってしまっています。

しかし、そんなことはありません。今の苦しい状況が永遠に続くことはありません。多くの場合、３年たったら、まったく違う人生になっていて、「死にたい」と思っていたことが嘘（うそ）のように思えてしまうのです。10年も経てば、まるで別人のような人生になっていることも少なくありません。しかし、死にたいほどつらい、と言っている人に「あと10年生きてみましょう」というのはあまりに過酷すぎます。そんなのとても無理だと思うかもしれません。けれど「３年」だけだったら、何とか生きられるかもしれない。そう思えるのです。

ですので、私は「とりあえず、３年だけ生きてみましょう。それからどうするかはそのときに考えましょう」と申し上げるのです。もしあなたがこれからの人生のどこかの時点で「もうおしまいだ」「もう死ぬしかない」などと絶望されることがあったら、ぜひこの言葉を思い出してみてください。「とりあえず『あと３年だけ』生きてみるのです。」

心の健康ニュース　昭和56年1月10日第三種郵便物承認　2023年7月8日発行　第514号-(1)　月刊　毎月1回(8日)発行　1か年定価9,108円

心の健康ニュース

少年写真新聞 Juniors' Visual Journal
https://www.schoolpress.co.jp/

No.514-(1)　2023年（令和5年）7月号

心が疲れたら、無理をせずに休もう

休んでリフレッシュすると、またがんばることができます

リフレッシュする時間も大切

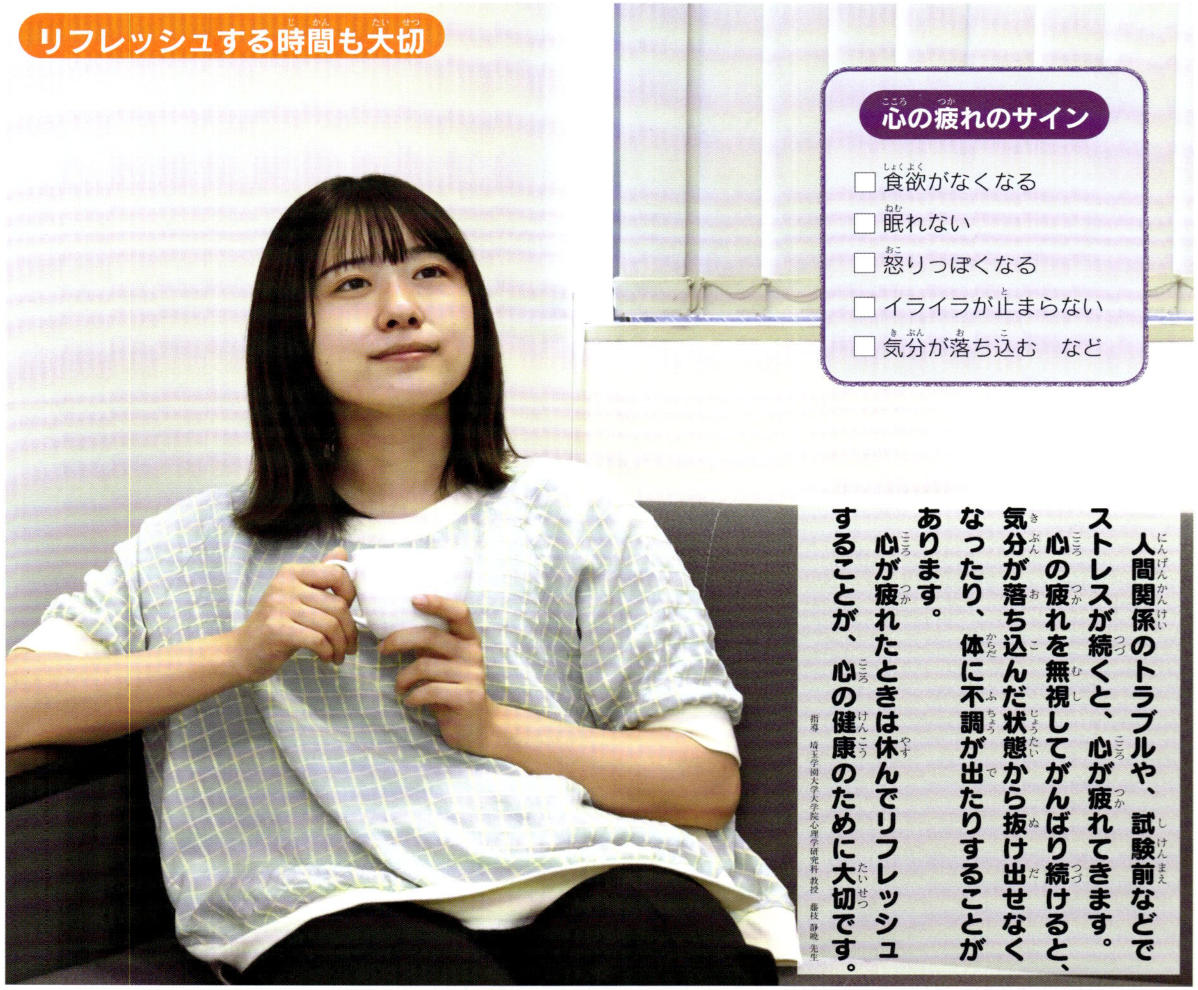

心の疲れのサイン

- □ 食欲がなくなる
- □ 眠れない
- □ 怒りっぽくなる
- □ イライラが止まらない
- □ 気分が落ち込む　など

人間関係のトラブルや、試験前などでストレスが続くと、心が疲れてきます。心の疲れを無視してがんばり続けると、気分が落ち込んだ状態から抜け出せなくなったり、体に不調が出たりすることがあります。

心が疲れたときは休んでリフレッシュすることが、心の健康のために大切です。

指導　埼玉学園大学大学院心理学研究科 教授　藤枝 静暁 先生

自分の今の心の疲れの状態をチェックして、限界になる前に休憩をとったり、好きなことをしたりして心をリフレッシュしましょう。

心の疲れをとる方法①　好きなことをする

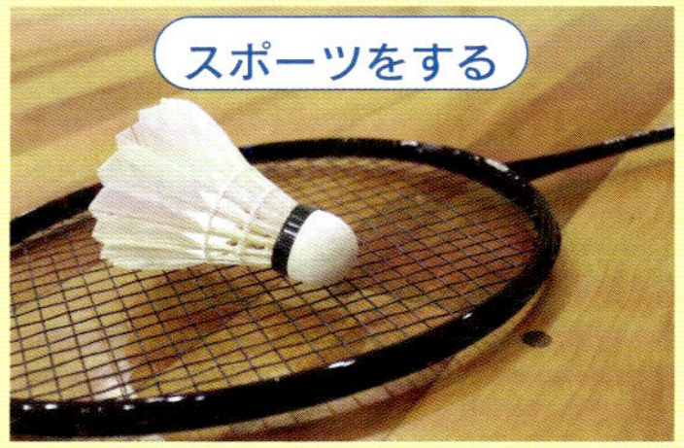

スポーツをする

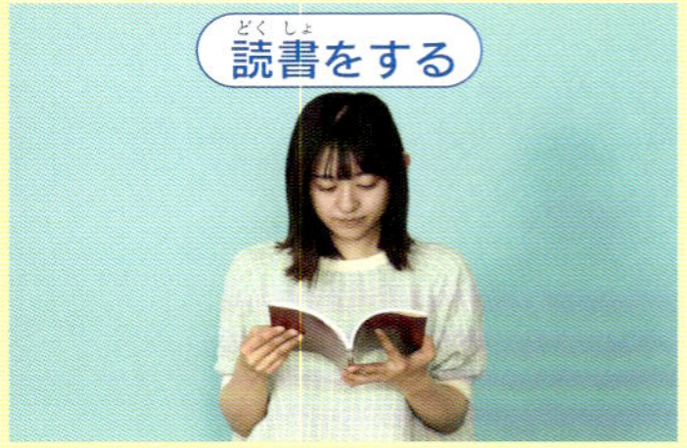

読書をする

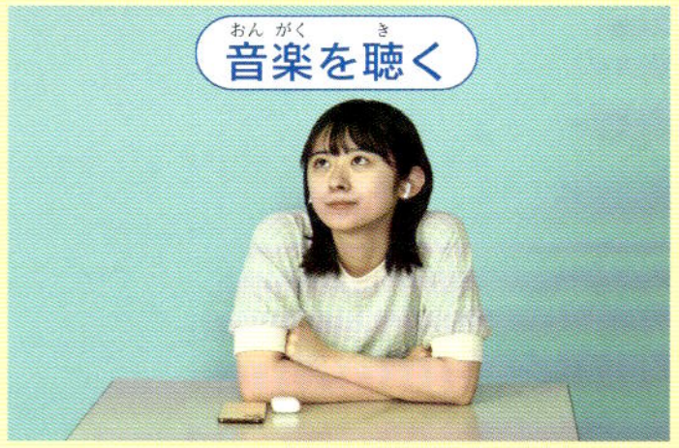

音楽を聴く

ほかにも……

- ★歌う
- ★好きな映画を見る
- ★ペットと遊ぶ
- ★友だちと遊ぶ　など

心が疲れてイライラしたり、気分が落ち込んだりするときは、自分の好きなことを楽しんで心をリフレッシュしましょう。

心の疲れをとる方法②　生活リズムを整える

例：睡眠時間を十分に確保する

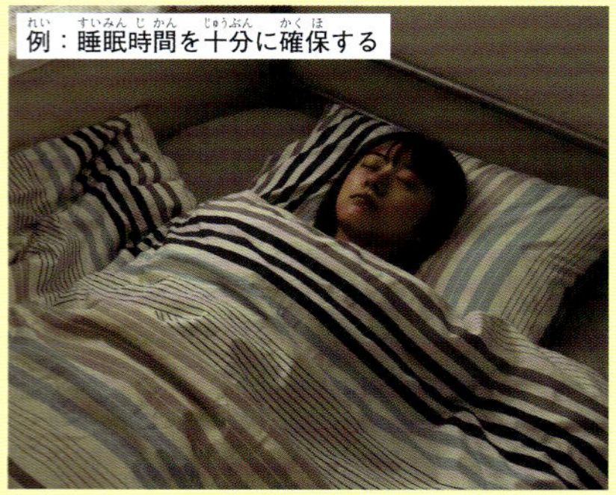

夜更かしをせず、早起き・早寝をして毎日の生活リズムを整えることが、心の健康にも重要です。

休まずにがんばってしまう人へ

一流のスポーツ選手でも試合後にまったく休まないでいるとけがをするため、体を休める時間が必要なのと同じで、心にも休息が必要です。休むことでまた次にがんばる力を蓄えることができます。

心の健康ニュース　昭和56年1月10日第三種郵便物承認　2023年8月8日発行　第515号　月刊　毎月1回（8日）発行　1か年定価9,108円

心の健康ニュース
少年写真新聞 Juniors' Visual Journal
https://www.schoolpress.co.jp/
株式会社 少年写真新聞社
〒102-8232 東京都千代田区九段南3-9-14
No.515　2023年（令和５年）８月号
★定期刊行物は終わる期間を予定しない刊行物です。年度が替わりましても、購読中止のお申し出がない場合、引き続きニュースをご送付申し上げます。
SeDoc 4976

“聴き上手”は誰でもなれる！

言葉や表情、態度で「聴きたい気持ち」を伝えましょう

話を聴くときのコツ ～何度も練習してみよう～

① うなずく

昨日、遠くに住んでいる
おじいちゃんの家に行ったんだけど……
うんうん
聴く態度も大切！
✔ 相手に体を向ける
✔ 作業の手を止める
✔ 相手の目を見る

相手のほうを見て、話に合わせてうなずいたり、相づちを打ったりしながら聴きます。

② 相手の気持ちに反応して繰り返す

途中で道に迷って、スマホの
充電も切れちゃってさ～
え～、それは焦るね
表情も大切！
表情からも気持ちを伝える

相手の気持ちを表す表現に注目してみましょう。

③ 質問する

それで、そのあとは
大丈夫だったの？
相手が嫌がる質問にならないようにしましょう

質問をすると、相手の話に関心があるのを示すことができます。

④ 話がわからなくなったら確認する

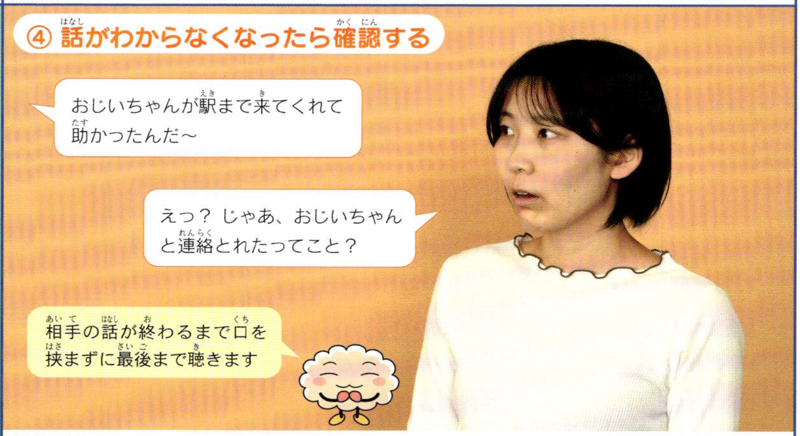

おじいちゃんが駅まで来てくれて
助かったんだ～
えっ？ じゃあ、おじいちゃん
と連絡とれたってこと？
相手の話が終わるまで口を
挟まずに最後まで聴きます

相手の話についていけなくなったら、「それって～ということ？」などと言って、自分が正しく理解できているのかを確かめてみましょう。

相手が沈黙したときには

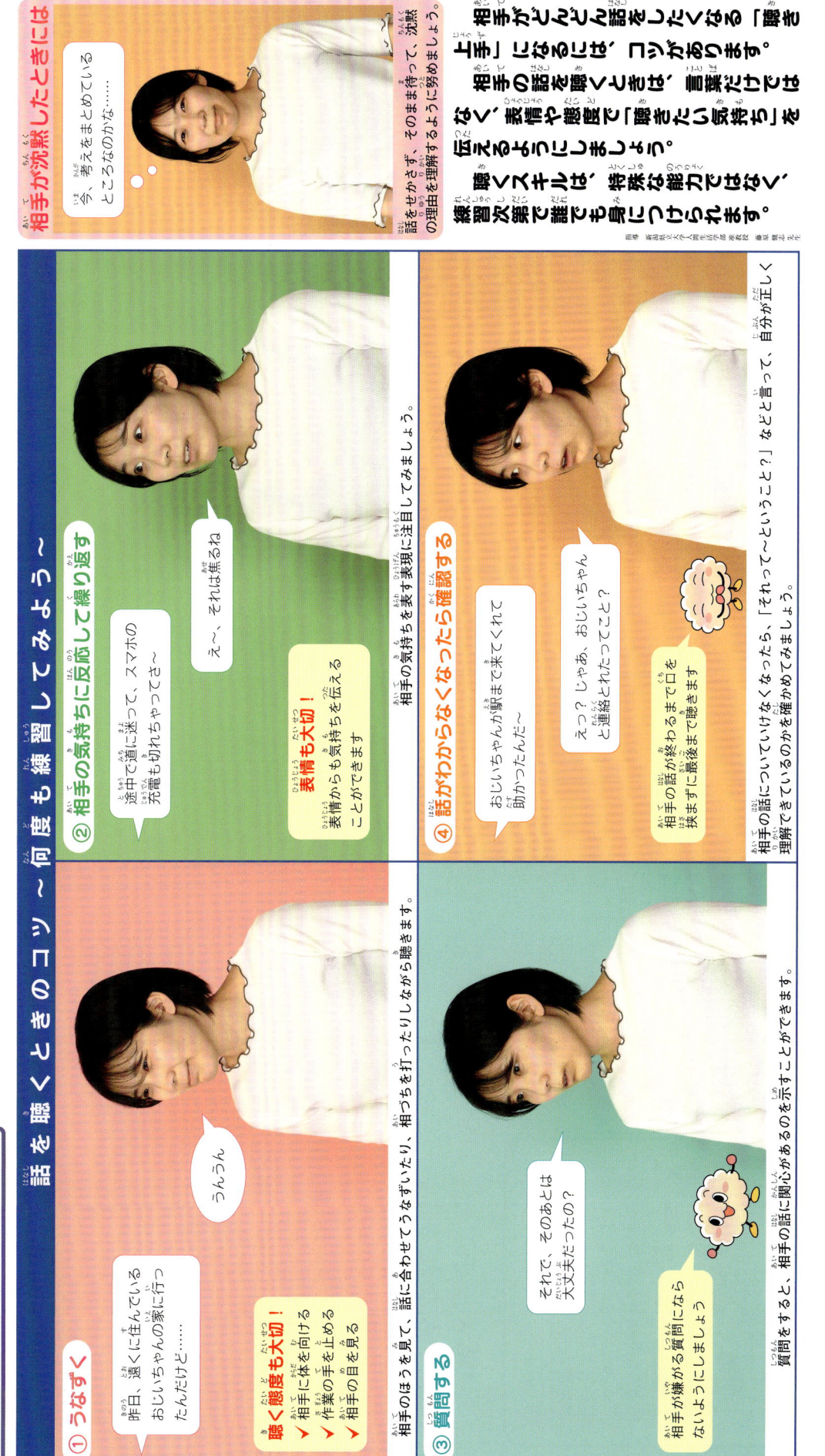

今、考えをまとめている
ところなのかな……

話をせかさず、そのまま待って、沈黙の理由を理解するように努めましょう。

相手がどんどん話をしたくなる「聴き上手」になるには、コツがあります。相手の話を聴くときは、言葉だけではなく、表情や態度で「聴きたい気持ち」を伝えるようにしましょう。
聴くスキルは、特殊な能力ではなく、練習次第で誰でも身につけられます。

指導　新潟県立大学人間生活学部 准教授　藤原 健志 先生

2023年(令和5年)8月8日発行　心の健康ニュース 第515号付録　株式会社 少年写真新聞社

少年写真新聞 Juniors' Visual Journal
2023年8月8日発行 第515号付録
©少年写真新聞社2023年
心の健康ニュース
株式会社 少年写真新聞社 〒102-8232 東京都千代田区九段南3-9-14
★定期刊行物は終わる期間を予定しない刊行物です。年度が替わりましても、購読中止のお申し出のない限り、引き続きニュースをご送付申し上げます。
★著作権法により、本紙の無断複写・転載は禁じられています。
少年写真新聞社のホームページ
https://www.schoolpress.co.jp/

“聴き上手”は誰でもなれる！

新潟県立大学人間生活学部
准教授　藤原 健志

コミュニケーションにおける聴くことの位置づけ

聴くことは、それ以外の３つのコミュニケーション（話す・読む・書く）と比べ、コミュニケーションの中で一番使用されるにもかかわらず、学習する機会が一番少ないといわれています[1)]。他者と関わるうえで必要な様々な技能を総称して、ソーシャルスキルと呼ばれることがありますが、聴くスキルは数あるソーシャルスキルの中でも、情報を得たり、相手との関係を安定させたりするなどの理由で、「基本中の基本」と呼ばれています[2)]。聴くことを“雰囲気”や“態度”といった漠然としたものではなく、具体的な“行動”としてスキルと捉えることで、より具体的な練習につなげることができるのです。

私たちはともすると、“聴く”という行為に対してやや受け身な印象を持ちがちです。しかし、傾聴を英語で“アクティブ・リスニング”と表現するように、聴くこととは本来アクティブ、すなわち積極的で活動的な行為です。聴いていることを相手に行動で示さなければ、伝わりません。相手の方に体を向け、適度な頻度で視線を合わせてうなずいたり、「うんうん」や「へえー」などの相づちをうち、必要に応じて相手の発言内容を繰り返したり、相手が話したことの主旨を要約したりします。

聴き上手であることのメリットと練習方法

聴くスキルは、学校生活における適応感と関連することが明らかとなっています。例えば、不安感や抑うつ感を強く抱く生徒は、聴くスキルの低下がみられることが明らかになっています[3)]。また、攻撃性の高い生徒は、相手の話を早とちりしたり、相手が話し終えるまで待つことが苦手であったりするようです[3)]。また、高校生にとって聴き上手であることは、誰かから冷やかされたり、嫌がらせを受けたりする機会を減少させる効果があり[4)]、高校１年生時点で聴き上手であった生徒は、その後、ほかのソーシャルスキルが高まることにつながることも明らかになっています[5)]。ただし、仲間から受け入れられたり、クラスの中でリーダーシップをとったりするためには、聴くスキルだけではなく、他者に対して適切に自己主張（アサーション）することも必要なようです[2)]。スキル教育を導入する際には、スキルを身につけることでどのようなメリットがあるのかを生徒へ伝えるとともに、聴くスキルを入り口として、適切な自己主張や問題解決スキルを身につけるためのソーシャルスキル教育を、系統的に実施することがポイントです。

参考文献

1）Brownell, J. *Listening: Attitudes, principles, and skills (6th. ed.)* Routledge. 2018
2）相川充「人づき合いの技術―社会的スキルの心理学―」サイエンス社、2000年
3）藤原健志・濱口佳和「高校生における聴くスキルと外在化問題・内在化問題の関連の検討」「カウンセリング研究」48(4)：228-240、2015年
4）藤原健志・濱口佳和「高校生の聴くスキル尺度作成ならびに親和動機・学校生活満足度との関連の検討：「聴く」スキルと「話す」スキルの対人関係における役割とは?」「カウンセリング研究」44(4)：299-312、2011年
5）藤原健志・濱口佳和「高校生における基本的社会的スキルと適応感の関連の短期縦断的検討―新入生と上級生の比較―」「カウンセリング研究」53(1)：12-25、2020年

2023年(令和5年)9月8日発行　心の健康ニュース 第516号付録　株式会社 少年写真新聞社

少年写真新聞 Juniors' Visual Journal
2023年9月8日発行 第516号付録
©少年写真新聞社2023年
心の健康ニュース
株式会社 少年写真新聞社 〒102-8232 東京都千代田区九段南3-9-14
★定期刊行物は終わる期間を予定しない刊行物です。年度が替わりましても、購読中止のお申し出のない限り、引き続きニュースをご送付申し上げます。
★著作権法により、本紙の無断複写・転載は禁じられています。
少年写真新聞社のホームページ
https://www.schoolpress.co.jp/

大きな目標をかなえる“スモールステップ”

筑波大学人間系 教授　外山 美樹

目標の階層化とは

心理学の研究より、目標は階層的な表象構造を形成していると考えられています（下図参照）。一番上に位置する目標は、最上位目標（「将来目標」や「夢」）と呼ばれています。最上位目標を持っているだけで、それを支える下位の目標や具体的な目標がまったく描けないようでは、その最上位目標は目標ではなく空想と呼ぶべきものでしょう。

心理学の研究においても、目標を達成するまでの道のりをしっかりと考えずに、ただバラ色の未来を想像しているだけでは、短期的なプラスの面があったとしても、長期的にはマイナスになることがわかっています。たとえば、「ベストセラー作家になる」という高い目標を掲げることで、短期的には良い気分になれます。しかし、自分がベストセラー作家になることをただ夢見るだけで、それをかなえるための具体的な行動を起こさなければ、長期的には、目標を達成できなかった失望感にさいなまれることになります。

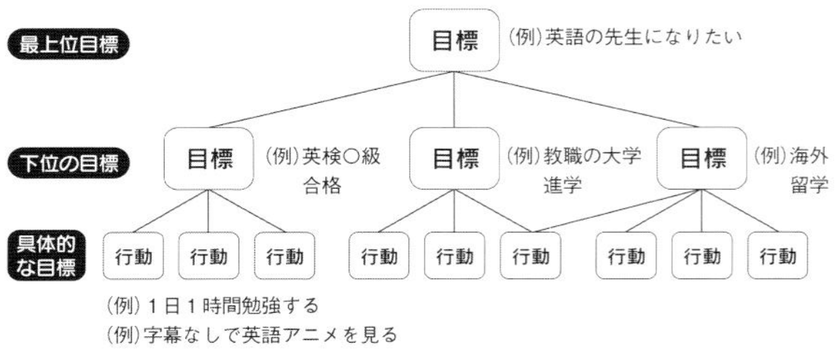

大きな目標を支える小さな目標

最上位目標を設定することは重要なことですが、目標設定の期間が長くなるということは、途中で中だるみをし、モチベーションを維持し努力を続けることが難しくなります。そして、なによりも目標達成の喜びを感じたり、目標を達成することで自信を高めたりする機会も減少することになります。

最終的な最上位目標を達成するために重要なこととして、１つ目は、最上位目標を達成するために必要な具体的な目標を段階的に設定することです（これは、「スモールステップ」と呼ばれています）。たとえば、問題集に取り組むとき、「試験までに問題集を全ページ終わらせる」と目標を設定するよりも、「１日２ページずつやる」と設定したほうが、モチベーションは高くなり、その目標が達成される可能性も高いです。具体的な目標の達成を経験することで、自信を積み重ね、それがさらなるモチベーションにもつながります。

重要なことの２つ目は、現在取り組んでいる具体的な目標がより遠くの最上位目標（夢）に近づくための第一歩であることを意識することです。そうすることで、モチベーションを一時的に高めるだけではなく、そのモチベーションがいつまでも持続するものになっていきます。今頑張っていることが未来の自分につながると信じることができれば、たとえその道のりが遠くとも、モチベーションを失わずに前に進むことが可能になります。

＼＼新連載／／ 当事者に聞く 吃音のリアル

第1回 養護教諭が知っておきたい 吃音のある日常

【筑波大学人間系 助教（言語聴覚士・公認心理師） 飯村 大智】

吃音のある日常 ～中学生の生徒を例として～

朝起きて今日も学校に向かう。自転車通学だ。校門には先生が立っていて、生徒に大きな声で挨拶をしている。「おはようございます」を言おうと、自分は「お」の口を作って声を出そうとするが、「お、お、おおお、……」となり、「お」の次の言葉が出てこない。仕方なくお辞儀をして横を通過したら、背後から「挨拶は元気よく！」と注意された。頭の中では元気な声を出したいと思っているのにと、ため息をつく。

朝の会の出席確認は最初の関門だ。「はい」と返事をするだけなのに、声がいつも出てこないのだ。前の生徒が返事をしたら、次は自分の名前が呼ばれる。呼ばれたらすぐに「はい」と言わなければいけない。胸がどきどきしてくる。「は」の口を準備しようとするが、不安は収まらない。生徒たちは次々と返事をするので、このテンポで声が出なかったらどうしようと思う。クラスは静まり返り、自分の方に注目が集まってしまう。そう考えるうちに前の生徒が「はい」と答え、自分の名前が呼ばれた。息は乱れたまま「は」の声を出そうとするが、出てこない。「は、は、は……」と声にならない息が漏れる。2秒、3秒、4秒とたち、なんとか出そうと、体に力が入り、頭が変に動いてしまう。周りからは変に見えるだろう。先生は自分の姿を確認したのか、次の生徒の名前を呼んだ。先生の声に重なる形でようやく「はははは い」と声が出てきて、先生の声と重なってしまった。クラス全体が「え？」という雰囲気になってしまった。

国語の授業の音読では、先生が丸読みで当てていく。今日は15日だから、出席番号が15の生徒から始まる。普段は3列ぐらい進むから、自分にも順番が回ってきそうだとわかり、ため息をつく。前の人が読んでいる文章から自分の当たる文章にあたりをつけて、念入りに確認しようとする。「…」という単語は言いにくそうだ、と考えているうちに、前の人が自分が読むはずだった文章まで読んでしまった。予期していなかった文章に自分の番が回ってきてしまった……。

昼食の時間になり、弁当を机に広げる。クラスメイトの会話が周りから聞こえてくる。自分は食べることと、話すことのタイミングを分けることに必死だ。そろそろ発言したいから、食べ物を飲み込んで、しゃべる準備を始める。言葉を出そうと「えーと、あのさ、あの、あの……」を前につけるが、次の言葉がなかなか声にならない。頭では言いたいことはわかっているのに、口が会話についていけない。時間だけが減っていく。

帰りの会は日直が回ってきた。前に出て進行をしなければいけない。一番後ろの席の生徒が、隣の生徒とクスクスと笑っているのが見えた。うまくしゃべれない自分のことを笑っているのだろうか……。

放課後は陸上部の練習だ。グラウンドを走っている生徒に「ファイトー」と声掛けを行おうとするが、うまく出てこない。あ、走り去ってしまった。今度こそは言おう。途中まで声が出かけたが、言葉が出てきたのは、自分の横を通り過ぎた後だった。

道具を取りに倉庫に向かうと顧問の先生に遭遇した。すぐに挨拶をしようと思ったが、言葉が出てこなかった。

部活後は塾に向かった。晩御飯を買うお小遣いをもらっている。近くに牛丼屋はすき屋、吉野家、松屋があるが、いつも選ぶのは松屋だ。食券機があるからだ。声を出さなくても注文ができるので、便利だなーと思う。

自転車をこいで帰りつつ、明日の授業のことを考える。明日は自分の出席番号の日だから、きっと授業で当てられるだろう。英語のグループディスカッションで、苦手な自己紹介もあると聞いた。ああ、学校を休みたくなるようなゆううつな日だ……。

吃音の症状

これは、私自身の経験も踏まえて「吃音」のある生徒の一日をイメージしたものです。私も吃音のある当事者です。「吃音」の症状や困り感は人それぞれ変わりますが、吃音のない人は経験しないような、思いもよらないことで、悩みを抱えていることがわかると思います。一日のほとんどの場面で頭に吃音が浮かび、吃音以外のことに目を向けにくくなることもあります。私たちの生活の中では、言葉を「話す」ことはさも当たり前のこととして認識されています。

吃音とは、言いたい言葉はわかっているのにもかかわらず、流暢に話すことに困難さを示す症状のことです。吃音は100人に1人程度の割合といわれています。「どもる」という言葉ともほとんど同義ですが、吃音のない人にも見られる「かむ」ことと混同されることがあるため、誤解を避けるために「吃音」と呼ぶことが多いです。吃音症状は、言葉のはじめの音を「こ、こ、こんにちは」と繰り返すこと（連発）、言葉を長く引き伸ばすこと（伸発）、言葉が詰まって出てこないこと（難発）の3つに分けられます。

吃音が最初に出るのは2歳から5歳頃が多いのですが、最初の頃は連発の症状が多く見られます。その後伸発や難発へと症状の種類や頻度が変わり、中高校生では連発や難発が主症状としては多いでしょう。難発時はなかなか声が出てなく、本人も苦しい状態です。言葉を出そうと首や頭を動かしたり、手や足でリズムを取ろうとしたり、体全体に力が入ったりといった身体的な症状（随伴症状）が出ることもあります。

話すことの工夫や話す場面の回避も中・高校生ではよく見られます。吃音が出ないように勢いをつけて話そうとしたり、「あの」「えーと」などの言葉を間に挟んだりすることで、吃音を隠すようになります。苦手な語音や言葉をほかの言葉で言い換えることもあります（例：「ありがとう」が出てこないので、「サンキュー」と言う）。一見すると吃音は目立ちにくくなりますが、本人の悩みはむしろ大きくなっています。会話を途中でやめてしまったり、ごまかしたりすることで、話す自信がなくなり、心理面にも影響が出ます（情緒性反応）。

これらにより、他人と話すことへの不安や恐怖を強く感じたり（社交不安）、引きこもりや不登校などの深刻な二次的問題へと発展したりすることがあります。からかいやいじめの対象になることもあります。

目に見える吃音の症状は氷山の一角であり、連発や伸発、難発だけが吃音の問題ではありません。話すという当たり前と思われていることが、簡単と思われている返事や挨拶が、吃音のある人にとっては一番難しいのです。『志乃ちゃんは自分の名前が言えない』※という漫画がありますが、ここでは吃音の主人公（高校1年生）の吃音に苦しむ姿がリアルに描写されていました。

吃音の原因

吃音の発症には先天的な要因や環境的な要因が複雑に作用していると考えられており、確実な原因はわかっていません。本人の気持ちの問題や努力が足りないといった単一の原因があるわけではなく、本人にはコントロールできないものです。

吃音は決して珍しいものではありません。吃音のある生徒の気持ちに寄り添い、サポートが求められるでしょう。

※押見修造作、太田出版刊、2012年

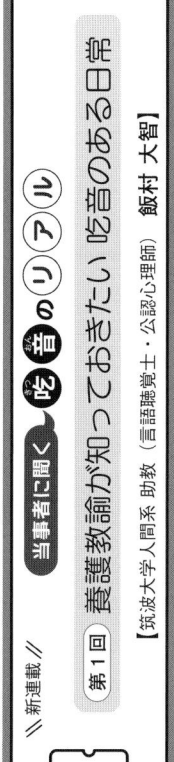

心の健康ニュース　昭和56年1月10日第三種郵便物承認　2023年9月8日発行　第516号　月刊　毎月1回（8日）発行　1か年定価9,108円

心の健康ニュース
少年写真新聞 Juniors' Visual Journal
https://www.schoolpress.co.jp/
No.516　2023年（令和5年）9月号

大きな目標をかなえるスモールステップ

最終目標から逆算し、今できることを一歩ずつ進めよう

★ やってみよう！ スモールステップ ★

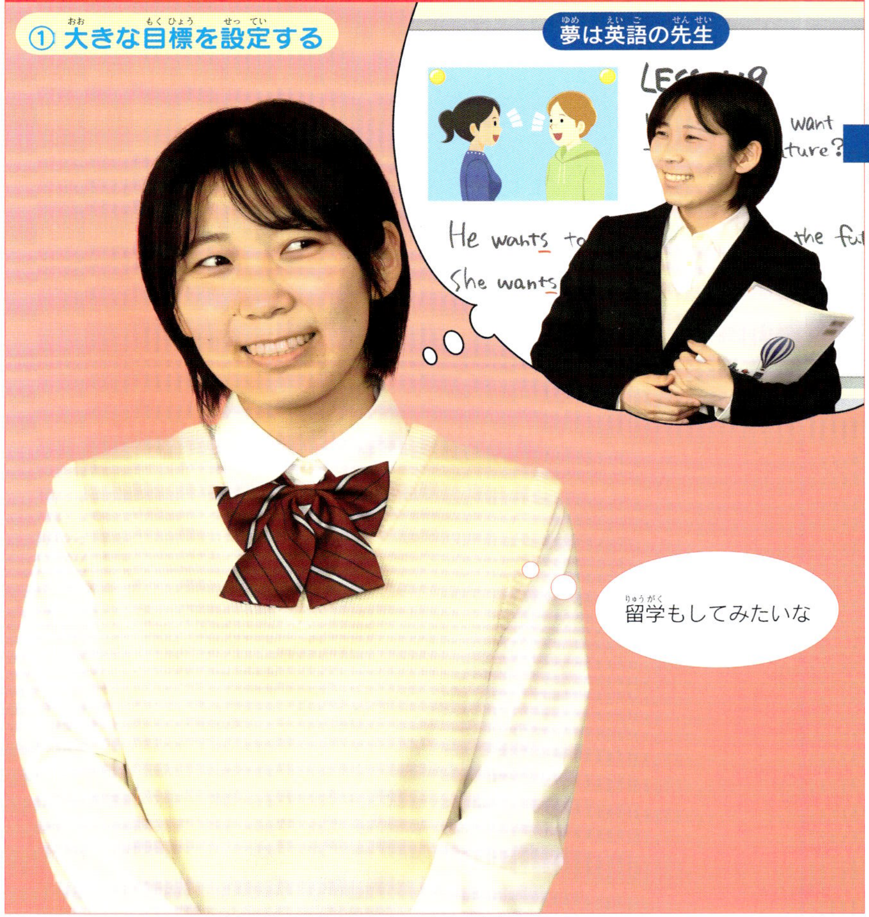
① 大きな目標を設定する
夢は英語の先生
He wants to
She wants
留学もしてみたいな

スモールステップとは、目標を細かく分けて達成を目指す手法のことで、まずはじめにかなえたい大きな目標を設定します。

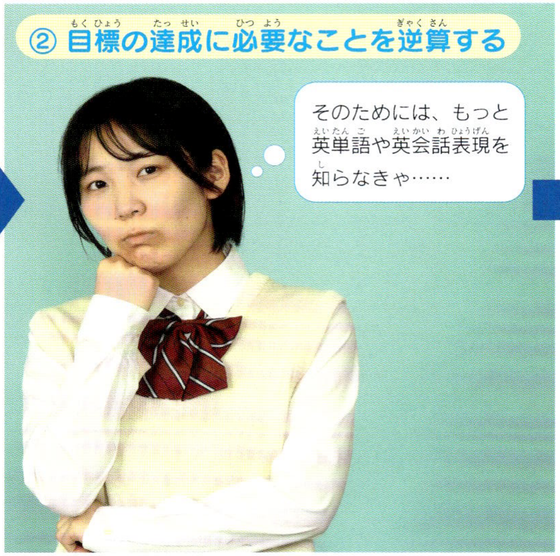
② 目標の達成に必要なことを逆算する
そのためには、もっと英単語や英会話表現を知らなきゃ……

目標達成に必要なことを逆算して、小さな目標を立てます。

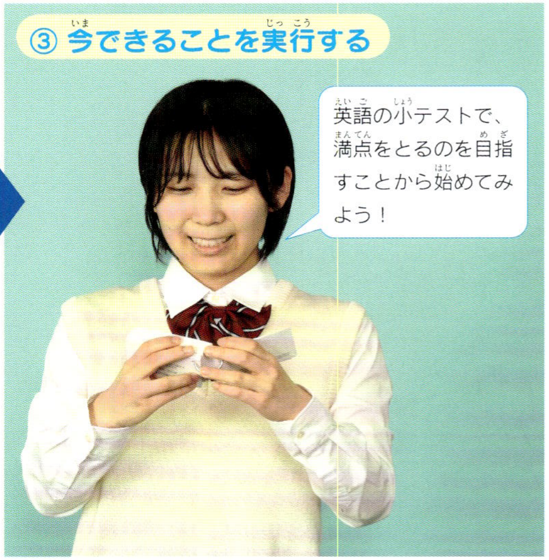
③ 今できることを実行する
英語の小テストで、満点をとるのを目指すことから始めてみよう！

小さな目標を一つひとつ確実にクリアしていきましょう。

スモールステップならモチベーションが続く！

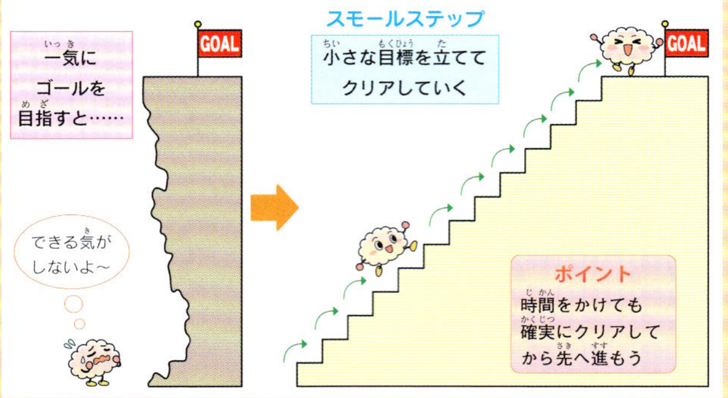

最初から大きな目標を目指すと、難しいと感じて挫折しがちですが、目標達成までの過程を短く区切り、小さな目標を立ててクリアしていくと、最終目標に確実に近づけます。

大きな目標をかなえたいとき、いきなりゴールを目指すと挫折しやすいものです。そのため、大きな目標を設定したら、その目標を達成するためには何をすればよいのかを逆算し、小さな目標をたくさん立ててみましょう。その小さな目標を、一つずつ、確実にクリアしていけば、大きな目標の達成も夢ではありません。

指導　筑波大学人間系 教授　外山美樹 先生

心の健康ニュース　昭和56年1月10日第三種郵便物承認　2023年10月8日発行　第517号　月刊　毎月1回（8日）発行　1か年定価9,108円

心の健康ニュース
少年写真新聞
No.517　2023年（令和5年）10月号

怒りっぽい性格は克服できる！

怒りの裏に隠れた本当の気持ちや思い込みに気づくことが第一歩

待ち合わせをした人が来ないとき……

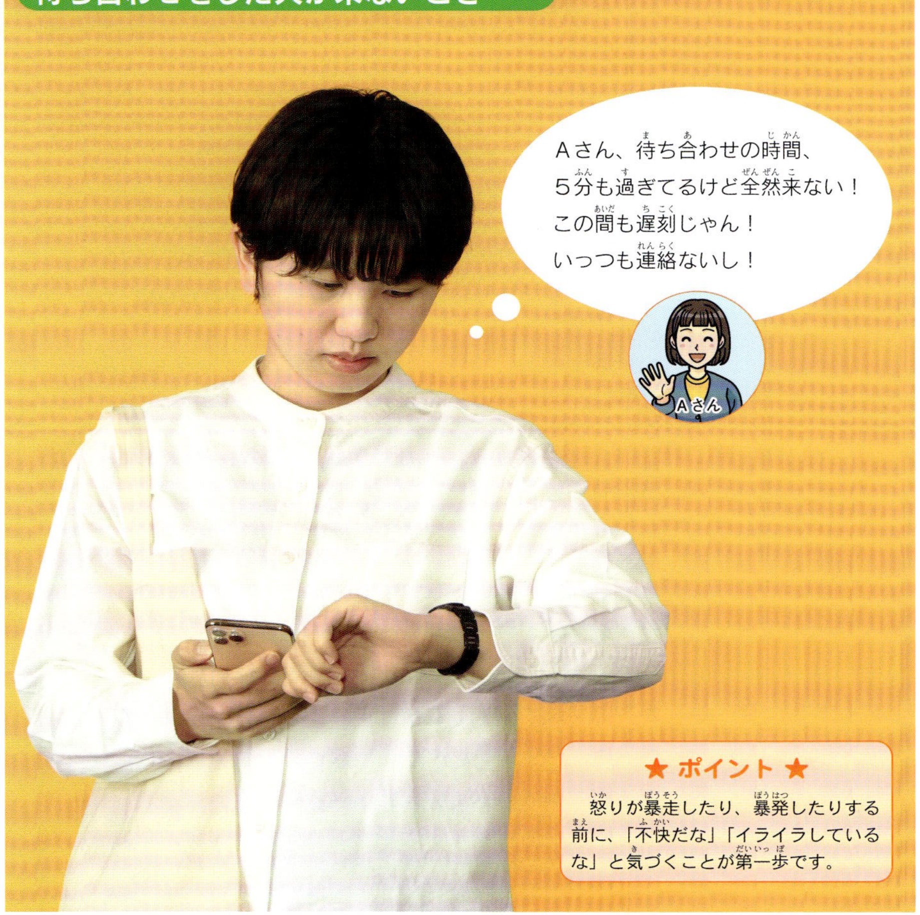
Aさん、待ち合わせの時間、
5分も過ぎてるけど全然来ない！
この間も遅刻じゃん！
いつっも連絡ないし！
Aさん

★ ポイント ★

怒りが暴走したり、暴発したりする前に、「不快だな」「イライラしているな」と気づくことが第一歩です。

怒りっぽい人の考え方の特徴には、「誰もわかってくれない」と感じていたり、「〇〇すべきだ」と自分の物差しで考えたり、「完璧でなくてはだめだ」と完璧主義であったりする場合がよくあります。

やってみよう！ ① 怒りの言い分を聞いてみる

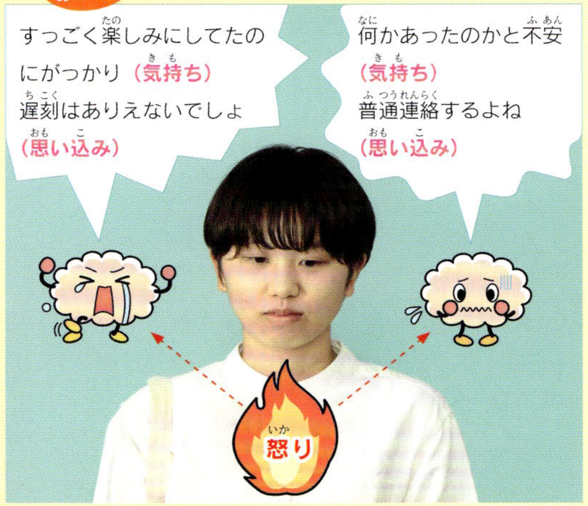
すっごく楽しみにしてたのにがっかり（気持ち）
遅刻はありえないでしょ（思い込み）
何かあったのかと不安（気持ち）
普通連絡するよね（思い込み）
怒り

怒りは単独で生じることはなく、何か別の気持ちと連動しているため、本当の気持ちや思い込みに気づくと対処しやすくなります。

② 心にゆとりを持とう

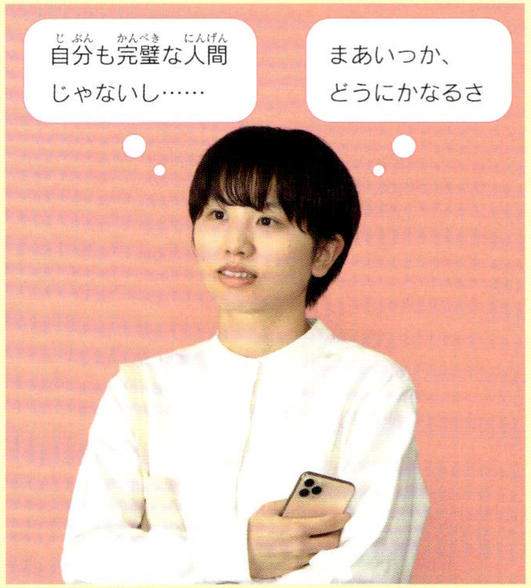
自分も完璧な人間じゃないし……
まあいっか、どうにかなるさ

自分の物差しだけで考えないことも大切です。

知っておこう！ 怒りが起きるメカニズム

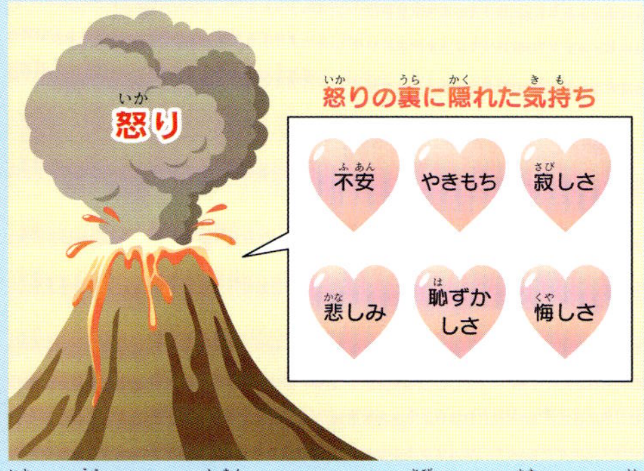
怒り
怒りの裏に隠れた気持ち
不安
やきもち
寂しさ
悲しみ
恥ずかしさ
悔しさ

怒りの裏にある「不安」「やきもち」「寂しさ」「悲しみ」「恥ずかしさ」「悔しさ」などの気持ちが怒りとして表現されます。

怒りは人に備わっている大切な気持ちですが、ささいなことでいつもイライラしたり、すぐキレたりすることが多いと、心も体も疲れてしまいます。

実は怒りの裏には、別の気持ちや思い込みが隠れています。

「怒りの言い分」をよく聞いて、怒りの裏に隠れた気持ちや思い込みに気づくと怒りが暴走しにくくなったり、相手に自分の本当の気持ちを伝えたりすることなどもでき、怒りに適切に対処できます。

指導　東京認知行動療法センター　松丸　未来　先生

2023年(令和5年)10月8日発行　心の健康ニュース 第517号付録　株式会社 少年写真新聞社

少年写真新聞 Juniors' Visual Journal　2023年10月8日発行 第517号付録
©少年写真新聞社2023年

心の健康ニュース

株式会社 少年写真新聞社 〒102-8232 東京都千代田区九段南3-9-14 HF九段南ビル

少年写真新聞社のホームページ
https://www.schoolpress.co.jp/

怒りっぽい性格を克服するためのヒント

東京認知行動療法センター
臨床心理士・公認心理師　松丸 未来

怒りはひとつの表現

怒りは、自分や他者を傷つけることもある厄介な気持ちのひとつです。攻撃行動、暴言やきつい言葉、いじめなどの他者に向かう行動、あるいは自傷行為や依存症などの自分に向かう行動として現れます。これらの行動は、学校生活や将来にも影響しかねません。

それでは、子どもたちは怒りで何を表現しているのでしょうか？　子ども目線で怒りに注目してみると、「寂しさ」「不安」「悔しさ」「苦しさ」「悲しみ」などのいろいろな気持ち、そして「わかってほしい」「自分を見てほしい」「（自分の）常識では……」「しんどくて逃げたい」などのいろいろな思いが隠れています。ただ、多くの場合、子どもたちはこのような本音に気づいていないことでしょう。ですから、「怒っちゃだめ」「我慢しなさい」「〇〇しちゃだめ」と言うだけではなく、怒りで何を表現しようとしているのかを理解し、受け止め、怒る代わりの何かを一緒に考える支援が必要です。

怒りに向き合う子どもへの手助け

子どもの怒りをどうにかさせようとする前に、子どもが怒りで何を表現しようとしているのかに対し、理解を深めることが、怒りに適切に対処するための第一歩となります。「怒り以外にどんな気持ちだった？」「本当は、やめてほしいとかそういう思いがあったの？」「普通は……って思ったかな？」「相手に何か伝えたいことがあった？」など、子どもの怒りの裏に隠れている本当の気持ちや考えを子どもと一緒に探ってみます。そのときに、「私は悲しい気持ちが隠れていることがあるけど……」「自分ばかり損している気がするという思いが混じっているときもあるな」など、自分の怒りを思い出して、子どもにヒントを出してもよいと思います。

怒りで表現する代わりの対処レパートリーを増やす

怒りで表現する代わりに、スポーツで発散、誰かに愚痴って発散、ペットに癒やされるなど、別の健康的、あるいは穏やかな方法で心の負担を軽くする方法があります。

それ以外にも、「怒ってもブチ切れるとか、わけがわからなくなるまでいかなければセーフだね」と怒りを許容し、強い怒りの後に感じる自責感・罪悪感で、心がつらくなり過ぎないような声かけをすることも有効です。

また、怒りから切り替える方法として、「まっ、いいっか」「たいしたことない」「どうにかなる」「自分も完璧にできるわけじゃないし」と心のゆとりを持つ、融通を利かせるようになるのも、怒りを必要以上に強く感じないようにする考え方です。

何よりも、自分の本音に気づいて、落ち着いているときに、相手に伝えられ、その思いを受け止めてもらえると、怒りではなく「言葉で伝える」という表現方法が育ちます。怒りの本当の思いに気づき、相手に伝えるというのはなかなか難しいことですが、怒りからのメッセージを周りの大人が知ろうとする姿勢が、「わかってもらえた」という安心感につながり、怒りが暴走しないための大きな助けになります。

参考文献
松丸未来監修、ささきみお絵『こころってふしぎ！ ムカムカ！ "いかり" はあばれんぼう』少年写真新聞社、2020年

2023年(令和5年)11月8日発行　心の健康ニュース 第518号付録　株式会社 少年写真新聞社

少年写真新聞 Juniors' Visual Journal　2023年11月8日発行 第518号付録
©少年写真新聞社2023年

心の健康ニュース

株式会社 少年写真新聞社 〒102-8232 東京都千代田区九段南3-9-14 HF九段南ビル

少年写真新聞社のホームページ
https://www.schoolpress.co.jp/

相手の話を聞くと、なぜ断りづらくなるのか

埼玉学園大学大学院心理学研究科
教授　藤枝 静暁

Q. 怪しい勧誘にだまされたくありません。だまされないためのコツを教えてください。

A. 逆の発想で、効果的な説得について考えてみましょう。説得の効果について、メッセージの送り手、メッセージ、メッセージの受け手の３つの要因から解説します。

＜送り手＞　説得効果を高めるための要因として、外見的魅力（だらしない服装＜きちんとした服装の方が効果を生みやすい）、社会的地位の高さ（新入社員＜ベテラン管理職）、信頼性の高さ（一般の人＜その分野の研究者などの専門知識を持っている人）（言葉遣いが荒い＜丁寧な言葉遣い）などが挙げられます。

＜メッセージ＞　説得効果を高めるための要因として、しっかりした根拠をメッセージとともに示すことが挙げられます。たとえば、掃除機を紹介するのに、「この掃除機はきれいになりますよ」というメッセージのみだけではなく、実際に吸い取っている映像（動画）とともに伝えると、効果は高まります。

もっと、簡単に説得効果を高める方法もあります。単純接触効果（Zajonc, 1968）です。情報に接する回数が増えるほど、その情報への好感度が高まるのです。だから、新商品を購入してほしいメーカーは、そのCMを繰り返し流すのです。まず、知ってもらい、好感をもってもらい、購入につなげる作戦です。

なお、説得の内容だけではなく、説得する人に対しても、単純接触効果は起こります。例えば、繰り返し会っているうちに、相手への好意度が高まっていったという場合です。簡単にいいますと、「知れば知るほど好きになる」ということです。

＜受け手＞　説得効果に影響する要因として「個人的関与」があります。これは、説得の内容と自分自身の関与度が、効果に影響することをいいます。例えば、説得の内容がたまたま、自分が欲しいなと持っていた品であったならば、効果を高める可能性が高まります。逆もしかりです。

Q. 望まない勧誘や説得から身を守るにはどうしたらよいですか？

A.「認知欲求」と「同調」に注意しましょう。

最初に紹介するのは「認知欲求」です。認知欲求とは、〈受け手〉がメッセージの内容を理解し、しっかり考え、必要ならば他者の意見も聞いてみるなどの努力をすることです。

認知欲求が低いと、メッセージの内容を検討することなく、うのみにしてしまうことがあります。もう一つは、望まない物の勧誘場面では、同調を避けるための努力をすることです。たとえば、勧誘している相手が「自分は○高校出身なんだ」と言ったとしても、自分の出身高校などの個人情報を開示しないということです。

また、話のペースに乗らない＝同調しないことも大切です。速いペースで説明され､「今すぐ申し込めば、5000円 OFF になりますよ。今すぐです」などと言われて、慌てて申し込むのはよくありません。こうした場合は、ゆっくりと、低めの声で「考える時間が必要なので、今は要りません」「いったん家に帰って、父に相談します」などのように、相手のペースを意図的に崩してください。伝えた後は、その場をすばやく離れてください。

なによりも、最も大切なことは、関心がないこと、興味がないことへの誘いに対しては、最初から「要りません」と断ることです。

引用文献
Zajonc, R. B. "Attitudinal effects of mere exposure." *Journal of Personality and Social Psychology*, 9（2, Pt. 2）: 1-27. 1968

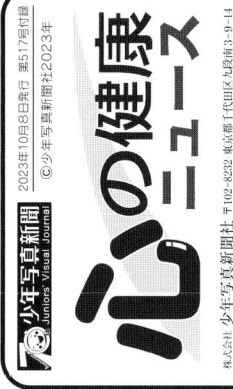

＼＼連載／／ 当事者に聞く 吃音のリアル

第2回 吃音のある生徒の心理

【筑波大学人間系 助教（言語聴覚士・公認心理師） 飯村 大智】

吃音による孤独感

先月号では吃音の説明として、言葉がなめらかに出てこない症状（連発や伸発、難発）、吃音が出ないように言葉の言い換え（工夫）や、話す場面の回避があることを解説しました。今回は吃音を隠そうとする工夫や回避の心理的な背景について述べたいと思います。

吃音は①吃音の症状、②吃音に対する自分の反応、③吃音に対する周囲の反応という3つの側面から構成される立体の体積（①×②×③）で吃音の問題の大きさを表現できます。この図式は20世紀中頃から吃音の心理的な問題、あるいは環境の問題を考えるときに使われています。

中高生頃は吃音の症状よりも残りの2つの側面が大きな問題となります。吃音が出始めの2～5歳頃は話しにくい感覚はありますが、話しにくさにネガティブなイメージはあまり持っていません。吃音が出ても自分の言いたいことを話そうとします。一方で周囲としては、保護者は心配すると思いますし、周囲の子どもたちはその話し方を変に思うでしょう。なんでそんな話し方なの？　と尋ねるかもしれませんし、からかってしまうこともあります。そのような周囲のネガティブな反応を受けたくないと思うことは自然なことでしょう。結果として、周囲に吃音がわからないように工夫や回避をとろうとします。これは小学生ぐらいから顕著になり、中高校生で工夫・回避や偏った認知が固定化されていきます。

吃音のある人は「どもるのが怖い」と感じています。これには行間があり、「どもる【ことで人から変な目を向けられる】のが怖い」とする方が正確です。吃音が怖いのではなく、吃音に対して周囲の向けるネガティブな反応が怖いのです。言葉で行うコミュニケーションでは、吃音はスムーズな会話の支障となることから、吃音は社会の存在を意識することで、社会的に障害となっているのです。

工夫や回避は本人なりの防衛反応とも捉えられます。この防衛反応が功を奏し、吃音の困りごとが一時的に解消するかもしれません。しかし、本当に伝えたいニュアンスが伝わらずに悔しい思いをしたり（「ありがとう」といえずに「サンキュー」と言うと、ノリが軽いと思われるかもしれません）、会話に入ることを諦めたりすると孤立感を感じてしまい、それらが積み重なると本人の要求不満がたまる結果となるでしょう。実際にはそうではないのに、周囲からは、無口な人、静かな人、おとなしい人のように誤解をされるかもしれません。吃音のある生徒は本当はおしゃべりで、話すことが好きな人が多いと思います。本当は人前に出てわいわいしたい、冗談を言ってお調子者になりたい、と思うのに、吃音のために本当の自分を出すことができません。周りの人とわかり合うことができずに、自分だけが苦しんでいると孤独感を感じることになります。吃音を隠す行動の背景には、周りからの指摘やからかいなどの否定的な視線から身を守るという本能が働いており、吃音そのものに苦しむというより、周囲の反応に苦しんでいるといえるでしょう。

吃音は誤解されやすい？

吃音はしゃべることで初めて症状が現れるため、目に見えない障害といわれます。障害が一見してわかれば、困難を抱えていることの予測は比較的想像しやすいと思います。例えば、車椅子の方は階段を登ることはできません。しかし、吃音の場合はしゃべるという場面で困難さは突如として現れます。その困難さは周りから気づかれにくいものです。難発時には音声が出てこないため、難発時や、あるいは難発を予期して言葉を出さなければ、本人の困りごと（あるいは、吃音があること自体）が周囲に気づかれないかもしれません。言葉を言い換えたり、挿入の言葉を挟んで間をとったりすることで、吃音だとわからないこともありますが、本人は相当の工夫によって苦労しています。「全然話せるじゃん」と安易に励ましてしまうと、本人の「工夫して、回避して、吃音を隠さなければいけない」という気持ちを強めることにもなるでしょう。

吃音にはすらすらとしゃべれるときとそうではないときがあります。苦手な場面としては自己紹介や音読、挨拶、発表などがあります。特に挨拶や自分の名前など、決まった言葉が苦手なことも多く、ここも誤解されやすい点です。決まった言葉を言うことは、難しい内容を考えて話すよりも簡単そうに見えます。しかし、特定の言葉に苦手意識が強くなると、決まった言葉が一番難しくなるのです。吃音のない世界では簡単そうに思えることの方が、実は吃音の世界では一番大変なことがあるのです。

吃音という言葉も社会的にはあまり知られていません。「どもり」とも呼ばれますが、一般の人がイメージしている「かむ」ようなものとは根本的に異なるので、注意が必要です（とはいえ、ここ10年で書籍やニュースでも取り上げられることが増えて、知名度は上がってきているように思います）。

優秀さに吃音は関係ない

吃音には症状の波がありますが、裏を返せばすらすらと話せる場面もあります。吃音は本人がコントロールできるものではなく、環境の要因によっても話しやすさは変わるため、周囲の環境づくりが大切といえるでしょう。吃音は話すことが「能力的に（常に）できない」のではなく「状況的に（一時的に）できなくなっている」状態です。本人の能力が低いとか、言葉が遅いとか、そういうものではありません。著名人のエピソードを調べると、吃音があると思われる著名人は実は多くいます（最近はバイデン米大統領が話題になりました）。ノーベル賞受賞者のように才能に秀でた人も数多くいます。

吃音を理由に、その能力を過小評価しないように留意する必要があります。話し方はその人の印象には確かに関わってくるかもしれません。しかし、言葉に詰まる話し方だから「この人は緊張しているのか、それとも考える力が弱いのではないか」と先入観を持たないでほしいと思います。作家の重松清さんは吃音があり、幼少期のときに音読で周囲に笑われたり、カ行が苦手で自分の名前が言えなかったりした一方で、原稿用紙に作文を書くことが楽しく、ひたすら書いていたそうです（日本吃音・流暢性障害学会第７回大会、特別講演「ことばのちから」より）。その文章力は卓越したものがあると思います。

まずは周囲が吃音を正しく知ることから

吃音があると、「当たり前にできること（話すこと）ができない」と思われています。ここにも行間があって、「【世間では】当たり前にできる【と思われている】ことが、一番難しい（波があるため、必ずできるorできないのではなく、できない【時】もある）」です。「当たり前に話せるだろう」という社会多数派の信念を本人が意識し、自分も当たり前にしゃべれなければいけないという思いに駆られ、それに苦しんでいます。次回以降で改めて述べますが、どもっても大丈夫だと本人が思えること、そして本人がそう思えるような環境があることが重要です。社会的には一番簡単だと思われていること（挨拶など）が、実は一番難しいということを周囲は理解する必要があります。

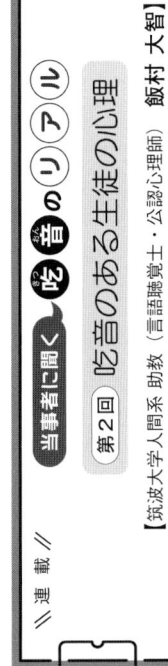

心の健康ニュース
少年写真新聞 No.518-(1) 2023年（令和５年）11月号

覚えておこう！怪しい誘いを断るスキル

あいまいな態度をとらず、「興味がない」という意思をはっきりと示そう

こんなとき、あなたならどうする？

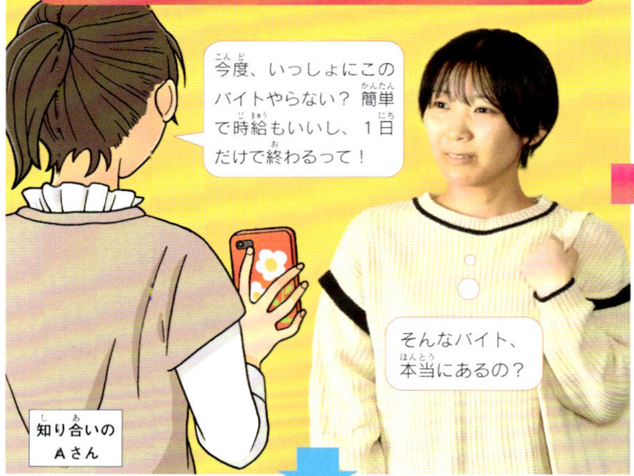
今度、いっしょにこのバイトやらない？ 簡単で時給もいいし、１日だけで終わるって！
そんなバイト、本当にあるの？
知り合いのＡさん

あいまいな態度のままだと……

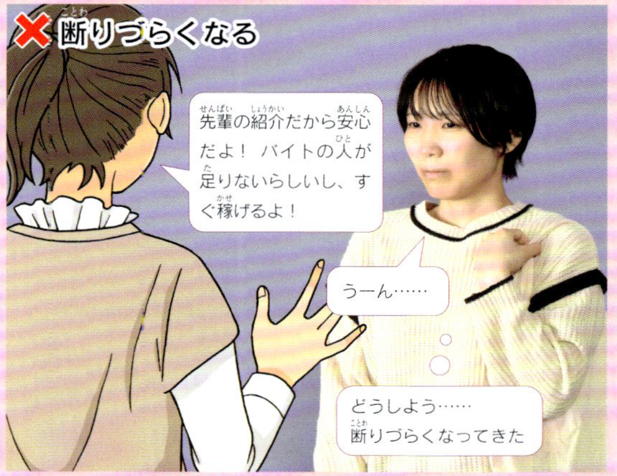
✕断りづらくなる
先輩の紹介だから安心だよ！ バイトの人が足りないらしいし、すぐ稼げるよ！
うーん……
どうしよう……
断りづらくなってきた

怪しい誘いをきっかけに、闇バイトなどの犯罪や自分の意思に反する宗教・団体の勧誘などの大きなトラブルに巻き込まれることがあります。

自分の身を守るために　はっきりと「興味がない」ことを示そう

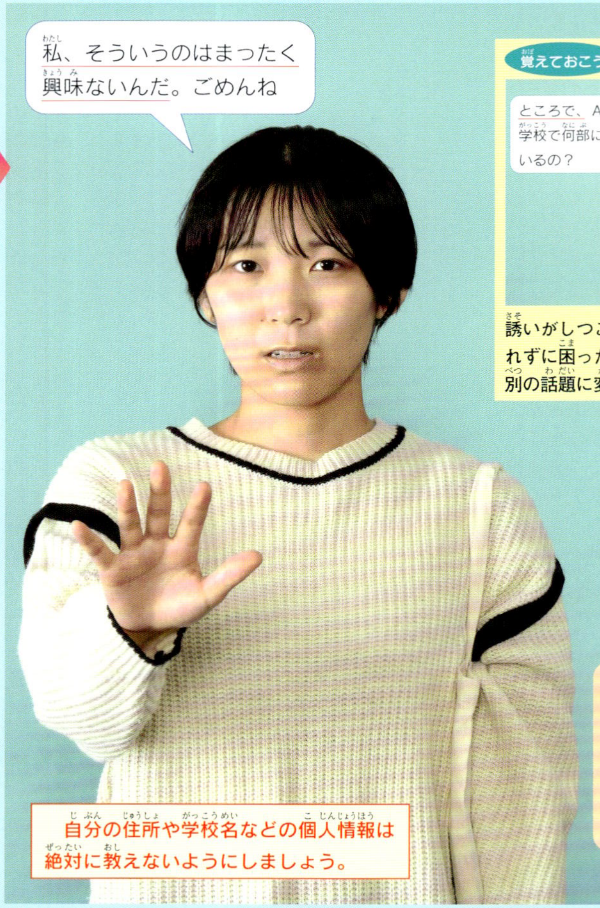
私、そういうのはまったく興味ないんだ。ごめんね

覚えておこう　話題を変えるスキル

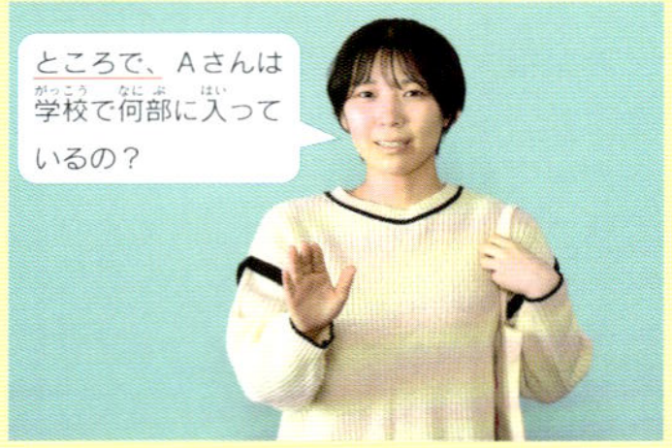
ところで、Ａさんは学校で何部に入っているの？

誘いがしつこいときや、その場から立ち去れずに困ったら、「ところで〜」などと言い、別の話題に変える方法もあります。

こんな断り方もOK

「忙しいからやらない」
「親にそういう誘いは断るように言われているから」

自分の住所や学校名などの個人情報は絶対に教えないようにしましょう。

知っている人からの誘いの場合、強く断れなかったとしても、「興味がない」ことを言葉ではっきりと示すことが大切です。

困ったら、大人に相談してください

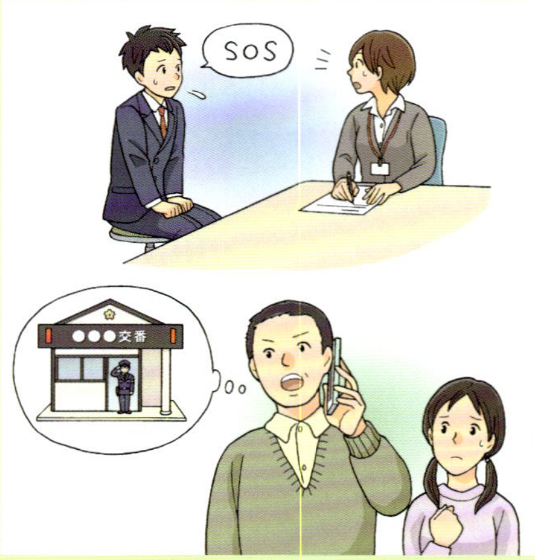
SOS
交番

断れなかったり、対処に困ったりしたときには、保護者や学校の先生、警察に相談してください。

友だちや、知り合いの人から怪しげな誘いがあったときに、あいまいな態度をとったり、内容を詳しく聴いたりすると、誘いを断りづらくなります。

誘ってきた相手に諦めてもらうには、「興味がない」という意志をはっきりと示すことが大切です。

世の中には、怪しい誘いもあるため、自分の身を守るために断るスキルを身につけておきましょう。

指導　埼玉学園大学大学院心理学研究科 教授　藤枝 静暁 先生

心の健康ニュース
少年写真新聞 No.519 2023年（令和５年）12月号

心と体を整える睡眠の力

忙しい中でも睡眠の“量”と“質”を保つ工夫をしてみましょう

不調の原因は「睡眠不足」かもしれません

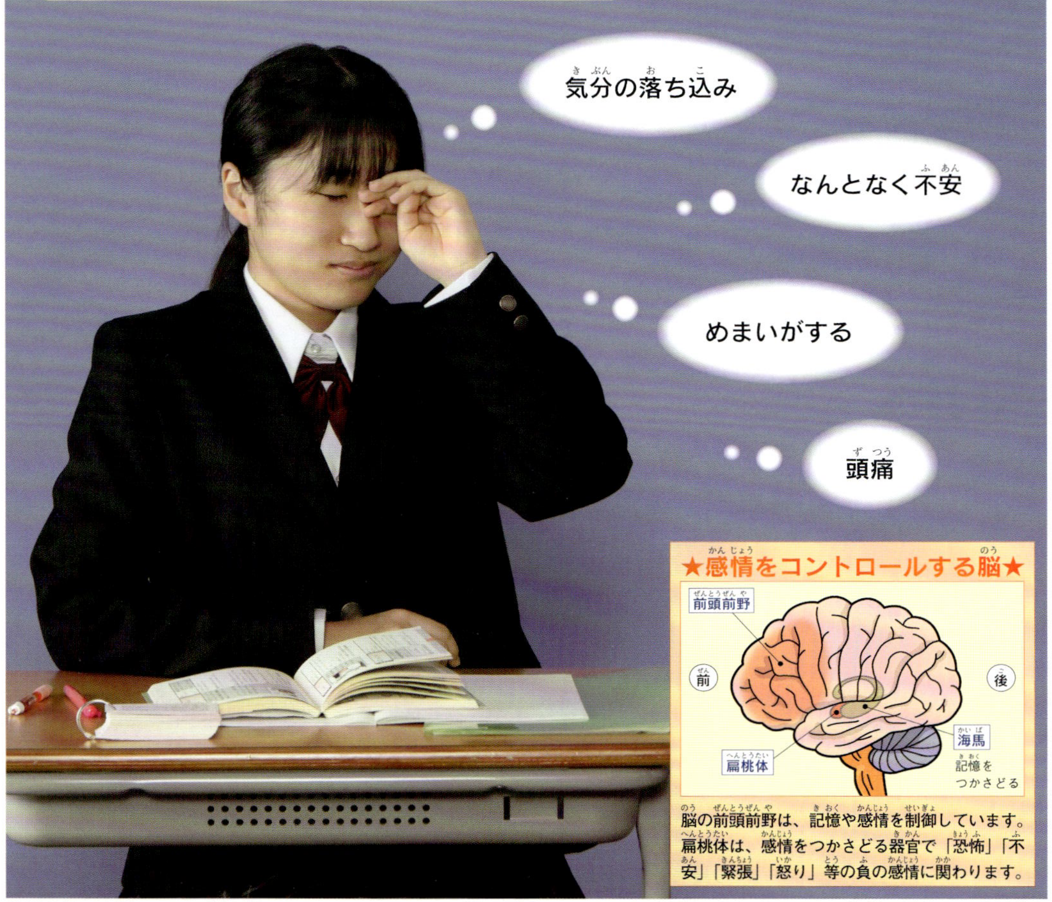

★感情をコントロールする脳★

脳の前頭前野は、記憶や感情を制御しています。扁桃体は、感情をつかさどる器官で「恐怖」「不安」「緊張」「怒り」等の負の感情に関わります。

睡眠時間が不足すると、体が休まらないだけではなく、脳で感情をつかさどる扁桃体が活性化し、その活動を抑制する前頭前野の機能は低下するため、心が不安定になります。

やってみよう！ 睡眠の“量”と“質”を確保する工夫の例

量 昼間に短時間の仮眠をとる

注意
眠りにつく時間が夕方だと、夜の睡眠を妨げることがあるため、仮眠は昼間に行いましょう。

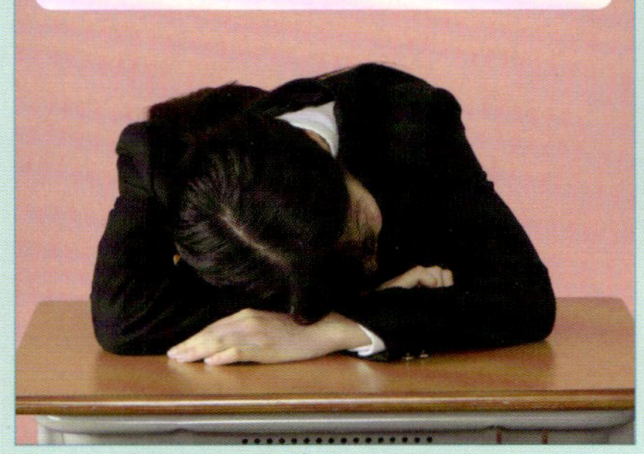

夜に早く寝ることが理想ですが、できないときは昼間に15～30分程度、仮眠をとることも有効です。

質 夜寝る前にパソコンやスマートフォンを使わない

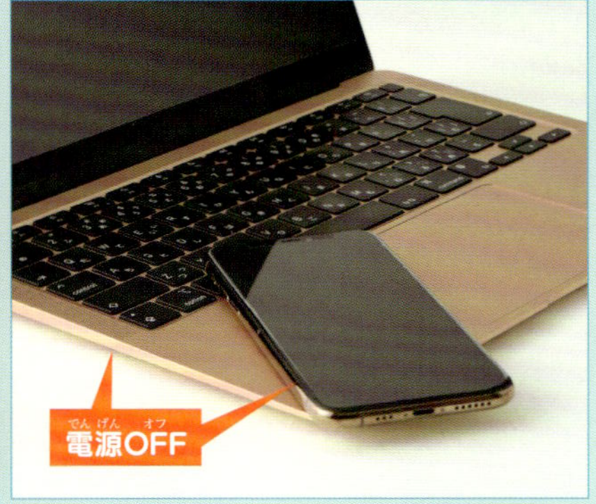

夜寝る前にパソコンやスマートフォンを使うと、脳がさえて眠りの質が下がるため、控えましょう。

知っておきたい！ 睡眠Q＆A

Q. 中高生に必要な睡眠時間はどのくらい？
A. 個人差がありますが、中高生（14～17歳）の場合、8～10時間必要とされています。

Q. 勉強で忙しいため、寝る時間を削ってもよいですか？
A. 睡眠をとることで脳の海馬に記憶が定着し、日中の集中力も高まるため、睡眠時間を削らないほうが、結果的に勉強の効率が上がります。

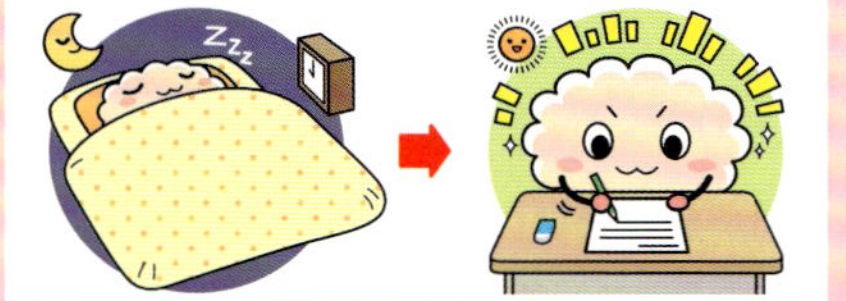

部活動や勉強、塾や習いごと、遊びなど、やることがたくさんあって忙しいときは、つい睡眠時間を削ってしまいがちです。しかし、睡眠時間が不足すると、心や体に悪影響が出てきます。

また、睡眠時間が十分と思っていても、夜寝る前に、パソコンやスマートフォンを使えば脳がさえて眠りの質が落ちるため、寝る前の使用は控えることも大切です。

指導 琉球大学教育学部 教授 岡本泰弘 先生

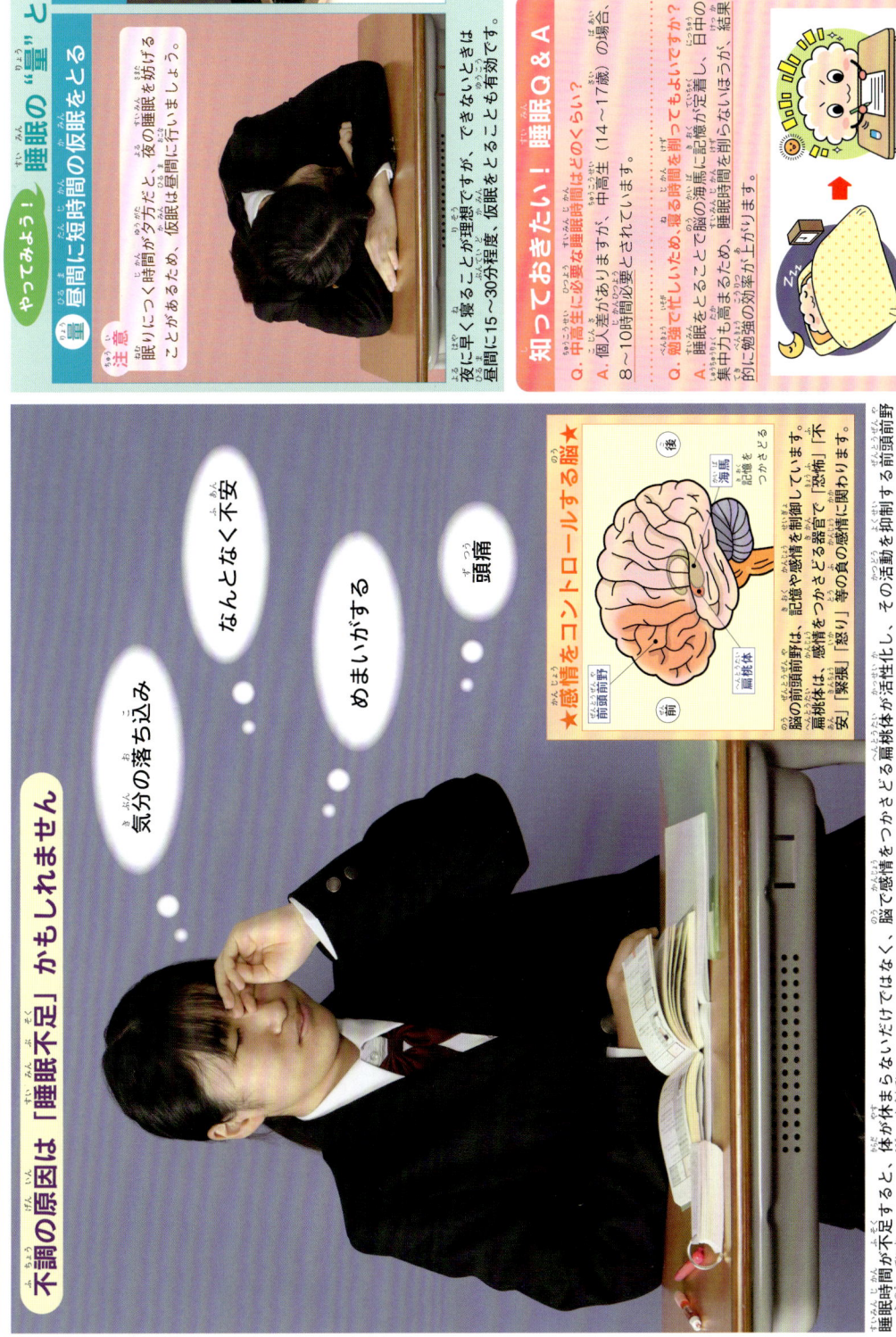

少年写真新聞 Junior's Visual Journal 2023年12月8日発行 第519号付録
©少年写真新聞社2023年
心の健康ニュース
株式会社 少年写真新聞社 〒102-8232 東京都千代田区九段南3-9-14 HF九段南ビル
★定期刊行物は終わる期間を予定しない刊行物です。年度が替わりましても、購読中止のお申し出のない限り、引き続きニュースをご送付申し上げます。
★著作権法により、本紙の無断複写・転載は禁じられています。
少年写真新聞社のホームページ
https://www.schoolpress.co.jp/

心と体を整える 睡眠の効果

琉球大学教育学部 教授　岡本 泰弘

睡眠が心と体の健康な状態を保つために大切であることは、先生方もご存知のことと思います。しかし、睡眠によって得られる効果は、意外と知られていないようです。そこで、本稿では、睡眠が私たちの心身にもたらす効果を４つ紹介します。

（１）心を安定させる効果

睡眠中、人は大脳表面に広がる大脳皮質と呼ばれる神経細胞に、脳活動に必要な酸素と栄養を大量に送り届け、不要となった二酸化炭素と老廃物を回収し、脳をリフレッシュさせた状態にします。そのことにより、私たちの脳は適切に働き、記憶や感情を制御する前頭前野や感情をつかさどる扁桃体が正常に機能して、心の安定につながっているのです。

（２）疲労回復の効果

私たちの体は睡眠中に多くの成長ホルモンを分泌します。成長ホルモンは体の成長を促すだけではなく、細胞を修復したり、新陳代謝を高め、疲労物質を排出したりして、疲労回復を促進させる効果があります。また、睡眠中は体と心が休息モードとなる副交感神経が優位に働き、筋肉の緊張が解かれ、脈拍や

2023年（令和5年）12月8日発行　心の健康ニュース 第519号付録　株式会社 少年写真新聞社

呼吸がゆっくりとなり、体温や血圧が下がって、全身がリラックス状態になります。

（３）記憶を定着させる効果

記憶の定着は睡眠中に行われます。脳の左右に位置するタツノオトシゴのような形をした海馬によって、記憶は一時的に保持され、その後、重要と判断される情報だけが大脳皮質に送られ、記憶として定着します。この海馬は睡眠時間によって、大きさが変化することがわかっており、睡眠時間が長いほど、海馬が大きくなり、勉強や運動のパフォーマンスが向上するといわれています。

（４）免疫力を高める効果

睡眠は免疫力とも密接な関係があり、睡眠不足により免疫力が低下することは、様々な研究からわかっています。睡眠を促すホルモンであるメラトニンはストレスによる免疫力の低下を抑え、ウイルスや細菌による感染症に対する抵抗力を高めます。一方、予防のワクチンや薬を打ったり、飲んだりしても十分な睡眠がとれていなければ、効果が薄くなることも最近の研究から明らかにされています。

睡眠の量と質を保つ工夫

睡眠の大切さを理解しているものの、部活動や勉強などで、十分に睡眠がとれていない場合もあることでしょう。そこで、睡眠の量と質を保つ工夫を紹介します。

○ 昼休みや休み時間などに、10～15分程度、仮眠をとる。
○ 寝る１時間前は、パソコンやスマートフォンの閲覧を控える。
○ 入浴はぬるめの湯で、寝る１時間前には入り終える。
○ 食事は寝る３時間前までに済ます。
○ 寝る前のカフェイン摂取は控える。

以上です。できるところからやってみるように、子どもたちへ勧めてみてください。

参考文献
林悠「睡眠中の脳のリフレッシュ機構を解明」TSUKUBA JOURNAL https://www.tsukuba.ac.jp/journal/medicine-health/20210825140000.html（2023.9.19 閲覧）
厚生労働省「健康づくりのための睡眠指針2014」https://www.mhlw.go.jp/file/06-Seisakujouhou-10900000-Kenkoukyoku/0000047221.pdf（2023.9.19閲覧）

2024年（令和6年）1月8日発行　心の健康ニュース 第520号付録　株式会社 少年写真新聞社

少年写真新聞 Juniors' Visual Journal 2024年1月8日発行 第520号付録
©少年写真新聞社2024年
心の健康ニュース
株式会社 少年写真新聞社 〒102-8232 東京都千代田区九段南3-9-14 HF九段南ビル
★定期刊行物は終わる期間を予定しない刊行物です。年度が替わりましても、購読中止のお申し出のない限り、引き続きニュースをご送付申し上げます。
★著作権法により、本紙の無断複写・転載は禁じられています。
少年写真新聞社のホームページ
https://www.schoolpress.co.jp/

「人形浄瑠璃文楽」ってなに？

公益財団法人 文楽協会

文楽の歴史

人形浄瑠璃文楽は、日本を代表する伝統芸能のひとつで、太夫・三味線・人形が一体となった総合芸術です。その成り立ちは江戸時代初期にさかのぼり、古くはあやつり人形、そののち人形浄瑠璃と呼ばれています。竹本義太夫の義太夫節と近松門左衛門の作品により、人形浄瑠璃は大人気を得て全盛期を迎え、竹本座が創設されました。この後、豊竹座をはじめ、いくつかの人形浄瑠璃座が盛衰を繰り返し、幕末、淡路の植村文楽軒が大阪ではじめた一座が最も有力で中心的な存在となりました。現在は「人形浄瑠璃文楽座」がその伝統を受け継いで、主に大阪・東京公演の舞台で技芸を披露しています。

人形浄瑠璃文楽は、ほかに類のない独自のスタイルを持った人形劇で、平成20年（2008年）にユネスコの「人類の無形文化遺産の代表的な一覧表」にも記載されました。

三業一体で演じられる総合芸術

太夫と呼ばれる語り手と三味線弾き、そして人形遣いが、息を合わせてひとつの物語を演じる伝統的な舞台芸能、それが文楽です。全身で声を振り絞る語りや、力強さと繊細さを兼ね備えた三味線の響き、そして人形の美しい動きは、観る者を圧倒します。

【太夫】

太夫は、セリフから情景描写までを一人で語り分け、人物の心を声で描き出します。義太夫節の語りは、人物のセリフとなる「詞」、情景を描写する「地合」、三味線とともに歌うような「節」などから成り立っています。

ときには一時間半も語り続ける太夫の前に、マイクは置かれていません。腹の底から声を出すことで、広い客席の隅々へ物語を伝えていくのです。しかも、何人もの登場人物たちを語り分けなければなりません。初めて接すると大げさにも感じられる義太夫節の語りは、人物一人ひとりの心を、声で描き出すために工夫された表現なのです。

【三味線弾き】

物語を彩り陰影を加える、太夫のパートナー。情景や心の動きを音で表します。

身を乗り出し、力を込めて語る太夫の隣で、まっすぐ前を向き、表情を変えることなく演奏する三味線の弾き手。その場の情景や登場人物の心の動きなどを、さまざまな技法で描き出します。

しかし三味線は、ただ物語に豊かな彩りや陰影を与えるだけではありません。太夫を盛り立てたり引っ張ったりする、パートナーとしての大きな役割も担っているのです。

【人形遣い】

小柄な人形を、大人が三人がかりで動かす……、初めて文楽を観る者を驚かせる、この大げさにも見えるやり方は、木彫りの人形にさまざまな役柄を演じさせるために、長い歴史のなかで工夫されてきたものです。三

（237 ページに続く）

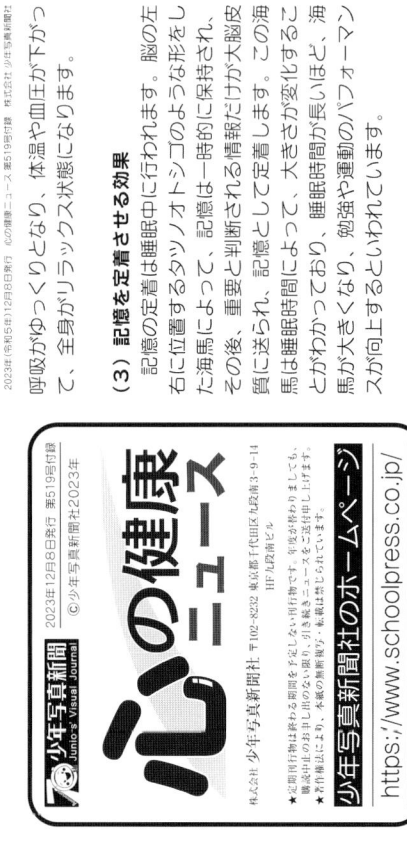

＼＼連 載／／

当事者に聞く 吃音のリアル

第3回 吃音のある生徒へのサポート

【筑波大学人間系 助教（言語聴覚士・公認心理師） 飯村 大智】

第3回では、吃音のある生徒へのサポートについて考えたいと思います。

思春期の困惑：吃音とどう折り合いをつけるか

思春期は自分のアイデンティティーを探し、自分は何者なのかを問う時期でもあります。自身の吃音をどのように捉え、自己の一部としてどのように受け入れていくかという自己形成に関わる時期です。

吃音の症状が完全になくなることは、幼児期の子どもにはよくあるのですが、中高校生ぐらいでは難しいことが多いです。一方で「吃音を治したい」という本人の思いは少なからず（あるいは大いに）あると思います。思春期は周囲の生徒と自分との違いにも敏感になるため、吃音に否定的なイメージがあるときに、「吃音は嫌だ」「なくなってほしい」と思うのは自然なことです。そのような自分の理想に反して、吃音はよくならないという現実を突きつけられると、理想とする自己と、そうなれない自己の間の壁に苦しむことになるでしょう。そのギャップをうまく乗り越え、折り合いをつけていけることが大事になります。

周囲に隠したいという強い思いを理解するには、吃音に対するイメージも重要です。吃音に対してそこまで否定的なイメージがなければ、「吃音があっても別にいいや」と思ったり、周囲への吃音の開示に抵抗感が小さかったりするかもしれません（これまでの経験や、周囲の環境調整なども関係しているといえます）。吃音との折り合いをつける過程で、周囲に吃音を伝え、理解を求める経験や、配慮を求める対処スキルを身につけていきます。吃音の症状は簡単にはなくなりませんが、吃音の悩みを減らすことは十分に可能です。「吃音を治したい」という吃音への拒否から、「吃音があってもいい、あるいはそれも含めての自分なんだ」と吃音の存在を受け入れていき、そこから「でも吃音で困ることがあるから、それをなんとかしたい」と、「吃音をなくしたい」から「悩むことを減らしたい」と焦点が変わっていけるとよいでしょう。

吃音を周囲に伝えるべきか、本人あるいは周囲のどちらから伝えてほしいかは、一人ひとり異なりますので、本人との対話が重要でしょう。困り感が大きい場合は、周囲からの理解や配慮を得るのに伝えることが必要になるかもしれませんし、吃音をそれとなく知ってもらうだけでも安心できるかもしれません。吃音がその人のアイデンティティーにどう関わってくるかを見守りながら、ときに道を迷わないように道しるべを示してあげることも大事です。

将来を見据えたサポートの視点

周囲のサポートの視点として重要なのは、ひとつは必要なときに本人が吃音を周囲に伝えられるようになることです。これまでも述べてきたように、吃音は周囲に隠したいという思いが強く、吃音はよくないこと、というイメージがあるためです。これを払拭するために、吃音の人は多くいること（有名人などにも）、吃音に限らずいろいろな人が社会にはいること、いろいろな話し方があってもいいということなどを伝えて、吃音を「問題」として捉えることを最小化し、自己肯定感を高めていけることが大切です。関連して、吃音にとらわれない将来のイメージが持てるよう、本当の自分の強みを見つけられるように自己理解を深められることも重要でしょう。また、不安や話す場面を回避することなどに伴う不登校などの二次的な問題に発展させないように、SOSのサインを見逃さないことも大切です。これらは成書（石田・飯村、2023）でもまとめています。

病院を受診するべきか

吃音の症状がある場合は、言語聴覚療法に関する専門知識を有した言語聴覚士（ST）が在籍してる病院などの医療機関への受診を勧めてもいいでしょう。病院によってリハビリテーション科や耳鼻咽喉科など、担当となる部署は異なりますが、STの訓練内容に基本的に違いはありません。STは言葉や聞こえ、のみ込みの問題に関して小児から成人まで、幅広いリハビリーテーションを行っています。自分に吃音があり、ほかの吃音の人を治したい、指導を受けたSTのようになりたいといった理由から、STを目指す吃音の学生も実は多くいます。

STのもとで行われる指導は１回40分から60分程度、月に１回程度が一般的です。話すことや心理面に対する指導支援や、環境面に対する助言などがアセスメントに応じて行われます。どの病院でも同じような（あるいは希望する）訓練が受けられるわけではありませんが、相談できる場所があることは保護者の方にとっても安心材料になると思います。吃音を「治したい」と考えると目標を高くしてしまいがちです。むしろ、困り感を減らしていこうという志向が必要です。その過程で、吃音の症状の軽減や、吃音への受容があるものです。

また、吃音のほかにも併存症がある場合は、専門的な治療を受けることも可能です（例えば、ADHDがある場合に、薬物治療を併せて受けるなど）。学校や入試などで配慮を得るために、医師の診断書が必要になることもあります。

主に小学校には「ことばときこえの教室（言語障害通級指導教室）」があり、学齢の子どもはここで指導を受けることもできます。

周囲への配慮の要望

受験や試験などにおいて配慮を得ることなどは、有効な手段です。吃音は障害者差別解消法の対象であり、合理的配慮などの必要な支援を得る権利を有しています。

吃音の配慮の要望として『吃音の合理的配慮』（菊池、2019）が参考になります。配慮例として、例えば英検の二次試験（面接）で面接時間の延長や、発話の内容で評価してもらい、吃音を理由に評価を下げないように要望することなどがあります。中学高校の入試の面接試験においても、面接官に吃音があることを知ってもらうことや、受け答えに時間がかかるために時間的な余裕を設けてもらう、寛容に聞いてもらうといった聞き手の姿勢や、代替手段の許可（筆談やパソコンへ打ち込みで答える）など、発話に負担がかからない方法を要望することもときには必要であると思います。吃音によって不当に評価が下げられないように留意する必要があります。もちろんこれらの配慮は普段の学校生活における、授業、発表、成績評価においても同様だと思います。

『吃音の合理的配慮』（菊池、2019）には「中高の先生方へ」「医師への診断書作成のお願い」などの資料もあり、出版社（学苑社）のホームページ上からもダウンロードすることができますので、積極的に活用していくとよいでしょう。受験や検定試験などの配慮の申請手続きには、医師の診断書が根拠資料として必要となることが多いですが、学内外の専門家の所見として言語聴覚士や臨床心理士などの評価で認められる場合もありますので、事前の確認が必要です。

参考文献
石田修・飯村大智著『ことばの教室でできる 吃音のグループ学習実践ガイド』学苑社刊、2023年
菊池良和著『吃音の合理的配慮』学苑社刊、2019年

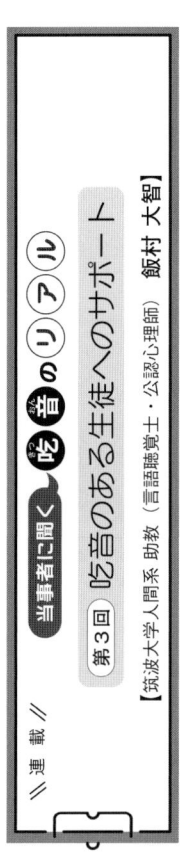

心の健康ニュース
少年写真新聞
No.520　2024年（令和６年）１月号

日本の伝統

世界に類を見ない人形劇―人形浄瑠璃文楽

人形を使い人間のリアルな世界を描く、至高の芸に注目！

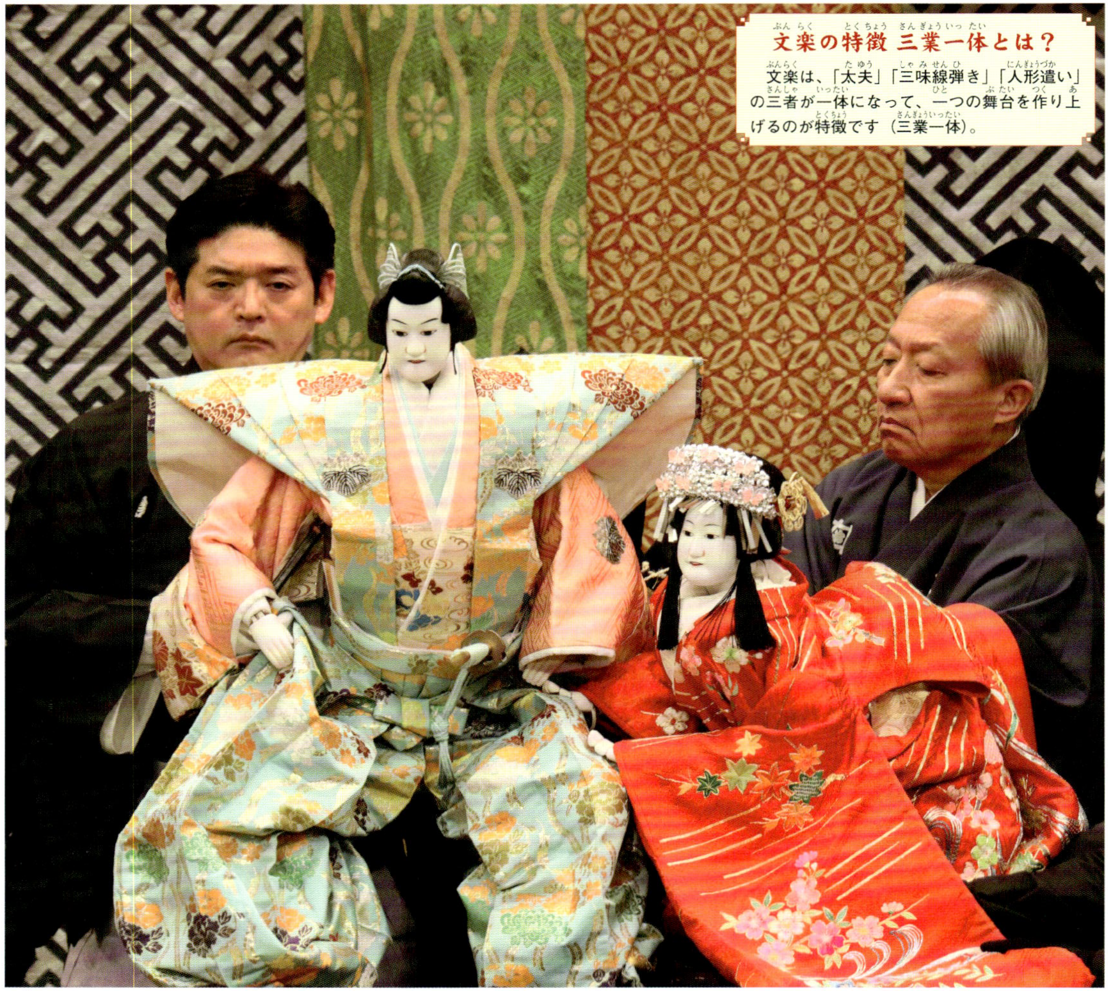

文楽の特徴 三業一体とは？

文楽は、「太夫」「三味線弾き」「人形遣い」の三者が一体になって、一つの舞台を作り上げるのが特徴です（三業一体）。

人形浄瑠璃文楽は「文楽」とも呼ばれ、一体の人形を三人で操る（三人遣い）ことから、世界でも類を見ない人形劇といわれています。

ここがすごい！

人物の心情を表現する語りと音楽

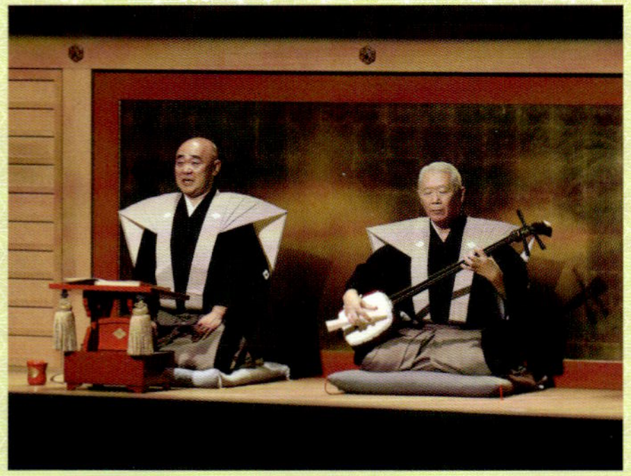

語りを担当する太夫（写真左）は、緩急や技巧を凝らした語り口で情景描写から複数の登場人物までを語り分け、三味線弾き（写真右）は、太夫の語りと一体になって人物の心情などの「情」を表現します。

ここがすごい！

生きているかのような人形の動き

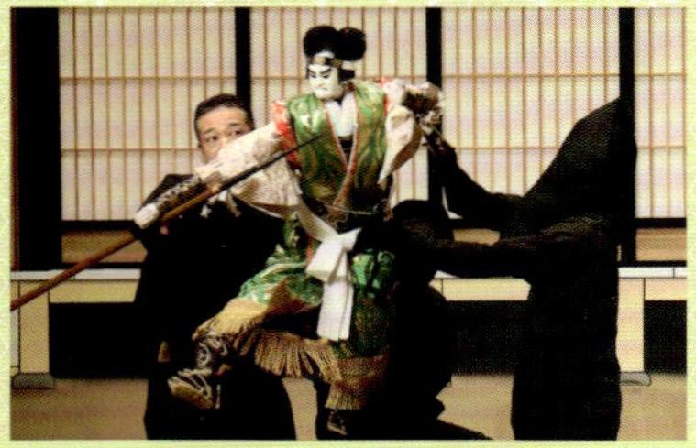

人形遣いは、人形の頭と右手を担当する人を「主遣い」と呼び、それ以外の二人（左遣い、足遣い）は黒衣で顔を隠しています。「主遣い」が肩や腰を少し当てるなど、声を出さずに合図を送り、三人の動きを合わせています。人形の目や眉、口なども動かせます。

文楽を楽しむための豆知識

文楽の語りは関西弁

文楽は大阪発祥のため、太夫が話す言葉や三味線の音は、近世の大坂のイントネーションで語られます。

床とは？

太夫と三味線弾きが座っている張り出した台のこと、あるいは太夫と三味線弾きを合わせて「床」と呼び、文楽の専用の劇場では、床自体が回転し、瞬時に登場したり退場したりできる仕かけがあります。

「人形浄瑠璃文楽」は、ユネスコ無形文化遺産に登録されている日本の伝統芸能です。文楽は、鎌倉から江戸時代を舞台とした物語を語る太夫と、三味線の音楽、三人で一体の人形を操る、人形遣いという三つの役があり、それぞれの芸が合わさるため、「三業一体の総合芸術」といわれます。文楽の物語からは当時の倫理観や道徳観、価値観なども垣間見ることができます。

指導・写真提供　公益財団法人文楽協会

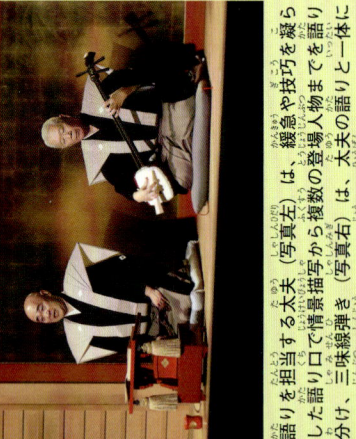

心の健康ニュース　昭和56年1月10日第三種郵便物承認　2024年2月8日発行　第521号　月刊　毎月1回(8日)発行　1か年定価9,108円

心の健康ニュース
少年写真新聞 Juniors' Visual Journal
No.521　2024年（令和6年）2月号

人をからかうことから始まる“いじめ”

いじめは人権の侵害であり、許されない行為です

犯罪になる悪質ないじめ

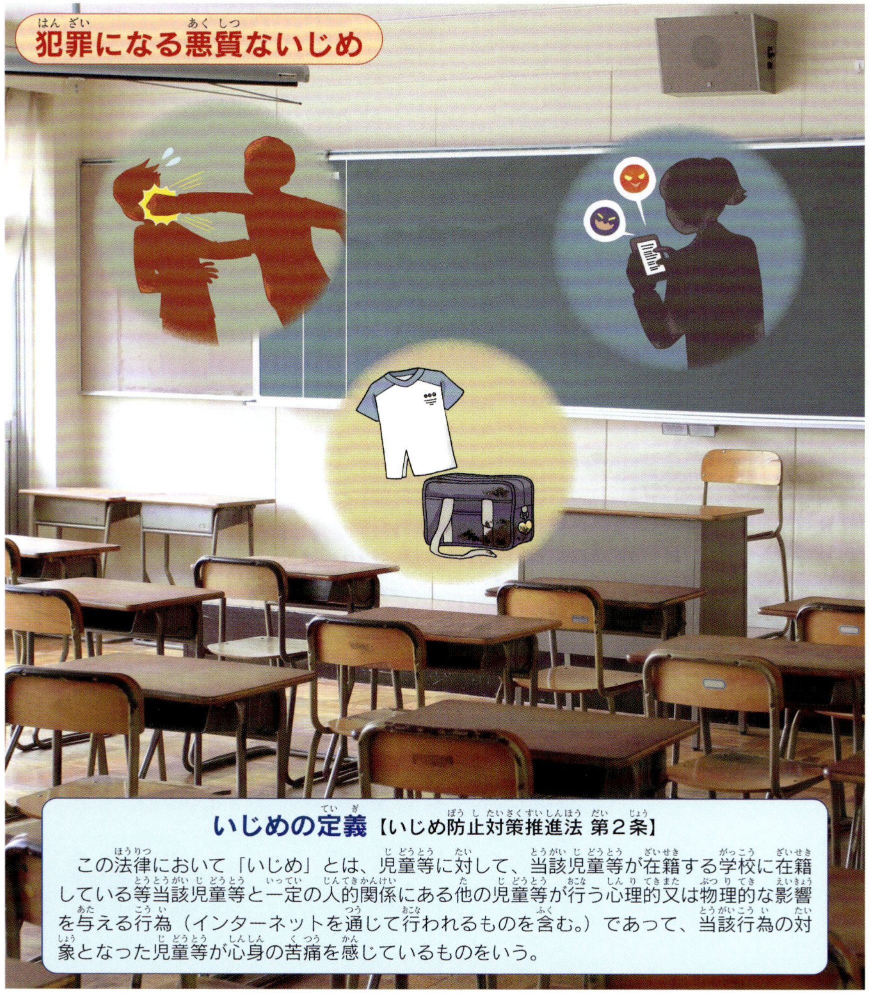

いじめの定義【いじめ防止対策推進法 第2条】

この法律において「いじめ」とは、児童等に対して、当該児童等が在籍する学校に在籍している等当該児童等と一定の人的関係にある他の児童等が行う心理的又は物理的な影響を与える行為（インターネットを通じて行われるものを含む。）であって、当該行為の対象となった児童等が心身の苦痛を感じているものをいう。

いじめを受けた側が苦痛を感じていれば、それは「いじめ」です。

重大ないじめ　警察に相談や通報をするべき事例

参考「いじめ問題への的確な対応に向けた警察との連携等の徹底について（通知）」令和5年2月7日、文部科学省

1）ゲームや悪ふざけと称して、繰り返し同級生を殴ったり、蹴ったりする。	暴行罪
2）無理やりズボンを脱がす。	傷害罪
3）感情を抑えきれずに、ハサミやカッター等の刃物で同級生を切りつけてけがをさせる。	
4）断れば危害を加えると脅し、性器や胸・お尻を触る。	強制わいせつ罪
5）断れば危害を加えると脅し、現金を巻き上げる。	恐喝罪
6）断れば危害を加えると脅し、オンラインゲームのアイテムを購入させる。	
7）靴や体操服、教科書等の所持品を盗む。	窃盗罪
8）財布から現金を盗む。	
9）自転車を壊す。	器物損壊等罪
10）制服をカッターで切り裂く。	
11）度胸試しやゲームと称して、無理やり危険な行為や苦痛に感じる行為をさせる。	強要罪
12）本人の裸などが写った写真・動画をインターネット上で拡散すると脅す。	脅迫罪
13）特定の人物を誹謗中傷するため、インターネット上に実名をあげて、身体的特徴を指摘し、気持ち悪い、不細工などと悪口を書く。	名誉毀損罪、侮辱罪
14）同級生に対して「死ね」と言ってそそのかし、その同級生が自殺を決意して自殺した。	自殺関与罪
15）同級生に対して、スマートフォンで自身の性器や下着姿などの写真・動画を撮影して送るよう指示し、自己のスマートフォンに送らせる。	児童買春・ポルノ禁止法違反罪※1
16）同級生の裸の写真・動画を友達1人に送信して提供する。	
17）同級生の裸の写真・動画をSNS上のグループに送信して多数の者に提供する。	
18）友達から送られてきた児童ポルノの写真・動画を、性的好奇心を満たす目的でスマートフォン等に保存している。	
19）元交際相手と別れた腹いせに性的な写真・動画をインターネット上に公表する。	私事性的画像記録提供（リベンジポルノ）※2

※1　児童買春、児童ポルノに係る行為等の処罰及び児童の保護等に関する法律第7条
※2　私事性的画像記録の提供等による被害の防止に関する法律第3条

考えてみよう

いじめは許されない行為

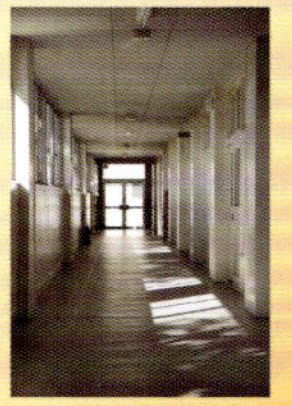

人は誰でも、生まれながらにして「人が人として、社会の中で、自由に考え、自由に行動し、幸福に暮らせる権利（人権）」を持っています。いじめは、相手の人権を侵害するもので、許される行為ではありません。

二〇二三年二月、学校で起きた重大ないじめは、警察へ相談・通報するように、文部科学省から通知が出されました。相手が困ったり、怒ったりするようなことをして、おもしろがってからかうこと自体が「いじめ」になります。悪質ないじめは犯罪に相当することを知っておきましょう。

指導　本郷さくら総合法律事務所 弁護士／兵庫教育大学大学院 准教授　神内 聡 先生

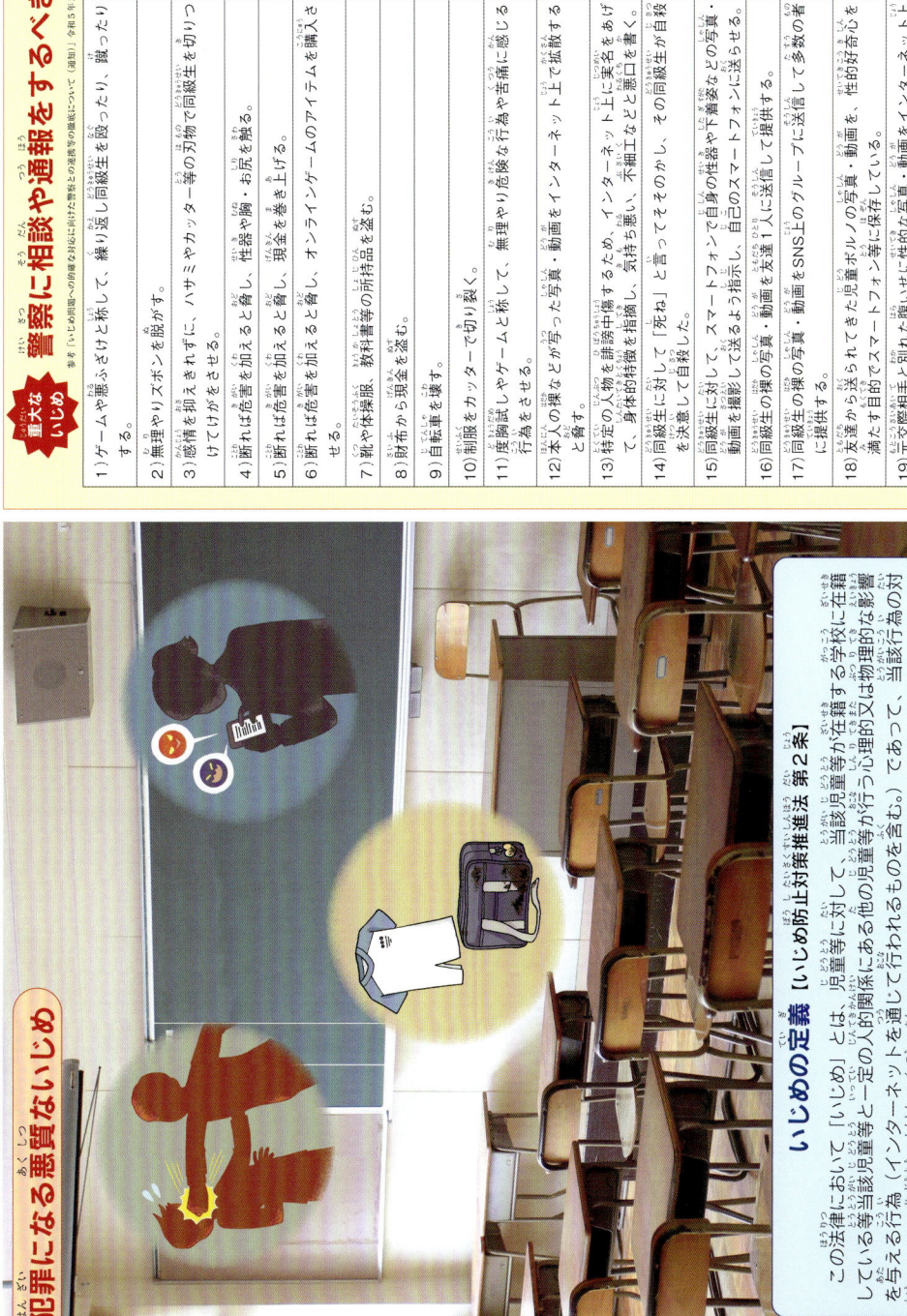

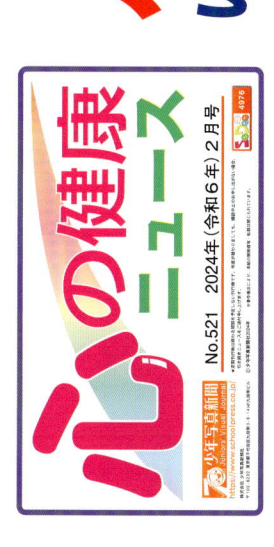

2024年（令和6年）2月8日発行　心の健康ニュース 第521号付録　株式会社 少年写真新聞社

少年写真新聞 Juniors' Visual Journal　2024年2月8日発行　第521号付録
©少年写真新聞社2024年
心の健康ニュース
株式会社 少年写真新聞社 〒102-8232 東京都千代田区九段南3-9-14 HF九段南ビル
★定期刊行物は終わる期間を予定しない刊行物です。年度が替わりましても、購読中止のお申し出のない限り、引き続きニュースをご送付申し上げます。
★著作権法により、本紙の無断複写・転載は禁じられています。
少年写真新聞社のホームページ
https://www.schoolpress.co.jp/

人をからかうことから始まる“いじめ”

本郷さくら総合法律事務所 弁護士／
兵庫教育大学大学院 准教授　神内 聡

警察に通報すべき「いじめ」

「いじめ防止対策推進法」第２条は、児童生徒の行為のうち、その行為の対象となった児童生徒が心身に苦痛を感じるものであれば広く「いじめ」として扱っています。

また、「いじめ防止対策推進法」第23条６項によれば、学校はいじめが犯罪行為として取り扱われるべきである場合は警察と連携してこれに対処する義務があり、特に生命、身体、財産に重大な被害が生じるおそれがある場合は直ちに警察に通報して適切に援助を求めなければなりません。

統計上も少ない警察と連携した「いじめ」件数

文部科学省が毎年実施している調査（「児童生徒の問題行動・不登校等生徒指導上の諸問題に関する調査」）によれば、「いじめの態様」を、①冷やかしやからかい、悪口や脅し文句、嫌なことを言われる、②仲間はずれ、集団による無視をされる、③軽くぶつかられたり、遊ぶふりをして叩かれたり、蹴られたりする、④ひどくぶつかられたり、叩かれたり、蹴られたりする、⑤金品をたかられる、⑥金品を隠されたり、盗まれたり、壊されたり、捨てられたりする、⑦嫌なことや恥ずかしいこと、危険なことをされたり、させられたりする、⑧パソコンや携帯電話等で、ひぼう・中傷や嫌なことをされる、⑨その他、の９つに分類しています。

この分類によれば、少なくとも②⑨以外は犯罪行為に該当してもおかしくない行為であることがわかります。①は脅迫罪、③④は暴行罪、⑤は恐喝罪、⑥は窃盗罪・器物損壊罪、⑦は強要罪、⑧は侮辱罪・名誉毀損罪、にそれぞれ該当し得る行為態様です。また、2022年度の調査によれば、明らかに犯罪行為であると考えられる④～⑥の行為態様によって認知されたいじめの件数だけでも約９万件近くになります。

それにもかかわらず、2022年度に学校が警察に相談・通報したいじめの件数は約2000件にすぎません。前年度が約1300件であり、それまでもほぼ同様の数値であるのに比べると、2022年度はかなり増加していますが、それでも犯罪行為によると考えられるいじめ件数と比べると、統計上は明らかに少ないのが実情です。

なぜ「いじめ」で学校と警察との連携が難しいのか

学校が「いじめ」のケースで警察と連携するのが難しい理由としては、２つが考えられます。１つは警察が介入するためには、犯罪行為に該当し得る「いじめ」かどうかを証拠に基づいてある程度客観的に判断しなければなりません。そうでなければ「冤罪」になってしまうからです。

もう１つの理由は、警察に相談・通報すれば、加害者に対して「いじめ防止対策推進法」ではなく「少年法」が適用されることになるので、かえって被害者に寄り添う対応が難しくなる問題です。「少年法」は加害者の更生のために様々な配慮がなされていますが、学校が加害者を指導するほうが被害者の要望に応えやすいかもしれません。

ですので、「いじめは犯罪」と決めつけてかかるのではなく、ケースごとに学校と警察の適切な役割分担を意識して対応することが大切だといえます。

2024年（令和6年）3月8日発行　心の健康ニュース 第522号付録　株式会社 少年写真新聞社

少年写真新聞 Juniors' Visual Journal　2024年3月8日発行　第522号付録
©少年写真新聞社2024年
心の健康ニュース
株式会社 少年写真新聞社 〒102-8232 東京都千代田区九段南3-9-14 HF九段南ビル
★定期刊行物は終わる期間を予定しない刊行物です。年度が替わりましても、購読中止のお申し出のない限り、引き続きニュースをご送付申し上げます。
★著作権法により、本紙の無断複写・転載は禁じられています。
少年写真新聞社のホームページ
https://www.schoolpress.co.jp/

《春の海》の作曲者宮城道雄の生涯

一般財団法人宮城道雄記念館資料室
室長　千葉 優子

お正月に必ずといっていいほど耳にする《春の海》を作曲したのが宮城道雄です。

不幸続きの少年時代

道雄は1894（明治27）年、神戸三宮居留地内で生まれました。４歳の頃、両親の離婚によって母と生き別れ、主に祖母に育てられることになります。生後200日ほどで患った眼病によって、小学校にも入学できず、校門につかまって泣いてしまったこともありました。８歳の頃に失明の宣告を受けて、箏と三味線の音楽である箏曲地歌の道に進むことを決め、生田流の二代目中島検校に入門します。家族が父の仕事で朝鮮（現・韓国）に渡った後も、祖母と日本で修業を続け、11歳で免許皆伝となりましたが、父が働けなくなったため、13歳で朝鮮に渡り、昼は箏を、夜は独学で覚えた尺八を教えて一家を支えました。そして、14歳で処女作《水の変態》を作曲して以後、作曲家としての道をも志すようになるのでした。

邦楽の近代化

自らの作品を世に問うため道雄は、1917年、23歳で上京し、２年後に第１回目の作品発表会を開きました。しかし、その作品が従来の邦楽とはあまりに違っていたため、賛否両論、大きな反響を巻き起こすのでした。道雄はレコードや点字楽譜などで、ほとんど独学で学んだ西洋音楽の要素を邦楽に取り入れることによって、従来の邦楽とは全く異なる音楽を創り出して邦楽の活性化をはかり、近代化を促したのです。あの《春の海》の覚えやすくて流麗な旋律も、従来の箏曲とは全く異なりますが、今やこの曲は邦楽の代名詞のような存在です。道雄は今につながる邦楽を創ったといっても過言ではないでしょう。

さらに、低音箏の「十七絃」や大型胡弓の「宮城胡弓」など新楽器も開発しました。また、革新的で巧みな演奏によって古典曲を現代によみがえらせ、教育者としても口伝中心の伝授体系に楽譜を持ち込み、教則本の開発などによって近代化を促し、ラジオ試験放送初日からの出演や国際放送の出演、ラジオでの箏曲講習など放送文化にも貢献しました。

随筆家として

このように多くの音楽的業績を残した道雄でしたが、その素顔は実に人間味にあふれていました。にぎやかなことが好きで、冗談が好きで、雷が大嫌い……。こうした茶目っ気たっぷりの人柄は、彼自身が書いた随筆の中に見事に描き出されています。道雄は1935年に最初の随筆集『雨の念仏』を出版して以来、多くの随筆集を著しました。失敗談や周りの人々に対する感謝の気持ち、また自然の素晴らしさを聴覚や触覚などを通して感受性豊かに描き、文学的に彼独自のスタイルを作り上げて高く評価されました。

道雄は目が見えないことを逆手にとって、文学でもその才能を開花させましたが、1956年６月25日未明、大阪へ演奏旅行に向かう途次、東海道線刈谷駅付近で夜行列車、急行「銀河」から転落し、人気絶頂のさなか62年の生涯を衝撃的に閉じるのでした。

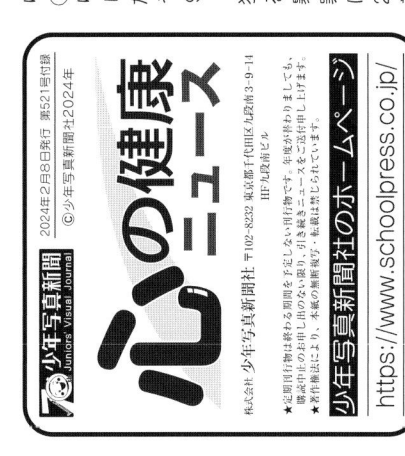

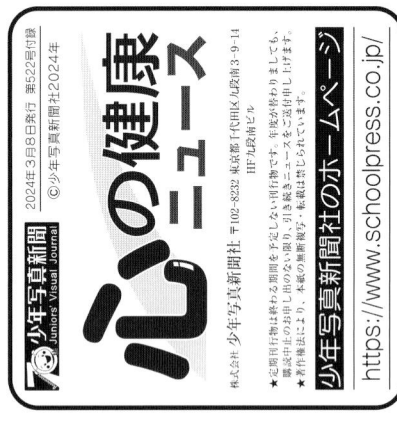

＼＼連 載／／ 当事者に聞く 吃音のリアル

最終回 吃音があっても大丈夫

【筑波大学人間系 助教（言語聴覚士・公認心理師）　飯村 大智】

モデルケースを見つけよう

吃音のある生徒へのサポートとして、どもっても大丈夫だと本人が思えること、そして本人がそう思えるような環境があることが大切だと第２回で述べました。第３回では、本人の気持ちに寄り添い、本人の吃音の捉え方の変化を見守りながら、ときに道を迷わないように道標を示すことも大切だと述べました。

どもっても大丈夫だと思えることや、将来に向けた具体的な目標として、吃音のある大人の例がモデルケースとしてあることは有用です。吃音は100人に１人、日本では120万人ほどがいるとされ、決して珍しいものではありません。実際には吃音を周囲に隠すことで実際にはそれほど多くないと感じられるかもしれませんが、そのような実際の吃音の人を知ることによって、自己のイメージ形成に役立つでしょう。

吃音があっても、多くの方々がそれぞれの道で活躍しています。例えば『吃音と就職』（学苑社刊、2019年）には、吃音があり、ときに吃音で苦労しながらも働いている20人の姿が描かれています。アナウンサー（小倉智昭氏など）、スポーツ選手、総理大臣（田中角栄氏など）、小説家（重松清氏など）など、有名人で吃音のある方も多くいらっしゃいます。2021年に米国大統領に就任したバイデン大統領は、Stuttering Foundationという米国吃音財団のウェブサイト（https://www.stutteringhelp.org）に吃音のある人に向けたメッセージを送っています。「I promise you – you have nothing to be ashamed of, and you have every reason to be proud（あなたは何も恥じることはないし、誇りに思うべき理由がある）」。海外のStuttering Foundationには“Famous people who stutter”というページがあり、そこではジョージ６世、マリリン・モンロー、タイガー・ウッズ、ブルース・ウィリス、ウィンストン・チャーチル、エド・シーランなどの名前が「吃音のある有名人」として掲載されています。

吃音があることに悩んで視野が狭くなると、「吃音があるから生きていけない」と極端な考え方にもなりがちです。こうしたモデルケースを示すことは、将来の見通しを持たせ、自身の将来のイメージを持ちやすくなり、本人が、「吃音があっても、自分はそのままでもいいんだ、それも含めて自分なのだ」と考える材料にもなるでしょう。吃音があっても進路や職業選択を不当に狭めることのないように、吃音にとらわれずに人生の選択をできることが大切でしょう。自分の希望する進路をまずは考えて、そこから吃音で困るとしたらどのように対処するのがよいのか、を考えましょう。進路や職業を考える際の順番は、吃音を最初に考えるのではなく、「自分が何になりたいか」がまずは大切です。そうすることが、生徒の吃音にとらわれない進路選択につながると思います。

吃音には価値がある？

吃音は「話せないこと」という「できないこと」に注目が向いてしまいますが、一方で吃音でも「できる」ことにも注目することも重要です。得意なことや不得意なことを客観的に分析し、見つけていくことがひいては将来の選択にもつながってくるでしょう。

“吃音にも価値や意味がある”という視点もあります。吃音があることで、例えば営業職であれば、「誠実さが伝わり信頼されるようになった」という声を聞くことがあります。吃音があることにも意味があり、話し方はいろいろあってそれで（それが）いいのだと思います。吃音で言葉が出ないことは、周囲が待つ時間が増えてしまうかもしれません。しかし、それはデメリットだけでしょうか。例えば「注文に時間のかかるカフェ」という吃音当事者が始めたプロジェクトが、最近はメディアで取り上げられるようになりました。吃音のあるスタッフがカフェ活動を行っています。吃音のために注文対応に時間がかかることがしばしばあると思いますが、それでも多くの人が来場しています。来訪者たちは吃音のあるスタッフの言葉を「待つ」ためにカフェに足を運んでいるとも捉えることができる。ここでは、吃音によるスムーズなコミュニケーションが難しいことはデメリットではなく、吃音の新しい価値が生まれているのではないでしょうか。

言葉が出るまで待つことは、どのようなことをしゃべるのだろうかと周囲（聞き手）の想像力を高めてくれるかもしれません。待つという行動を意識的にとることで、一方向的なコミュニケーションにならないよう、周囲のコミュニケーションリテラシーを高めてくれるかもしれません。すらすらとしゃべれなくても、誠実であったり、面白かったり、魅力があれば人はつい聞き入ってしまうものだと思います。言葉をすらすらと話せることだけがコミュニケーションではありません。話し方を言い訳にせず、表情や共感力を含め、豊かな対人コミュニケーションをとれることが大事だと思います（吃音に限らないことだと思います）。

吃音を「話せないこと」ではない、普段と異なる側面から考えてみましたが、このように物事の見方を変えると意外な発見があります。「話に時間がかかって周りを待たせてしまう」「変な話し方だと言われる」と否定的なイメージで吃音にとらわれてしまうのではなく、捉え方を再考してみましょう。役に立つ「捉え方」を身につけることも大事な学びだと思います。

ピアサポートによる心理支援

最後にピアサポートによる心理支援について述べたいと思います。ピアサポートとは、特定の悩みや問題を抱える人同士が集まり、語り合うことで、お互い一人ではない、仲間がいるという効果を得られるものです。吃音のある人が集まるセルフヘルプ・グループ（自助団体）は全国各地にあります。代表的な団体としては言友会があり、都道府県ごとに活動が行われています。成人の当事者の方が中心ですが、高校生や保護者の方が参加されることもあります。中・高校生の世代での集まりとして、中・高校生のつどいが行われている地域もあります（ホームページやSNSを通して発信しているところもあります）。吃音のある幼児や小学生、その保護者向けになることが多いですが、親子交流会のような活動もあります。心配なことや不安なことがあるときに相談をしたり、思いを吐き出したりできる場所があることは大切です。吃音のある友だちや仲間をつくってみましょう。ピアサポートは小学校のことばの教室でも行われており（石田・飯村、2023）、吃音の自覚のある子どもや大人にとって必要な心理的サポートのひとつであるといえるでしょう。

参考文献
飯村大智著『吃音と就職：先輩から学ぶ上手に働くコツ』学苑社刊、2019年
石田修・飯村大智著『ことばの教室でできる吃音のグループ学習実践ガイド』学苑社刊、2023年

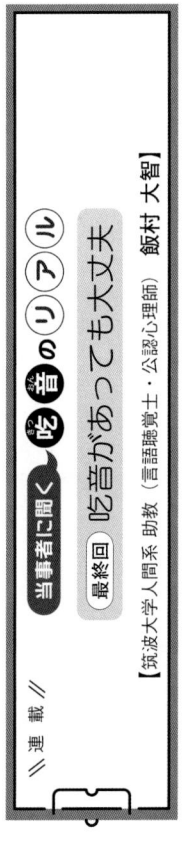

心の健康ニュース
少年写真新聞
No.522-(1) 2024年（令和6年）3月号

先人の生き方

命ある限り、自分の道を極める

日本を代表する盲目の音楽家・現代邦楽の父　宮城道雄

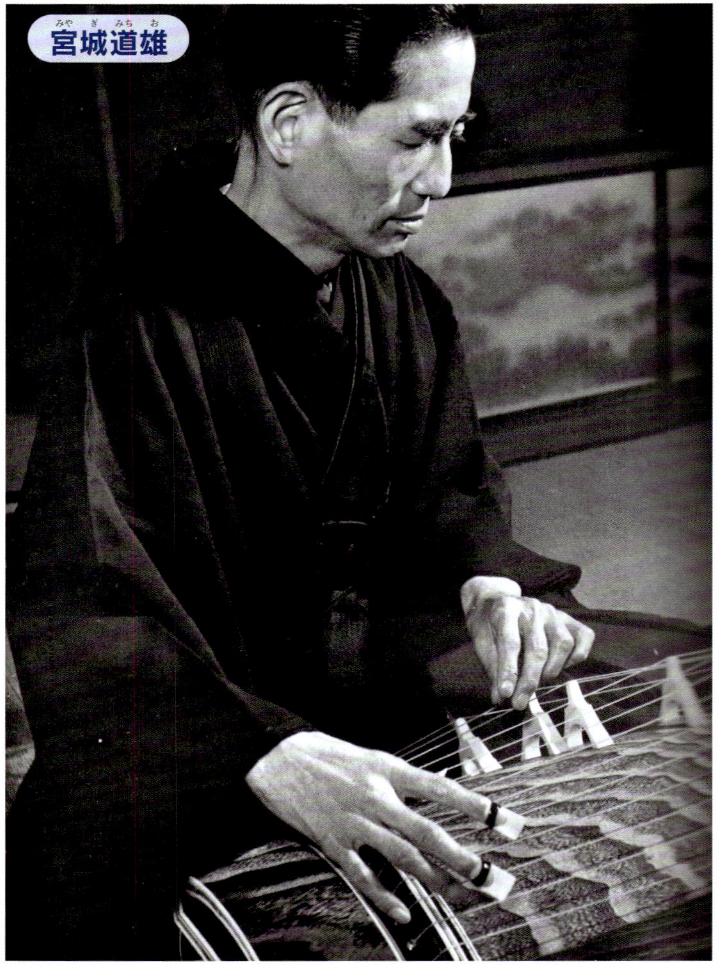
宮城道雄

宮城道雄（1894～1956年）は天才箏曲家で、生涯で400曲以上の作品を作曲したほか、東京音楽学校（後の東京藝術大学）でも教鞭をとり、教育者・随筆家としても活躍。

多くの苦難や逆境を乗り越えて歩み続ける！

生誕130年　宮城道雄の生き方

不遇の子ども時代

① 厳しい修業で天才的な音楽の才能が開花

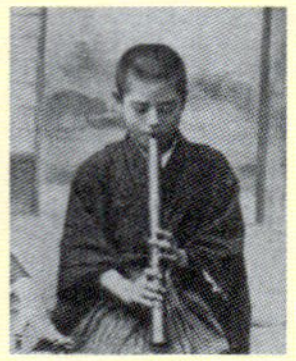

◀尺八を吹く道雄。

芸の道を選んだ理由

当時、箏の演奏家は視覚障害者が自立して生きるための職業のひとつでした。

出典：国立国会図書館「近代日本人の肖像」(https://www.ndl.go.jp/portrait/)

8歳で失明の宣告を受け、芸の道へ。家族が父の仕事で朝鮮（現・韓国）に渡った後も、祖母と日本で箏の修業を続け、わずか11歳で免許皆伝。しかし、父が働けなくなったため朝鮮に渡り、箏や尺八を教えて一家を支えます。

頂点を極めても慢心せず、さらなる高みへ

② 日本の古典音楽を現代によみがえらせる

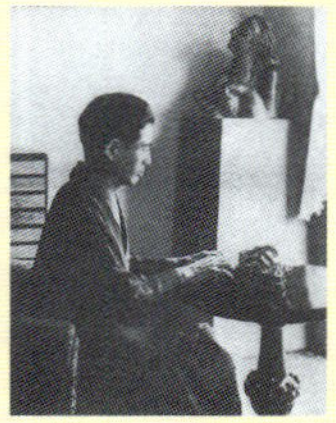

教育法の近代化に尽力

従来の箏の世界では、師匠からの口伝で曲や技術が伝授されていましたが、道雄は積極的に楽譜を使い、邦楽の普及を進め、ラジオでの箏曲講習やテキストの制作も行いました。

◀楽譜や文章作成は、点字タイプライターを使っていました。

出典：国立国会図書館「近代日本人の肖像」(https://www.ndl.go.jp/portrait/)

22歳でこの道の最高位の「大検校」となりますが慢心せず、西洋音楽の要素を邦楽に取り入れるなど、今までにない音楽を多数生み出し、新楽器も開発。

一生修業を重ね、芸に生きる

③「春の海」が大ヒットし、国際的な作曲家になる

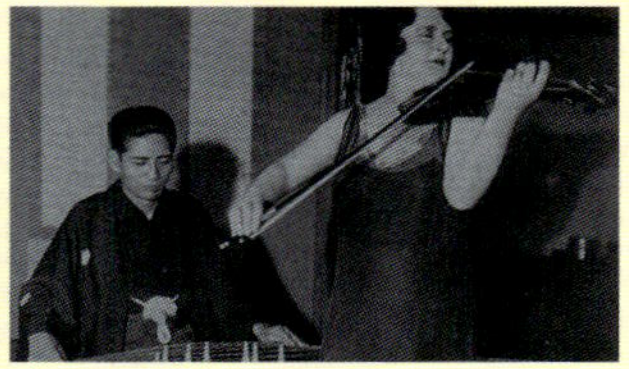

◀1932年、「春の海」で共演する宮城道雄とルネ・シュメー。

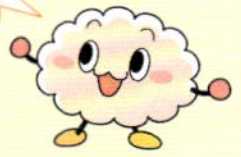
日本以外の国の人びとにも親しまれている曲です♪

フランスのバイオリニスト、ルネ・シュメーが道雄作曲の「春の海」の尺八パートをバイオリンに編曲して好評を博し、その後、日、米、仏でレコードが発売されたことで世界的な名声を得ました。

お正月のあの曲！

宮城道雄作曲「春の海」

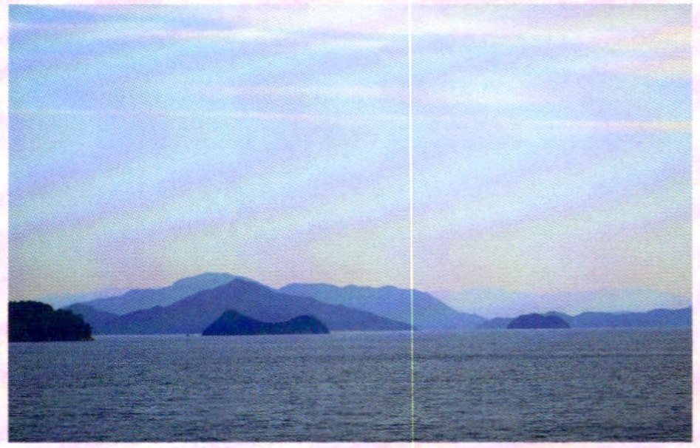

「春の海」は道雄が35歳のときに作った、尺八と箏のための曲で、かつて道雄が瀬戸内海を旅したときの波や鳥の声などをイメージして作曲されています。

この二次元コードから、「春の海」の演奏を聴くことができます。

兵庫県出身で日本の名曲「春の海」の作曲者として知られる音楽家・宮城道雄。八歳での失明の宣告を機に箏を始め、生涯に四〇〇曲以上の作品を残したほか、西洋音楽の要素を箏や尺八などの邦楽の世界に取り入れたり、教育法の近代化に尽力したり、新しい楽器を開発したりと、日本の音楽界の発展に寄与しました。己の芸の道を極めるために慢心せず、修業を重ねた宮城道雄の生き方と、その心は私たちの手本であり続けています。

指導　一般財団法人宮城道雄記念館資料室 室長　千葉優子 先生

おもしろ心理学シリーズ①

「自分にもできる」と考えてみよう

こんなとき、あなたならどうする？

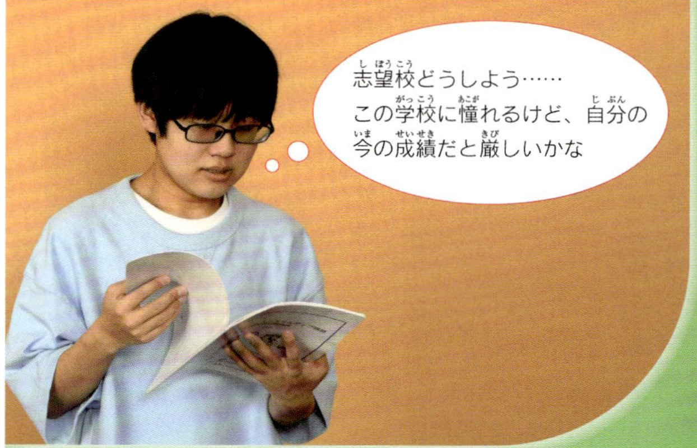
志望校どうしよう……
この学校に憧れるけど、自分の今の成績だと厳しいかな

「自分にもできる」と考えてみよう

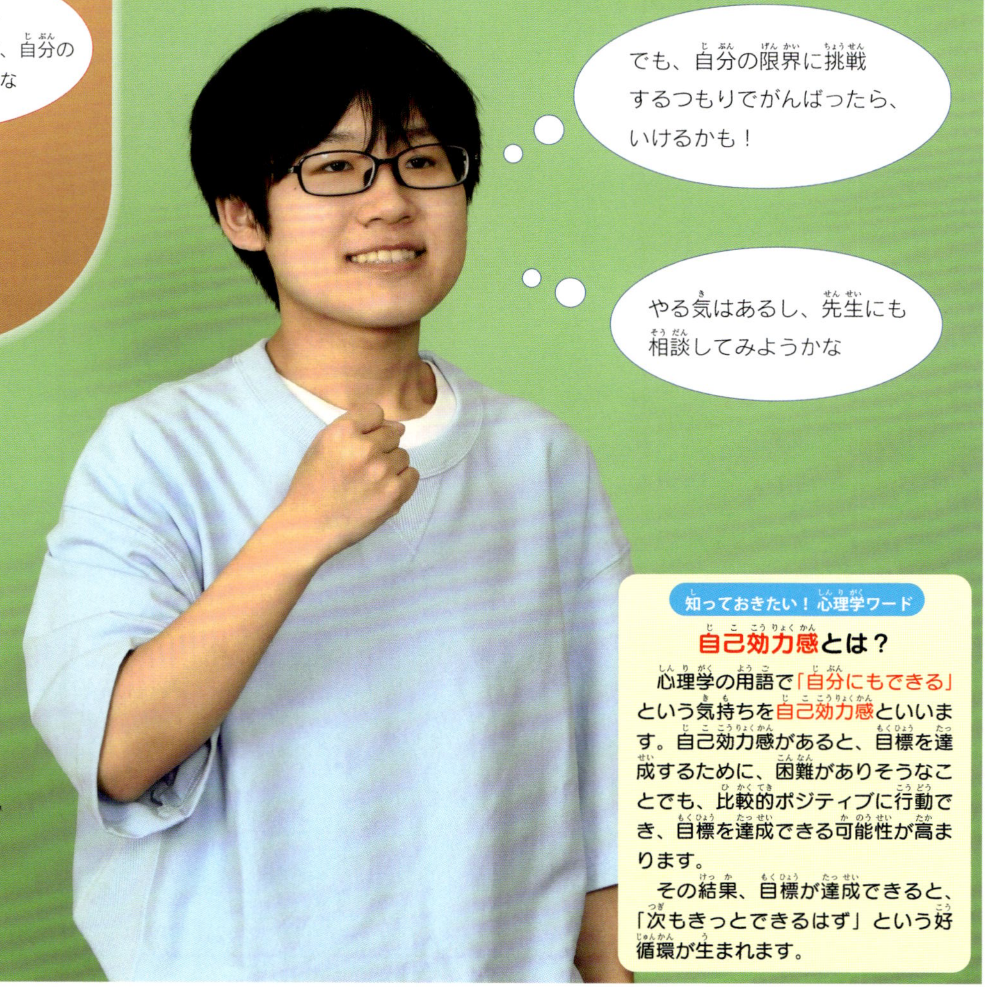
でも、自分の限界に挑戦するつもりでがんばったら、いけるかも！
やる気はあるし、先生にも相談してみようかな

挑戦する前から諦めていませんか？

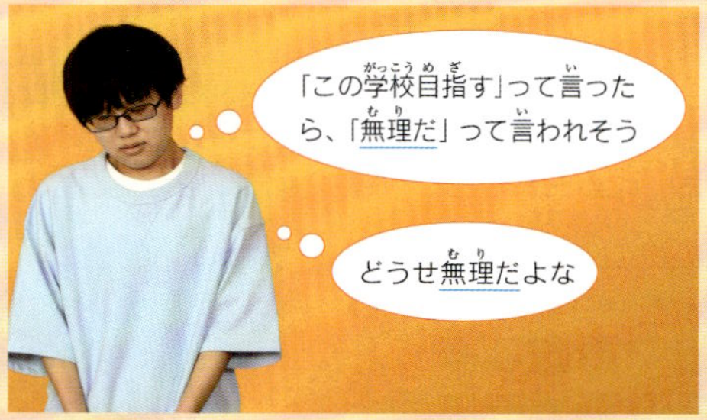
「この学校目指す」って言ったら、「無理だ」って言われそう
どうせ無理だよな

挑戦する前から諦めて、自分の可能性を潰してしまうのはもったいないことです。

知っておきたい！心理学ワード

自己効力感とは？

心理学の用語で「自分にもできる」という気持ちを自己効力感といいます。自己効力感があると、目標を達成するために、困難がありそうなことでも、比較的ポジティブに行動でき、目標を達成できる可能性が高まります。

その結果、目標が達成できると、「次もきっとできるはず」という好循環が生まれます。

自己効力感を高めるために

① 小さな成功体験を重ねる

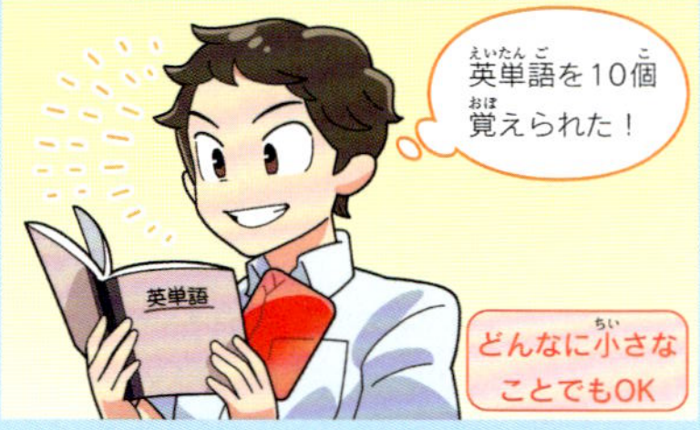
英単語を10個覚えられた！
英単語
どんなに小さなことでもOK

直接の成功体験は自己効力感を高めるため、「自分でできた！」という体験を増やしましょう。

② 他者の成功プロセスを観察し、イメージする

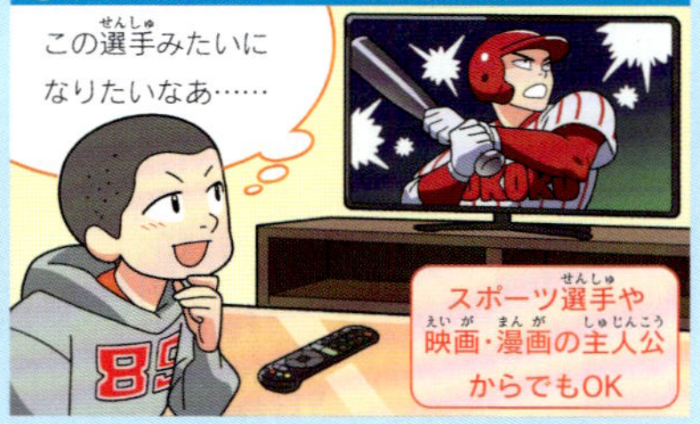
この選手みたいになりたいなあ……
スポーツ選手や映画・漫画の主人公からでもOK

他者が努力して成功をつかむ行動を観察し、「自分にもできそう」というイメージを持ちましょう。

初めてのことや困難な壁があったとき、挑戦する前から無理だと思い込んでいませんか？

「自分にもできる」と自己効力感を持っていると、さまざまな壁や困難に立ち向かうことができます。

また、失敗しても、「次はきっとできる」と失敗から学び次の行動を起こせ、目標達成へとつながります。

指導　琉球大学教育学部 教授　岡本 泰弘 先生

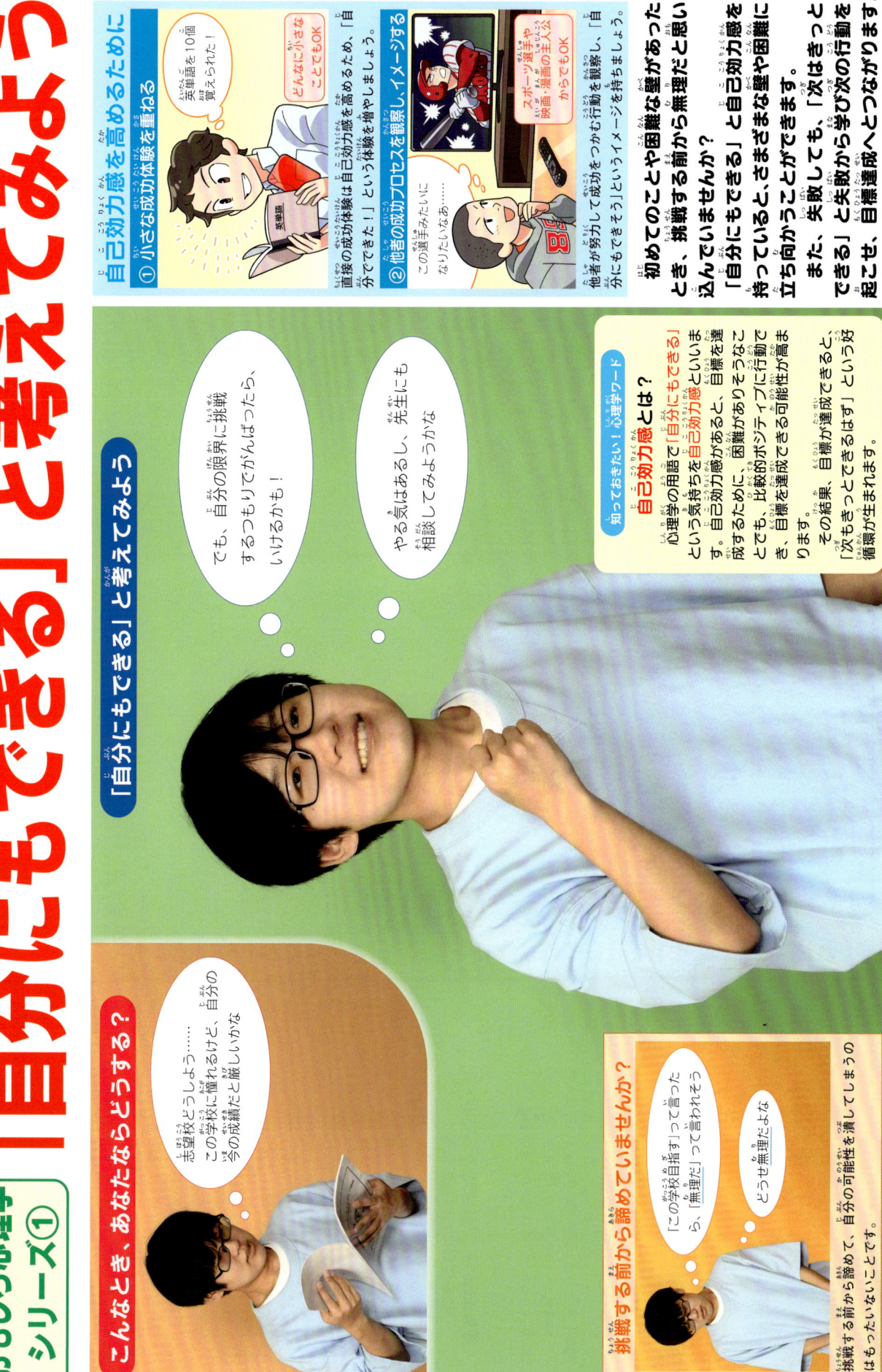

寄稿

歴史的背景から読み解く 痩せ願望と摂食障害

【香川大学医学部精神看護学 教授　渡邉 久美】

コロナ禍で摂食障害の患者が増加しています。そこで、今回は摂食障害の児童生徒と関わるときの注意点、痩せ願望と健康観について、精神看護学の専門家である、香川大学医学部の渡邉久美先生に解説していただきました。

【補足】摂食障害とは思春期やせ症とも呼ばれる心の病気で、食事を拒む「拒食症」と、大量に食べてしまう「過食症」などの総称です。

摂食障害の一次予防活動としての健康教育における留意点

心の病気の一次予防として、健常な児童生徒へ正しい知識の提供などを行う啓発活動は、保健室の重要な役割のひとつです。

ただし、摂食障害のハイリスク群に対しては、病状を隠す方向に作用する場合があるため、危険を説くだけではなく、二次予防として早期の相談を促す働きかけが重要であることが指摘されています。そのため、「食に神経質になる人は少なくありませんが、摂食障害になると、食があなたの生活を支配してしまいます」といったメッセージで受診を促したり、「あなたは食や体重に対する完璧なコントロールを目指しているのだろうが、実はコントロールを失ってしまうのだ」という点を強調したりする方法が思春期の人々に聞き入れられる可能性が高いとされています[2)]。

話が少しそれますが、あるジャーナリストがエスキモーの人たちの美人の基準を知るために、数名の方にエスキモー美人や日本人、アメリカのファッションモデル、そしてマリリン・モンローの写真を見せると、モンローは最も不人気だったそうです。同著書の中で、美人の基準、美女の定義は美の評価の中でも流行に支配されやすく、日本などは美人の基準がやや植民地化して（？）欧米的な顔のほうに点を甘くする傾向があると述べられています。素直で純粋な人は、日頃接しているマスメディアがよいとしている情報をよいと受け止め、マスメディアが悪いとしている情報を悪いと受け止めます。私たちがさらされているテレビやインターネットで、浴びるように流されている情報は、痩せたモデルの画像であふれかえっていることは周知のことですが、その画像は恐ろしいほど簡単に「加工」することができてしまうことを認識しておかなければなりません。

知っておきたい「痩せ」と将来のリスク

また、厚生労働省による「健康日本21（第二次）」では、若年女性の痩せは骨量減少や低出生体重児出産のリスク等との関連が示されており、日本人の20歳代女性の痩せの方（BMI<18.5）の割合は増加傾向にあります。今生まれている乳児の10人に１人が低出生体重児とされ、その後の乳児の健全な発育に様々な影響を及ぼすことが指摘されています。

心の修養が伴っていたかつてのダイエット

「痩せ」が美しいと考えられるようになったのは、歴史的にはいつ頃からなのでしょうか。我が国に伝承される歴史上の女性像を見ると、中世の絵巻物に登場する女性は、まるまるとしたうりざね顔が特徴的です。

『痩身願望』という長谷川氏の論説※1では、かのフーコー※2の著作を引用し、古来からの心と身体の健全な関係が紹介されています。“古代ギリシアの養生法においては、「身体に対して心が戦いを挑む」ことなど一度も考えられたことはなかった。むしろ身体と心との抜き差しならない関係こそが問題にされていた”そうです。このような考えについて、今では理解し難いように思いますが、心と体を別のものと考えず、心身相関を超えた心身一如の関係であることを前提にしていると思われます。また、“古代ギリシャの食事療法は性の営み以上に養生法として重要な位置を占めて”おり、“単なる減量術ではなく他の養生法と同様、心の養生術を含む「完璧さ」を備え”ていました。このことから、現代風の食事を減らせば１kg痩せるといったダイエット法ではなく、心の健康をもつくるものであったことがうかがえます。そして、“そこでは、「身体がそれ固有の掟（おきて）に従って導くことができるよう、心が自らを正していくこと」が求められていたのであり、心の内から「錯誤を除去し、想像を抑え、欲望を制御していく仕事」が心にも同時に課せられていた。”という人間としての精神性の高みを目指す姿勢を感じるのです。

少し古臭いと思われるかもしれませんが、有名な貝原益軒※3による『養生訓』という書物は、日本人の健康観を形成するうえで伝えていきたい内容だと思います。例えば「自分の身体は自分だけのものではなく、父母が授けてくれ、自分の子へと残すものであるため、不摂生をして身体を傷めつけることはしてはいけない」など、精神看護のセルフケアの観点からも学ぶことが多々ある書籍です。健康になるためのハウツー本で成果や形だけを焦って求めても、結局のところ、心の伴わない行動は、体にも心にもゆがみを生み出し、良い結果にはなりません。

人とのつながりの中で安心して自己表現できること

人間にとっての精神的健康を考えるときに、主体的に生きることがキーワードになることがあります。しかし、この主体性も紙一重で、一歩間違えると自分中心のエゴイズムとなってしまいます。そうではなく、自然の理にかなった、歴史や伝統の応援がある流れでの主体性が望まれます。摂食障害は、心の苦しみを食行動に置き換え、自分の体をむしばんで自己表現している病気ともいえますが、言葉でうまく主張できなかったつらさが、うまく言葉で伝えることができなかったつらさをわかってもらい、受け止めてもらえることで、少しずつ回復に向かいます。

摂食障害の方の施設をつくられて活動している方の講演で、「摂食障害で苦しんでいる女性の多くは、“病気を治して自分が幸せになろうと言っても頑張れないが、摂食障害を治して同じ病に苦しむ人たちに希望を与えよう”というと頑張れる」といった話を聞きました。「生きていくことの難しさに負けそうになったとき、唯一、気持ちを逃がすことができた先が拒食、あるいは過食だった」人たちが、その施設を居場所として人々に受け入れられる中で、見違えるように回復されている様子がHPで紹介されています[3)]。人とのつながりの中で、人から与えられる情愛に満たされたとき、本来のその人らしさが発揮されることの大切さがつくづく感じられます。

学校では養護教諭の先生が、また周囲の人々が、あたたかい関心を向けて、早期発見と重症化しないように見守るとともに、必要以上に痩せを礼讃しない社会についても考えていきたいものです。

※1　長谷川博子著「痩身願望」、松崎憲三編「人生の装飾法」、筑摩書房、1999年

※2　ミシェル・フーコー（1926～1984）。フランスの哲学者、思想史家、作家、政治活動家、文芸評論家。

※3　江戸時代の偉大な儒者。

参考文献

1）国立成育医療センタープレスリリース　2021年度コロナ禍の子どもの心の実態調査 摂食障害の「神経性やせ症」がコロナ禍で増加したまま高止まり
https://www.ncchd.go.jp/press/2022/1117.html

2）西園マーハ「摂食障害の支援」,「児童青年精神医学とその近接領域」5（84）:532-536、2017年

3）なのはなファミリー　摂食障害からの回復施設　成り立ちと目的
https://nanohanafamily.jp/infomation/info-2/

創業70周年記念企画

『心の健康ニュース』と合わせて使える！

イラストカット集

株式会社少年写真新聞社は2024年１月に創業70周年を迎えます。これまで当社刊行物をご愛読くださったすべての皆様に、心より感謝申し上げます。

今号の『心の健康ニュース』では、創業70周年の感謝とともに、よりみなさまの役に立つ紙面づくりをしたいという思いから、相談室の先生方にも使いやすいイラストカットを制作いたしました。どうぞご活用ください。

★カラー・モノクロ版データは弊社ウェブコンテンツSeDoc内の「イラスト無料サービス」上よりダウンロードいただけます。
イラスト下のコード番号でイラストを検索できます。

相談室で先生に相談するうさぎ

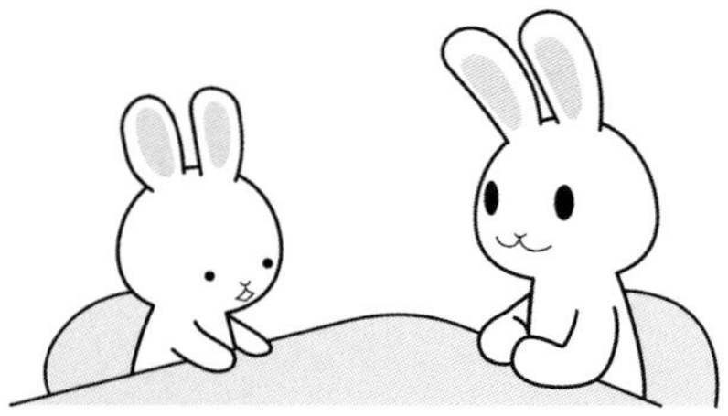

24010801

SOSを発するペンギン

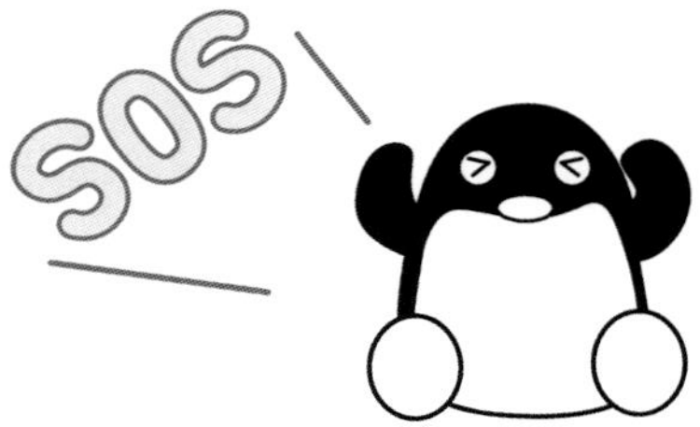

24010803

悩みを抱えているペンギン

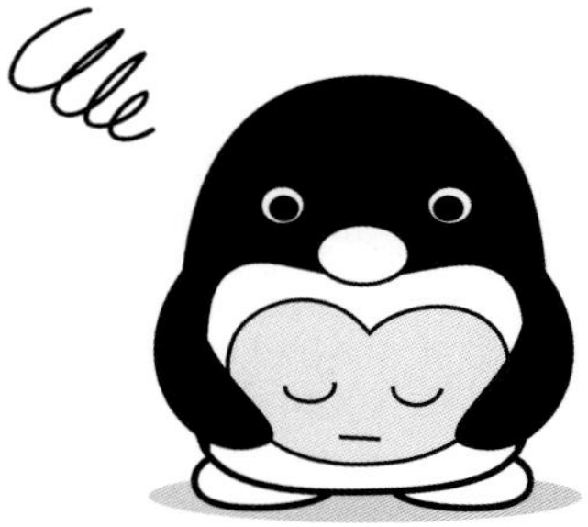

24010805

心が軽くなったペンギン

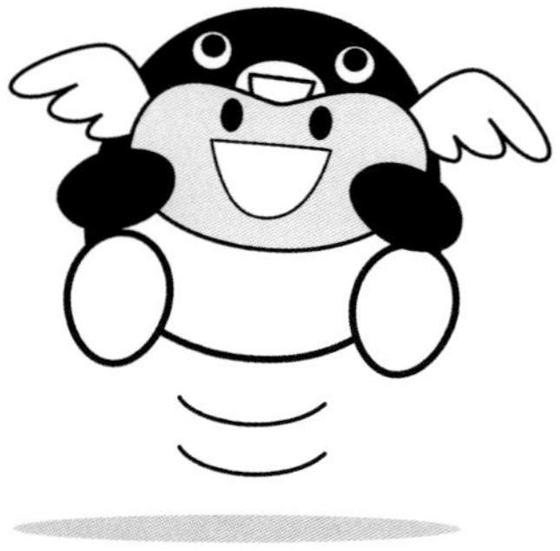

24010807

繊細で傷つきやすいうさぎ

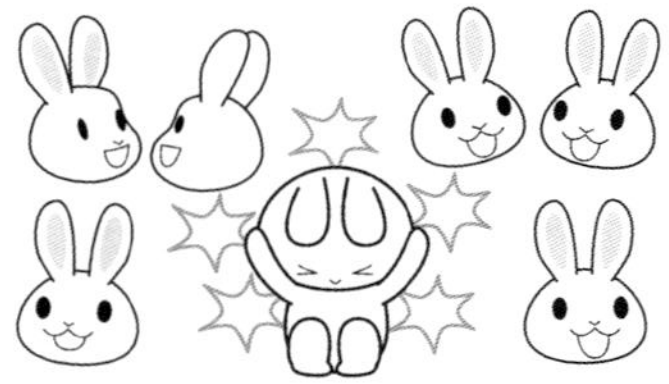

24010809

スクールカウンセラーのペンギン

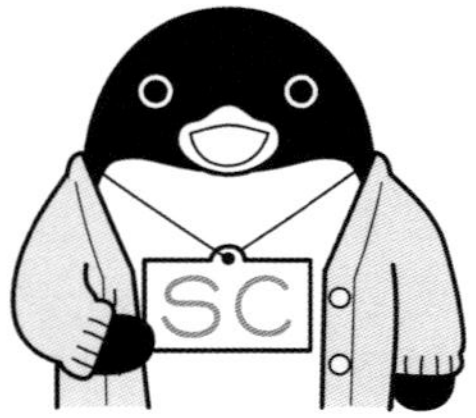

24010811

相談室へ行くペンギン

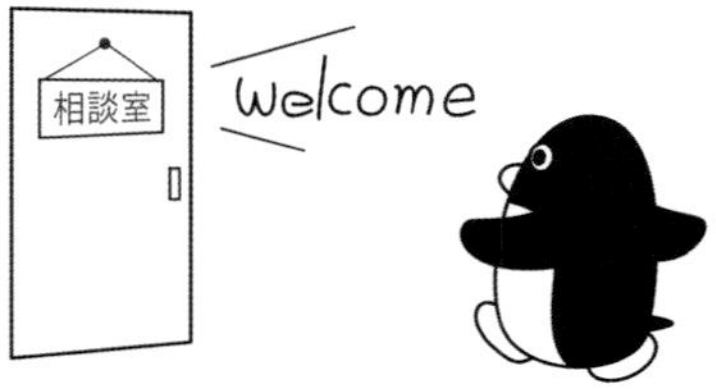

24010813

学校に行きたくないうさぎ

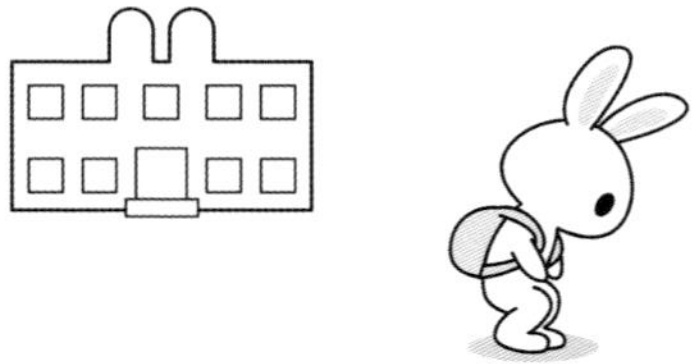

24010815

相談できる人がいないか考えるペンギン

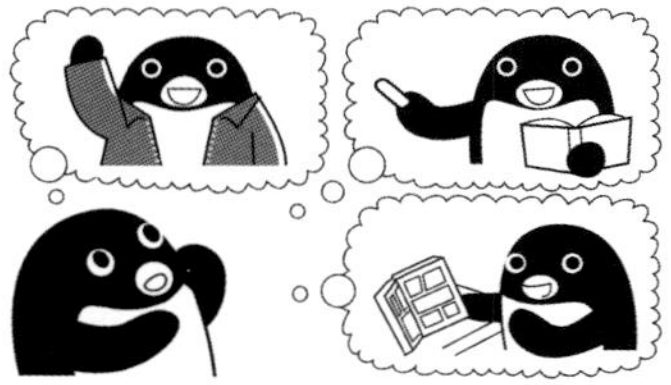

24010817

心の健康ニュースを見るペンギン

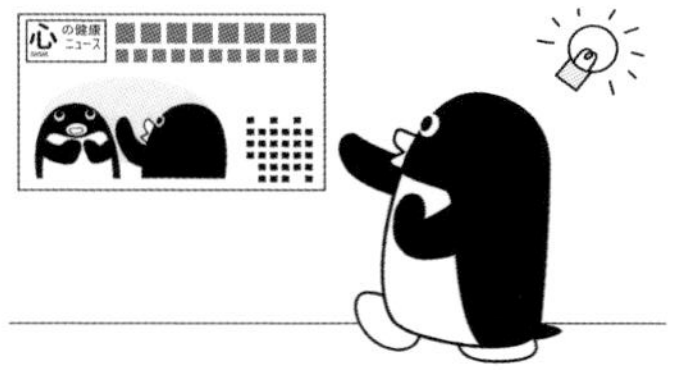

24010819

心理学の本を読むペンギン

24010821

なりたい自分をイメージするうさぎ

24010822

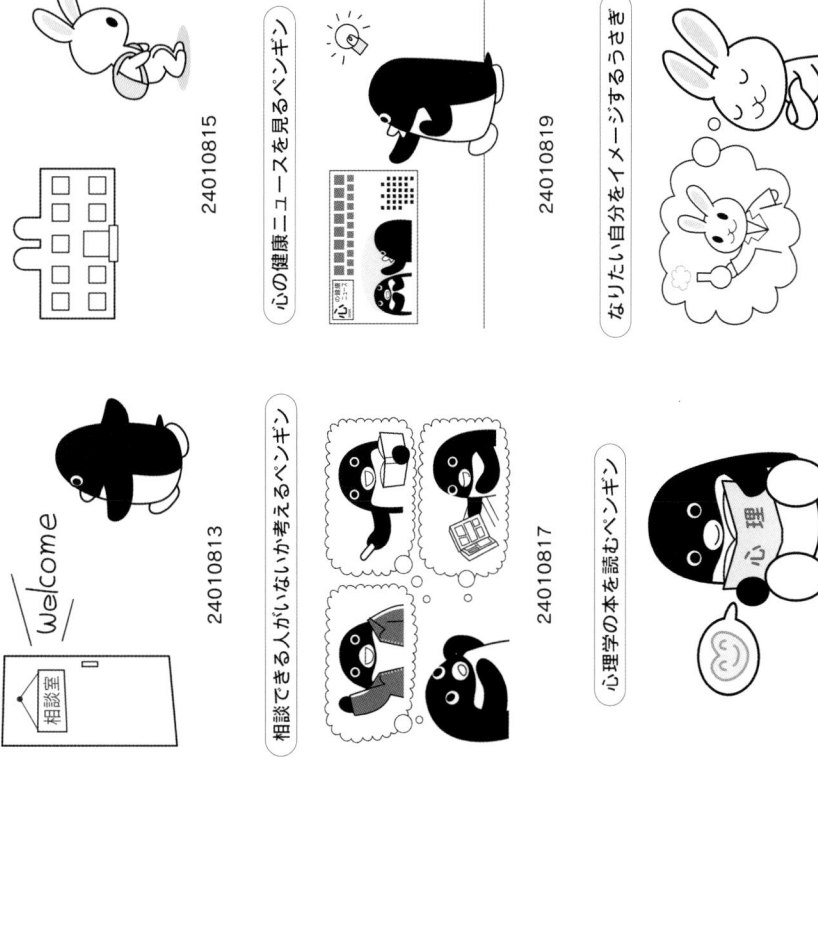

おもしろ心理学シリーズ②　男だから 女だから という思い込みに気づこう

こんな思い込みをしていませんか？

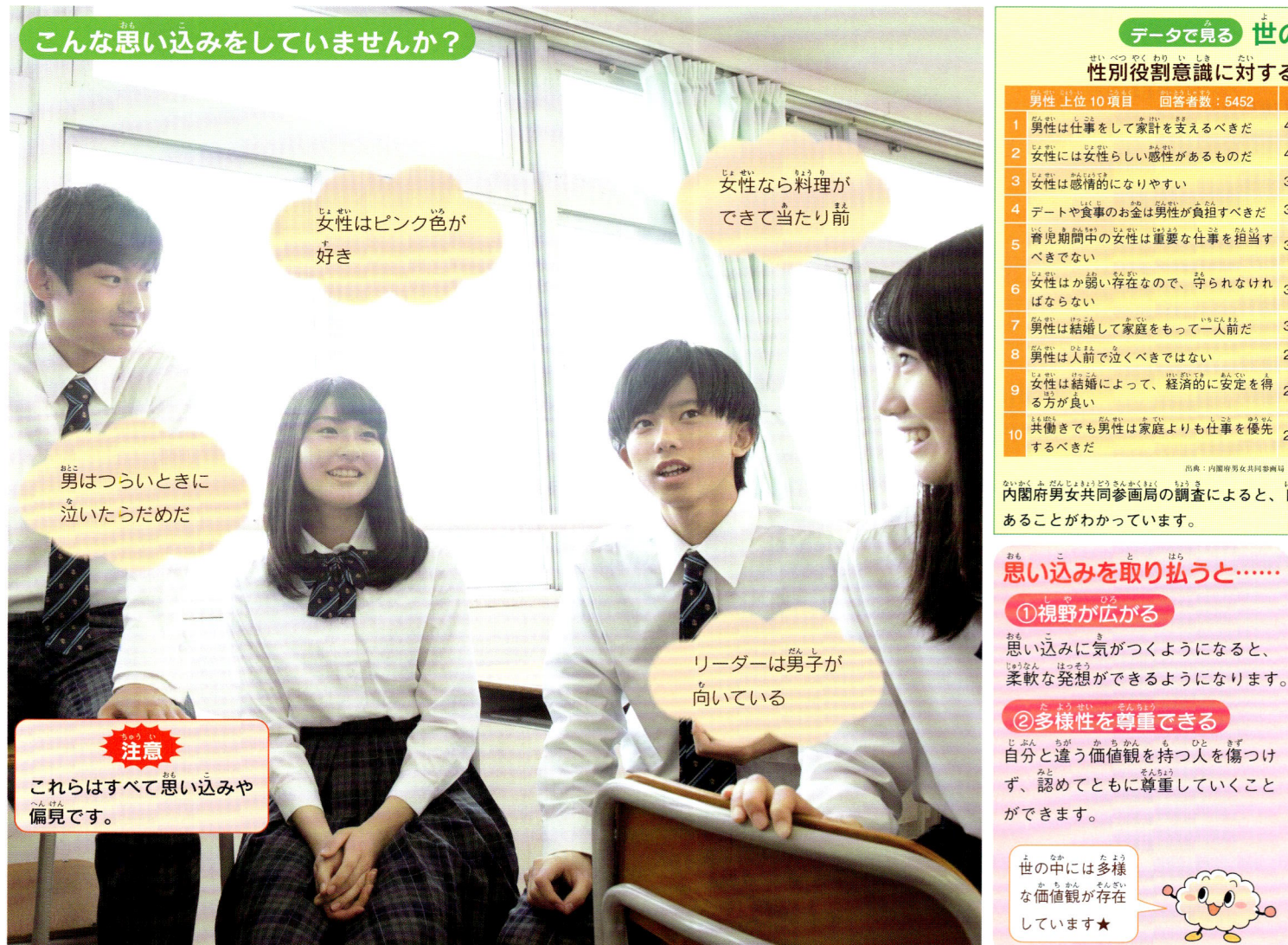

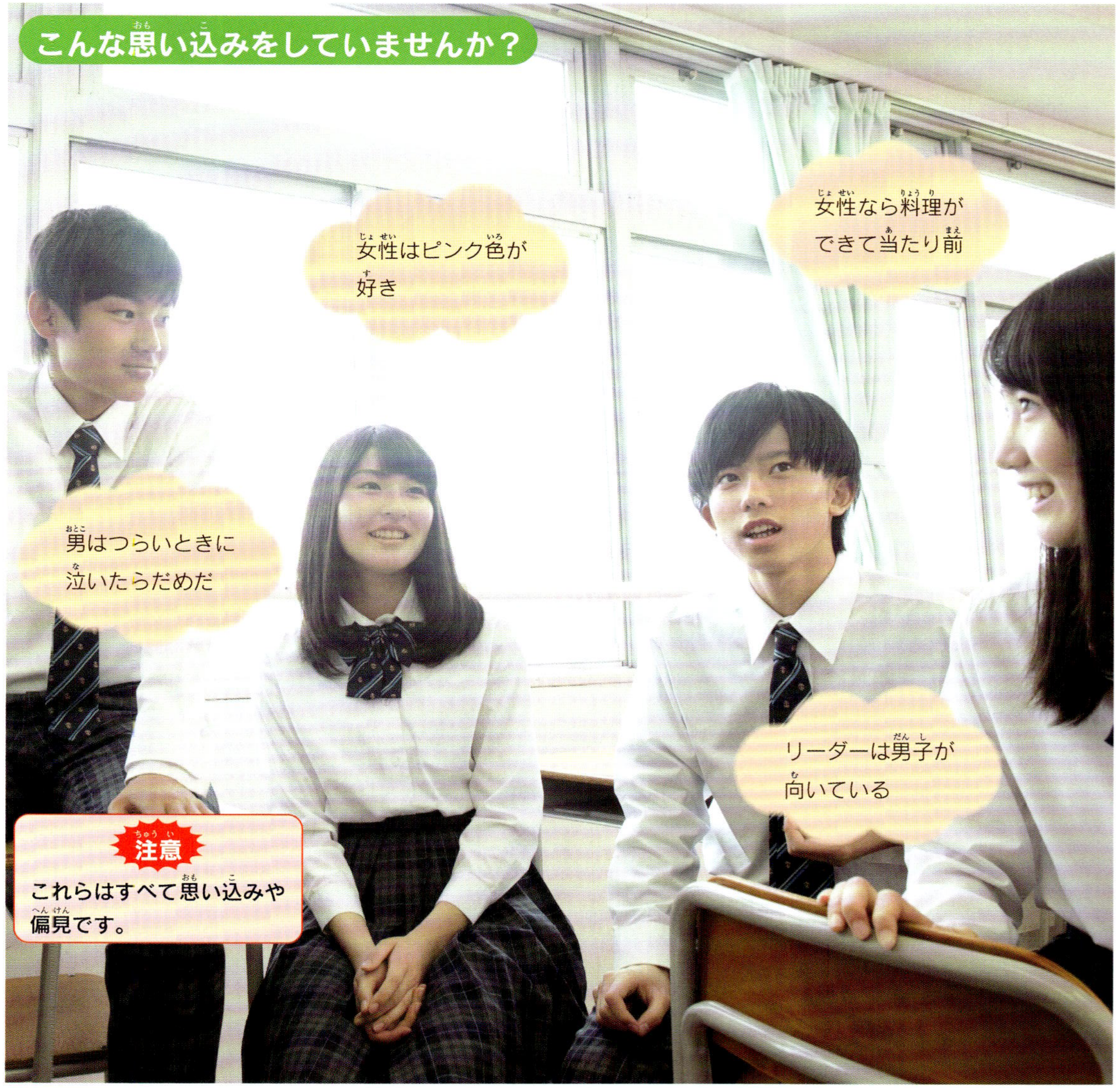
女性はピンク色が好き
女性なら料理ができて当たり前
男はつらいときに泣いたらだめだ
リーダーは男子が向いている

注意
これらはすべて思い込みや偏見です。

データで見る　世の中の思い込みの例

性別役割意識に対する考え（「そう思う」+「どちらかといえばそう思う」の合計）

	男性 上位10項目　回答者数：5452	(%)
1	男性は仕事をして家計を支えるべきだ	48.7
2	女性には女性らしい感性があるものだ	45.7
3	女性は感情的になりやすい	35.3
4	デートや食事のお金は男性が負担すべきだ	34.0
5	育児期間中の女性は重要な仕事を担当すべきでない	33.8
6	女性はか弱い存在なので、守られなければならない	33.1
7	男性は結婚して家庭をもって一人前だ	30.4
8	男性は人前で泣くべきではない	28.9
9	女性は結婚によって、経済的に安定を得る方が良い	28.6
10	共働きでも男性は家庭よりも仕事を優先するべきだ	28.4

	女性 上位10項目　回答者数：5384	(%)
1	男性は仕事をして家計を支えるべきだ	44.9
2	女性には女性らしい感性があるものだ	43.1
3	女性は感情的になりやすい	37.0
4	育児期間中の女性は重要な仕事を担当すべきでない	33.2
5	女性は結婚によって、経済的に安定を得る方が良い	27.2
6	女性はか弱い存在なので、守られなければならない	23.4
7	共働きでも男性は家庭よりも仕事を優先するべきだ	21.6
8	デートや食事のお金は男性が負担すべきだ	21.5
9	組織のリーダーは男性の方が向いている	20.9
9	大きな商談や大事な交渉事は男性がやる方がいい	20.9

出典：内閣府男女共同参画局「令和4年度性別による無意識の思い込み（アンコンシャス・バイアス）に関する調査研究　調査結果」

内閣府男女共同参画局の調査によると、日本ではジェンダーに関して、無意識の思い込みがあることがわかっています。

思い込みを取り払うと……

①視野が広がる

思い込みに気がつくようになると、柔軟な発想ができるようになります。

②多様性を尊重できる

自分と違う価値観を持つ人を傷つけず、認めてともに尊重していくことができます。

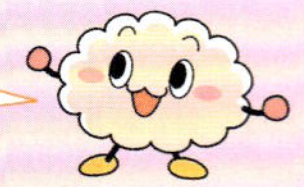

世の中には多様な価値観が存在しています★

アンコンシャス・バイアスとは？

アンコンシャス・バイアスとは、無意識の思い込みや偏見のことです。この中には、性別による無意識の思い込みや偏見も多く存在します。

思い込みは、誰にでもあります。
しかし、自分の思い込みを相手に押しつけると、相手を傷つけたり、自分の視野が狭くなって、可能性を狭めたりしてしまいます。
世の中には、多様な価値観があるため、思い込みに縛られないように気をつけていきましょう。

指導　北海道教育大学教育学部 教授　木村 育恵 先生

おもしろ心理学シリーズ③

心の中がモヤモヤするときの対処法

心の中がモヤモヤするときには

方法１　紙に心の中の感情を書き出してみよう

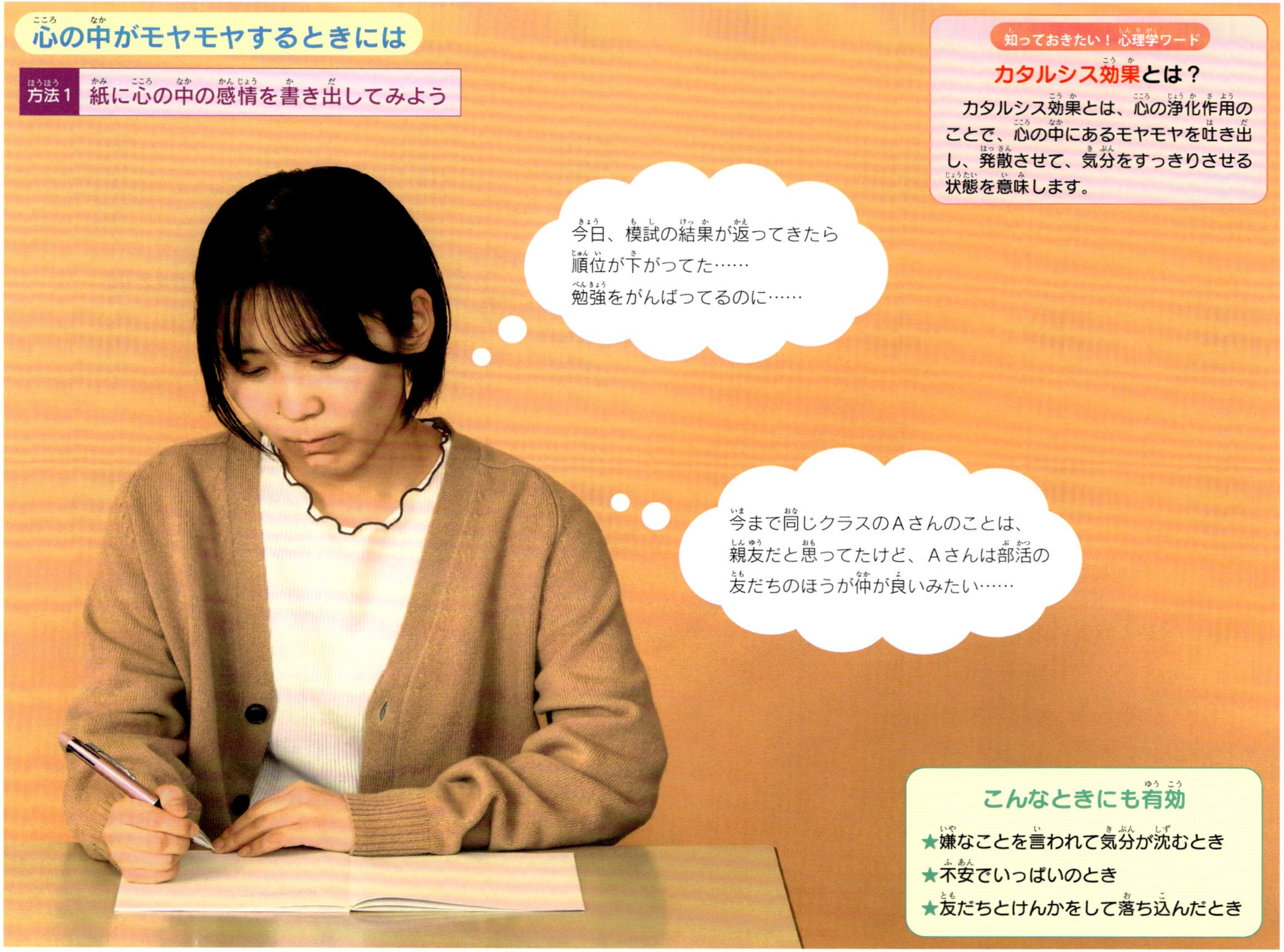

知っておきたい！心理学ワード

カタルシス効果とは？

カタルシス効果とは、心の浄化作用のことで、心の中にあるモヤモヤを吐き出し、発散させて、気分をすっきりさせる状態を意味します。

こんなときにも有効

★嫌なことを言われて気分が沈むとき
★不安でいっぱいのとき
★友だちとけんかをして落ち込んだとき

これもおすすめ

方法２　誰かに話を聴いてもらう

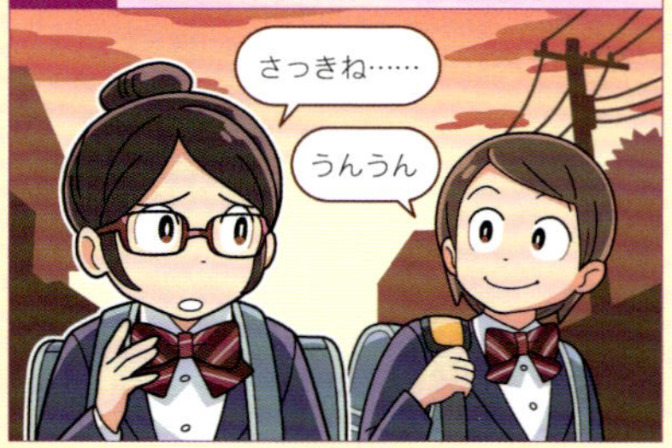

悩みを人に話すことでもカタルシス効果が得られます。

方法３　泣く

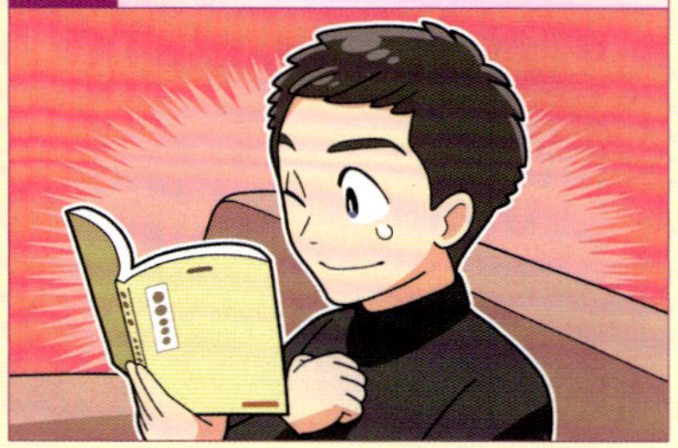

泣いた後に気分がすっきりするのも、カタルシス効果です。

心の中がモヤモヤするときには、不安や怒りなどの負の感情を、紙に書いたり人に話を聴いてもらったりして自分の感情を外に出すと苦痛が和らいで、安心感が得られます。

これをカタルシス効果といいます。

対処法を試し、カタルシス効果をぜひ実感してみてください。

指導　琉球大学教育学部 教授　岡本 泰弘 先生

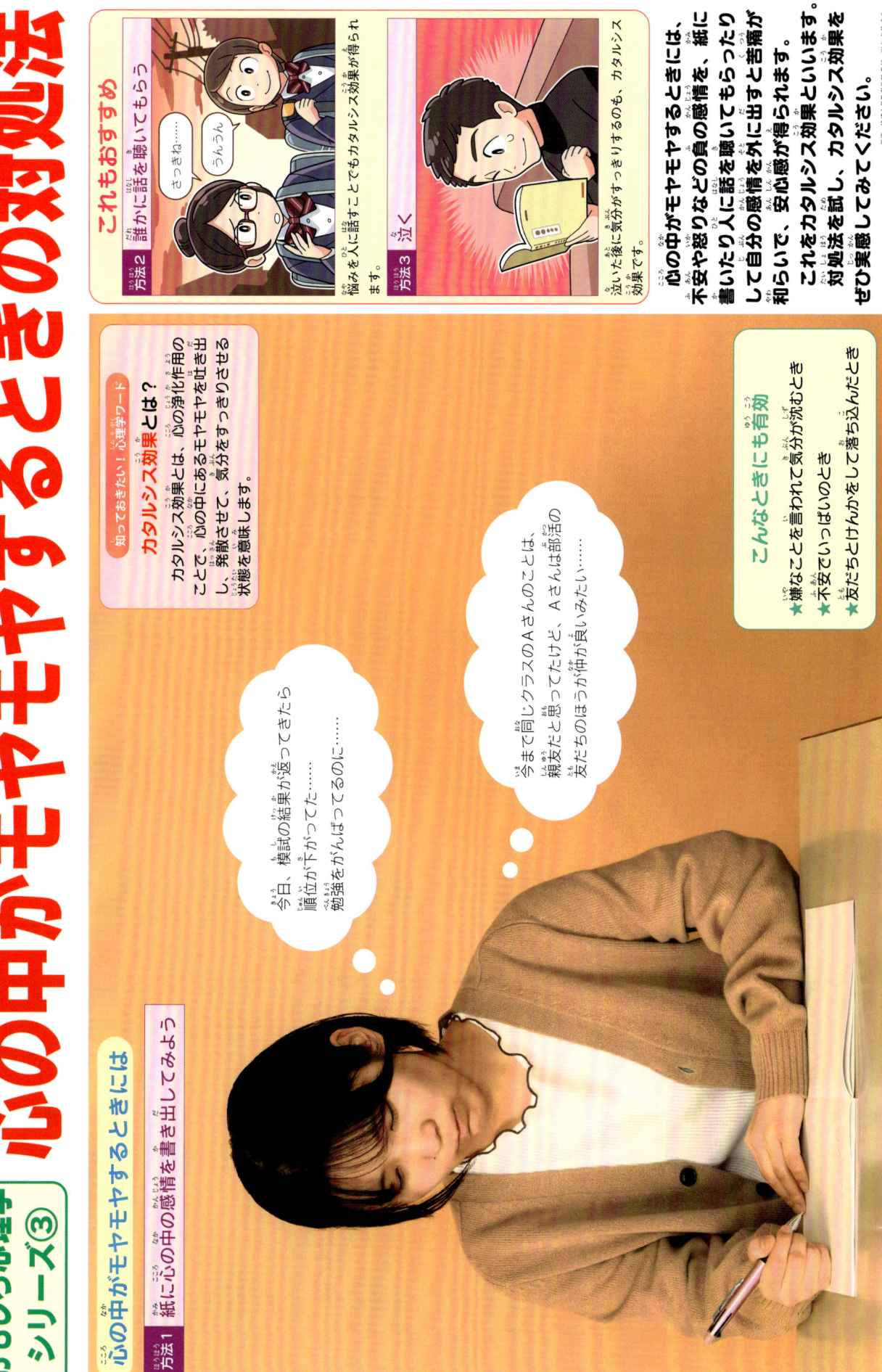

不定期企画

お便りにそのまま使える！

『心の健康ニュース』オリジナル素材

今号は、お便りにそのまま使える！『心の健康ニュース』オリジナル素材を２つお届けいたします。データは弊社ウェブコンテンツSeDocに入り、「保健室」の「『心の健康ニュース』連動情報」よりダウンロードいただけます。
（ダウンロード期間は終了しています）

こんな使い方ができます！

- ✔ 保健室や相談室に掲示
- ✔ データを保健だよりに掲載
- ✔ タブレットで生徒へ配信する
  お便りに掲載　など

読者アンケートでのご要望にお応えしました！

素材① 心の疲れのサイン

心の疲れのサイン

- □ 食欲がなくなる
- □ 眠れない
- □ 怒りっぽくなる
- □ イライラが止まらない
- □ 気分が落ち込む　など

出典：少年写真新聞社『心の健康ニュース』2023年7月8日号 第514号

素材② 心の疲れをとる方法　好きなことをしてみよう

心の疲れをとる方法

好きなことをしてみよう

- ★ スポーツをする
- ★ 歌う
- ★ 読書をする
- ★ 好きな映画を見る　など

出典：少年写真新聞社『心の健康ニュース』2023年7月8日号 第514号

SeDoc ＊ご利用上の注意 → 素材内の出典表記は削除せずにご利用ください。

不定期企画

お便りにそのまま使える！

『心の健康ニュース』オリジナル素材

今号は、お便りにそのまま使える！『心の健康ニュース』オリジナル素材を２つお届けいたします。データは弊社ウェブコンテンツSeDocに入り、「保健室」の「『心の健康ニュース』連動情報」よりダウンロードいただけます。
（ダウンロード期間は終了しています）

こんな使い方ができます！

- ✔ 保健室や相談室に掲示
- ✔ データを保健だよりに掲載
- ✔ タブレットで生徒へ配信する
  お便りに掲載　など

読者アンケートでのご要望にお応えしました！

素材① 話を聴くときのコツ

話を聴くときのコツ

聴く態度も大切！

- ✔ 相手に体を向ける
- ✔ 作業の手を止める
- ✔ 相手の目を見る

出典：少年写真新聞社『心の健康ニュース』2023年8月8日号 第515号

素材② 相手が沈黙したときには

こんな場面でどうする？

「相手が沈黙したときには」

相手が沈黙したときには、話をせかさず、そのまま待って、沈黙の理由を理解するように努めましょう。

出典：少年写真新聞社『心の健康ニュース』2023年8月8日号 第515号

SeDoc ＊ご利用上の注意 → 素材内の出典表記は削除せずにご利用ください。

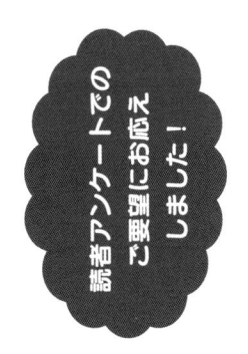

不定期企画

お便りにそのまま使える！

『心の健康ニュース』オリジナル素材

今号は、お便りにそのまま使える！『心の健康ニュース』オリジナル素材を２つお届けいたします。データは弊社ウェブコンテンツSeDocに入り、「保健室」の「『心の健康ニュース』連動情報」よりダウンロードいただけます。
（ダウンロード期間は終了しています）

こんな使い方ができます！

- 保健室や相談室に掲示
- データを保健だよりに掲載
- タブレットで生徒へ配信するお便りに掲載　など

読者アンケートでのご要望にお応えしました！

素材① いじめの定義

いじめの定義

【いじめ防止対策推進法 第２条】

この法律において「いじめ」とは、児童等に対して、当該児童等が在籍する学校に在籍している等当該児童等と一定の人的関係にある他の児童等が行う心理的又は物理的な影響を与える行為（インターネットを通じて行われるものを含む。）であって、当該行為の対象となった児童等が心身の苦痛を感じているものをいう。

素材② 人をからかうことから始まる“いじめ”

人をからかうことから始まる“いじめ”

相手が困ったり、怒ったりするようなことをして、おもしろがってからかうこと自体が「いじめ」になります。

出典：少年写真新聞社『心の健康ニュース』2024年２月８日号第521号

＊ご利用上の注意 → 素材内の出典表記は削除せずにご利用ください。

不定期企画

お便りにそのまま使える！

『心の健康ニュース』オリジナル素材

今号は、お便りにそのまま使える！『心の健康ニュース』オリジナル素材を２つお届けいたします。データは弊社ウェブコンテンツSeDocに入り、「保健室」の「『心の健康ニュース』連動情報」よりダウンロードいただけます。
（ダウンロード期間は終了しています）

こんな使い方ができます！

- 保健室や相談室に掲示
- データを保健だよりに掲載
- タブレットで生徒へ配信するお便りに掲載　など

読者アンケートでのご要望にお応えしました！

素材① 緊張するのは悪いことじゃない

緊張するのは悪いことじゃない

心理学では良いパフォーマンスをするためには、適度な緊張が必要とされています。大事な場面では失敗したくないと緊張を感じるものですが、実は緊張には良い面もあります。

出典：少年写真新聞社『心の健康ニュース』2024年３月８日号第522号

素材② 知っておきたい！心理学

知っておきたい！心理学

適度な緊張でパフォーマンスアップ！

緊張し過ぎるとパフォーマンスが落ちますが、完全にリラックスした状態よりも適度な緊張感があるほうが、集中力が高まり自分の力を存分に発揮できます。

出典：少年写真新聞社『心の健康ニュース』2024年３月８日号第522号

＊ご利用上の注意 → 素材内の出典表記は削除せずにご利用ください。

おもしろ心理学 シリーズ④

禁止されると、逆に気になる理由

禁止されると……

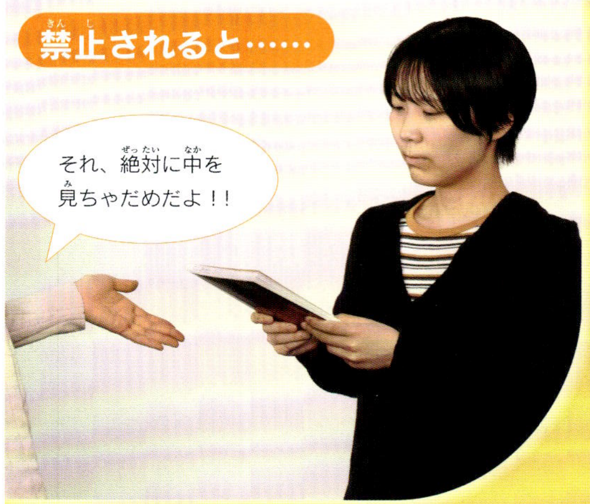

逆に気になってしまう！

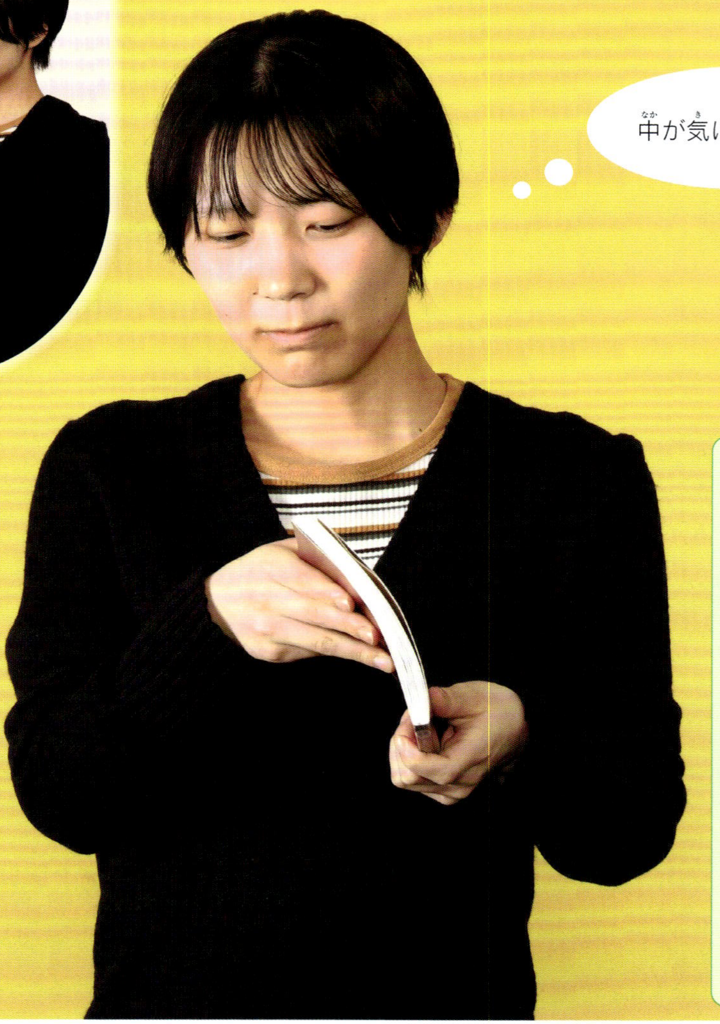

知っておきたい！心理学ワード

カリギュラ効果とは？

カリギュラ効果とは、行動を強く禁止されると、かえってその行動への欲求や関心が高まる心理現象のことです。

ローマ皇帝カリグラをモデルにしたアメリカ映画「カリギュラ」が語源で、過激な内容のため、一部の地域で上映禁止になると、人びとが映画館に押しかけ、大ヒットしたことに由来しています。

Q. なぜ、カリギュラ効果が起きるの？

A. 人は、基本的に自分自身の行動を自由に決めたいと思っており、それに対して禁止や制限をされると、「自由を奪われた」とストレスを感じ、その結果、ストレスを解消しようとして禁止されたことをしてしまうといった、反射的な行動が起きます。この働きは心理学用語では「心理的リアクタンス」と名づけられています。

Q. カリギュラ効果への対処法は？

A. ただ禁止するのではなく、理由を説明すると、不満やストレスが和らいだり、納得できたりするため、受け入れられやすくなります。

身近にあるカリギュラ効果

日常やビジネスの場で

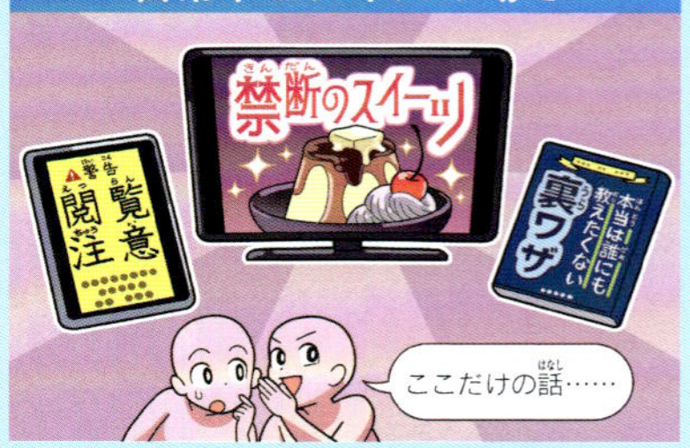

ビジネスシーンでは関心や集客力を高めたり、購買行動を促したりするために活用されています。

日本の昔話など

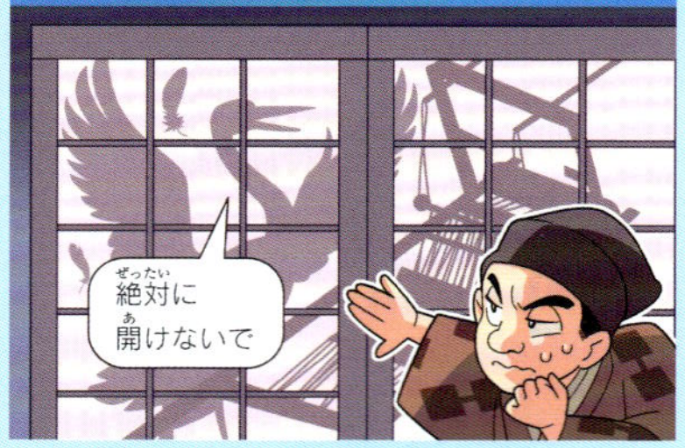

日本の昔話の「鶴の恩返し」や「浦島太郎」でも心理的リアクタンス（カリギュラ効果）が使われています。

「見るな」と言われると逆に見たくなる経験はありませんか。

この現象はカリギュラ効果（心理的リアクタンス）と呼ばれ、心理学の実験でも証明されています。

ただ禁止するのではなく、理由も説明すると相手の不満やストレスを和らげることができます。

指導　琉球大学教育学部 教授　岡本 泰弘 先生

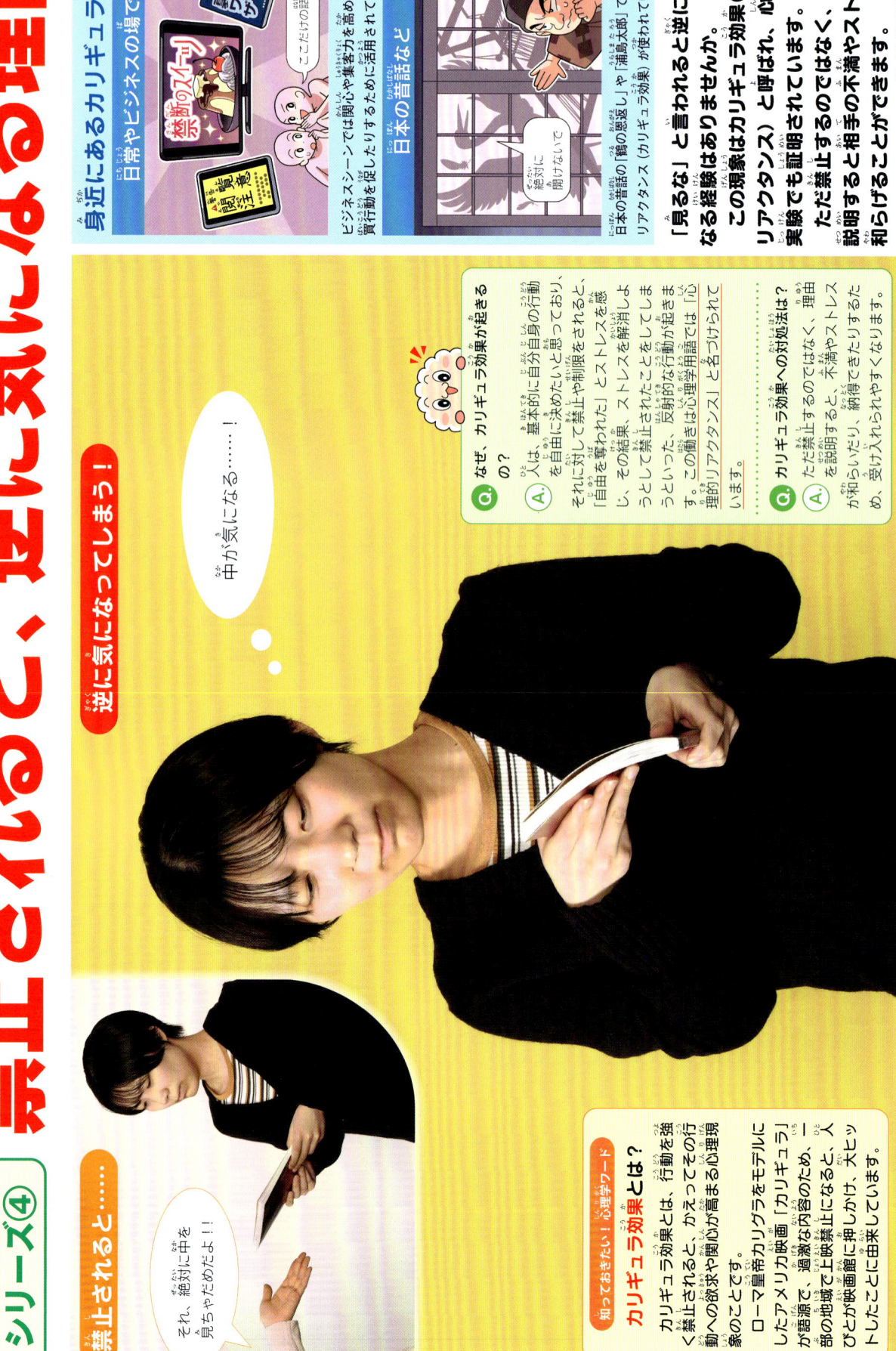

おもしろ心理学シリーズ⑤ 適度な緊張がパフォーマンスを上げる

例：面接試験前に控室で待つとき

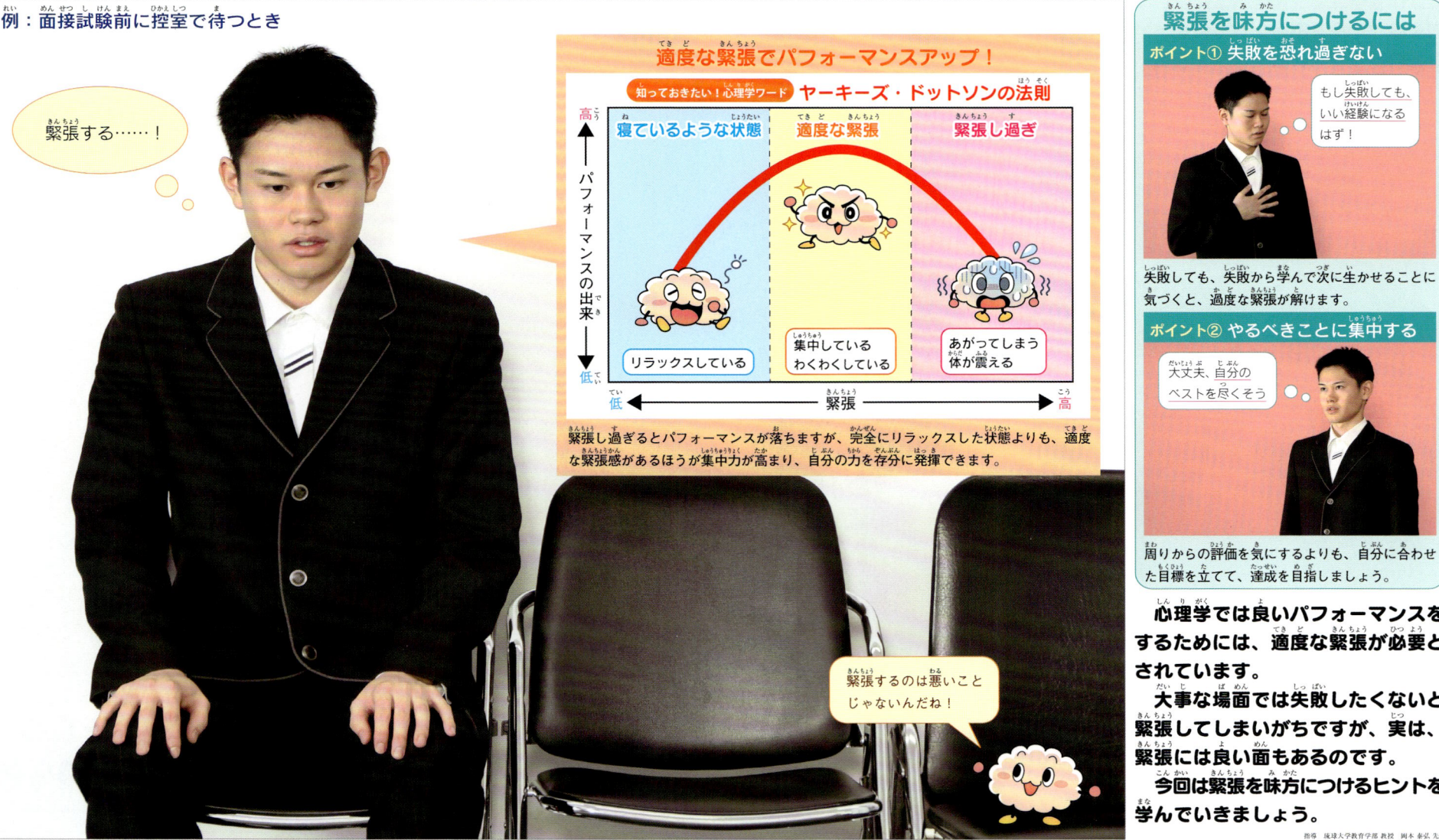

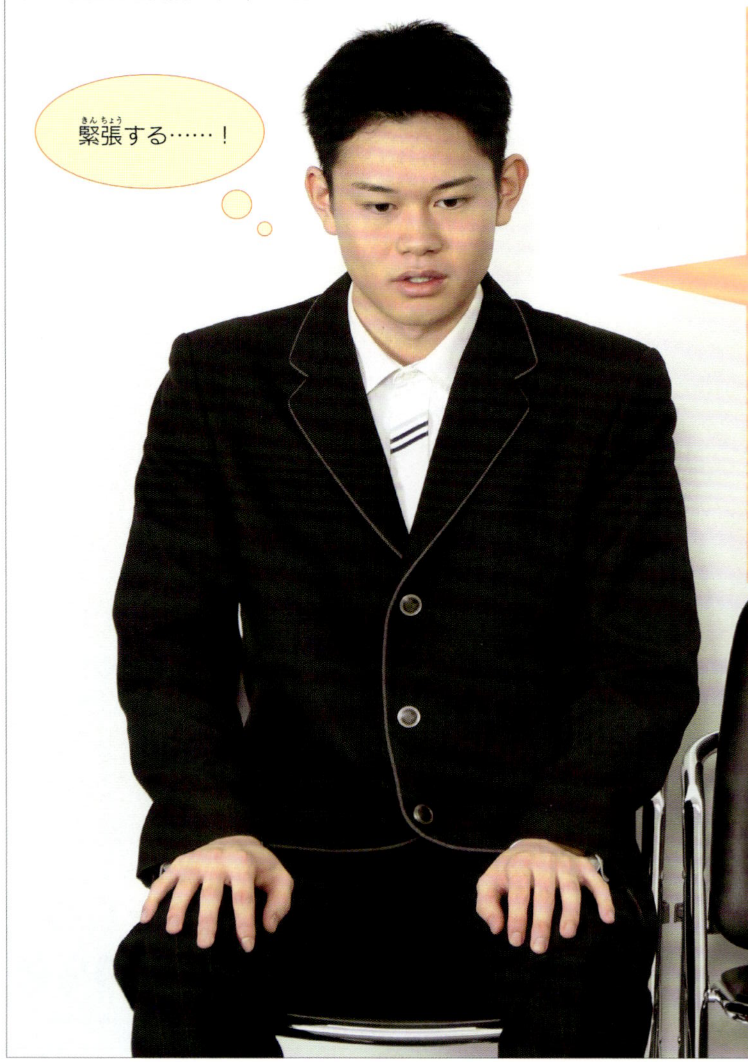
緊張する……！

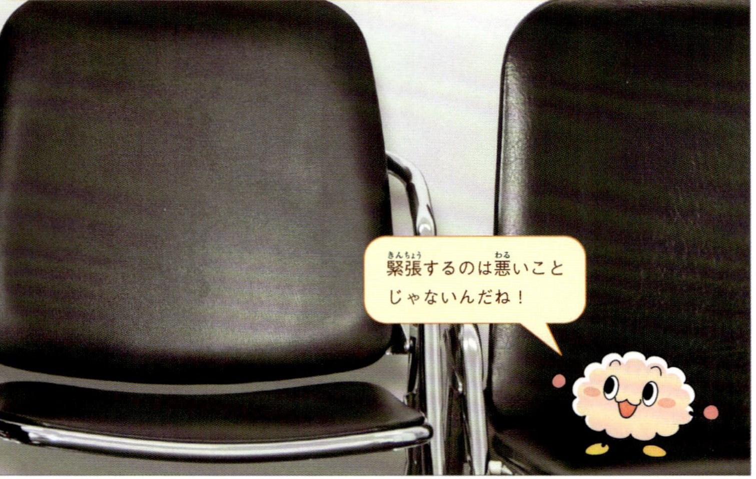
緊張するのは悪いこと
じゃないんだね！

適度な緊張でパフォーマンスアップ！

知っておきたい！心理学ワード　ヤーキーズ・ドットソンの法則

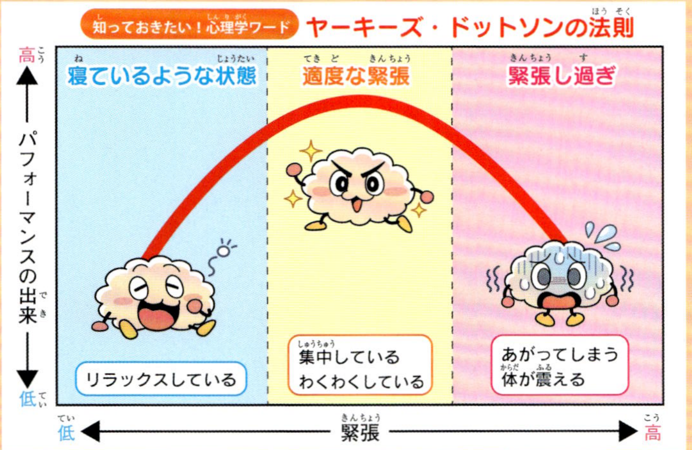

緊張し過ぎるとパフォーマンスが落ちますが、完全にリラックスした状態よりも、適度な緊張感があるほうが集中力が高まり、自分の力を存分に発揮できます。

緊張を味方につけるには

ポイント① 失敗を恐れ過ぎない

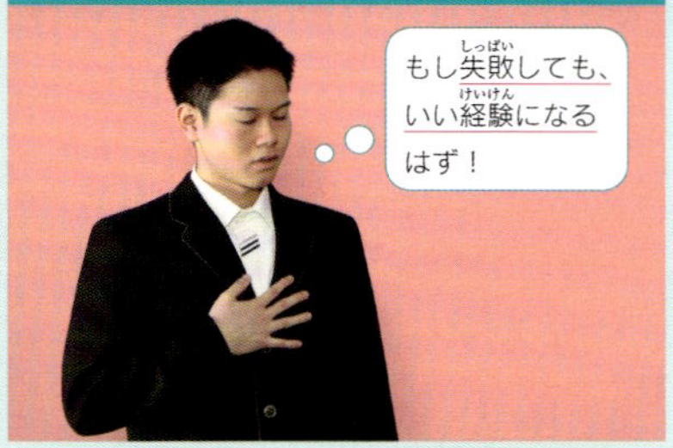
もし失敗しても、
いい経験になる
はず！

失敗しても、失敗から学んで次に生かせることに気づくと、過度な緊張が解けます。

ポイント② やるべきことに集中する

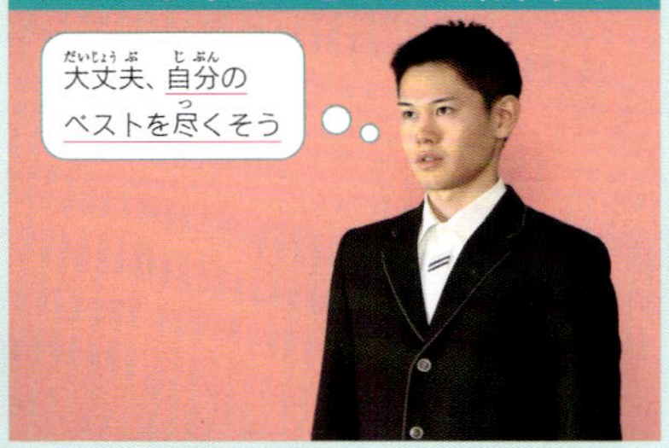
大丈夫、自分の
ベストを尽くそう

周りからの評価を気にするよりも、自分に合わせた目標を立てて、達成を目指しましょう。

心理学では良いパフォーマンスをするためには、適度な緊張が必要とされています。
大事な場面では失敗したくないと緊張してしまいがちですが、実は、緊張には良い面もあるのです。
今回は緊張を味方につけるヒントを学んでいきましょう。

指導　琉球大学教育学部 教授　岡本 泰弘 先生

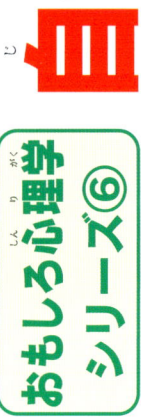

おもしろ心理学シリーズ⑥

自分から行動すると、やる気が続く

比べてみよう

人に言われて仕方なくやる場合

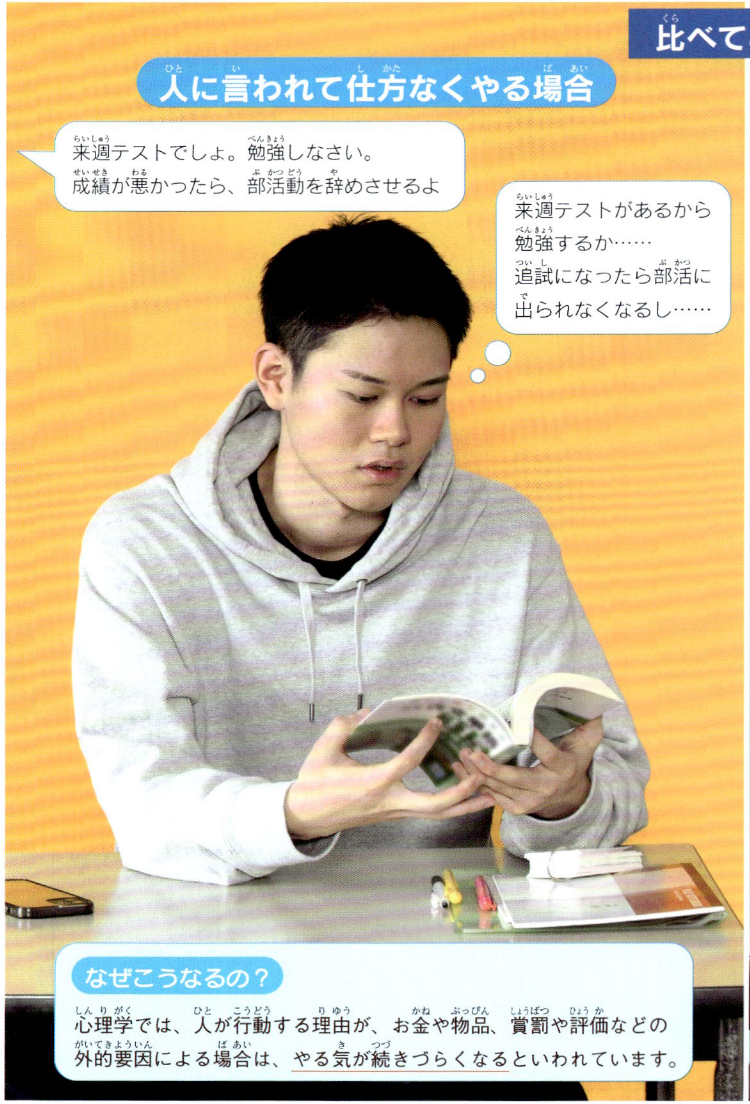
来週テストでしょ。勉強しなさい。
成績が悪かったら、部活動を辞めさせるよ
来週テストがあるから
勉強するか……
追試になったら部活に
出られなくなるし……

なぜこうなるの？

心理学では、人が行動する理由が、お金や物品、賞罰や評価などの外的要因による場合は、やる気が続きづらくなるといわれています。

自分で決めて行動する場合

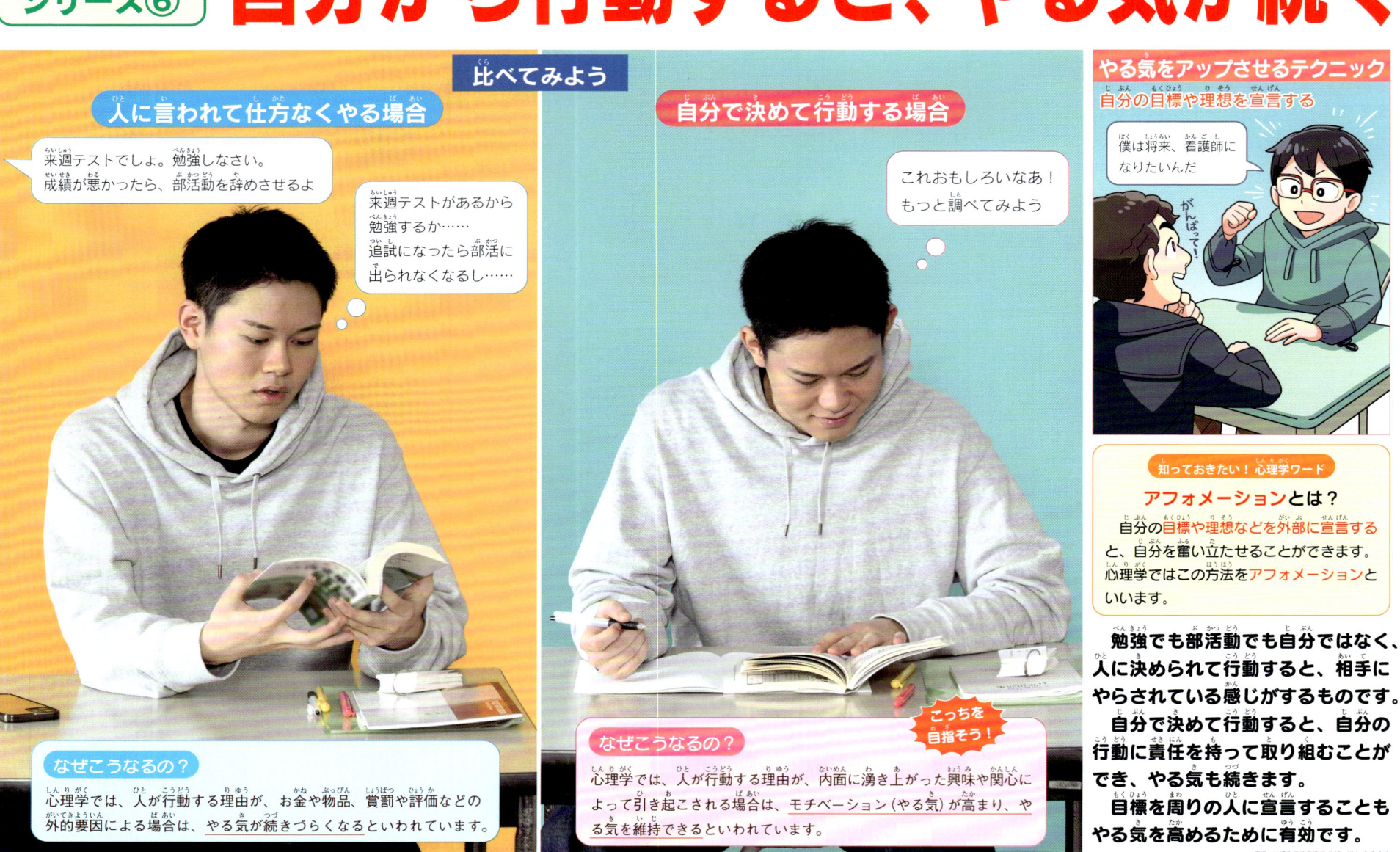

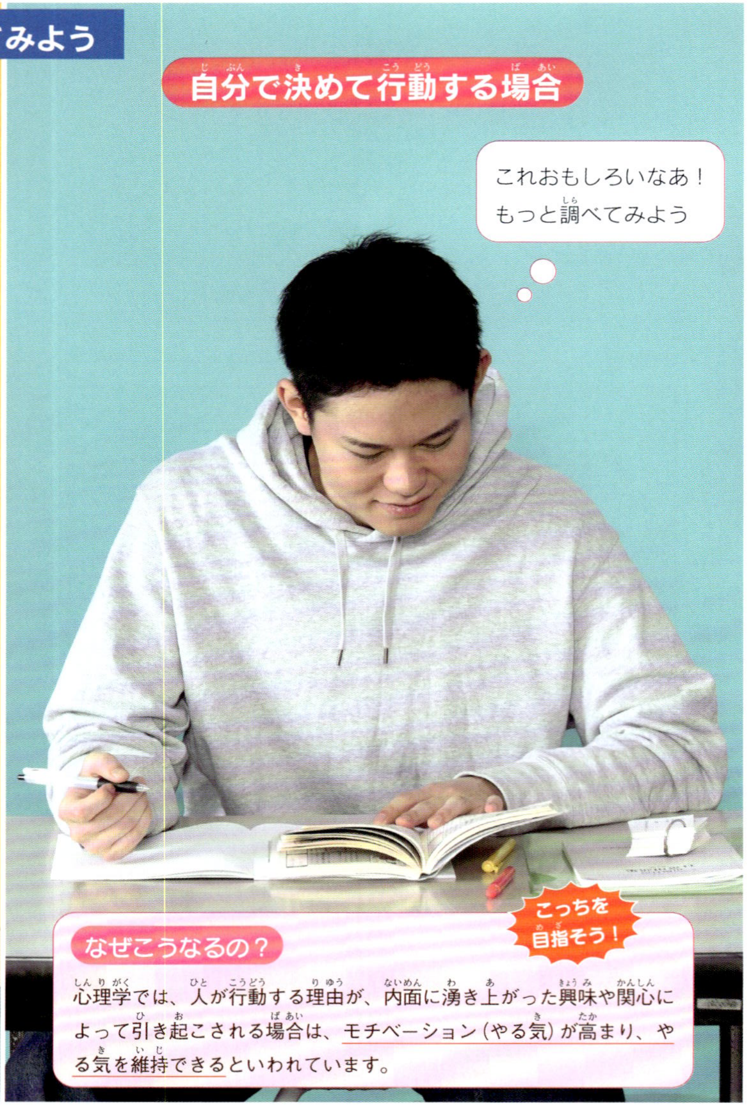
これおもしろいなあ！
もっと調べてみよう
こっちを目指そう！

なぜこうなるの？

心理学では、人が行動する理由が、内面に湧き上がった興味や関心によって引き起こされる場合は、モチベーション（やる気）が高まり、やる気を維持できるといわれています。

やる気をアップさせるテクニック

自分の目標や理想を宣言する

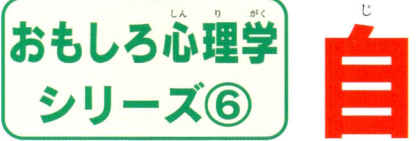

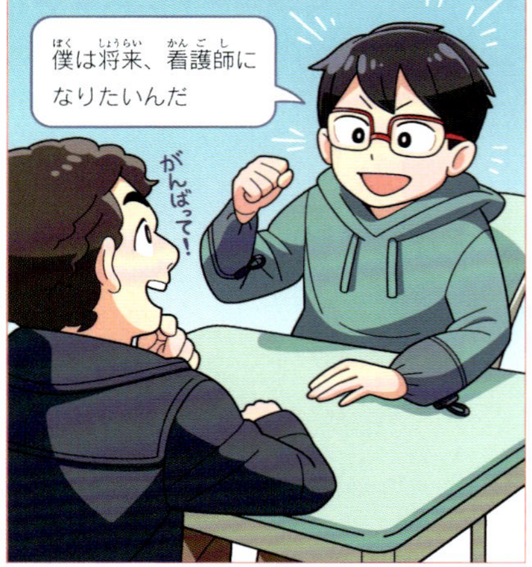
僕は将来、看護師になりたいんだ
がんばって！

知っておきたい！心理学ワード

アフォメーションとは？

自分の目標や理想などを外部に宣言すると、自分を奮い立たせることができます。心理学ではこの方法をアフォメーションといいます。

勉強でも部活動でも自分ではなく、人に決められて行動すると、相手にやらされている感じがするものです。

自分で決めて行動すると、自分の行動に責任を持って取り組むことができ、やる気も続きます。

目標を周りの人に宣言することもやる気を高めるために有効です。

指導　琉球大学教育学部 教授　岡本 泰弘 先生

（220ページの続き）

人が呼吸を合わせ、人形に命を吹き込みます。

胴部を支え、頭部を動かしながら、人形の右手も扱う演者が「主遣い（おもづかい）」。自らの右手で人形の左手を扱うのが「左遣い」、屈んだ姿勢で人形の足を扱うのが「足遣い」です。三人の人形遣いは、無言のサインで呼吸を合わせながら、生きている人のように人形を動かします。

どんな演目があるの？

人形浄瑠璃文楽は300年以上の歴史のなかでさまざまな名作が生まれ、現在へと受け継がれてきました。

演目は大きく３つに分けることができます。

もっとも作品が多い「時代物」は、江戸時代より前の歴史上の事件や人物を描いています。

また、江戸時代の暮らしや風俗のなかで起こる、庶民の恋愛や人情などを描くのが「世話物」です。いわば当時の現代劇です。

一方、舞踊や音楽などの要素が強い演目が「景事」で、優美で華やかに演じられます。

人形浄瑠璃文楽はどこで観られるの？

文楽が生まれた大阪に、専用の舞台機構を備えた「国立文楽劇場」があります。本公演はおおむね１月・４月・７～８月・11月に行われ、６月には解説がついた鑑賞教室が催されます。劇場内には、文楽の歴史がわかる資料や、人形・楽器などを見られる展示室もあります。

東京には「国立劇場」がありましたが、老朽化に伴う建て替え工事中です（2029年頃竣工見込み）。工事期間中は「シアター1010」ほか、都内のホールでの巡業となります。東京での文楽本公演はおおむね２月・５月・９月・12月に行われ、12月には鑑賞教室も催されます

人形浄瑠璃文楽の楽しみ方は？

どの席に座っても十分に楽しめますが、人形の動きをよく見たい人は前の方、太夫の語りや三味線を楽しみたい人は、上手側にある「床」の近くを選ぶとよいでしょう。

上演される演目のあらすじや登場人物の名前だけでもあらかじめ知っておくと、場面の展開がわかりやすくなります。上演中は、人形の動き方、太夫の語り方、三味線の弾き方など、どこか興味のあるところを、集中して追ってみると、おもしろさが深まるかもしれません。

また、会場によっては、パンフレットの販売やイヤホンガイドの貸し出しがありますので、ご利用されると語りの内容がよりわかりやすいでしょう。

総　索　引

※この縮刷活用版は、各著作者（執筆者、指導・協力・監修者、モデルなど）の許諾を得て制作されています。
※内容は原本を可能な限り忠実に再現していますが、使用許諾条件および記事内容により、修正や変更されている場合があります。
※本書に掲載している先生方の所属、肩書きなどは、ニュース発行当時のものです。

体と心　保健総合大百科＜中・高校編＞2025

発行日　2025年4月25日　初版第1刷発行
編　集　株式会社　少年写真新聞社
発行所　〒102-8232　東京都千代田区九段南3-9-14
株式会社　少年写真新聞社　電話　03(3264)2624
https://www.schoolpress.co.jp/
発行人　松本　恒
印　刷　TOPPANクロレ株式会社
ISBN978-4-87981-817-1　C0347

本書の訂正・更新情報を、弊社ホームページに掲載しています。
https://www.schoolpress.co.jp/「少年写真新聞社　本の情報更新」で検索してください。